中国民间秘验偏方大成

【第4版】

·下卷·

ZHONGGUO
MINJIAN MIYAN
PIANFANG
DACHENG

史书达 编著

内蒙古科学技术出版社

图书在版编目（CIP）数据

中国民间秘验偏方大成：共2卷 / 史书达编著. —
4版. — 赤峰：内蒙古科学技术出版社，2019.9（2021.4重印）
ISBN 978-7-5380-3131-7

Ⅰ. ①中… Ⅱ. ①史… Ⅲ. ①验方—汇编②土方—汇
编 Ⅳ. ①R289.5

中国版本图书馆CIP数据核字（2019）第189046号

中国民间秘验偏方大成

作　　者：史书达
责任编辑：季文波　张文娟　那　明　许占武　张继武　马洪利
封面设计：永　胜
出版发行：内蒙古科学技术出版社
地　　址：赤峰市红山区哈达街南一段4号
网　　址：www.nm-kj.cn
邮购电话：0476-5888903
排　　版：赤峰市阿金奈图文制作有限责任公司
印　　刷：内蒙古爱信达教育印务有限责任公司
字　　数：2350千
开　　本：787mm×1092mm　1/16
印　　张：120.75
版　　次：2019年9月第4版
印　　次：2021年4月第10次印刷
书　　号：ISBN 978-7-5380-3131-7
定　　价：298.00元（上、下卷）

如出现印装质量问题，请与我社联系。电话：0476-5888926　5888917

目 录

第十五篇 五官科疾病

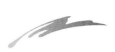

第十六篇　骨伤科及风湿性疾病

第十七篇　儿科疾病

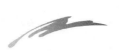

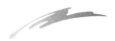

第十八篇　妇科疾病

第十九篇　男科疾病

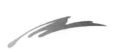

第二十篇 各种癌（瘤）疾病

第二十一篇 各种杂症

第二十二篇 五种治病疗法

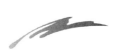

第二十三篇 医学保健综合知识

第二十四篇 附 录

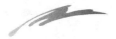

第十五篇

五官科疾病

沙 眼

2369. 我用自尿洗沙眼效果显著

大千世界无奇不有。十多年前，本人患沙眼严重，时患角膜炎，双眸血丝密布。祖母教我秘方用之，每天早晨用自己第一次小便洗眼，坚持数日，不医自愈。十多年来，一改视物朦胧、泪水涟涟的现象，且看物明亮，水窝眼随之消失。现在，写字看书，耳聪目明，爽快惬意。

尿，究竟有何功能，本人无法破译。小时候，只见害"痨病"的父亲，常常用小碗等着男孩"童尿"，视如珍宝地饮之，说是定神安心补肺。近年来，我把这一秘方教给许多人，有人害眼病，不去看医生，自尿洗眼，效果尤佳。可见，小便的药用价值不可低估，兴许它含有多种抗毒杀菌的成分，以毒攻毒。近年来我用心实践：手脚划了口子，自尿一冲；皮肤以及肛门瘙痒，自尿洗之；脚有疮、裂，自尿泡之，均有效。

百姓验证：湖北宜昌市胜利四路565号任传庚，男，67岁，退休干部。他来信说："我曾患老花眼（300度）、沙眼，用本条方仅治疗半个月，双眼就不痒了，戴200度老花镜也能看书写字了。"

荐方人：江苏高邮市司徒乡　昌立中

2370. 用公鸡冠血点眼可治愈沙眼

配方及用法：公鸡冠血适量。用浸过食盐水的针刺破公鸡冠，让血滴进干净的小瓶内（一次放血够两天用即可）。用小竹棍蘸血，每日3次点眼，每次2滴，点后闭目10分钟，连点15天左右，沙眼即可治好。

百姓验证：侯某患沙眼，几年来到处求医，效果不佳。后来本村老中医介绍此方，试点公鸡冠血10多天，明显好转。经眼科大夫检查，沙眼基本痊愈。

荐方人：河南淮阳县曹河乡侯家村　侯新胜

2371. 家传验方治沙眼7天即愈

配方及用法：夜明砂3个，凤凰壳6只，草决明9克，虫蜕9克。以米醋将药煎后洗眼，每天2次，一般7天即愈。

荐方人：曾清泉

引自：广西医学情报研究所《医学文选》

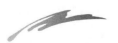

眼混浊　眼昏花

2372. 服用"消浊灵"片剂使我眼混浊症状消失了

1982年，我患了双眼玻璃体混浊，右眼较重。虽然病情发展极为缓慢，但混浊仍有不良趋势，眼前有半透明絮状物游动，针尖大的黑点很多。作为眼科医师，我自知此病难治。我尝试过不少方法都没有什么起色。此病影响视力，可又没到必须手术的程度，怎么办？

根据我多年中西医结合的经验，试用"消浊灵"片剂改善自己的眼玻璃体混浊状况。服药2个月，双眼中央视野内的半透明絮状物消失，但右眼周边视野（上方）仍有少量黑色针尖大的小点。此效果使我禁不住提笔与同道切磋，愿为广大患者恢复眼睛的视力尽绵薄之力。

荐方人：空军大连医院主任医师　黄树春

2373. 我用自尿热洗眼治好双目模糊

去年夏季，我的双目模糊，视力减退，戴上300度的眼镜阅读报刊仍分辨不清字迹。到医院开了四瓶鱼肝油丸，服完后没有效果。

后来，我试探着小便时站在便池旁用"热尿"洗，每天早晚2次，百日后双目清晰，恢复了原状。（王九如）

百姓验证：新疆石河子造纸厂张德运来信说："我的两眼经常视物模糊，用本条方治疗1个月就好了。"

引自：1997年1月2日《晚霞报》

2374. 我已近80岁仍保持良好视力全靠用自尿洗眼

我在20多年前就用尿洗眼，现在近80岁不但没有得过眼病，而且视力很好。一次眼底出血去医院检查，眼科主任检查得很仔细，检查后他很惊奇地说："快80岁的人，眼能保持到这样程度，太不容易啦，实属罕见。"问我有什么良方，我说："没有什么良方，就是用尿洗眼睛。"

尿是经过肾脏过滤的很干净的物质，它有消炎、解毒的作用，用尿洗眼很好，有科学道理，应该推广。

具体方法：早晨起床后接一杯尿（约300毫升），最好是去两头用中间段的尿，先用清水洗净脸上的灰尘和"眵目糊"，然后把尿倒在手上，用另一手来洗

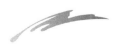

眼,尽量使眼睁开,让尿冲进眼睑内,最后用清水再洗一下。

百姓验证: 安徽铜陵县孝季32号楼伍海华,男,66岁,教师。他来信说:"我用本条方治疗老花眼,使眼睛模糊症状消失,看报不用戴老花镜了。"

荐方人: 黑龙江省勃利县中学　赵凤林

2375. 我用黑芝麻治好了眼睛昏花

人步入中老年,因肝肾逐渐虚弱,容易发生眼睛昏花。《内经》云:"视物不明肾气衰。"就指出了眼睛昏花的致病原理。

黑芝麻有补肝养血之功效,常吃可以补益肝肾。

吃法是:将黑芝麻炒后研粉,早晨起床后以及晚上临睡时,各服一汤匙(约20克)。1980年初,我年逾50岁时,眼睛视物逐渐昏渺,不得不借助老花镜写字、看报。我经常吃黑芝麻,2年后,不再戴眼镜,眼睛保持明亮,直到现在已有13年。

荐方人: 四川石柱县桥头卫生院　邓朝纲

2376. 我两眼昏花用搓脚心法得以恢复正常

凡患有两眼昏花者,不论老少都可用。每晚临睡前用手搓脚心,两脚都搓,每只脚搓100下。在早上要起床时还是同样进行。天天如此,不要间断,坚持揉搓2个月,效果很好。

荐方人: 河南遂平县张店乡青石桥村　刘承伟

2377. 我母亲晶体混浊用本方治好了

我母亲前一阵子总感到有一团乱发在右眼前飘来飘去,很不舒服。后来有一位退休的眼科医生告诉她这是眼晶体混浊,并给她开了一个药方。按方服药1个月后,我母亲的眼病好了。有类似病的老人可以试一试。

方法: 鱼肝油早晚各服1粒。每次服用维生素$B_1$4粒,$B_2$2粒,$B_6$2粒,肌苷2粒,芦丁2粒,每天3次。每晚口服2粒维生素E(睡前含)。另外,有意识多吃点木耳、海带。用清水往眼上泼20~30次,每天2~3次。(王欣欣)

引自: 1996年《老年健康报》

2378. 我用搓手捂眼法保持了良好的视力

当你因长时间地看电视、读书报或者操作电脑等引起眼球疲劳、头涨眼花、视力不佳时,干脆放下工作,静心坐在凳上,全身心放松,眼睛微闭,用力把两手搓热搓烫,用空心手掌轻轻地捂在眼部。这时,搓热的手所产生的高电位与眼部的低电位,能"滋润"眼球,使其明亮起来。隔半分钟或1分钟搓1次手,续捂

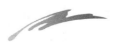

4~5次。最后把手放下,慢慢睁开眼睛,往远处看一会儿,看得越远越好,会感到两眼比原来亮多了,也轻松舒服多了。经常这样持之以恒地搓撸,不仅能保护眼睛,还能预防近视,提高视力。

荐方人: 四川龙泉驿平安乡顶佛寺村　蒋康键

2379. 手部穴位按摩可解除眼睛疲劳和视神经衰弱

眼睛疲劳多因精神疲劳及用眼过度所致,常感眼睛刺痛、有压迫感。

手部按摩: 16,25,28,39穴,每手每穴按摩3分钟,每日数次。

(见2379条图)

百姓验证: 河南省新乡市韩本立爱人患视神经衰弱症,每逢洗热水澡时,眼睛就发生视物模糊不清,久治不愈。后来,坚持按摩手部25,28,39三穴,按摩1周后,再洗热水澡已无模糊现象。

注: 有关穴位名称及按摩工具制作法,请见本书4145条的《手脚穴位按摩疗法》。

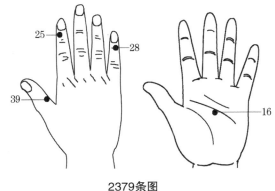

2379条图

老花眼

2380. 我常吃生花生治好了350度的老花眼

沈阳蓄电池厂74岁退休干部张中山,从43岁时眼睛开始老花,先戴150度花镜,后发展到350度。1982年初,每日喝酒时抓15克左右生花生米吃,从未间断。1983年冬,视力彻底恢复,能看报了,现已11年了。

荐方人: 贵州江口县农经委　胡定绥

2381. 我400度的老花眼靠吃药黑豆症状减轻了

我今年76岁,以往有看书的习惯,可是两眼昏花,戴400度的花镜只能看10多分钟,头晕目眩不能坚持,只有休息一会儿再看。1993年冬听友人介绍,吃药黑豆对眼花、眼昏及眼的小毛病——眼角烂、红都有效,并能增强脑力。我连用一年多,确实有效。现在看一两个小时书报也没事,用250度的花镜也可以。

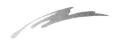

配方及用法：先将药黑豆杂质拣去，然后用冷水将豆淘洗净，每500克豆另加50克枸杞子，一并放入锅内用水煮。水适量，先大火煮，后用小火浸煮，没水了豆已熟。500克豆再加100克红糖，糖化再浸煮，至无水即可。放冷后保存备用。豆、糖、枸杞子都属热性，不能多用，每日早晚各用两羹匙，细嚼食用，喝点开水。

注意：①要经常用，冷天豆好保存，热天豆可放在冰箱内。没有冰箱可少煮点，用瓶子装好放在通风阴凉处。②用1个月即可见效，但应经常服用。

荐方人：河南偃师县顾县村五队　曲海岳

2382. 我400度老花眼用冷洗热敷及眨眼法治好了

我今年已60多岁，过去由于自己不太注意对眼睛的保护，视力早衰，老花镜已戴400度，离开深度的眼镜就什么也看不清，麻烦不少。

近几年来，我因写稿，参阅学习了不少有关保健的书刊资料，采用自我治疗的方法进行防治，获得了意想不到的效果。近几个月来我有时只带100度的老花镜也能看书，并可以在光线充足的地方摘掉老花镜看书报、写稿等，眼病也很少发生，真是受益匪浅！在高兴之余，我愿意将治老花眼的保养和治疗方法贡献出来。

（1）冷水洗眼法：每天早晨起床后，坚持用冷水洗脸、洗眼。首先将双眼浸泡于冷水中1~2分钟，然后擦洗脸部及眼周围眼肌，最后用双手轻轻搓揉20~40次。

（2）经常眨眼法：平时一有空就利用一开一闭的眨眼方法来刺激、维护眼肌，与此同时，用双手轻轻搓揉眼睑，滋润眼球。

（3）热敷眼部法：每天晚上临睡之前，用40~50℃的温热水洗脸。洗脸时先将毛巾浸泡在热水中，取出来不要拧得太干，趁热敷在额头和双眼部位，头略向上仰，两眼暂时轻闭，约12分钟，待温度降低后再拿开洗脸。

以上方法，既不花一分钱，又简单方便，而且行之有效，一般只要坚持半年左右，就会收到良好效果。（广西　徐淑娴）

百姓验证：新疆十月拖拉机厂朱奉慧，男，61岁，退休。他来信说："我的眼睛昏花，戴250度老花镜已近10年，只有戴上花镜才能看书、写字。我用本条方治疗，用了1个多月就见效了，现由原来250度的眼镜降至100度，而且没花一分钱。"

2383. 我将本法传给9位老人均收良效

每日早上洗脸时，将毛巾浸在热水中，拧得不要过干，立即折起趁热盖在额头和两眼，头稍向后仰，眼睛暂时轻闭，约1分钟，待温度降低后拿开再洗脸。近

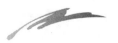

年来，我在农村将此法介绍给9位老年人试用半年，均出人意料地把老花镜摘掉了。

荐方人：江西上犹县　钟久春

2384. 揉眼睛周围和脚心3个多月可治愈老花眼

我的邻居老杨，年近80岁，耳不聋，眼不花。问他有何妙法能够如此，他说："每天早晚，长期坚持用双手揉眼睛周围和脚心各120次。"我照法揉了3个多月就见效了，眼睛不花了，读书看报不用戴花镜了。如今我已70岁了，仍未戴花镜。

荐方人：河南伊川县史志总编室　郭大儒　祁玉梅

2385. 我坚持做眼保健摘掉了老花镜

我现年72岁。前些年，随着年龄增长，视力就开始慢慢下降，不管看书看报、写字，总是离不开眼镜。后来，我从一本书中得到启发，开始做眼保健的练习。

方法：端坐或站立，轻闭着双眼，两手指互相擦热，轻擦眼皮、眼眉各100次，然后轻闭着眼，使眼珠左右转20次。

我每天做2次，现在已整整坚持了4年，结果不仅视力增强了，而且甩掉了眼镜。现在看书看报清楚得很，晚上还可在电灯下穿针。（莫遗忠）

2386. 我年过古稀用转眼球法保持视力良好

我虽年过古稀，但双眼视力仍然很好。晚上在灯光下不戴老花镜照样读报纸、看杂志，几十年也不闹眼病。其实，早在30多年前，我就在省级医院查出了患有老年性白内障。在此期间我没有在眼科进行过特殊治疗，只是在坚持采用转动双眼球的方法保持视力。

方法：站、坐、卧皆可。首先是双眼正视前方，然后头不动双眼球大幅度地由左向右转动，转动一圈（360度）为1次。接着再由右向左转动1次，左右各转动5次为1节，开始每日3~5节即可。可逐渐加大运动量，有时感到眼睛不适或疲劳可随时转动。运动量1日控制在20节以内为宜。（泉丁）

引自：1997年5月3日《老年报》

2387. 我做眼保健操半年摘掉了老花镜

中老年人眼睛花，主要是眼球底部血管硬化，影响眼球弹性。如能加强锻炼，就有可能得到改善。于是，我自编了简易眼保健操，名为"按穴转目锻炼法"。经过3个月的锻炼，眼花有了明显改善。半年后，取下老花镜看书看报毫不费力，甚至能穿针引线。老伴看到有这么好的效果，也跟着我锻炼起来。如今我

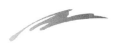

已58岁,却仍无老花眼的麻烦,深感此法对身体大有益处。

我锻炼的方法很简单:早上起床时,穿好上衣,坐在床上,开始锻炼。食指与中指合并,对准太阳穴,无名指对准鱼腰(眉中)穴,小指对准攒竹穴,闭目。上下按摩50~100次。食指与中指合并,对准风池穴,上下按摩。与此同时,双眼做顺时针转4拍,再逆时针转4拍为1节,做4节(以后可逐渐增加)。傍晚下班时,再同样做1次。这中间自己可视需要随意转目。在转目时,要尽量将视线放远,但不要用力"突眼"。开始可能不习惯,坚持下去就会适应。(张行正)

2388. 我摘掉老花镜全靠眼部按摩和"真气运行法"

我从46岁时眼睛开始花,到现在已经20多年了,花镜从100度升到350度。现在眼睛又恢复了正常视力,不带老花镜照样可以读书、看报、写字,就连小药瓶上的小字也可以看得清。这是近10年来,我根据"真气运行法"坚持做调息运动,同时做眼部按摩的结果。现将此方法介绍给大家。

基本方法:眼部按摩早、晚各做1次,最低每天得保证1次。取攒竹、太阳、眼球、鱼腰、瞳子髎、睛明、承泣和上明等穴位,各按50下。(见2388条图)

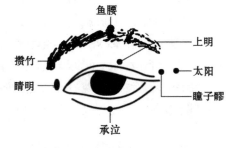

2388条图

具体方法:首先用两手的拇指肚,分别按摩攒竹和太阳穴,然后把两手心搓热,捂住两只眼球,用手进行热熨。接着用两手的拇指中节指背按鱼腰,再用两手的拇指肚按瞳子髎,两手的食指肚按睛明,用两手的中指肚同时转按承泣和上明。接下来把两手中指肚放于内眼角,沿下眼皮外拉至外眼角,再转向上眼皮推至内眼角。这样一圈转一圈地连续按摩完了,眨眼50次,最后向前方平伸右臂,伸直食指,目视食指手指尖1~2分钟或数一百个数也可。(关野)

2389. 我用本法1个月治愈了老花眼

4年来,我用梅花针刺激痛点穴治好了头晕头痛、腰椎增生、坐骨神经痛、腰肌劳损和风湿性腿痛。我1990年参加户口普查时,戴350度老花镜才能看字、写字。于是从1993年12月1日大胆用梅花针刺激16个穴位,1994年1月1日,我不戴老花镜也能看《老年报》了。现在眼睛一天比一天好,说明眼睛虽不能返老还童,但能返老还壮。

荐方人:辽宁大连市金州区登沙河镇海头村　袁杰

袁杰对16个穴位的说明:

关于梅花针治老花眼刺激16个穴位的问题,本书编者曾给袁杰去信请教并

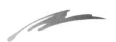

得到了如下的满意答复,今献给老年花眼朋友。

梅花针制作方法:将3根牙签对齐,然后用橡皮筋扎好即可。

它的科学原理和针灸一样,活血化淤、疏通经络、调节阴阳,这是中医的理论。按西医说法就是刺激部位,使其恢复原来功能。

我看到1993年10月21日446期《辽宁老年报》生活副刊刊登的《告别老花镜》一文后,深受启发。文中是用手按摩16个穴位,需1年多时间才告别老花镜,我大胆地用梅花针刺激16个穴位,从1993年12月1日开始,每天中午一遍,到1994年1月1日不戴老花镜也能看《老年报》和《老同志之友》杂志了。直到今天,已有3年之久了,而且一天比一天好。头两年隔三差五还刺激16个穴位,以巩固疗效。1996年根本不用刺激了,不但白天能看小字,晚间在100度灯光下也能看书了。能告别老花镜真是幸福!

16个穴位及具体刺激方法:

每天1次或2次均可,每次半小时左右。每个穴位刺激1分钟,也就是刺激3秒钟后放松一下,连续刺激20下。刺激力度要以有点痛感和舒服为原则,不要太用力。

在刺激以前应洗手,然后用双手食指、中指、无名指三指并拢,推摩眼眉36下,眼球里外各18下,这是做准备工作。然后,再刺激16个穴位。每天早晚各1次,或只在午睡后做1次亦可。

经常按摩不但能摘掉老花镜,一般眼疾如眼屎、麦粒肿等病都可治疗,头昏头沉现象也能消除。因眼睛直接与大脑相连,所以能防止白内障,也是延长精神衰老的方法。

具体穴位(见2389条图):

(1)睛明:闭眼时,位于眼内眦上方一分处,靠眼眶上缘。

(2)承泣:眼睛正视时,位于瞳孔直下,下眼眶下缘。

(3)球后:眶下缘外四分之一与内四分之三交界处。

(4)瞳子髎:位于眼外眦角外侧五分处。

(5)攒竹:眉头处。

(6)鱼腰:位于眉毛正中。

(7)丝竹空:眉梢外端凹陷处。

(8)太阳:位于眉梢和眼外眦连线中点后1寸凹陷处。

(9)阳白:目正视,瞳孔直上眉上1寸处。

(10)印堂:两眉之间,两眉头连线之间中点。

(11)迎香:鼻上端软骨头凹陷处。

(12)人中:人中沟上三分之一处。

(13)率谷:位于耳尖直上入发际1.5寸处。

(14)颔厌:头维穴至曲鬓穴弧形上的四分之一与四分之三交界处。

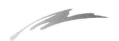

（15）百会：头正中线，后发际上7寸处。

（16）合谷：手背第一、第二掌骨之间，约第二掌骨中点处。

大部分穴位都在眼骨、头骨凹陷处，有痛感就是穴位。穴位看不懂，请向针灸大夫请教。

百姓验证：广西南宁市郊区水库管理处陈敬忠，女，68岁，干部。她来信说："我用本条方仅1个月就治好了眼睛昏花。以前看东西都看不清，现在可以看报纸了。"

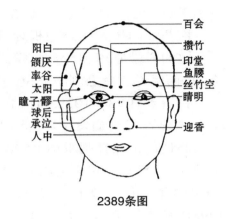

2389条图

2390. 八旬老翁传授的增视功治老花眼很有效

数年前，晨间锻炼，偶遇一老者，每日背山而立，面对空旷野地，双手从胸前徐徐平推，然后再慢慢回收至胸前，两手上提、揩双眼。如此单纯动作，久练不厌，天天如此。我不解其意，即问老者，老者说："此谓增视功，可治老眼昏花。"老者已年逾八旬，尚且眼不花耳不聋。能治眼花，引起了我极大兴趣，我仔细问了练功要点，在自身练习的同时也向晨间锻炼的人群推广。数年来，受益者不少，现将此法介绍如下。

功法： 此功极简单，不受时间、环境影响，能够选择背山面海之地为最佳。无条件，则自己作个假设即可：背面是苍翠的高山，面对浩瀚的大海，波浪滚滚。两脚与肩宽，自然呼吸，面带笑容，双目似闭非闭。先搓手2~3分钟，使劳宫穴发热，双手提至胸前，掌心向外，使劳宫穴尽量往外凸，两手徐徐外推，似乎将层层波涛推向海的彼岸，双目尽量远眺（意念）。然后双手慢慢捧回至胸前，手上提，双手劳宫穴揩双目（不要接触到眼睛），然后再双手放置胸前，再徐徐外推。如此推出捧回反复练15~20分钟。

百姓验证： 陈某，女，52岁，绍兴某厂厂医。眼花，已戴250度老花镜4年，晚上玩弹子跳棋，连弹子也看不清。练功20多天后，视力大有好转，花镜减少100度。

按语： 人体思维活动与真气运行共同主宰人的生命活动，这就反映了大脑的活动与体内器官活动的直接关系和直接相互作用。气功的练习方法是调心（意识）、调息、调身，以意行（引）气，意至气至。调心起着主导作用，气的运行与脑的思维活动有着最直接密切的关系。气功锻炼中，大脑占主要地位。此功在练习中，有强烈的盼望视力好转的意念，这是以意引气的成功表现。

荐方人： 浙江绍兴市第五人民医院　王依想

　　　　　浙江绍兴市人民医院　王依心

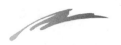

2391. 王世英花眼多年用本秘方医治视力恢复

河南省安阳县马家乡沙井村农民王世英今年57岁，看书报戴花镜已有6年之久，可是现在不用戴花镜了。秘密何在呢？原来，他有个秘方：自做米酒，也叫黄酒（用小米煮粥加入陈曲"麦曲"制成）。米酒内泡入适量党参或生熟地，每天喝50～100克，坚持了2年，现在眼力很好，看书报不用戴花镜了。

荐方人：河南省安阳县　岳建雷

2392. 姜腾芳老人用茶水熏眼治愈昏花眼

山东省掖县苗族姜家村的姜腾芳老人，21岁起就在村里制笔厂从事笔杆刻字工作。当时老人年轻要强，每天工作达14～15小时，别人每天刻三千字，他每天刻一万八千字。一年后由于用眼过度，老人的眼睛开始感到疼痛昏花，以至连5米以外的物体也分辨不清。一位朋友告诉老人一个治疗和保护眼睛的秘方，茶水熏眼法：把一杯刚刚沏好的浓茶放在桌上，眼睛似睁非睁地靠近杯口，同时用手捂住杯口，以防热气过快散失。过热而无法忍受时，可稍休息，但熏的时间一定要保证在10分钟左右，并要经常做。老人试用此法后疗效显著，现在老人已是75岁的高龄，但视力很好，看书写字都不用戴眼镜。

2393. 我用针刺激手腕穴位使85岁老人摘掉了老花镜

人老通常先由脚和眼睛开始。人一旦衰老，脚力不足，弯腰驼背，视力也大大下降。在各种老年病中，预防眼睛衰老成为首要问题。其实，只要进行适当的刺激，不但可以预防老花眼，同时也可以抑制50岁后易患的老年性白内障。

现介绍一个具体的例子。她是一位85岁的老人，患有老年性白内障，这位老人自从70岁得了白内障以后，眼镜便一直离不开身。我每周为她进行一次治疗，用针刺激她手腕穴位，仅用3个月的时间，效果已经非常明显，她已可以不戴眼镜看报了。她说："这个年纪还能这样，真是奇迹呀！"我用的方法就是针刺手背小指侧手腕上的养老穴，对上年纪人的老花眼及眼睛疲劳非常有效，当然，对一般人的眼睛疲倦、眼睛充血等症状也极有效果。不过，这种方法对越高龄者效果越好。

和养老穴具有同样效果的养老点，位于小指指根侧，对40岁以前的人有效，其作用和养老穴相同。

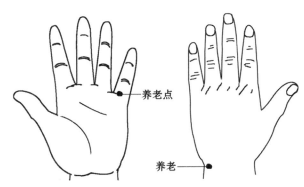

2393条图

刺激养老穴、养老点，可在家中进行，每天早晚各指

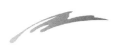

压10~20次即可。（见2393条图）如此反复指压，时间最长不超过3个月，穴位的疼痛感就会消失，眼疾也会慢慢消失。如果在指压处再加上发夹、香烟头灸治或艾蒿火灸，效果更佳。

刺激养老穴、养老点，可使双目清明，重享欢乐。

百姓验证： 四川资阳市丰裕镇王清河，男，60岁。他来信说："我用本条方治好自己多年的老花眼。"

2394. 坚持手脚穴位按摩可治愈老花眼

脚部选穴： 12，8，1。（见2394条图1）

按摩方法： 12，8两穴均分别用按摩棒小头自上向下定点按压，双脚取穴，每次每脚每穴按压5分钟。1穴点分布在双脚十趾尖部，要用拇指逐趾捏揉，每次每趾捏揉3分钟。每日按摩2次。

手部按摩： 用梅花针刺激9，56两穴，每手每穴3分钟，每日数次。加配5，6两穴可治迎风落泪，每手每穴3分钟，每日数次。（见2394条图2）

注： 有关穴位名称及按摩工具制作法，请见本书4145条《手脚穴位按摩疗法》。

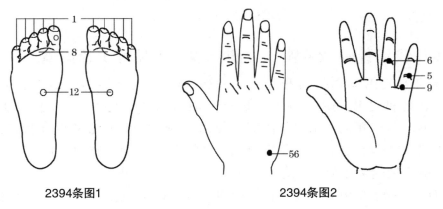

2394条图1　　　　　　　　　　　　2394条图2

2395. 老花眼和双目昏花应分症施治

千万不要把老花眼和其他眼病混同起来。凡年过50岁，从近处视物不清的多是老花眼。可刺激手部9，56两穴，每手每穴3分钟。加按脚部8穴区，每脚每穴5分钟。如果视物昏花、眼角干燥或迎风落泪，可判断为肾、肝功能衰退，在手部应以刺激56，39，4为主，按摩25，28，16为辅。前三穴用梅花针强刺激，每手每穴3分钟。后三穴用指力按摩，每手每穴2分钟。同时配按脚部22，23，24，8四穴。有关穴位名称见本书4145条。

我用这一套处方，为几位患不同眼病的老工友施治，并教他们自己按摩，半月后均收到较好疗效。（章丰）

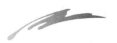

2396. 我以唾液抹眼防老花眼非常有效

山西省万荣县七庄村有个80岁老人杜学智,从60岁那年开始,每天清晨坚持用自己的唾沫抹眼,不仅没有患过任何眼疾,而且连原来戴过的老花镜都扔掉了。即使晚上在灯下看报,最小的字也看得十分清楚。(阿曦)

百姓验证:云南建水县朝阳路253号普华,男,68岁,干部。他来信说:"我从1998年10月10日开始,坚持每天早上起床后用自身唾液抹双眼,2年多来从未发生过眼疾。我现年68岁,看报、写字均不用戴老花镜。"

引自:《老年健康报》

飞蚊症

2397. 我服3个月黑豆桑葚治好眼前黑影症

我19岁时,两眼不红不肿,无任何异常,但看东西时眼前总有一个黑影,看什么地方,黑影就出现在什么地方。比如写字,黑影恰巧出现在要写字的地方;看书,黑影就出现在要看的那个字上。那时,我正上高中,因不能看书写字,不得已休学1年。休学后,我心急如焚,就四处打听治疗药方。最后,终于找到了一个偏方。这个方很简单,只用黑豆和桑葚,效果很好。

配方及用法:先将桑葚熬汁,去渣,再将干净黑豆倒入桑葚汁中一起煮,火不要太大,使汁完全浸入黑豆中,最后晒干收藏备用。一天3次,每次用盐开水冲服黑豆100粒。

我共用黑豆2500克,桑葚2500克,服了3个月,眼前的黑影已完全消失,而且感到眼睛也比以前好了。

百姓验证:河北尚义县安宁街58号刘宣麟,女,48岁,医生。她来信说:"本县河南新兴街妇女张春花,去年冬感觉双眼中有黑圈,在医院检查为玻璃体混浊,服药几个月收效甚微。后来我告诉她用本条方加杞菊,结合2398条方按眼周,并每日用尿疗法治疗,效果极佳,已接近痊愈,现仍在治疗中。"

荐方人:河南新野县沙堰镇　吴甲南

2398. 我眼前黑影飘浮症用此按摩法治愈了

3年前,我在无任何外来刺激的情况下突然发现右眼前黑影晃动,随目光飘来飘去,对着明亮的背景(如白墙壁、白纸)注视时黑影更加明显。因为

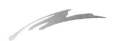

无甚不适，对视力没有影响，加上工作较忙，也没当回事。可是半年后，左眼前也同样出现了黑影，而且愈急躁愈厉害，疲劳时厉害，飘飘忽忽，使人烦躁不安，脾气也变得暴躁。于是，赶紧到医院眼科就医。眼科医生做了一系列必要的检查后，告诉我是患了"飞蚊症"。并介绍说，此症多见于无明显眼病的人，其原因是玻璃体的轻微变性或存在游离细胞，对视力无影响，不必处理。

医生说，随着病程的发展，慢慢会习惯的。习以为常后，对精神的刺激也就自动消除了。并嘱咐如果出现视力下降，黑影不断增加，或有闪光感时，千万要及时就医。

我将信将疑地离开这家医院，又奔向了另一处更有名气的医院……前后出入四五家医院，说法大致相同，也就只好认了。果然，半年左右，对眼前的黑影就不以为然了，除了疲劳时有所觉察，平时完全一副熟视无睹状。但黑影终究还存在，与医生朋友见面时不免谈起。半年前正巧碰到眼科李医生，他向我推荐了几种飞蚊症的自我按摩术。我按照要求一招一式地坚持到现在，效果很好，黑影明显减少，特别是疲劳时也不感加重。为让此法造福更多飞蚊症患者，现将飞蚊症自我按摩术推荐给读者朋友。

（1）按攒竹穴（眉头内端凹陷处）：左右两手拇指分别按在攒竹穴上，每日早晚各做5次，每次10下，用力中等，以有酸胀感为宜。

（2）按睛明穴（内眼角内眦角上方）：用左右手的无名指轻轻按睛明穴，用力、次数同上。

（3）按承泣穴（眼眶下缘正中与眼球之间）：用左右手的无名指轻轻按于承泣穴上，次数同上。

（4）按太阳穴（眉外端外开约1寸的凹陷中）：用左右手中指按于太阳穴，早晚各做7次，每次7下。

（5）刮眼眶：左右手拇指屈曲弓形，用指节的桡侧面紧压眼眶，自内向外刮动，每日早晚各做3次，每次10下，用力适中，以有酸胀感为宜。

以上五法可在室内或室外进行，坐站均可，但必须闭双目。若配合气功进行按摩，效果更佳。

百姓验证：四川营山县城管局姚代树来信说："2000年我突然得了飞蚊症，开始看白墙壁或白纸时有一个黑圈和几个黑点，三四天后圈和点连成一串串，飘来飘去，10天左右，大眼角2/5漆黑一片，什么也看不见。县、市医院都说得等1年后手术。先用眼药水维持治疗无效果，后我用本条方治疗，很快就治好了。"

荐方人：江苏徐州　陈卫春

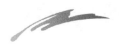

2399. 晴明饮治眼前飞蚊症22例有效21例

配方及用法：生地、茯苓、当归、青箱子、夜明砂各15克，山萸肉10克。每天1剂，水煎服。

疗效：此方治疗飞蚊症22例，治愈21例，无效1例。

百姓验证：倪某，女，51岁。自述2年来左目视区外侧，有一黄豆大阴影上下移动。诊见面红目赤，溲黄便秘，舌红、苔黄，脉弦有力。治宜滋肝阴、泻阴火。以上方加山栀子6克，牛膝9克，大黄15克。服11剂后，阴影缩小大半，目赤消失，二便如常，舌淡、苔薄，脉缓。再以上方加枸杞子10克滋养肝肾，服10剂后病愈。

引自：《湖北中医杂志》（1990年第3期）、《单方偏方精选》

瞳孔散大

2400. 家传秘方治瞳孔散大效果显著

主治：瞳孔散大。

配方及用法：熟地、白芍、当归、枸杞子、菟丝子、山萸肉、天冬、寸冬、盐黄柏、盐知母、粉丹皮、泽泻、菊花、草决明各9克，川芎1.5克，五味子6克，青箱子13克，薄荷3克。清水煎服，每日早、晚各服1次。此方为成人量。早期治疗效果显著。

禁忌：鸡、鱼、羊肉及辛辣之物。

荐方人：河北保定市　张元衡

引自：广西医学情报研究所《医学文选》

视神经萎缩

2401. 本家传秘方治视神经萎缩效果显著

配方及用法：羊肝250克，兔脑2具，生、熟地各31克，枣皮、生石决明、枸杞、淮山、磁石、天麻、刺蒺藜、青箱子、首乌、纹党参、黄芪各62克，杭菊、甘草

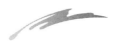

各31克，朱砂16克。将以上药物，水煎后去渣，加适量蜂蜜，收贮待用。每次服1匙，日服3次，服半年方有效。此方曾在临床上获得显著效果。

荐方人：重庆市　史方奇

引自：广西医学情报研究所《医学文选》

眼肌重症肌无力

2402. 举睑汤治眼肌重症肌无力11例有效10例

主治： 眼肌型重症肌无力。

配方及用法： 马钱子（先下）3克，菟丝子、枸杞子、车前子（布包）各20克，丹参30克，覆盆子15克，五味子、地龙各12克。上药先煎马钱子10分钟，然后全药共煎20分钟取汁，约300毫升，日服3次。便溏乏力者加党参30克，白术12克；眩晕、睑肤麻木者加黄芪30克，当归12克。

疗效： 治疗11例，有效（临床症状消失，举睑自如）10例，治疗时间最短8天，最长84天。

荐方人：四川德阳市人民医院中医科主任　彭曦

引自：《当代中医师灵验奇方真传》

眼睑抽搐（眼皮跳动）

2403. 维生素B$_{12}$注射液治眼皮跳动48例均有效

配方及用法： 维生素B$_{12}$注射液250～500毫克（1～2毫升）。在患眼抽搐部位用碘酒、酒精消毒后，用5号针头与皮肤呈30度角从外侧进入皮下后平行进针，抽无回血即注维生素B$_{12}$，局部轻按摩5分钟。用药剂量根据发病时间选用，一般1～5天用250毫克（1毫升），7天以上用500毫克。

疗效： 海军413医院五官科忻生娣医生收治48例眼睑抽搐患者，1次治疗有效43例，2次有效3例，3次有效1例，4次有效1例。

引自：《实用西医验方》

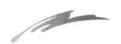

眼底病（视网膜静脉堵塞）

2404. 六虫散治眼底病30例全部有效

配方及用法： 土鳖虫、壁虎各10克，麝香0.1克，金蝎6克，蜈蚣2条，白花蛇1条。上药共研细末，每天服2次，每次5克，以温开水冲服。

疗效： 此方治疗视网膜静脉阻塞30例，治愈13例，显效16例，有效1例，有效率100%。

百姓验证： 徐某，女，35岁。1个月前因感冒右眼突然雾视片刻，以后视力骤降，仅存光感，并伴头晕眼涨，经西药治疗病情好转，停药2周后视力剧降。检查左眼视力1.5，右眼0.1。右眼底视网膜以视乳头沿静脉分支有大量放射状出血，直至周边。动脉细，静脉明显怒张、弯曲、色暗，部分血管被出血遮盖，中心凹光反射消失。西医诊断为视网膜静脉阻塞。以本方治疗1个月后右眼视力恢复至1.2，眼底复查出血完全吸收。

引自：《陕西中医》（1991年第111期）、《单方偏方精选》

异状胬肉

2405. 饮服蝉蜕治眼翳3个疗程获可喜效果

蝉蜕为蝉科昆虫黑蚱羽化时的蜕壳。别名很多，其性甘寒。据历代医家记载，其主要功效是疏风热，透疹，明目退翳，息风止痉。

异状胬肉（即眼翳、胬肉）患者在临床中是多见的，服药多不取效，手术后短时间内可再发。

我依据蝉蜕入肝经，肝开窍于目，目生翳膜，而蝉蜕能羽化蜕壳，按中医的理论，亦必能退胬肉。如是，在临床中每接诊异状胬肉患者，方用蝉蜕25克煎服（或当茶饮用），每服用10天为1个疗程，经连续服用3~5个疗程后，即可收到较好效果。对病历长的异状胬肉患者，要坚持多服，胬肉必逐渐缩小和消退。对病程短的进行性异状胬肉患者，只要坚持服用3个疗程，不但能控制胬肉发展，而且能在短时间内消退。对反复发作的患者，只要坚持常年服用，就能收到可喜的

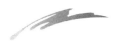

效果，并无副作用。

荐方人：辽宁庄河市中医院　何玫贤

烂眼边

2406. 达尔罕王女儿的烂眼边病用本方治愈

瑞应寺一世活佛萨木唐桑布，云游天下，拜察哈尔墨尔根毕力图喇嘛为师习经学医，很快被人们誉为"宝格道额姆奇"（即圣贤医生）。

顺治末年，科尔沁达尔罕王的女儿叶丽波贤公主，因患眼疾（烂眼边子）进京治疗，途中，至哈达尔图山洞（瑞应寺东南2.5公里处）附近，闻白氏禅师医术高明，便来请他医治。经白氏诊断后，天天服其药（蛇蜕1个，绿豆250克水煎服），并用洞前泉水洗眼，以晒干蝙蝠胆涂眼角处，不久即愈。

这位公主回去后，便告知父王病愈经过。从此，白氏禅师就成为达尔罕亲王尊崇备至的医者。据传，后来兴建瑞应寺时，达尔罕亲王派专人来参加奠基仪式，并解囊相助。

引自：《蒙医妙方》

睑缘炎

2407. 苦黄汤治睑缘炎极其有效

配方及用法： 苦参20克，黄连6克，黄柏10克。水煎，用棉球蘸药水洗涤眼睑缘患处，每剂洗2次，每天洗3次。若睑缘奇痒，加花椒3克。

禁忌： 用药期间，注意眼部卫生，禁止揉擦，忌烟、酒、辛辣及其他发物。

疗效： 治疗215例，痊愈206例，显效8例。

引自：《四川中医》（1987年第4期）、《实用专病专方临床大全》

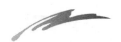

盐酸灼眼

2408. 盐酸烧伤双眼急救法

某化工厂19岁女工彭某，因纯盐酸溅到双眼内及面部，痛不可忍，深夜抬来急诊。查患者前额头发、眉、睫毛被烧焦，颜面及眼睑皮肤呈点状灰黑色，眼泡红肿，热泪如汤，白睛红赤水肿，黑睛表层溃烂呈灰白色点状浸润，视力仅存光感。此乃被酸性化学药物烧伤双眼，黑白两睛受火毒破坏。急用20%苦瓜霜液频频浸薄棉湿敷。半小时洗换1次。患者疼痛逐渐减轻，第二天用四环素眼膏外涂睑内，以防眼睑肉粘连，同时给予黄连解毒汤内服。经用本法治疗24天，患者双眼红肿痛消失。黑睛恢复透明，面容亦未破损，双眼视力恢复正常。

引自：《长江医话》、《中医单药奇效真传》

红眼病（结膜炎）

2409. 我用童尿治红眼病特别见效

红眼病（又称火眼）传染性很强，给患者带来极大痛苦和生活上的不便。为此，今献一个既不花钱又能治愈此病的土秘方：入夜临睡前，用温水洗净脸面后，取10岁以下鲜童尿（待童撒尿时，取其中段尿，弃前后少许），擦至患眼眼皮及眼角内外，湿度适宜，然后以右手食指轻揉患眼几下，待患眼用劲紧眨数下后方可入睡，尿自干。次日早晨，患者自感轻松愉快，眼正常。如疾患顽固，按上述办法做2~3次。

百姓验证：浙江萧山市临浦镇一村傅兆兴，男，49岁。他来信说："我外甥患红眼病，在村卫生所及镇医院花费300多元未能治愈。我用本条方，仅花1.8元钱就治好了他的红眼病。"

2410. 甘露消毒丹可治急性卡他性结膜炎

主治：结膜充血，痒痛交作，畏光流泪，有脓性或黏液脓性分泌物之结膜炎。

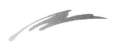

配方及用法：白蔻、藿香、黄芩、连翘、薄荷各10克，茵陈、桑叶各15克，石菖蒲、木通各6克，滑石（布包）12克。将上药先用清水浸泡20分钟，再煎煮10~15分钟，每剂煎2次，将2次药液混合约300毫升，每日3次温服，并配以蒲公英50克煎汤熏洗眼部。

疗效：曾治疗急性卡他性结膜炎患者数百人，有效率为100%，平均疗程为3~8天。

荐方人：甘肃省成县白银公司厂坝铅锌矿职工医院中医科中医师　周斌

引自：《当代中医师灵验奇方真传》

2411. 二黄白皮汤治急性结膜炎103例全部有效

配方及用法：白头翁30克，秦皮12克，黄柏、黄连各6克。每天1剂，水煎2次，混匀，分早、晚2次口服。

疗效：此方治疗急性结膜炎103例，均有效。服药最多者5剂，少者3剂。

百姓验证：王某，男，21岁。患急性结膜炎2天，经抗菌药物及乳汁外用等治疗罔效。患者右侧眼睑肿胀，白睛暴赤疼痛，热泪如汤，并兼发热、头痛，大便不畅，小便短赤，舌质红、苔薄黄，脉浮数。此为肝肺之火俱盛之暴赤热证。予本方3剂而愈。

引自：《广西中医药》（1989年第1期）、《单方偏方精选》

2412. 蚂蟥液治急性结膜炎效果显著

配方及用法：活蚂蟥3条，置6毫升蜜中，6小时后取浸液滴眼，每日1次，每次1~2滴。

疗效：380例患者，经1~5日治疗，有效率100%。

说明：滴后稍有疼痛。对慢性结膜炎、异状胬肉、角膜云翳亦有效。

引自：《常见病特效疗法荟萃》

2413. 我用茶水浸烟丝外治急性结膜炎

配方及用法：茶叶、烟丝各适量。先用开水浸泡茶叶一小杯，待冷后倒出茶水，然后把烟丝放入茶水中浸渍1小时左右，倒尽茶水取出烟丝轻捏至不滴水为止。睡前用温开水清洗双眼，然后以烟丝敷双眼眼皮，用纱布一小块覆盖，绷带固定。第二日清晨打开绷带，弃烟丝即可。轻者做1次，重者次日再做1次。用时要避免烟丝误入眼内。

疗效：治疗105例急性结膜炎，均获痊愈，其中轻者用药1次，重者用药3次。

百姓验证：贵州惠水师范王兆美，男，66岁，教师。他来信说："有一次我一

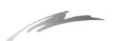

只眼患了结膜炎，且比较严重，全眼已发红而且视力也有所减退。我用本条方治疗，结果仅2次就完全好了。"

引自：《广西中医药》（1990年第3期）、《单味中药治病大全》

2414. 我以板蓝根注射液治红眼病75例

配方及用法：用板蓝根注射液滴眼，每日4次，每次2～4滴。

疗效：所治75例均痊愈，平均治愈时间为3天，其疗效比氯霉素眼药水点眼要好。

百姓验证：广西融水县委组织部退休干部韦绍群来信说："我近期患红眼病，按本条方滴眼4次就好了。"

引自：《湖南中医杂志》（1989年第1期）、《单味中药治病大全》

2415. 本方治流行性红眼病屡用屡效

配方及用法：

（1）内服方：板蓝根15克，金银花15克，连翘10克，野菊花10克，木贼草10克，蝉蜕6克，薄荷3克，黄芩10克，生甘草5克。每日1剂，水煎，分2次服。

（2）外用方：板蓝根15克，金银花15克，野菊花15克。用纱布将药包扎，置搪瓷缸中加清水浸泡20分钟后，水煎。煎成后将纱布袋提出，用药液趁热熏洗眼睛。下次使用时，再将纱布包扎之药置缸中，换清水浸泡，再煎，熏洗。每日1剂，每剂可熏洗2～3次。

疗效：治疗84例，全部治愈。轻者2～3天痊愈，重者4～6天痊愈。

百姓验证：患者，男，43岁。1994年6月10日初诊。自诉前一日下午，两眼灼热痒痛，怕光，流泪；今晨起床时，两眼分泌物多，胶粘睫毛不能睁眼，两眼红赤，且感全身不适伴用低热，脉浮数，苔薄黄。诊为红眼病（外感风热型）。遂以红眼病方加蒲公英10克水煎内服。配以外用方熏洗两眼。1剂后身爽热退，局部症状好转，3剂后痊愈。

按语：本方以清热解毒、疏散风热为其治则，且随症加减应用于临床。1994年夏季，蚌埠市发生"红眼病"大流行，我们采用此法治疗，屡治屡验。

荐方人：安徽省蚌埠医学院附属医院　陆文生

安徽省蚌埠市小蚌埠医院　陆军

2416. 蚯蚓白糖液点眼可治急性结膜炎

配方及用法：新鲜蚯蚓（选5～6厘米长的）10条，白糖适量。将蚯蚓洗净放入带盖缸内，取1∶1000的新洁尔灭溶液浸泡30分钟后取出蚯蚓，再用0.9%的生理盐水冲洗，放入备好的消毒缸内，加入适量的白糖，盖好缸盖。待化成水后，

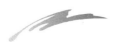

用此水点眼，每日3~5次。

疗效：1988年7月至10月，全市流行急性结膜炎，我院眼科眼药水脱销，故采用此方法。治疗200余例，均痊愈，用药时间短的仅1~2天，长的5~7天。追踪观察，未发现1例并发症。该方法用于创面感染性溃疡，同样能获良效。

百姓验证：四川自贡市沿滩区蒲殿村宗燮维，男，69岁，退休。他来信说："有一次我患急性结膜炎，双眼红肿发痒，流眼泪生眼屎，非常疼。用青霉素眼药水不见效，又用利福平仍然不见效。后来我用本条方治疗，用药后就感到舒服多了，又用药四五天，眼病逐渐好转，共花30多元钱就痊愈了。"

荐方人：辽宁锦州合成职工医院　徐宗云

引自：《亲献中药外治偏方秘方》

2417. 用水井旁青苔治多例传染性红眼病均有效

主治：天行赤眼（传染性结膜炎）。

配方及用法：水井旁青苔。青苔洗净，取少许敷眼上，药热即换，连续数次。

疗效：治疗多例，全部治愈。

荐方人：福州市　廖香英

引自：广西医学情报研究所《医学文选》

2418. 本方治愈急性结膜炎患者100余例

主治：急性结膜炎。

配方及用法：三颗针200克，忍冬藤250克，猪苦胆5个，冰片少许。前2味洗净，加水1500毫升，煎至1000毫升，用7层纱布过滤，入后2味，瓶装备用。每日滴眼3~5次。

疗效：治愈100余例，一般10~15次愈。

引自：广西医学情报研究所《医学文选》

2419. 邱林用花椒酒治红眼病2天就好了

江津县东关6队邱林，用花椒酒治疗红眼病，效果较好。1989年3月，邱林患了红眼病，痛痒难忍。他买了氯霉素眼药水、金霉素眼膏点擦，均不见好转。后又买了病毒灵眼药滴眼，仍时时反复。邻居陈大娘告诉他用花椒泡酒治疗。老邱买了25克花椒放入250毫升白酒内泡3天后，用棉签蘸擦眼角，早晚各1次，2天后红眼病就好了。

百姓验证：北京市延庆县延庆镇老庄村李淑秀，女，46岁。她来信说："邻居谢枝秀得了红眼病，我用本条方仅2次就为她治好了。"

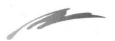

荐方人：四川省江津县外贸公司　夏国忠

引自：广西科技情报研究所《老病号治病绝招》

2420. 我村于庭海患红眼病用木贼苦瓜治3天便痊愈了

红眼病，中医称为风火赤眼。它的传染性很强，特别是夏天，可一日之内蔓延甚广。该病是因被病菌感染后，再兼受风热，上攻于眼所致。其症状是眼白红赤灼热，既痛又痒，遇有光线时感到畏光，且有分泌物黏结眼睛。它的症状比普通风热证严重。

患者可用木贼草15克，苦瓜1个煎汤，此分量乃成人所取，儿童则要减半。先将苦瓜洗净剖开去瓤，切成小块，连同木贼草放入瓦锅内，再注入清水四碗，慢火煎至两碗，将其渣滓隔去服用。

此汤要温服，早晚各饮1次，3天为1个疗程，通常1个疗程便可痊愈。病重者，可多服1个疗程。风火赤眼患者，要注意在生病期间多休息，且不时用热毛巾覆盖眼部，可有助于减轻痛痒。另外，患者在生病期间，更应注意单独使用毛巾，以免家人受传染。同时，在患病及病愈初期，不要去游泳，以免病情加重，或再度受传染。（戴延荣）

百姓验证：辽宁清原县湾甸子镇二道湾村王安才，男，53岁，农民。他来信说："村民于庭海因与妻子离婚而上火，得了急性结膜炎，我按本条方为他治疗，3天后就好了。"

引自：1997年7月18日《新家庭报》

2421. 黄瓜可治火眼赤痛

黄瓜质地细嫩，味道鲜美，是人们喜食的蔬菜品种。同时黄瓜性凉，还有很高的药用价值。如果由于热证，出现火眼赤痛，则可用黄瓜治疗。

方法：将刚摘下的老黄瓜1根，上部开一小孔，把里面的瓜瓤掏出，从孔填入芒硝，填满为止，拿到阴凉处悬挂起来。待到芒硝从黄瓜内渗出，用刀将粉末轻轻刮下，便可作药用了。将少许粉末点眼，一日3次，晚上临睡前再点1次，如此连用数天，半月则可痊愈。

百姓验证：广东封开县曙光路14号401房聂建雄，用此方治好了邻村老农民的火眼红肿赤痛症。

引自：1995年6月15日《河北科技报》

2422. 黄连片浸奶滴眼治急性结膜炎康复较快

潘某，男，28岁，电厂职工。1983年2月4日下午，初起眼睛胀痛，刺痒，有异物感，继则发肿，灼热，流泪，畏光羞明，眼屎甚多，急往市院治疗，诊为急

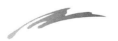

性结膜炎。肌注青霉素和目滴眼药水，疗效不佳，来我院中药治疗。予用黄连片0.5克，用奶汁浸泡，嘱搽目内眦及滴入目中，每天4～6次，无须打针服药，红肿迅速消失，眼屎明显减少，并忌食辛辣、荤腥等食物，未到2天，康复如常。

引自:《黑龙江中医药》(1987年第6期)、《中医单药奇效真传》

2423. 单药番泻叶代茶饮治目赤红肿很有效验

番泻叶味苦而性寒，质黏而润滑，是一种使用方便的泻下药，能入大肠经，泻积热而润肠燥。本品不仅能润肠通便，而且可治目赤红肿，眵多壅结之证。曾遇一在西藏工作的干部，其两目微赤，而两眦常有大量眼眵壅结，视物昏花不清，给予番泻叶30克，嘱其每次服用2～3克，泡水代茶叶饮之。1剂尽而病愈大半，又服30克，则两目完全恢复正常。

引自:《名中医治病绝招》、《中医单药奇效真传》

2424. 明矾治急性结膜炎很有效

配方及用法: 明矾10克左右，放在半碗(约300毫升)白开水中，搅拌使其全部溶解，待凉一次服完，每日早晚各服1次，连服2天，即可病愈。

说明: 此方系董维礼根据中医"肝开窍于目"的理论，肝胆郁热随肝气上充于目，则可致暴发"火眼"。临证用滋阴清热、解毒类方药，效果不佳。口服本方，约在2日内即可愈疾。近年董维礼用本方已治好28例火眼患者。

荐方人: 河南博爱县卫校　董维礼

2425. 四顺清凉散治结膜炎80余例效果很好

配方及用法: 当归、大黄、赤芍、甘草各100克。上药分别研末，混合均匀即成。每天服3次，成人每次3克(儿童酌减)，饭后温开水送服。

疗效: 此方治疗急性结膜炎80多例，大多数服药3天痊愈。

引自:《浙江中医杂志》(1986年第1期)、《单方偏方精选》

电光眼炎

2426. 我用肾上腺素注射液滴眼治电光眼炎立时见效

配方及用法: 取0.1%肾上腺素注射液，用消毒注射器套上针头抽吸药液，滴

入左右眼各3~4滴，20分钟后再重复滴眼1次。

疗效：滴药后疼痛迅速减轻，第二次滴药后20分钟，症状几乎完全消失。治疗47例，有效率100%。

百姓验证：河北承德市农行电焊工李森来信说："我在施工中没注意，眼睛被电火花打着了，两眼红肿刺痛，睁不开，很难受。我用本条方治疗，只滴药水2次，一切不适症状消失。"

引自：《实用西医验方》

2427. 本方治电光眼炎20余例皆治愈

配方及用法：川黄连、山慈姑各2克，人乳20毫升，猪胆汁5毫升。将黄连、山慈姑用人乳、猪胆汁磨汁，药汁澄清过滤滴眼，每天滴3~10次。

疗效：此方治疗电光眼炎20余例，多在3天内痊愈。

百姓验证：凡某，男，15岁。上学路上遇建房使用电焊，被电弧光灼伤而致两眼如红杏，红热灼手，欲睁不能，畏光流泪。检查除结膜充血外，尚见角膜混浊不清。以此液滴眼，5小时后即可睁眼，1天后热除肿消，共滴7次痊愈。

注：药液以鲜为佳，超过2天则不宜用。

引自：《陕西中医》（1987年第4期）、《单方偏方精选》

2428. 单药熟地片贴眼2天可治愈电光眼炎

梁某，工人。使用电焊后，两眼红肿剧痛，睁眼则流泪不止。遂用厚约2毫米的熟地片贴眼，2分钟换1次，20分钟后疼痛若失，能睁眼视物，流泪也停止。虽两眼仍充血，但已能工作。当晚再贴1次，第二天双眼如常。

引自：《新中医》（1979年第5期）、《中医单药奇效真传》

2429. 鲜人乳点眼治电光眼炎有显效

主治：天行赤眼，电光性眼炎，眼部外伤淤肿及跌打外伤淤肿，胬肉攀睛。

配方：新鲜人乳。

注意：使用本方要新鲜人乳，用本方2天无效或眼部伴发高热，即宜采取相应治疗措施。

疗效：1988年柳州市发生"8·31"特大洪水后，伴发天行赤眼，曾在《柳州日报》上介绍使用该方获效。

荐方人：广西柳州市民族中医院　李素文

引自：《亲献中药外治偏方秘方》

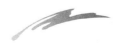

近视眼

2430. 我以天茄棵煮汁浸眼治近视效果很好

配方及用法：取天茄棵250克煮沸，把煮的汁液倒入广口瓶内，同时把瓶口放在患者眼上（瓶口大于眼睛），抬起头，使药水浸入眼内1~2分钟。每天3次，5天为1个疗程。治1个疗程后，休息一两天，再进行第二个疗程。如此反复，四五个疗程即可痊愈。

按语：天茄系龙葵别名，出自《药性论》，为茄科植物龙葵的全草，我国各地均有分布，性苦、微甘，寒，有小毒。功能清热解毒，散结消肿，利尿，抗癌。副作用是可使瞳孔散大。

百姓验证：山东五莲县高泽水西河子村何兆合用此方法对同班4位同学进行治疗，经2~4个疗程，均有疗效。

荐方人：河南省新安县仓头乡卫生所　傅优优

2431. 我用本功法治近视有效率100%

现代科学认为，人体是一个高级的复杂的和多层次的自我调控系统，机体功能失衡是疾病发生的重要原因，而治疗近视眼气功则注重发挥人的主观能动性，激发人体潜能，增强人体自我调整、自我控制和自我修复能力，以提高自身健康水平。

治疗近视眼气功，通过自我锻炼、自我调节的方式，调摄心神，通经络，补虚泄实，平衡阴阳，调节神经和内分泌功能，改善和增强免疫功能，从而达到防病治病、健身益智和延年益寿的目的。

治疗近视眼气功，主要特点是整体调整，辨证施治，补泄分明，疗效显著。根据5年来的治疗、观察发现，本气功治疗近视眼有效率为100%。本功法对各种胃病、神经衰弱、肾病、肝病、痛经、高血压等都有明显疗效，尤其对假性近视眼、真性近视眼、遗传性近视眼、远视眼、弱视眼、老花眼、视网膜病变、青光眼、白内障等眼病，有立竿见影之功效。

治疗近视眼气功，创立于1990年。于1990年和1991年先后在全国医学气功学术交流大会与全国气功学术研讨会上交流之后，迅速风行全国。

治疗近视眼气功功法：

在练功之前先活动一下颈部、关节等部位，这样有利于气血流通，从而可提

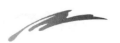

高练功效果。

（1）坐在椅子三分之一的地方，坐的时候腰要伸直，要挺着腰坐，不要靠在椅背上。

（2）颈椎要伸直，下颌内收一点儿。

（3）双手上下重叠，放在小腹部位，男左手在上边，女右手在上边。

（4）舌微微上翘，顶着口腔上腭。

（5）患有近视眼病、真性近视眼病、弱视眼病、遗传近视病、青光眼病、老花眼病、白内障等眼病的患者，轻轻闭上眼睛，眼球左转36圈，再右转36圈。

（6）轻轻地抬起双手放在胸前，两掌相对，双手相距10～20厘米，之后双手轻轻地向内推，接着双手再轻轻地向外拉，做36次。注意，向内推时吸气，向外拉时呼气。

（7）抬起双手向双眼贯气72次。

（8）用双手的中指揉揉睛明穴、攒竹穴、鱼腰穴、丝竹空穴、阳白穴、太阳穴、四白穴、迎香穴、人中穴。

（9）收功。轻轻地睁开眼睛，双手合掌，掌根对着自己的胸部，深呼吸，同时全身用劲，双脚用劲，牙关紧闭，要想着收功，想着手上的光线进入脐中，接着双手快速擦掌。戴眼镜的要取下，掌心擦热后抬起双手掌心对着眼睛，眼睛不要闭，要睁开眼睛看手掌的光线，想一下掌中的光线进入眼睛，保护视力。紧接着双手向额头上擦，接着擦下来，沿着面部擦下来，双手合掌，手指向上。紧接着擦第二次。往上擦吸气，往下擦呼气。男反复擦7次，女反复擦6次。在这个过程中，可以挺胸扭腰，可活动一下腰部。擦完之后，双手虎口相交，一只手把另一只手捂着，男左手捂着右手，女右手捂着左手，掌心对着肚脐，眼睛看着肚脐，想一下手上的光线进入肚脐，想一下收功，两手轻轻拉开。

百姓验证：四川自贡沿滩开发区115幢周利堂，男，63岁，退休干部。他来信说："沿滩人民医院一名职工的女儿患近视眼，左眼0.6，右眼0.4，曾用近视灵眼药水滴眼，吃中西药，治疗近半年多，花费上千元仍无效果。后来我用本条方为她治疗，视力恢复到1.5，现今仍然保持正常。"

荐方人：吉林省松原市　宋永权

2432. 我按本家传秘方服药治近视眼疗效好

主治：近视眼（先天性近视眼亦可）。

配方及用法：石菖蒲6克，党参5克，远志6克，云苓12克，盐知母6克，盐黄柏6克，生地、熟地各15克，菟丝子、茺蔚子、五味子、车前子、枸杞子各10克，水煎服。

加减法：①伴有多梦多惊者加磁朱丸10～15克。②伴有复视症状者加羌活

6克，防风6克，细辛0.5～1克。③伴有失眠者加柏子仁、薏米、枣仁。④伴有肺病者加天冬、麦冬。⑤伴有头晕头痛眼前发花者加石决明15～30克，杭菊花10克。

百姓验证：福建仙游县游洋镇政府唐日珍，男，45岁，干部。他来信说："我镇陈明加患近视已5年之久，戴400度近视镜。用本条方治疗9天后，经眼科医生检查，近视已由原来的400度降到100度了。现已摘下了近视镜，药费才花35元。"

荐方人：河北　郝德新

引自：广西医学情报研究所《医学文选》

2433. 当归红花治近视200余例，有效率95%

配方及用法：当归1000克，红花500克。上药加入2000毫升清水煎，煮沸5分钟后，取滤过液滴眼。每日5～10次，每次1～2滴，1个月为1个疗程。

疗效：治疗200余例，有效率95%。

引目：《实用民间土单验秘方一千首》

2434. 用中药草红花治近视有效

配方及用法：草红花100克，加蒸馏水800毫升浸泡7天以后，用滤纸过滤，滤液贮于冰箱中。滤渣再用70%的乙醇800毫升浸泡7天，用滤纸过滤弃去滤渣。合并2次浸出液，在水浴上减压浓缩至800毫升。将此浓缩液置冰箱冷藏7天后过滤，加蒸馏水到1000毫升，流通蒸气40分钟灭菌，加三氯叔丁醇细粉5克，振摇使其溶解，滤纸过滤，分装于10毫升灭菌滴眼瓶内。每10毫升相当于红花源生药1克，用于滴眼，每天3次，每次1～2滴，每15天为1个疗程，检查视力1次，共4个疗程。

疗效：治疗253例，均有良效。

百姓验证：黑龙江安达市文化乡大众村六组尹长清，使用红花治疗使他的视力恢复了正常。

引自：1981年第3期《河南医药》

2435. 我用本方近视丸治好很多青少年的近视眼

文日新，男，85岁，宁乡县中医院眼科医师，全国中医眼科学会名誉会员。他在医林耕耘几十年，以善治眼网膜脱离、角膜溃疡闻名遐迩。他在日常的眼科接诊中，对久病眼疾，重脾胃调养；对新病眼疾，活血祛淤，清源疏流，形成独特的治疗方法。他自制的眼药治疗眼疾疗效显著，现将他的近视丸介绍如下。

主治：青少年近视眼。

配方及用法：五味子、石菖蒲、远志肉各9克，车前子10克，菟丝子10克，茯神

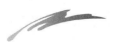

10克，枸杞子15克，生地黄25克，丹参10克，红参8克，红花2克，石决明15克。上药可水煎服，每天1剂，日服3次。如想制成丸剂，可将各味药研成细末，用水成丸或用蜜炼成丸，3日内服完。日服次数可自己灵活掌握。

百姓验证：广东封开县曙光路148号聂建雄用此方给3名学生治近视眼，1个月来均已收效。

荐方人：湖南省中医药局　谭同来　郭予华

引自：1987年5月5日《湖南科技报》

2436. 贴耳穴对16岁以下学生视力恢复有显效

本秘方对16岁以下的近视眼患者有显著疗效，对大龄患者疗效不明显，使用时请注意。

第一疗程：直接用中药王不留行，研成极细的末（颗粒也可以），撒在医用白胶布的中间（胶布约1平方厘米），贴在眼穴上（眼穴在耳垂略偏上一点儿，使用者请在医药用品商店购一只医用耳朵模型，上面注明各个穴位的标准位置），10天为1个疗程。穴位必须准确，否则，会降低疗效甚至无效。

第二疗程：将王不留行粉末或颗粒放入麝香虎骨膏中，将王不留行包在此膏药中熏10天后取出，方法同第一疗程。

第三疗程：必须将王不留行放在麝香中熏10天（以24小时计算），10克麝香可熏3000人的药量（配制时自行掌握用药量）。熏的方法是：将10克（或1克）麝香置于有色小玻璃瓶或小瓷瓶底，将王不留行也放入该瓶，瓶口必须密封，10天后取出王不留行研末（或颗粒）贴在眼穴上，方法同第一疗程。

无论哪一个疗程，当放有药物胶布贴在眼穴上后，每天早、中、晚用手指捏穴位20~30下，以刺激穴位，疏经活络，提高疗效。

麝香具有强烈的疏通经络作用，经过第一、第二疗程的初疗和治疗准备后，第三疗程即可出现奇特疗效。

在治疗期间，严禁看电影、电视、录像，多吃牛奶、鸡蛋、新鲜水果等营养食物。到第10天再复查视力（11~12天均可）。经过第一疗程后，70%~85%的青少年患者的视力可提高0.1~0.3，个别患者可达0.5左右。

荐方人：吉林安图县民兵武装科技信息中心。原始资料由河北武邑县紫塔化工厂　魏书森　王洪良

2437. 耳穴贴压王不留行籽治青少年近视眼30例均有效

主治：青少年近视眼。

配方及用法：王不留行籽。将麝香虎骨膏或关节止痛膏剪成长宽为1.5厘米大的四方形状，取王不留行籽先固定在胶布上，对准穴位左、右耳的眼、肝穴进

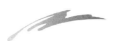

行贴穴固定。嘱患者每隔1小时按摩耳穴固定穴各11次。要求按摩耳穴上有酸、麻、胀的感觉为宜。3天换药1次，10天为1个疗程。

疗效：本组30例，一般经贴穴治疗3个疗程。眼视力为0.5的可提高到0.9，眼视力为0.7的可提高到1.5。

荐方人：福建省仙游县中医院中医针灸医师　黄金全

引自：《当代中医师灵验奇方真传》

2438. 我用正光穴按摩法治眼病收到较好效果

这里介绍的是我在临床实践中总结出的正光穴按摩法。通过近30年的临床验证，对治疗近视、远视、斜视和儿童弱视，都能收到较好的效果。

正光穴位于眼眶的缘内1／4和外3／4交界处，取攒竹穴和鱼腰穴的中点，眶上缘下方。此穴用手指触摸按压时，多数患者会有不同程度的酸痛感，随着按摩的继续和近视的好转，酸痛感会逐渐减轻以至消失。（见2438条图1）

具体操作方法：

（1）将两手食指、中指并拢，与大拇指形成屈曲钳状，将食指和中指按在前额上，大拇指螺纹面尖端按在正光穴上（不是用整个指腹）。眼轻闭，头微向前倾。（见2438条图2）

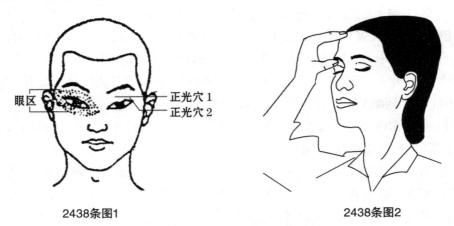

眼区　　　正光穴1
　　　　　正光穴2

2438条图1　　　　　　　　　　　　　　2438条图2

（2）按摩时指尖紧贴眼眶上壁，不是按皮肤。按摩时用力方向向里向上，不要向里向下按压眼球，以免眼球不适或出现头晕现象。按摩速度要均匀，旋转幅度宜小，如转圈似的摩动，不是上下、左右揉按，也不是按压内眼角。

（3）患者自己做按摩时，用右拇指按摩右眼，左拇指按摩左眼。家长给患儿做按摩时，家长用右拇指按摩患儿右眼，左拇指按摩其左眼。按摩时家长分别用左手及右手交替扶持患儿后脑部，以便操作。

一只眼睛每次按摩50～100圈，以有酸痛、酸胀感为度。操作时要保持手指

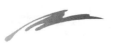

清洁，指甲要剪短。一日做2~3次，可每日早、中、晚做，也可以在阅读、书写过久眼疲劳、不适时随时按摩。（钟梅泉）

百姓验证：辽宁沈阳市汽车车桥厂张伟，男，32岁，工人。他来信说："我用本条方治辛某的近视眼，已收到很好的效果。"

2439. 手掌刺激法可使假性近视恢复

遗传性近视无法根治，至于因读书、工作等因素，过度使用眼睛造成的近视，统称为假性近视。在轻微的近视初期接受治疗，一定能摘掉眼镜。这里所说的治疗，是指手掌刺激法。

前不久，有位在出版社工作的编辑来看病，他进入出版社后便不停地校对地图，视力由1.5降到0.5，如今不戴眼镜根本无法工作。当他得知我能治疗假性近视时，便抱着试一试的态度来治疗。

从他的谈话中，我知道他戴眼镜是近半年的事，因此，我认为他可以恢复原视力。于是，便教给他可以在家中自行治疗的手掌刺激法。如今，他的视力已经恢复到1.0，再也不需要眼镜了。所以，若是因工作疲劳而导致视力衰弱时，不妨一试，必能治愈。

在手掌有三处穴位可以治疗假性近视。（见2439条图）最有效的是位于掌中央附近包心穴内的劳宫穴。凡是过度使用眼睛所造成的视力衰退，只要轻轻按摩此穴，便可慢慢恢复视力。

另外，位于手背小指侧手腕附近的腕骨穴也可以治疗假性近视。除此之外，肝经失调也会引起眼睛疾病，配合劳宫、腕骨两穴，同时刺激位于掌内无名指第二关节上的肝穴，治疗效果更加显著。

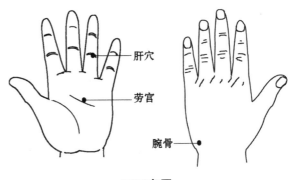

2439条图

白内障

2440. 我服醋蛋液使白内障见轻

我用山西清徐老陈醋泡制醋蛋液服用，白内障见轻。原来我因患白内障，眼

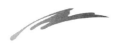

前总有一小块黑影挡视线，现在只是偶尔有一小点影。原来看书要戴200度老花镜，现在不用眼镜也能清楚地看书、报。

百姓验证： 福建龙海市紫泥镇内村周亚助，男，64岁，农民。他来信说："我母亲今年89岁，患白内障，我用本条方为她治愈。"

荐方人： 陕西西安市　庞秉陔

注： 醋蛋液治病法，请见本书4142条。

2441. 我右眼患有严重白内障用按摩法基本治好了

我学习了《老人天地》1991年第9期刊登的广西廖共登同志介绍自我按摩防治白内障的经验后，就开始实践。我原先右眼的白内障很严重，左眼有角膜炎，每天吃药，滴眼药水，1年多时间不见效，我为此而感到苦恼。从1991年9月开始，我坚持天天按摩（停止了一切药物），按摩一星期，就见效了。1年后，我的白内障和角膜炎基本好了。

按摩法的6个基本动作：

（1）用两手掌根相互摩擦几十下，使手掌根略显暖。

（2）用摩擦热的手掌根对着两眼球，上下左右地绕眼球按摩49次。

（3）用两手的中指端部（指纹部位）按着两眼球中间，左右来回按摩49次。

（4）同样用两手中指端部按着两眼球上边，沿着眼眶边左右来回按摩49次。

（5）同样用两手中指按着两眼球下边，沿着眼眶边左右来回按摩49次。

（6）用两手中指按着两眼眉上边缘左右来回按摩49次。

按摩时间可以在每天的早晚进行，要连续进行，不可中断。一般轻度白内障半年即可见效。（王文超）

2442. "三白散"治愈白内障数百例

白内障是老年人极易患的疾病之一，它严重影响老人的视力，甚至导致失明，所以积极预防极为重要。

我家有一家传秘方名"三白散"，经过我多年临床施治，已治愈数百例患者。家父在世时，曾嘱咐将其献给大众，以除老年人病痛之苦。"三白散"对于因年老多病、身体虚弱、气血两虚、新陈代谢减退、营养不良或因操心过度而引起的白内障有良效。

配方及用法： 白术、白芨、云苓各50克，研为细末，经过细筛后，以10克为一包，可包制13~15包，待服用。主要采取食疗法，即于每天晚饭后、临睡前用制好的"三白散"药粉一包，加适量净水配1~3个鸡蛋煎饼食之。做时用植物油少许，亦可加入少量的面粉和适量食盐，注意药粉要与鸡蛋混合均匀，用文火煎成饼，

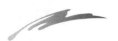

切不可大火爆煎。

白内障患者若将一剂药粉服完一半或全部服完后，感到病情明显好转者，可继续再服一二剂或数剂，待完全恢复正常方可停药。一剂药粉可服13~15次，即15天为1个疗程。初患白内障者一剂药粉服完即可治愈。

注意事项：

（1）服药期间忌食刺激性食物（如辣椒、大蒜等）和生冷坚硬的食品。

（2）服药期间房事要尽量减少。

（3）正常情况下，一包药粉配3个鸡蛋煎饼。患者如系高血压病人，可在煎制药饼时，一包药配1个鸡蛋煎饼，亦可将大部分蛋黄去掉，光用蛋清。

（4）一剂药要连续服完，切忌中途停止。

（5）服药期间除要避免眼睛过度疲劳外，应注意加强营养，供给优质蛋白，注意摄取含维生素B_1、B_2、C、E 等较多的食物和动物肝脏（如牛肝、猪肝、羊肝等），也要多吃含锌食物（如苹果、花生、柿子、牛奶、鱼虾、牡蛎及豆制品等）。除通过食物补给外，也可在医生指导下适量服用含上述成分的药物，以延缓老年性白内障的发生。

百姓验证：广西融水县委组织部韦绍群来信说："本县煤矿退休干部贾茂立患白内障，曾多次在县医院治疗，吃了很多药就是不见效，医生说需手术。因他害怕手术，便向我求方，我遂将本条方告诉他。他用此条方治疗不到1个疗程，眼睛就完全好了。"

荐方人：安徽临泉县农牧局　黄子善

2443. 我坚持手脚穴位按摩治疗白内障收效显著

眼睛里的晶体变得混浊，称为白内障。白内障是老年人多发病，可使视力逐渐减退，最后致盲。目前中西医对白内障均无较理想疗法，西医主张障体成熟时动手术。

据近几年手脚穴位按摩实践体会，手脚穴位按摩具有预防和阻止白内障发生、发展的疗效。但需坚持长期按摩才能奏效。

脚部选穴：8，1，3，18，21，22，10，11。（见2443条图1）

按摩方法：8，3，21，22四穴均用按摩棒自上向下定点按压，双脚取穴，每次每脚每穴按压5分钟。1穴分布在双脚十趾肉球尖部，用拇指逐趾捏揉，每次每趾捏揉3分钟。18穴用按摩棒大头自上向下推按，右脚取穴，每次推按5分钟。10穴用按摩棒大头自上向下推按，双脚取穴，每次每脚每穴推按5分钟。11穴用按摩棒大头自内向外推按，双脚取穴，每次每脚每穴推按5分钟。每日按摩2次。

手部按摩：用香烟灸5，6，9，56，63，每手每穴3分钟，每日2次。（见2443条图2）

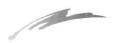

百姓验证：黑龙江省军区干休所周剑说："我今年63岁，1944年参加革命，离休前在部队从事医务工作，患白内障已有4年。1992年3月底我按摩脚部8，1，18，21，22，10，11七个穴点进行治疗，视力明显改善。"

注：手脚穴位按摩治病法与按摩工具，请见本书4145条。

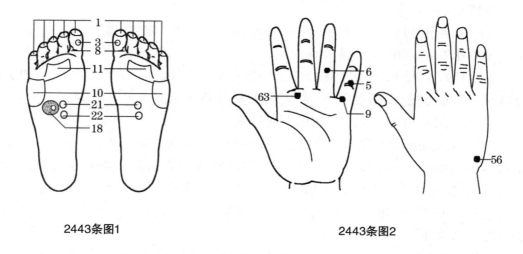

2443条图1   2443条图2

2444. 白内障的治疗应采取多种措施

一位练了几年气功的功友患了白内障，到过很多医院求医，用过很多进口药，始终不见好转，后来他求助于我。我为他拟订了手部梅花针强刺激5，6，9，16，25，28，39七穴的配方，每日2次，每次每手每穴3分钟。强按摩脚部22，23，24，21，8，1六穴，每脚前三穴连按，每脚每次5分钟。后三穴分按，每脚每次每穴5分钟。

1周后他又找我，告诉我按摩已见效，眼睛感觉明亮一些，但脚部按摩有困难，因老伴早逝，家中子女无暇给按，自己又按不好。我请他自制一个脚部按摩袋，制法是用厚布做一个大口袋，里边混装上细沙和河流石，然后把袋口缝死。按摩时，把沙石袋平放室内地上，用手擀平，总厚度约2厘米即可。放好沙石袋，光脚站在袋上，把河流石摆放在双脚22，23，24，21，8，1等反射区，站上去不断加力踩，使脚部病理反射区受到强力刺激，每天多踩几次，每次20~30分钟。（有关穴位名称见本书4145条）

2个月后，他高兴地来告诉我，他的白内障已大见好转，这种手按脚踩的办法真灵！（章丰）

2445. 蝉蜕治早期白内障51人全部有显效

配方及用法：蝉蜕9克。每天1剂，温开水或黄酒送服。

疗效：治疗51人，服药1个月左右，视力都有不同程度的提高。

百姓验证：张某，男，62岁。患早期白内障，双眼视力均为0.4。经服本药2

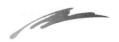

周，左眼视力增至0.7，右眼增至0.6。继服本药，视力继续好转，左眼增至0.9，右眼增至0.8。

引自：1976年第6期《医药卫生》、1981年广西中医学院《广西中医药》增刊

2446. 黑豆枸杞子治早期白内障疗效甚佳

配方及用法：黑豆500克，枸杞子50克，洗净混合倒入砂锅，加水1000毫升，煮沸至水干。取出分为20份，每天起床后和睡前各服1份，咀嚼后咽下。10天为1个疗程，连服3个疗程，有效者可继续服用。

百姓验证：退休干部徐修文，患老年性白内障。服用此方前，查双目视力均为0.8，服用本方3个疗程后，双目视力均提高到1.2。

荐方人：河南渑池县卫生局　卫宣文

引自：1997年第9期《老人春秋》

2447. 常饮五味枸杞水治老年性初期白内障很有效

配方及用法：枸杞子、麦门冬各50克，五味子30克。将上述3味药品用凉水洗干净后，放入茶壶中，用开水冲泡，每日饮用5次。

注意：本方法适用于老年性白内障初发期，对于成熟期无效，可以考虑手术治疗。

百姓验证：郝某，男，68岁，工人。患白内障3年，视物不清，曾点眼药水，效果不佳。改用本方，服用1年后，自觉视物较清，病情好转。

引自：河北科学技术出版社《灵验偏方治百病》

2448. 坚持食用小米砂仁绿豆粥治老年性白内障很有效

配方及用法：小米50克，绿豆20克，砂仁10克。将上述3味同入砂锅内煮成米粥，每日2次，早晚食用。

注意：治疗本病是长期的任务，不能在短时间内收效，故药补不如食补。小米有较高的营养价值，绿豆和砂仁既可解毒消食又能健脾和胃、益气明目，为老年人服用佳品。

百姓验证：姜某，男，70岁，离休干部。患白内障10年余，坚持用本方治疗，眼睛视物清晰，一切良好。

引自：河北科学技术出版社《灵验偏方治百病》

2449. 常饮熟地鳖甲酒可使老年性白内障视力提高

配方及方法：熟地、鳖甲各50克，白酒500毫升。先将熟地切成段，鳖甲捣碎放入白酒中贮存2年，之后每日饮一小杯，不超过30毫升。

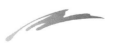

注意：治疗和预防是相辅相成的，治疗本病，旨在多途径、多渠道改善眼部情况，但不易恢复晶状体的透明度，可延缓失明的时间。

百姓验证：王某，男，62岁，军官。双眼患白内障已5年，未经任何治疗。自坚持按上法饮用，自感视力提高，视物清楚，发须也变黑，检查晶状体前囊混浊大致同5年前，嘱其继用本方。

引自：河北科学技术出版社《灵验偏方治百病》

2450. 常饮海藻决明水有利于老年性白内障视力好转

配方及用法：海藻、草决明各30克。将海藻、草决明去尘土，清洗干净，放入壶中，开水冲泡，每日饮水5次。

注意：目前治疗本病，只能控制病情不再发展，长期治疗可提高部分视力，改善视功能，并可以起到抗衰老明目的作用。

百姓验证：白某，女，57岁。经眼科检查患双眼白内障，因家中无能力长期服药治疗，嘱长期饮用本方，2年后视力好转。

引自：河北科学技术出版社《灵验偏方治百病》

2451. 枸菊地黄丸是治疗白内障的一味良药

老年性白内障的治疗有药物治疗、针灸治疗及手术治疗。日本马岛眼科医院马岛孝医生介绍了一个病例：66岁老妇，一年来轻度视力障碍，右眼视力0.5，左眼视力0.8，两眼周边晶体混浊，诊断为老年性白内障。患者除以西药点眼外，配合服用中药，饭后3小时口服枸菊地黄丸，每日2次，每次2.5克。持续用药10个月，视力好转，左右眼视力均达1.2。由此可见枸菊地黄丸治疗白内障之功效。

枸菊地黄丸的作用也被现代科学实验证实，用大鼠做实验，以半乳糖诱发白内障，枸菊地黄丸可明显抑制大鼠白内障的发生。有些学者还进行了临床实验，证明枸菊地黄丸对老年性白内障，无论是改善视力，还是改善自觉症状，都有明显疗效。（宋良玉）

青光眼

2452. 车前子汤治疗青光眼效果明显

配方及用法：车前子60克，加水300毫升，一次煎服。

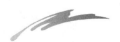

疗效：用此方治疗青光眼有良好的疗效。

百姓验证：陈某，女，39岁。急性充血性青光眼，起病3天。诊见头痛，双目胀痛，痛甚则呕吐，视物不清，伴口干、尿赤，便秘3天未行，舌红、苔薄黄，脉滑数；检查巩膜充血，瞳孔散大色绿，视感满眼云雾。证属绿障，乃肝胆火热炽盛，痰湿郁于目轮。治宜清热泻火利水湿。服此方1剂后，小便增多，大便泻下2次，头痛目胀减轻，翌晨目能识人辨物。继服2剂后，瞳孔收缩正常，视力增加。后改用一贯煎加减善后。

引自：《浙江中医杂志》（1986年第1期）、《单方偏方精选》

2453. 本方治急性青光眼一般5~7剂即愈

配方及用法：柴胡15克，川芎10克，酒黄芩15克，酒大黄10克，羌活10克，防风10克，白芷10克，天麻10克，细辛5克，半夏10克，枳壳10克，藁本10克，苍术10克，甘草6克。水煎服，每日1剂，早晚分服。

疗效：5~7剂即愈。

引自：《实用民间土单验秘方一千首》

2454. 泻肝明目汤治慢性青光眼有佳效

主治：慢性单纯性青光眼、慢性闭角型青光眼术后眼压仍偏高者。

配方及用法：香附、葶苈子、酸枣仁各10克，川芎5克，芦根25克，茯苓、夏枯草、车前子（布包）各20克，益母草15克，槟榔15克，生甘草3克，当归10克。上药水煎20~30分钟取汁约500毫升，分3次温服，每天1剂，30天为1个疗程。

肝肾阴虚及视力损害较著者加枸杞子15克，菟丝子20克，石斛15克；血压高者加石决明20克，菊花15克，丹参15克。

疗效：治疗患者60例，治愈（服药1个月后眼压控制在正常范围，视力有提高或保持原有视力）34例，好转（服药2~3个月，眼压接近正常或轻度偏高，视力保持治疗前水平或略减退）24例，无效（眼压无明显下降，需改用西药或手术治疗）2例。

荐方人：广东省梅州市人民医院眼科　叶宝祥

引自：《当代中医师灵验奇方真传》

2455. 坚持脚部穴位按摩可使青光眼消失

2年前，一位退休女干部向我求助，在叙说中她情不自禁地流泪了，她患的是青光眼，虽经医院治疗，但她始终感觉症状没减轻，常忧心会失明。我给她选定眼、脑、额窦、肾上腺为主穴，配肾、输尿管、膀胱以排毒。经几次按摩后，她已基本掌握，自己或由丈夫协助按摩至今已有2年之久，青光眼的症状已逐渐消失，终

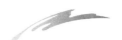

日喜笑颜开, 再无愁容。

注: 有关手脚穴位按摩法详细资料, 请见本书4145条《手脚穴位按摩疗法》。

双目失明

2456. 地黄丸可治麻疹病所致双目失明

主治: 麻疹病后期致双目失明证。

配方及用法: 大熟地15克, 白茯苓、杭菊花 (后下)、山萸肉、细生地各10克, 怀山药、绵麦冬各12克, 川泽泻、牡丹皮各6克。上药以水500毫升, 微火慢煎20分钟, 得药液约200毫升, 候温, 少量频服, 每日1剂。

疗效: 凡因麻疹病所致之失明, 用之无不效验。

荐方人: 四川大足县中医院院长　陈昌仁

引自:《当代中医师灵验奇方真传》

2457. 本家传秘方治暴盲症72人, 有效率90%以上

配方及用法: 当归、白芍、焦术、茯苓各6克, 银柴胡5克, 甘草3克, 黑栀子4克, 丹皮4克, 五味子3克, 升麻1.8克, 水煎服。

疗效: 此方治疗72人, 有效率达90%以上。

荐方人: 河北邢台市　庞传新

引自: 广西医学情报研究所《医学文选》

云翳目疾

2458. 此家传秘方能治新旧目疾云翳

主治: 新旧目疾, 云翳消炎。

配方及用法: 洁白皮硝31克, 正梅花冰片、正广丹各1.5克 (广丹可用可不用)。先将皮硝入铜锅内炒枯, 隔日加冰片和广丹同入擂钵内, 擂成极细粉末, 置瓶贮存, 勿令泄气, 夏令时放避光之处, 以免溶化。用点眼器蘸少许清洁水将眼

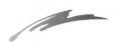

睛弄湿，再沾药粉少许，点入眼角内。其反应，点时有轻微刺激，过后立刻清凉光亮。

禁忌：忌用手指点眼和食辛辣、鱼、鳝、葱、蒜、韭、酒醋等品。

荐方人：江西　许伯熙

引自：广西医学情报研究所《医学文选》

2459. 我利用此秘方治好本村曾维的目中云翳症

主治：目中云翳。

配方及用法：当归10克，怀生地12克，黄芩10克，栀子6克，蝉蜕6克，谷精6克，杭菊花10克，川芎6克，防风6克，柴胡6克，青皮10克，胆草6克，水煎服。

加减法：口渴加麦冬10克，花粉12克；眼珠憋胀加石决明10克，杭芍10克，粉丹皮6克。

疗效：用此方40余年，共治此病患者7000多人，治愈率80％。

百姓验证：湖南溆浦县水庄乡杨柳组曾社祥，男，49岁，教师。他来信说："本村曾维突然嘴歪，下眼皮翻下，眼中白云，脸发肿。我用本条方为他治疗，吃5剂药痊愈。"

引自：广西医学情报研究所《医学文选》

2460. 猪胆丸纳目中去白翳

配方及用法：不落水猪苦胆1个，以小刀刮开取出苦水，弃去胆囊，将苦水置于铜勺内，在炭炉上煎令干，即为小丸如菜籽大，候冷，纳入目中，遇热仍化为水，能去翳障。早晚各纳2丸。

引自：广西医学情报研究所《医学文选》

2461. 本方已治愈内外障眼病患者千余人

主治：一切内外障眼病。

配方及用法：内用方为赤石脂、牡蛎、淡海螵蛸、飞滑石各56克，上好黄丹37克，正朱砂13克。上6味共研末，水飞，澄清去水晒干为末，每次用0.9克鸡肝或猪肝送服，日服1次。外用方为每日用神仙眼镜草9条，洗净，用第二次淘米水10毫升浸杯内，隔水蒸馏出药液，取药汁放入眼药瓶内滴患眼。滴时仰卧，每小时滴1次，每次滴3～4滴。

注：滴药水后，患眼充血变红，多眵流泪，勿怪。继续滴药，自然痊愈。若滴药无此反应，则无效。

疗效：治愈千余人。

引自：广西医学情报研究所《医学文选》

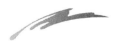

目中白点

2462. 家传秘方专治眼珠生白点病

主治： 眼疗黑珠生白点。

配方及用法： 白毛水芹菜，量不拘。将芹菜洗净甩干水，捣汁用盅盛之，用时将汁点白疗上，每日点数次。

禁忌： 辛辣刺激食物。

荐方人： 江西省　吉招生

引自： 广西医学情报研究所《医学文选》

夜盲症

2463. 用苍术羊肝汤治夜盲症效果良好

夜盲症俗称"雀目"或"鸡盲眼"，主要表现为黄昏后即有视物不清，入夜尤甚，或在暗处即不能视物，待天明或光亮处视觉则恢复，平时眼睛干涩少泪，甚则全身皮肤干燥。青少年发病率较高。我用复方苍术羊肝肠治疗，效果良好。

配方及用法： 茅山苍术30克，鲜羊肝100克，谷精草10克，荠菜花10克（或鲜荠菜50~100克）同煮。每日1剂，每剂煎2次，饭后1小时左右服用，喝汤吃肝，可放少许香菜、酱油、食醋。

祖国医学认为：本病系因脾胃虚弱，肝血不足所致。方中苍术健脾助运，羊肝补血养肝。肝血不足，目失濡养，故眼昏花，视物不清，用羊肝治疗意在"以肝补肝"；谷精草、荠菜花均有清肝明目的作用。

现代医学认为：本病系因体内缺乏维生素A所致。方中羊肝含有丰富的维生素A，苍术和荠菜花中含有丰富的胡萝卜素。如无羊肝，可用牛肝或猪肝代之；若用鸡肝或鸭肝，则疗效尤佳；如无谷精草、荠菜花，可用香菜代之。平时膳食中可增加一些维生素A含量较高的肉食品（如动物肝脏、蛋黄、鱼）和胡萝卜素，类胡萝卜素含量较高的蔬菜（如胡萝卜、菠菜、辣椒、韭菜、雪里红、瓢儿菜等），可起到辅助治疗的作用。

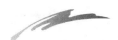

引自：《中医药奇效180招》

2464. 我应用本秘方百草霜治好一名夜盲症患者

配方及用法：百草霜（别名锅底黑灰、锅烟子）涂猪肝上服后夜盲症即愈。

百姓验证：湖北大悟县大新镇八塘村周行勇，男，25岁，农民。他来信说："我用本条方治好一名夜盲症患者，没花一分钱。"

荐方人：四川　庄树森

引自：广西医学情报研究所《医学文选》

2465. 豨莶草散治夜盲症20余例皆有效

配方及用法：豨莶草适量，猪肝（或鸡肝）15克。将豨莶草焙干研细末，每天取3克与猪肝共蒸服。

疗效：此方治疗夜盲症20余例，一般轻症服3次，重症服7次即愈。

引自：《湖南医药杂志》（1975年第4期）、《单方偏方精选》

2466. 猪肝野菊花治夜盲症一般7天即愈

配方及用法：野菊花叶12克，鲜猪肝60克。野菊花叶研为细末，装瓶备用。猪肝清蒸，熟后口服，每次15克与3克野菊花叶末同服。

疗效：一般3~5日痊愈，最长不超过7天。

引自：《实用民间土单验秘方一千首》

2467. 鸡肝做药治夜盲有显效

配方及用法：鸡肝2~3个，草决明20克。先将草决明用清水浸泡5小时，然后再与鸡肝同放入碟中，加少许油、盐调味，蒸熟，吃肝。具有补肝养血、清肝明目之功能。对于夜盲症、风热赤眼、角膜软化等眼疾有显效。

引自：1996年10月31日《老年报》

迎风流泪

2468. 我的迎风流泪症用此按摩法治好了

2年前，我患了迎风流泪症，经长期滴眼药水，效果不佳。后来，我采用按摩眼部的方法，治好了这种病。

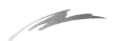

按摩能调节眼部的神经功能，促进血液循环，以达到保健眼睛的目的。

方法：紧闭双眼，先伸直左手大拇指背，按摩左眼上眼皮200次，左眼下眼皮100次，然后换右手大拇指背按摩右眼上眼皮200次，右眼下眼皮100次。时间约5分钟，每天早晚各按摩1次。按摩的速度，由缓慢到稍快，用力由轻到适当加重，次数由少到逐渐增多。按摩后，要感到双眼有温暖舒适的感觉为好。此方法简便易行，但要循序渐进，持之以恒，一定能够收到良好的效果。

荐方人：广西政法管理干部学院　李瀚文

2469. 口服猪蹄冰糖治好了我的迎风流泪症

迎风流泪是中老年人的一种常见症，它虽无致死之虞，却令人十分痛苦。去年，我的两只眼睛先后迎风流泪，一天到晚，泪流满面，令人不安。当时，我去县医院，先后接受西医和中医治疗，不仅没有奏效，反而日趋严重，后来竟连看报、写字也难以进行了，严重影响了工作和生活。今年2月初，我因公出差，在乡下听一老农介绍，用冰糖炖猪蹄治疗迎风流泪有奇效。我回家后马上试了一试，果然名不虚传，而且至今未复发。患此病者不妨一试。

具体方法：备肥壮的猪蹄（后脚）7只，冰糖350克。每天用1只猪蹄加冰糖50克，放适量水，置高压锅内煮成稀烂，一次连汤服完，或分早晚2次服，连服7天即愈。如没有根治的话，可再服7天。（林锦全）

引自：广西科技情报研究所《老病号治病绝招》

2470. 黑豆黑芝麻可治愈迎风流泪症

配方及用法：黑豆、黑芝麻各50克。将黑豆和黑芝麻研细成末，每日冲服10克，白开水送下，分2次服。

注意：用本方时忌食生蒜、生葱、生姜、辣椒等刺激性食物。

百姓验证：杨某，女，56岁。双眼经常流泪，见风更甚，尤其冬季流泪更为严重。检查泪道通畅，用本方治疗12天，流泪已止。

引自：河北科学技术出版社《灵验偏方治百病》

2471. 食海带黑木耳治迎风流泪症1个月可愈

配方及用法：海带250克，黑木耳50克。将海带、黑木耳洗净，切成细丝，清水煮熟，每日食用20克。

注意：每次食用时，要稍放些精盐或酱油、米醋。

百姓验证：李某，男，36岁，工人。因路途较远，工作紧张，奔波劳累，双眼见风流泪。曾服六味地黄丸有所好转，但因服药不便，改用本方治疗1个月，双眼正常。

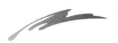

引自：河北科学技术出版社《灵验偏方治百病》

2472. 常食核桃饴糖粥治迎风流泪症很有疗效

配方及用法：核桃10个，饴糖适量。将核桃剥皮和饴糖放入小米粥中同煮10分钟，每日吃粥2次。

注意：治疗期间尽量少吸烟，不要饮白酒和吃刺激性食品。

百姓验证：宋某，女，42岁，干部。每年冬季，双眼遇风流泪，戴上眼镜亦流清泪，双眼平常无病，检查泪道也通畅，嘱用本方治疗20天，流泪已止。每年入冬之前按本方服用数剂，患者自感效果较好，没有复发。

引自：河北科学技术出版社《灵验偏方治百病》

2473. 我坚持手脚穴位按摩治愈了迎风流泪症

脚部选穴：8，22，23，24，18，36。（见2473条图1）

按摩方法：8穴用按摩棒小头由上向下点按，双脚取穴，每次每脚每穴点按5分钟。22，23，24三穴要连按，用按摩棒大头从22穴斜推按至24穴，双脚取穴，每次每脚每三穴推按5～10分钟。18穴用按摩棒大头推按，右脚取穴，每次推按5分钟。36穴用按摩棒大头点压，力度要强些，双脚取穴，每次每脚每穴点压5分钟。每日按摩2次。

手部选穴：9，56，5，6，63。（见2473条图2）

按摩方法：9，5，6三穴分别用单根牙签扎刺，双手取穴，每次每穴刺激2分钟；56，63两穴分别用梅花针刺激，双手取穴，每次每穴刺激2分钟。

百姓验证：河北保定市热电厂离休干部李文刚说："原来我两眼有迎风流泪的毛病，自从按照本条方每日数次按摩两只手的5，6穴点后，两眼不再流泪了。"

注：手脚穴位按摩治病法与按摩工具，请见本书4145条。

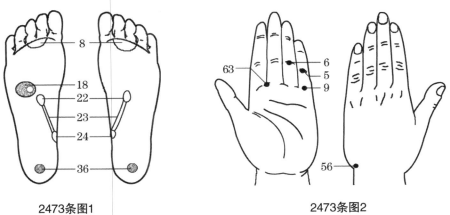

2473条图1   2473条图2

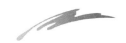

慢性泪囊炎

2474. 止漏冲眼液治慢性泪囊炎130例，仅有2例无效

配方及用法：黄柏25克，蜀葵子18克，硼砂12克，冰片4克。上药加蒸馏水500毫升煮1小时滤出药液，再以同法煎取第二次药液。将两次药液合并浓缩至半流质状态冷却，加入95%乙醇（为半流质状药液的3倍）静置24小时后，取上清液过滤2次，挥发至乙醇无味，加蒸馏水1000毫升，调pH至6，分装消毒备用。对慢性炎症者，先挤压泪囊部存留脓液，生理盐水冲洗后再注入上药1毫升；对单纯性泪囊狭窄者，可直接将上药注入泪道，每天1次。

疗效：本方治疗慢性泪囊炎130例，治愈84例，好转44例，无效2例。

百姓验证：王某，女，46岁，左眼溢泪伴流脓20余年。刻诊左眼溢泪，按压泪囊有大量灰黄色脓液溢出，质黏稠。用生理盐水冲洗左泪囊，可见下冲盐水亦有脓液。用此液注入泪道，每天1次，每次1毫升。3天后无脓液，且部分药液可流入咽部。又经7次治疗，泪道完全通畅无黏液。此后每周治疗1次，4周后停泪道治疗，改用此液点眼，每天点4~6次，每次1~2滴，共滴眼2周后结束治疗。随访4年余未复发。

引自：《陕西中医》（1993年第2期）、《单方偏方精选》

麦粒肿（针眼）

2475. 我用挑破出血点法治愈30例针眼患者

麦粒肿是眼睑腺体的急性化脓性炎症，是眼科常见的疾病之一。临床治疗一般采用热敷患处或局部，全身应用抗生素消炎。我于1990—1993年采用无菌针头挑破出血点的方法，治愈了30例早期麦粒肿患者。

治疗方法：首先在患者背部寻找压之不退色的出血点（一般麦粒肿患者的背上都会出现出血点）。左眼麦粒肿的患者，其背部的右边会出现出血点；右眼麦粒肿的患者，左背会出现出血点。挑破2~4个出血点后，要及

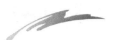

时对皮肤、左手指和食指做好常规消毒，然后用左手拇指和食指捏住出血点，右手持无菌针头（6～7号）挑破出血点，挤出血液，再用2%碘酊消毒出血处。

疗效：一次治疗后，红肿及头痛症状消失，愈后不留任何疤痕。眼睑初感不适或轻度头痛的当天，疗效最佳。

荐方人：山东泰山疗养院　魏淑琴

2476. 三黄汤治针眼166例，有效率100%

配方及用法：黄连、生大黄各10～15克，黄芩15克。每天1剂，水煎，取1/2药液待温内服，余下药液趁热熏蒸敷洗患处。若热重者加金银花30～60克，血淤者加红花、赤芍各10克，眼痛牵引致头痛者加川芎、菊花各10克。

疗效：此方治疗麦粒肿166例，经1～2剂治愈61例，3～5剂治愈105例，有效率100%。

百姓验证：张某，女，23岁。右上睑内眦角处长出一粒小白点，感羞明并疼痛。曾外用氯霉素眼药水和金霉素、红霉素眼膏，并肌肉注射青霉素治疗无效，特来求诊。诊见右眼下侧角膜充血，呈红、肿、热痛，眼痛牵引致头痛。予本方加金银花30克，红花、菊花、川芎各10克，水煎2次共取400毫升药液，用200毫升分2次服，200毫升熏敷患处。共进3剂而愈。追访半年未见复发。

引自：《湖北中医杂志》（1990年第2期）、《单方偏方精选》

2477. 红芎药酒线扎指可治麦粒肿

主治：麦粒疹、面肌痉挛。

配方及用法：红花、川芎各15克，白棉线100厘米，75%酒精70毫升。取红花、川芎、白棉线入酒精浸泡7天，用此药酒按男左女右涂搽中指数遍，然后将药线于近手掌1个指节缠绕2周，打环形结3个，剪去剩余线，保留1～2天，未愈可按上法再扎。

疗效：治疗89例，全部治愈（轻度：疹1个，小而红，轻微不适，仅治1次，39例。中度：疹1个，约1厘米长，红肿胀痛，影响视物，只治2次，每日1次，42例。重度：疹1个，大小不等。有的红肿流出脓血，精神不安，视物极不方便者，每次加生理盐水洗眼，每日1次，共治3次，含再次复发8例）。

按语：眼与中指同属手少阳三焦经。故此以针灸学上病下取扎指法合上药酒同时持续刺激该经络，是方药、经、症均合拍，所以，其病立止，疗效出奇。

荐方人：湖南省岳阳市卫生局中医科　梁巨衡
引自：《当代中医师灵验奇方真传》

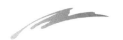

2478. 捏耳贴膏治麦粒肿可当时治愈

麦粒肿又叫"偷针眼"，是种常见病。近年来，我用捏耳贴膏方法治疗4例，都是当时治愈。

方法：术者先用拇指甲尖捏、切患者患侧的耳垂中心4~5分钟，同时患者的眼皮一开一睁。接着，将剪好的一小块关节止痛膏贴在耳垂中央即可。如未愈，第二天可再这样治疗一次。

荐方人：江苏射阳县合德镇射东村离休干部　戴印

2479. 我用耳尖穴放血法给本村陈小根治麦粒肿2次治愈

治疗方法：患者端坐，将患侧耳郭上部用碘酒、酒精消毒后，用无菌三棱针或7号注射针头在耳尖穴直刺约1.5毫米深，快速退针，挤出5~6滴血，边挤边用酒精棉球将血擦干净。次日病情如没有好转，可用此法治疗第二次或再治疗第三次，病情较重者可在健侧耳尖穴放血。不使用其他内服和外用药，治疗后红肿消退痊愈。

疗效：用本法治麦粒肿156例，其中1次放血减轻42例，2次放血渐消76例，3次放血硬结平复30例，仅有8例溃破化脓施行手术。

百姓验证：江苏通州市河东村季妙贤，男，54岁，乡村医生。他来信说："本村陈小根患麦粒肿3天，我用本条方为他治疗2次痊愈。后来我用同法又治愈数十例此病患者。"

荐方人：江苏省新沂市新店乡卫生所　许昌华

老年眼袋

2480. 老人消除眼袋的两个妙方

人到老年后，眼睑渐渐下垂，在颊部形成了眼袋。老人如何消除眼袋呢？

（1）开闭眼运动：双眼上下睑要有意识地进行闭合开启，每天坚持100~150次，使眼睑肌有收缩与放松的感觉，再配以闭目养神、眼部按摩，则效果更佳。

（2）盐水药棉热敷：在一杯热水中放一茶匙盐，搅拌后用药棉吸盐水，闭上双眼，将盐水药棉热敷在眼袋上。冷了后再更换热的，反复多次，数日后可望眼袋逐渐缩回。（乔枫）

引自：1997年10月22日《晚晴报》

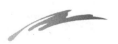

倒　睫

2481. 我以木鳖子塞鼻法治好倒睫患者多人

配方及用法：木鳖子1粒，敲开皮把仁打烂如泥，将消过毒的棉花少许摊开，如1元硬币大小，放木鳖子粉于棉上少许，把棉包裹如长圆形，以塞入鼻孔内不胀，能呼吸气为宜。临睡时纳鼻内，左眼毛倒塞右鼻孔，右眼毛倒塞左鼻孔。而眼毛全倒者，左右鼻孔皆放药。初起不久者，放一夜，天明即愈。

疗效：曾屡用屡效。

百姓验证：江苏响水县灌东小区蒯本贵，男，65岁，退休医师。他来信说："我用本条方治愈3位老年患者的两眼倒睫症，他们是许井才、时照生、许太文，其中1人在医院做手术后仍倒睫。"

荐方人：王德辅

2482. 涂五倍子膏治睫毛倒入很有效

张某，女，34岁，护士。患者曾于某医院门诊检查为两眼Ⅱ期沙眼，并发睫毛倒入。平时自觉燥痒，迎风流泪，犹有沙感。检视两眼上下睫毛排列紊乱，下睑睫毛倒入较多，结膜滤包乳头肥大，穹隆角膜血管模糊，有少量瘢痕。自述每周需要拔除倒入睫毛一次，过后症状依旧。后用五倍子膏（五倍子31克，研成细末，加入适量蜂蜜均匀调拌，调至稠糊为度）涂布于距睑缘2毫米处，每日1次。敷后自觉睑皮紧缩，连涂4次，倒入的睫毛矫正如常，迄今未发。

引自：《江苏中医》（1964年第8期）、《中医单药奇效真传》

眼蝇蛆病

2483. 本方治眼蝇蛆病20例

主治：眼蝇蛆病。

配方及用法：花椒、闹羊花、黄连各3克。上药加水30毫升，煮沸10分钟，过

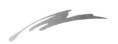

滤，滴入结膜囊内，3分钟1次。2次后，痒止，结膜囊内蝇蛆停止蠕动。以眼科镊夹出一条条细小之蛆虫，再经冲洗，滴氯霉素眼药水后病告愈，无复发。

疗效：治疗20例，全部治愈。

按语：本病是通过苍蝇与眼部接触，在眼各部繁殖，引起炎症反应的一种眼病。可引起角膜炎，亦可钻入泪道和眼珠内部引起严重的炎症反应，甚者导致失明，但以结膜囊较常发生。结膜剧痒呈充血以至增厚，因虫体细小，不易除去，故以花椒杀虫止痒，麻醉蛆虫，且以闹羊花增强麻醉之力，以黄连消炎解毒，获效甚捷。

荐方人：四川省忠县丰收乡卫生院　杨淑英

眼中异物

2484. 我用本方清除眼中沙石获得了好效果

方法：沙石如果进入眼中，不要乱搓，可用清水一盆，将有沙石的眼睛浸入水中，先用劲睁大眼睛，然后快速闭上，如此反复数次，便能将沙石清除出眼。

百姓验证：福建尤溪县溪尾乡埔宁村151号纪儒，男，27岁，医生。他来信说："有位40岁的张石匠，因一时不慎将碎石崩入眼内，采用了多种方法都未能取出。后来找到我，我用本条方为他施治10分钟，两粒残石从眼眦处流出，眼能闭合，红肿消退而愈。"

荐方人：辽宁恒仁检疫站　孙志和

2485. 我用刺激大骨空穴法清除眼中异物特别有效

多年前，我曾给一位石雕师治过病。石雕师雕刻石像都用锤子、钎子，他的病就是石片飞入眼内所致。但是，由于工作繁忙，他无暇医治，因而一直延误。当我见到他时，他要我看看"到底怎么了"。

经检查之后，我马上针灸他手背拇指第一关节上的大骨空穴（见2485条图）。在瞬间，那位石雕师大叫："呀，掉出来了!"

可见，刺激大骨空穴可以巧妙地取出眼内杂物。异物进入眼内，的确是件令人难受的事，但学会此法，就可高

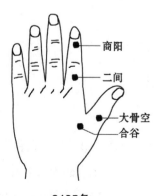

商阳
二间
大骨空
合谷

2485条

枕无忧了。

刺激大骨空穴对被硬物击中眼部而引起的炎症也非常有效。曾有个小孩，在做游戏时被人打中眼睛，治疗1个多月还无法治愈。最后，到我这里，当时我就是刺激他的大骨空穴治好的。

另外，刺激大骨空穴也可治愈睑腺炎。睑腺炎是因为体内的废弃物质排泄不良所致，也是肠机能衰弱的表现。治疗睑腺炎的要穴全在大肠经经络上，位于食指指甲下方、大肠经出发地的商阳穴，再下方的二间穴，以及食指和拇指交叉处的合谷穴，对治疗睑腺炎有特效。

实施眼疾刺激方法时，一定要用强刺激法。尤其是治疗睑腺炎时，为了立即排除废弃物质，最好使用香烟头灸治，或用牙签捆成一束施行强刺激。

百姓验证：四川彭山县西铁分局陈上琼，女，72岁。她来信说："我家属区有一位正在修房的打工仔，不慎将沙石崩入眼内，用了多种方法也没取出来。后来求我治，我用2484条方清水除石法为他治疗后，还有一部分没有出来，就又用刺激大骨空穴法治疗，不一会儿眼中沙石全部出来了。"

2486. 治飞尘入眼一妙招

凡遇飞沙走石，灰尘侵入眼中的时候，则切不可闭眼，更不可以手揉眼，否则越揉越深，既不易出，又伤眼睛。应当急速地开合双眼，同时口里不断地吐口水。这样，不多一会儿工夫，飞尘便会自己流出了。

引自：陕西人民教育出版社《中国秘术大观》

2487. 微物入眼柚子核灰可有显效

如果有微物入眼，可急用柚子之核焙煅成灰存性，置其于舌头之上，则目中微物飞虫之类，便会流出。

引自：陕西人民教育出版社《中国秘术大观》

2488. 石灰入眼白糖水可救治

如有石灰入眼，则不仅疼痛难耐，而且还有可能导致失明，不可掉以轻心。遇此可用极细之白糖，化为清水之后，取其中浓而清者，将入灰之眼皮展开，并用糖水滴入之，便可救治。

引自：陕西人民教育出版社《中国秘术大观》

2489. 我用本方治火爆伤目一星期就痊愈了

如眼睛被火爆伤，可用三七叶捣汁，点眼数次之后便可痊愈；或者用三七磨水，滴入眼睛之中，其效甚快。

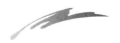

百姓验证: 山西晋中市榆次区王玉仪,男,51岁,工人。他来信说:"本人在一次工作中,不慎被飞溅的铁渣烫伤眼睛,用本条方治疗一星期痊愈。"

引自: 陕西人民教育出版社《中国秘术大观》

2490. 蛛网丝入眼用明矾水熏可立即见效

如果夜行之时不慎或遇风而使蛛丝入眼,其疼痛难耐之时,可将明矾放入盆中滚水内,俯首于盆上,以矾水之气熏之,则蛛丝便可落入水中。

引自: 陕西人民教育出版社《中国秘术大观》

2491. 坚持手脚穴位按摩可治愈各种眼疾

穴位按摩对轻症眼疾可治愈,重症眼疾可配合药物起较好的辅助治疗作用。

脚部选穴: 22,23,24,8,39,40,41。(见2491条图1)

按摩方法: 22,23,24三穴要连按,用按摩棒大头从22穴斜推按至24穴,双脚取穴,每次每脚每三穴推按10分钟。8穴用按摩棒小头自上向下点按,双脚取穴,每次每脚每穴点按5分钟。39,40两穴要同按,用拇指和食、中指捏住踝骨前两侧凹处,向上推按,每次每脚每两穴推按10分钟。41穴用拇指推按,双脚取穴,每次每脚每穴推按5分钟。每日按摩2次。

手部按摩: 用梅花针强刺激38,63,每手3分钟。(见2491条图2)

注: 有关穴位名称及按摩工具制作法,请见本书4145条的《手脚穴位按摩疗法》。

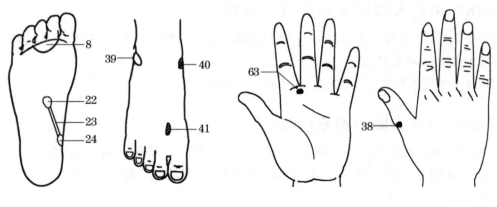

2491条图1   2491条图2

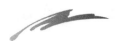

耳膜穿孔

2492. 我用公猪肉丝加菖蒲治疗耳膜穿孔很有效

配方及用法： 公猪肉丝120克，菖蒲60克。上2味文火同煮，待肉熟烂后，肉、药、汤同吃。

百姓验证： 王同志前年患耳膜充血、穿孔症，疼得彻夜难眠。后用此方，仅吃了5剂，疼痛全部消除，听力恢复。经医生检查，耳膜充血消除，孔洞缩小且结痂。

荐方人： 河南省郏县堂街乡政府　王发祥

中耳炎

2493. 我用氯霉素眼药水滴耳并口服土霉素治中耳炎有显效

3年前我患中耳炎，出现聋、疼、流脓症状时，河南洛宁县医院五官科张大夫让我向患耳内点氯霉素眼药水，口服土霉素。每日点3次眼药水，每次口服土霉素2片，3天病愈。

百姓验证： 江西乐安公安局李纪芳，男，30岁，警察。他来信说："黄卫平，男，19岁。在12岁时患中耳炎，几年来，到过不少医院，花了几千元钱也没有治好。2001年我用本条方花1元多钱就为他治好了病。"

荐方人： 河南洛宁县河底乡中学　贾光奇

2494. 我和孩子的中耳炎都是用明雄黄白矾治好的

配方及用法： 明雄黄（雄黄）2克，白矾2克，捣碎成粉末。用香油或菜油调均匀，然后用火柴棒缠上一点药棉，蘸上药将棉球放进耳朵内，不要轻易取出，待稍干后取出，这样放进2~3次见效。一般药棉球放进后，在鼓膜会结上药痂，感到不舒服，千万不要乱捣，实在不行，用手在耳外揉搓几下。

我患中耳炎几十年，整天脓流不止，西安多家医院都去过，就是治不好。后经用此方，只点两三次，脓就止住了。几十年过去了，我再也没患过中耳炎。我的孩子患此症，也是用此方治好的。

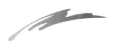

荐方人： 陕西西安市西关正街九号　李事斌

2495. 我患了40余年的中耳炎用蜈蚣黄连彻底治好了

我患中耳炎已有40多年，近来北京中医研究院广安门医院李医师给我寄来一个药方，我配好药，仅用十几次，我的中耳炎就好了。

配方及用法： 蜈蚣3条，黄连6克，香油50克。先将香油倒入锅内，再将蜈蚣、黄连放入香油内，用小火慢炸，待药汁已浸入油，去药渣，把冰片2克加入香油内，溶解后滴耳。（王兆友）

2496. 我耳朵流脓50年用本办法治愈

我今年50岁，据母亲说，我出生后不满2个月左耳就闹"耳底"。因当时家住农村，受各方面条件限制，没能及时治疗，以致发展成了慢性中耳炎，耳内一直流脓。后来家搬到县城，多次到医院用滴耳药水、氯霉素等药治疗，效果不大，过几天又犯了。也曾用过一些偏方，仍然无济于事。就这样，左耳整整流了50年脓水。多少年来，每天都用药棉蘸点双氧水吸一吸耳里的脓维持着。

去年秋天，由于双氧水用完了，一时又买不到，我就用药棉花蘸白酒来代替，先用药棉吸去脓，然后再把浸透白酒的药棉塞进耳朵里，早晚各换1次。这样连续治了4天，就发现耳朵里脓水没有了。现在已半年多了，什么药也没用，不再流脓水了。

上月初我把这个经验介绍给一位同事，他患中耳炎四五年了，一直治不好，用这办法治了3天就不再流脓了，至今1个多月没犯过。

2497. 我用猪胆明矾治好了久治不愈的慢性中耳炎

本人左耳曾患慢性中耳炎多年，并经常复发，久治不愈，时常发生耳鸣、头昏、耳道流脓等症状，听力也随之逐渐下降，十分痛苦和烦恼。

有一同学向我介绍此方，我就照着试治，用药仅4天，耳道内流脓即被止住；用药7天后，耳内完全干燥，因而就停药；半个月后耳鸣、头昏等症状也随之消失，后来听力也逐渐恢复。我患的慢性中耳炎已治愈3年，至今不曾复发过。这则验方我曾向多人介绍，他们采用后，效果也很令人满意。

配方及用法： 取猪胆1个（猪胆不能破裂，原胆汁要保留在内），在胆上部开一小口，塞入一些明矾（医疗、化工商店有售），使明矾全部浸没在胆汁里，然后用线在开口处扎牢，再把猪胆挂在通风处阴干。经过一段时间，待胆汁干了后，就把胆内的明矾倒出，研成粉末，即成"明矾散"。使用时，取一段空心麦草秆，在麦草秆中放入少许药粉，叫另一人把麦草管的一头伸进患者的耳道里，另一头用嘴吹，把麦草管内的药粉吹入耳道深处。每天吹药2~3次，直到耳内没有脓

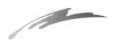

液、耳道内干燥为止。

百姓验证：江西武宁罗溪乡小学叶礼忠，男，48岁，教师。他来信说："本村叶发成之子患中耳炎4年多，到医院治疗只能维持一星期左右。后来我用本条方为他治疗2次见效，现已痊愈。我村邹叶华之子患中耳炎，也是用本条方治愈的。"

荐方人：浙江余杭县乾元乡陈村　杜应松

引自：广西科技情报研究所《老病号治病绝招》

2498. 胆矾散治疗化脓性中耳炎很有效验

配方及用法：白矾15克，猪胆1只。将白矾研成细末与猪胆汁共煮，使之干燥后再研成细粉末备用。先用双氧水洗净患耳，擦干后用药粉少许吹耳内，每日1次，直到痊愈为止。（曹学溪）

疗效：经治48例，疗效满意。一般7天左右治愈，最长14天，最短3天。

百姓验证：李云，女，7岁。患中耳炎已半年有余，常流脓，时轻时重，采用多种方法治疗效果不佳。后用双氧水彻底清洗耳道内脓液，胆矾散吹入耳内，5次痊愈。

引自：1989年第3期《中医临床与保健》

2499. 用韭菜汁治中耳炎效果非常好

我游泳时因两耳进水患了中耳炎，耳道经常流黄水、流脓，多方诊治就是不好。有人告诉我一则单方，按方治疗，效果非常好，我只用1次就好了。

方法：鲜嫩韭菜适量，将其捣烂取汁，再用药棉蘸来苏水或生理盐水，将耳内脓水蘸净，韭菜汁滴入耳内即可。

荐方人：山东冠县一中　蒋春亮

2500. 我用脓耳散治化脓性中耳炎收到好效果

配方及用法：四川黄连10克，冰片5克，枯矾20克，龙骨20克，鱼脑石20枚。上药共研细末，装瓶备用。治疗时先将耳内脓液用双氧水洗净，再用消毒棉签将耳道拭干净，用纸筒（呈喇叭状）将药末装入，由他人轻轻将药末吹入耳内，然后用消毒棉球轻轻堵塞外耳道，以防药末脱出。每晚睡前用药1次，一般药末与脓液干结后可自行脱落掉出。用药6～10次即愈。

注意：使用该方，药物制作研末必须研成粉状细末，吹入耳内要让其药末与脓汁干结后自行脱落掉出，若药末在耳内长期不脱出，可用双氧水反复浸泡冲出，不可用金属利器掏出，以防损伤局部黏膜引起炎症。

疗效：共治疗103例，一般疗程10～15天即痊愈。特殊患者反复发作可继续

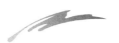

治疗。

荐方人：山东青岛市中医药学会专家门诊部　李贵海

引自：《亲献中药外治偏方秘方》

2501. 我用增效联磺片治中耳炎80例全部有效

配方及用法： 先用棉签蘸生理盐水将患耳内脓液洗净，保持耳内湿润，然后将增效联磺片研成细末，取适量药粉轻轻吹入耳内，每日1次，一般2~4天即可痊愈。此法治疗化脓性中耳炎，具有药源广，简单易行，花钱少，收效迅速，愈后不复发，无副作用等优点。（刘加森）

疗效： 几年来我使用增效联磺片治疗化脓性中耳炎80例，取得显著疗效，有效率100%，痊愈率99%。

2502. 蚯蚓白糖饮治化脓性中耳炎50例均1周治愈

主治： 急、慢性化脓性中耳炎。

配方及用法： 活蚯蚓30~40条，白糖31克。取肥大的活蚯蚓，用清水洗净后置于消毒的容器内，再入白糖，用消毒镊轻轻搅拌。20~30分钟后，白糖溶化，蚯蚓躯体萎缩卷曲，渗出清液，与白糖混合在一起，呈一种黄白色黏液，再用一层纱布滤过，将蚯蚓白糖液盛入消毒瓶内，备用（不宜存放时间过长）。使用前，用3%的双氧水清洗中耳内脓性分泌物，反复洗2次，用消毒棉球擦干。然后将蚯蚓白糖液滴入3~4滴，每日2~3次，滴药后在外耳道塞一无菌干棉球，一般4~5天后即可痊愈。

疗效： 治疗50例中，急性化脓性中耳炎31例，慢性化脓性中耳炎19例，1周内全部痊愈。

引自：《吉林中医药》（1986年第5期）、《实用专病专方临床大全》

2503. 耳炎灵治外耳道炎186例

配方及用法： 枯矾8克，黄柏2克，黄连、猪胆汁粉各1.5克，冰片0.2克。上药研为极细末，装入大口瓶中，紫外线照射45分钟备用。使用前用3%双氧水清洁外耳道，拭干后将药末撒于患处，隔天1次。

疗效： 此方治疗外耳道炎186例，一般3~5次可愈。

引自：《陕西中医》（1992年第6期）、《单方偏方精选》

2504. 一滴净治脓耳十分有效

主治： 化脓性中耳炎、外耳道炎。

配方及用法： 蜈蚣1条，紫草、五倍子、连翘、大黄、苦参各10克，冰片3克，枯

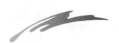

矾4克，麻油120毫升。先把麻油倒入铁勺或铁锅内（视制备药量多少而定）放在炉火或柴火上加热，再加入蜈蚣、紫草、五倍子、连翘、大黄、苦参炸焦变枯捞出，待油冷却后，再将已研为极细粉末的冰片、枯矾放入，搅拌均匀，储瓶备用。用时，先用3%的双氧水将耳内脓性分泌物清洗干净，以棉棒将局部拭干，滴入药液2~3滴，外耳用棉球堵塞，以免药液外溢，每日3次。

疗效：治疗患者300例，有效率100%。

荐方人：河南省汝南县中医院五官科主任　熟延赞

引自：《当代中医师灵验奇方真传》

2505. 中耳炎粉治中耳炎3~4次可愈

主治：中耳炎。

配方及用法：蛇胆10克，蜘蛛10克，枯矾30克，冰片5克。前2味药用新瓦焙干研面，与后2味调匀备用。用双氧水把患耳脓液洗净，干棉球擦干，把药粉吹入患耳内，每日1次。

疗效：治疗104例，治愈101例，一般1次见效，3~4次即愈，最多不超过一星期。

荐方人：山西闻喜县东镇东鲁村卫生所医师　魏首鹰

引自：《当代中医师灵验奇方真传》

2506. 虎耳草治中耳炎有独特疗效

虎耳草是多年生草本花卉，对治疗中耳炎有独特疗效。

配方及用法：取虎耳草叶2~3片，用清水洗净，将叶片捣出汁，然后取其汁液滴入患耳，一般一次即愈。

荐方人：江苏省泗洪县半城镇永春花店　苏永春

2507. 黄鳝治中耳炎30例全部有效

配方及用法：黄鳝1~2条。将黄鳝用清水静养一昼夜，翌日用自来水或清洁水洗净，并以止血钳夹持其头部，用75%酒精擦拭消毒鱼体。嘱病人侧卧于床上，患耳向上。按常规清除外耳道积脓后，用消毒剪在黄鳝的肛门远端将其尾剪断，随即将鱼体断端对准患者外耳道，滴入其鲜血5~8滴。然后在耳屏前略施按压，促使黄鳝血通过穿孔之鼓膜渗入鼓室内。侧卧15~20分钟，待血凝固后再起床。

疗效：治疗30例，27例治疗1次即干洁无脓，3例治疗2次基本干洁无脓。

引自：1974年第1期广西中医学院《中医教学》、1981年广西中医学院《广西中医药》增刊

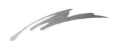

2508. 家传秘方治愈慢性中耳炎患者众多

配方及用法： 核桃肉（适量）。取核桃肉油滴耳用，每日2次。核桃肉沥油后放置时许，去除底部的沉渣部分，将患耳脓液洗净，将油滴入耳道。

疗效： 本人曾用此法治愈该病患者多人，随访无复发。

荐方人： 湖南望城县红十字高塘医院　张岐

引自： 《当代中医师灵验奇方真传》

2509. 鲜桑叶汁滴耳可治脓液中耳炎

朱某，男，3岁。患者耳内发炎，有脓液流出20天。取新鲜桑叶数片，洗净后捣烂取汁滴入耳内，3日即愈。

引自： 《四川中医》（1985年第5期）、《中医单药奇效真传》

2510. 马钱子油塞耳可治中耳炎

吴某，男，32岁。左耳流脓20余年，脓液清稀，听力减退。即用马钱子1粒，打碎，放入碗中，加入茶油少许，用文火炖数十沸制成马钱子油，配油30毫升。用时先将耳内脓液揩拭干净，然后用药棉蘸马钱子油塞入耳中，早晚各换药1次，治疗1个月告愈。

引自： 《浙江中医杂志》（1987年第11期）、《中医单药奇效真传》

2511. 用龙骨枯矾治中耳炎58例皆有显效

配方及用法： 煅龙骨、枯矾各等份。上药分别研末，过120目细筛，然后将二药混合拌匀装瓶密封，放阴凉干燥处备用。用药前先用3%双氧水把耳道内脓液及分泌物洗净，患耳周围用75%酒精常规消毒，停2~3分钟后，用消毒棉签擦干耳道，然后取塑料管或麦秆蘸取药粉，轻轻吹入耳道，每天1次。如渗出液较多，可早晚各用药1次，直至痊愈。

疗效： 此方治疗中耳炎58例，皆有显效。

百姓验证： 许某，男，2岁。5天前发现左耳流脓，无臭味，流脓前曾发高热2天。检查左鼓膜中央穿孔，急性充血，有黏稠脓液，呈淡黄色，量较多，无臭味。以此方治疗2次，第二天已无流脓，病愈。随访半年未复发。

引自： 《四川中医》（1991年第9期）、《单方偏方精选》

2512. 我用蝎子白矾治好自己的中耳炎

我四五岁时患中耳炎，上高中时，耳内还时常流脓，后用此方治疗，现已痊愈。

配方及用法： 活蝎子1只，白矾1块（花生仁大小）。将蝎子和白矾同放在鏊上

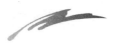

用火焙干，研成细末。先用棉花把耳朵里的脓液除净，再用小竹筒把研好的药末吹入耳内，两三天1次。

百姓验证：云南怒江和光益的长子患了中耳炎，耳内发炎，略带疮，流黄水，用此方3次便治愈了。

荐方人：河南省宜阳赵堡乡老君小学　现通

2513. 我用黄连治好了外甥女的中耳炎

配方及用法：黄连10克放在洁净的瓶中，用75%的医用酒精浸泡24小时后，将药渣滤出（瓶口盖应严密，以免酒精挥发）即可使用。每日2次，用药前用棉签先将耳内脓液擦净，然后用棉签蘸药液涂擦患处（注意不要让棉签扎伤中耳）。

此方疗效快、治愈率高，多人使用，均告痊愈，而且不复发。（佟生勤）

百姓验证：江西芦溪县张坊乡朋乐村邹华昌来信说："我的外甥女现年3岁，耳朵流脓水，经医院确诊为中耳炎，多次治疗无效。后来我用本条方为她治愈，1年多未复发。"

引自：1997年4月19日《晚晴报》

2514. 本方治中耳炎有效

配方及用法：白矾3份，食盐1份，樟脑2份，冰片2份，共为细末，装入瓶内备用。用药时，先将耳孔中脓液用干净棉花蘸净，再将黄豆大的药面撒入耳内，最后用约1.5厘米长的大葱塞住耳孔，每日1次，一般2～3次痊愈。

荐方人：河南淮阳县第一农业技术中学　陈建辉

百姓验证：陈建辉的叔叔陈纪明患中耳炎，长期治疗不愈，后从本乡唐楼村医生胡连毅处得此方，2次治愈。

2515. 我以蛇壳治耳流脓症收到了治愈效果

配方及用法：蛇壳（医用名：蛇蜕）1条，冰片10克。将蛇壳、冰片分别碾成细末，再与核桃油调成液体，装入瓶内保存。为了使用方便，可找一个眼药瓶装入此液，睡觉时向耳内滴入2～3滴。此药不仅能治耳流脓，对中耳炎、耳流水、外耳道炎、耳部湿疹也有疗效。治疗耳部湿疹时，可用药棉蘸上药液涂于患处。

百姓验证：辽宁葫芦岛市南票区暖白枣沟村李树彬用此方治好了他外甥10多年的耳流脓病，现在听力已逐渐恢复。

荐方人：陕西陇县　王天福

2516. 蛇皮油治化脓性中耳炎确有疗效

蛇皮（一般中药店都有出售）剪碎放入瓦盆内用温火烘干至暗黄色为止，研成

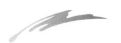

粉末以香油调成糊状即可。滴于化脓处，每日1次，每次1滴，5天内即可见效。

荐方人：沈阳中国医大一院药剂科　刘旭升

2517. 氯霉素粉与雷米封吹入耳内治中耳炎有效

配方及用法： 氯霉素粉3克（片剂也行），雷米封10片（每片100毫克），冰片0.5克，共研细末外用。先将患耳用干棉花蘸去脓性分泌物，再用3%双氧水3~5滴清洗患耳，用消毒药棉蘸干，然后用两头透气的细管取研好的药面吹入耳内，每日1次。一般用药2~3次治愈。

荐方人：河南中牟县公疗医院　姚思凯

2518. 按摩耳咽、中冲两穴可治中耳炎

不久前，有位家长领着上小学四年级的儿子来看病，他说："大夫，这孩子不停地流鼻涕，总是治不好。"我在给小孩把脉时，顺便观察了一下他的手掌。他的手掌上，在中指指根一带有片紫色的淤血状，这一区域就是耳咽区。耳咽区当然和耳朵有密切的关系。那孩子如果是轻微的感冒，在手掌上并不会有反应太深的紫色，他的病情已显示到了重感冒的程度了。因此，我按摩他已呈淤血状的耳咽区，那孩子果然痛得大叫。紫色淤血太浓，表示会有强烈的压痛感。根据诊断结果，他患的应是中耳炎。虽然还没有任何自觉症状，但是因为长期感冒的缘故，以致影响内部。

2518条图

按摩加上香烟头灸治耳咽区，指压中冲穴，可治中耳炎

我从各方面观察后，教他一些简易治疗法。

首先，按摩耳咽区，并用香烟头灸治7~10次，接着按摩位于中指指甲下方的中冲穴。（见2518条图）这样反复进行2~3天后，淤血状自然消失，中耳炎痊愈。

2519. 坚持手脚穴位按摩可治疗中耳炎

脚部选穴： 9，39，40，41，13。（见2519条图1）

按摩方法： 9穴用按摩棒小头找准病理反射点自上向下点按，双脚取穴，每次每脚每穴点按5分钟。39，40两穴要同按，用拇指和食、中指从踝骨前两侧凹部捏住，自下向上推按，双脚取穴，每次每脚每两穴推按10分钟。41穴要用拇指推按，双脚取穴，每次每脚每穴推按10分钟。13穴用按摩棒小头自上向下推按，双脚取穴，每次每脚每穴推按5分钟。每日按摩2次。

手部按摩： 按压11，26，64三穴，每手每穴3分钟，然后用香烟灸11穴3分钟，

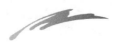

每日数次。（见2519条图2）

注：有关穴位名称及按摩工具制作法，请见本书4145条《手脚穴位按摩疗法》。

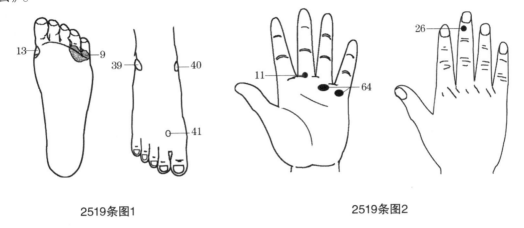

2519条图1　　　　　　2519条图2

耳聋　耳鸣

2520. 我用此方治好了神经性耳聋耳鸣病

近年来，我双耳患神经性耳鸣疾病，右耳由耳鸣导致耳聋，听力严重衰退，与人交谈有诸多不便。我多次到医院检查治疗，但一直未能根治，十分苦恼。真想不到，如今我耳鸣耳聋完全消除，听力恢复正常了。这是怎么回事呢？

多年来，我养成了坚持每天读报的习惯。去年秋天，我看到《人民日报》海外版"健康"栏上介绍治疗神经性耳鸣的配方：灵磁石30克，五味子10克，龙胆草6克，生地黄30克，山药12克，山茱萸12克，泽泻10克，丹皮10克，茯苓10克，水煎服。先将灵磁石煎15~20分钟，然后再和其他药共煎20分钟，即可服用，每日1剂，早、晚各服1次。我连服7剂，效果很好，耳鸣耳聋病状迅速消失，恢复并提高了听力。至今耳鸣没复发，自觉听力良好，这显示了疗效的稳固可靠性。

百姓验证：贵州纳雍县饲料厂李元发，男，52岁，工人。他来信说："朋友张某患神经性耳鸣，左耳听力严重减退，与人交谈非常困难，为此他很苦恼，求治于医院也未能治愈。后经我用本条方治疗，病告痊愈，直到现在也未复发。"

荐方人：安徽合肥曙光新村　促冲

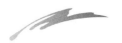

2521. 应用本方治耳聋50余年屡用皆效

我有一单方治耳聋，应用50多年，屡用皆效，现献给有此病的老年朋友。

配方及用法： 香葱30克（切碎），糯米30克，猪膀胱（洗净）1个。将前2味药纳入猪膀胱内，煨烂食之；或用香葱30克，鸡蛋1个去壳，2味一起搅拌蒸吃或煎吃，7天为1个疗程，一般1个疗程即愈。

荐方人： 安徽宁国县河沥镇东马路27号　刘宏启

2522. 我用"鸣天鼓"法治好自己的耳聋病

我是个退休教师，原来身体很健康，可后来一直头疼，吃药不少总不见效，且感觉听觉也越来越差。为此，我与老伴之间，常因听觉不明发生误会，或者将事情办错，引起争吵，严重影响夫妻感情。有一次看到《老人天地》1991年第2期刊载的《九摩一鸣两揉法》一文，该文章详细地介绍了"鸣天鼓"的方法。之后2年多的时间，我一直坚持练习，受益匪浅。现在头痛大大减轻，听觉也好了。我和老伴说，"鸣天鼓"有功，治好了我的耳聋。老伴不信，我让她试试，她小声地说话，我听得清清楚楚，并且将她的原话重复一遍。老伴高兴地说："不错，你的耳聋果然好了。"我将"鸣天鼓"一法告知了周围上年纪的人，特别是听觉有问题的人，教他们效法医治耳聋。

荐方人： 湖北省罗田县白庙河乡汤河村　周天卓

2523. 我运用"鸣天鼓"方法使耳聋耳鸣症痊愈

"鸣天鼓"原为《陆地仙经》中的一种养生功法。

具体方法： 于每日晨起或睡前用两手掌摩擦生热，随即将两掌紧按于两侧耳郭，使两耳听不到外界声音而嗡嗡作响为止；同时手指并拢贴于头顶或枕部，食指叠在中指上，然后食指着力用中指点弹枕部或头顶部，以听到有鼓鸣音为好。每次弹20～40下，弹毕做深呼吸5次。

该方法有提神醒脑，宁眩聪耳之功效，可作为日常养生保健之法，对中老年人常见的耳鸣、眩晕、失眠、头痛、神经衰弱等病症有良好的疗效。（春贵）

百姓验证： 山西襄汾毛纺厂贾振祥，男，68岁，退休。他来信说："我患有耳聋病，已经发展到隔2米远说话都听不见的程度，只好看口形和表情，非常烦恼。后来我用本条方和2529条方配合治疗，效果非常明显，现在听力已经恢复正常。"

2524. 我用鼓气法治好耳聋病

我从小患中耳炎，左耳鼓膜穿孔引起耳聋，只有右耳有听力，可是1985年竟

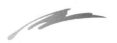

然右耳也聋了。经医院检查，因鼓膜凹陷失去听力。经别人介绍一法，自我鼓气可治耳聋，照法我鼓两三次气之后，果然又恢复了听力。自此以后凡有凹陷，我就自我鼓气。

具体做法：患者首先吸足一口气，把嘴紧闭，然后用拇指和食指捏紧鼻子，再用力出气，让气从耳孔排出，用气把凹陷鼓膜冲起，当听到耳内有"咯嘣嘣"响声时，说明起到作用，应续做2次。同一天再用此法2次，听力可能恢复。

百姓验证：河北永年广府镇北街侯健，男，40岁。他来信说："本人患耳鸣四五年，用本条方治愈。"

荐方人：河南南阳市二十八中学　　韩廷魁

2525. 我以全掌按耳治好了耳聋耳鸣病

我今年73岁，前年得了耳聋耳鸣病，住院1个月也未治好。后来，气功老师吴遵信教我方法：两手掌按住两耳，全神贯注集中收腹吸气憋住，按一下松一下，连续做20次，换口气再按，反复做4遍。此法早晚各做1次，半个月见效，1个月全好了，至今未犯。

我们老年大学有三位同学也得了此病，照此法去做，2人痊愈，1人有好转。

荐方人：北京市海淀区蓝靛厂西门1号96楼1门　　张钟

2526. 我的严重耳鸣用此按摩法彻底治愈

12年前，我患耳鸣，耳内声音如蝉鸣，1米远左右的声音都听不清楚，医治2年不见好转。一天，我听人说按摩耳朵能治耳鸣，我又看了一些关于治耳鸣的书籍。从此，我每天利用早晚时间按摩耳门，方法是这样的：先用大拇指顺时针方向揉耳门12下，再反时针方向揉耳门12下，然后用食指和中指并拢扣耳门两下，大拇指按一下，两扣一按为1次，连续12次。1年后，虽未吃药，可我的听觉恢复正常了，耳朵不鸣了。

百姓验证：江苏响水县灌东小区蒯本贵，男，61岁，退休医师。他来信说："我用本条方治好慢性耳聋症。"

引自：1996年6月14日《老年报》

2527. 中西医结合治暴聋效果良好

主治：暴聋。

配方及用法：桃仁12克，红花、当归、生地、牛膝各9克，川芎5克，赤芍6克，柴胡3克，枳壳6克，桔梗5克，甘草3克，石菖蒲10克，灵磁石20克（打碎先煎）。上药煎15～20分钟，取汁约200毫升。日服2次，并配以5%右旋糖酐500毫升，加入氢化可的松100毫克，静脉滴注，每日1次，连用15～20天。肌注维生素B_1、B_6、

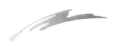

B_{12}及ATP、辅酶A、6542，每日1次。

疗效：治疗患者11例，治愈11例，有效率100%。

荐方人：河北省卢龙县医院五官科副主任　李会

引自：《当代中医师灵验奇方真传》

2528. 我用三花汤治耳聋收到了好效果

主治：因中耳、外耳道发炎（未化脓）而致的耳聋。

配方及用法：二花、槐米、杭菊各9克，青茶叶引。上药煎20~30分钟，取汁约300毫升，早、晚各服1次。

疗效：治疗患者64例，治愈（用药3剂，炎症消失，完全恢复听觉功能）62例，显效（用药5~6剂，炎症有消减，耳聋有所改善）2例。

按语：全方配伍严谨，疗效神奇，最适用于100天内的耳聋患者。服药期间，保持静态休息，忌食生冷酸辣及荤厚油腻食物。

百姓验证：湖南溆浦县水庄乡杨柳组曾社祥，男，49岁，教师。他来信说："本村卢六一，6岁，因患中耳炎引起耳聋。我用本条方为他服6剂药后，听力恢复。"

荐方人：陕西省丹凤学校教导处　许书民

引自：《当代中医师灵验奇方真传》

2529. 我应用此民间验方治愈许多耳聋患者

配方及用法：瘦猪肉500克（切丝），豆腐250克，大葱250克，石菖蒲200克。上4味煮在一起，熟后吃肉、豆腐并喝汤。每次适量，一次食不完可分次服。一般连食3剂即获显效。

说明：本方疗效可靠。因为方中瘦猪肉、豆腐含蛋白质，为补虚佳品，石菖蒲、生葱宜气透窍，4味同煮，共奏补虚、通窍之功，故而疗效显著。

注意：

（1）吃药过敏的人不可用此方，因过敏者吃后上吐下泻，起反作用。

（2）石菖蒲并非有毒中药，每剂药石菖蒲为200克，是特殊用法。服后如有反应，可以将药量减少或停服。

（3）此方不要加油、盐及其他作料，以免影响疗效。

（4）每日早、中、晚三餐饭后服用此药，食肉吃豆腐，喝汤，每次适量，一般1剂药可吃3天。

（5）每次需加热后温服。

（6）方中石菖蒲属于芳香开窍药，久服易泄人元气。一般连服3剂即获良效，服药3剂无效者不必再服用。

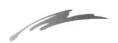

（7）体质虚弱的老年人应慎用此方。

百姓验证：辽宁清原县湾甸子镇二道湾村王安才，男，53岁，农民。他来信说："我因小时患麻疹导致40多年耳聋，曾在多家有名的大医院治疗，花钱无数均无效果。后用本条方治疗，服药5剂就恢复了一定的听力。"

河南南召县板山坪乡武装部部长的8岁女儿患耳聋，雷声都听不见，服用此方后，口利耳聪。

荐方人：河南南召县板山坪乡华山村　周德昌

引自：1984年4月1日《农民报》

2530. 我用鸡蛋巴豆治神经性耳聋和链霉素所致耳聋均有显效

配方及用法：取1个鸡蛋先开一孔，将巴豆1粒（去皮、去心膜）由孔放入鸡蛋中搅匀，取汁滴于耳中。每日滴两三次，连续用3个月。

按语：此方来自《清官医案》，对神经性耳聋、链霉素所致的儿童性耳聋均有效。因巴豆有大毒，在滴耳治疗时，一旦发生耳内肿痛或急性皮炎，应立即停用此药。

百姓验证：辽宁凌源市三家子乡二北伞贵强的姐姐耳聋半年多了，用多种药治均无效，后按此方只用1个鸡蛋就治好了。

引自：《偏方治大病》

2531. 口服活鼠粉治突发性耳聋有效

配方及用法：活鼠1只，剥皮、剖腹、弃脏，将鼠肉（不去骨）剁成小块，放在新瓦上用小火焙干，碾成细面备用。每天早晚饭后各服1次，每次服10克左右。将药面放入茶缸内，开水冲捂盖10分钟左右，再少加红、白糖，一次服完。服半个月左右见效，久服痊愈。

疗效：本方专治突发性耳聋。赵村乡已有几位耳聋患者，服此方后痊愈。

荐方人：河南鲁山县赵村朱楼沟大队　李延章

2532. 本方可治突发性耳聋

主治：风邪袭肺，肺气失宣，窍络郁闭而致的突发性耳聋。

配方及用法：生石膏15克，麻黄、生甘草各3克，石菖蒲、杏仁、蝉衣、薄荷各6克，生姜3片。上药1剂煎2次，每次约煎10～15分钟，取汁约150毫升，分上、下午温服。

疗效：辨证正确，屡治屡验，且均在服药10剂内获痊愈。

荐方人：浙江省杭州市浙江医院副主任医师　许雅萍

引自：《当代中医师灵验奇方真传》

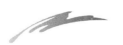

2533. 用磁铁治耳聋多例均有明显效果

配方及用法：小铁块、磁铁各一块。口含小铁块，耳上放磁铁，每日5次，每次20分钟。

疗效：治疗多例，效果明显。

引自：《实用民间土单验秘方一千首》

2534. 甘遂放耳内治耳聋一般20天可痊愈

配方及用法：甘遂1克，棉球1个。于每晚睡觉时将甘遂放入耳内，棉球塞耳，早起时取出，连续10日为1个疗程。

疗效：1~2个疗程痊愈。

引自：《实用民间土单验秘方一千首》

2535. 蝈蝈方治耳聋多例1~2剂即愈

配方及用法：蝈蝈1个，轻粉2克，枯矾2克，冰片0.5克。将蝈蝈焙焦，与余药共研细粉，分成3份，每天1份，一次吹入耳孔内。

疗效：治疗多例，1~2剂即愈。

引自：《实用民间土单验秘方一千首》

2536. 仙鹤草止聋方治链霉素所致耳失聪有好效验

配方及用法：新鲜连根仙鹤草150克。每天1剂，加水浓煎频饮。

疗效：此方治疗肌肉注射链霉素致耳失聪者，收效满意。

百姓验证：段某，女，42岁。患者因浸润性肺结核，每天肌肉注射硫酸链霉素1克，连续1个月，耳渐失聪，近日加剧，听觉丧失。停用硫酸链霉素，以本方治疗，连服10剂，听力复常。

引自：《中医杂志》（1992年第9期）、《单方偏方精选》

2537. 本方可治老年性各种耳聋

主治：老年性耳聋，包括神经性耳聋，药物中毒性耳聋，噪音性耳聋，突发性耳聋，创伤性耳聋等。

配方及用法：熟地30克，淫羊藿10克，骨碎补15克，丹参30克，川芎10克，水蛭4克，黄芪20克，当归10克，泽泻10克，石菖蒲10克，磁石30克。其中，磁石先煎，每日1剂，水煎，2次分服。

荐方人：河南南阳市工业南路3号卧龙区矿产资源管理局　刘函鹤

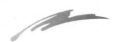

2538. 水蛭葱叶液治老年性耳聋一般1次可获良效

老年性耳聋病是老年人常见的一种疑难病症，采用本方可收到良好效果。

配方及用法：取活水蛭1只，放入掐去尖端的葱叶（未出土葱叶）内，再将断口扎紧。3天后，收集葱叶内的液汁。用时将其液2滴滴入患耳内，数分钟后，即有温热感，片刻再将液汁取出。一般1次可获良效。如双耳皆聋，可先后依次滴治。（益民）

引自：1997年7月10日《老年报》

2539. 治耳鸣法二则

（1）热盐枕耳：耳鸣影响听力和睡眠，不少患者久治无效，本方可为你解除烦恼。用盐适量，炒热，装入布袋中，以耳枕之，袋凉则换，坚持数次，即可见效。

（2）煎服葵花籽壳：葵花籽壳15克，放入锅内，加水1杯，煎服，日服2次。

荐方人：重庆市第二药品检验所　唐德江

2540. 麻黄汤可治耳鸣

主治：肺失宣降所引起的耳鸣。

配方及用法：麻黄、桂枝、桑白皮、菖蒲各6克，杏仁、桔梗、郁金各9克，甘草3克。上药先泡2小时，煎15分钟，取汁约400毫升，分2次服，早晚各1次。

疗效：治疗16例，均获痊愈。

荐方人：河北省景县人民医院医务科主任　赵景华

引自：《当代中医师灵验奇方真传》

2541. 我用此方治神经性耳鸣效果好

配方及用法：生地、熟地、麦冬、元参各30克，川芎15克，香附15克，柴胡15克，菖蒲10克，水煎服，每日1剂，分2次服完。

疗效：2~3剂痊愈。

百姓验证：云南弥勒人民政府郑荣，男，54岁，干部。他来信说："我于1998年5月突患耳鸣，工作、休息都不得安宁，医院诊断为神经性耳鸣，服药打针花去30多元毫无效果。后用本条方服药2剂治愈，才花8元钱。"

引自：《实用民间土单验秘方一千首》

2542. 高血压引起的耳鸣用饮食疗法很有效

因高血压及耳本身疾病所引起的耳鸣，对症治疗可收效。对耳鸣比较有效

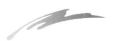

的食物是核桃、黑豆、栗子等。

核桃: 核桃有补肾作用。中医认为耳鸣因肾阴虚所致, 所以, 常用核桃治疗。当核桃剖开时, 夹于核桃仁之间的褐色木质部分称分心木, 治耳鸣时便用分心木部分。分心木5克, 加水稍煎, 代茶饮用。

黑豆: 黑豆是养肾的重要谷物。对肾机能低下, 夜间小便频数及耳鸣的人存效。黑豆60克, 羊肉500克, 一起煮熟吃。

栗子: 干栗子15克, 加水600毫升, 煎至半量, 每日3次, 空腹时饮用。(田永军)

引自: 1997年4月23日《晚晴报》

2543. 我用手脚穴位按摩法可很快治愈其他病引起的耳鸣

脚部选穴: 9, 1, 41, 39, 40, 42, 21, 22, 23。(见2543条图1)

按摩方法: 9, 21两穴分别用按摩棒小头由上向下点按, 双脚取穴, 每次每脚每穴点按5分钟。41, 42两穴分别用拇指推按, 双脚取穴, 每次每脚每穴推按5分钟。39, 40两穴要同时按, 用拇指和食、中指捏住自下向上推按, 双脚取穴, 每次每脚每两穴推按10分钟。22, 23两穴要连按, 双脚取穴, 每次每脚每两穴推按5分钟。1穴分布在双脚十趾肉球尖部, 要用拇指逐趾捏揉, 每次每趾捏揉3分钟。每日按摩2次。

手部按摩: 用梅花针强刺激4, 27, 57三穴, 每手每穴3分钟, 每日数次。(见2543条图2)

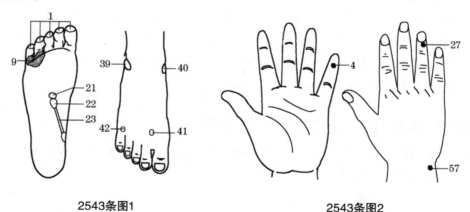

2543条图1   2543条图2

百姓验证: 吉林省蛟河酒厂于桂芝说: "我患高血压、动脉硬化, 引起耳鸣, 近年来病情加重, 夜间常被耳鸣搅得心神不宁。曾连续服用中药龙胆泻肝丸数十盒, 也不见效, 十分苦恼。看到手部穴位病理按摩法后, 我开始按摩手部4, 27, 57三穴, 每天按摩数次。至今已有2个多月, 收到显效, 耳鸣逐渐减轻, 头脑清醒多了, 这使我非常高兴。"

注: 手脚穴位按摩治病法与按摩工具, 请见本书4145条。

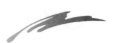

聋哑症

2544. 耳针治疗聋哑100例，仅3例无效

主治： 聋哑。

取穴： 本组选用内耳穴、脑干穴、额叶穴或语音中枢穴、毛细血管穴与肾穴等。

压丸： 采用王不留行籽，黏附于小块菱形胶布上，做双侧耳贴，每穴每次按压40次，每天各穴按压4次，每隔4天更换耳穴1次。

语言训练： 于每次耳穴按压后，嘱患儿父母与患儿面对面、眼对眼，相对而坐，让聋哑儿模仿父母口唇动作，从学"啊"字发音开始，而后学喊"爸爸、妈妈"，或其他短句。在耳压治疗前，每例患者均秒表测试检查，对治疗有效者，或于每个疗程耳压治疗后，均作秒表试验复查。对治疗有效的聋哑儿，凡能开口说话者，均作磁带录音，作为客观记录。

疗效： 本组100例，年龄最小者2岁，最大者66岁。其中，先天性聋哑者32例，后天性聋哑者68例。治愈（耳压治疗在10次以内，秒表测试可以听到表声；或在1米远能听到一般讲话声音，视为听力恢复，以及能较清楚地喊叫"爸爸、妈妈"，或其他短句者）74例，显效（耳压20次左右，听力恢复，并能喊"爸爸、妈妈"者）19例，有效（耳压在30次以内，听力有所恢复，并能喊叫"爸爸、妈妈"者）4例，无效（耳压40次以上，听力没有恢复以及不能喊叫"爸爸、妈妈"者）3例，近期总有效率为97%。

按语： 近年来，国内有关针刺或耳针治疗聋哑病的报道虽已见诸文献，但由于选穴不同，方法各异，结果出入较大，尚少系统的治疗经验总结。为了让聋哑人有较好的治疗措施，我通过耳穴功能探测，找到了治疗本病有关的耳穴相对特异性。

本组100例中，有些聋哑儿通过耳压迅速地揭开其脑窍、耳窍，以及恢复了说话本能的奇迹实属罕见，其机制尚有待阐明。以上事例表明，耳压治疗聋哑病并非一个漫长过程，经验表明，大多数聋哑病例治愈约需1个多月的时间。

语言训练何时起始？

聋哑病的主要问题在于聋，因此，在治疗方面，首先治聋已为大多数学者所公认。至于语言训练何时起始尚有争议，多数学者认为待听觉恢复后起始。而

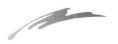

我则认为,人们接受外界信息,一是通过视觉,二是通过听觉。在尚无听觉之前,我们可以借助视觉信息,让聋哑儿模仿父母的口唇动作,牙牙学语,如果语言训练起步过迟,难免会错失良机。

据调查,我国聋哑儿中,85%~88%有各种程度的残余听力。一般有残余听力的聋哑儿,1/3~1/2具有可利用的听力,视觉感受过程对语言产生至关重要。在模仿他人言语时的口形过程中,由眼睛感受外界刺激,产生视觉冲动,视觉冲动在脑内所引起的生理过程与听觉感受相似,能将视觉言语电码向视叶背外侧面的视联络区发放。本组有7例于3次耳压后即能说话,如果我们不在耳压同时及早配合语言训练,那么,就会丧失有利时机。因此,耳压治疗聋哑人,必须治聋与治哑并举才是好办法,语言训练可以促进本病的及早康复。

荐方人:安徽省芜湖市　尉迟静
引自:《当代中医师灵验奇方真传》

虫入耳

2545. 猫尿滴耳可使小虫立出

如果有小虫及各种虫类误入耳中而不能取出,则可以用猫之尿滴于耳中,虫子立即可出。而且虫类可自己一分为二而出,实在奇妙之极。如需猫尿,可以用生姜擦猫的鼻子,则猫自会撒尿,可用盆接之。

引自:陕西人民教育出版社《中国秘术大观》

2546. 葱籽香油可治蜈蚣入耳

早年,佛寺乡有一人下地干活,休息时在路旁睡着了,不料蜈蚣钻入耳内,疼痛难忍,请来喇嘛念经也无济于事,无奈请温布大夫医治。大夫叫家人找来少许葱籽以香油炒之,用布包好敷在外耳道,不一会儿,蜈蚣钻出,病愈。大夫逗趣说:"由于念经蜈蚣才没往里去,故而出来得这么快。"众人都笑了。

引自:《蒙医妙诊》

2547. 香鸡熏耳可诱蜈蚣子虫出耳

一妇人于壁上取鸡翎倦耳,适蜈蚣生子在翎上带入耳中,小蜈蚣穿脑内,且痛且痒,百药莫效。一医令烧鸡肉,热置器内,留一小孔,盖上,令病者以耳受之。鸡香熏入,蜈蚣悉攒鸡肉上,其病立愈。

引自：《古今医案按》、《中医单药奇效真传》

鼻息肉(鼻痔)

2548. 我按本条方按摩治愈了鼻息肉

赵妪，今年84岁。1974年鼻生息肉，痰液带血，左鼻孔堵塞不通。曾进行过2次切除手术，而术后息肉复发。患者乃自用双手中指压在鼻息肉对应外侧，睡前进行轻轻揉搓和按摩100余次。前几周鼻中有脓血样液体流出，1个月后左鼻孔即能通气，脓液逐渐消失，自感轻松，2个月后恢复正常。以后患者仍不断进行自我按摩，至今已11年，未见复发。

百姓验证：广东台山台城镇富华新村257号甄沃根，男，53岁。他来信说："我爱人患鼻息肉多年，手术2次又复发。我用本条方为她治疗，很见效，原来鼻息肉堵住鼻腔，现已很少了。"

荐方人：宁夏食品检验所 赵杰

2549. 我用清凉油治鼻息肉有显效

鼻息肉，医院常以手术治疗，但常常割而复长，长大再割，循环往复，徒增痛苦。我说服两位患者，各买上一盒清凉油，每日涂搽鼻翼，不久疗效便显现了：一位鼻子已堵塞一大半的患者用药1周，息肉便稳定不长，第二周开始萎缩，第三周渐趋消退，4周后已如常人。观察4年，再无复发。另一名患者也同样取得了满意效果，清凉油只用了半盒，就治好了外科医生感到头痛的鼻息肉。

百姓验证：四川成都市马鞍西路45幢刘辉锷来信说："我患鼻息肉，好几次去医院做手术，但总是不能根除。后来我用本条方治疗，去医院检查发现鼻息肉没有了。"

荐方人：江苏阜宁县水利局 李绍同

2550. 我以家传秘方治鼻息肉收到良好效果

配方及用法：雄黄15克，冰片6克，卤砂15克，鹅不食草15克，共研粉贮瓶备用。棉球蘸湿拧干，蘸药粉塞入鼻孔内，左右交替，塞后5分钟流涕、打喷嚏。配合内服桑叶、甘菊各9克，龙芽草15克，水煎服。

疗效：治疗100多例，效果满意。

百姓验证：广东吴川市黄坡卫生站林顺余，男，62岁，乡医。他来信说："黄

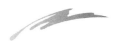

坡镇李宝莲患鼻息肉10多年，在镇江人民医院手术2次，花医药费1500元，回家后不久又复发。我用本条方为她治疗20多天痊愈，未再复发，花费不到2元钱。"

荐方人：福建福州市　马长福

引自：广西医学情报研究所《医学文选》

2551. 焦山楂治声带鼻息肉10余例均在15天内消除

配方及用法：焦山楂24～30克。上药煎2次，得汁1500毫升，凉后慢慢服完。服药期间勿大声喊唱，以使声带得到充分休息。

疗效：治疗10余例，均在10～15天息肉消除，发音正常。

引自：1977年第6期《天津医药》、1981年广西中医学院《广西中医药》增刊

2552. 我爱人的鼻息肉是用乌梅肉散治好的

配方及用法：个大肉多乌梅适量，冰片少许。将乌梅用清水浸透，把肉剥下，焙干研为极细末，加冰片混匀贮瓶备用。用时以消毒棉签或棉球蘸药末敷撒患处，每天3～4次，至息肉脱落为止。

百姓验证：河南鹤壁市长风南路66号张志宽，男，36岁。他来信说："我爱人患鼻息肉，曾在市第一人民医院做过手术，现在又复发。息肉堵塞鼻腔，造成呼吸困难，花1000多元也未治好。后来我用本条方为她治疗，用药后呼吸畅通，鼻腔舒适，连用一星期后鼻息肉脱落痊愈，共花2.5元钱。"

引自：《国医论坛》（1989年第6期）、《单方偏方精选》

2553. 祖传方息肉消化散治各型鼻息肉疗效较好

配方及用法：狗头骨灰50克，乌梅肉炭25克，人指甲炭9克，硼砂6克。将狗头骨（去净肉，不见生水）晾干后，放在一新土瓦上，用另一土瓦盖住，置炭火中（文火为宜）焙煅，待骨呈灰白色时连瓦取出放在地面上以祛火毒。乌梅（去核取肉）、人指甲用同一方法，分别焙煅（乌梅肉呈黑炭样，人指甲呈焦黄色）后取出。以上3味药分别研极细末，称准、和匀后入硼砂同研，瓶装密封备用，勿泄气。用本散少许（约0.15克，双鼻加倍）均匀吹于鼻息肉上，每2小时吹1次，每日至少吹6次。10天为1个疗程。1个疗程后，停药1天再继续用药，直到痊愈。若为深部息肉可用玻璃棒沾药末均匀点在息肉上，或用药棉沾药塞入鼻息肉上，每次30～60分钟后取出，每日6次。无论何种用药方法，药要接触息肉。若病程长，息肉大者可加用本散内服，每次3～6克，每日3次。用辛夷花9克，薄荷6克或苍耳子9克，蝉衣6克，细辛2克煎水冲服，则奏效尤捷。

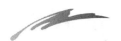

疗效：1987年第8期《辽宁中医杂志》报道，经治85例，痊愈（息肉消失，诸证悉平，2年以上未见复发者）71例，显效（息肉消失，诸证悉平，2年以内有复发者）7例，有效（息肉显著缩小，诸证基本消失）5例，无效2例。用药时间最短为1个疗程，最长者8个疗程。若用药8个疗程无效即放弃本法治疗。

附记：本方系祖传验方。方中以狗头骨灰化息肉，消污垢为主；乌梅肉炭一味是平胬肉主药，名医龚志贤氏治各种息肉的济生乌梅丸乃以本品为主药，用以化淤平胬，清热消块；人指甲炭活血化淤。三药合用，化息肉之力颇著，入硼砂消炎防腐。诸药配伍成方，共奏化息肉、消积毒之功。

若方中人指甲炭暂缺，可用枯矾6克代之，则忌内服，疗效亦佳。但要注意以下各点，否则影响疗效。①本散要均匀吹在息肉上，不要堆积在一处或非患部；②要连续用药，不可间断，每日至少要用6次；③要忌食油炸、辛辣食物。注意起居，避免风寒。

引自：《中药鼻脐疗法》

2554. 治鼻息肉效方二则

方一：如果鼻中生长息肉，则可取藕节生毛处一段，焙成灰后存性，然后研制成细末吹入鼻孔之中，肉便会自然脱落。

方二：用枯矾、猪油捣和制成丸粒，然后用棉将其裹好塞入鼻孔之中，数天之后，鼻中息肉便会随所塞之药一齐脱落而出。

引自：陕西人民教育出版社《中国秘术大观》

2555. 我用手脚穴位按摩法治鼻息肉有良效

脚部选穴：6，13。（见2555条图1）

按摩方法：6穴先用拇指捏揉，后用艾柱灸，双脚取穴，每次每脚每穴先捏揉5分钟，后灸2~3分钟。13穴用按摩棒小头点按，双脚取穴，每次每脚每穴点按5分钟。每日按摩数次。

手部按摩：按压42，43两穴点，每手每穴3分钟。用香烟灸1，3，22，26，61各穴点，每手每穴3分钟。每日数次。（见2555条图2）

百姓验证：湖南省郴州化肥厂罗慎初说："我患鼻息肉多年，先后动手术切除过4次，切而复长，苦不堪言。1992年10月又长很大，呼吸困难，打算去医院再受一刀之苦。未进医院之前，我抱着试试看的想法，按压手部42，43两穴点，用香烟灸1，3，22，26各穴点，并配合按摩脚部6穴点，每穴点施治3分钟，每天早、中、晚各按摩1次。到第四天，奇迹出现了，呼吸自如，到医院一检查息肉消失了。没花一分钱，没吃一片药，治好了鼻息肉，我异常欣喜。"

注：手脚穴位按摩治病法与按摩工具，请见本书4145条。

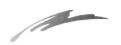

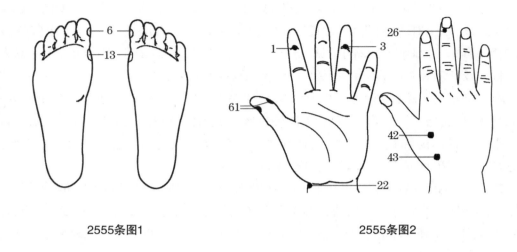

2555条图1   2555条图2

鼻　炎

2556. 我的鼻炎症用藿香猪胆土方治好了

我是一名鼻炎患者，经一位配药40多年的老中医介绍采用土方治疗，不到1个月就把这烦人的病给治好了。

配方及用法：取藿香（最好是根部）30克，猪胆5克，分别研成粉末，然后将两者混合，放入3～4颗泡煮烂熟的红枣，共捣烂至黏稠，再搓捏成小丸后服用，每日2次。一般患者服半个月即有效。病情严重者可延长服药时间。（明道荣）

引自：广西科技情报研究所《老病号治病绝招》

2557. 我用霍胆丸配辛夷花与苍耳已治好很多严重鼻炎患者

我用霍胆丸结合辛夷花、苍耳煎水当茶饮，已治好了不少严重鼻炎患者。

配方及用法：霍胆丸每天服3次，用量依照霍胆丸说明，重者需连续服10瓶。在开始服用霍胆丸时，取中药辛夷花、苍耳适量，每次各15克煎水当茶饮（此为1日药量）。辛夷花、苍耳水煎时间不宜久，药开后2分钟即可滤出药汤，然后用开水泡药渣。喝完原药汤后，再喝泡药渣所得的药液。辛夷花、苍耳当茶饮时，一定要配合服完霍胆丸为止。（董德行）

百姓验证：河北永年广府镇北街侯健，男，40岁。他来信说："我女儿患有鼻炎，用本条方和2558条方治疗，效果很好。"

引自：1997年9月18日《老年报》

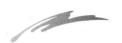

2558. 我的鼻炎竟然用搓鼻法治愈

我30多岁即患鼻炎，双鼻经常阻塞，非常难受。在无奈中，我自觉不自觉地以手指搓鼻，以求暂时缓解。孰知，常用此法，果然奏效。现在，仍早晚坚持搓鼻，20余年，鼻炎症再也未见复发。

具体方法： 以双手中指沿鼻梁两侧，从眼角至迎香部位上下搓动，每次以200下为宜，每天早晚各1次。搓揉时，勿压太紧，以免搓伤皮肤。常年坚持必有效果。

百姓验证： 湖北长阳贺家坪镇卫生所吴文之，男，57岁，医生。他来信说："我用搓鼻法治好一大批被误诊为感冒的慢性鼻炎患者。"

荐方人： 安徽师范大学　陈华

2559. 我患慢性鼻炎5年竟然用热掌熨鼻法治好了

我过去患慢性鼻炎，每日打喷嚏，流清鼻涕，反复发作数次，特别是清晨起来更为严重，给工作学习、社会交往均带来不便。后从一本杂志上学了一手，坚持做了45天，鼻炎竟然治好了。

具体方法： 双手合掌，互相搓热，然后双手放在鼻的两侧，从下往上来回搓50下，而后捂鼻1分钟左右，早晚各做1次，持之以恒，效果很显著。（王东升）

引自： 1996年9月13日《老年康乐报》

2560. 我的鼻炎用"锡类散"治效果很好

1991年8月我患了鼻炎。起初，经常流清水鼻涕，到了冬季更甚。由于治疗不及时，发展为慢性鼻炎。其症状：鼻涕伴有脓血，头痛难忍。中西药皆用过，却不能治本。在无可奈何之下，忽然想到我童年时，母亲曾配制过与"锡类散"同等效果的散剂，给我父亲治过鼻炎，给我治过喉炎，效果特灵，可惜秘方失传。我抱着试制的想法，便去医院开了1盒（10小瓶）锡类散，请家人以药用管子吹进鼻孔（每次1个鼻孔用药量相当绿豆粒大小）。用药时闭气几秒钟，以防呛着。开始几天早、晚各用药1次，以后每天1次。用药的第3天效果显现：鼻涕减少且血止，头痛也自然消失了。之后我又坚持用药半个月，疗效得以巩固，至今未复发。

此药有消炎、止痛、收敛、生肌之功能。此方曾传多人，均见效果。

荐方人： 安徽滁州市东大街19号　杨其乐

2561. 我十几年的鼻炎症用生吃大葱法治好了

我患鼻炎症有十几年了，经医生确诊为慢性鼻炎、副鼻窦炎。此病经常发

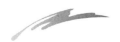

作,鼻腔不能通气,还伴随着头痛,难受至极。后得一偏方,试之,效果很好。

方法:在吃饭时,生大葱随其他菜同吃均可。在生吃的过程中,最好在口内自觉地控制生葱的辣味从鼻腔内通过,这样治效果最好。

我经过食用生大葱后,慢性鼻炎、副鼻窦炎确实治好了。这些年来,我的鼻炎症不仅没有发病,而且很少患感冒。这种偏方既简单,又经济,效果良好。(宗忱)

引自:1996年9月24日《晚晴报》

2562. 我的鼻炎病用霜后苍耳子粉得到彻底根治

我用过许多中西药治疗慢性单纯性鼻炎,总是不能根治,每年复发。后来一位老中医告诉我,采秋后霜打的中草药苍耳子(当地俗名:老母猪油),晒干碾成面,早晚各服1勺,用温开水送下,连续服药1个月。我就是用这种方法彻底地根治了我的鼻炎,而且10多年来从未复发。(乔阳华)

引自:1996年9月24日《家庭保健报》

2563. 贾维武用"奇疗法"治愈了已患3年之久的鼻炎

辽宁海城市八里镇东甲村贾维武用"奇疗法"治好了长达3年之久的鼻炎,此法太有效了。

注:"奇疗法"资料已编入本书4141条中。

2564. 青苔治急慢性鼻炎22例全部有效

配方及用法:"垣衣"(即生长在背阴潮湿处古老砖墙上的青苔)适量。每日刮取新"垣衣"适量,用干净薄纱布包裹后塞入鼻孔(两鼻孔交替),鼻塞解除,流涕及其他伴随症状完全消失后,再继续应用3~4天。

疗效:治疗22例,症状分别于1~11天(平均5天)消失。随访2个月至3年余,除个别患者有复发,经再度使用本法很快见效外,多数病例未见复发。

引自:1978年第1期《浙江中医药》、1981年广西医学院《广西中医药》增刊

2565. 我以单药斑蝥粉贴印堂穴使鼻炎病痊愈

邹某,男,40岁,干部。患鼻炎3年多,平日鼻塞,浊涕多,头痛,经中西药治疗效果不显著。故取斑蝥1.5克研为细末备用。把胶布剪成铜钱大,中间挖一绿豆大的小孔,将此胶布贴于印堂穴。患者仰卧于床上,取半粒绿豆大的斑蝥粉放于胶布孔中,用小胶布覆盖其上。保留一昼夜,揭去胶布,局部可见一小水疱,用消毒针刺破后,取消毒棉球拭干渗液,再涂龙胆紫药水3次即愈。随访2年未见复发。

百姓验证:江苏响水盐场小区蒯本贵,男,61岁,退休医师。他来信说:"我

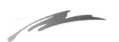

用本条方治慢性鼻炎20余例，有效率100％，治愈率96％以上。"

引自：《辽宁中医杂志》（1990年第3期）、《中医单药奇效真传》

2566. 老年性鼻炎用本方治疗有效

我从事耳鼻喉科专业已逾50年，曾重视与探索过难治的慢性鼻炎及过敏性鼻炎，但未曾注意过老年性鼻炎，课本和文献也未曾提及。

我现在77岁。中年时曾患过上颌窦炎与慢性鼻炎，做过上颌窦穿刺和麻黄素鼻甲收敛。年过65岁后，已不是鼻塞而是涕多。近年来鼻涕越来越多，用遍各种疗法均不见效，乃拟诊为老年性鼻炎。

五六年前因患抓痒症，请瑞金医院皮肤科高主任诊治，予特非那丁口服，每天2次，每次1片，并予确舒霜涂擦。高兴的是不仅抓痒症缓解，连流涕也明显减少。但遇伤风感冒和天气变化出现鼻涕外溢时，即使增多特非那丁剂量也不见效。一次因臂肩酸痛和不舒，乃服用地塞米松片2～3片后，鼻涕显著减少，而且屡试有效。

用法：浆液鼻涕增多外溢时，可长期服用特非那丁，每日2次，每次1片；如突然剧发，用药无效时则短期（2～3天）加用地塞米松1～2片。

荐方人：上海第二医科大学教授　程锦元

2567. 我邻居20多年的鼻炎用浸药疗法治愈

鼻炎、鼻塞多由伤风感冒引起，严重者双鼻孔阻塞，呼吸不畅，头昏头晕甚至胀痛等，经久不愈，影响工作和休息。

现介绍一浸药疗法，该疗法可与临床对症给药治疗配合使用。

浸药疗法的具体操作：先用1％的麻黄素滴入或喷入鼻腔，使肿胀的鼻甲缩小。再用7厘米左右的棉签，滴上0.25％氯霉素眼药水或庆大霉素眼药水，药水浸透棉花后，将棉签轻轻塞入鼻腔中，直至稍用力不能塞入为止。双鼻孔阻塞则两鼻孔皆塞入药水棉签，约2小时取出，擤鼻涕后再如上法塞入药水棉签。每天2～3次，晚上可塞着棉签过夜。

浸药塞1次后，即感轻松，几次则基本痊愈。此法简单、方便，对多种原因造成的鼻炎、鼻塞皆有效。

百姓验证：辽宁清原县湾甸子镇二道湾村王安才，男，53岁，农民。他来信说："邻居尚礼明患鼻炎20多年，鼻子不知不觉经常滴水，我用本条方为他治愈。经他一宣传，有很多人都来找我治疗，结果是求治者人人皆愈。"

荐方人：四川都江堰市医院　陈志勇

2568. 刺激手穴治慢性鼻炎效果极佳

近些年来，得慢性鼻炎的人急剧增加，西医虽然有各种治疗法，但仍无法完

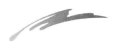

全根治。治疗慢性鼻炎的方法很多,但最有效的是刺激位于手背上的合谷穴,因为合谷穴位于大肠经的经络上,而大肠经又和鼻腔及呼吸系统密切相关,所以,效果极佳。在中医学上,治愈率高达99%以上。

对合谷穴进行强刺,也就是用香烟头灸治10~20次。如果一次不能根治打喷嚏、流鼻水的现象,务必刺激到完全治愈为止。和合谷穴一样具有奇效的,是位于食指第一关节,在大肠经经络上的大肠穴。

另外,如用香烟头灸治位于中指上的中冲穴,位于无名指第一关节上的肺穴,位于掌内手腕上的太渊穴,位于手背上的合谷穴和手腕间的鼻痛点,可立即缓和打喷嚏、流鼻水的现象。(见2568条图)

过敏性鼻炎为鼻黏膜的过敏反应表现,过敏源通过鼻孔吸入呼吸道,发病率较高。临床表现为鼻痒、喷嚏,鼻部分泌物多,常为水样。由于鼻黏膜水肿而鼻塞、张口呼吸、嗅觉消失。大多数病例症状出现迅速,消失也快。

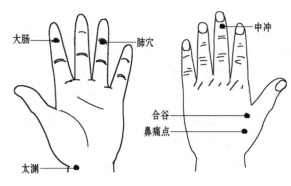

2568条图

过敏性鼻炎

2569. 我用按摩法治好了自己的过敏性鼻炎

过去我一直畏寒,遇到天气突变或感冒的时候,清鼻涕不断,进而引起头疼,眼睛酸胀。经医院诊断为过敏性鼻炎,口服药、滴鼻药水用过不少,都没有明显疗效。1992年我在《老人天地》杂志里看到薛文林同志写的《按摩鼻侧清醒头脑》一文,从中得到启发,结合自己的实际情况,停止服药,开始进行按摩。

我按摩的方法是:每天早晨跑步做操后开始按摩。首先将两拇指的外侧擦热,顺鼻梁的两侧上下按摩100次;然后再用两手的指端按摩"迎香"和"人中"穴位各10次,用力均匀。在晚上睡觉前再重复按摩一次。天天坚持,从不间断。

经过一年的实践证明,按摩治疗过敏性鼻炎效果很好,从按摩到现在再没有复发过。去年冬天虽遇多次寒潮,也没流过清鼻涕,我的身体素质和适应外界气温变化的能力都得到了提高。

百姓验证:北京大兴区天堂河86号张世泽,男,72岁。他来信说:"我身体一

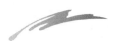

向很健康，看似像60多岁的人，但本人患一种鼻炎病20多年了，用本条方以后，一下子就治好了。"

2570. 我用耳背放血法治过敏性鼻炎效果显著

患过敏性鼻炎的人，清鼻涕多如滴水，鼻子奇痒难忍，鼻塞、喘不过气来，头昏脑涨，虽然不是什么大病，但却苦不堪言。

治疗过敏性鼻炎，一般多采用抗过敏药如扑尔敏、苯海拉明、强的松等，但治疗效果很不理想。我近几年来采用耳背放血之法治疗过敏性鼻炎效果十分显著，很受患者欢迎。耳背放血疗法操作简单，在病人耳背上三分之一处找到浅表小静脉，以碘酒或酒精消毒后，用灭菌针轻轻扎一下，放出5～10滴血，用消毒棉球擦干血后涂上酒精压上消毒棉球，再用胶布固定好就行了，轻者1次即能治愈，重者2次就能治好。

引自：1995年9月20日《中国中医药报》

2571. 我吃炖乌龟治好了10多年的过敏性鼻炎

我患过敏性鼻炎已有10多年，中西医治疗都无效果，曾做了一次激光治疗也无效，晚上睡觉鼻子不通，很难受。去年在老年刊物上看到乌龟可以治疗过敏性鼻炎，我抱着试试看的态度，在市场上买了一只2千克左右的乌龟，杀后洗净，把内脏挖出来，加上猪肉250克，大料10多个，大葱60～90克，置锅内添上水，炖得很熟。早晚各吃一碗汤和肉，连吃了一个星期，我的鼻炎好了。从去年到现在一直没有犯。（林振礼）

引自：1996年第9期《晚霞杂志》

2572. 我应用扑冰散治过敏性鼻炎83例全部有效

配方及用法：扑尔敏400毫克，冰片3克，共研细末，贮瓶备用，勿泄气。每次将本散少许置指头上，按于鼻孔吸之。每日吸2～3次。

疗效：治疗83例，痊愈80例，好转3例，有效率100％。

百姓验证：山东威海市古陌路87号谢振刚，男，33岁，工人。他来信说："张某患过敏性鼻炎，每年秋季犯病。到医院治疗，花费600多元未见好转。我用本条方为她施治，并配合按摩，病人反映效果很好，以前白天鼻塞，现在已通了。"

引自：《中医杂志》（1990年第10期）、《中药鼻脐疗法》

2573. 陈全患鼻炎多年用本方滴鼻很快治愈

配方及用法：取盐酸山莨菪碱针剂3毫克（3毫升），地塞米松针剂10毫克（2毫升），生理盐水4毫升，共装入一个容积10毫升的洁净滴鼻管内混合，用黑纸或黑布包裹，避光保存。变态反应性鼻炎有继发感染时，液体中加庆大霉素4万单位。药物在使用时临时配制。每次每侧鼻腔滴药2～3滴，每日2～3次。一次配药

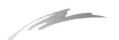

可使用15天，超过半个月疗效减弱。

疗效： 治疗52例，随访48例，显效42例，好转6例，未发现无效者，无不良反应。在发作期，滴药后当天症状即消失或减轻，一天后87.5%的患者主症全部消失。经滴药10～15天后停药，一般能维持半月甚至半年，有3例长达2年才出现复发现象，即使复发，症状也轻。2例变态反应性鼻炎伴支气管哮喘，经用本剂后，哮喘亦被控制。5例患者做特异性脱敏治疗近1个疗程，病情无好转，加用本药后症状很快消失或减轻。本法简便，见效快，持效久，对尚未找到过敏原，或受医疗条件限制不能手术者，或因职业及伴发病不宜使用抗组织胺药、肾上腺皮质激素者较为适合。至今，经用本药的患者均未出现毒副反应。

百姓验证： 广西玉林柴油机总厂龙盛祺，男，65岁，退休。他来信说："我厂退休职工陈全患过敏性鼻炎已有20多年了，每日都不停药，但是仍然治不好。经玉林市多家医院治疗过，总是不能治愈，花药费达2000多元。我得知后就用本条方为他治疗，第一次用药后，患者说，这是20年来所有用药最好、最有效的一次。因为病情大有好转，患者非常高兴，要求继续用药，以期根治。此后我又运用本条方为20多位鼻炎患者进行治疗，都收到了良好效果。"

引自：《湖南医学》（1992年第2期）、《实用西医验方》

2574. 用王不留行籽贴压耳穴治过敏性鼻炎50例全部有效

配方及用法： 王不留行籽。取消毒后的王不留行籽贴在小块胶布中间，用75%酒精消毒双耳、内鼻、外鼻、肺、肾上腺穴，每穴位贴上王不留行籽胶布。按压王不留行药籽，力度要适中，每次按压30余下，使耳部产生胀、重、痛的感觉，每天3次以上。5天换药1次，休息2～3天再行第二次压药，4次为1个疗程。

疗效： 此法治疗过敏性鼻炎50例，痊愈8例，显效33例，进步9例。

百姓验证： 王某，女，28岁。患过敏性鼻炎多年，服中药多次无效，现每天数次发作，鼻塞、鼻痒、鼻流清涕不止，遇寒加重。耳压治疗1个疗程，症状大减；又治疗2个疗程，痊愈。随访迄今未复发。

引自：《浙江中医杂志》（1991年第11期）、《单方偏方精选》

萎缩性鼻炎（臭鼻症）

2575. 用鲜蜂蜜涂鼻内黏膜治萎缩性鼻炎半月左右可显效

臭鼻症即萎缩性鼻炎的晚期，患者呼出之气息奇臭难闻，是中老年人的一种

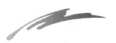

顽固疾患。

多年来，我采用山东省杨福岳医师提供的验方，先后试治27例，有24例获愈。

方法：先用温水将鼻腔内脓痂及分泌物洗净，再用消毒棉签蘸取新鲜蜂蜜少许，均匀涂抹于鼻黏膜上，每日早、晚各1次，连续3个月为1个疗程。一般半个月左右即可显效，无任何不良反应。

本疗法的原理：蜂蜜在局部涂抹后，形成一层薄的保护膜，有利于鼻黏膜的修复。同时，蜂蜜中含多种生物活性物质，激发鼻黏膜分泌出更多的免疫球蛋白及干扰素，以杀灭局部的致病微生物，使萎缩性鼻炎得以治愈。

引自：1996年第11期《老年天地》

2576. 鲜蜂蜜点鼻孔治萎缩性鼻炎确有疗效

配方及用法：鲜蜂蜜适量。用洗干净的眼药瓶，装入鲜蜂蜜，睡觉前、起床后各点鼻孔1次，10日可见效。

百姓验证：本县邮电局朱某，女，患萎缩性鼻炎2年余，经常头痛，多方医治无效，用此方20天痊愈。

荐方人：河南固始县委宣传部　李纯修

2577. 桃树叶治萎缩性鼻炎40例全部有效

配方及用法：桃树嫩尖叶适量。将桃树嫩尖叶1~2片用手揉搓成棉球状，塞入患鼻（直达病处）10~20分钟，待鼻内分泌大量清鼻涕，不能忍受时再弃药。每日4次，连续用药1周。

疗效：共治40例萎缩性鼻炎，痊愈37例，好转3例。

引自：《广西中医药》（1981年第6期）、《单味中药治病大全》

2578. 维生素E溶液治萎缩性鼻炎，有效率100%

配方及用法：以复方维生素E溶液滴鼻，5周为1个疗程，每周用药2瓶（每瓶10毫升）。

疗效：有效率100%，一般用药4瓶可显效。

引自：《实用西医验方》

2579. 治鼻病妙药辛夷花

辛夷花，虽然并不好看，但十分有用。它的名字就是由此而来。

相传古代有一位姓秦的举人，得了一种怪病，经常鼻流脓涕，腥臭难闻，而且头痛得厉害。他四处求医，总不见好，十分苦恼。朋友见他终日闷闷不乐，便劝道："老兄，天下这么大，本地医生治不好，为何不到外地求医？"他觉得有道

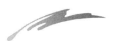

理。于是，连忙打点行装，第二天就出门上路了。他走了许多地方，鼻病仍然没有治好。后来，他在夷人居处的地区遇见一位白发老翁，老翁从自己房前一株灌木上采摘了几朵花蕾，让他每天早晚用来煎鸡蛋吃，说是顶多1个月就能治好。他吃了十几天，果然鼻不流脓了，头也不痛了。

他从老翁那里要了一包药种，回家以后，便在庭院中种下。几年之后，长得郁郁葱葱。他采下花蕾给人治疗鼻病，都很灵验。人们问他这药叫啥名字，他答不上来，因为他忘了向老翁询问药名。后来他想，这是辛亥年从夷人那里引种来的，于是急中生智，便顺口答道："这药嘛，就叫辛夷花。"

这个故事，当然未必真实，但辛夷花擅长治疗鼻病，却是千真万确的。《本草纲目》指出，辛夷花治"鼻渊、鼻疮及痘后鼻疮"。现代用它来治疗急性或慢性鼻炎、过敏性鼻炎、肥厚性鼻炎、鼻窦炎等，均有一定疗效。

辛夷花制剂，外用于鼻腔黏膜，可产生一层蛋白凝固物，使分泌物和渗出减少。同时，由于微血管扩张，局部血液循环改变，又可促进分泌物的吸收。因此，可使鼻腔通畅，并有助于消炎，从而使症状减轻或消失。

现代常将辛夷花制成各种外用剂型，其中以乳剂效果最好。有人将辛夷软膏作成油纱条，填入鼻腔，2小时后取出，每日或隔日1次，10天为1个疗程，治疗肥大性鼻炎。也有人先将辛黄与儿茶、乳香、冰片混合研成细粉，再加入甘油调成糊状并浸透棉球，然后塞入鼻腔，治疗副鼻窦炎，疗效较佳。

引自：1996年9月6日《中国中医药报》

鼻窦炎

2580. 我用鹅不食草治好了鼻窦炎综合征

我患鼻窦炎，久之出现综合病症：鼻塞、胀酸、流涕，咽喉常发炎。用鹅不食草粉塞入鼻腔30余日，每日3~5次，每次少许，后鼻镜检查鼻内炎症消除，困扰多年的综合病症全无。

鹅不食草长在房前屋后，夏秋采集全草洗净晒干成细粉即可用，既经济有效又方便。

荐方人：广西恭城县地方志办　肖铭新

2581. 我患了43年的鼻窦炎用精盐水点鼻法治好了

配方及用法：精盐50克，开水50~100毫升。可随便配制，没有严格要求，病重浓度

大点, 病轻浓度小点。把泡在盐水中的药棉拿出来塞在鼻孔内20~30分钟, 此时不要仰卧, 淌水应流于鼻外。轻者3~5次, 重者5~7次可治愈。不愈者多用几次, 也有效。

我今年67岁, 患鼻窦炎43年, 左侧偏头痛, 淌黄脓, 恶臭异常, 特别难受。夏天好一些, 冬季易犯。经沈阳二四五医院治疗无效, 需手术切除, 但是并不保愈。后来我自制精盐水点鼻, 仅几次就治好了患了43年的鼻窦炎。盐家家都有, 少花钱能治愈大病, 这真是个好秘方。

百姓验证: 广东江门市白沙长安里87号马春花, 女, 63岁, 退休。她来信说:"我患慢性鼻炎50多年, 经常鼻塞流涕头痛, 感冒时更为严重, 口干, 睡觉不能平卧。后来到医院确诊为上颌鼻塞, 中西药吃了不少, 一直是时好时坏, 晚上经常鼻塞。后来用本条方治疗一星期, 鼻子特别通畅, 晚上睡觉也好多了, 而且很少鼻塞, 嗅觉也好了。"

荐方人: 辽宁沈阳市大东区   宋洪刚

2582. 加味葛根汤治急慢性鼻渊(鼻窦炎)54例全部有效

配方及用法: 粉葛根、桂枝(后下)、桔梗、赤芍各9克, 炙甘草4.5克, 鹅不食草、鱼腥草各12克, 玉米须15克。上药水煎, 取汁盛入一器皿中(口要小), 每次均水煎取汁入器皿, 备用。患者趁热将鼻孔对准盛药器皿口熏蒸, 并令反复吸之。每日数次, 熏后取药汁内服。若复发, 再用有效。

疗效: 经治慢性鼻窦炎54例, 用后症状均消失。部分病例2年内复发, 再用有效。

说明: 临床应随证加减, 若头痛鼻塞甚者加蔓荆子9克, 薄荷(后下)、细辛各3克; 流浊脓涕、腥臭特甚者加苍耳子、辛夷花、升麻各6克; 热重者加连翘、甘菊花各9克; 湿甚者加苡仁15克; 鼻衄者加侧柏叶、白茅根各9克; 头晕甚者加苦丁香6克, 夏枯草、旱莲草各9克。本方试用于急慢性过敏性鼻炎, 亦有效。

引自:《新中医》(1987年第10期)、《中药鼻脐疗法》

2583. 芙香辛冰散治急慢性鼻窦炎数百例疗效甚佳

配方及用法: 芙蓉叶、香白芷、辛夷花各15克, 细辛3克, 冰片1克。上药共研细末和匀, 贮瓶备用, 勿泄气。使用前用药棉签将患鼻腔内的涕液拭干净后, 取上药末适量吹入患侧鼻腔内, 或用鼻吸入, 每天3次, 每次吹2~3下。

疗效: 此方治疗急慢性鼻窦炎数百例, 疗效甚佳。

百姓验证: 赵某, 女, 36岁。两鼻常流清稀涕液, 头昏脑涨已2年余, 诊断为慢性鼻窦炎, 多次治疗无效。诊见两鼻塞、微痛、常流清涕, 有腥味, 嗅觉减退, 伴头晕, 纳减神疲, 记忆力减退, 舌淡红、苔薄白。检查鼻腔及鼻周围无红肿, 呈淡红色。以本方吹药10天后, 症状显著改善。15天后鼻通涕止, 仍觉纳差神疲, 嘱内服补中益气丸每天服3次, 每次9克, 温开水送服。外治仍同上, 每天1次, 又调

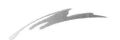

治15天后痊愈。随访1年未复发。

引自:《四川中医》(1984年第2期)、《单方偏方精选》

2584. 我用本方1个月治愈了寇斌的慢性鼻窦炎

配方及用法: 辛夷花15克,苍耳10克,细辛、白芷、冰片各5克。上药共研成细末,装瓶备用。使用时取块药棉以开水浸湿(以捏不出水为度),沾药末塞入鼻腔,两侧鼻孔轮流塞,2个小时更换1次,每日用药8小时。连续用药3日后鼻塞通畅、头痛减轻、鼻涕减少,用药半个月左右可愈。

百姓验证: 陕西洛阳南石门镇二组胡满仓,男,58岁,乡医。他来信说:"寇斌,16岁,从小就患慢性鼻窦炎,鼻子不通气,有时还疼,在县医院治疗3次,花300多元不见效。我用本条方为他治疗1个月就痊愈了。"

引自:1997年9月18日《老年报》

2585. 我运用家传方治鼻窦炎20多天可痊愈

山西省永济市张营乡卫生所李杰医师,有一家传治疗鼻窦炎方,一般用药7～10剂症状明显减轻,20剂左右可治愈。

配方及用法: 金银花、夏枯草、桔梗各15克,藿香15～20克,白芷、菊花、赤芍、川芎、苍耳子、炒防风、辛夷花各10克,生苡仁、蒲公英各30克,升麻10～15克,生甘草6～9克,水煎服,每日1剂。气虚者加黄芪30～60克;血虚者加当归10～15克,丹参20～30克。久治不愈的鼻窦炎患者不妨一试。(常怡勇)

百姓验证: 广东阳西沙扒镇环城二巷陈三兴来信说:"我爱人的姐姐患有慢性鼻窦炎,5年来,去过多家医院治疗,鼻侧两面打过多次针,中药、西药服了不少,病况还是依然。后来我用本条方给她试治,服药17天病情好转,连服5剂治愈,至今已3年未见复发。"

2586. 我朋友用苍耳子汤治好全家四口人的鼻窦炎

我朋友一家四口均患鼻窦炎,有的长达七八年,连小孩也患此病。偶遇一中医告诉他用苍耳子煎汤试试看,竟然真的治好了。

配方及用法: 苍耳子10克,用半碗水煎汤口服,每日2次。时间短的1～2次见效,病程长的则多服几次。

荐方人: 江苏射阳县阜余乡宏丰村三组　朱定远

引自:广西科技情报研究所《老病号治病绝招》

2587. 我以青苔塞鼻法治慢性鼻炎与鼻窦炎有较好效果

配方及用法: 用小刀从潮湿处刮下青苔装干净瓶内,用时夹取少许青苔卷在

消毒过的纱布内，形成小条，放入鼻孔内。交替塞，每3～4小时更换1次，一般5天即愈。

反应：起初鼻塞加重，嗅觉丧失1天左右，第三天患者可闻到清凉味，随即打喷嚏、流涕，鼻塞减轻。四五天后鼻塞消失，黏膜红肿消失，鼻翼无压痛，痊愈。

百姓验证：广东五华县华阳镇坪南洋村何利军用此方治愈了鼻窦炎。

荐方人：云松庵师太

2588. 尿壶底阴干烧烟熏鼻孔治鼻渊鼻衄有良效

主治：鼻渊、鼻衄。

方法：用有嘴陈尿壶，阴干，烧烟，以壶嘴对准健侧鼻孔熏之，每日3次。

引自：《中药鼻脐疗法》

2589. 本方治慢性鼻炎53例皆有效

配方及用法：猪胆1个，冰片15克，麝香0.2克。将冰片、麝香二药装入猪胆内，阴干后，去掉胆皮，研为极细末，装入小瓶封闭备用。用时将脱脂棉捻成细条，沾药末少许，放入患则鼻孔内，或将药末吹入鼻孔内。

疗效：本方治疗慢性鼻炎53例，全部治愈；治疗慢性副鼻窦炎74例，痊愈69例，显效5例。

注意：本药芳香走窜，活血散淤。孕妇禁用。

荐方人：黑龙江省齐齐哈尔市富拉尔基区中医院　刘玉春

引自：《亲献中药外治偏方秘方》

2590. 真松花粉闻鼻治鼻渊流臭水很有效

配方及用法：真松花粉，研末，勿泄气。用时揭开瓶盖，对准鼻孔（患鼻）闻之、吸之，每日闻3～6次，半日可根治。

引自：《中药鼻脐疗法》

嗅觉丧失

2591. 桑地藿草汤治嗅觉丧失有效

配方及用法：桑白皮24克，地骨皮12克，藿香叶（猪胆汁拌）16克，炙甘草10克，粳米1撮。每天1剂，水煎服。病好转则以本方4倍量研细末，水泛为丸服之。

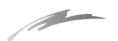

疗效：此方治疗嗅觉减退或丧失有效。

百姓验证：陈某，女，22岁。嗅觉丧失已2年，诸药不效。刻诊嗅觉丧失，伴鼻塞，眉间额间胀痛，口苦口干，舌红、苔黄，脉数。以本方3剂治疗嗅觉好转，后以药丸缓图其治。随访嗅觉恢复正常，已3年未复发。

引自：《浙江中医杂志》（1991年第9期）、《单方偏方精选》

2592. 我大儿子嗅觉丧失用本方治愈

通顶散配方：胡黄连、滑石各0.3克，瓜蒂7枚，麝香3克，蟾酥1.5克，共研匀，每用少许，吹入鼻内几次即愈。

通透丸配方：通草、细辛、附子各3克，共研末炼蜜丸，用绵裹丸塞鼻孔，立通。

百姓验证：四川彭山县西铁分局陈上琼，女，72岁。她来信说："我大儿子嗅觉丧失，我用本条方为他治疗，用了几次药就好了。"

引自：《古代验方大全》

鼻 衄

2593. 我用蒜泥敷脚心治鼻衄获满意疗效

方法：取大蒜头适量，捣烂成泥。先用凡士林或菜油在两足底中心处（涌泉穴）薄薄涂一层，再把蒜泥涂在穴位上，敷料覆盖，胶布固定，20分钟后鼻血即止，然后去药。

近年来，我在农村医疗实践中用此方治疗鼻出血10例，均获满意疗效。（钟久春）

百姓验证：山东庆云后张乡王知县村王学庆来信说："谢金明之女患鼻出血症，致使面黄肌瘦，四肢无力，经多方治疗无效。后请我治疗，我用本条方与2598，2611，2624条方联合，为她治疗10天便告痊愈，至今未复发。"

2594. 我用蒜泥敷涌泉穴治鼻出血

方法：大蒜数枚，去皮，捣烂如泥状，制成直径约2厘米，厚度约0.2厘米的饼子敷在足心（涌泉穴）。若左鼻孔出血，贴左足心；若右鼻孔出血。贴右足心；若两鼻孔均出血，同时贴两足心。

百姓验证：辽宁岫岩县政府办公室张德珍，男，70岁。他来信说："我女婿经

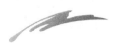

常出现不明原因的鼻出血，曾多次在县医院及卫生所治疗，均无效。我用本条方为他治疗，用药当晚就见效，鼻子不再出血了。"

荐方人：福建省浦城保健所　李圣融

2595. 用鲜藕治鼻出血果然有效

我的鼻子经常出血不止，无计可施之时，邻居向我介绍煮藕可治此病，一试果然有效。

方法：将买来的鲜藕去掉外面老皮，向藕孔中塞入生姜、葱等作料（不用塞满），然后放入锅中煮烂，一日三餐食用，1周后即可奏效。

荐方人：江苏省射阳县新洋乡南三区通用机械厂　王世高

引自：广西科技情报研究所《老病号治病绝招》

2596. 用盐水治鼻出血有效

8年前，我经常在秋冬季节出现激烈咳嗽，只要连咳2次，马上鼻子就出血，连续几十滴，自然停止。去医院就医，服药并无疗效。

一个偶然的机会，在报上看到有人用盐治疗鼻炎的方法。我也有鼻炎，并有鼻出血，不妨也用此法一试，反正有益无害，经济简便。我于是冲了一小瓶盐水，用牙签卷上点药棉，蘸上盐水，揩洗鼻腔。第一天揩了四五次，第二天咳嗽时鼻就不出血了，如此连续1周。至今八九年，即使猛烈咳嗽，鼻子也从未出血，看来此法还是行之有效的。（王乃文）

引自：1997年2月14日《家庭健康报》

2597. 用此民间验方治鼻衄有独特效果

鼻衄出血量一般不多，但因反复发作，可引起继发性贫血。我偶得一民间验方，几年来，临床上用于治疗鼻衄。该方以独特的食疗方法，取得十分满意的效果，可谓简、便、验、廉之方。

配方及用法：鲜猪鼻1个，约15～20克，水400毫升，煮烂吃肉喝汤，3天1剂，3剂为1个疗程。

百姓验证：郑某，男，10岁。1995年9月12日初诊，患儿于6岁时因外伤引起鼻衄，此后反复发作。1年来，每月均发作，甚则一日发作数次，常于课时突然出现鼻衄。发病以来，曾多次求治于西医、中医、五官科，均效不佳。遂予本方治疗，3剂后愈，随访1年未复发。

荐方人：福建泉州市鲤中卫生院　林惠珠

引自：1997年第3期《中国民间疗法》

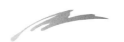

2598. 我患了5年的鼻衄病服本方9剂治愈

几年以前，我的鼻子经常流血，曾在甘肃省中医院、兰州军区总医院、本厂医院等先后治疗过多次，吃过多种药，也打过封闭针，还冷冻过，但都未除根，5年来一直反复流血。后得一民间医生处方，喝了9剂就好了，至今已2年多没有流过鼻血。

配方及用法：当归10克，生地15克，麦冬20克，元参15克，小蓟10克，黄芩12克，甘草6克，菊花10克，紫草5克，白芍10克，侧柏叶20克，仙鹤草20克，棕榈炭10克，白茅根30克。水煎，然后将血余炭3克研末，用上方冲服，共饮9剂。

百姓验证：山东威海市古陌路77号谢振刚，男，33岁，工人。他来信说："小时候与班里的同学吵架，他用木棍打我的鼻子，致使鼻子出血。从那以后，一犯病就止不住，从童年到成年饱受着鼻出血的困扰，有时躺在床上仰卧睡觉，鼻血就从两个鼻孔里流出，真是难受极了。家人劝我到医院去检查，我没有去。用本条方治疗，鼻出血得到了控制，服药8剂后痊愈。现已有半年多了，鼻子没有再出血。"

荐方人：甘肃手扶拖拉机厂　全彬华

2599. 我鼻血不止用本方治疗有显效

配方及用法：知母15克，石膏50克，白茅根15克，大青叶15克，菊花15克，甘草15克。水煎服。3剂即可痊愈。此方曾介绍给其他老年同病患者，也屡用屡效。

荐方人：河南安阳市玉路街30号　许世平

2600. 我用此方治好了顽固性鼻流血

鼻流血曾使我几近丧命。从记事起，我就生活在鼻流血所造成的恐怖氛围里。不论春夏秋冬还是白天黑夜，稍不注意就鼻流血，轻则几分钟，重则几十分钟；有时几天一次，有时一天几次。最严重的是1989年7月13日，鼻流血不止。其间又注射止血敏，又服止血药，又向鼻孔里塞棉球纱布，才好不容易止住。从那以后，我的体重便从68.5千克下降到63千克。我以为这回体重趋于正常，鼻流血也就会不治自愈了。可是我想错了，那稍不注意就流出来的血液，经常搅得我惴惴不安。

常言说："得病三年会行医。"我在服用了许多中西药都不起任何作用的情况下，于1990年9月7日自己上山采了下面这剂鲜草药服下以后，至今已经6年，没有复发过一回。现将药方献出，愿能对不幸染有此疾的各位朋友有所帮助。

配方及用法：大蓟根100克，白茅根、朝天罐各65克，倒触伞、岩桑根各45克，枇杷叶、棕榈芯各30克，皆为鲜草。煨水服，直到色淡汤清。若效果不明显，可连服2剂。

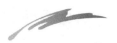

百姓验证：陕西渭南市临渭区张南勇，男，23岁，农民。他来信说："我村一位老太太患鼻出血半年多，如果用力过猛或稍加劳累就鼻出血，看了几个医生，花了300多元钱也没有治好。后来我让她用本条方治疗，她连服3剂药就好了，现已有半年未复发。"

荐方人：贵州普安县组织部　陶昌武

2601. 我用本方治好了多年的鼻出血病

以前，我经常流鼻血，特别是夏天天气燥热，常会突然流鼻血，看了很多医生都没治好。后来，偶然从一位朋友那得到一个偏方，竟然治愈了我多年的毛病。我又介绍给另几位朋友试用后，均有极佳的疗效。

配方及用法：鲜韭菜100克，青蒿50克，鱼腥草100克，混合熬水喝，连饮2天，每日3次，便可治愈。（林茂）

2602. 我用此单方治愈了鼻出血症

5月7日晚，刚吃完晚饭，我一转身，忽然鼻血流了下来，血抹了一手。就在这时，我猛地想起《农家信使》报曾介绍过手掐脚后跟止鼻血法。于是照报上的办法试着做，一两分钟后，鼻血便止住了。

方法：单侧出血治单侧，双侧出血治双侧。

百姓验证：甘肃秦安县北关槐树巷75号邓双喜，男，61岁，教师。他来信说："我妻因鼻出血险些丧命，在县医院注射止血敏，口服止血药，又向双鼻孔里塞棉纱都未见效，到第二天鼻也肿胀，特别难受。从鼻子里取出纱布，又立即出血。经过止血处理，最后才将出血止住，止血共花药费130余元。原以为这样鼻出血就可以完全好了，可是好景不长，鼻孔又出血，我担心又要大出血了，情急中我用本条方和2624条方双管齐下，1分钟后鼻血止住。此后我用以上方法又治好了8名鼻出血患者。"

荐方人：陕西蒲城县永丰镇　刘杨海

2603. 用点穴法治鼻出血很有效

从1991年起，每年我都有几次鼻出血。流血后我就用手指掐患侧手拇指甲侧的老商和少商穴并意想患侧脚心，半分钟即止。

而让我体验到点穴止鼻血的神奇效力是在1993年8月14日，当时我感冒鼻子不舒打喷嚏时引起右鼻孔出血，初不在意，用上法止血四五分钟无效。这时血出如泉涌，捏住鼻孔则血从口出，鲜血夹紫暗血块，正是中医所说的"鼻洪"证。情急中，我记起《武林》上介绍的，用手指紧捏左踝关节和跟骨之间凹处穴位，约2分钟血渐止，休息一夜后无任何不适感并未用药。以后我注意用湿毛巾浸鼻防

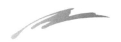

止气候干燥对鼻的刺激，至今再未有鼻出血现象。我还用该法为他人止鼻出血10多次，皆立见奇效。我用点穴法数分钟内止住鼻出血，证实传统气功点穴止血治病的神奇效果！（程为心）

按语：此法可在鼻出血时临时应用，平时需注意鼻腔的保健，如保持一定的湿润，勿使过分干燥而致黏膜干袭，或乱挖鼻孔致伤等。若多次复发鼻衄，应到医院检查，找出病因及时妥善治疗，以免耽误病情。

2604. 栀子油塞鼻治鼻衄32例全部有效

配方及用法：生栀子25克，麻油100毫升。先将栀子碾碎，浸入麻油中24小时，用文火加热至油面起烟时止，候温过滤。用时取药棉少许（与鼻孔大小相仿）蘸透栀子油，塞入衄侧鼻孔，半小时后取出。每日2次，如双鼻孔衄血，可交替塞两鼻孔，7日为1个疗程。

疗效：38例中治愈32例，治疗后3个月内未见衄血；好转6例，3个月出现衄血1~2次，继续用药仍可止衄，有效率达100%。

百姓验证：尤某，男，5岁。患者有过敏性鼻炎史，鼻衄反复发作已年余。常由咳嗽或喷嚏引发。经用西药血管收缩剂塞鼻及中医清热凉血、益气摄血等法治疗，收效不著。以本方治疗1周后，鼻中隔充血消失。间断用药半月以巩固疗效，随访4个月未复发。

引自：《中医杂志》

2605. 水牛角粉治鼻衄有效率100%

配方及用法：水牛角30~50克，削粉连服3天即效。为巩固疗效再连服7天，永不复发。

荐方人：安徽祁门县彭龙乡卫生院　潘秋成

2606. 止血汤治各种鼻出血88例全部有效

配方及用法：丹皮6~9克，仙鹤草6~12克，香附6~12克，阿胶6~9克，水煎服，每日1剂，5天为1个疗程，小儿量酌减。另外，鼻出血局部可以给予凡士林纱条填塞，压迫止血。

疗效：治疗88例，治愈87例，有效1例。

引自：《中医杂志》（1991年第6期）、《实用专病专方临床大全》

2607. 香附花煮鸡蛋吃治鼻出血效果好

配方及用法：香附花（土名棱草花）7朵，鸡蛋4个，红糖适量。把香附花放入锅内，加水一碗半，煮沸2分钟，再把鸡蛋打入，煮3~5分钟后，加入适量红糖，熬

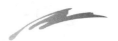

至一碗汤时，待温服下。每天1~2次，连用3~4天即可见效，并可根除。

荐方人：河南三峡市交口乡畜牧兽医站　盛昌秋

2608. 三七煮鸡蛋可根除鼻出血

配方及用法： 三七参叶6片，鸡蛋1~2个，清水2碗，一同放在铁锅或砂锅中，煮15~20分钟，凉后一次服下。轻者1次可愈，重者每日1次，连用3~4次，就可根除。

百姓验证： 司少恒同村高丘和经常流鼻血，自从吃了三七煮鸡蛋后，病痛根除。

荐方人：河南郏县　司少恒

2609. 三鲜汤治鼻出血效果颇佳

临床上鼻出血者多为实热型，表现为舌红、苔黄而干、脉洪大有力。我根据《四川中医》刊载的治鼻衄验方，验证三鲜汤剂治疗实热性鼻出血5例，效果颇佳。本方药源易得，价廉实用，特介绍出来，供更多的读者朋友选用。

配方及用法： 鲜生地30克，鲜白茅根25克，鲜藕节20克，水煎2次后混合药液，加入生蜂蜜3汤匙调匀，待凉后服下。一般服用2剂即可治愈，效果显著。（李俊）

引自： 1997年2月15日《晚晴报》

2610. 我用人发灰治鼻衄有良效

配方及用法： 用人头发50克烧成灰，吹入鼻孔内，可立即止血。

我常常流鼻血，照此方去做，很有效。后来只要一流血，都按此法治疗。现在，我流鼻血的病全好了。

百姓验证： 江苏宜兴市南新镇河北83号余连生，男，77岁，教师。他来信说："我村李娟鼻子经常出血，到医院用止血药，吃消炎药，也是时好时坏不能去根。后经我用本条方为她治疗，仅用几次就好了。"

荐方人：湖北省麻城龟头河乡　鲍明智

2611. 我用血余炭加绿豆、白土面治鼻出血

配方及用法： 头发灰10克，绿豆面12克，白土面15克（系当地白黏土的干细面）。将上3味研细过筛后和水为丸。此为1日量，分3次白开水冲服。

说明： 头发灰又名血余炭，具有止血功效，与另2味配伍，止血作用佳。

百姓验证： 李卓云，女，患鼻流血多次，吃药不少，难以根除。其舅父杨荣起是老中医，给她用此方1剂而愈。后又将此方介绍给许多患者，鼻血皆止。

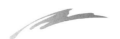

荐方人：河南省洛宁县西山乡医疗室　王德生

2612. 用黄鼠狼粉治鼻衄确有疗效

配方及用法：黄鼠狼1只，去内脏，焙干研细，每服15克，每日3服。

按语：衄血一证，临床较为常见，鼻衄、齿衄以儿童尤为多见。此方系一过路人所传，他告诉我说："君不见黄鼠狼之食鸡？食其血、弃其肉，其性嗜血可知矣。以其嗜血之性，治其出血之证，无不愈者。"临床试之，亦确有疗效。

引自：《医话奇方》

2613. 我母亲用白茅根治鼻衄疗效显著

陈家媳妇平时患鼻衄，在产子时突然发病，因失血过多急送县人民医院抢救，出院后不到1个月再度暴发此病，血涌如喷，许久不止。家母挖取鲜草根一把煎汤给陈家媳妇当茶饮，一饮后20余年再未复发。陈家孙儿遗传母病，自小即有鼻衄，服此"茶"一碗后亦除根。受家母赐"茶"者先后数十人，尽皆痊愈，无一复发。

方法：挖取白茅根一大把（也可用干根），扒去根外包衣，洗净后用棒敲击一遍，使白茅根中汁液易溶于水中，加水1.5~2千克，煮沸15分钟后捞去根渣，取汤当茶饮，随时服用，服完为止。（周永昌）

百姓验证：贵州贵阳市河区黄河路2号刘振山，男，66岁，退休。他来信说："我用本条方治鼻衄患者4人，均当天痊愈。"

引自：广西科技情报研究所《老病号治病绝招》

2614. 我用荷叶冰糖治好鼻衄病

王某，男，9岁。鼻出血反复发作4年。常在夏秋季节发作，多于夜寐时发病，自觉鼻腔燥热。经检查除贫血（血红蛋白每分升9.5克）外，余均正常。于是，取浮于水面之鲜荷叶（干品也可）1张，冰糖30~50克，加水三小碗，煎至两小碗。每次服一小碗，早晚各服一碗，连服3天。服1个疗程（连服3天）后，鼻衄消失。次年夏秋季节再服1个疗程，现已2年未再复发。

百姓验证：广东云安县六都中学徐利群，男，37岁，教师。他来信说："我患有鼻炎症，经常流鼻血，大约已有2年时间了，中西医都治过，均不能根治。后来我用本条方自治1个疗程，才花2元钱，至今未见复发。"

引自：《广西中医药》（1986年第2期）、《中医单药奇效真传》

2615. 白芨粉治鼻衄30例

配方及用法：白芨适量。上药焙干研末，过160目箩筛后装入棕色瓶中备用。以白芨末撒于凡士林纱条或纱球表面后，再行填塞鼻腔或后鼻道，每次填塞需用

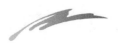

白芨粉4~5克。

疗效：共治疗30例。治愈（拔除鼻腔填塞物后无继续出血，鼻黏膜恢复正常）30例。

引自：《实用中西医结合杂志》（1991年第4期）、《单味中药治病大全》

2616. 马勃揉团塞鼻孔治鼻衄1次即愈

配方及用法：马勃适量，揉成小团，塞入鼻孔。

疗效：1次即愈。

引自：《实用民间土单验秘方一千首》

2617. 本方治鼻衄1剂即愈

配方及用法：鲜茅根50克，鲜小蓟30克，川牛膝15克。加水1000毫升，煎取300毫升，分2次服，每日1剂。

疗效：1剂即愈。

引自：《实用民间土单验秘方一千首》

2618. 我用寸冬、玄参、生地治鼻衄3剂除根

配方及用法：寸冬60克，玄参40克，生地50克。水煎服，每日1剂，早晚分服。

疗效：1剂止血，3剂可除根。

百姓验证：浙江江山市须江镇下三桥毛日祥，男，54岁，医生。他来信说："水泥厂毛日法时常鼻出血，经医院治疗，时好时坏。我按本条方为他治疗，只用药3剂就彻底止住了鼻血，现已1年多没有再犯。后来我又用此条方治好2名鼻出血患者。"

引自：《实用民间土单验秘方一千首》

2619. 鼻塞大黄炭末止鼻血能获独特疗效

配方及用法：将生大黄明火烧焦存性（约烧至七八成）碾成细末，装瓶待用。用时取大黄炭末，用温开水调匀，塞患侧鼻孔。

疗效：用此方治愈鼻衄患者30余例。其中，14例经中西药长时间治疗无效，成顽固性鼻衄，反复发作，用此法皆获效。

引自：《四川中医》（1987年第12期）、《单味中药治病大全》

2620. 治疗鼻衄的简易疗法

1956年，辽宁阜新县七家子村有位老者鼻出血不止，多方医治无效，最后请老蒙医郎嘎医治。医生根据热胀冷缩的原理，先用温水将病人双脚泡洗，然后用凉水泡2条毛巾，1条敷在脖颈上，另1条敷在面额上，不久血即止。

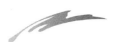

引自:《蒙医妙诊》

2621. 治疗鼻孔出血效方

有一农夫下地干活,突然间鼻孔大出血,此时此刻,回家又远,身上又无任何物堵塞,在束手无策的情况下,顺手抓起一小块土坷垃塞在左耳内,立觉鼻梁上边有重物压坠感,右鼻孔立即就不出血了。随后又拣起一土块塞入右耳,左鼻也不出血了。后又经多次验证,屡试屡验,真乃治鼻出血特效方。

荐方人: 黑龙江依安县三兴镇保国村　高洪川(高堂生)

2622. 治鼻血不止二则效方

配方及用法一: 用一根灯芯点清油烧少商穴(在两手大拇指内外甲缝之中)。左流烧左手,右流烧右手,双流双烧。如原处起疱,将疱刺破烧之,再服艾柏饮,免得复发。

按语: 艾柏饮用艾叶、柏子仁(去净油)、山萸肉、丹皮各1.5克,大生地9克,白莲肉(去心)、真山药各6克,泽泻3克,鲜荷叶1张(干者无效),水煎服。前用烧法,只可救急。此方可杜绝源流,服之如神。

配方及用法二: 四生丸,生地叶(无则用生地捣汁亦可)、生艾叶、生荷叶、生扁柏叶各等份,共捣为丸,每服9克。有人患伤寒病后,鼻血3日不止,服本方立愈。

引自: 广西医学情报研究《医学文选》

2623. 我以向耳内吹气止鼻血法治愈3人的鼻出血症

方法: 施术者用手将患者的耳朵口适当张大,嘴巴对准患者耳朵口,用力缓缓地向内吹气,两耳各连续吹三口气即可。若血未完全止住,待1~2分钟后,再吹1次。

此法之所以能止血,其原因可能是因气流刺激内耳神经反射弧及交感神经,使鼻黏膜血管收缩,达到促进凝血的效果。

百姓验证: 四川成都市龙泉驿区佛寺村蒋康健,男,27岁,农民。他来信说:"我用本条方治好3人的鼻出血症,均未花钱。"

荐方人: 辽宁大连市某部卫生队　张文西

2624. 我以举手法止鼻衄很有效

方法: 左鼻孔出血举右手,右鼻孔出血举左手,两鼻孔出血举双手。举手时身体要直立,手与地面垂直,与身体平行。

百姓验证: 甘肃兰州西固区兰化22街区64号王忠华,男,63岁,退休。他来信说:"有一男孩,流鼻血几年,到兰州市很多地方治疗过,但疗效甚微。我用本条方为他治疗1次就好了,没花一分钱。"

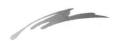

2625. 扎紧中指骨节法止鼻流血有效

方法：用线扎紧手中指骨节弯曲之处，鼻血即止。左流扎右，右流扎左，双流双扎，效果非常显著。

荐方人：湖南酃县东风乡三口村大陂头组　古云会

鼻中生疮

2626. 杏仁末加乳汁敷患处治鼻疮1次而愈

张某，25岁。鼻中生疮20余日不愈，鼻中疼痛刺痒，痛苦万分，经口服抗生素及局部涂用抗菌软膏无效。后用杏仁研末，乳汁调敷，1次即愈。

引自：《浙江中医杂志》（1990年第1期）、《中医单药奇效真传》

2627. 我鼻子生疮用瓦松末敷患处很快就治好了

瓦松烧灰研末，敷患处，每日3次。治鼻疳、鼻疮溃烂不收口症，极效。

百姓验证：辽宁法库县十间房乡马沟村杨耀锋，男，50岁，农民。他来信说："有一次我鼻子生疮，奇痒难忍，按本条方治疗，仅几分钟就感觉舒服了，继而痛苦消失了。"

引自：《中药鼻脐疗法》

鼻前庭炎

2628. 用碳酸氢钠棉片敷治鼻前庭炎265例，有效率100%

配方及用法：碳酸氢钠棉片。先用1%过氧化氢溶液棉片清拭鼻前庭，再将浸有5%碳酸氢钠溶液的棉片贴敷鼻前庭患部，以不堵塞又不露出前鼻孔为度。每天1次，7天为1个疗程。注意棉片不宜过湿，对于痂多或不易清除的痂皮，不必强行取下。

疗效：解放军203医院许文英等军医用此法治疗265例，有效率100%，大多于5～6次治疗后即痊愈。该法优于目前的其他疗法，具有见效快、疗效高、无痛

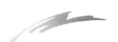

苦和无副作用等优点,简便易行。

引自:《实用西医验方》

2629. 硫雄膏涂疮面治鼻前庭炎45例全部有效

配方及用法:硫黄80克,雄黄20克,樟丹10克,白凡士林200克。前3味药共研细末,入凡士林中调匀。使用时用消毒棉签蘸药膏适量涂布于疮面上,可沿鼻小柱上端,右鼻孔反时针,左鼻孔顺时针方向旋转涂布,涂药时尽量不要深及鼻腔黏膜,否则刺激产生不适。每天1~2次,重症3~5次,轻症2~3次可痊愈。

疗效:此方治疗鼻前庭炎45例,治愈41例,有效4例。

百姓验证:王某,男,10岁。右鼻孔烂痛1周,素有挖鼻习惯。检查右侧鼻前庭充血、红肿、渗出、糜烂,鼻毛有淡黄薄痂黏附,诊断为急性鼻前庭炎。以本方治疗3天痊愈。

引自:《陕西中医》(1988年第12期)、《单方偏方精选》

鼻蓄脓症

2630. 我用摩擦鼻侧法治愈了鼻蓄脓症

我患鼻蓄脓症已2年多。由于鼻咽蓄脓,导致鼻塞,不能正常呼吸,影响了我的工作和生活。

今年5月,我在《老人天地》第5期上看到《按摩鼻侧清醒头脑》一文,得知对鼻梁两侧进行上下按摩可治疗鼻蓄脓症,我立即照办。经过当天下午和晚上睡前摩擦鼻侧3次后,当晚我的鼻蓄脓症病情就有了明显好转,睡了一夜好觉。接着连做3天,我的鼻蓄脓顽症就基本治愈了。

鼻塞流水

2631. 蒺藜煎汁治鼻塞流水有良效

方法:蒺藜,水煎浓汁。患者仰卧,口含清水,滴入鼻中,如未通畅可再滴,至愈。用以治疗鼻塞流水,有良效。

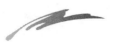

引自:《中药鼻脐疗法》

鼻涕不止

2632. 我因患鼻炎流清涕不止用本方1次治愈

配方及用法: 取大蒜4~6瓣,洗净切碎备用;将3厘米宽纸条卷成筒,筒壁以两层纸厚为宜。将蒜末装入筒内,以两头开口处不外漏为宜,将此蒜筒插入鼻孔,5分钟后取出,可治流清鼻涕。

按语: 尽管此法有装"象"之嫌,但可使你感冒时不再带手绢、手纸之类物品。一般1次即好。(韩小瑞)

百姓验证: 黑龙江勃利县国贸大厦徐长福,男,48岁,工人。他来信说:"我患鼻炎多年,无论冬夏,流清涕不止,天冷时早晨起来不停地打喷嚏,这对我的工作和生活都有很大的影响。后来我用本条方治疗,仅1次就治愈了。"

引自: 1996年第3期《健康顾问》

2633. 茅根葛花煎服可治鼻流清涕不止

配方及用法: 茅根124克,鲜葛花124克,大葱2根,无根水(下雨时盆接的水)2升。将上3味药和水一起熬,一次服完,每日1次。

荐方人: 河南柘城　马广振

狗蝇入鼻

2634. 狗蝇入鼻巧除法

去年夏天,周嫂的儿子在院子里玩耍,突然惊叫起来,又哭又跳,问其故才知是狗蝇钻进了他的鼻腔里。全院子的人都来帮忙,都无法把狗蝇弄出来。周嫂正准备将患儿送医院治疗时,李家奶奶走过来问明情况后,忙向睡在屋角落的狗走去,从狗体上拔下一撮毛,到小孩跟前塞进了他的鼻孔里。约10分钟后李奶奶从小孩的鼻孔内拔出狗毛,刚刚摊开看时,钻进小孩鼻孔里的狗蝇"嗡"的一声就从狗毛中飞走了,小孩得安大家欢喜若狂。大家问李奶奶狗毛

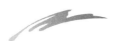

为啥能将狗蝇逗出来？李奶奶答道："狗毛在鼻孔里遇热后会发出一种特殊的腥味，狗蝇最喜欢这种气味，它就会自动退出来钻到狗毛里，拔出狗毛时狗蝇就被带出来了。"

荐方人：四川省简阳市文化馆　　谢荣才

咽喉疾病

2635. 我喝自尿治好了咽炎等多种慢性病

我于1990年7月患病住院，检查结果是肝炎、心肌衰竭、胆管发炎合并症，过去曾患慢性肠炎、慢性咽炎和关节炎。整日无精打采，浑身无力，真不想活下去了。偶然看到《神奇的妙药——尿》一文后，每天早晨空腹喝一杯（约250毫升）自己的尿液，1周后肝部疼痛减轻。同时，我每天早晚还练气功。2年来，咽炎一次也未发作，肠炎、关节炎也彻底好了，肝功能恢复了正常。现在，我精力充沛，走路像一阵风，体重比患病时增加了15千克。可以说，尿给了我第二次生命。

百姓验证：四川彭山县西铁分局陈上琼，女，72岁。她来信说："彭山县一老太太患咽喉炎，到处治疗，花费1000多元也没有治好，后来用本条方治愈。"

引自：广西科技情报研究所《生命水治病100例》

注：尿疗法，请见本书4143条。

2636. 我患咽炎服本方2剂即愈

我因常患咽炎而苦恼，虽经医生多次治疗，亦未痊愈。常在吃饭、喝水时咽喉疼痛，并伴有干咳。

去年春天，我幸得一个验方，连服2剂，病即除，且至今未复发。此方花钱少，效果好，特提供给患有慢性咽炎的老年朋友。

配方及用法：胖大海、玄参、桔梗各10克，生甘草3克，泡水代茶饮。

百姓验证：河南郑州市政七街63号常正光来信说："我老友张浩由于感冒引起咽喉肿痛，吃饭喝水都有障碍。我用本条方为他治疗，服药3剂，仅花5元钱，咽喉炎即愈。"

荐方人：安徽宿松县　　石月娥

引自：1996年12月11日《安徽老年报》

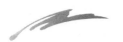

2637. 治咽喉炎一绝招

患者坐椅子上，头仰，嘴巴向上张开。用一根竹筷蘸点水，在食盐中沾上盐，轻轻地在患者咽喉上点一下，令患者闭上嘴，患者会感到很咸，慢慢分数次咽下，轻者1次即愈，重者2~3次，多喝淡盐水。

我家人患咽炎均用本方治愈，亲戚朋友和邻居患咽炎也多用本方，从不去医院，百治百愈，分文不花。

荐方人：江苏镇江市谏壁布鞋厂　蒋洪顺

2638. 我服醋蛋液治好了咽炎病

我是评剧团演员，经常使用嗓子。可我在秋冬春三季常患感冒，因咳嗽、发烧而咽喉发炎，严重地影响练功和演出。后来，我服用了醋蛋液，喝完了1个之后即见成效，我一连喝完了4个之后，治好了经常红肿的咽炎。开春以来再没有复发过，排练演出时连唱几段或几个歌，嗓子也不哑了。

荐方人：黑龙江牡丹江市评剧团演员　阎萍

2639. 我表弟喉咙溃烂用刺猬皮炭粉治疗2天痊愈

我表弟喉咙曾发炎，后溃烂，不能咽食。经人介绍用刺猬皮治疗，2天痊愈。

具体方法：将鲜刺猬皮晒干，放在瓦片上以慢火焙烤成炭，然后碾成粉末，再将粉末吹进喉咙，每次少许，每隔3~5小时吹1次。

荐方人：山东省牟平县姜格庄镇　林伟民

引自：广西科技情报研究所《老病号治病绝招》

2640. 我老伴患了7年的咽炎用本方治疗3天痊愈

我老伴患咽炎，症状是嗓子紧，像贴片树叶，声音嘶哑，说话费劲，病顽持久。7年来，总是麦梢黄开始，立秋后渐轻。为治病，请中医，拜西医，远近医院去了不少次，结果收效甚微。

前年，朋友来家言传秘方，结果收效显著，用药后，2天见轻，3天痊愈，至今未再复发。以后此方传递几人，皆药到病除。

配方及用法：干桑木柴500克，开水500毫升，白砂糖50克。将烧成的火炭（桑木）放进盆或锅内后，立即把开水浇到火炭上，并加盖闷气。待水温时去渣加糖，一次饮完，每日1剂。

百姓验证：江苏启东市聚南乡15组陆红菊，女，28岁。她来信说："我患咽喉炎2年多，说话嘶哑费劲、咽痛。去医院治疗过，输过液，吃过中药，结果是当时有好转，过后就复发。后来我用本条方自治，3天便见轻，4天痊愈，花钱不足2

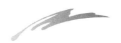

元。"

荐方人：河南南阳宛城区高堂村　林齐庆

2641. 我母亲用本方治咽疾取效快捷

我母亲彭云秀，年过八旬，久蛰乡村，虽为文盲，但喜闻善记，很有乡间邻里治疾之验，且乐于实践。在先时缺少医药之乡下，遇家人或邻里小疾，常用民间之法，取效快捷，看似平淡，实寓医理。今录治咽疾一法，以示读者。

主治：急性扁桃体炎、急性咽炎，以及化脓性扁桃体炎。

配方及用法：一枝黄花31克，龙葵15克，土牛膝31克，以上均为鲜品全草，1剂量，若干品用其2/3量。上3药均为夏秋采取，去净泥土，鲜用或晒干切碎备用；若无药时四季均可采用。3药混合煎服，每1剂可煎2次，温服，在口中含数十秒钟后慢慢饮下。一般1~3剂可愈，重者每天可2~3剂量，频频饮之。

按语：一枝黄花一般认为苦寒，能"疏风解毒，退热行血，消肿止痛"。（《湖南药物志》）"破血，通关窍"。（《广东中药》）土牛膝苦酸寒，能"通经，清热解毒，活血止痛"。（《上海常用中草药手册》）龙葵苦寒，"主疗肿，患火丹疮"。（《食疗本草》）由此可见，上药均为苦寒之品，均有清热解毒，活血消肿之能，故可用于热结血阻之咽痛。我常患急性扁桃体炎，读书时因远离家里，病则用抗生素，每次用药周余方缓解。工作后家中常置此药，每服1~2剂即愈，极为方便。验之他人亦效。

引自：1996年第4期《家庭中医药杂志》

2642. 我患咽喉炎6年用此按摩穴位法治愈

我患慢性咽喉炎已五六年之久。去冬开始，我采取按摩颈前部相关穴位，如廉泉、天突、人迎、水突和气舍穴方法，使我的病情得以控制，基本痊愈。

方法：盘腿静坐，用五个指腹上下按摩以上五穴，最后用食指指腹按压天突穴20~30次，每次按摩约5分钟，每日按摩1~2次。

注意：在治疗期间，禁止吸烟和饮酒。（张敬武）

2643. 我久治不愈的咽炎服此方1剂痊愈

我于1990年患咽炎，久治不愈，后得一方，服用1剂即愈，至今未复发。

配方及用法：白砂糖、蜂蜜、芝麻油各500克；八角茴香7个，碾碎；鹅蛋1个，去壳与上药混在一起拌匀，如蒸馍一样蒸熟备服。每日3次，每次三小勺，开水冲服，服完为止。轻者1剂治愈，重者连服2剂即愈。

百姓验证：新疆奎屯市127团孙占武，男，56岁，干部。他来信说："酒厂退休工人马梅患咽喉病多年，复发时，吃饭饮水特别困难，疼痛难忍。经团医院诊断

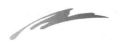

为咽炎，服消炎药阿莫西林和注射青霉素等均无效，花药费百余元。后按本条方治疗，只服1剂药就治好了她多年的咽炎。"

荐方人： 河南省镇平县劳动局　张伯揆

引自： 1997年第4期《老人春秋》

2644. 我用本方治好了长期不愈的慢性咽炎症

我经常从报上见到一些用中草药治疗疾病的处方，经我综合运用，治好了久治不愈的慢性咽炎病。

配方及用法： 天冬15克，生地30克，玄参25克，党参20克。每天3次，每剂煎3次，连续服40剂。

荐方人： 湖北省潜江江汉油田钻井处　李开来

2645. 我服醋蛋液治愈了梅核气（喉部闷气）顽症

我从1987年12月15日开始服用醋蛋液，收到了较好效果。

几年前，经当地医院检查我患有梅核气，经多次治疗都不见效。长期感到喉部卡气，使人难受不安，特别是晚上因喉部卡气难以入睡。服醋蛋液后竟治愈了梅核气这种顽疾。

荐方人： 陕西省蒲城县兴镇郭齐村　李淑贤

2646. 百年秘方治咽喉部各种疾病均有良好疗效

1976年在部队冬训期间，有1000多人患急慢性咽喉炎，我遂在家传秘方的基础上，加减配方，就地取材，很快便控制了病情。经过十几年的临床验证，该方对促进局部症状吸收，改善血液循环，清除异物症状，调节音质音量，恢复发音功能有显著疗效。

主治： 急慢性咽喉炎、萎缩性咽喉炎、喉头炎、喉头水肿，并对因声带麻痹、声带息肉引起的声音嘶哑、发音困难有良好疗效。

配方及用法： 霜槐娥40%，霜桑叶20%，喉娥草20%，金银花10%，杭菊花10%。每日5～10克，用开水冲泡（像沏茶叶水一样），多次冲服，以无色为度。连服2～5个疗程即愈。

说明： 急慢性咽喉炎是一种常见病、多发病，治疗方法虽多，但疗效欠佳。该茶是我曾祖父陈汉文先生首创，一百多年来，世代相传，治愈患者不计其数。

槐娥是寄生在中国槐树（结槐末）上的一种菌类，状像蘑菇，外表有一层黄褐色绒毛。李时珍《本草纲目》称为"槐耳"，国家医药部门不收购，我每年派专人到青海、陕西等地采收，很稀少。

喉娥草有些地方称"点地梅"，它是一味冷药，很多药店不经销，但有些草药

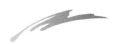

店还是能买到的。关于剂量问题，请按介绍的方法泡制，无毒副作用。

荐方人：河南许昌　陈志安

引自：1996年2月28日《健康之友》

2647. 本家传秘方治慢性咽喉炎1周内可愈

慢性咽喉炎（俗称梅核气）常因生气、情绪不畅所致。临床上常以吐之不出，咽之不下，咽喉部有异物感为特征。我家自曾祖父以此家传方治愈患者不计其数，现公之于众。

配方及用法：槐娥（槐耳）、急性子（吉星子）、硼砂（月石）各等份，白糖适量。先将前3味药研细面，再用开水把白糖溶化到饱和程度，然后与药面拌和成丸（每丸重约10克），每日2次，每次1丸，含化。一般用药2天后病情好转，5～7天痊愈。

荐方人：河南许昌　陈志安

引自：广西科技情报研究所《老病号治病绝招》

2648. 老妇人饮天罗水治好了喉肿病

传说从前浙江萧山县境内的钱塘江边，有一位老妇人，她家原是子孙满堂的大家。有一年钱塘江发大水，水灾之后又遭秋旱，疾病流行，得不到治疗，一家人相继死去，只留下得了喉肿病的老妇人。

一天早晨，她勉强起来，想去采些丝瓜，不小心碰断了丝瓜藤，只见近根部渗出水来。这时老妇人正感口渴，便将这些水饮了下去。说也奇怪，饮了此水之后，她顿感头脑清醒，喉肿病也逐日好转，不久竟痊愈了。因为丝瓜俗称天罗，所以老人就将这些水叫作天罗水。从此以后，天罗水治病的消息传遍了钱塘江两岸。

据载，天罗水的收取是在立秋之后，选择粗大的丝瓜藤，在离根10～13厘米处剪断，插入瓶中一夜，将根中的汁沥入瓶内，然后瓶口封闭，埋入土中，愈陈愈佳。此水有解毒、清内热、消痰水的作用。

引自：1996年8月20日《医药时报》

2649. 酢浆草当茶饮治急性咽炎40例全部有效

配方及用法：鲜酢浆草30克（干品9克）。上药加水煎服，少量多次频饮当茶，小儿可加白糖、蜜糖或冰糖。

疗效：共治疗40例，服用本品后，全部病例于2天内好转，经3～5天全部见效，有效率100%。

引自：《赤脚医生杂志》（1975年第3期）、《单味中药治病大全》

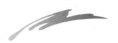

2650. 效方治急性咽喉炎8小时痛止

配方及用法：草河车（又名蚤休）、元参各9克，桔梗、牛蒡子各6克，甘草4.6克，薄荷3克。上药用水三杯煎取一杯半，渣再用水二杯煎取一杯，混合2次药液徐徐服下。

疗效：有效率98%。用药后大多数7~8小时痛止，声音清晰。平均用药1~2剂，疗程1~5天。体温平均4小时后降至正常。

荐方人：福建福安县　许少麟

引自：广西医学情报研究所《医学文选》

2651. 喉肿气不通用莴苣吹治有显效

无论是大人还是小孩，凡咽喉肿痛堵塞呼吸危及生命，皆可以用莴苣之根煅焙成灰存性，纳入钵中研制成细末，再用管吹入患者之咽喉，可立即使其呼吸畅通，有起死回生之效。如果是鼻中生疮疖而闭塞不通，也可以用本方治之，同样有显效。

引自：陕西人民教育出版社《中国秘术大观》

2652. 土豆片治急慢性咽炎2日可见效

土豆的生物价值非常高，蛋白质的含量低，易消化好吸收。临床用以消炎、散结、去肿，验之十分有效。患急慢性咽炎，可将土豆切片贴于喉部，胶布固定，早晚各换1次。此方法均可在2天后见效。

注意：均用新鲜土豆切片，固定不牢者，要随掉随换，使土豆片始终贴于患处。（林中）

引自：1997年5月27日《老年报》

2653. 红芽大戟含服治慢性咽炎1周可愈

张某，男，24岁，患慢性咽炎2年余。咽后壁黏膜充血，憋胀疼痛，如同物状，吞之不下，吐之不出。用红芽大戟洗净晒干，每次3克，每天2次，放入口中含服，10分钟后即觉咽部舒适，连用1周，诸证悉平。半年后随访，未见复发。

引自：《江西中医药》（1987年第4期）、《中医单药奇效真传》

2654. 本凉血利咽剂治急性咽喉炎26例皆愈

配方及用法：藕节1枚，将生藕节去毛洗净，放入食盐里贮存2周以上备用。用时取出藕节，以开水冲洗后放入口中含服。每天2次，每次1枚。

疗效：本方治疗急性咽喉炎26例，均有效。少则含1枚，多则含4枚病愈。

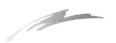

百姓验证：邓某，男，24岁。咽喉疼痛2天，吞咽时加重，声音嘶哑。检查见咽喉黏膜充血、肿胀。用本方治疗1次有效。

引自：《广西中医药》（1989年第3期）、《单方偏方精选》

2655. 我用蜂蜜浓茶治好4位咽炎患者

配方及用法：取适量茶叶用开水泡成茶汁，再加适量蜂蜜搅匀。每隔半小时用此液漱喉并咽下，一般当日可以见效。

百姓验证：辽宁瓦房店市倪家村倪殿龙，男，70岁，离休。他来信说："我村郭洪艳患扁桃腺炎，打针吃药治疗1周，病情不见好转。后用本条方治疗，结果是立即见效，疼痛基本消失。"

2656. 我应用本方治好多人的咽喉痛症

扁桃腺炎、咽炎都可引起咽喉疼痛、吞咽不适并有梗塞感。这种病非常普遍，一般药物对其治疗收效甚微，或根本无效。一些人患此病长期不愈，怀疑是癌症初期，从而背上了严重思想包袱，影响了学习、工作和身体健康。现介绍一方，效果确实很好。

配方及用法：

（1）口服法：①一次口服氯霉素2片，磺胺增效剂（TMP）1~2片，日服3次。②一次口服氯霉素片2片，磺胺增效剂（TMP）1~2片，黄连上清丸1丸，日服2次。

（2）含化法：每日晚睡前咬碎含化氯霉素2片，磺胺增效剂（T'MP）1~2片，同时含化黄连上清丸1丸，效果更好。

用法比较：含化法可使药物直接作用于病部，见效快。但氯霉素味很苦，许多人难以忍受。

疗效：轻者服1~2次即可见效；重者则需连服多次方能治好，同时服黄连上清丸效果更好。

说明：如对磺胺类药过敏者可不服磺胺增效剂（TMP）。

以上处方，疗效很好，所用药物均为常用药，药店容易买到，售价低廉，服法简单。但治好以后，亦可复发，须时时注意保护咽喉。若养成早晨起床后饮开水（一杯或半杯均可）的习惯，少吃或不吃有刺激性的辛辣食物和忌烟酒等，方可保持咽喉长久健康。

百姓验证：重庆市忠县石宝坪山龙滩邓明材，男，81岁。他来信说："本县涂井乡廖秀英患咽炎3个月，在县人民医院和石宝区医院治疗无效。后来我用本条方和2640条方效果很好，至今未见复发，仅花25元钱。"

荐方人：河南省汝州市中学　王禄堂

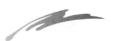

2657. 按下牙床最后部位治嗓子痛有立竿见影之效

方法：先把手洗净，准备一碗冷水，先用左手拇指蘸冷水，伸入口内按右侧下牙床没牙的部位3～5次，别怕疼，疼才有效，然后以同样方法换右手拇指按左侧。此法效果明显，立竿见影。（苏景全口述王凤亮整理）

2658. 刺激手背颈咽区防治喉部炎症有效

曾有位广播员，因胃病来看病。当他谈到引发胃病的原因时，还心有余悸。

由于职业的关系，他的喉咙容易发炎，所以，每次主持节目前，一定要吃药，以防声音沙哑。日积月累，药量也不断增加，最后把胃弄坏了。

想知道喉咙是否发炎，可观察位于手背中指指根处颈咽区。如果有淤血紫色状，或有压痛感，表示喉咙即将发炎。这时应该不断地刺激这一区域，直到疼痛消失为止。当疼痛感已消失，就表示喉咙已好了。

引起喉咙发炎的原因有很多，如饮酒过量、抽烟过多、气候因素或感冒引起的扁桃腺炎等等。前面提到的广播员，是因环境因素才常发炎，也有人因体质关系常发炎，这时可拿数颗米粒放在颈咽区，并用胶布粘牢，对防止发炎也很有效。（见2658条图）

另外，颈、咽区对脖子、肩酸或睡眠不慎所造成的酸痛都有效。有上述现象时，拿数颗米粒不断地刺激这一区域，一定可以迅速除病。

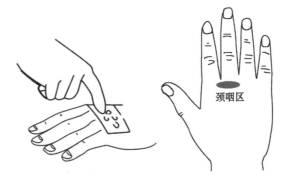

颈咽区

2658条

用胶带将米粒粘牢在颈、咽区，可预防喉咙发炎

2659. 我以手脚穴位按摩法治愈多位咽炎病患者

咽炎有急、慢性两种。急性咽炎常由上呼吸道炎症引发，咽部有干燥、烧灼感，以后出现疼痛；慢性咽炎起病缓慢，病程较长，咽后壁隆起，颈椎棘突有压痛。

脚部选穴：45，41，39，40，48。（见2659条图1）

按摩方法：45穴用拇、中指强力捏压揉摩，双脚取穴，每次每脚每穴捏按5分钟。41，48两穴分别用拇指点按，双脚取穴，每次每脚每穴点按5分钟。39，40两穴要同时按摩，用拇指和食、中指从踝骨凹处两侧着力捏住，向上推按，双脚取穴，每次每脚按摩5～10分钟。每日按摩2次。

手部选穴：用香烟灸46，47两穴，每手每穴3分钟。如炎症较重，可在46，

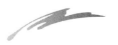

47两穴位区放置2粒绿豆，然后用胶布粘牢，连敷2日左右。用梅花针刺激65穴。
（见2659条图2）

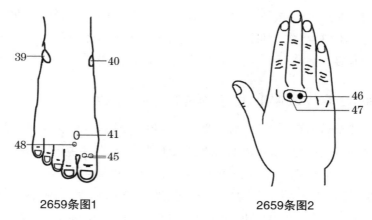

2659条图1　　　　　　　　2659条图2

百姓验证：山西省汾西县物资局刘庆琪说："我是一个身患多种疾病的老病号。因病不能坚持正常上班，所以提前退休在家养病，近几年为治病花去的医药费众多，但见效甚微。1992年冬，我按本方法对症施治，收到了意想不到的效果：我的牙痛和咽喉炎奇迹般好了，而且一直没有复发；另外，我的耳鸣和头痛眩晕也逐渐消失了。"

注：手脚穴位按摩治病法与按摩工具，请见本书4145条。

扁桃体炎（乳蛾）

2660. 我的慢性扁桃腺炎用雪见草2剂就治愈了

我患慢性扁桃腺炎，平时一受凉扁桃腺就发炎，抗生素药剂量越用越大，而扁桃体腺炎却越来越重，每发炎必化脓。一次，我到医院注射青霉素，碰到朋友，他向我介绍用雪见草（又称癫蛤蟆草）可治此病的秘方。我挖来了雪见草，遵嘱洗干净后，切成碎末，然后捣烂挤了一碗浓稠的草汁，一口喝了下去，第二天就有不错的效果。从那以后，我再没有犯过扁桃腺炎。后把此方介绍给几位病友，也把他们的老毛病给治好了。（雪见草不苦不辣，干鲜均可）（胡玉川）

引自：广西科技情报研究《老病号治病绝招》

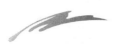

2661. 我用画圆功治好了扁桃体长期肿大症

我与孩子都患有扁桃体长期肿大症,并不时有脓点,吃任何治扁桃体炎的药都没有效。我运用禅密功中三圆功画法,用手指在孩子耳根下(扁桃体表皮处)轻画9~10厘米直径的圆10个。在两腋下画与耳下同样大小的圆10个,在肚脐处画19~20厘米直径的圆10个,坚持每天画1次或2次,20天后开始有绿鼻涕流出,3个月后绿鼻涕流完了,病就基本好了。

三圆与一圆一样画,四圆与二圆一样画。像这样重叠在以上所说的位置画10个,天长日久必见效果。画圆要达到前圆与后圆始终是圆相反竖相反,圆就画对了。注意圆中的竖必须与身体保持竖着,不能与身体横着画,如果横画与身体经络垂直便不能排出绿鼻涕,对治病无效。一般早晨醒来睡在床上画一遍效果非常好。(见2661条图)

引自:1995年11月《气功与科学》

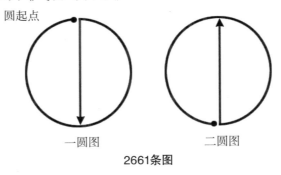

圆起点

一圆图　　　　二圆图

2661条图

2662. 按捏合谷穴治扁桃腺炎效果较好

每年冬春,我的扁桃腺经常发炎,稍受点寒凉就发炎疼痛,饮食难咽下,治疗总以青霉素针剂治之,还要服喉菇菌、咽喉片,若不及时治疗,还得打点滴,真令人头痛。如果开刀切除,既受痛苦,又失去一个"天然屏障"。经人介绍用两指捏大拇指和食指之间的合谷穴,两手相互捏,达到有酸胀感即可,每次各50下,每日3次,效果满意。欲防止复发,可坚持不断按捏。由于我坚持多年,已有五六年未复发。我又介绍他人去做,也收到同样效果。(周锡林)

引自:1996年12月23日《家庭医生报》

2663. 二根汤治急性扁桃体炎111例皆有效

配方及用法:板蓝根20克,山豆根15克,土茯苓20克,射干12克,银花12克,蒲公英10克,黄芩10克,防风10克,甘草4克,每日1剂,水煎,分2次内服。

疗效:观察111例患者,全部治愈。其中,1~3天内治愈者76例,4~7天治愈者

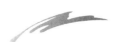

35例,治愈平均天数为3.21天,治愈率较高。

引自:《湖南中医杂志》(1987年第5期)、《实用专病专方临床大全》

2664. 红根草治扁桃体炎80例全部有效

配方及用法:鲜红根草100克(干品50克),加水500毫升,煎成250毫升,每天2次分服。

疗效:共治疗80例,全部有效,治愈平均天数为3.1天。而对照组(青、链霉素治疗)治愈天数为4.4天。

引自:《人民军医》(1983年第8期)、《单味中药治病大全》

2665. 家传秘方治扁桃体炎有药到病除之效

配方及用法:雄黄9克,月石28克,苦瓜霜4.6克,正二梅片2.4克,薄荷脑1.6克。共研极细粉,以喉枪吹入,每日3~6次。

疗效:该方在临床使用60余载,药到病除。

荐方人:江西 黄毅然

引自:广西医学情报研究所《医学文选》

2666. 壁虎粉吹喉治扁桃体炎34例全部有效

配方及用法:壁虎适量。夏秋将壁虎捕捉后,立即去内脏,晒干研粉备用(无需消毒)。使用时,令患者张口,每用少许吹入咽喉。

疗效:经治36例扁桃体炎和扁桃体肿大患者(急性25例,慢性11例),除4例体温在39℃以上而运用其他方法辅助治疗外,其余均单用该药全部有效(平均3天)。

注意:以夜间灯光诱捕壁虎为妙,捕得后即剖腹去内脏,用竹片贯穿头腹,将尾用绳固定于竹片上,然后晒干研粉,采集加工时,注意勿使尾部脱落。

引自:《山东中医杂志》(1989年第6期)、《单味中药治病大全》

2667. 麝香散治咽喉肿痛等症确有良效

主治:乳蛾、喉痈、喉痹、声嘶、口舌疳疮、牙宣、牙龈溃烂等。

配方及用法:麝香2克,冰片25克,青黛30克,硼砂100克。先取硼砂与麝香研细末,再加冰片研细,和匀,瓶装,密封备用。用时用吹药器吹入,每4小时1次。

疗效:用于临床10余年,对咽喉肿痛等有效。

引自:《四川中医》(1991年第2期)、《实用专病专方临床大全》

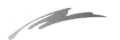

2668. 用喉症丸治扁桃体炎疗效甚佳

配方及用法：喉症丸20~30粒，压碎，研成面，放入容器中，用米醋浸泡，大约5分钟，搅匀倒在纱布上，敷于两侧扁桃体。

此方对于感冒引起的咽喉肿痛扁桃体炎疗效较显著。

荐方人：黑龙江哈尔滨市第一医院 康洪

2669. 我用手脚穴位按摩法治急性扁桃体炎见效

脚部选穴：45，41，70。（见2669条图1）

按摩方法：45穴用拇、中指捏揉，双脚取穴，每次每脚每穴捏揉5~10分钟。41穴用拇指点按，双脚取穴，每次每脚每穴点按5分钟。70穴在双脚背十趾趾缝间，用中指点按，每次每穴点按3分钟。每日按摩2次。

手部选穴：65，46，47。（见2669条图2）

按摩方法：65穴用梅花针刺激，双手四穴每次每穴2分钟。46，47两穴分别用绿豆压敷，双手取穴，压敷后嘱患者自己压按绿豆。每次压敷可保留2天。

百姓验证：河南省新乡市中医院曹冬庆说："我的孙子（4岁）患急性扁桃体炎，高热39℃，当天输了液，点氨苄霉素、地塞米松、清开灵，体温下降了。可是傍晚时，又开始发烧，这时我想起穴位配方，就用梅花针治疗，并用王不留行压贴手部46，47两穴，同时按摩中部穴位。开始孙子不让我按压，贴上胶布他自己就撕掉，我就坚持给他压，一会儿孙子就出汗了，烧也退了。

注：手脚穴位按摩治病法与按摩工具，请见本书4145条。

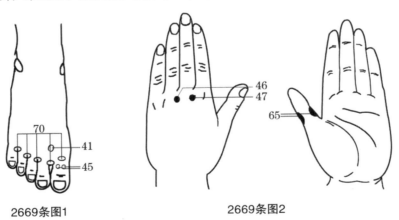

2669条图1　　　　　2669条图2

2670. 用手脚穴位按摩治扁桃体炎确有较好效果

一位女同事患急性扁桃腺炎，连服中药及西药均不见好转，喉咙已肿得发音嘶哑，她向我求助。我为她确定处方是：手部主穴46，47，用梅花针强刺激后，在

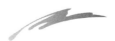

穴区压敷2粒绿豆，用胶布固定粘上，再用梅花针刺激手部配穴7-①，用手捏按42穴。经按摩后她的嗓子立刻感到轻松多了，痛感也减轻了。

为巩固疗效，我又为她选了脚部41，45两穴，嘱她自己回家按摩，每脚每穴每次按摩5分钟。第二天她告诉我，病已大见好转。（章丰）

注：手脚穴位按摩治病法与按摩工具，请见本书4145条。

失音症

2671. 我用足部按摩法治好了声音嘶哑症

我咽喉不适多年，经治均无效，发展到说话声音嘶哑失音。1994年冬我在《梅州日报》上读到作者陈建写的《声音嘶哑的治疗》一文后，我即按照该文所说进行足部按摩治疗。按摩半年过后，声音洪亮，现在已停止按摩几个月了，发声仍然正常。特介绍如下，有失音患者不妨一试。我根据足部按摩专家的介绍，重点按摩了喉在足部的反射区。喉的反射区在脚背大脚趾根部和第二脚趾相连接的地方，两脚上都有，我每个脚按摩5分钟，每天按摩2次，一共按摩了三个星期。在按摩过程中，每次都咳出一些痰，声音有了很大的改善。以后我坚持进行按摩，现在我的声音变得完全正常了。在进行足部按摩的同时，我还结合服用桔梗片，这样有利于喉咙中痰的转化，使声音更快复原。（林烈斌）

2672. 我的声带结节嘶哑症用核桃鸡蛋2周有效

16年前，我曾患有咽炎、声带肥厚、声带结节和声带闭合不全的嘶哑症，经多方求医治疗都未痊愈，一度不得不停止讲课。1981年经老红军舒宝庆介绍，核桃煮鸡蛋的单方治疗确实有效。

配方及用法： 7粒核桃，2个鸡蛋。将核桃壳、肉都锤碎加水与鸡蛋一起煮，鸡蛋熟后再将蛋壳打碎用文火煮，然后吃鸡蛋、核桃仁，喝水。2周后即见效。10多年来未复发过嘶哑症，而且声带结节也不见了。

荐方人： 安徽池州农校　王秉曦

2673. 我的慢性咽喉炎嘶哑是用晃海法治好的

去年的一天早晨，我正在做气功十八式，忽见一位老者自如地摇晃着脑袋。经上前求教，老者毫无保留地向我作了介绍。老者已古稀之年。摇晃脑袋，名曰晃海，脑袋一晃脖子转。练喉练脑练全身，全身各部位均受益，能有效地治疗喉部和

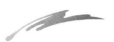

脑部疾病，以及其他各部位的不适。老者说："晃海活动，为我治好了两样病。"

我在40岁之前，有过近20年的喉部病史，平时嗓子总有块黏痰粘在嗓子上，而且经常嘶哑，严重时一句话说不出来。轻则十几天，重则月余。一年犯几次，每次都得打消炎针、庆大霉素。医生确诊此病为慢性咽喉炎。一耳鼻喉科大夫告诉我可以天天晃海练嗓子。晃海脖子转，脖子一转，能使嗓子舒筋活络，活血化淤，炎症消除，是嗓子疾病的治本良策。出院后，我天天坚持晃海锻炼，三十年如一日，好天室外练，雨天雪日室内练，无一空缺。喉部一切疾患基本消除，40年没犯。

随着喉部疾患的消失，脑部休克症也好了。老者说："过去，由于脑供血不足，有时发生短暂性脑缺血而休克，常常发生在因咳嗽用力过猛时，没有丝毫感觉，便从炕上掉在水泥地面上，虽然霎时间便可清醒过来，但头部已摔伤，或头破血流，或鼻青脸肿。"坚持采用晃海法治疗后，这种病亦基本治好，消痕无迹。

老者向我详细地介绍上述情况后，我听得出神，感受颇深。

晃海的具体方法：全身彻底放松，两腿叉开比肩稍宽成人字形。先从左往右晃50圈，然后再从右往左晃50圈。摇晃的功底在脖子上，脖子慢慢地一摇，脑袋随着脖子晃，脑袋一摇晃，全身各个环节都有节奏和有规律地动。晃熟练了，犹如一架机器，齿轮一环咬一环都不停地开动起来。两个平衡的肩膀，忽而左斜，忽而右倾，两只胳膊也随之一上一下地伸缩，臀部、腰和腿脚都随着有节奏地扭动。开始时，显得呆板，脖子、脑袋和全身不协调，而且迷晕站不住。坚持时间长了，就不迷晕了。刚开始晃时，往一个方向只晃50圈，还很勉强，姿势不合格。现在，能连续往一个方向晃100下后，再往相反的方向晃100下，还感到轻松自如，非常舒服。

1年多实践证明，晃海练喉健脑练全身。我非常喜欢这项活动，在每天早饭前、晚饭后，都在坚持锻炼。（王恩贵）

2674. 复音汤治外感失音200例，有效率100%

主治：失音，外邪袭肺致声音嘶哑。

配方及用法：苏梗、杏仁、桔梗、前胡、蝉蜕、木蝴蝶各10克，牛蒡子、诃子各6克，甘草3克。上药日煎3次服，日服1剂，每次煎15~20分钟，取汁约200毫升温服。兼咽痒咳嗽者加麻绒（炙）10克，细辛3克；喉干舌燥者加芦根15克，槟榔10克；咽痛者加射干10克，赤芍15克。

疗效：治疗200例，均属外感所致。其中，88例单纯声音嘶哑，咽喉不适，用本方1~2剂立效，声音恢复正常；74例兼咽痒咳嗽，38例并喉间干燥灼辣，按前述随症加味，服3~5剂效果显见。

荐方人：云南省昆明市中医医院　马显忠

引自：《当代中医师灵验奇方真传》

2675. 我9岁的孙子声哑用蝉衣蜂蜜有效

配方及用法：蝉衣15克，蜂蜜30克。将蝉衣用水洗去沙土，加入500毫升水，煮开锅后，凉15分钟，过滤去渣，然后加入蜂蜜在火上煮，边煮过搅，一沸即可。应趁热饮，并当茶慢慢喝，凉了再热。一般2~3剂即可。

百姓验证：河南郑州市政七街131号常正光，男，74岁，退休干部。他来信说："我孙子9岁，在班级里选为班长，说话多，管事多，经常声音嘶哑，校医给开过药，效果不明显。后来我用本条方为他治疗2次，有一定效果。"

荐方人：河南省新乡市中医院　曹冬庆

2676. 指甲土牛膝治突然失声（暴喑）可立即见效

主治：火热急攻、咽窍郁闭之暴喑，如急性喉炎等。

配方及用法：人指甲若干，土牛膝根46克。用人的指甲3或7个（先洗净，擦干手后剪下），以纸卷之成卷烟状，如抽香烟状再点火吸此卷烟数口，一会儿声出，再煎服土牛膝根，可煎1~2次，频频饮之。

按语：人指甲甘咸平。《本草衍义》认为能"去淤血"。我以为吸其烟，有烟性走串，通利咽窍，活血消肿，直达病所之功；再用土牛膝根煎服，活血散淤，祛湿利尿，清热解毒，标本兼顾，故可用于火热急攻，淤热阻窍的暴喑病。

百姓验证：彭彩先，男，28岁。适值寒冬腊月，因事急长途跋涉返家，饥寒交迫，到家时全身寒战。家人急取木炭火两盆，放身前后取暖，并同时食炭火上烤热食物两大碗，随之又吃烤红薯，两个尚未吃完，突然声嘶，偶尔声不能出，甚为惊慌，急用上法，几分钟后声出，再服土牛膝根煎汤巩固之，次日如常人。

引自：1996年第4期《家庭中医药杂志》

2677. "金嗓子"方可治用声过度引起的声音沙哑

配方及用法：皮蛋（俗名变蛋）2个，冰糖31克，同煎一大碗汤服之，早、晚各服1次，1~2剂可愈。

此方又称"金嗓子"方，为昔日伶人所常用。将要演讲或歌唱者可预服，以防音哑。

引自：广西医学情报研究《医学文选》

2678. 苦酒汤治失音症33例均在3天内获效

主治：痰火互结，咽部充血水肿影响发音的实证失音。

配方及用法：制半夏15克，加水400毫升，煎20分钟去渣，加入苦酒（米醋）

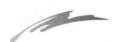

70毫升，待半冷时再加入鸡子清2个，搅匀即成。徐徐含咽，不拘于时，每日1剂。

疗效：治疗33例，一般服药2~3天即有效。

引自：《湖北中医杂志》（1985年第5期）、《实用专病专方临床大全》

2679. 青蒿代茶饮治失音18例皆有效

配方及用法：青蒿干品60克（鲜者120克），加清水1000毫升，武火急煎，或用开水泡代茶饮，每天1剂，分2~3次服。

疗效：本方治疗失音（音哑）18例，均有效，一般2~3剂即愈。

引自：《山东中医杂志》（1986年第1期）、《单方偏方精选》

2680. 本方治愈病后失音患者10余人

主治：病后失音，感冒失音，咳嗽失音。

配方及用法：青蒿16克，童便2茶杯。以水一碗煎青蒿十余沸，冲童便服。小儿酌减。

疗效：此方治愈患者10余人。

荐方人：广西柳城县　黄启暄

引自：广西医学情报研究所《医学文选》

2681. 吃甘蔗治好了失音症

主治：热病津伤、肺燥、声音嘶哑、口渴等症。

配方及用法：甘蔗60克，麦冬9克，胖大海6克。将上药加水适量，稍煎取汁，不拘时，徐徐缓饮。

按语：甘蔗味甘、性寒，有清热润肺之功效；麦冬、大海皆为润肺生津之品。相传，清朝乾隆年间，浙江临海县周某久患失音，声音嘶哑，前往名医叶天士处求治。叶氏断为：不治之症，嘱其速归，并言其死期不远。周某绝望而归，令家准备后事，朋友劝其再找其他名医诊治。有人传闻黄岩夏云颖亦当今之名医，可前往一试，周某就乘舟至夏云颖处。夏氏诊焉曰："病固危重或可挽救。"但无处方。只是嘱其取甘蔗汁随意饮服。周某按照他的吩咐，买了一船甘蔗回家。不久，甘蔗吃完，病情也有了好转，又经调理而愈。后来，周某因事路过苏州，到叶天士处，俱言治疗经过，叶氏称赞不已。

引自：《小偏方妙用》

2682. 本方治突然失音100余例均有效

配方及用法：艾叶尖7个，棉油60克，鸡蛋2个（去壳，打碎）。先将棉油煎滚，炸艾叶至焦黑色，把艾叶捞出，再将鸡蛋打碎，搅均匀后，放在油内炸至黄焦

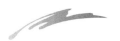

色，趁热食之。

疗效： 曾治疗100余例，均有明显效果。

引自： 广西医学情报研究所《医学文选》

2683. 青蒿胖大海治哑嗓有效

哑嗓为呼吸系统疾病的常见症状，尤以喉炎为多，亦有无明显诱因而见哑嗓失音者，我应用自拟青海汤治疗此症，疗效满意。

配方及用法： 青蒿60克，胖大海3枚，加水300毫升煎服，每日1剂。

百姓验证： 张某，女，25岁，3个月前无明显诱因而致咽痛、失音，经治疗咽痛消失，而失音未见好转，经多方治疗未见效。后服"青海汤"3剂显效。

荐方人： 福建南平市中医院郭华东　陈桂风

2684. 我的不能发声病用醋煮鸡蛋有效

配方及用法： 用搪瓷器皿盛普通食醋250克，加入鸡蛋1个，煮10～15分钟，然后去蛋壳再煮10～15分钟，将鸡蛋连同食醋一起服下。通常吃1个鸡蛋即可痊愈，不愈可再服1个。醋煮鸡蛋可治各种原因引起的急性喉炎、声带发炎，对因剧烈咳嗽而引起的声音嘶哑亦有效。

百姓验证： 黑龙江虎林云山农场欧日超，男，67岁，退休教师。他来信说："我今年2月份突然说不出话来，口腔内干得厉害，于是按本条方治疗，没用多长时间就恢复了正常。隔几日又治1次，至今未再犯。此方还使我的耳鸣消失了。"

荐方人： 山东省滕州市　孙梅香

引自： 1997年第3期《中国民间疗法》

2685. 苍耳根茎调盐频饮治失音2剂有效

潘某，男，50岁。自述咳嗽声音嘶哑3天，曾服西药不效。诊见声嘶咽痛，咳痰不爽，咽部潮红，诊为失音症。取鲜苍耳根茎250克洗净，加水1000毫升，煮沸20分钟，加食盐适量调味，日服1剂，代茶频饮。1日后语音嘶哑减轻，续服2剂后，语音清晰。

引自：《广西中医药》（1988年第3期）、《中医单药奇效真传》

2686. 用蝉蜕治失音症有效

如患失音（即不能发声）之症，可以用蝉蜕（即蝉衣，亦即蝉所脱落之壳，在各中药店有售）6克，研制成细末之后，用清水煎服之，即有效。

注意： 蝉蜕必须是去脚的，不可去头及双翼，否则无效。

引自： 陕西人民教育出版社《中国秘术大观》

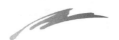

2687. 服鸡心粉治声音嘶哑2剂有效

配方及用法： 鸡心7个。焙黄研成细末，分成7包，第一次服1包，以后2次各服3包，黄酒送服，每日1剂。

疗效： 1~2剂即愈。

引自：《实用民间土单验秘方一千首》

2688. 治声哑妙方二则

教师、艺人声音突然暗哑，甚至不能发声之时，可将萝卜捣出汁水，加入一些生姜于其中，调和均匀之后再服之，便可发声如常了。此方极为灵验。

另外，还可用皂荚刺（即中药"天丁"）1.5克，萝卜3片，一起煎熬成汤之后再服下，也有同样功效。

引自： 陕西人民教育出版社《中国秘术大观》

骨鲠（食道内异物）

2689. 李时珍妙手救病人

李时珍年轻时，常出外行医。一天傍晚，他在一个村民家里刚住下，就见一个男子抱着个孩子风风火火地赶来，进院就喊："先生！快救救我的孩子吧！"李时珍和房东把男子迎进屋里，只见他怀里的那个孩子双眼紧闭。李时珍问明了病情，心里不禁打怵，因他行医没几年，这鱼刺卡喉的棘手之事还是第一次遇到。在屋子里踱步沉思的他，忽然想起有天午后在河边洗手时看到鸭子吃螺蛳的场面。于是李时珍对房东说道："你家有鸭子吗？鸭涎或许能治。"

房东赶忙捉来一只鸭子，交给李时珍。于是，李时珍提着鸭子的双脚，让鸭子头朝下，并用一个碗接鸭涎。过了一会儿，鸭子就开始流口水了。等到鸭子的口水流得差不多了，李时珍又往碗里对了点开水，随后让小孩儿喝下。小孩儿喝下鸭涎后，喉咙里便发出"喀喀喀"的声音，不久鱼刺便被鸭涎顺下去了。孩子的脸上露出了笑容。

"真是华佗再世啊！"男子倒头便向李时珍叩拜。李时珍赶快扶起男子。说道："我哪里是什么神医啊！这种病我是第一次遇到呢？竟然治好了！""你的法子不是很奏效嘛！"房东说。"我这也是急中生智，实乃是鸭子吃螺蛳给我的启示。"以前我见过鸭子吞大的螺蛳一下子吞不进去就吞了吐，吐了吞，吞吞吐吐，让口

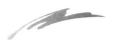

里分泌出涎水来,借助涎水的帮忙,把螺蛳吞进去了。

男子千恩万谢后,抱着孩子走了。

自此,李时珍又用这个单方治好许多例骨鲠在喉的病症,而且非常灵验。
(张晓天)

引自:1997年4月29日《生活与健康》

2690. 治骨鲠卡喉妙法

如果不慎被鱼或鸡骨卡在喉或食道内,此时不要讲话,不要咽食物或涎液,马上倒一大杯冷开水,喝一大口,猛的吞下,连续大口吞水,直到鱼刺消失为止。此法是使喉咙突然扩张,让鱼刺长轴与喉和食管的长轴变为平行的方向,刺就会顺着水流,进入胃腔,被排出体外。

荐方人: 安徽芜湖市第一人民医院　潘筱强

2691. 我用本方治鱼刺卡喉效果很好

吃鱼时万一不慎,鱼刺会被卡在喉咙里,咽不下,吐不出。曾有人喝醋,企图使鱼刺软化、溶解,以消除痛苦。其实,此法效果不佳。因为鱼刺的成分不全是碳酸钙,不能被醋酸完全溶解。如果找西医,必须用医疗器械将鱼刺取出,这样会使病人感到痛苦。我曾用几样中草药煎成汤,像喝茶一样,慢慢咽下,当最后一口药汤下肚,鱼刺也就被清除掉了。既不使人感到痛苦,效果又很好。

配方及用法:威灵仙、草果各45克,砂仁30克。将上述草药加水两碗,文火煎熬,当熬至约有一大茶杯时即可。放凉后,在20~30分钟内慢慢饮完,鱼刺即可被软化,顺流而下。

百姓验证: 云南弥勒县朋普镇政府郑荣,男,54岁。他来信说:"邻居小张在吃鱼时不慎鱼刺卡喉,到卫生院看后也未能取出,回来后求助于我。我用本条方为他煎药内服,很快就治好了他的鱼刺卡喉。"

荐方人: 河南省漯河市漯河高中　陶菊欣

2692. 我老伴鱼骨鲠喉用本方有效

广西玉林市中医中药研究会陈家伦医师的女儿陈春梅,在进食时不慎被鸭骨鲠喉,持续1个多小时难下。陈家伦想起一农民介绍的"白矾疏喉丹",随取来一颗黄豆大小的白矾,给春梅含于口中,徐徐将矾液咽下,过了三四分钟,鸭骨即吞下无恙。据陈家伦说,那位传秘方的农友,曾以此妙方治愈多名骨鲠喉患者。

百姓验证: 陕西宝鸡洗衣机厂牟掌权,男,56岁,退休。他来信说:"我老伴在吃鱼时不小心被鱼刺卡住了喉咙,我用本条方没花一分钱就解除了她的病痛,真是药到病除!"

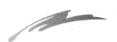

引自：广西科技情报研究所《老病号治病绝招》

2693. 生龙骨治鱼骨鲠有效

主治：鱼刺鲠咽，食鱼时鱼刺伤咽部引起的疼痛和有异物感（鱼刺感）。

配方及用法：生龙骨。选择色白质佳的生龙骨块，放入药缸捣成细末（其间有微小颗粒无妨）。成人用量：25～30克，小儿酌减。把药末倒在一张小纸上，然后折纸一次性倒入咽部中，用事先准备好的凉开水吞冲咽下。轻者，即可见效；重者，可连服两次，或晚睡前再服1次。

疗效：此方简便易行，无副作用，易被患者接受，特别儿童。我多年来用此方解除众多患者的痛苦，可谓药到病除。轻者取用1次，重者可用2～3次。效果明显。

荐方人：黑龙江哈尔滨市第一工人医院　朱希嘉

引自：《当代中医师灵验奇方真传》

2694. 杨洪龙的鱼骨卡喉症用本方治半小时就好了

节假日，肉食是餐桌上的主菜，常见有人被骨卡喉，由于使用除骨的方法不当，损伤咽喉的黏膜或使骨卡得更深，相继发生红肿、发炎、发烧、疼痛、吞咽困难、出血等现象。因此，我特向大家献一个秘方，该方经30多年临床实践，疗效确切。

配方及用法：白灰面120克，白砂糖60克。先将白灰面用冷水调敷在两膝头上，再每隔20分钟含一满口白糖，令其自消。连含3次，其骨立化。

百姓验证：云南金平县金河镇小河沟黄代祥，男，60岁，退休干部。他来信说："杨洪龙因吃鱼被鱼刺卡喉，用多种方法都不能去除。我用本条方施治，半小时后鱼刺便自然消失了。"

引自：《中医药奇效180招》

2695. 橄榄治鱼刺鲠塞食道确有实效

一次吃鱼时，不慎将细鱼刺卡在咽喉部食道中，拿不出，咽不下，一有吞咽动作尤为难受。急切之中，采用平时报纸上介绍的办法：咽醋几口，无济于事；口含几片维生素C片，含化后也无明显效果；又找来韭菜，烫后不切就强吞下咽，也没有带走鱼刺，反而卡得更深。无奈中想到《本草纲目》中用橄榄治鱼鲠的记载。随即取来两枚家中刚买来的新鲜橄榄，慢慢嚼之徐徐下咽，片刻之后，咽喉部的难受感全然消失。为了证实其效果，又做了几次吞咽动作，不再难受，吃饭也无影响，证明橄榄治鱼刺鲠确实有效。

橄榄又名青果，味甘、涩、性平。中医入药常用于咽干音哑，咽喉肿痛等

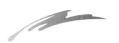

症，是喉科主药之一。经查，清代汪庵《医方集解》一书中也有"凡鱼骨鲠，食橄榄即下，如无鲜者，用橄榄核磨水饮之"的记载。这就是说，在不产新鲜橄榄的季节，可用橄榄制品食之，也可能有效。不慎被鱼刺鲠塞食道者不妨一试。（李俊）

引自：1996年5月13日《云南老年报》

2696. 我小时被鱼骨卡喉仅取深井水一次顿服就好了

这件事发生在我5岁的时候。有一天，我吃饭时不小心被鱼刺卡喉，母亲叫我吞下好几口干饭也无济于事。听说大理城内一位大爹对此治疗有方，父亲就带我前去求治。说明来意后，大爹只顾和父亲闲聊，好像把我给忘了。约半小时后，有人来大爹门前的水井里汲水。大爹叫人取来一个大瓷碗，顺手从人家刚提出井口的桶里盛了一碗水。大爹把那碗水放在桌上，然后闭目端坐，用右手食指在碗上方比划。父亲悄悄地告诉我，大爹是在画"佛章"。过了好半天，大爹睁开双眼，命我把那大碗水一次喝下去。说来也奇怪，回到家后，我的喉咙里没有了异物感，也不痛了。以后，我一直深信是那"佛章"起了作用。

长大之后，我当了医生，不再相信是"佛章"的作用，但却解不开这个谜。前不久，我在图书馆查阅资料时发现，在一本专门介绍单方验方的医学书上竟然明明白白地写着："鱼骨鲠喉的治法，取深井水1~2大碗，一次顿服。"虽然书上未说明疗效和机理，但对其疗效我不是早已验证过了吗？

吞咽动作是通过食道肌肉一连串交替收缩完成的。由于大量冷水的刺激，食道肌肉的收缩增强，使得刺入咽部或食道壁上的鱼刺脱落了。简单的道理，古朴的方法，只是画"佛章"使之带上了神秘的色彩。（赵立国）

百姓验证：广西宾阳县新桥镇民范群英村王世和来信说："我儿子在一次吃鱼时，不慎被鱼刺卡住了喉咙，我见后急忙用本条方试治，结果只喝了几口水，鱼刺就下去了。"

2697. 鱼刺鲠喉觅灵仙

中医有一个简便有效的方法对付鲠喉的鱼刺，即用中药威灵仙30~60克，浓煎取汁，加足量砂糖，也可适量加醋，文火煎熬，使汤汁稠黏，然后慢慢含漱，徐徐咽下，常可令鱼骨软化，症状消失而获痊愈。此方确有良效，我多年前曾有一次不慎被鱼刺鲠喉，痛苦万分，坐立不安。后取此药如法煎煮，霍然而愈矣。

古人认为威灵仙能通行十二经脉，性急善走，药力甚峻，能耗散气血，故体质较弱，气血不足者不宜多服。

鱼骨鲠喉虽为小疾，但切莫轻视，应尽早求治。如就医不便，可先试用威灵

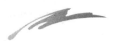

仙，大多可使你如释重负。但如反复用药仍不能令症状缓解，则宜去医院详细检查，另行设法取出鱼刺。（王晓原）

引自：1996年9月10日《家庭保健报》

2698. 牛口白沫治竹叶卡喉是古代妙方

儿童在游戏之时，往往喜欢用竹子之叶为笛，置于口中吹出声音。但不小心，就极容易使竹叶倒吸入喉管之内，使呼吸阻塞，下不去也上不来，其后果极危险。遇此可用陆游《老学菴笔记》中所传之秘方：急取牛口之白沫，用滚水冲服之，便可使竹叶软化而下。

引自：陕西人民教育出版社《中国秘术大观》

2699. 头发入喉不下用本方一治便效

有时候，如果不慎误吞了头发，它往往会在喉部缠结，想尽办法也弄不出来。遇此则将所脱之其他头发（亦可拔发）烧制成灰之后，用清水将其吞服，其量在3克左右，便可立刻生效，使头发消失。

引自：陕西人民教育出版社《中国秘术大观》

2700. 蛞蝼虫可治豆粒卡喉症

由于豆类遇水会膨胀，所以若儿童误吞豆粒之后，往往会卡在喉间，上不得下不得，是极危险的。遇此，可急觅土狗儿（即春夏随地可找到"蛞蝼虫"）数只，捣烂之后敷于被卡之喉的外肿之处，则其豆便自会缩小而溜下。

引自：陕西人民教育出版社《中国秘术大观》

倒 牙

2701. 我食酸"倒牙"用本方2分钟就治好了

倒牙，系属牙齿过敏症。老年人要注意保护牙齿，平时多吃些含钙质高的食物，如牛奶、豆类等，少吃含酸和含糖多的食物。如果吃酸东西"倒牙"，可冲些小苏打水，含在口里1~2分钟后，将水吐出，牙齿就不疼了。

百姓验证：广西河池地区配件公司陈远忠，男，67岁，干部。他来信说："我有一次'倒牙'，用本条方仅含1次就好了。"

引自：1997年1月4日《晚晴报》

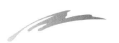

牙齿过敏

2702. 我口嚼大蒜治好了多年的牙齿过敏症

多年来我经常牙痛，吃甜的、酸的、冷的、热的都不行，严重牙齿过敏，到医院看过多次未见效。后来看到《晚霞报》上登了一则单方：口嚼大蒜可治牙齿过敏。我试了试，开始觉得辣得很，于是我就改为先少量，后逐步增加的方式食用，也就适应了。坚持了2个星期，牙齿就不过敏了，完全恢复了健康。

百姓验证：陕西西安市西五路交大二院26号李天才，男，70岁，离休。他来信说："我患牙齿过敏症多年，去医院治疗也没有治好。后我用本条方治，很快就见效了，现在吃冷、热、酸的食物都不难受了。"

各种牙痛

2703. 我用海椒面治牙痛果真有效

牙痛不算病，痛起来真要命。我于1978年患牙痛病，尝到了要命的滋味。当时由于经济条件所限，没有到医院求医。后经人介绍一偏方，试后果真有效。至今1年多，我的牙齿完好，没有再痛过。

配方及用法：海椒面250克，红糖250克，猪油250克。先把海椒面放在锅里炒焦，起锅，再把猪油放到锅里熬化，加红糖，待红糖溶化后，将炒焦的海椒面倒入锅内混合搅匀，起锅待凉。牙痛时，将混合的海椒面取一撮按在痛处，过一会儿咽下，再按，重复多次，直到把海椒面吃完为止。

荐方人：四川省长寿县龙河乡　胡里仁

引自：广西科技情报研究所《老病号治病绝招》

2704. 我用花椒粒止牙痛每次都有效果

花椒止牙痛疗效甚佳。

方法：用干花椒1～2粒，去籽放在患处（如手放不方便，可用舌尖舔到患处）。花椒放在患处约1刻钟，即发挥效用，感觉患处及患处附近肌肉有麻木感，

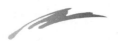

此时疼痛即减轻，随着药效继续发挥，疼痛即可停止。花椒入嘴后产生的唾液，可以吐出也可咽下，对人体均无妨碍。我用此单方，每次都有效。

百姓验证：陕西西安市西五路交大二院26号李生才，男，70岁，离休。他来信说："我孙子常患牙痛，又不愿去医院治疗。我用本条方为他仅治疗半个小时，未花一分钱，他的牙就不痛了。"

荐方人：安徽合肥三里庵邮电所　连方

2705. 生地元参治牙痛有效

主治：阴虚火旺牙痛。

配方及用法：生地、熟地各30克，元参、二花各15克，骨碎补9克，细辛3克。每日1剂，水煎服。

百姓验证：杨某，男，干部。左下第二臼齿疼痛十分剧烈，但痛牙之局部又无明显之炎症现象，经用度冷丁50毫克肌注，缓解不到半小时，仍疼痛难忍。予以上方治疗，服药2剂而痊愈。

引自：内蒙古科学技术出版社《中国验方全书》

2706. 我用"牛奶子"根治牙痛有效

年过花甲的我，常有牙痛之患。虽经多家医院治疗仍久久不愈，焦虑万分。大约在1995年11月中旬的一天上午，我的牙痛得特别厉害，脸颊也红肿了，不得不硬着头皮朝医院走去。在路过一家零售报摊前，顺便买了一份《家庭医生报》看看，想借它转移牙痛的注意力。

话说来就那么巧，当我拿过报纸，展开粗阅标题时，"牛奶子"根治牙痛有奇效的醒目字样首先跳入我的眼帘，顿时这篇文章就像磁铁般地吸引着我的视线，不由自主地取出老花眼镜戴上，站在街沿聚精会神地看了2遍。读完之后，我抱着试试看的心理，连医院都没去直奔草药摊前，买了"牛奶子"根带回家里，让老伴帮我洗干净，然后把根上的小肉剪下来砸破放在痛牙的牙龈处。的确灵验，大概只有一两分钟的时间，牙痛神奇般地消失了。为巩固疗效，我又用了一次药。现在已经过去了1个月有余，我的牙齿牙龈一直没有再痛过。

荐方人：四川省自贡市红旗职业中学退休教师　郭正川

引自：1995年11月6日《家庭医生报》

2707. 枸杞蒺藜能治牙痛

配方及用法：枸杞、蒺藜各30克，生、熟地各15克，全虫、骨碎补各10克。每日1剂，水煎，分2次服。若偏头痛者，加蜈蚣2条，僵蚕10克，赭石30克；若胃火牙痛者，加生石膏30克；若牙宣者，加马鞭草30克，人中白、黄柏各10克；若虫牙患

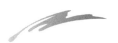

者,加花椒5克,乌梅10克;若牙痛者,加黄芪30克,白芷、王不留行各10克。

疗效: 用此方治疗牙痛患者70例。其中,治愈59例,显效11例,有效者为100%。

引自: 内蒙古科学技术出版社《中国验方全书》

2708. 脱脂棉浸人乳治牙痛十分有效

配方及用法: 用医用脱脂棉花(普通新棉花也行)浸足人的乳汁,于睡前放于牙痛处,轻者1次见效,重者3次见效。

疗效: 本方均经多人验证,十分有效。

荐方人: 辽宁宽甸县第一中学　张新春

2079. 我的牙痛病是用茄子皮灰治愈的

去年秋季,我牙痛一直不好,后经人介绍一方治好了我的牙痛病。现将此方献给大家。

方法: 用生茄子皮化灰,放于避风处过夜去其火气,与蜂蜜拌匀,涂于痛处,立即见效。

百姓验证: 广西融水县委组织部韦绍群来信说:"我应用本条方不但医好了自己的牙痛病,也医好了我老伴的牙痛,就连我3个女儿及外孙的牙痛都医好了。我还经常用此条方免费为别人治疗牙痛。"

荐方人: 河南省西华县　何永全

2710. 我用"奇疗法"治牙痛有效

黑龙江嫩江九三局尖山农场林业科胡立德,用"全息穴位神奇诊疗法"为他小舅子治疗牙痛,效果很好。

注: "奇疗法"资料已编入本书下卷4141条中。

2711. "八爪丁"中药治牙痛使我晚年享尽口福

我是贵州赤水市楠竹场的退休工人,现已近古稀之年了,但牙齿完好,很多硬脆食物仍咀嚼得如青年人那样爽快。

护齿方法: 当牙痛时,即将"八爪丁"中药切碎含在痛处,待10~20分钟后,将热涎吐出,其痛慢慢减轻;如再出现牙痛,又照法治之,牙病自除。我反复治之,所以有副完整的牙齿。

据医师言,"八爪丁"有"开喉剑"之美称,是治疗口腔咽喉疾病的消炎良药。

百姓验证: 湖南桃江县灰山镇大树村高根普,男,65岁,工人。他来信说:

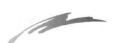

"我用本条方治好了高安付的牙痛,至今已有9个月未复发。"

2712. 我常年含漱白酒使牙痛病一去不复返

俗话说:牙痛不算病,痛起来真要命。我年轻时经常患牙痛,去医院口腔科诊治,效果并不是十分令人满意,一度吃足了牙痛的苦头。后来,我就收集偏方治牙痛。最简单有效的偏方要数口含白酒漱口。每晚临睡前刷完牙后,口含白酒一大口,低头和仰头漱口10分钟,然后把酒吞下(不喝酒的人可以吐出来)。天天晚上坚持含漱白酒,日复一日,年复一年,牙痛消失。

口含白酒漱口也适应于因齿槽脓肿、齿龈炎、牙髓炎、牙周炎而引起的牙痛。

百姓验证:广西宾阳县新桥镇王世和来信说:"我用本条方治好了一名村民的牙痛病。"

引自:1996年8月5日《家庭医生报》

2713. 我老伴用黄芩牙膏治好了经常犯的牙痛病

我那年逾花甲的老伴,近年来经常牙痛,请名医诊治数次也不能根治。

今年春季,一位在浙江大学任教的学生特给我捎来12管黄芩复方中药高级牙膏。每天早晚老伴用它刷牙,以此作为牙痛的辅助治疗手段,想不到牙痛竟好了。

为什么黄芩牙膏有如此好的疗效呢?我查询了有关资料,原来该牙膏中所含的黄芩甙、甲硝唑等具有清热凉血、消炎镇痛之效。口腔里大量存在能引起多种感染的厌氧菌,它是一种适合在缺氧条件下生成的菌类,而口腔中口腔壁紧贴牙床,常处在缺氧状态,故厌氧菌对口腔溃疡的感染率很高。此菌对青霉素、庆大霉素等抗生素都不敏感,而黄芩牙膏中所含药物却恰恰能起杀灭厌氧菌的作用。大概这就是该牙膏能够预防和治疗多种口腔疾病的原因吧!

荐方人:四川自贡市中华路二十八中　澎涛

2714. 我老伴用紫皮大蒜敷虎口穴治牙痛效果好

我老伴突患牙疼,唉声不止,饭、水不入,半边脸浮肿。后得一方试之,效果很好。用紫皮大蒜一头,剥皮捣成蒜泥,敷至右手虎口穴处,用纱布缠牢。第二天除掉,会有水疱生起,越起越大。这时不要害怕,2天后水疱老化成熟,用穿线大针横穿拉过去,随即黄水溢出,水疱消失,牙疼病除。

本方分文不花,一劳永逸,不会再犯。此方传给乡邻4人皆有效验。(贺培银)

引自:1996年12月7日《晚晴报》

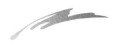

2715. 我的牙痛是用酒泡大黄治好的

每年春秋季我就患牙疼,疼的时候恨不得将疼牙拔去。后用一方治愈,多年来没有复发过。患牙疼者不妨一试。

配方及用法:大黄、白酒各15克。将大黄放入茶缸内,然后将白酒倒入,浸泡10分钟后,再倒入开水一满缸,待半温后饮用,喝完再倒热开水连续喝一天,喝五六茶缸。第二天,再换新大黄和白酒,仍按此方法使用,直喝到牙不疼为止。

荐方人:河南尉氏县三中 赵国池

引自:1997年第8期《老人春秋》

2716. 我用针刺外劳宫穴治疗牙痛101例,效果都很好

治疗方法:牙痛剧,兼口臭、便秘、脉洪者,为阳明火邪为患;痛甚而龈肿,兼见形寒身热、脉浮数者,为风火牙痛;牙痛时发时歇,脉紧,齿上有蚀斑黑洞者,为龋齿牙痛;牙龈萎缩或牙龈红肿,牙齿松动,疼痛隐隐,脉细者,为肾虚牙痛。以上几型均采用针刺外劳宫穴治疗。其中:阳明火邪牙痛、风火牙痛、龋齿牙痛用泻法,肾虚牙痛用补法。穴位:手背第2,3掌指关节之间后0.5寸,与劳宫穴相对应处。针法:取患侧穴位,患者手心朝下平放,呈半握拳状,术者取1寸毫针,沿皮肤呈45度向心方向进针,针刺深度为0.5~0.8寸,进针后酌情给予补法或泻法,留针30~45分钟。

疗效:一般来说,进针后疼痛都大为减轻。虚证患者及龋齿患者可多次针刺治疗,101例均获佳效。

荐方人:河南郑州市电信局医务所 朱庆和

引自:1997年第6期《河南中医》

2717. 我服8个醋蛋液治牙痛病效果较好

服醋蛋前最使我犯愁的是牙疼痛,牙龈还经常出血,服了6个醋蛋液之后,牙不再疼也不出血了。还有一个收益,就是服醋蛋后,我平时用手一挠就纷纷扬扬落下的头皮屑不见了。

荐方人:广西崇左县太平小学 庞良

2718. 本验方已治愈20余名牙痛病人

我最近结识了一老农,他向我介绍了用烟油治牙疼的验方,而且还带我走访了用本法已治愈的20多名患者,他们都说此法效果好且不花钱。

具体方法:找一个经常用旱烟袋吸烟的人,把烟杆里的烟油弄出来,让患者把嘴张开,将烟油放于痛处,四五分钟后疼痛即可减轻并逐渐好转。疼痛消除

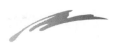

后，可刷牙把烟油清除掉。

荐方人：山东省梁山县　孙常君

引自：广西科技情报研究所《老病号治病绝招》

2719. 我长达7年的顽固性牙痛用车前草治疗效果较好

牙痛的滋味我深有体会，深受其害。少时嗜糖如命，常常躲在被窝里偷偷吃，于是牙痛便接二连三地光顾。经常是一痛半个月，一肿半边脸。为此我想方设法多方寻医问药，针剂注射过，药剂口服过，土法偏方屡次尝试，却往往是"按下葫芦起来瓢"。5年前得一偏方：仲秋时节从野外采摘大量车前草，连根拔起，洗净晒干。择两株车前草配以两块似核桃大的冰糖煎煮，文火熬制一茶杯汤水口服。每日3次，7天为1疗程，一般2个疗程痊愈。

我试用此法后（连服2个疗程），长达7年之久的顽疾牙痛终于不痛了。而听我介绍使用此法的患者也一一报告喜讯，分文未花，效果显著。

百姓验证：广东台山县台城镇富华新村328号甄沃根，男，53岁。他来信说："我用本条方治好多位牙痛患者。"

荐方人：新疆农四师72团　罗雪玲

2720. 我的家传秘方治牙痛效果非常好

我有一治牙痛的家传秘方，60多年来，我家乡很多人采用此方施治，效果非常好。

配方及用法：熟地、生地各50克，大黄5克，升麻、卜子、荆芥、防风、甘草、双花各10克，水煎服，每日1剂。重者2～3剂即可见效。

百姓验证：云南弥勒县朋普镇政府郑荣，男，54岁，行政人员。他来信说："我本人患牙痛，并有脓肿出血现象，遇冷热也痛，使我寝食难安。后来我按本条方服药2剂就治好了自己的牙痛病。"

荐方人：河南省淅川县　师清民

2721. 我用蒲公英红小豆汤治牙痛有显效

4年前，我经常患牙痛病，虽经多方治疗却难以治愈。后来家里来了一位客人，介绍了一民间验方：用蒲公英7株，加红小豆和冰糖若干，熬成汤饮用，可以很快见效。我如法炮制，服后果获奇效，至今未再犯病。经传多人使用，均收良效。

引自：1997年5月21日《晚晴报》

2722. 我用灭滴灵治牙痛80例全部收到了较好效果

几年来，我使用灭滴灵治疗牙痛病80例，取得显著疗效，有效率100%，治愈

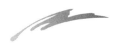

率98％。

具体方法：先把病牙刷净，保持口腔卫生，再将一块酒精棉球咬在病牙上，5分钟后吐出酒精棉球，然后口服灭滴灵，每次2片，每日3次，连服3天即可痊愈。此法治疗牙痛效果好，特别是治疗龋齿，效果更好。

用此法治疗牙痛具有药源广，简单易行，花钱少，收效迅速，愈后不再复发，无副作用等优点。（刘加森）

百姓验证：重庆市忠县石宝坪山龙滩邓明材来信说："湖北宜城鄂西的苟安福牙痛得要命，我按本条方为他服药，3天见效。"

引自：《上海老年报》

2723. 用料刁竹酊治疗各种牙痛46例，止痛率100%

配方及用法：将料刁竹、两面针、樟脑、冰片等量药浸入75％酒精500毫升内，泡15天后，过滤而成。先用棉签将牙洞清理干净，然后用药棉做成牙洞大小棉球蘸料刁竹酊后塞进牙洞内，无洞的患牙可用棉签蘸药液擦放于牙龈周围。

注意：放药液时的流涎要吐出，不能吞。

疗效：46例均在用药10分钟左右痛止，尤以龋齿效果最佳。1年后随访无一例疼痛复发。

百姓验证：覃某，女，58岁，退休干部。于1991年3月13日就诊。主诉：牙痛伴头痛10天，曾服用消炎止痛药无效，痛势剧烈难忍，彻夜不能寐，抱头痛哭。

检查：下口左后大牙有玉米粒大小的洞，洞较深且牙周围红肿。即给予自制的料刁竹酊，塞牙洞处，7分钟痛止（其他药停用）。当晚即能安然入睡，头痛也除。随访4年未复发。

按语：料刁竹（本品为萝摩科牛皮消属植物徐长卿），性味辛温，具有解毒消肿、通经活络、止痛之功效。配上具有祛风消肿、散淤止痛的两面针，再配上樟脑以除湿杀虫、温散止痛，佐以冰片散，以加强诸药的止痛功效。诸药配伍具有解毒消肿、祛风散淤热、止痛的作用。

荐方人：广西右江民族医学院　黄运拼

引自：1997年4月第2期《中国民族民间医药杂志》

2724. 我用本方治牙痛32例全部有效

配方及用法：薄荷、肉桂、细辛、良姜各10克。上药10克为3剂药量，把10克各分成3份（即每剂为3.333克），水煎早晚分服。

疗效：根据临床32例证实，1剂见效，3剂显效。

荐方人：河南汝阳县人民医院　王传华

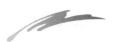

2725. 我用两面针治各种牙痛很有效

配方及用法: 两面针干品20克,独行千里干品15克,鲜蔷薇花嫩叶60克,鲜雷公根60克。上4味加入清水800毫升浸泡10分钟后,以武火煎沸约5分钟,改用文火,待药液煎至约300毫升左右停火,并倒出药液待用。先饮药液于口内,然后在口中慢慢地边含边漱,5分钟左右再将药液徐徐咽下,如此一口一口地慢慢含漱,咽下,直至把药液服完为度。若为重症者每天服2剂,轻症者每天服1剂。

百姓验证: 男,56岁,南宁市北湖菜市个体户。1990年10月21日就诊。自述牙痛反复发作10年余,近1年来每1~2个月发作一次,现发病3天,疼痛牵涉整个头部,嚼物时疼痛明显增加,晚较白天痛甚,时急时缓,难以入眠。曾用中西药(药物不详)未效而到我科诊治。检查:右下侧牙龈红肿,牙齿稍有松动,按上述方法服用本方药,每天2剂,3天后疼痛及其他临床症状消失。为巩固疗效,每天继服1剂,连进3剂而告显效。至今5年余,回访未见复发。

注意:

两面针:芸香科植物,微毒,不可过量。

独行千里:又称膜叶槌果藤,白花菜科植物。

蔷薇花:蔷薇科植物。

雷公根:又称崩大碗,伞形科植物。

荐方人: 广西中医学院　唐业建

引自: 1997年8月第4期《中国民族民间医药杂志》

2726. 用针刺治各种牙痛数百例,有效率近100%

主治: 各种类型牙痛。

穴位的选定: ①选定痛牙内外侧牙龈处为重点针刺点。②头面部及其他常用穴辅助治疗。主穴为合谷、颊车、下关;风火牙痛配外关、风池;胃火牙痛配内庭;阴虚牙痛配太溪(补)、行间泻;头痛者配太阳、印堂;龋齿牙痛多兼风火与胃火,可酌情选择配穴;上牙痛必取内庭,下牙痛必取合谷。

辨证治疗: ①令患者张口,根据痛牙部位选用不同型号毫针,在痛牙内外两侧牙龈下部直刺至牙槽骨内,用泻法,强刺激,直至木涨不痛为度,(牙两边各用1支毫针)然后令患者微闭口留针,与外部针一起取出;②根据辨证后在口腔外部及其他部位取穴配合治疗;③内外全部针刺完毕后留针30~60分钟(根据疼痛程度,在留针过程中如反射疼痛可相应捻转毫针以止痛)。

疗效: 我连续几年运用此法治疗数百例患者,有效率近100%。1次见效占85%以上,个别患者治2~3次。

荐方人: 辽宁大连市旅顺口区龙头镇　杨传程

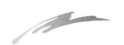

引自:《当代中医师灵验奇方真传》

2727. 我用本方3剂治牙痛效果较好

配方及用法: 荆芥15克,黄芩6克,防风、升麻、连翘、生地、栀子、大黄、甘草各9克,竹叶为引,水煎服。

疗效: 用本方治疗牙痛患者525例,服药1剂治愈者128例,连服2剂治愈者324例,连服3剂治愈者42例,病虽未除而病减轻者31例。

百姓验证: 湖南桃江县灰山镇大树村高根普,男,65岁,工人。他来信说:"孙纽英长期牙痛,我用本条方为她治疗,仅花5.6元钱就治好了。"

荐方人: 河南内乡县张晓阳　谢怀盈

2728. 我用单药公丁香治各种牙痛均在数秒钟内止痛

主治: 各种牙痛。

配方及用法: 取公丁香数十粒,研细末,贮瓶中备用。牙痛者可将丁香粉纳入龋洞内或牙隙处。

疗效: 用后约数秒钟即能止痛,重者可连续使用2~3次,有效率100%。

百姓验证: 北京顺义县大孙庄镇石庄村孙东复,男,62岁,教师。他来信说:"村民贾贺生突患牙痛,我按本条方在他牙痛处敷上药粉,疼痛逐渐消失。又敷1次,牙痛即愈,未再复发。本镇石材厂主任邓彪患牙痛,疼痛剧烈,我用本条方为他治疗,很快牙就不痛了。"

荐方人: 四川省犍为县　沈吉义
引自:《四川中医》(1990年第5期)、《单方偏方精选》

2729. 我用四种西药片治牙痛效果较好

1990年农历腊月二十九,我的牙痛病复发,愈痛愈烈。第二天到公疗医院和县医院求医,医生都放了假。回家时碰到一位校医,他给我开个药方,到药店买了四包药。一包吃下不到2小时,牙痛即止,使我快快乐乐地过了个春节。按时吃完四包药,至今没有复发。一学生牙痛难忍,照我用过的方法服药,也是一服即愈。为解牙痛患者之苦,特献此方。此方是:强的松、芬布芬、维生素B_1、维生素C各2片。

注: 芬布芬别名为联苯丁酮酸。

禁忌: 14岁以下儿童不宜服用,消化系溃疡者及孕妇和哺乳期妇女慎用。

百姓验证: 辽宁本溪电信局张广生来信说:"我局职工张义振前2年开始牙痛,用消炎止痛药治疗也无效。今年我用本条方为他治疗,不到1小时牙就不痛了,很灵验,只花10多元钱。"

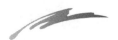

荐方人：河南沈丘高中　窦全悟

2730. 我用本方治疗一位牙痛剧烈病人效果较好

我于1988年出差到昆明，住在翻胎厂旅社，见该旅社一服务员因牙痛异常，以致休克，注射青霉素无效，后用此方治愈。于是我虚心求教而讨得此方。去年，我曾用此方治好了一位严重的牙痛病患者。

配方及用法：生石膏15～30克，当归15克，升麻5克，黄连5克，生地15克，丝瓜15克，丹皮5克，牛蒡子10克，煎服，每日3次。可治牙齿剧烈疼痛。

百姓验证：广东信宜市怀乡银行退休干部梁振，男，73岁。他来信说："去年夏天我右上牙痛得非常厉害，并伴有高烧，坐卧不安。后我按本条方服药，7分钟后痛止，又服1剂效果更佳，至今未复发，才花5元钱。"

荐方人：云南曲靖药厂　杨家仁

2731. 我用瓦松白糖治牙痛有显效

配方及用法：瓦松1把，白糖100克。将瓦松（当地称瓦棕）用水洗净，放入锅内，加水一大碗，煎至半碗，将瓦松捞出，把药液倒入白糖碗内喝下，1次见效。

我6年前经常牙痛，痛起来吃不下饭、睡不成觉，脸肿，服遍止痛片、牙痛散、牛黄解毒片，抹牙痛水，都无济于事。后来用此方治疗，用药1剂便好，再没复发。我应用此方治疗过许多牙痛患者，均见效。

百姓验证：江苏镇江市谏壁镇南头146号蒋顺洪的老伴患突发性牙痛，痛得呼天唤地，束手无策。后来用此方治疗，3天后消肿痊愈。

荐方人：河南洛宁县　曲书祥

2732. 本方治牙痛有良效（众称"霸道"方）

配方及用法：马蜂窝1个，烧酒小半碗。把蜂窝撕成像槽牙一样大的块（约五六块）放到酒碗里，点燃烧酒，待酒烧沸时，用筷子夹一块蜂窝置痛牙上咬住闭嘴，等到口中的蜂窝没有热度了吐出，再从燃烧的碗中夹一块蜂窝趁热换上（不要怕烫）。如此不过三块，牙疼立止，而且永不再疼。

本方经试用，证明有特效，众称"霸道"方。

荐方人：北京市平谷县城关镇上纸寨村二队　谢德春

2733. 我以三种西药片医治了许多牙痛患者

牙痛患者发病时，可将消炎痛1片，保太松2片，解热止痛片2片同时服下（缺一不可），等2～3分钟后，疼痛即消。此方疗效极佳。

百姓验证：重庆市陈孟庄，男，69岁，工程师。他来信说："我县航管站站长

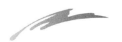

的父亲患牙痛,我用本条方为他施治,服药不到5分钟牙就不痛了。"

注意:儿童禁用,成人患胃炎、胃溃疡者禁服;牙痛治愈后不宜久服;此方饭后服不伤胃。

2734. 我利用名师叶天士的验方治各种牙痛千余例无不显效

主治:急性根尖炎、牙周脓肿、急性化脓性牙髓炎。

配方及用法:煅石膏2.1克,生地6克,荆芥3克,防风3克,丹皮3克,生甘草2.1克,青皮1.8克,水煎服。上门牙痛属心火,加半夏2.4克,麦冬3克;下门牙痛属肾火,加知母3克,炒黄柏3克;两边上牙痛属胃火,加白芷2.4克,川芎3.6克;两边下牙痛属脾火,加白术2.4克,白芍3.6克;左边上牙痛属胆火,加羌活3克,龙胆草2.4克;左边下牙痛属肝火,加柴胡3克,炒栀子3克;右边上牙痛属肠火,加炒枳壳3克,大黄3克;右边下牙痛属肺火,加桔梗3克,炒黄芩3克。

疗效:30余年治牙痛上千例,无不效果显著。仅1983年就治58例,按上方辨证施治,服3剂愈者12例,服6剂愈者35例,服9~12剂愈者4例,反复发作(逆行性3例,龋齿者4例)根治者7例,经观察2年均未犯。

按语:本方为先师所授。20世纪60年代初荐给口腔科,用于治疗牙痛,屡用屡效。

百姓验证:广东连州市清理处吴木清来信说:"我市九坡镇农民邱远贵患顽固性牙痛15天,吃不下,睡不好,受尽了折磨。曾在管理区医疗站治疗,吃药打针一星期,牙还是照痛不减。后来用本条方治疗,服下2剂药开始见效,服完3剂药后牙就一点也不痛了,仅花5.1元钱。"

荐方人:北京市延庆县中医院口腔科 侯士林

引自:《当代中医师灵验奇方真传》

2735. 百岁老人裴心易献出的治牙痛秘方一用真灵

湖北松滋县杨林市区家河村百岁老人裴心易,生于光绪十六年(1890年),年轻时当过药铺调剂员。他献出一个治牙痛的秘方,供医药研究者和牙痛患者使用。

配方及用法:取生地、丹皮、甘草、熟石膏4味药,并可因不同齿痛另加2味药,即上庭四齿属心,痛则加川连、麦冬;下庭四齿属肾,痛则加黄柏、知母;左上盘牙属胆,痛则加羌活、胆草;左下盘牙属肝,痛则加柴胡、山支;右上盘牙属大肠,痛则加枳壳、大黄;右下盘牙属肺,痛则加白芷、川芎。以上六方,各6味药,每味药各取6克,不得代替。

百姓验证:广西宾阳县新桥镇王世和来信说:"我用本条方治好牙痛病人60例。其中王启仁夫妇同患牙痛,去县中医院和个体牙科诊所花去70余元未治好。

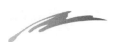

我按本条方让两人睡前各服1剂，第二天早晨两人的牙就不疼了。"

2736. 本秘方可治各部位牙痛

配方及用法： 防风、青皮、丹皮、当归、生地各9克，升麻3克，灯芯少许，薄荷少许。根据牙痛的部位，分别加以下几味药。牙齿全部痛者加川芎、白芷、白术各9克；上门齿、犬齿痛者加黄连3克，寸冬15克；下门齿、犬齿痛者加知母12克，黄柏15克；左上边前臼齿、臼齿痛者加羌活、胆草各15克；左下边前臼齿、臼齿痛者加柴胡、栀子各15克；右上边前臼齿、臼齿痛者加枳壳15克，灵军（大黄）9克；右下边前臼齿、臼齿痛者加黄芩15克，桔梗12克。水煎服，服后睡觉。

荐方人： 河南灵宝县文低乡上屯中学　刘顶牢

百姓验证： 刘顶牢患牙痛，其苦难言。去年春节，陕西潼关县一朋友闻知后，寄此药方，服后至今未痛。

2737. 我用本方治各种原因所致的牙痛均有显著疗效

主治： 风火（热）、虚火、胃热牙疼及龋齿、牙髓炎、冠周炎等所致的牙痛。

功效： 本方具有祛风散火、杀虫止痛之功。

配方及用法： 块樟冰、生石膏、大青盐各50克，花椒15克，薄荷冰50克。将前4味药共研细末，用连颈葱根100克打汁，和药末放入铜勺内置炭火上烧之。

溶化后，待药面翻泡微冒烟，再将薄荷冰对入拌搅数次离火，待冷，研细备用。用时以湿棉球蘸药敷患处。如因牙周炎引起的疼痛，将药敷在牙根部的牙龈上；如牙根残部肿疼，须将药敷在残根上；如龋齿疼痛，将药棉球塞至蛀孔中即效。一般用药后不到1分钟即可止痛，龋齿病人用药后常数月乃至数年不再作痛。个别牙周炎病人用药后数小时或数日再痛，可以上药重复使用。

百姓验证： 李某，女，29岁。患者牙齿疼痛2天，痛剧烈难忍，辗转不寐，饮食难下，以致影响工作。曾注射强痛定等无效，后服用此方，敷药后痛立止，肿消再未复发。

引自： 1989年10月6日《中药科技报》

2738. 我以巴豆大蒜膏塞耳法治好多人的牙痛

配方及用法： 巴豆1粒，大蒜1头。二药同捣为膏，取膏少许，以适量棉花包裹塞于耳中。左牙痛塞左耳，右牙痛塞右耳，8小时换药一次。

疗效： 此方治疗牙痛，一般3~5分钟即可止痛，连用2~3次病可收良效。

百姓验证： 张某，男，30岁。牙痛难眠，用此方塞耳，3分钟痛止，3次显效。随访半年无复发。

引自： 《浙江中医杂志》（1987年第8期）、《单方偏方精选》

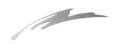

2739. 我用石膏花椒为父亲治牙痛很快见效

配方及用法：石膏30克，花椒15克，共研细末，装瓶密封备用。用时抹牙痛处。

我父患牙痛，吃药无效。我从邻居李彦青处得此方，配药抹患处，痛即止。

百姓验证：内蒙古巴林左旗浩尔吐乡乌兰坝村王兴贵，男，49岁。他来信说："我用本条方治疗多位牙痛患者，均用药后很快见效。"

荐方人：山东省瞧县县委宣传部　李修成

2740. 牙痛时用西洋参可缓解疼痛

一旦牙痛，可到当地中药铺（店）购买3～5克西洋参，从西洋参上用剪刀剪下像毛豆大小一粒，放到牙痛部位，上下牙咬紧，数分钟后牙痛即止。

我将此方用于多例患者，都喜获成效。同时再加服一些消炎药片，其效果更佳。

荐方人：浙江省绍兴市东湖卫生院　虞永水

2741. 我用仙人掌贴脸治牙痛有效

方法：牙痛时，取一块鲜嫩肥大的仙人掌，用水洗净，剪去表面的针刺，再对剖成同样厚的两片，把带浆的一面贴在牙痛部位的脸上。

此方治牙痛有效。我曾牙痛红肿，用此法贴了1天，牙痛就好了。

百姓验证：辽宁凤城四门子镇朱明久，男，工人。他来信说："四门子村11岁的朱琳，每月都犯牙痛病，病程已有3年多了。每次牙痛时，都要到医院打针吃药，花费20～30元不等。这次孩子又犯牙痛，我就用本条方为她施治，只用药2次就不痛了，而且至今未犯。我周围的人每患牙痛，我也是用此条方治疗，均收到同样的良效。"

引自：《老同志之友》（1992年第5期）、《中医单药奇效真传》

2742. 山柰子末熏吹鼻牙痛减轻

配方及用法：山柰子研末，每用少许，摊在纸上卷筒成香烟状，点燃后吹灭，先熏鼻，随即趁热取药粉吹入鼻中，牙痛减轻。

引自：《中药鼻脐疗法》

2743. 四辛茶叶酊塞鼻治各种牙痛均在较短时间内止痛

配方及用法：生石膏45克，细辛、川芎各3克，川椒、茶叶各5克，75%酒精300毫升。上药共研细末，入酒精内浸泡1周后，将药盛瓶放锅中隔清水煮沸30分

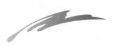

钟，取出自然冷却，滤出药渣即成酊剂。取医用消毒棉球多个，放入本酊液中浸之，用时用钳子夹起，迅速放入牙痛部位，上下牙咬紧，再取另一棉球塞入患者痛牙对侧之鼻内（即左牙痛塞右鼻孔，右牙痛塞左鼻孔，两侧牙痛塞任何一鼻孔内），痛止后5~10分钟取出药棉即可。

疗效：一般用药后，多在5分钟内痛止。经治54例，均在1~5分钟止痛。

引自：《新中医》（1990年第3期）、《中药鼻脐疗法》

2744. 中药研末塞耳治各种牙痛很有效

配方及用法：威灵仙15克，细辛30克，蓖麻仁200克，五倍子1000克，白芷50克，羌活50克。共烘干研细末，过100目筛混合调匀，装入瓶中密封备用。用时取一粒胶囊装入药末，将胶囊一端用针刺几个小孔，有孔端向内，放置于牙痛一侧的外耳道内。留置10~20分钟后取出，疼痛即止。注意留置时间不宜过长，以防局部出现瘙痒，瘙痒感在停药后即可消除。

本法适用于各种牙痛，对胃火牙痛有显效，对孕妇牙痛有特效。（保钟有）

引自：1997年6月5日《老年报》

2745. 牙痛立停散药方

配方及用法：黑木耳0.3克，荆芥0.6克，天仙子0.6克，西方木鳖子0.1克，莨菪子0.1克，黄丹0.1克，射干0.1克。将黑木耳、荆芥分别泡在白干酒中，5天后捞出，在50度温下焙干后研成粉末；将西方木鳖子放入砂锅中翻炒泛黄后研成粉末；将黄丹放入含有甘草的凉开水中浸泡5天，然后晾干研末；将天仙子、莨菪子分别与沙土混合放入锅中翻炒至微黄，然后洒水湿润再晾干掸净，研成粉末；将射干放入含有甘草的凉开水中浸泡3天后，晾干研末；最后把上述各药混合在一起，就成了牙痛立停散。

本药粉是一种外用药，当牙痛时，只要在患处抹上本药，10分钟后牙痛可立止。本药粉治疗牙痛，尤其是治疗牙周炎有效率达90%以上。目前，用本药治疗的牙痛病人有2000余名，都能达到立即止痛效果。（风湿）

2746. 我用7种中药研末吹鼻治牙痛30例都有效

配方主用法：雄黄10克，乳香6克，胡椒10克，麝香0.5克，荜拨6克，良姜9克，细辛5克，共研细末，分装密封保存。用时将少许药吹鼻中（男左女右），用药后牙痛立止，有显效。

百姓验证：江苏响水县灌东小区蒯本贵，男，67岁，主治医师。他来信说："我用本条方治疗小儿牙痛30例，都有效。"

引自：《中药鼻脐疗法》

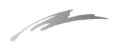

2747. 我老伴和孙子患牙痛病用本方治疗很见效

冰片、薄荷、樟脑各等量，放于碗片上，上盖一小碗片，置于炭火上焖成炭，放于痛牙上，有效。

百姓验证：辽宁本溪电信局张广生，男，61岁，干部。他来信说："我老伴和孙子患牙痛病，用本条方和2762条方治疗，均有效，现已4个月未见复发。"

引自：《蒙医妙诊》

2748. 我用露蜂房煎汁漱口治反复牙痛症见效

严某，男，50岁。1980年3月2日初诊，多年来反复牙痛，时有牙龈红肿疼痛，寝食俱废。方用露蜂房20克，煎浓汁，含漱口，几次见效。几年来，未见复发。

百姓验证：山东济宁市任城区人民医院耿际茹，男，47岁，会计。他来信说："我按本条方用露蜂房煎汁漱口，治好了牙痛，至今未复发。"

引自：《四川中医》（1985年第6期）、《中医单药奇效真传》

2749. 醋煮蜂房漱口治牙痛多例均见效

配方及用法：露蜂房1个，醋500毫升。将蜂房浸泡醋内于锅内煮沸，待凉后漱口，每日数次。

疗效：治疗多例，均见效。

引自：《实用民间土单验秘方一千首》

2750. 我堂兄经常牙痛用白芷细辛冰片治疗见效

配方及用法：白芷30克，细辛15克，冰片6克。将细辛焙黄，与白芷、冰片共研成细面，用药棉包裹，塞入鼻孔，每次0.5克，止痛后即可取出。

疗效：治疗多例，均见效。

百姓验证：湖北武穴市陈志明来信说："堂兄陈正云经常牙痛，一痛脸就肿，睡不好觉，几天不能吃饭，痛苦万分。我用本条方为他治疗，真是药到病除。"

引自：《实用民间土单验方秘方一千首》

2751. 皮蛋泥外敷治牙痛有止痛效果

方法：取皮蛋的泥（粘在皮蛋外面的泥）用水调成糊状，敷在患侧，一般3~5分钟止痛，15~20分钟去掉（超过时间局部会起疱）。再连续吃3~4个皮蛋，无论对蛀牙痛还是火牙痛都有显著的止痛效果。

引自：1996年第12期《浙江中医杂志》

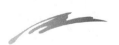

2752. 我弟媳牙痛用生地元参猪肉治疗见效

配方及用法：生地、元参各30克，猪肉250克。水煎煮，食肉喝汤，每日1剂。

疗效：1剂止痛，3剂不再复发。

百姓验证：福建大田县文江乡体协余景峰，男，75岁，退休干部。他来信说："我弟媳牙痛数日，打针几日不见效，吃不下饭，睡不好觉。后我按本条方只给她服用3次，就治好了她的牙痛病。"

引自：《实用民间土单验秘方一千首》

2753. 我用香椿树皮加糖口服治好了牙痛

配方及用法：香椿树皮30克，白糖适量。香椿树皮加水煮沸后去皮加糖口服。

疗效：1次见效。

百姓验证：广西桂林市十五中学陈小玲，女，62岁。她来信说："我用本条方，没花一分钱就治好了自己的牙痛，而且至今未复发。"

引自：《实用民间土单验秘方一千首》

2754. 刺激手部穴位治牙痛有很好效果

牙痛，根据疼痛部位不同而分成几种。首先，就是人感到烦恼的一般性蛀牙，也就是齿髓炎，它是指牙齿上的釉质、本质受到细菌的侵蚀，引起神经发炎的状态。齿髓炎发作时最好的治疗方法就是刺激位于掌内小指一关节上的肾穴。（见2754条图）如有发炎时，用牙签刺激肾穴，可降低疼痛感。其次是齿黏膜的疼痛。如果是齿黏膜疼痛，最有效的方法就是刺激合谷穴，这样有很好的疗效。另外，刺激齿痛点也很有效果。齿痛点位于中指和无名指交叉处，即在感情线的正上方。

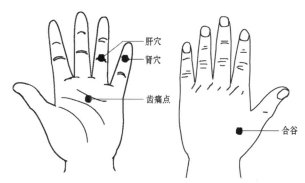

刺激上述两个穴位对治疗

2754条图

齿髓炎的疼痛有很好的效果。还有就是令牙科医生也头痛的齿面疼痛，在冬天时牙齿难挡风寒，瞬间感到刺痛，这种疼痛的原因至今不明。不过，使用手掌按摩法治疗却很有疗效，即强刺激掌内无名指上第二关节的肝穴。

中医学把肾脏失调也看作是齿痛的原因之一。因此，刺激和肾脏密切相关的肾穴也有很大的疗效。

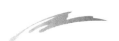

2755. 耳穴贴压疗法治牙痛效果好

10多年来，我根据祖国针灸学及临床实践，摸索出治各种牙痛的耳穴贴压疗法，不仅药费低廉，而且易学易行，效果也好。

耳穴贴压疗法的施治方法：到中药店买一些王不留行药籽（买不到可用萝卜籽或六神丸代用）。把医用胶布剪成小指甲大的方块，然后把王不留行籽或萝卜籽或六神丸粘在胶布中心成为贴块。这种贴块，按各种不同牙痛贴在不同的穴位，并在牙痛时在贴块上施压：上牙痛，贴上颌穴、心穴、上牙痛穴；下牙痛，贴下牙痛穴及下颌穴；前牙痛，贴前牙痛穴；风火牙痛（齿龈肿胀，形寒身热），贴耳尖穴；实火牙痛（口渴、口臭、便秘），贴太阳穴、胃穴、三焦穴；虚火牙痛（隐隐疼痛，牙齿浮动），贴肾穴、肾上腺穴。

另外，不论哪种牙痛，都必须贴牙痛点穴和神门穴。（见2755条图）还有，各种牙痛，都可同时按摩面颊区（图中网状部位）3~5次／日。耳郭上的穴位，贴药分男左女右。一个星期后痊愈，揭去贴块。若刚见好，可换耳再贴一个星期，以巩固疗效。

贴药要尽量贴准穴位，万一贴得不十分准确也无妨碍，因为穴位分布有一定区域。贴不准不会有强烈反应，无害，还会有一定辅助作用。

这种疗法比针灸更安全，既无刺痛，也不会出现晕针现象。应注意，若严冬季节耳郭上有严重的冻伤，缓用此法治疗。（郭茂春）

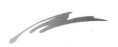

贴药耳穴图

2755条图

引自：1997年第5期《农村百事通》

2756. 我用本法止牙痛效果好

对治疗脖子以上各部位的疼痛最有效，应用最广的穴道要算合谷穴了。

先将合谷穴的好处牢记心中，当头痛、喉咙痛、牙痛时，便可派上用场。前几天有位摄影师来找我，只见他按住脸颊，一副愁眉不展而又疲惫不堪的样子。一问原来是牙痛，不但痛得无法工作，而且还彻夜不眠。

看他那副痛苦不堪的样子，我就替他在合谷穴上扎了几针，不出所料，牙痛果然消失了，他又可继续工作了。后来他去牙科治疗时，用大拇指用力按压牙痛那一侧手背上的合谷穴，或去医院前，先用线香灸治或牙签刺激合谷穴，效果也很好。

这是利用强刺激提高穴区疼痛感，并通过过度的刺激使患部疼痛感觉麻木，最后达到不觉痛的效果。当然，刺激穴道的疗法很多，现代牙医大都利用刺激合谷穴的方法止牙痛。

刺激中指可治牙痛及肩胛骨酸痛。当牙痛严重时，还有一个简便方法，那就是刺激中指。在朝鲜"高丽手指针学"中，中指部位相当于关部的穴道，而末关节的指腹正好相当于脸部。因此牙痛时，疼痛那一侧的中指末关节指腹，相当于牙齿部分。直接弓起中指，用大拇指指尖用力按压中指指腹，即可找到穴道。为便于寻找穴道，可将中指从中间对分，分别从右侧或基侧的上方开始顺序按压而下。如压中穴道时，会有轻微的抽痛感。

（见2756条图）

用线香灸或牙签刺激压痛点，反复5～6次，再配合刺激合谷穴，可以马上使疼痛缓解。即使无法完全止痛，至少不再疼痛难耐。

此外，牙痛造成肩胛酸痛的情形也很多。消除肩胛酸痛，关键在于同一中指的基关节至中关节部分。

"高丽手指针学"中，中指的基关节到中关节的两侧相当于肩膀部分，用另一只手的大拇指和食指用力按压该处，压痛点就是穴道，继续用指尖按压或用线香灸治，反复施行5～6次即可。

该方法对一般的肩胛酸痛有奇效。

2756条图

a. 此部分的压痛点即为穴位

b. 寻找时，从中画一直线，用大拇指指尖从右侧或左侧的上方开始向下按压

牙痛侧手的中指

百姓验证：辽宁清原县湾甸子镇二道湾村王安才，男，53岁，农民，他来信说："有一回去山东寿光县参观蔬菜大棚，在火车上遇见了一位辽中县的村干部。这个人当时犯了牙痛病，我用本条方（压指法）给他治疗，当即疼痛解除，他对我感谢不已。"

2757. 我用手脚穴位按摩法治好了牙痛

牙周病是牙周组织的慢性、破坏性常见病，也是中老年人的多发病。从广义上讲，风火牙痛、龋齿、牙龈炎、牙周炎、牙龈出血等，均可从脚穴病理按摩角度划入牙周病范畴，按一个组穴处方进行治疗。

脚部选穴：46，47，41，70，15，16，17。（见2757条图1）

按摩方法：46，47两穴要同按，用拇指横推按，双脚取穴，每次每脚每两穴横推按10分钟。41穴用食指关节角推按，双脚取穴，每次每脚每穴推按5分钟。70穴分布在双脚背十趾缝处，用拇指逐趾按摩，每次每穴点按3分钟。15，16，17三穴要连按，用按摩棒大头从15穴推按至17穴，双脚取穴，每次每脚每三穴推按10

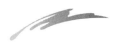

分钟。每日按摩2次。

手部按摩：①治疗牙痛时，用单根牙签在7-1穴区轻刺激寻找刺痛点，找准后反复强刺激，每手每穴5分钟。刺激的重点，左侧牙痛刺激左手7-1穴，右侧牙痛强刺激右手7-1穴。②治疗齿髓炎时，用梅花针强刺激4，7-2穴。然后按压42穴，每手每穴3分钟。每日数次。③治疗牙齿过敏时，用梅花针刺激4，6两穴，每手每穴3分钟；牙齿过敏发生时除刺激上述穴外，加按42穴。（见2757条图2）

百姓验证：河北保定市环城南路75号张桂淑说："我牙痛得厉害，按照此按摩法，用梅花针反复强刺激7穴点，按摩几次就不痛了。"

注：手脚穴位按摩治病法与按摩工具，请见本书4145条。

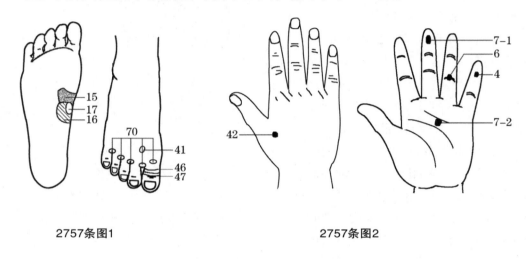

2757条图1　　　　　　　　　　　　2757条图2

2758. 按摩手穴治牙痛每治均见效

手部穴位病理按摩对牙病的疗效是非常显著的。在这方面我已验证过众多病例。

一天深夜，同楼一位邻居患牙痛，去附近医院看夜诊，因医院无牙科不能处置。午夜时实在忍受不了，转来求我。我用梅花针先为他强刺激7-1穴点，3分钟后他即感到反射到牙痛区，疼痛立刻减轻。接着我又为他刺激双手2，4两穴，十几分钟后他的牙痛感就减轻不少。（章丰）

2759. 按摩脚诸穴对治疗牙痛肿有效验

吴女士突患牙肿痛，寝不安枕，服药无效，乃向我求助。经选按上腭、下腭、淋巴结、胃、十二指肠、肝等反射区，以重手法按摩30分钟后，疼痛缓解。晚就寝前再按摩第二次，翌日又按2次，肿痛消退。在一次疗养中，我遇到两位患牙龈肿痛的求助者。在刺激手部几个穴区的同时，又按摩脚部46，47，41三穴，每脚每穴5分钟，才从根本上消除肿胀，解除病痛。（章丰）

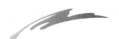

注：脚部取穴法详见本书4145条。

龋牙痛

2760. 本方治很多虫牙痛患者均见效

配方及用法：青矾10克，煎白醋含漱，1次见效。

我从梁大师那得此方，介绍给很多病人试用，均有效。（志园）

注：梁大师是广东省气功科学研究会气功掌门研究会的会长。

引自：广东省气功科学研究会主办的宣传小报

2761. 我久治未愈的虫牙痛竟用柏树皮1次见效

前年冬季，我的牙疼得要命，用了很多方法及药物都未能见效。后得一方试之，结果1次见效，至今没再疼过。后经三位患者验证，均如此见效。

配方及用法：取柏树二层皮适量，焙干、揉碎（不能过碎），装在旱烟袋内。吸满口烟，噙在嘴里（切记不要咽烟气），停一会再吐出烟气。如此吸2袋烟，疼即缓解。

说明：只治虫牙痛。虫牙痛的症状：牙龈、脸、腮部不肿不红，能感觉到某个牙痛，手指触之或遇凉疼痛更甚。没有旱烟袋，用纸把柏树皮末卷成烟卷吸也可，但疗效次之。

荐方人：河南临颍县大郭乡纸坊村　雷天佑

2762. 我用本方治龋牙痛有效

配方及用法：黑松（也叫油松）节（就是剪下的松树分杈节部分），剁成小块，取50～100克，用搪瓷缸装水，文火煮半小时，口含松节水漱口20分钟。

此方我已应用10余年，先后为10多人治虫牙痛均见效。

百姓验证：安徽合肥6号信箱余萍，女，38岁，公务员。她来信说："我龋牙特多，经常疼痛，采用本条方治疗，仅几次就不疼了。我儿子也经常牙痛，我用此条方为他治疗效果较好，至今未听到他说牙痛。"

2763. 蟾酥丸治龋齿疼痛78例全部有效

配方及用法：蟾酥0.025克，冰片0.03克，樟脑0.03克，白芷0.5克，荜拨0.5克，公丁香0.2克，细辛酊适量。将冰片、樟脑、白芷、荜拨、公丁香诸药微烘干，

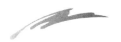

共研为细末，将蟾酥加入其中拌匀，再加入适量细辛酊（适量细辛浸泡在65%医用酒精液中，7天后过滤，取液即可）搅拌成糊状，做成粟米大小样颗粒，烘干备用。使用时先将患牙龋洞内的食物残渣去除干净，再将药粒塞入龋洞内即可，每日1~3次。

疗效：治疗患者78例，一般用药后1~5分钟疼痛停止。

按语：本方配伍严谨，顾虑周全，对于各类龋齿疼痛均有很好的消炎止痛作用。本药孕妇忌用。用药后口中涎沫吐出，不宜咽下。

荐方人：湖南东安县汀南器材厂职工医院　唐本发

引自：《当代中医师灵验奇方真传》

2764. 牙痛水治龋齿疼痛120例，有效率100%

主治：龋齿疼痛。

配方及用法：北细辛、蜂房、防风、白芷、荜拨、甘松、川椒各6克。诸药研粗末，以高粱酒15毫升浸1周。（勿令泄气，时时摇动）用时以棉球浸泡药水放于龋齿处。

疗效：治疗龋齿疼痛120例。用药1次痛止53例，用药2~7次痛止64例，用药7次以上（均系损冠破髓者）痛减3例，有效率100%。

按语：此方系师传秘方经化裁而出，用于临床已30余年，对龋齿所致牙痛屡用屡验，并有防腐灭菌之效，常用可防龋齿。但用药时尚需注意，放药后患牙处即有麻、辣、热等不适感觉，切不可吐弃药棉球，随即吐涎痛止。凡伴牙龈痛肿时暂先不用，待肿消用之较佳。

荐方人：四川省巴中市清江医院　李如清

引自：《当代中医师灵验奇方真传》

2765. 我应用速效牙痛宁治各种牙痛均有效

配方及用法：用生草乌、洋金花、闹羊花、花椒、生南星、生半夏、细辛、白芨等量，用适量医用酒精浸泡，制成速效牙痛宁酊剂。用时，以棉球浸药液塞于龋洞或均匀涂于患牙根周围。

疗效：治疗168例，显效160例，有效8例，总有效率100%。

百姓验证：四川达县龙会乡十八村彭兴田，男，71岁。他来信说："我近1年来经常牙痛，用本条方治疗，牙不再痛了，很有效。"

荐方人：山东德州地区医院　孙宝忠

2766. 用滴眼法治疗龋牙痛多数点1次痛止

配方及用法：干茜草根1克，用纱布包好放在碗内消毒，加乳汁10毫升，浸泡

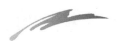

数分钟，待液体成淡红色即可应用。用时将浸液滴入牙痛患者双眼的泪囊口处，每1~2分钟滴1次。

疗效：用上方治疗龋齿牙痛1700余例，一般用1次即可止痛，少数病例2次止痛，用药30分钟后疼痛减轻，1~3小时症状消失。

引自：《新医学》（1974年第10期）、《单味中药治病》

2767. 我用韭菜籽香油治蛀牙疼痛效果较好

配方及用法：韭菜籽25克研成末，与香油25毫升混合，放杯内，用火在杯内烧，至发出香气。再将葱或竹管一头放到蛀牙处，用嘴吸香气，20分钟后即可。

百姓验证：辽宁凌源市沟门子乡毛东组杨永利用此方治好了本村一位男孩的虫牙痛。

2768. 韭菜籽治虫牙1次见效

配方及用法：取韭菜籽25克，用纸卷成烟条状，再用火点燃，放在口中，像抽烟一样地吸；或者捣烂用醋调，敷在虫牙上；或将韭菜籽放在烧红的瓦上，用漏斗罩住，引烟熏虫牙。本方在许多朋友当中试过，虽讲不出多少理论，但经实践极为灵验，且1次见效。

引自：《神医奇功秘方录》

2769. 吃水煮新鲜地骨皮治虫牙痛效果较好

我患虫牙病10多年，几经治疗，效果不佳，真是吃尽了苦头。后有一位友人告诉了我一个民间单方，经用药2次以后，至今没复发过。现将此方介绍如下。

配方及用法：取新鲜地骨皮根62克，加水1000克，用砂锅煮沸后再改文火煮30分钟，然后再取4个新鸡蛋，将新鸡蛋上面用针各扎几个小孔，放入锅内煮熟。吃完鸡蛋后，再用锅内的药水漱口，每次漱1~2分钟左右，直到把药水漱完为止。但要注意的是，不要把漱口水咽下。用此方2~3天后即可见效。根据病情，多用几剂，方可除根。

荐方人：陕西省大荔县两宜镇李营村　汝东

2770. 使虫牙痛不再复发的妙招

治虫牙（即龋齿）可用大蒜数瓣捣烂，在其中加入1.5克轻粉，调和均匀之后，贴于所痛之牙外的脸皮之上，用布将其包扎好，避免脱落。如果脸皮上有火辣辣的感觉或者有痛痒的感觉是正常的，应当忍耐一点。如此大约过半天时间，直到脸上之痛不能再忍受下去之时，才将所贴之药揭下。不一会儿，贴药处必然会有水疱出现，要马上将其挤破，虫牙便可从此而愈，且不再发。

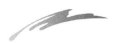

引自：陕西人民教育出版社《中国秘术大观》

2771. 我用土豆片贴腮治虫牙痛很有效

我以前常因牙有小洞疼痛难忍。有时牙根也肿起来，不敢吃东西。吃药也不见效，输液也没解决问题。后来采用土豆片贴腮法治疗，果然见效。

方法：用生土豆片在凉水中泡一会儿，贴于患牙根腮帮部位，反复换两三次就能止痛消肿。

百姓验证：江苏连云港市勘察设计院朱红一，男，38岁。他来信说："我侄子来我家，正好患虫牙痛，我没有送他去医院，而是用本条方为他治疗，用药不到半个小时，他的牙就不痛了。"

荐方人：辽宁省辽中城郊乡离休干部　王凤言

2772. 八角粉当烟吸治虫牙痛（火牙无效）13例均已见效

配方及用法：香烟1支，八角粉适量，5厘米×10厘米纸条一张。撕开烟纸，取其烟丝，将八角粉拌入烟丝内，以纸条卷烟1支。点火吸烟，吸一次后，闭口稍停后吐出烟，间断吸烟，往往1支烟未吸完，痛止。再吸1支，巩固疗效，不再复发。不论会吸烟或不会吸烟，男女老少皆宜。

荐方人：云南曲靖行署司法处　刘元民

2773. 用自尿治龋牙痛最多不过3次即见效

人的尿液中含有尿酸、尿素、无机盐和水分等。其中，尿液中的尿酸、尿素、无机盐等对牙痛（龋齿）均有杀菌、消炎、止痛等功能。

方法：用一干净小碗，取自己的新鲜尿液约80毫升，趁热喝一口，再含一口在嘴里3~5分钟，直到牙不痛为止，吐掉尿液，立即用温开水漱口。就是再厉害的牙痛（龋齿），照此方法2~3次即可见效。尿液是自己的，口含尿液治牙痛没有任何副作用。

荐方人：河南光山县寨河镇一中　吴存本

引自：1997年第9期《老人春秋》

2774. 民间用苦参治龋齿牙痛效果很好

龋齿俗称虫牙，遇冷、热、酸、甜，痛不堪言。民间用苦参浸泡液治牙痛，效果很好。

方法：龋齿疼痛时，患者每日可用苦参15~20克（鲜者用量可略大），放入有盖瓷杯或保温杯中，用滚开水冲泡，不烫口时便可含漱。含漱时间尽量长一点，含漱次数不限。一般一日药加开水3~4次。含漱后疼痛减轻，有的一漱就见效。

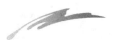

如果能坚持含漱3～5天，效果更佳。

苦参味苦、性寒，有清热解毒、去湿、杀虫等功效。含漱后口中有苦味，可用温开水漱口，但要注意短时间内不宜吃甜食，以免影响疗效。此药药店、医院都可买到，价廉，不需煎煮，无副作用。（曹河山）

引自：1997年10月28日《晚晴报》

2775. 墨鱼骨粉治龋齿痛较有效

龋齿一旦发作起来，便如人们所说的"牙疼不是病，疼起来要人命"。此时可将乌贼鱼（即墨鱼）的骨头研制成细末，用醋调匀，涂于疼痛之牙上，较有效。

引自：陕西人民教育出版社《中国秘术大观》

2776. 我以雄黄香油治好了外甥女的龋齿牙痛

配方及用法：雄黄100克，香油50毫升，调成糊状，涂抹于患牙处，痛止后用清水漱口。

疗效：见效。

百姓验证：安徽合肥市第615信箱王瑞国来信说："我外甥女患龋齿，牙根溃疡，连左上门牙牙根都已烂掉，从牙根空洞里往外流脓水，去过几家医院治疗均不见效。后来我用本条方治疗，2天后脓水就没有了，一星期后空洞开始收口，1个月后长出新牙。"

引自：《实用民间土单验秘方一千首》

2777. 口服苍耳鸡蛋治龋齿牙痛1次见效

配方及用法：苍耳9克，鸡蛋2个。将苍耳炒黄去外壳，籽仁研成糊，再与鸡蛋同煎（不用油和盐），待煎熟后1次口服。

疗效：1次见效。

引自：《实用民间土单验秘方一千首》

2778. 蒲公英根浸酒漱口治虫牙痛1剂见效

于某，男，40岁。数日来牙痛频发，左侧第二臼齿有虫蛀，遂用蒲公英根7株，白酒62克，菜根洗净用酒浸泡24小时后取酒漱口，日漱3～5次。

引自：《江苏中医》（1966年第3期）、《中医单药奇效真传》

2779. 桃树枝热气熏烤龋齿牙痛20分钟即见效

配方及用法：鲜桃树枝一根，用香油点火，烧烤桃树枝一端，有热气时放在

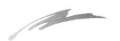

龋齿上,反复数次,20分钟后牙痛即见效。

引自:《实用民间土单验秘方一千首》

2780. 含醋地骨皮液治龋齿牙痛30分钟即见效

配方及用法:鲜地骨皮60克,食醋250毫升。将地骨皮洗净加入醋内浓煎,去渣取液,连续口含数次,30分钟后牙痛减轻。

引自:《实用民间土单验秘方一千首》

风火牙痛

2781. 我用本方给一火牙痛患者治疗果较好

我在行医治牙痛病时,曾遇见一高人赠方于我。

配方及用法:生鸡蛋破壳加一匙白糖,另加醋1~2匙,搅匀服下,几分钟痛止。

百姓验证:辽宁瓦房店市永宁镇贺家村倪殿龙,男,73岁,离休。他来信说:"邻居王庆禄因家庭琐事患了火牙痛,痛得不能吃饭。我用本条方为他治疗,半个小时痛止,连服2次见效,而且至今未犯。"

荐方人:黑龙江依安县 高洪川

2782. 我和老伴的牙痛都是用本条方治愈的

配方及用法:大黄、生地、升麻、葛根各10克,石膏15克。水煎服。先放石膏煎沸,次放生地、升麻、葛根再煮沸,最后放入大黄,煎沸后10分钟,澄清,1剂药煎3遍。治风火牙疼和神经性牙疼,2~3剂药见效,副作用是轻度腹泻。

如果患有三叉神经痛,可再增添下列4味药同时服用:川芎、白芷各30克,桔梗、元胡各15克,煎法同上。

2个月前,我和老伴都得了牙疼病。一日,妻说:"还是上医院取点药吧,总比不吃强。"在医院里,经过一阵走马灯似的忙乱之后,还是取了牙周宁、新诺明、灭滴灵,外加三粒炎痛喜康等药。

在回家的路上,牙疼得受不了,就坐在邮电局门口的台阶上休息。我正抱着脸呻吟,听有人说:"牙疼吧,老哥!你今个儿算碰到神医了。"我抬头一看,是一位五十来岁,穿着退了色的对襟棉袄,背个旧竹篓,胡子又长又乱的人。

这人笑着说:"我开个中药方,叫神仙一把抓,吃1剂见效,吃2剂效果更治

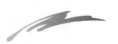

好。"

我斜着眼睛看看他,心里好笑,想:"我们不知看过了多少大夫,都治不了,就凭你能行?"便头也未抬说:"谢谢好心,我有药,甭费神了。"

这人仍然和和气气地说:"中不中试试呗,我保险吃了不会坏事。"说完,也不征求我的意见,弯腰在地上拾了个破烟盒,把灰土吹了吹,用手展平,掏出圆珠笔,就着窗台开起了药方。

他把药方递给我时,我不愿接,可盛情难却,捧在手上看时,那字写得歪歪斜斜。药方极简单,只有五味:大黄、生地、葛根、升麻各10克,石膏15克。

那人背上竹篓,刚要迈步,又回头叮咛:"可得吃吃试试,别不当一回事,1剂药最好煎3次。"

我歇够了,起身回家,走一截路后心想:既然人家说得挺诚恳,何不试试呢?便绕路来到了药材店,开票员算了算,还不到六角。我买了4剂,回了家。从第二天开始,我和老妻各吃了2剂。确实像那人说的,好得神速,药到病除了。吃东西和平常一样,敢啃敢嚼,热冷酸甜都不怕了。老妻高兴地追问:"这是哪儿的大夫?咱得买点礼去谢谢人家呀!"老妻越诚心诚意地追问,我越觉得没法解释。

我的牙病治好了,可心病又来了,千恨万悔,当时咋那样冷冰冰地对待那位热心的好人?内心无比愧疚,认识得到升华:以貌取人者,乃蠢人也!(焦静波)

百姓验证:黑龙江老年报社编辑部主任章丰来信说:"1周前,《聊天站》责任编辑赵洁大姐拿给我一篇读者来稿,让我看看能不能用。我一看是焦静波读友从河南省洛宁县写来的《病途遇好人》。聊的很有点意思。但那好人送他的小药方是否真有效?有点存疑。于是我拿稿请教本报特聘编辑、副主任医师汪广泉兄。汪兄看药方后说:'这几味可治风火牙疼,但10克大黄服后恐下泻。'

我想最好试用一下这药方的疗效,也是对读者负责。我的牙最近总是轮班疼,也像焦静波读友那样吃了不少药,但还是一遇酸甜凉热硬就疼。于是到药店按焦静波读友提供的药方,抓了3剂药。药剂师告诉我,先煎石膏10分钟,再加进生地、葛根、升麻后再煎15分钟,最后放进大黄再煎10分钟。

服1剂药后果然见效,遇酸、甜、凉、热不疼了,虽有轻度下泻,但对健康无害。3剂药吃完后,连过去钻牙后遗留的牙根隐疼也渐渐消失了。焦静波读友病途遇好人巧治牙病,我是看稿见好后共享喜悦,故也参加一聊。"

2783. 我用石地丹连汤治牙痛效果较好

配方及用法:生石膏30克,鲜生地12克,牡丹皮10克,川黄连9克,水煎服,每日1剂,分2~3次服。

疗效:以此方共治疗50余例牙痛患者,均收到了较好效果。

百姓验证:河南南阳地区新野农场医院王金学说:"我利用本方于临床治疗

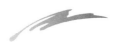

15例牙痛病人，均全部见效。"

荐方人：解放军52979部队卫生队　苏晓燃

引自：1983年第1期《新中医》

2784. 黄芪甘草治气虚牙痛36例全部见效

主治：气虚牙痛。

配方及用法：黄芪100克，甘草50克。水煎服。

疗效：治疗36例患者，有效率100%。

荐方人：河北省定兴县中医院　袁增喜

引自：《当代中医师灵验奇方真传》

2785. 引火汤治火邪牙痛150例，有效率100%

主治：火邪牙痛。

配方及用法：牛膝30克，生地、玄参、麦冬各20克，知母（炒）12克，黄柏（炒）、荜拨各10克，细辛3克。将上药用冷水浸泡30分钟，再煎沸20分钟后取汁，约200毫升。成人每日1剂，煎3次服3次。小儿可酌情减轻药量。实火牙痛者加生石膏（先煎）40克，虚火牙痛者加骨碎补15克。

疗效：治疗150例，效果较好（临床症状消失，牙痛2周内不复发）136例，效果一般（临床症状改善，牙痛明显减轻）14例，有效率100%。

荐方人：云南省澄江县凤麓卫生院　苏忠应

引自：《当代中医师灵验奇方真传》

2786. 中药治风热牙痛62例全部有效

主治：风热牙痛。

配方及用法：七叶一枝花10克，冰片1克，食醋20克。上药共研细末，用食醋拌均匀，成团状，敷于患牙痛处，日用数次。

疗效：治疗牙痛62例，治愈（用药3次痛止，症状消失）54例，好转（用药3次，症状改善）8例。

荐方人：湖南省澧县盐井镇民主村医务室　徐南雄

引自：《当代中医师灵验奇方真传》

2787. 我用本方治牙痛168例全部有效

主治：风冷牙痛。

配方及用法：苏叶、乳香、白芷、细辛各1份，冰片半份，共研细末后，装入0.5克的空心胶囊内备用。这是1剂药量，一天内服完（可分2次服）。如果弄不清1份

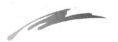

和半份量的问题，可按苏叶、乳香、白芷各5克，细辛2克，冰片0.05克量来配制。按上法配药服用而牙痛未愈时，可再继续配药连服2日。

疗效：治疗患者168例，治愈（用药1~2次，临床症状消失）164例，好转（用药3~6次，临床症状改善）4例，有效率100%。

注：本方适用于风冷牙痛，症见牙龈无红肿，遇冷痛甚；风热牙痛禁用；孕妇忌服；服药期间忌食辛辣之品。

百姓验证：辽宁本溪电信局张广生，男，60岁，干部。他来信说："我患牙痛30多年来陆续在各医院治疗多次，虽有所缓解，但是总不能去根，这些年的医药费也不计其数。后来我用本条方治疗，果然很灵，几分钟就止痛了，现已3个多月未犯。此次治疗仅花10多元钱，真是偏方治大病。"

荐方人：吉林农垦特产学校　孔令举

引自：《当代中医师灵验奇方真传》

2788. 细辛生石膏治风火牙痛38例全部有效

主治：风火牙痛，胃火牙痛。

配方及用法：生石膏45克，细辛4.5克。2味药水煎2次，将2次药液混匀，一半漱口，一半分2次服下，每日1剂。

疗效：治疗38例，全部治愈。一般用药漱口后5分钟即可见效。

引自：《山西中医》（1986年第3期）、《实用专病专方临床大全》

2789. 母亲用竹叶绿豆荷包蛋治牙痛1次见效

配方及用法：竹叶15片，绿豆50克，煮荷包蛋三四个，一次吃完荷包蛋。

我母亲因牙疼不能吃饭，用此方治1次就好了，特别有效。

百姓验证：广西南宁市郊区水库管理处陈敬忠，女，68岁，干部。她来信说："我用本条方治疗亲家母的牙痛病，仅1次就不痛了。"

荐方人：河北承德县三家乡中学　刘建国

2790. 我以此牙痛霜治风火牙痛与龋齿牙痛都有效

配方及用法：樟脑、川椒各3克，细辛2克。将以上三药研细放铜勺内，用茶盅盖上，再调面糊密封四周，放在微火上烧。约15~20分钟，闻觉樟脑气透出即离火，待冷后揭开，药霜俱在茶盅底，取下药霜，入瓷器瓶中贮存。牙痛时取少许药霜塞痛处，一般3~5分钟止痛。（王来林）

百姓验证：湖南桃江县灰山镇大湾村高根普，男，65岁，工人。他来信说："我用本条方治好高秀花的牙痛，没花一分钱。"

引自：1996年2月19日《家庭医生报》

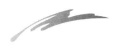

2791. 大黄末吹鼻可使胃火牙痛减轻

配方及用法: 大黄研细末,先令患者口含清水,再用药末少许吹入健侧鼻中,牙痛减轻。用于胃火牙痛,效果较好。

引自:《中药鼻脐疗法》

2792. 我用蛇皮油酒治3位牙痛病人效果较好

配方及用法: 半条蛇皮(最好用野鸡脖子蛇,且人工剥的皮较好。如没有人工剥的蛇皮,药店出售的蛇蜕也可,但剂量需大一点),白酒适量(视自己酒量大小而定,如能喝100毫升酒,就要备125~150毫升)。将白酒点着,用筷子夹着蛇皮放到酒火上烧,把蛇皮油滴在酒里。待蛇皮烧净后,将酒火熄灭,趁热将酒猛喝下(喝时可就点儿菜),感觉头晕时,躺下睡一觉,牙痛即可消除。如不愈,可照此法再来一次,保证您不再受牙疼之苦。

百姓验证: 云南师宗县检察院杨中明,男,52岁,检察官。他来信说:"我患有牙痛病,久治不愈,疼痛难忍时就拔掉,以致上牙已拔光,仅剩下牙。上次牙痛我选用本条方自治,果然治好了,而且至今也没有复发。"

2793. 我用本方2剂治牙痛效果较好

配方及用法: 生地、熟地各30克,当归20克,川芎12克,白芷、菊花各10克,升麻3克,细辛5克,甘草6克,煎服。

我患牙痛,久治不愈。听说此方火、虫、亏牙皆治,即抄来取药服用,1剂轻,再剂而愈。后将此方介绍给几十位牙痛患者,所服皆效。

百姓验证: 山东威海谢振刚,男,33岁,工人。他来信说:"我以前常闹火牙痛,有次在岳父家吃饭时,饭粒碰到了火牙,使整个脸部全麻痛起来,好长时间都无法进食。后到厂医处治疗,医生说到医院挑断牙神经就好了,我一听就害怕了,还是我自治吧!随后我用本条方治疗,一剂药仅喝一半,牙就不痛了。因为此次未治彻底,过些日子牙又痛起来,我仍用这条方连服4剂,牙痛至今未再复发。此条方治牙痛确实有效。"

荐方人: 河南内乡县赤眉乡　孙建成

2794. 用本方治疗牙痛效果好

配方: 土霉素2片,强的松2片,安乃近一片半。

百姓验证: 辽宁瓦房店市永宁镇倪殿龙,男,73岁离休。他来信说:"本村宋乃平患火牙痛,服了不少止痛药效果不佳。我用本条方为他治疗效果较好,现已有2个月未再犯。"

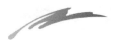

荐方人：黑龙江省依安县三兴镇保卫村　高洪川

2795. 本方治风火牙痛百余位患者均有较好疗效

配方及用法： 石膏60克，生地、木通、防风、栀子、连翘、荆芥各6克，熬服。

荐方人： 河南淮阳县鲁台乡办公室谢波

说明： 本方系谢波同志外祖父临终前传授的治风火牙痛验方。3年来，经治百余位患者均有较好的疗效。少则2剂见效，多则4剂便可治愈。

2796. 松香酒贴面部止牙痛立见其效

取松香少许碾成面，装入白布口袋内，用白酒浸湿贴在面部（哪侧牙疼就贴在哪侧脸部），短时间内即可见效。有患风火牙疼者，不妨一试。

肾虚牙痛

2797. 我多年的肾虚牙痛用本方见效

人过45岁，常常会发生各种慢性口腔疾病，肾虚型牙痛就是其中的一种。

此病多因肾虚兼受风寒引起，牙齿动摇不稳固，咀嚼时咬到稍微硬点的东西，就痛不可忍，遇冷或遇热都痛，或兼有腰痛。本人曾患这种病，找过许多口腔科大夫检查、治疗，都认为牙外表是好的，不是龋齿。开始用牙周灵、磺胺、磺胺甘油等消炎药医治，暂时对牙龈的肿痛有一定的疗效，过后疼痛依然如故。后来有的医生则认为是因牙结石太多，引起牙周的慢性炎症，但刮除了牙结石，服消炎止痛药也不见好转。我被这种病困扰了10多年。

后来，我想到了用中药治牙痛。医生让我从补肾固齿入手。

配方及用法： 黄柏10克，升麻10克，食盐3克，水煎服，连服5剂。服完上药后，再煎服以下方药：熟地12克，麦冬12克，牛膝10克，当归15克，黄柏10克，升麻10克，食盐3克。连服2剂。

开始服药时，牙痛加剧，但坚持服下去，自会好转。本人服药后，牙痛从未复发过，平时吃炒花生、胡豆都没有问题。

百姓验证： 广东连州市连州镇元正村邵庆焕，男，67岁，教师。他来信说："本村邵文泉患肾虚牙痛，我用本条方为他治疗，服药4剂见效。"

引自： 1996年7月15日《家庭医生报》

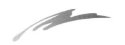

2798. 我妻子的牙痛用本方2剂见效

配方及用法： 知母、黄柏（盐炒）、升麻、薄荷各9克，水煎服。

说明： 知母、黄柏滋阴泻火，升麻、薄荷发散风热，四味同煎，滋阴而抑阳，清热又泻火，故治肾虚牙痛效果明显。

百姓验证： 安徽南陵县许镇富民路314号刘飞，男，32岁。他来信说："我妻子2颗门牙疼痛，到医院检查无明显红肿，服止痛片、螺旋霉素、消炎片，疼痛略减，但不久又复发。后来用本条方治疗，服药1剂牙痛减轻，2剂之后牙痛不见，至今未复发。"

荐方人： 河南济原卫生院　吴元泉

牙 衄

2799. 牛角汤治齿衄100余例均收良效

配方及用法： 水牛角（锉粉）、石斛各10克，生地、熟地、仙鹤草各30克，白茅根50克，白芍15克。每天1剂，水煎至600毫升左右，分3次服完。10剂为1疗程，一般2～3个疗程即可收良效。

疗效： 此方治疗齿衄100余例，多获良效。

百姓验证： 余某，女，32岁。诉患齿衄已10余载，凡刷牙必渗鲜血，平素亦时有出血，口干喜冷饮。经多方治疗，效果不佳。诊时感头晕、口干，投此方加阿胶10克，连服10剂，衄止，唯口渴未尽；续以上方加麦冬10克，西洋参5克，10剂而愈。随访5年未复发。

引自：《广西中医药》（1990年第4期）、《单方偏方精选》

2800. 单用鲜芦根煎服治牙出血见效迅速

邻女，15岁，身体壮实。因门齿动摇，以手拔之，血出不止，如注如涌，家人束手无策，仓促间以香灰遏其处，少顷复从口中吐出，急请我诊治。按其脉洪大有力，舌苔黄腻，系胃热熏蒸，阳明热盛，迫血妄行，即嘱家人速取鲜芦根适量煎服，服药后其血顿止。

引自：《浙江中医杂志》（1990年第1期）、《中医单药奇效真传》

2801. 生石灰混白糖治牙衄均2次见效

河北宁晋县大安村铃某，束鹿县南魏家口村雷某、吴某，均患牙衄，予生石

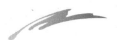

灰研细面, 白砂糖等量, 混匀, 取少许敷患处, 敷2次见效。

引自:《中医验方汇选》、《中医单药奇效真传》

2802. 我用本方3剂治愈了一患者的牙龈出血

配方及用法: 生石膏、山药各15克, 知母、泽泻、生地、甘草、丹皮各10克, 连翘12克, 大黄5克。水煎服, 每日1剂, 分2次服完。

疗效: 1剂止血, 3剂不再复发。

百姓验证: 江苏通州市季妙贤, 男, 54岁, 乡村医生。他来信说:"有一次, 一患者牙龈出血, 很严重, 打针输液效果不佳, 最后我按本条方给他服药3剂见效, 至今未复发。"

引自:《实用民间土单验秘方一千首》

慢性牙周炎

2803. 我用灭滴灵(甲硝唑)治慢性牙周炎效果好

配方及用法: 初诊做一次龈上洁治后, 口服灭滴灵, 每次200毫克, 每日3次, 15天为1疗程。再用2%~4%灭滴灵溶液(也可用灭滴灵片100~200毫升放入500毫克温开水中, 用前现配制)含漱, 每日数次。

疗效: 服药后1~3天牙龈出血即止, 口臭、牙过敏等自觉症状逐渐减轻, 半月后基本消失, 牙周脓肿也未复发, 牙齿松动减轻, 牙渐趋稳固, 咀嚼功能渐改善。四川仁寿县医院口腔科医生丁树清治疗101例患者, 效佳, 有效率100%。

百姓验证: 江苏无锡市橡胶集团有限责任公司吕建军, 男, 29岁, 技术员。他来信说:"一妇女患慢性牙周炎3年, 发病时牙周红肿流脓水, 疼痛难忍。我用本条方为她治疗, 服药20天牙周炎治愈, 现已有1个多月未见复发。"

引自:《实用西医验方》

2804. 我朋友患牙周炎只在牙膏上撒甲硝唑刷牙就很快见效

方法: 用甲硝唑半片(0.1克)研细撒在普通牙膏上刷牙, 每次刷3~5分钟, 每天早晚2次, 1周后能取得显著效果。

曾有50余例病人, 以牙周炎为主, 并有牙龈炎和牙龈脓肿病, 用此方法后他们一致反映: 疗效很理想, 能够很快消除口臭, 能消肿、止痛。

病情较重者, 用甲硝唑刷牙后, 不要用水漱口以保证理想的效果。

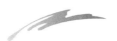

百姓验证：北京市延庆县老仁庄村李淑秀，女，46岁。她来信说："我朋友梁月娥患牙周炎多年，平日药不断，也没见效，后用本条方治愈。"

牙根尖周炎

2805. 蛇莓治牙根尖周炎48例全部见效

配方及用法：鲜蛇莓（又名蛇泡草、地锦草）根茎60克，或干品15～20克，小儿减量。上药水煎服。每剂煎2次，每次煎至100毫升左右，取汁去渣，顿服。

疗效：治疗牙根尖周炎50例，除2例慢性并发瘘管疗效不显外，余均1剂见效。

引自：《湖南中医杂志》（1986年第5期）、《单味中药治病大全》

牙周脓肿

2806. 冰辛花散治牙周脓肿31例全部见效

配方及用法：冰片、细辛、花椒等量。上药研末，置器具中加热，取盖内表面升华粉末备用。使用前用3%过氧化氢（H_2O_2）冲洗患牙周脓肿的牙周袋，取探针蘸少许丁香油，再沾上药散，送入牙周袋中，可以重复放置。

疗效：此方治疗牙周脓肿31例，用药1～4次，均告见效。

百姓验证：刘某，男，59岁。左下后牙肿痛3天，未做任何治疗。检查左颊侧牙龈肿胀、充血，牙周袋深6毫米且溢脓，叩痛"+"。应用上法局部治疗1次见效。

引自：《陕西中医》（1989年第5期）、《单方偏方精选》

牙 疳

2807. 用白矾入茶漱口法治牙疳1周见效

河北邯郸县代召村刘某，女，26岁。患牙疳，牙龈腐烂，齿动出血，疼痛不止，

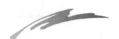

口臭难闻，连日不进饮食。用细铁丝缠住白砒约9克重，手持一端置火内煅之，俟白砒烧3小时，提出淬入茶水内，如此煅淬，至茶水变灰褐色为度。先以清水漱净口，然后再将药水含口中，稍漱随即吐出，每日1~2次，每次漱1~2次，血止疼消，渐进饮食。3日后腐烂亦轻，口无臭气。以后隔日漱1次，1周后基本痊愈。

按语：白砒又名白信石，辛酸、热极、有毒。不可口尝，以块状，色白有晶莹直纹，无渣淬者为佳。主入大肠、胃经。具有杀虫、蚀恶肉之功，善治病热险恶的走马牙疳，使之腐肉固然脱落，而奏祛腐、消肿、止血、止痛之效。

引自：《中医验方汇选》、《中医单药奇效真传》

牙龈炎

2808. 我的牙龈炎用本方治疗至今未复发

我20多岁时患牙龈炎，一次到江阴县交林乡出差，一同事见我痛得不能吃饭，告知一法。将一块瓦片在火中烧红，放上一撮韭菜籽，待韭菜籽"噼噼啪啪"跳起来时，浇一匙麻油，立即用漏斗罩住热气，对准牙痛处"咝咝"地吸（如漏斗颈太短，可用纸卷加长，不要使热气太烫），反复吸几次后，至少三五年内不痛。

回家后，我按他介绍的方法去做，居然20多年过去了，牙痛未再复发过。

荐方人：江苏省武进县洛阳乡庄陈村朱永清

引自：广西科技情报研究所《老病号治病绝招》

牙龈萎缩

2809. 我的牙龈萎缩用三步刷牙法收到了较好效果

前2年，我的牙龈开始萎缩，并且掉了两颗牙。听说牙龈萎缩能致根部龋齿，从而致牙齿脱落，我就寻找解决办法。2年来，我摸索出用三步刷牙法较好地控制了牙龈萎缩，且在原牙龈上长出了新的嫩肉，牙齿也很坚固。

方法：首先，每餐饭后用温水漱口，然后用香皂洗净双手，直接用拇指和食指（再加上中指效果更佳）按摩牙龈5分钟。漱口后再用保健牙刷（买不到保健牙刷可用儿童牙刷代替）顺着牙缝刷牙，里外面、咬合面都要刷干净，每日3次。运

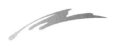

用三步刷牙法不可操之过急，一定要循序渐进，持之以恒，才能收到理想效果。

顺便提一下，用手指按摩嘴唇上下部的肌肉、叩齿、搅海咽津对牙齿保健大有裨益。（郑丕武）

2810. 我以大蒜酊治老年牙龈萎缩10天效果良好

方法：取大蒜头适量，捣碎，加入95%酒精浸泡1周，即成大蒜酊。先用消毒纱布擦净牙齿周围口水，再用小棉球蘸大蒜酊涂于牙根部，吹干后再涂，如此反复几次。每日1~2回，连用5~10日效果较理想。

百姓验证：四川江安县东正街文化馆曹鸿根，男，62岁。他来信说："江安县徐秀明患牙龈萎缩几个月，经常牙痛牙松动，经多方医治也无济于事，很苦恼。后来用本条方治疗，现在牙龈不痛了，也能吃东西了，牙齿完好坚固。"

引自：1996年7月3日《安徽老年报》

除齿烟垢

2811. 红糖刷牙可除烟垢

长期吸烟的人牙齿会渐渐地由白变黄，甚至发黑，这是吸烟人的苦恼，可用下列方法除烟垢：先取适量红糖放进嘴里含数分钟，使全口牙都浸泡在糖液中，接着用清洁而比较硬实的牙刷反复刷2~3分钟后漱口，再用配制好的盐碱水（500克清水掺盐、碱各3克）刷牙1~2分钟。每日早晚各1次，连续一星期，烟垢可以全部脱落。（满凤英）

引自：1997年3月3日《辽宁老年报》

固牙法

2812. 保护牙齿的好方法是饭后盐水刷牙

"文革"前，南京军区总医院一位牙科主任告诉我保护牙齿的办法，每顿饭后用盐水刷牙。20世纪80年代，我牙齿脱落只剩下十来颗，才想到要保护牙齿，开始用盐水刷牙。后又见到"肾脏好牙齿不动摇"的介绍。于是，我近些年来每

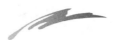

逢春秋天，都要吃一点枸杞、核桃之类食物，以滋补肾脏。

如今我已80多岁了，牙没有再脱落，也没疼过，很坚固。

荐方人：安徽凤阳农师院　谷儒珍

2813. 我和老伴的固齿妙方是用盐水漱口

8年来，我和老伴都坚持用盐水漱口，取得良效。

方法：每日三餐，餐前餐后均用凉开水化碘盐漱口。餐前，先漱一口吐掉除脏，再喝一口吞下肚垫胃底；餐后先漱一口清洗牙缝残存物，再吞一口舒肾。

好处：食中有味，食后舒化，又固齿。

我和老伴如今都已64岁了，胃好，牙齿齐全，还能吃硬食物。

百姓验证：广西桂林市关彩文，男，59岁，工人。他来信说："我牙齿经常有松动的感觉，按照本条方坚持每天用淡盐水漱口刷牙，现在感觉很舒服，牙齿也不松动了。"

荐方人：安徽枞阳县函山镇退休干部　陶筱亚

2814. 常练"咬牙功"对护齿固齿大有裨益

以前，我的牙齿状况很糟糕：牙龈萎缩，牙齿经常酸痛，每次刷牙都要出血，不能咬硬东西。到医院看过多少次都毫无效果。有的医生甚至说我的牙龈萎缩严重，到40岁左右牙齿就会掉光。为此我非常苦恼。

一次，朋友的外公给我介绍了一种他坚持了40多年的"咬牙功"，我按他介绍的方法坚持练习，也取得了很好的效果。牙龈萎缩已基本痊愈，牙齿再也不酸痛了，刷牙时也很少出血。"咬牙功"简单易行，不分男女老幼都可练习。

方法：每次大小便时，用力咬紧牙齿，舌尖轻抵上腭，意守齿龈，到大小便结束时为止。

初练时下颌骨会感到酸胀（肌肉疲劳所致），坚持一段时间后就适应了。平时再配以叩齿，特别是早晚各叩1次（每次叩60～100下，多者不限），效果会更好。

荐方人：空军86397部队　丁小松

各种无痛拔牙法

2815. 中药麻醉丹可用于无痛拔牙及外科小手术

配方及用法：细辛10克，生半夏19克，樟脑粉3克，薄荷脑3克，75%酒精100

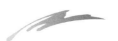

毫升。将上列药物砸碎后加入酒精浸泡72小时，装瓶即可使用。使用时，用医药棉球蘸药液，涂抹局部，稍等5～10分钟即可。

功用： 此麻醉丹用于拔牙及外科小手术麻醉用。

荐方人： 湖南慈利县后溪旅社　　陈继恭

2816. 中药"离骨丹"配制法

配方及用法： 透骨草、凤仙花子（凤仙花子又名急性子、指甲花子）各10克。上药共研成细末，装瓶备用。使用时，用外科或牙科探针沾药少许，点在坏牙根上，即可拔除，无痛。

荐方人： 湖南慈利县　　陈继恭

2817. 无痛拔牙"离骨丹"配制法

配方及用法： 大鲫鱼1条，去肠，以砒霜（白砒）纳入鱼腹，放阴处，待鱼皮上见霜即刮下（注意有毒），用瓶收储。用时，先以针搜净牙根，点上少许药（霜），片刻咳嗽牙自落。或以少许药置在布上，贴蛀牙上即落。

砒霜宜用白者，按鱼重31克纳入白砒3克比例，不可过多，以免中毒。

此方100%有效，很受患者欢迎，老百姓叫它为"离骨丹"。拔牙时不需打针、不上钳，一擦即掉。

注： 砒石经升华所得的结晶体（精制品）称砒霜，有大毒。

荐方人： 江苏如东县石屏乡卫生院　　张万基

2818. 拔牙用中药"离骨丹"配用秘方

配方及用法： 青头蜈蚣、白芷、青红各2份，过江龙、骨碎补、枇杷叶、草乌根、肉钻各1份（以上"份"是重量计，例如，1份的用10克，那么，2份用20克）。以上均为极细末粉。买1条200～250克带青色鱼鳞的鲫鱼，去内脏，放入药粉，不要太满，也不要太少。用白线缝好，用干净厚纸或清洁牛皮纸包两层，外用棕片包一层。在屋里地下挖个8寸见方的洞，洞中间悬空放毛竹片或木棍，横排架好，把包好的鱼放在上面，用盖板封好洞口，然后用泥土堆在盖板上，拍紧泥土，密封49天取出。里面的鱼已化粉，白黄色为好，黑色者不用，用小刷把粉霜刷下，装入瓷瓶密封备用。

拔牙： 在要拔的牙根处用缝衣针挑破牙龈黏合处，用小木片取点粉霜放入挑破肉缝中，嘴巴合拢，不可用舌头舐。15分钟后，张口有力地咳一声，用手拿住该牙稍用力即可取下牙齿。

说明： 过江龙《本草纲目》有记载，又名过江七、过岗龙、翻江龙，中药正名为土茯苓。肉钻水田中有，钻入肉吸血，又名蚂蟥，此药用干品。青红即为轻粉，

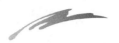

药店、药材公司均有售,属控制药品。

　　"离骨丹"配制时间宜在春节春雷响后,鲫鱼上水产卵时为佳。春为四季之首,万物萌生复苏,鲫鱼活性好。但地面因天气回暖,较潮湿,应先取土墙中挖洞为好。如无此条件应选择地面较高的干爽之地,以防鱼霜因湿气重而变黑色。

　　附:加工水蛭时,应先洗净,沥干,切成小段再晒干,用滑石粉炒至微鼓起,筛去滑石粉即得。

　　荐方人:湖南洞口县太平乡大万园艺场　　杨晚生

2819. 梁大师的咳声牙落法(对已松动牙齿有效)效果较好

　　对已松动了的病牙、虫牙需拔除时,可不用手不用钳。

　　配方及用法:生川乌、生草乌、细辛、荜拨各等份,研成细末。取牙时,用小棉花球沾药粉点在已松动的烂牙或需换的牙上,不用片刻,咳一声牙即脱落,然后用冷开水加盐少许漱口即可。不必打麻醉针,亦可避免因用拔牙钳带来的痛苦。

　　荐方人:广州市广园新村景泰东一巷4号　　志亮
　　引自:广东省气功科学研究协会气功掌门研究会主办的小报

2820. 三种麻醉拔牙法

　　(1)指压麻醉法

　　方法:上颌牙取下关,下颌牙取颊车,均同侧。术者用左拇指或食指压迫穴位,压力以能忍受的最大限为度,要有较强酸胀感。分离齿龈时压力可稍小。拔牙前、后不压迫,拔时钳要上紧,钳在齿颈部,用力快拔。

　　效果:100例(牙),无痛或微痛84例,稍痛13例,失败3例。松动牙较稳固牙效果好。

　　(2)夹鼻麻醉法

　　方法:市售边长2.5厘米×3.3厘米文具夹,边缘贴2~3层胶布。

　　鼻穴:肺、心、头,以肺为中心,将夹张开,自两眉根夹起皮肤,夹与鼻尖成直线。一般15~20分钟,待有胀困、疲乏、前额凉、面麻,探测牙龈感觉迟钝时,即可拔牙。剥离牙龈膜时,可用探针点少许碘粉合剂或石炭酸,以增强效果。术毕取下鼻夹。

　　效果:660例,年龄最小者6岁,最大者62岁。优(包括牙挺、牙凿劈冠无痛)66.3%,良(稍有撕裂感,个别稍有疼痛)31.5%,失败14例,成功率97.8%。

　　(3)马尾粉麻醉法

　　方法:马尾适量,置烧红的铁片上烧焦,研末,过筛,贮瓶中。用药匙沾粉涂患牙龈上(不可涂好牙),3~5分钟有凉麻感,牙龈轻度萎缩,即可拔牙。

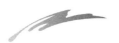

效果: 39例, 年龄最小者13岁, 最大者65岁。均为移位牙、残根、残冠及牙周炎患者。无痛36例, 基本无痛2例, 失败1例, 成功率97.4%。

引自:《常见病特效疗法荟萃》

2821. 真假咳嗽拔牙法

这是"文革"前的事了。

记得当时我还很小。一天, 我家隔壁的何阿婆到街上买菜, 恰巧碰上一个走江湖卖膏药的郎中, 这郎中自称医术高明, 手到病除。正好何阿婆有颗虫牙痛了多日, 早想拔掉了, 但她害怕拔牙时的疼痛。她便把自己的心思告诉了江湖郎中。郎中一听笑了, 说: "为什么不请我帮你拔牙? 我拔牙既不疼痛, 又不留后遗症, 而且神不知、鬼不觉, 掉了牙你都不晓得!"

何阿婆一听, 半信半疑问: "你用什么佛法, 这么了得?" 郎中说: "至于什么佛法, 那就对不起了, 我无可奉告!不过, 我可以告诉你, 我有一种神水, 只要含一口神水, 咳嗽一声虫牙就掉了!"。

"真有这么神?"

"你不信? 不信我们就当场试试, 如果你的虫牙被拔掉时, 有一点疼痛, 我一分钱也不要你给!"

后来, 何阿婆回家征求意见, 得到同意后又上街找那郎中。当时我出于好奇心, 跟着上街观看。果然, 那江湖郎中的确有两下子。他让何阿婆含一口水, 只轻轻地咳了一下, 那颗虫牙就随那口水一道吐了出来, 她一点也没感到疼痛。在旁边围观的小孩、大人, 无不称奇叫绝, 拍手喊好。

不过, 有一点大家没有注意, 而我却看得非常仔细, 那个江湖郎中在检查何阿婆的虫牙时, 手中的镊子夹了一小团药棉伸进她的口里搅抹了一会。而当时大家的注意力全被郎中那滔滔不绝的话语引向了"神水"方向, 总想从那"神水"里看出什么名堂, 捞到一点什么"佛法"。岂知, 那郎中乖就乖在以"神水"做幌子, 障人眼目。

那江湖郎中用的是一种去牙方法。这个方法是采用凤仙花种子研末, 拌入信石少许, 一并点放在痛牙根上, 只需咳嗽一声, 便可将痛牙去除掉。

当年在场的围观者, 都以为江湖郎中的秘方就是那一碗"神水", 从而个个盯住那碗水不放。谁知, 郎中的招数却在那团药棉上。郎中以察看虫牙好坏为名, 将沾有凤仙花种子末与信石末的药物棉团塞进何阿婆的口里, 抹在虫牙根部, 于是含一口水咳嗽一声, 牙就掉了。那"神水"实际上是一般的蒸馏水, 没起什么拔牙的作用。

这里值得一提的是, 此方一般不宜使用, 尤其不可自作聪明地仿效郎中的做法, 因为这其中还有个医术问题。特别是信石, 更是要严加限制使用, 否则弄

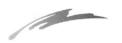

不好会出人命案的。

何谓信石？《本草纲目》上有这样的述说："信石，人言生者名砒黄，炼者为砒霜。"李时珍曰："砒，性猛如貔，故名，惟出信州，故人呼为信石，而又隐信字为人言。"

红信石，又称红砒，呈不规则的块状，大小不一。有黄色与红色彩晕，略透明或者不透明，具有玻璃样光泽或无光泽，质脆，易砸碎，无臭，有剧毒，切不可放入口中试尝。

白信石，又称白砒，除色为无色、白色不同于红砒外，其他性能形状与红砒相同。

信石是一种大热、大毒的矿石，使用时必须记住这一点！

引自：《神医奇功秘方录》

2822. 催生草的传说

玉簪又叫催生草，民间有这样一段传说：纣王有个妃子喜爱百花，百花中她最喜爱的是玉簪花。这年，这个妃子怀孕了，临产时，一天一夜孩子生不下来，这个妃子自知性命难保，临死前想再看看她平日最爱的玉簪花，便让宫女给她端来。妃子见是一盆含苞待放的花，流下泪来，说道："洁白如玉的花，只有你与我终生相伴。今天这是最后的相见了！"话音刚落，只听"嘭"的一声，玉簪花开了，接着"哇"的一声，婴儿也生了下来。当纣王听说是玉簪花催得孩子降生，便说："那不是催生草吗。"消息传到乡间，难产的妇女也用玉簪花催生，果然灵验。因此，人们就叫玉簪花为催生草。

玉簪的根还可用来拔牙。张寿颐引用《本草纲目》的话说："玉簪根涂痈肿，取齿牙，颇与急性子约略相近。采鲜根捣自然汁，晒干做小丸，治牙痛欲落者，以一丸嵌痛处，听其自化，一丸不落，再嵌二三次，无不自落，而无痛苦。"他还说："他的家乡有一牙痛者，听人说玉簪花的根捣汁漱口可治牙痛，能拔牙，就将玉簪花根捣汁漱口，不到1个月全口的牙全部脱落，无存者。"

引自：《百草药用趣话》

口腔溃疡

2823. 我用吸烟法治疗口腔溃疡有效

我多年来患顽固性多发性口腔溃疡，严重时口腔黏膜、舌头、齿龈等部位有

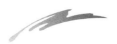

几个溃疡点,小的有米粒大,大到蚕豆瓣那么大,有时还有渗血,灼痛难忍,吞食困难,甚至讲话也受到影响,且有全身症状,如肤色(特别是面色)呈灰黑状,全身乏力,苦不堪言。我曾到省市大医院求过医,中药西药,吃药打针,土方偏方,口服外用等等,均无效果。我爱人是一名医务工作者(县人民医院副主任医师),曾为此想方设法,终也无能为力。

然而,在一个偶然的机会,我幸运地得到了治疗此病的妙法良方。一次,我在校办公室与同事们谈及我的病痛时,刚调来不久的同事许老师告诉我他弟亦有此病,曾到南京鼓楼医院求医。该院某医师告诉他此病无特效药物,叫他回家吸点烟试试。许老师叫我也一试。我听后,想起我年轻时曾有过一段吸烟史,回忆那段时期,确实没有得过此病。抱着试一试的心情,我尝试了一下,果然数天之内即产生了奇异效果。从去年用此法治疗到现在一年多时间,我的病没有复发过,即使有时有发病的迹象,如适当加大"剂量",即可防患于未然。就此,我曾向专家请教,他们对其治病机理尚不清楚,据说可能香烟里有某种物质可促进口腔黏膜角化。究竟是何种物质,为何有治疗作用,尚待医药科学工作者进一步探讨。

吸烟有害已成共识,然而对于我却有另一番用处。为了避免其弊害,目前,我采用的治疗方法是:①吸时仅仅把烟含于口中,不下咽,从口中吐出。②预防期间可少吸,每天只吸3~4支即可,几次吸完。③治疗期间,可重点对着患处吸,加强刺激。患处如能产生一种麻痛而又有些舒适的感觉,效果更显著。

荐方人:江苏省海安县城西中学　周烈强

2824. 我用苦胆矾治好了口腔舌尖溃疡病

苦胆矾治口腔溃疡有效。几年来我常患口腔、舌尖溃疡病,吃饭困难且疼痛难当,后觅得一个偏方,用苦胆矾敷了3天就好了。

配方及用法:用猪苦胆1个,明矾25克压成细末,灌入苦胆内,放在阴凉处,待风干后取出黄色粉末状的胆矾存放在净瓶内备用。用时取少许敷于溃疡面上,每日3~4次,3日见效。(鲁达)

2825. 我饮绞股蓝茶治好了口腔溃疡顽症

我患口腔溃疡7年之久,曾在哈尔滨、长春、北京等地医院求治,都不见好转。有一次,因陈旧性中耳炎服食四川青城山绞股蓝茶,半年之后,不但中耳炎痊愈,还意外地治好了口腔溃疡顽症。

引自:黑龙江哈尔滨市　苑振忠

2826. 我患严重的口腔溃疡只喝核桃壳汤9天就见效

2个多月前,我患了严重的口腔溃疡。正当我病痛难熬时,《老年报》"送"来

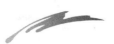

了一个良方——核桃壳煎汤治口腔溃疡，这真是雪中送炭。于是，我就按报纸上介绍的方法，每天取核桃壳10个左右，用水煎汤口服，每日3次，连续服用。我连服9天，溃疡几乎不见。

百姓验证：湖北武汉市青山区红钢城182街吴志恩，男，65岁，退休。他来信说："我患有严重的口腔溃疡病，先西医治疗没有好转，又转到中医治疗，每天吃消炎片、牛黄解毒片、知柏地黄丸等药物，一天不吃药病就复发，治疗半年时间未见效果。在没有办法的情况下，我采用本条方治疗，连续服用15天后，我患严重的口腔溃疡病竟神奇般地好了。"

荐方人：河南三门峡市　　侯振荣

引自：1997年9月18日《老年报》

2827. 我患口腔溃疡用黄柏1周见效

我已年逾古稀，3个多月前患了口腔溃疡，曾去知名大医院医治2个多月，没有效果。我从《老年报》上看到介绍用黄柏治疗口腔溃疡的方法后，便到中药店买了30克黄柏，放到家用小电烤箱中烘烤。待黄柏呈淡焦色便取出凉凉，粉碎后添加三四匙蜂蜜调成糊状存放在一小玻璃罐中，每日涂溃疡处3~5次，仅1周时间，口腔溃疡几乎治愈了。

百姓验证：河南鹤壁市长风南路313号张志宽，男，36岁。他来信说："我爱人的姐姐常年患慢性口腔溃疡，多次治疗无效，平时吃饭说话都很困难。后来用本条方治疗，用药的第二天疼痛就有所减轻，说话也不困难了，又连服一星期后痊愈。"

荐方人：黑龙江省哈尔滨市离休干部　　陈继伦

引自：1997年9月4日《老年报》

2828. 我吃绿叶蔬菜治复发性口腔溃疡有效

我过去患口腔溃疡病，舌头及口腔黏膜经常溃烂，疼痛难忍，服用维生素B_2和维生素C，往往要十天半个月才好。有一年过节时，口腔溃疡复发了，厂里的医生都休息，没有办法，我只好根据蔬菜含维生素多的道理，试着多吃蔬菜。我每餐吃半碗绿叶蔬菜，连续吃了几次。第二天，口腔溃疡有了明显好转，疼痛大大减轻了。我又连续吃了3天的绿叶蔬菜，口腔溃疡就不见了，我惊喜万分。于是，我坚持每天吃200克以上的绿叶蔬菜，口腔溃疡就再也没复发，至今已有2年多了。

我吃的绿叶蔬菜主要是藤藤菜、莴笋叶、小白菜、瓢儿菜、青菜、菠菜等，也吃一些大白菜和莲花白。吃法非常简单，炒、凉拌、煮汤等均可。

引自：《老年健康报》

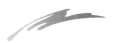

2829. 我用本方治口腔溃疡20余例收到很好的效果

口腔溃疡是常见口腔疾病，患者深受其苦。我自1985年以来，采用自拟处方进行治疗，共治20余例患者，收到了很好的效果。

配方及用法：每次口服维生素C 0.2克，甲硝唑0.4克，维生素E 0.1克，每日3次；或将维生素E 胶丸弄碎涂于溃疡面。

疗效：一般3~7天即可见效。

百姓验证：福建尤溪县溪尾乡埔宁村纪儒，男，27岁，医生。他来信说："黄某患口腔溃疡，吃不下饭睡不好觉，多方治疗不见效。后来我用本条方为他治疗3天就好了。"

引自：1995年6月《开卷有益》

2830. 本方治复发性口腔溃疡224例，有效率100%

配方及用法：取市售冰硼散25克，地塞米松15毫克，2%普鲁卡因20毫升，甘油15毫升混合调匀，2毫升装1小瓶，盖紧瓶塞，用蜡封好备用。治疗前将药摇匀，以小棉签蘸药液涂于溃疡部位，每日4~6次。

疗效：《实用医学杂志》1988年第2期报道收治224例。1天内有效11例，2天内有效121例，3天内有效44例，余48例均在4天内全部见效。

引自：《实用西医验方》

2831. 香冰茶治口腔溃疡有很好疗效

主治：口舌生疮，小创面外伤止血。

配方及用法：孩儿茶30克，明矾20克，冰片10克，麝香0.1克。将明矾置瓦上煅至水分挥尽，凉后取其膨胀状如海绵之白色块状物即为白枯矾。上述各药，先研孩儿茶至粉末，次研白枯矾，再研冰片，最后入麝香共研末，放入玻璃器内密封，切勿透气。视口舌溃疡面大小定其药量多少，用药匙盛药粉均匀外敷，务必将疮面完全敷盖，日敷2~3次即可。如果属于维生素B_2缺乏者，可内服维生素B_2，同时外用本品可收良好效果。

疗效：香冰茶治疗千余例口腔溃疡，资料完整的318例。均在门诊治疗，年龄最小者5个月，最大者76岁。治疗1天有效者103例，2天有效者163例，3天有效者52例。

百姓验证：白某，女，50岁，本院护士长。1990年4月28日初诊，自述口舌糜烂7天。查其舌尖部可见0.1厘米×0.2厘米圆形外红里黄色溃疡面，舌左前侧0.2厘米×0.3厘米圆形外红里黄色溃疡面，左下唇内0.2厘米×0.4厘米圆形溃疡面各1处，饮食时均痛，舌质红，舌苔薄黄，脉弦数。诊为口腔溃疡。遂取香冰茶均匀撒

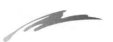

于各疮面，嘱其日用3次。二诊，4月29日，各溃疡面已成白色，亦无痛感，又用药1日而愈，至今无复发。

荐方人：辽宁海城市正骨医院针灸科主任，兼任鞍山市针灸学会理事　袁富森

引自：《亲献中药外治偏方秘方》

2832. 水煎女贞叶连服3日可治顽固性口腔溃疡

罗某，女，57岁。患口腔溃疡，反复发作，经中西医治疗无效。此次复发已半月，口腔、唇周广泛糜烂，疼痛难忍，饮食时痛苦更甚。即嘱自取鲜女贞叶7片，水煎服，每日3剂。连服3天有效，至今未见复发。

引自：《浙江中医杂志》（1990年第7期）、《中医单药奇效真传》

2833. 我患口腔溃疡用本方治疗3天见效

配方及用法：用棉签点上95%酒精，轻压口腔溃疡点，并轻轻转动棉签除去溃疡面上的腐败组织。每天2~3次，每次时间20~30秒，不服任何药物。

疗效：《新医学》杂志报道，13年来用此法共治疗300多例患者，除极少数溃疡面大而深的患者需3~5天愈合外，绝大分病人均在2~3天愈合。针头般大的白点和溃疡周围的红点，1天见效，2天即愈。有效率100%。

百姓验证：广西河池地区配件公司陈远忠来信说：“我年初患口腔溃疡2次，每次都是用本条方治疗，均3天见效。”

引自：《实用西医验方》

2834. 矾糖膏治顽固性口腔溃疡1次有效者达90%

配方及用法：白矾6克，白糖4克。将上药放入器皿内，文火加热，待其熔化成膏后稍冷却即可使用。气候寒冷时需加温熔化再用。用棉签蘸本药膏涂于溃疡面上，每日1次，用药后，溃疡处疼痛增剧，口流涎水，一般3~5分钟后涎水即可消失。（切记：口流出的涎水不可入肚）

疗效：治疗95例，1次治愈者90%以上，一般不超过3次。

引自：《云南中医杂志》（1985年第3期）、《单味中药治病大全》

2835. 我患口腔溃疡用灯芯草粉涂治很快见效

李某，男，29岁。1983年2月6日就诊。自述口腔内数处溃疡，非常疼痛，不能进食。检查见舌尖部有两个米粒大小的黄白色溃疡面，舌质红，苔中略黄腻，辨证为湿阻中焦，心火上炎而口舌生疮。嘱将灯芯草干品15克放入生铁小平锅中，在火上烧，直至锅内药物黄焦或黑末燃着为止，然后取出研末，涂抹于患处，每日2次。第三天，患者高兴地自述涂抹该药只1次就见效了。随访1个月未

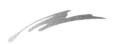

见复发。

百姓验证：四川马边县委办公室喻学瀚、陈金黄夫妇，均68岁，离休。他们来信说："马边县民建镇居民彭秀患口腔炎，多次复发，久治不愈，后用本条方仅3次就治好了。"

引自：《上海中医药杂志》（1985年第3期）、《中医单药奇效真传》

2836. 本方治口腔溃疡见效快

主治：口腔溃疡，走马牙疳，牙床红肿溃烂及咽喉疼痛。

配方及用法：青黛30克，硼砂30克，薄荷15克，人中白30克，玄明粉15克，粉口儿茶30克，马勃15克，冰片6克。上药共研粉过细筛，装瓶密封备用。用冷盐开水口腔含漱后，将药粉撒布患处。每日3次，不易涂布之患处可用芦管吹之。

百姓验证：江苏涟水县方渡乡潭东村韩志，用本方给病人治疗1次就见效。特别对牙床红肿患者，药到即消。

2837. 我同事用蜂蜜治口腔溃疡有效

方法：晚饭后，先用温开水漱净口腔，再用一勺蜂蜜（最好是原汁蜂蜜）涂敷在口腔中的溃疡面处，待1~2分钟后吞下，重复2~3次。

用此方法治疗后，第二天疼痛感减轻，连续使用2~3天，口腔溃疡痊愈。

百姓验证：黑龙江齐齐哈尔市电信公司李再国，男，48岁。他来信说："本单位职工患口腔溃疡半个多月不见好转，后用本条方治疗，3天见效。"

荐方人：重庆市　唐德江

2838. 我用痢特灵治口腔溃疡有效

口腔炎多为口腔溃疡，反复发作，很痛苦。有人用痢特灵治疗30多例，效果很好。

方法：痢特灵0.1克，维生素$B_1$10毫克，每日服4次。不用其他药，一般3天内疼痛减轻，一星期可治愈。初发或溃疡面小的效果更好，反复发作可反复治疗，无不良反应。

百姓验证：贵州惠水师范学校校王兆美来信说："我患口腔溃疡多次，均用本条方治愈。"

引自：《中国老年报》

2839. 巧用3种针剂治口腔溃疡1天见效

方法：用庆大霉素针剂8万单位，维生素B_{12}针剂500微克，地塞米松针剂5毫

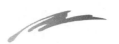

克，以上3种针剂各取3支混合。每次用2毫升左右，口含2~3分钟，同时做漱口动作，一天含多次即可见效。

荐方人：河南省义马矿务局总医院　高学范

2840. 板蓝根治口腔溃疡2天见效

陈某，女，30岁。牙龈、口腔黏膜溃疡，充血，水肿，表面呈不规则白色丝绒状膜，饮食时疼痛，曾服维生素B$_2$、维生素C、黄连素，疗效不显。遂用鲜板蓝根30~60克（若无鲜药，用干品10~30克亦可）煎汁，将1/3涂擦患处，每天涂7~8次，另2/3内服，2天见效。

引自：《浙江中医杂志》（1985年第1期）、《中医单药奇效真传》

2841. 核桃壳煎汤治口腔溃疡效果比较理想

配方及用法：每天取核桃壳10个左右，用水煎汤口服，每日3次，连服3天，就可治愈口腔溃疡。（沈曼斐）

引自：1997年3月5日《晚晴报》

2842. 我用明矾摩擦患处治口腔溃疡收到了较好效果

方法：取一小块一头略尖的明矾，将其放在患处稍用力来回摩擦（摩擦时有疼痛感）。5~10秒钟，由于药物的作用溃疡边缘与正常组织之间形成一圈较明显的分界线（倘若能将溃疡周围的一圈微白色边缘摩擦掉，效果将会更加理想，且容易得到根治），此时即可停止摩擦。每天早晚各摩擦1次，一般情况下，病人只需摩擦2次，便可获得较好疗效。症状较重者，连续摩擦3~4次也可获良效。

百姓验证：福建南平市火车站台后水南里76号汤冬信，女，60岁，退休。她来信说："我爱人患口腔溃疡，我用本条方为他治疗，每天1次，约一星期，逐渐一圈一圈地愈合了。"

荐方人：江苏省南京市　陈志春

2843. "木附青矾散"治口腔炎数千例效果较好

主治：急、慢性口腔炎，咽喉口齿生疮，皮肤、黏膜溃疡。

配方及用法：木附子35克，飞青黛20克，猪胆矾（猪苦胆装入枯矾粉阴干）25克，瑞龙脑10克，白秋霜10克。上药分别研成细粉后，按比例对在一起，掺和均匀，贮瓶密封备用，或分成2~5克装小瓶，便于病人携带。用时用纸筒或竹管将药粉吹入患处，轻者日吹2~3次；甚者日吹5~6次。一般轻者1~2日见效，3~5日显效；甚者1~2周内可获康复。

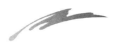

疗效：木附青矾散，乃吾家三代秘方，为治口疮之要药。我行医30余载，用该方治愈多种口疮数千例，疗效卓著，治愈率85%以上，有效率100%。经临床观察，对溃疡性或糜烂性口腔炎有较好疗效，止痛作用明显，能够加速炎症消除，促进口腔黏膜剥脱以及糜烂和溃疡的愈合。特别对物理因素所引起的黏膜损害效果良好。而对细菌性或其他复杂因素所致的黏膜损害，亦能发挥辅助治疗作用。通过临床实践，拓宽应用，该方除对多种口腔溃疡有特效外，对内、外、妇、儿、五官科的多种皮肤、黏膜溃疡或湿疹，亦有较好疗效。

注意：该方对口腔黏膜病变等疗效卓著，对细菌性或其他复杂因素所致的黏膜损害，以及久病寒盛的患者，需进行辨证施治，根据病情，适当配合内服药物，才能取得显著的疗效。治疗期间忌烟酒及辛辣厚味之品。

荐方人：江苏铜山县柳新医院　李学声

引自：《亲献中药外治偏方秘方》

2844. 我喝蜂蜜水治好了10余年的口腔炎

我患口腔炎已有10多年，吃药打针疗效都很慢，但是喝蜂蜜水（最好是新鲜生蜂蜜）疗效却很好。特别是在开始发炎时，每天喝上2~3次蜂蜜水，口腔炎症很快消失。

荐方人：山东平阴　张庆元

2845. 此秘方专治口腔炎

配方及用法：西瓜硝120克，西月石120克，朱砂3.3克，龙脑（冰片）0.3克。

先将西瓜硝、西月石共研极细末，过120目筛，再加入朱砂同研极匀，最后再加龙脑冰片末和匀，密封放阴暗处保存。取少量药末喷于患部，每日3~4次，重症可每2小时1次。

西瓜硝制法：夏季收西瓜放置阴凉透风处，大寒季节取完好无损者15千克，连皮切块，另取含水分较多的白萝卜15千克，切法同上。先加水30千克煎煮西瓜1小时后，加入萝卜继续同煮1小时，过滤去渣。加入朴硝5千克，搅拌溶尽，移置阴暗处，液面上用干净麦秆纵横覆盖，候溶液冷却，麦秆上即出现白条状结晶附着，取下平摊竹匾上，风干即成。

荐方人：江苏苏州　陈起云

引自：广西医学情报研究所《医学文选》

2846. 我患口疮30年1剂药见效

配方及用法：参须粉15克，生地粉9克，骨粉9克，猪血15克，小米31克，白糖适量。煮稀饭早晨空腹吃，病史多少年即吃多少天，我吃了30天，制止了口疮复发。

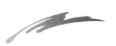

荐方人：湖南岳阳市人事局　周文渊

湖南洞口县太平乡大万园艺场　杨晚生

2847. 祖传脐疗法治口疮1剂见效

配方及用法：细辛（江南地区产的土细辛无效）9～15克。将细辛研为极细末，加适量的蜂蜜调和成糊状，捏成一个如硬币大小的小药饼。先用温水洗净肚脐孔及周围，用一层纱布裹住药饼，贴于脐中央，外以麝香止痛膏覆盖固定，3天一换。

多年来，我在临床上观察到，一般初发病人1剂即愈，顽固性复发病人也不超过5剂即可见效。

注意：在治疗期间，要保证足够的营养、睡眠，避免恣食辛辣、刺激食物，讲究口腔卫生，保持大便通畅。

荐方人：江西浮梁第三监狱生活卫生科　俞瑜

2848. 用吴茱萸治口疮一贴就可见效

我曾将治疗口疮一方推荐给许多朋友，用后反映此方一贴就灵。现将此方介绍如下：取62克吴茱萸，研为细末，以少量食醋煮开2～3分钟，凉后用醋将吴茱萸调成泥状，晚寝前贴到两只脚心上，用绷带缠起来。次日可揭下，口疮基本痊愈，轻微患者使用1剂即可见效。

荐方人：河北石家庄市建设南大街63号3302厂人事处　李宏发

引自：1997年10月14日《老年报》

2849. 本良方治我多年的口疮病有良效

我患口疮已16年了，十分痛苦。用过多种中西药，均未见效。经敷此方3天，口疮不见了。

配方及用法：冰片75克，儿茶100克，枯矾50克，混合研成粉末装入瓶中备用。取少许冰茶散药粉，涂于口腔黏膜溃疡面，30分钟局部保持干燥，而后可漱口，每天2～3次，2～3天可见效。

冰茶散具有清热收湿、敛疮止痛的作用。外用对黏膜溃疡有独特疗效。药无毒副作用。

荐方人：黑龙江嫩江县山河农场　李祖烈

引自：1998年9月3日《老年报》

2850. 硼砂治复发性口疮有效

配方及用法：硼砂20克，药溶于80～100毫升冷开水中，配制成2％～3％溶

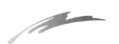

液。患者以此溶液于饭后漱口或刷牙,每天2次以上,长期坚持使用。

疗效:共治疗85例,均在口疮发生时就诊。使用此法后,3天内疼痛消失,溃疡愈合者33例,4~5天获愈者42例(另有10例同时兼服中西药物亦愈,不算在内)。

引自:《广西中医药》(1991年第1期)、《单味中药治病大全》

2851. 本方治口疮轻者1日即可见效

配方及用法:大枣10枚(去核),白矾20克(打碎),干苦瓜叶、青黛各10克,冰片3克。将矾放枣内,煅至矾枯白、枣焦黑,冷后加苦瓜叶研末,再入后2药研细,装瓶。冷盐水漱口后,涂抹药,每日1~2次。

疗效:400余例,轻症1日,重症2~5日即可见效。

说明:本方为耿生清大夫所献秘方,有收敛、消炎、止痛、抑菌的作用。

2852. 百倍细冰散治口疮50例皆有效

主治:口疮。

配方及用法:百草霜、五倍子各10克,细辛1克,冰片3克。上药先将细辛、五倍子研细,再加入百草霜、冰片重复研为细末,混合均匀,装瓶备用,勿泄气味。先用淡盐开水漱口,然后将药末敷于疮面,每日2~3次。

疗效:治疗患者50例,显效(用药2~3天,疮面愈合)45例,好转(用药2~3天后疼痛减轻,疮面缩小)5例。

荐方人:甘肃泾川县长庆油田泾川办事处卫生队 丁木柜

引自:《当代中医师灵验奇方真传》

2853. 单味儿茶治口疮162例,有效率100%

配方及用法:用消毒棉签蘸适量儿茶粉末涂抹患处,每日涂抹2~3次,吞下无碍。

疗效:治疗162例,全部有效,总有效率100%。其中,涂抹1次见效者106例,涂抹2次见效者42例,涂抹3~5次见效者14例。

荐方人:吉林农垦特产高等专科学校科研处 孔令举

引自:《当代中医师灵验奇方真传》

2854. 北大教授李守中10年的顽固性口疮用本方效果较好

症状:唇内侧、颊(腮帮子)、舌上、舌下出现白黄色的黄豆大浅溃疡,烧灼样剧烈痛,不能刷牙漱口,进食触到创面如刀割、电击,无法忍受。时好时发,缠绵不愈。

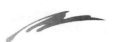

配方及用法：板蓝根12克，连翘10克，茵陈6克，叶柄10克，蒲公英12克，炒枳实6克，生石膏30克，黄芩10克，忍冬藤12克，栀子炭10克，知母10克，生地15克，桔梗6克，生甘草6克。水煎服，每日2次。

按语：本方是北京大学李守中教授所荐。李教授为此疾所苦10年，后遇名老中医杜香岩处以上方，效如鼓桴。

2855. 本方治鹅口疮100余例均见效

配方及用法：五倍子30克，枯矾15克，食盐15克，柳树菝30克。文火烘干焙黄，研为细面，吹敷患处，每日3次。

疗效：治疗100余例，均愈。

引自：《实用民间土单验秘方一千首》

2856. 柿饼霜治口疮疗效较好

配方及用法：选带霜柿饼若干块，用牙刷将其表层白霜刷至盘内，然后把霜涂抹在口中患处，也可直接用舌舔霜，每日3～4次，几天内即可痊愈。尤其适合治疗小儿口疮，可减轻小儿吞药痛苦，疗效较佳。

2857. 痢特灵外用治口疮有效

痢特灵具有较强的抗菌消炎作用。将该药制成粉剂和水剂，治疗外伤疮口、烫伤、脓疱疮，效果十分明显，伤口愈合时间明显缩短，且无任何毒副作用。

方法：当外伤疮口有渗出液，并伴有炎症时，将痢特灵碾成粉末，撒在伤口上2小时后，伤口渗出液明显减少，且很快收敛结痂。

痢特灵水剂配制方法十分简便，只要将3片痢特灵放入盛有3～4毫升凉开水的小瓶中溶解即成，拧紧瓶盖，用时摇匀，涂搽于患处，每日涂3～4次即可。（林健）

引自：1996年7月2日《老年报》

2858. 本方治口疮8天即可见效

配方及用法：儿茶2.5克，珍珠6个，硼砂、寒水石、神砂、冰片、麝香各1克。上药共研为细末，密封备用。用时涂擦疮面。

百姓验证：黄某，女，17岁，学生。患口疮2年，反复发作，屡治不验，痛苦异常。施用本方5天，口疮基本消失，再用3天，口疮完全消失。

按语：本方系从民间验方中收集化裁而来。方中硼砂清肺胃热毒，消肿防腐；儿茶收湿敛疮生肌止血；寒水石清热泻火，缓解赤热疼痛；神砂清热解毒；冰片清热止痛，生肌防腐；珍珠收敛生肌，治创面久不愈合及溃疡、烂蚀诸症功效卓著；麝香辛香走窜，活血止痛。诸药全用，清、补、下、敛俱全，良效。

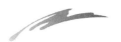

荐方人：陕西西安市　王成德

引自：《中国当代名医秘验方精粹》

烂嘴角

2859. 我爱人用绿豆汤冲鸡蛋治烂嘴角病有效

5年前我爱人得烂嘴角病，多方治疗均未见效。后得一偏方治疗2周后竟获痊愈，至今病未复发。现将此方介绍如下：

取绿豆30克洗净，放在一碗冷水中浸泡10分钟，然后加热煮沸5分钟（煮沸时间不宜过长），再将此汤冲入早已打好的一个新鲜鸡蛋液中，趁热空腹喝下，早、晚各服1次。每次都换新绿豆，用过的绿豆可做他用。

百姓验证：新疆阿克苏市水电局邢源恺，男，52岁，干部。他来信说："昌吉市延安南路的许俊光患口腔溃疡，经乌鲁木齐各大医院治疗，均无效果。后用本条方连治1周，伤口竟神奇般地好转，至今未再复发。"

荐方人：河北河间县邮局　殷玉清

引自：1997年11月6日《老年报》

2860. 冰片金霉素治口角炎73例全部见效

配方及用法：冰片1克，金霉素1克（4片），小麻油适量。将前两药共研细末，和小麻油调匀，涂于口角患处，每日3次，

疗效：用本方治疗73例，均见效。多为2~3天，有效率100%。

引自：《实用西医验方》

2861. 生茄子灰治口中肿痛有效

当口中肿痛时，可将生茄子皮煅焙成灰（置阴凉之地隔夜，去其火气）之后，将此灰再研至极细粉末与蜜调和，将其敷涂于疼痛处，可立即止痛并消肿。对患牙疳肿烂之病，用此方也相当有效。如果没有生茄子，可用干茄子蒂焙灰调蜜，亦有效。

引自：陕西人民教育出版社《中国秘术大观》

2862. 治千余人烂嘴角的效方

烂嘴病，包括口腔黏膜溃疡、舌面溃疡、唇溃疡、嘴角裂口等等。虽是小病，

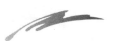

但治好却不那么容易。如按常规治疗，服四五天甚至十来天药也好不了，打针也不灵。病确实不算大，可给患者带来的痛苦并不小，有些疼得连饭都吃不成，还影响学习和休息。根据别人的经验并结合自己的实践体会，终于用几味中药自制成一种疗效极为确切、迅速而且价钱便宜的外用治烂嘴药。这种药于1980年制成，共用了12年，治千余人，疗效达100%。

配方及用法：乌梅炭10克，枯矾10克，儿茶10克，硼砂3克，珍珠1克，冰片3克。将乌梅放铁锅里用烈火煅，使乌梅肉变成黑褐色即可，不可过火。再将各药研成极细面（越细越好，里边不可有药渣），最后对在一起，加入冰片，混匀即成，装在能密封的瓶中备用。用药前，先用淡盐开水漱口，再将少许药面敷于患处，闭口2~3分钟后把分泌的口水吐出。每天用药3~4次。

荐方人：河南新野县沙堰镇南头　吴甲南

2863. 用蜂糖冰硼散治烂嘴角有效

配方及用法：用棉球蘸蜂糖，再沾上冰硼散涂患处，每日饭后睡前将口角洗净，涂抹2~3次，连续几天有效。

荐方人：广西滨县饮食服务公司　林贞元

2864. 鱼肝油丸、维生素B_2治口角炎有效

配方及用法：用热水将裂口处洗净，取鱼肝油丸（AD丸）1粒，挤出丸中的油液，均匀地涂抹在患处，将研好的维生素B_2粉末撒在口角上，每天早、中、晚各1次，一般连续治疗4~5天即可见效。（金玉华）

引自：1996年6月7日《辽宁老年报》

口腔黏液腺囊肿

2865. 我用碘酊治疗60例口腔黏液腺囊肿全部见效

配方及用法：用2%地卡因液在囊肿周围黏膜表层麻醉，用1.5%碘酊常规消毒，7号注射针头沿囊肿底部刺入腔内，然后用棉签挤压囊肿使黏液流出，再以皮试针头（或头皮针）向囊腔内注入2.5%碘酊0.2~0.5毫升，一般使囊肿充盈变色即可。1周后复查。

疗效：观察60例，58例1次见效，2例2次注射后见效，随访1~5年无一例复发，无任何不良反应。

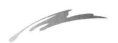

百姓验证：湖北洪湖市新中医院昌占银，男，33岁，美容师。他来信说："2001年我患下唇黏液腺囊肿，在市人民医院动手术，花费200多元，1个月后复发。后我用本条方，仅花费5元钱就治好了。"

引自：《实用西医验方》

嘴角干裂

2866. 蛋黄油治嘴唇干裂有效

配方及用法：用熟鸡蛋黄1个，放入勺中，边加热边碾碎，使出油成焦黑色，加适量香油调匀，涂在患处。每天2~3次，多次更好，特别是夜间，几天便见效。

荐方人：辽宁凤城市物资局离休干部　汤洪贵

口　臭

2867. 我用两面针牙膏刷牙，口臭果然消失

我患口臭病已有数年，有人介绍用两面针刷牙治口臭。当时，我抱着试一试的态度，开始使用两面针牙膏刷牙，用了2个多月的时间，口臭果然消失了。

百姓验证：广东台山县台城镇富华新村220号甄沃根，53岁。他来信说："我爱人有口臭，按本条方用两面针牙膏治疗，她的口臭消失了。"

荐方人：河南省许昌县长村乡老干部　张松茂

2868. 坚持手脚穴位按摩可治口臭

脚部选穴：基本穴15，16两穴。（见2868条图1）同时根据各种病因配穴：腥臭味加14穴；鼠臭味加18穴；尿臊味加22，23，24穴；酸馊味加17穴；糖尿病、消化道出血、支气管扩张均按症加穴。

按摩方法：15，16两穴均用按摩棒大头推按，双脚取穴，每次每脚每两穴推按5~10分钟。每日按摩2次。其他配穴每穴每次按摩5分钟。

手部选穴：基本穴19，68两穴。主治胃肠口臭，临床可根据病情加配穴位。

按摩方法：用梅花针刺激，每穴2分钟。（见2868条图2）

注: 有关穴位名称及按摩工具制作法,详见本书4145条《手脚穴位按摩疗法》。

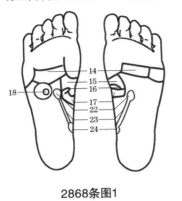

2868条图1

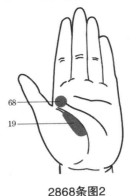

2868条图2

舌 衄

2869. 炒槐花涂患部可治舌出血

一人无故舌出血,似有小穴,医生不晓何疾,但曰此名舌衄。用槐花炒为末,掺之而愈。

引自:《中医单药奇效真传》

2870. 用小蓟根汁治疗一位久治疗无效的舌出血病人有效

杨某,女,70多岁,患舌衄。舌上有小出血点,每流血辄盈碗不止,已半年,久治无效,专科治之,效亦不显。用小蓟根捣汁,饮之,用3个月后,血竟止。

引自:《医林锥指》、《中医单药奇效真传》

舌肿溃烂

2871. 茵陈代茶饮5天治好一位舌肿溃烂病人

宋某,女,27岁。因患系统性红斑狼疮9年,口腔黏膜及舌体溃疡已9年未愈,伴口干苦,疼痛,影响食欲,有时不能进食,不能入眠,口唇、口腔黏膜及舌体有多处溃疡形成,张口、伸舌明显受限。曾投激素和免疫抑制剂77天,口干苦、疼

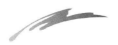

痛、口唇及口腔溃疡未见好转,严重影响食欲及睡眠。诊见舌苔黄腻,舌尖红赤,脉滑数略弦。证属肝胆湿热,给予茵陈,每日30克,煎汤代茶。渴时饮用,不渴时漱口,次数不限。3天后口干苦、疼痛及溃疡面明显好转,5天效果更好。随访7个月未见复发。

引自:《中医杂志》(1986年第12期)、《中医单药奇效真传》

2872. 单药吴茱萸调敷涌泉穴治舌烂3次见效

胡某,女,1岁。1974年11月3日初诊,舌尖糜烂,咽痛近旬,形瘦神萎,四肢清冷,舌淡脉细,指纹淡青。用吴茱萸4.5克,研末加醋,面粉适量,调敷两涌泉穴,每日1次,敷药3次,诸症皆有好转。

引自:《广西中医药》(1983年第3期)、《中医单药奇效真传》

2873. 一妇人舌肿满口用蒲黄治疗一宿而见效

一妇人舌肿满口,不能出声,用蒲黄一味为末敷之,一宿即可见效。

百姓验证:福建福鼎市桐城麻坑民中路钟义晶,男,67岁。他来信说:"我爱人在夜间突然舌痒麻硬,并缩短,舌伸出又无法收回,胀硬满口,情况非常危急。我用本条方为她治疗,用药后舌硬渐退,舌也变软收回,并能发出声音了。"

引自:《古今医案按》、《中医单药奇效真传》

舌出不收

2874. 本方治舌出不收症2剂见效

主治:舌吐出不收症。

配方及用法:冰片少许点即收,再用黄连、人参、白芍各9克,菖蒲、柴胡各3克,水煎服。

疗效:2剂即可见效。

荐方人:上海慕陆仙

引自:广西医学情报研究所《医学文选》

重 舌

2875. 红枣青矾治重舌可见效

主治：舌底下多生出一条肉芽，像舌一样，痛甚。

配方及用法：红枣去核，青矾适量。红枣破开纳入青矾，焙干、研粉撒敷重舌上。

疗效：即时见效。

荐方人：广西　刘海泉

引自：广西医学情报研究所《医学文选》

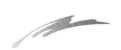

第十六篇

骨伤科及风湿性疾病

类风湿性关节炎

2876. 我服10个醋蛋液治好手关节类风湿病

1985年初，我的手关节开始肿痛，经医院检查化验，诊断为类风湿。经过市级医院3个疗程的理疗及服用"布洛芬"均不见好转，而且肩膀也开始痛。严重时手抬不起来，甚至到了生活不能自理的程度，起居、大小便都需要别人协助。听说"地塞米松"作用很好，从此就试服此药，效果果然特殊，服药几小时后关节各部就不痛了。在服药期间医生和有经验的人都说常服此药不好，一停药就出现剧痛。没有别的办法，只好按维持量每天服用1片，共服用了一年半。在服此药期间虽然止了痛、能活动，但全身不舒服，心情急躁，感觉有一种骨头和肉脱节似的难受。

1987年9月开始服醋蛋液。当时想停了"地塞米松"，试试醋蛋液的作用。服醋蛋液的第一天关节没痛，第二天也没痛，第三天还是没有痛，我高兴极了。以后我便坚持服醋蛋液，结果不但关节不痛了，且全身也特别轻松舒服。服到第五个醋蛋液时，双手各关节前部由白变粉红、深红色，总感觉关节内像有小虫往处钻似的。继续服到第十个醋蛋液时，双手颜色正常了，各关节也不痛了；双手在早晨或劳累时有些发硬，但活动一下就好了；双肘及手活动也灵活了，我还为女儿织了一条毛裤，一般的家务活也都能干了。

百姓验证：江苏靖江市新建路134号徐熙来信说："朋友侯金生之妻患关节炎1年多，多处治疗没有效果。后来我让她用本条方治疗，仅花15元钱，2个月就有明显的好转。"

荐方人：辽宁省有线电四厂　李化栋

注：神奇的醋蛋液治病法，请见本书4142条。

2877. 我久治不愈的类风湿用醋蛋液治疗见效

我患类风湿已十几年，从1983年开始病情日渐加重，手、足、双膝关节肿胀疼痛厉害，起居行走非常困难。我家在四楼，每天上下最少得四次，发愁也无法，只好一步一步地挪动，别人走一分钟我得走三四分钟。在学校也犯愁去二楼给学生上课或到二楼办事。夜时睡觉醒来腿脚不能动弹，疼痛难忍，需要人帮助才能翻身或坐起来。这些年经常跑医院，药没少吃，均不见效。1987年9月开始服醋蛋液至今，时间只有半年多，同事们见到我感到惊奇，认为我和服醋蛋

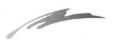

液前判若两人。我现在坐立行走方便自如,双膝关节不再疼痛,上下楼梯也不发愁了。

　　荐方人: 黑龙江牡丹江市西安区先锋小学　　吴淑范

2878. 我用黄柏外洗治风湿类风湿关节炎疗效显著

　　配方及用法: 黄柏20克,苦参、浮萍、地肤子、蛇床子各10克。上药加清水煎沸后,将药液倒入盆内,备用。用消毒毛巾蘸药液擦洗患处,每次擦洗5~10分钟,每日3次。

　　疗效: 屡用屡验,疗效显著。

　　按语: 方出《中国当代中医名人志》。在临床中,同时配用三藤通脾汤(忍冬藤、鸡血藤、夜交藤、秦艽、桑树枝、牛膝各20克,没药10克,桑寄生、黄芪、当归、连翘各20克,生甘草10克,水煎内服),内外并治疗效显著。

　　百姓验证: 河北唐山市丰润区卫生院赵士良,男袁60岁,医生。他来信说:"高凤娟患类风湿,腕膝关节肿痛1年多,走路困难,手不能端东西,我用本条方结合强的松龙局部注射为其治疗,很快就不痛了。现在她还在巩固治疗。"

　　引自:《百病中医熏洗熨擦疗法》

2879. 用本方治疗类风湿效果好

　　我患类风湿病,双手僵化,肿胀疼痛袁医治2年多无效遥后得此秘方,1剂治愈,至今未复发。现将此方推荐给大家。

　　配方及用法: 雷公藤250克,生二乌各60克,当归、红花、桂枝、羌活、地枫各18克。首先将诸药用水浸泡一会儿,然后添水2500毫升,煎成1000毫升,过滤弃渣,加糖250克,待药汁冷却后,再对55度左右的白酒2000毫升搅拌均匀,装瓶备用,成人每次服30~50毫升,每日3次,老人和儿童酌减。

　　注: 因本方毒性大,有胃、心、肝、肾病者及孕妇禁用,其他人也应慎用。

　　百姓验证: 山东庆云县庆云镇王知县村神奇特医专科门诊王学庆,男袁31岁,医师。他来信说:"院野河北黄骅市孙延军,18岁,1999年患强直脊柱炎袁疼痛极甚,在多家医院治疗,花费4万多元,而症状却日见加剧,后来经朋友介绍到我处医治,我用本条方给予内服,用1513条方外敷,1剂疼痛减轻,2剂疼痛全无,3剂治愈,后又加服1剂巩固疗效,现已正常工作。"

　　荐方人: 河南商水县国营工业科　　黄福林

　　引自: 1991年《老年报》

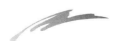

2880. 我服用此方2剂治类风湿有效

1986年冬天的一个早晨，我突然感到浑身不适，站立不稳，家人赶忙把我送进医院，经检查化验，确诊为类风湿疾病。以后，很快出现全身麻木、四肢无力、疼痛难忍、行走困难等症状，更严重的是，各骨节红肿袤逐渐变形尧僵硬袤出现肌肉萎缩、强直等现象，直接影响了我的活动，生活不能自理。因此，我到处求医寻药，先后在齐齐哈尔、哈尔滨医治未获效，又赴山西运城市、湖北洪湖县、辽宁鞍山等地治疗，也未获效。后终因服用《老年报》推荐的"河南黄福林医治类风湿病秘方"2剂，使我多年的缠身顽疾得愈。

配方及用法：雷公藤皮240克，川乌、草乌各60克，当归、羌活、桂枝、地枫皮、西经花、川芎各20克，豨莶草6克，先将上各味药放入冷水中浸泡1小时左右，然后取药放置火炉上，加水2000毫升煎煮。煎至1000毫升，滤渣、取汁，趁热加入冰糖260克，汁凉后装入容器内加入60度以上白酒3000毫升，隔48小时后服用。成人每天早、中、晚饭前20分钟各服1次，每次50毫升。儿童酌减，孕妇忌服。本方有毒，均应慎用。

百姓验证：甘肃秦安县贤门路188号胥毅来信说："我用本条方治好2位类风湿患者。"

荐方人：黑龙江齐齐哈尔市富拉尔基区北钢厂退休职工　李如云

2881. 我用蚂蚁粉治严重的类风湿病效果较好

1992年春天，我忽然患了严重的类风湿关节炎，发病以来，几乎完全丧失活动能力，并有逐渐加重的趋势，最后发展为全身各关节红肿，衣食住行均需要人护理。为了给我治病，家人多方奔走，寻名医，觅偏方，但效果均不佳。我几乎丧失了生活的信心。

这时候，一位远方的亲属来探望我，言谈中说到山蚂蚁粉对治疗类风湿有一定疗效。于是，抱着试试看的心理，我服用了500克蚂蚁粉。1个月后病情开始好转，我便开始每月坚持服用蚂蚁粉。2个月后，我的病开始逐步缓解，可以自己穿衣裤，做一些轻便的家务。4个月后，疼痛完全消失，可以同家人一同下地劳动，而且吃饭香了，睡眠也好了。经过4~6个月的治疗，我终于驱走了病魔。

荐方人：黑龙江鸡东县银峰乡　张久延

2882. 我母亲患类风湿病吃山蚁粉疗效显著

我母亲今年65岁，5年前患上了类风湿病，全家生活一下子陷入瘫痪状态，家务无人料理，孩子也没人照顾。我们四处求医为母治疗，但不管是西药、针灸，还是理疗都是治标不治本，仅解一时之痛苦而已。我们也曾七下宝鸡到专科门

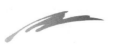

诊就诊，结果还是无济于事。母亲大小便要人搀扶，梳头吃饭要人帮忙，加之长期吃含激素类的药物，副作用极大，脸部肿胀，胃口极差。

2年前的一天，我偶尔从朋友处借阅了《健康指南》杂志，从中了解到蚂蚁粉治病的信息。抱着试试看的态度，邮购了500克山蚁粉，没想到服用20天以后，奇迹出现了：母亲手指肿胀明显减轻，能挂着拐杖下床行走，梳头、吃饭、大小便不再需要人帮忙，还试着干些轻活。全家人喜上眉梢，赶快又邮购了1000克蚁粉服用。结果西药停服，母亲精神也好多了，饭量也增加了，能操持家务，照顾儿孙，全家生活又有了活力。为了巩固疗效，母亲又坚持服了将近3个疗程。

母亲病愈的消息不胫而走，亲戚朋友、乡邻四舍竞相来打听。我也就义务当起了他们的"健康医生"，多次邮购蚁粉，不少病人已恢复健康或见效。

山蚁粉不仅对类风湿有效，对身体虚弱、易患感冒、性功能低下等症也有疗效。我妻子血压低、头痛，一患感冒就得打吊针。我让她服用山蚁粉，结果初冬服了1000克，整个冬天平平安安。

荐方人：陕西凤翔县柳林镇宋村小学　　窦志涛

2883. 我用山蚂蚁粉治类风湿有效

我于1991年患上类风湿关节炎病，开始是两手指关节屈伸障碍，继而疼痛，怕凉水。接着是早晨起床两手关节僵硬不能屈伸，活动不灵便，疼痛加重（经过活动后有缓解）。后来就发展到关节肿胀，疼痛到连脚趾也发僵、麻木、发冷，关节肿胀变形。遇有刮风下雨，疼痛更是难忍，起卧床都要爱人帮助。浑身不能碰摸，碰一下就痛得钻心，还特别怕冷，真是痛苦极了。

家里人带我到医院看病，医生说是类风湿病，没有什么办法治疗，号称是"不死的癌症"。我服过中西药，如荣血养精丸、杜仲天麻丸、追风透骨丸、症痹冲剂等，吃过进口布洛芬，还有雷公藤等多种药，都未能摆脱疾病带来的痛苦。1994年5月我到朋友家去玩，从杂志上看到了蚂蚁粉能治疗类风湿病的报道，便买了1000克纯山蚂蚁粉，于1994年6月2日开始服用。服1周后就感到背上发热出汗（黄色的汗，以前从没有汗），自觉很轻松，口水较往日多。当1000克蚂蚁粉服完后，开始感觉两上肢和两下肢疼痛部位往下移走，麻木变麻痛，腰臀部疼痛缓解（原来坐下站不起来，起来坐不下去）。于是，我又购了3000克山蚁粉。连续服用了8个月后，周身疼痛都好了，关节消肿了，晨僵等症状几乎消失了。除了刮风下雨外，没有麻痛胀的感觉。为了巩固疗效，我又购了1500克山蚁粉，到今年5月9日服完。停服蚂蚁粉2个月后，除变天时有个别小关节（无名指）稍有麻感外，几乎和健康人一样，没有任何疼痛感觉。所以我又购了1500克山蚁粉，以进一步巩固效果。我的病情好转，许多类风湿病人都到我这里来打听，有些病友服蚁粉

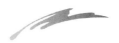

后，病情也在好转。

我在服蚂蚁粉的同时，还坚持了食疗，如营养上调配，并服鲜姜，于1994年9月1日开始，每日服6克。同时，我还坚持体疗，如练气功、太极拳、太极剑、倒退步行等。另外，还坚持精神疗法，保持舒畅、乐观的心情，如听音乐，参加老年合唱队，跳舞等。最后还要特别提醒的是，在服药期间不要接触凉水，以巩固疗效。

59岁的我，现在和健康人一样，步履矫健，动作轻松、灵活，我真正感到了晚年的幸福。

荐方人：北京丰台区朱家坟38楼16号　石兰

石兰给读者的答复：

（1）服用山蚂蚁粉一般无任何毒副作用。具体服法：每次服5克，分早、中、晚3次，于饭后用开水送服（做成蜜丸服用也可）。

（2）服用山蚂蚁粉时，原来吃什么药还吃什么药，逐步减量，直到停药。开始单纯服用山蚂蚁粉时，每天服半片阿司匹林，效果会更好一些。

（3）服用山蚂蚁粉病愈后，仍需保暖，少喝凉水，注意食疗、体疗，保持乐观的情绪，并逐步减少山蚂蚁粉的用量，直到停止。到目前为止，尚未有复发的迹象。

2884. 二乌酒治疗类风湿患者50例仅2例无效

主治：风湿、类风湿关节炎。

配方及用法：川乌（制）、草乌（制）、乌梅、金银花、甘草、川牛膝、川木瓜各10克，蜈蚣4条，全蝎7个。先将川乌、草乌敲成碎块，用煎好的绿豆汤（用100克绿豆煎煮，去豆取汤）浸泡24小时后，取出药与诸药混合，用白酒（粮食酒）500毫升装瓶浸泡7天，过滤出的药酒加红糖50克，搅匀。每日早、晚各服10毫升，25日为1疗程。最少服1个疗程，最多4个疗程。服药期间偶有头晕、咳嗽，停药后即可消失。如有周身麻木感为中毒反应，可用绿豆100克，甘草40克煎汤服用，1~2次即愈。反应过后可继续减量服用。

疗效：治疗风湿病患者50例，服药1~2个疗程痊愈45例，好转5例，总有效率为100%。治疗类风湿患者50例，服药1~4个疗程痊愈43例，好转5例，无效2例（停药后转西医治疗），总有效率为96%。

荐方人：内蒙古乌审旗计划生育技术服务站　高翔

引自：《当代中医师灵验奇方真传》

2885. 我应用本药酒治类风湿性关节炎疗效好

配方及用法：千年健、青风藤、海风藤、穿山甲各10克，50度白酒500毫升。

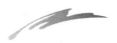

将酒和药放入大口瓶内密闭浸泡7天即可服用，每日服35毫升袞分2~3次温服，连续服用2~3个月。

疗效：治疗患者248例，显效191例，临床症状改善44例，关节疼痛明显减轻13例，总有效率100%。

本方中千年健善搜风祛湿，消肿定痛，壮筋骨；穿山甲祛风活络；青风藤、海风藤专祛风湿。四药以辛温醇酒合之，具有祛风除湿、逐淤活络、消肿定痛之效，可稳定病情，止痛效果尤佳。

百姓验证：云南曲靖市南宁小区贺友菊来信说："本人患有类风湿性关节炎30多年，手腕关节及肘关节僵硬畸形，肌肉萎缩，伸屈艰难，膝关节疼痛，行走不便。曾服中草药、西药无数，效果不好。后来采用本条方治疗4个月，又结合2918条方外搽患处，现在关节疼痛消失。"

荐方人：山东蓬莱部队医院主治医师　肖致意

引自：《当代中医师灵验奇方真传》

2886. 用血藤祛痹汤治类风湿性关节炎119例全部有效

配方及用法：鸡血藤50克，威灵仙、秦艽、益母草、乌梢蛇各30克，黄芪、当归各20克，川乌（制）15克，桂枝、防风、白芍、乳香各10克，上药煎20~25分钟，取汁约300毫升，日服3次。偏热者加生石膏、知母各30克；偏寒者桂枝加倍，加细辛10克；寒热错杂者加首乌、豨莶草各20克，治疗时禁忌酸辣之品。

疗效：治疗患者119例，治愈（用药2个月，临床症状消失，指趾关节肿痛陆续消退）81例，好转（用药3~5个月，临床症状改善，关节肿痛明显减轻，性质有所改变）38例，有效率100%。

百姓验证：四川渠县金属公司黄克川来信说："罗刚，男，22岁。患类风湿性关节炎，两手指中关节肿大疼痛，曾在重庆医学院诊治，花费1500元无好转。后我用本条方为他治疗，只花70元钱就治好了。"

荐方人：四川省达县医院　谭正

引自：《当代中医师灵验奇方真传》

2887. 我采用固本培元法治类风湿10例均见效

类风湿是人类的一种常见病，不管男女老少都有患此病的。治疗此病有多种方法，有药酒擦法、外敷法、药水熏洗法、内服汤药丸散法等，方法之多，举不胜举。我深入研究了类风湿的病理病机，采用固本培元、标本兼治方法治愈了10位患者。其中，男性3例，女性7例。发病时间最长的9年，最短的1个月；年龄最大64岁，最小16岁。

配方及用法：黄芪50~100克，党参、苍术、茯苓、秦艽、松节、桑枝、蚕砂、

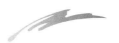

忍冬藤各15克，当归10~20克，白术、路路通、蜂房、防己、赤芍各10克，甘草、草乌、川乌、乳香、没药、红花、土鳖、附子各6克，灵仙15~30克，白芍、虎杖各20克，蜈蚣3克。每天1剂，其中除蜈蚣、蜂房、土鳖研成粉外，余药水煎服，日服2次，在服煎剂的同时把蜈蚣、蜂房、土鳖粉分2次服。

服药期间忌食腥、酸、辣的食物。服药初期可出现腹胀、纳差、轻微腹泻，有的患者还可出现疼痛加剧。我治疗类风湿的病例虽然不多，但收效很大，一般服药1~15天开始起效，一个月至一个半月后痊愈者6例，明显好转者4例。

百姓验证：李某，女，60岁，家住柳州特种汽车厂院内。自述关节疼痛多年，1995年7月23日因被雨淋，全身关节（指、腕、肘、膝、踝）红肿疼痛加剧，屈伸不利，步履艰难。到市卫校检查确认为类风湿。7月28日找我诊治，服上方药物一星期。局部肿胀减退。二诊：继续用原方7剂，局部肿胀大减，肿痛明显改善。三诊院：按原方调治30天，诸症皆除，关节肿痛基本消失，关节屈伸自如，行走如常。

荐方人：广西柳州市革新路五区257号　李元龙

2888. 用蛇毒治类风湿关节炎20例全部有效

配方及用法：蝮蛇抗栓酶2~3支，加10%葡萄糖500毫升。①独活、羌活、寄生各12克，制二乌各6克，全虫9克，细辛5克，苡米30克，鸡血藤30克，黄芪15克（风寒湿型用①条方治疗）。②黄芪、太子参、丹参、桑枝、生地、地龙（风寒湿型兼气阴两虚型用②条方治疗）各15克，当归、秦艽各12克，鸡血藤、木瓜各30克。每日1剂，水煎分2次服。蝮蛇抗栓酶每日1次。

疗效：治疗患者20例，治愈17例，好转3例。

蛇类药物为祛风祛湿，通络止痛之效药。《本草》云："甘温，有毒，治疗心绞痛，下结气，大风皮肤顽痹，半身枯死，手足脏腑间重疾。"以外达皮肤，内通经络，其透骨搜风之力最强，凡疬风顽痹，肢体麻木，筋脉拘挛，半身不遂等症势深痼，风毒壅于血分之病，常以其为要药，称为"截风要药"。

我们选用的蝮蛇抗栓酶系从东北陆生白眉蝮蛇毒提取的一种酶制剂，据药书上记载：蝮蛇味甘，性温，有毒，入肝经。本品功用与白芪蛇相似，除能治大风癫疾，顽痹诸瘘外，又有解毒疗疮，消疬止血及强壮之功。明初《普济方》将其作为专方收入，治疗类风湿性关节炎，各地多以之浸酒泡服。我们运用静脉点滴蝮蛇抗栓酶治疗类风湿性关节炎，取其静脉给药吸收快的特点，更好地发挥了蛇药的作用，取得了良好的消肿止痛、活血通络的疗效。

据报道，蛇类药物不仅有祛风镇静之功，而且有促进营养神经的磷质产生之功，对控制因神经系统病变引起的拘挛、抽搐、反戾、麻木有缓和作用，对促进失调的神经恢复有良好的功能。此外，蛇类制剂还能促进垂体前叶促肾上腺

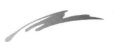

皮质激素的合成与释放，使血中这种激素的浓度升高，从而具有抗炎、消肿、止痛作用，而且没有像激素那样的副作用。蛇类制剂还可以增强机体的免疫能力，使抗原、抗体的关系发生改变，防止组织细胞进一步受损，促使急性患者稳定病情，早日恢复机能。

静脉点滴蝮蛇抗栓酶需按说明，先做皮试，皮试阴性者方可使用。从临床观察，用药后对血小板计数影响不大，无一例出现出血或紫癜，个别复查血小板计数还升高。个别病人用药后GPT略有升高，停药后恢复正常，故肝功能不好者禁止使用。妇女经期使用，月经量增多，故月经量多者，经期停用。

因蛇类药性偏温燥，故适用于风寒湿痹。若风寒湿痹病人病久化热，或夹有气阴两虚，阴虚火旺者，汤药辨证中宜加用清热解毒之品，或益气养阴，活血通络之品，方能取得满意疗效。

荐方人：湖北省十堰市东风汽车公司中心医院　王德明

引自：《当代中医师灵验奇方真传》

2889. 蜂针配合蜂产品治疗类风湿关节炎436例效果明显

我在20多年前因受蜜蜂蜇人无意间治好了腰腿痛、风湿症患者的启发，治好了一部分类风湿患者。后来经过系统的理论学习，形成了用蜂针配合蜂产品治疗类风湿的自然疗法。

用蜂针配合蜂产品重点观察治疗436例。其中，男187例，女249例；年龄最小17岁，最大68岁；病程最短3个月，最长38年。多数患者多方求医无效或效果不佳，后来接受蜂针治疗，病情一般较重。

1. 蜂针治疗：

（1）要接受蜂针治疗的患者，必须先做皮试，在患者大椎穴处常规消毒，用尖镊子从活蜂尾部将蜇针拔出，刺入皮肤1.5毫米，随即拔出。20分钟后观察，如仅在局部出现红肿、疼痛反应，时间短，不扩散，无全身反应者，可做蜂针治疗。反之，不宜做蜂针治疗。蜂针治疗方法：用镊子夹住活蜂腰部，使其蜇针在穴位上刺蜇，留针20分钟拔出。

（2）用蜂量和疗程：第一次用1~2只，以后逐次增加经穴和用蜂量，一般日用量最多不超过20只为宜。每日1次或隔日1次，15次为1疗程，休息3~5天后，再行第2疗程。

2. 蜂产品治疗：蜂产品三宝素500克，每天15~30克，分早、晚2次服用。根据病人体质掌握剂量。

疗效：436例类风湿患者经蜂针配合蜂产品治疗，显效353例，有效83例，取得了奇特效果。

百姓验证：李大奎，男，17岁，丰南市稻地人，学生。患病已5年，因村子里新

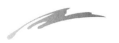

安自来水，孩子觉得洗澡很好玩，出汗后用自来水冲洗和洗澡，受凉开始脚关节肿痛，之后上下肢酸沉无力，发烧抽风。去几个大医院治疗效果不佳，5年时间一直没有停止服强的松、马钱子等药。

检查：面憔，膝、踝、胯、腕、手指关节呈游走性、对称性肿痛，胳膊伸不直抬不起，腿曲直受限，蹲不下，不能走路。手X线片示骨质疏松，血沉56毫米／小时，类风湿因子阳性，血压12.0／6.7千帕（90／50毫米汞柱），体温38℃，心跳100次／分。印象：类风湿关节炎。

治疗方案：通络解热、行气化湿。

（1）蜂针治疗：取大椎、曲池、足三里、三阴交、昆仑、太溪、解溪、然谷、犊鼻、风市等穴。

（2）蜂产品内服：蜂产品三宝素，早、晚各服10克。

效果：半个疗程疼痛减轻，睡眠好，饮食量增加，3个疗程后周身关节水肿疼痛全消失。类风湿因子、血沉、抗"O"检查已正常，去唐山大医院检查证明病已痊愈。停止治疗后能骑自行车，休学2年多又复学了。李大奎父亲高兴地说："医学界权威人士已下结论，这孩子准死无活，起码致残，现在让蜂针治疗好了，真是奇迹！"

讨论：

（1）蜂产品三宝素含有丰富的营养物质和多种酶及活性物质，可恢复机体功能，增长新细胞，修补坏损器官，有任何药物无法比拟的作用：①能提高机体抵抗力；②促进组织再生；③调解内分泌和代谢功能；④防治动脉粥样硬化，调整血压；⑤兴奋骨髓造血功能；⑥兴奋平滑肌；⑦抗菌抗炎作用；⑧抵抗和治疗风湿、类风湿作用。

（2）专家学者经多年研究认为，类风湿属于免疫系统疾病。蜂针配合蜂产品治疗的436例，恰为免疫疗法，所以能痊愈或好转。患者经过治疗身体素质起到了巨大的变化，睡得好了，吃得多了，全身轻松有力气，病好得快，疗效稳定。确切地说，我在17年前治好的类风湿患者，经观察没有反复。

（3）蜂针配合蜂产品治疗类风湿取材于大自然，没有污染，没有副作用，既保健身体又治病，是一种新兴的带着大自然气息的生物医疗组方。

（4）蜂针配合蜂产品治疗类风湿，简便易行，疗效显著，经济实用，无毒副作用，是值得开发推广的好方法。

荐方人：河北丰南市　安云鹤

2890. 本方治类风湿性关节炎有效

主治：类风湿性关节炎、风湿性关节炎。

配方及用法：生川乌、生草乌、附片各50克，乌骨鸡1只。将乌骨鸡勒死去毛，

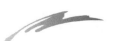

从屁股处开口把内脏取出，将上药塞入鸡肚内，加水久炖至不麻嘴为度，1日1剂，4次分服，连服7剂。配合针灸足三里、阳陵泉、曲池、昆仑、膝眼等穴。

疗效： 治愈（临床症状消失，类风湿因子转阴，血沉下降正常）4例，显效（临床症状明显改善）5例，有效（临床症状有改善，血沉下降40%）2例。

按语： 方中川乌、草乌、附片生喷水大辛大热，有毒。功能温中回阳，散寒止痛，祛风燥湿，久炖既减少毒性又可增强疗效，与乌骨鸡同炖毒性更减，疗效更佳。

荐方人： 湖北省钟祥市血防医院副主任医师　甘志超

引自：《当代中医师灵验奇方真传》

2891. 祛风止痛散药方

本方治疗类风湿及风湿性痹症效果显著，不但无副作用，而且对于关节疼痛、筋脉拘挛、四肢麻木等症状也有良好的疗效。

配方及用法： 西红花18克，血竭95克，桂枝25克，制首乌30克，木香25克，独活25克，三七14克，骨碎补20克，海风藤30克，牛膝25克，土虫40克，龟甲胶15克，制马钱子20克，冰片20克，自然铜20克。分别将上述15味药干燥后粉碎，并分别过100目筛，然后一同混合均匀，分装成每包5克，即成祛风止痛散。治风湿痹痛病，每天可服10克，分2次服。

百姓验证： 陈某，男，40岁。患类风湿病17年，久治不愈，经口服祛风止痛散两个半月后疗效明显。（风湿）

2892. 蚂蚁制剂是治疗类风湿关节炎的理想药物

配方及用法：

（1）蚂蚁类风湿灵1号：纯蚂蚁50%，老鹳草10%，穿山龙10%，白术10%，炮山甲5%，三七5%，七叶一枝花10%，也可以加大蚂蚁剂量，其他药量减少。成人每日3次，每次5克。对久病脾胃虚弱者可以从3克开始，并适量掺蜂蜜调服。

主治： 此为类风湿性关节炎的基本方，对早、中、晚期的风、湿、寒、热型均可应用。也适用于强直性脊柱炎、风寒湿性关节炎、风湿性关节炎等疾病。

注意： 有过敏者可减半服3天，无反应可服常量。蚂蚁属缓效，已服强的松、雷公藤等药物者，不能突然停药，应在加服蚂蚁制剂后，症状、体征有好转时递减。

（2）蚂蚁类风湿灵2号：纯蚂蚁50%，仙茅10%，炮山甲10%，牛膝10%，白花蛇10%，全蝎5%，蜈蚣5%。成人每日3次，每次3～5丸。

本方主要适用于不习惯用散剂，以及中、晚期慢性患者，对重症也可与散剂合用或加服纯蚁粉。

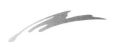

（3）蚂蚁类风湿灵3号：纯蚂蚁50%，白花蛇10%，制川乌10%，制草乌10%，三七10%，全蝎5%，蜈蚣5%。成人每日3次，每次2丸。

本方主要适用于中、晚期风湿重型和寒重型患者，也可与玄驹类风湿散合用。

注意：本方含制川乌、制草乌，有一定毒性，老人及儿童慎用，有心血管疾病及过敏史者应在医生严格指导下应用，不宜久用。一般用1个月症状减轻后，即改用1号或2号巩固。

（4）玄驹壮骨酒：蚂蚁50%，天麻10%，仙茅10%，枸杞10%，首乌10%，三七5%，蜈蚣5%。

上药以100克计，用50~60度食用白酒浸泡1个月之后，加入80%冰糖或蜂蜜，再加水降低酒度达25~30度。也可用黄酒、封缸酒勾兑降酒度，不必加糖。成人每日3次，每次25~50毫升，对寒重者也可作药引服用，以增强药效。

酒剂只适用于有饮酒习惯的成人，妇女、儿童、老人及有心血管疾病的患者不宜用壮骨酒。

几年来，南京蚂蚁治疗类风湿中心以蚂蚁为"君"药，治疗6万余例不同类风湿性关节炎和强直性脊柱炎患者，实践证明上述剂型药效稳而有效。纯蚂蚁制剂一般要用1个月左右起效，复方制剂一般1周可起效。无毒副作用，早期能治疗，中期可控制，晚期能缓解症状，是类风湿性关节炎理想的治疗药物。

荐方人：南京市中山北路307号南京金陵蚂蚁研究治疗中心教授　　吴志成

2893. 巯甲丙脯酸治类风湿性关节炎可收明显疗效

类风湿性关节炎是一种慢性进行性疾病，临床治疗颇为棘手。长期使用激素治疗，有多于1/3的患者因消化受影响而不能全量治疗，同时激素引起的副作用多，严重影响患者继续用药，因而国内外一直在探索新的治疗药物。近年有些临床医师将新型降压药中的巯甲丙脯酸应用于治疗类风湿关节炎，临床效果良好。

巯甲丙脯酸（CPT）治疗类风湿性关节炎，从理论上讲主要有四点：①抑制胶原纤维的成熟，减少关节腔增生，并可使类风湿因子减少，可溶性胶原纤维增加，有利于胶原纤维吸收。②刺激前列腺释放，从而改变炎症过程。③发挥抑制作用，对抗类风湿因子的合成。④扩张血管，使局部血运增加，促进炎症吸收。可见，巯甲丙脯酸能够作为类风湿关节炎的基础治疗药物，具有一定特异性，阻止病情进展。

用法：巯甲丙脯酸治疗需采取小剂量开始并逐渐增量的方法，初时每次25毫克，每日3次；2周后改为每次25毫克，每日4次；4周后改为每次50毫克，每日3次；最大剂量为每次50毫克，每日4次。每3个月为1疗程，可反复使用数个疗程。

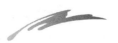

由于巯甲丙脯酸为基础药物，故而无不良作用，一般需1~2个疗程方可获得明显疗效。因此，治疗初期可采用消炎痛等非甾体抗炎药物对症治疗，缓解症状，效果会更好一些。（魏开敏）

引自：1997年10月30日《老年报》

风湿性关节炎

2894. 我用本方治亲属多人的风湿性关节炎有效

我亲属多人患风湿性关节炎，后觅到此方，经试用均痊愈且未复发。

配方及用法： 取白凤仙花一把洗净，加老姜适量，捣烂喷洒60度白酒，敷于膝盖及关节患处，用纱布包紧，伏天中午将关节患处在日光下曝晒1~2小时。一般经2~3次治疗即可使风寒散失，恢复健康。

百姓验证： 江西子都县马安乡李桃园，男，40岁，医生。他来信说："江西兴国县刘珍桂患风湿性肩关节炎8年，在县医院做过针灸、理疗，服西药芬必得等药，效果甚微，前后共花去4000余元。后来我处治疗，我按本条方和2905条方，并结合中成药蛤蚧大补丸为其治疗7天，效果明显。"

荐方人： 江苏吴江市广播电视站　郭瑞城

引自： 广西科技情报研究所《老病号治病绝招》

2895. 一患者患风湿性关节炎用本方3次见效

配方及用法： 川桂枝4.5克，净麻黄3克，防风4.5克，制川乌6克，生甘草6克，肥知母、当归、赤芍、丝瓜络、生白术各9克。上药水煎服，制川乌先煎。每日1剂，分2次服。

百姓验证： 沈某，男，32岁。游走性关节肿痛1个月，伴发热。自1个月前起，发热、多汗，同时出现左踝关节肿痛，后膝、肘等多处关节红肿热痛遥血沉101mm／h，抗"O"652单位。服上方2月余，症状全部消失，血沉1mm／h，抗"O"625单位。

按语： 该方善治风寒湿相搏为患之关节炎。其中用乌头以增强散寒止痛之作用，桂枝温通血脉，加用当归作用更强。该方在祛风散寒利湿药的基础上，加用清热药，定在标本同治。乌头一药常用于治疗风湿性关节炎、类风湿性关节炎。乌头有毒，在服用时必须先煎。同时应配合甘草。乌头配合白蜜应用也有临床报道，白蜜既可以治疗关节痛，同时又有解乌头毒的作用。

荐方人： 上海市　张羹梅

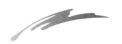

引自:《中国当代名医秘验方精粹》

2896. 我用酒烧鸡蛋法治好自己患了5年的风湿病

我患风湿病5年,起初是浑身瘙痒,后来发展为腰、膝盖、肩部关节又凉又痛,冬春更甚。烤过电,吃过大活络丸、人参再造丸、可疗效甚微,病情愈加严重。

岳母给我提供了一个偏方——酒烧鸡蛋,具体做法是:将3个红皮鸡蛋洗净擦干,放入铝盘(瓷盘也可),再倒入50度以上的白酒适量(以不浸没鸡蛋为宜)。盘底先加热一会儿,再点燃白酒,至自行灭火。然后将鸡蛋和残酒一同吃完,上床蒙头发汗(时间在晚上)。轻者吃1次,重者吃3次。

经此方治疗,我腿不疼了,腰不凉了,肩也好了。以后又有几位多年的风湿病患者试用此方,都称其为灵丹妙药。

百姓验证: 新疆石河子柴油机厂刘燕群,男,69岁,退休。他来信说:"我在新中国成立前曾拜师学过中医内外科,也算是中医内行人。自1985年到新疆后就改行了,但还断断续续地治一些不收费的病人。我用本条方治好了7例风湿病人:①青海杨文秀,男,20岁。患风湿病,我按本条方酒烧鸡蛋为其治疗2天基本痊愈。②四川同梁东郭乡何碧文,女,59岁。1963年8月生小孩时受了风衰大胯骨和两膝疼痛,按本条方吃了15个酒烧蛋基本痊愈。③何文碧之儿媳,28岁。1992年引产时,因受凉手脚经常疼痛,按本条方吃6个酒烧蛋痊愈。④本厂职工何淑文(此人是何文碧之妹),女,53岁。1972年6月13日生孩子时受风,头、手、脚常疼痛,按本条方吃6个酒烧蛋痊愈。⑤何淑文之女彭燕,24岁,1994年冬天来月经时,在雪地里等车受了凉,两膝关节常疼痛,吃酒烧蛋2天痊愈。⑥高兰,女,56岁,患手腰腿风湿痛,按本条方吃6个酒烧蛋痊愈。⑦我本人青年时期打篮球后洗了冷水澡,当时没什么反应,以后双臂及手常疼痛,这次按本条方吃了6个酒烧蛋也痊愈了。"

荐方人: 河北宽城县碾子乡　宋瑜

引自: 广西科技情报研究所叶老病号治病绝招曳

2897. 我老伴患风湿五六年用酒烧鸡蛋3剂见效

我老伴患风湿性关节炎已经五六年了,多方治疗未愈。后来我得一方,老伴只连续服用3天,多年的关节炎至今未犯。

配方及用法: 取红皮鸡蛋3个,洗净放入小锅,再倒入60度白酒,让酒刚好没过鸡蛋为止。把锅加一下温,再把酒点燃。待火熄后,趁热将鸡蛋去皮连同残酒一起吃下,捂上被子睡觉,让浑身出一场大汗,要多出一会儿。治疗时最好不吃晚饭,在睡前进行。每天1剂。轻则1剂,重则连用3剂即可见效。

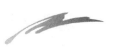

荐方人：辽宁凌源市乡镇企业局　丁守武

2898. 我服醋蛋液治风湿性关节炎有效

我是一位年过半百身患多种疾病的老教师。十几年前我患了心脏病，接着又患了风湿性关节炎，手关节和腿疼痛难忍，疼得受不了时就往手上拔罐子，多方医治无效。后来经别人推荐，我试着服用醋蛋液。服用了10个醋蛋液后，我的手、腿一点也不疼了，什么活都能做。我坚持服用至今，现在我的痔疮也好了，心脏病也见好转，已不用服冠心苏合丸了，而且走路灵便，可以和年轻人比速度。

荐方人：辽宁抚顺市东洲区平山小学教师　赵洪明

2899. 我喝醋蛋液治好关节炎等多种病

我叫卢书俭，现年71岁。1963年因患了关节炎、头痛、头晕、出冷汗等多种疾病（正常的活动都不能参加），组织上让我提前离休了。在此期间我曾到郑州、新乡、安阳、长春等地医院治疗，花了不少钱，也未能治好。自去年我开始服用醋蛋液，服完3个醋蛋液后，就陆续收到意外的奇效：一是下肢的疼痛消失，4个脚趾麻木，走起路来脚下像踩着软垫似的现象没有了；二是头痛、头晕的现象有明显好转；三是白天出冷汗，冬夜盖一条被子也出大汗的现象消失了。现在我浑身充满活力衰精神振奋，头脑清醒，腿脚轻松，确有万事如意之感。

百姓验证：云南寻甸县金源老街杨其天，男，70岁，教师。他来信说："朋友周朝启之妻两膝关节肿痛麻木，行走困难。我叫她按本条方治疗，她仅喝2个醋蛋液，肿胀就消失了，疼痛也明显减轻。过去她每次疼痛都要打针，花100多元药费也不见效，没想到这次仅花2元钱就有显效，她决定今后坚持服用。"

荐方人：河南省内黄县　卢书俭
注：醋蛋液治病法，请见本书4142条

2900. 服醋蛋液治风湿关节病有效

我县干部刘凤芹，患风湿性腰腿疼和高血压，服了7个月醋蛋液后，腰腿疼已减轻，血压正常，头不迷糊了。县委离休老干部元东延，患高血压和风湿性关节炎，服了5个醋蛋液大见功效，血压正常，头脑清爽，腿脚灵活，疼痛消失。

荐方人：黑龙江省林甸县东南街12组　马鑫义

2901. 我服醋蛋壳液使膝关节炎症状不见了

1988年初我买了一瓶醋，泡了30多个鸡蛋壳，开始服用醋蛋壳液，每日早、

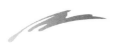

晚各1次。未服醋蛋壳液前，我的腰、左肋、膝关节时常疼痛难受，经常到医院和医生打交道，小活络丸和伤湿止痛膏真没少用，但都未见效。服醋蛋液后，使我加多年的腰肋间神经痛、膝关节炎等症均见效。

方法：用醋泡蛋壳2天，用筷子搅拌软化后，每天早、晚在茶杯里用开水先冲一个鸡蛋水，等同温开水，再加入适量的醋蛋壳液，在杯中搅匀服下。

荐方人：江苏省金湖县淮建税务所　耿鸿飞

2902. 我喝自尿治风湿性关节炎有效

广西东兰县东北经济实业公司信息部东兰办事处覃某某（本人不愿公开姓名）：去冬今春，我腰部疼痛，睡觉翻身犹如锥刺，走路伸腰似刀砍，疼痛难忍，手脚关节也肿痛，医院诊断为风湿性关节炎。看了有关"尿疗法"的文章后，为了治病，我鼓起勇气，喝自己的尿，1周后腰痛有所减轻。连续喝尿2个多月后，腰痛及手脚关节局部肿痛全部消失，至今未复发。

引自：广西科技情报研究所《生命水治病100例》

2903. 我用青蛙酒治22年的风湿病有效

我患风湿病22年，用多种方法治疗无效。后来，我妻子的舅父传给我一个药方，经用此方治疗后，至今未复发。

配方及用法：土茯苓250克，青皮青蛙1只（活的）作药引子。用白酒将青蛙浸泡死，再加入土茯苓浸泡1周后服用，1天3次。用量视患者酒量而定。

荐方人：四川省荣昌县远觉乡茨沟村八组　张昌若

2904. 我父应用蝲蛄泡酒喝治20余例关节炎患者有效

方法：从河里取蝲蛄十五六个，放入1000～1500毫升散白酒中浸泡到发红，便可饮其酒，1剂即可见效。蝲蛄是一种淡水动物，属虾类，江河里都有，最大也不过10厘米，形像龙虾，但前面两蟹无刺，能夹人，用手便可以捉住。

我父亲用此方治好20多位患者，确实有效。

荐方人：辽宁宽甸县第一中学　傅延伟

2905. 我父留下的治关节炎药酒方效果不错

今把我父留下的治关节炎验方荐出。此方是我父在一位知心朋友那里得到的，父亲生前曾用此方治好20位患者。

配方及用法：红花、防己、川芎、甘草、牛膝各18克，草乌、川乌、当归、木瓜、五加皮各30克，用黄酒或白酒1000～1500毫升，和药共同放入罐内，封好口深埋地下，8天后取出过滤。药渣用水煎服2次，药酒每日服2次，一次1～2酒盅，

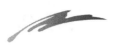

一般1剂药即可见效。

百姓验证: 黑龙江嫩江县第五小学任凤舞,男袁69岁,退休教师。他来信说:"我于1950年患风湿性关节炎,严重时关节发热、发痒、水肿、走路困难。多年来,几乎各种风湿药都用过了,但都只能缓解。我曾买过同仁堂的虎骨酒3瓶,也采用过注射、烤电、火罐等治疗措施,后来又用万通筋骨片治疗3个月,效果都不明显。2003年7月,我用本条方泡药酒治疗,不到10天,疼痛就明显减轻,1个月后不知不觉就好了。"

荐方人: 河南省淮阳县　褚光思

2906. 我爱人用磁铁按摩治关节痛有比较好的效果

有不少人用磁疗治疼痛,具体做法是:将磁铁贴于疼点,头痛者可将磁铁置于枕下。我爱人患的是风湿病,以前因周身多处筋骨、关节疼痛,一遇阴雨天气,行动都很困难,需卧床休息,吃药、打针、理疗,效果均不理想。

后来,买了一块较大的磁铁套在布袋内,一天3次手拿磁铁按摩。不断变换极性,产生交变磁场,让磁力线切割病灶,果然有效。不久,又加以改进,先用热水袋对病灶部分进行热敷,疏通血液循环,在这个基础上,再轮换极性,反复按摩,效果更好。

现在,我爱人再不需靠吃止痛药维持了。这一方法后来又介绍给其他患者,他们试用后都说此法按摩有奇妙作用。(汪志铮)

2907. 我做叉手操治愈了手指关节炎

1984年我55岁时,小指关节突然肿痛,经治疗无效,结果关节僵直、扭曲。到1992年,我已有四个手指活动不灵,到友谊医院就诊,医生说可能是类风湿,但检查是阴性,否认了此病。因我患有牛皮癣,医生又判断是牛皮癣型关节炎,这等于给我的手判了死刑。从此,我每次一摸冷水就犯病。

后来我听一位老同事讲,经常叉手对治疗关节炎有好处,从此我便每天做叉手操。做法:十个手指自然张开,用力交叉插入手指缝中,共做32遍。再一个一个手指相交叉,即先将左手心向下,右手掌与左手成垂直状,手心向内,然后右手拇指与左手拇指相叉,做32遍,食指、中指、无名指、小指再做同样的动作。

五个手指各做32遍。接着换手,右手在上,手心朝下,左手手心朝内,做同样动作。每天做一次此操。

坚持1个月后,我的关节痛明显好转,3个月后用冷水洗手也不犯病了。想不到,简单易行的叉手疗法治好了我的手关节炎。

荐方人: 北京德外安德东里4号楼　刘振民

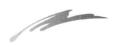

2908. 本方治风湿痛多例均有效

配方及用法：铁屑69克，川乌、木瓜、苍术、白矾、羌活各3克。上药共研细末，用稠大米汤调敷患处。

疗效：本方传给多人使用，屡获奇效，多数治疗10余次即痊愈，而且复发后用之良好，无不适。

按语：本方系王老经验所得。方中用药、剂量均妥帖精当，祛风除湿效果好，并有舒筋活络的作用。用稠大米汤调敷既能缓和药物对皮肤的直接刺激作用，又能延长药物作用时间，而且简便易得，实为良方。

荐方人：四川成都市　王渭川

引自：《中国当代名医秘验方精粹》

2909. 我10余年的关节炎用白芥子花椒治疗见效

我双膝患关节炎已有10余年之久，曾先后到许多大小医院治疗，但都没有治愈。1989年10月初，我到仙鱼乡了解情况，突然关节炎发作，乡政府的李昌明同志给我介绍了他家的秘方。我照他介绍的方法治疗后，双膝疼痛消除，至今未复发。我又将此方介绍给另2位患者，他们也收到了同样的效果。

配方及用法：根据患病部位的大小、多少，到药店买回中药白芥子。然后取与白芥子等量的花椒，与白芥子共同焙干碾细，再用红壳鸡蛋清调成糊状敷于患处，用草纸包好，并用毛巾包扎好，以免药液流失。包好后5～7小时患部开始发烫，发烫3～5小时后解开，不然患部要出现小疱。重者一般反复包3～4次即见效，轻者一般1～2次即见效。

百姓验证：广西宾阳县新桥镇民范群英村王世和，男，54岁，农民。他来信说："我用本条方治好一名膝关节肿大病人。此人膝关节红肿疼痛，走路困难不能下地劳动，用多种药治疗无效。后来按本条治疗4次即见效。"

荐方人：四川江津县　唐德文

引自：广西科技情报研究所叶老病号治病　绝招曳

2910. 秘方治关节炎效果较好

配方及用法：姜母子（老姜）500克，有酸涩味的大柑子壳2个（去白瓤，留青皮），陈艾250克，用白酒500毫升炒，趁热包关节，冷后炒热再包。如用干可再喷酒。每日3～5次，1剂可连用3天，立即见效。

荐方人：四川省万县市五桥区太龙镇太龙小学　向光武

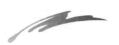

2911. 秘方治风湿性关节炎千例均见效

主治：风湿性关节炎遥

配方及用法：白芥子、川乌、草乌、江子霜、蟾酥、透骨草、杜仲炭各等份研为细末，以人乳调和成膏，摊布上，敷患处。约在20小时内，患处奇痒，或出现水疱时即去药。待水疱消失后，再敷之。五六次即可痊愈。此方适用于急慢性风湿性疼痛。

疗效：本方治疗患者千例袁均治愈。

百姓验证：辽宁葫芦岛冶金机械厂罗振亚，男，85岁，退休干部。他来信说："我家邻居患大拇指肿痛，不能弯曲，经医院诊断为风湿症。我按本条方为他治疗，仅服5剂药就治好了他的病。"

荐方人：河北石家庄市　董阴庭

引自：广西医学情报研究所叶医学文选曳

2912. 我用秘方为一老寒腿患者治疗1疗程获效

主治：寒腿沉疴遥

配方及用法：红砒1克，艾叶10克，透骨草10克，共为细末. 把药末用纸包一长包，外用纱布重包，用线缝好，装入袜子内，垫在脚心下。白天穿上，夜晚可以脱下，10天换1次。轻者1料见效，重者2料见效。

注意：以上为一条腿的药料，如两腿痛袁可增1倍。

疗效：百治百验。

百姓验证：辽宁凌海市防疫站刘艳伟袁女，48岁，检验师。她来信："我单位锅炉工崔学成腿疼，活动受限，我按本条方为他试治1疗程后，其肢体已恢复功能，疼痛消失。"

荐方人：河北任丘县　曹春

引自：广西医学情报研究所《医学文选》

2913. 我用此方治风湿麻木见效

主治：颈肩腰腿风湿疼痛、周身麻木、半身不遂、羊角风（癫痫）、吊线风（面神经麻痹）、紧口风（受风后牙关紧闭）、产后风（产褥感染）等。

配方及用法：麻黄、青风藤、灵脂、元胡、牛膝、苍术、乳香、没药、川乌、草乌、全虫、僵蚕、羌活、独活、桂枝、甘草、丹参、曼陀罗花各20克，蜂蜜400克。诸药微炒，研细过罗，炼蜜为丸，每丸2克。体壮者每次2～4克，年老体弱者每次1～2克，7～15岁者每次0.5～1克，7岁以内者每次0.25～0.5克。一般每日1次，晚上睡前服，黄酒作引。不能饮酒者开水送服。

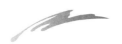

疗效：一般病症用此方1剂或半剂即可见效，新患病人服数次即可见效。

按语：服药期间至服药后的4日内禁食大肉、茶叶及生冷食物，同时要避风护身，忌冷水洗涤。疮疡、刀伤患者及孕妇忌之。麻痛灵三世秘传，治麻木疼痛效果特好。

百姓验证：新疆乌鲁木齐建材局龙儒川来信说："陶瓷厂60岁退休老工人钟林，四肢关节疼痛已久，尤其是手腕和下肢腿关节肿胀疼痛，行走困难。虽经其他各种疗法治疗过，但病情不稳定，吃上药就好转，停下药就疼痛。特别是在夜间疼痛难忍，不能入眠。后来我用本条方为他治疗，并配合服用其他药，1个月后病情好转，经2个多月的治疗，四肢关节疼痛症基本痊愈了。"

荐方人：河南省郏县医师　刘本善

引自：叶当代中医师灵验奇方真传曳

2914. 秘方治半边手足麻痹症10剂可愈

主治：半边手足麻痹。

配方及用法：白芍24克，桑寄生15克，山羊角（家畜羊角亦可）、甘草各9克。用水3碗，先煎山羊角至2碗，再纳诸药煎取1碗，每日分2次服，每日1剂。

疗效：曾治愈几十人，3剂病减，10剂痊愈。

荐方人：广西贺县魏守疆

引自：广西医学情报研究所《医学文选》

2915. 秘方治风湿骨痛半身不遂有效

主治：风湿骨痛半身不遂。

配方及用法：当归15.5克，台参31克，防风、川芎、桂尖、秦艽、炙甘草各15克，焦白术、牛膝、苍术各18克，寄生、白芍、木瓜、茯苓、钩藤、元肉、红枣各31克，熟地62克，三花酒泡1个月。每日早、晚服用，每次30~60克。

疗效：有特效。

荐方人：广西易新

引自：广西医学情报研究所《医学文选》

2916. 我用秘方治妻子的风湿病效果较好

主治：腰、四肢疼，全身麻木。对羊角风、吊线风、紧口风、产后风亦有奇效。

配方及用法：牛膝、甘草、苍术、麻黄、乳香、没药、全蝎、僵蚕各38克，马钱子30克（要生的），此为1料。牛膝、甘草、苍术、麻黄、全蝎、僵蚕用砂锅炒成黄色。乳香、没药用瓦（瓦洗净）炒去油（将油渗入瓦内），炒至基本没泡沫为度。

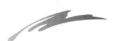

马钱子先用砂锅煮，内放一把绿豆，绿豆煮开花时即为煮好，然后剥去黑皮，切成薄片（热者易切），经两三日晒干后，再用砂锅掺沙土炒至黑黄色。以上诸药合碾成面，即可服用。一般成人每次2.4～2.8克，6～15岁小孩每次0.6～1.2克。每日1次，黄酒100毫升或白开水送下。睡前空腹服，服后应坐半小时再睡。

注意： ①如中毒发生牙关紧闭时，饮几口温水即可好转。②用药期间及用药后3～4日内，忌腥荤、茶叶、生冷食物、绿豆等，并避冷风冷水浸身。③身体生疮疖或有伤口时要忌用。

疗效： 有效率100%，屡用屡验。

百姓验证： 辽宁葫芦岛三家子邮局李树彬，男，54岁，他来信说：“我妻子患风湿病，疼痛时睡不好觉，我按本条方为她治疗，仅服用2剂药就治好了她的风湿症。”

荐方人： 河北张家口市　辛龄香

引自： 广西医学情报研究所《医学文选》

2917. 我用风湿散治痹症疗效较好

主治： 因风寒湿邪侵袭引起的筋骨、肌肉、关节等处疼痛、酸楚、麻木。

配方及用法： 故纸、防风、防己、炮姜、乳香、没药、秦艽、杜仲、元胡、独活、茯苓、桃仁、红花各15克，川断、当归、地龙各20克，鸡血藤、苡仁各30克，肉桂枝、细辛各10克，木瓜25克，上药粉碎成极细面，每次6克，温开水送下。每日3次，20天为1疗程。类风湿加蜈蚣15克，全蝎10克，炙川乌10克。

疗效： 临床治疗400例，治愈260例，好转140例（临床症状改善），有效率100%。

百姓验证： 湖南隆回县桃洪镇军民街12号宁秋元，男，59岁，他来信说：“我内兄罗元井于2002年12月患肩周炎，当时右肩部疼得很厉害，右手不能抬起，不能脱衣服，连吃饭都很困难，要靠家人照顾。发病后在当地医院吃药、打针不见效，疼痛不堪。我用本条方和2918条方配合为他治疗，2天就见了成效，右手能上举，动作正常。又治疗一段时间，已完全康复，至今未复发。”

荐方人： 辽宁省锦州市　白宝成

引自： 《当代中医师灵验奇方真传》

2918. 我以八虎通痹搽剂治寒湿痹症收到较好效果

主治： 寒湿痹兼有淤血者，包括类风湿性关节炎、强直性脊椎炎、坐骨神经痛及跌打损伤等病症。

配方及用法： 生川乌、生草乌、生南星、生半夏、当归、鸡血藤、路路通、生黄藤各等份，将上述8味中药在适量的50%酒精中浸泡1周，然后取出浸泡液适

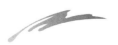

量搽患者痛处或辨证施穴搽用,同时用电吹风烤患处3分钟左右,每日2次。

疗效:用八虎通痹搽剂治疗千余例类风湿疼痛患者,总有效率100%,显效治愈率50%以上,该方一般搽1次就可减轻或消除疼痛,对跌打损伤淤肿有特效。

百姓验证:四川丹马县杨柳坪贺书林,男,59岁,工人。他来信说:"朋友方洪兵之妻患腰腿痛,经医院治疗花费500多元,但不见好转,仍然疼痛不止。我用本条方为她医治,第一次用药疼痛大减,仅用2次药,她的腰腿就不疼了。用此条方治疗仅花30元钱,而且至今未复发。后来我又用此条方治疗10多人的风湿痛症,均有特效。"

荐方人:湖北省洪湖市医院   曾小平

引自:《当代中医师灵验奇方真传》

2919. 舒筋痹酒治疗风湿腰腿痛10例全部有效

主治:由风、寒、湿而致的风湿腰痛、腿部疼痛。

配方及用法:羌活、秦艽、黄精各30克,独活、寻骨风、活血藤、石楠藤、伸筋草、牛膝各20克,细辛10克,杜仲15克。将上药用干净布包好,浸入纯谷酒中,7天后即可饮用。如患者骨节疼,加松节20克劈开浸入白酒内。每日饮用2~3次,每次3~5盅。

疗效:治疗风湿腰腿痛10例,患者饮用白酒5~7天后,临床症状消失而痊愈。

荐方人:湖北省通城县大坪乡   李旺龙

引自:《当代中医师灵验奇方真传》

2920. 风湿止痛汤治风湿类风湿关节炎76例全部有效

主治:类风湿性关节炎及颈肩腰腿痛症。

配方及用法:黄芪、桑寄生、鸡血藤各20克,当归、威灵仙各12克,白术、穿山甲、地龙、乌梢蛇各15克,露蜂房10克,马钱子(炙)0.9克。上药煎30~50分钟取汁,约500毫升。每日1剂,分3次服。风偏盛者加寻骨风20克;寒偏盛者加附子9克;湿偏盛者加川萆薢15克,薏苡仁26克;热偏盛者加黄柏10克,忍冬藤30克;上肢疼甚加羌活、桂枝各12克;下肢疼甚者加牛膝15克;肩关节疼甚者加片姜黄10克;膝关节有积液者加泽兰、泽泻各15克;腰疼甚者加杜仲、川断各15克。

疗效:治疗患者76例,临床缓解(疼痛肿胀消失,晨僵消失,功能状态正常或接近正常,血沉恢复正常)62例,显效(肿胀消退或明显消退,疼痛明显减轻,功能活动大幅度改善,血沉下降至正常)8例,有效(不足上述条件,但关节肿痛

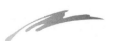

或关节功能有一定改善）6例。

荐方人：河南　王书湘

引自：《当代中医师灵验奇方真传》

2921. 灵仙逐痹汤治风湿关节炎68例全部有效

配方及用法：黄芪、丹参各30克，川芎、赤芍各25克，当归、威灵仙各20克，独活、乌梢蛇各15克，全蝎10克。每天1剂，水煎服。病情重者每天2剂，1个月为1疗程。服药期间不加任何抗风湿西药及中成药。

疗效：此方治疗风湿性关节炎68例，临床痊愈60例，显效6例，有效2例。

引自：《山东中医杂志》（1993年第2期）、《单方偏方精选》

2922. 我以祛风灵治风湿性关节炎100例全部有效

主治：风湿性关节炎、类风湿性关节炎、腰腿痛。

配方及用法：制首乌15克，制草乌6克，追地风12克，千年健12克，制马钱子3克。准备好白酒500毫升，将上药同时浸泡于白酒内，密封48小时，然后过滤。每次口服5~10毫升，每日3次。

疗效：治疗100例，1~2剂治愈者80例，好转者20例。

按语：祛风灵具有补益精血增强身体抗寒能力，强筋健骨，通经活络，祛风止痛之神效。用于临床20年袁疗效显著。

百姓验证：辽宁葫芦岛冶金机械厂杨纪文来信说："我右手拇指部位痛得睡不着觉，拿不住饭碗，吃饭不得不用匙。到厂医务室门诊确诊为风湿性关节炎，经治无疗效。我用本条方试治，1剂药刚服一半，手疼痛减轻，吃完1剂药，手一点也不痛了，拿东西也敢用劲了。一共才花4元钱就把风湿关节炎治好了，并且至今未复发。"

荐方人：陕西省兴平市南市乡中医士　张开义

引自：《当代中医师灵验奇方真传》

2923. 樟脑燃灸治风寒湿疼痛有效率100%

主治：风寒湿邪所致疼痛诸症。

配方及用法：天然樟脑1克。①取天然樟脑1克，用少许脱脂棉包裹，搓紧为蚕豆大棉球。②用40厘米×24厘米细草纸一张对叠3次成为8层正方草纸垫。③用清水将草纸垫完全浸湿后，夹在干毛巾中将水挤干，使之成为湿润草纸垫备用。④将湿润草纸垫置于所需燃灸穴位处，在草纸垫中心放樟脑棉球一个点燃。⑤当温度随樟脑棉球燃烧升高，患者感到皮肤微烫时，术者即用手指将樟脑棉球按熄，并略加压力数秒钟。一个樟脑球可反复燃灸5次。注意在燃灸时不要烫

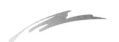

伤患者皮肤。⑥若治疗需大面积燃灸，可用毛巾浸湿拧干，将天然樟脑用白酒调化均匀撒在毛巾上置患处，点燃后温度升高使患者感到微烫时，术者即用手掌扑按至熄，并略加压力数秒钟。

疗效： 治疗肩关节周围炎28例，燃灸肩井、肩髎、肩贞穴，3次治愈15例，疼痛缓解13例，有效率100％。

荐方人： 四川省成都市青羊区人民医院门诊部主任　胡华建

引自： 《当代中医师灵验奇方真传》

2924. 李祥伦用爬岩姜治关节炎有效

四川省合川县金子乡高桥村七社李祥伦，1983年开始患了关节炎病，吃了不少药，始终未能见效。一次，一位医生让他将爬岩姜捣细、炒热，放入白酒调匀，贴在患处。没想到这办法还真顶用，他贴了10多次，病就渐渐好了起来。现在他的关节炎基本上没再复发。

引自： 广西科技情报研究所《老病号治病绝招》

2925. 邱一平患风湿关节炎多年，服本方2剂见效

四川蒲江县离休干部邱一平，长期患风湿性关节炎，后得一验方服2剂见效，迄今未复发。

配方及用法： 天麻40克，牛膝、制川乌、制草乌、乌梅、甘草各20克，将上述药物放大碗中，用白酒500毫升浸泡，7天后，每天服用一杯（不超过50毫升），连服10天即愈。停药3天之后再服1剂，以巩固疗效。

注意： 方中川乌、草乌均有大毒，必须用炮制过的熟品。

百姓验证： 江西武宁县罗溪乡小学叶礼忠，男，48岁，教师遥他来信说："村民张少青患关节炎1年多，严重时不能站立，吃过很多药不能治愈。我用本条方为他治疗，服药1剂见效。"

2926. 我以本方治关节炎9例，其中7例见效

主治： 瘫痪型关节炎、风湿性关节炎。

配方及用法： 桂枝、防风、地风、木瓜、牛膝、甘草、自然铜、杜仲、羌活、独活、千年健、乳香、没药各9克，马钱子（去毛油炒）、麻黄各120克，研细末，炼蜜丸，每丸6克。每天早晚各服1次，每次1丸，黄酒或温开水送下。

此方必须配合热敷治疗，具体方法院取食盐3千克，分两个布袋装入后封口。然后取国槐树嫩黄皮，放在被炒热的盐袋上，再取鲜姜切成片铺在槐皮上。待热后，将患腿的脚心放在姜片上，用棉被包好脚和腿，再将炒热的另一袋盐装好交替使用继续热敷。一般每次热敷1~2次，以腿脚见汗为好。3个月为1疗程，

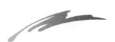

一般3个疗程即愈，不留病根遥热敷的同时，要经常活动关节，锻炼走路；禁忌生冷、受风着凉。

疗效：治疗9例，有效9例，显效7例。

注：地风为"追地风"，也叫"钻地风"、"散血藤"，是"钻地风"的根皮。

百姓验证：辽宁凌海市卫生站刘艳伟，女，50岁，检验师。她来信说："我爱人患腰痛，痛不可忍，我按本条方配药，仅吃几次就不痛了。"

荐方人：北京大兴县市政园林管理局　王金海

引自：《当代中医师灵验奇方真传》

2927. 本方治风湿关节炎5例均用药1剂见效

配方及用法：麻黄、牛蒡子各12克，雌乌鸡1只。先将乌鸡捏死或吊死，勿见铁器，去毛及内脏，洗净，放入砂锅或铝锅内，加水淹没鸡为度。用纱布将麻黄、牛蒡子包裹，同时放入锅内炖煮，可加少量食盐调味，勿加别的调味品，以肉熟烂为度，取出麻黄、牛蒡子，食乌鸡肉喝汤各半碗（汤约500毫升），早、晚各服1次。

疗效：此方治疗风湿性关节炎5例，均服药1剂见效。

百姓验证：王某，男，43岁。关节疼痛反复发作已3年，以膝关节为甚，阴天或风雪天疼痛加剧，关节屈伸不便，走路艰难，局部肿胀，皮色不红；舌淡红，苔薄白，脉沉弦紧；血沉28mm／h，抗"O"1050单位。西医诊断为慢性风湿性关节炎，用中西药治疗效果不佳。经用上方治疗，服药1剂诸症消失而愈。复查血沉15mm／h，抗"O"550单位。随访3年未复发。

引自：《四川中医》（1984年第1期）、《单方偏方精选》

2928. 服生地液治风湿类风湿关节炎效果显著

配方及用法：干生地90克。上药切碎，加水600～800毫升，煮沸约1小时，滤出药液约300毫升，为一日量，1次或2次服完。儿童酌减。

疗效：治疗风湿性关节炎12例，经12～50天治疗后，9例治愈，3例显著进步，血沉恢复一般在症状消失之后。治疗类风湿11例，结果显著进步9例，进步1例，无明显疗效1例。

引自：《中药新用》、《单味中药治病大全》

2929. 每日喝薏米粥也可治风湿性关节炎

郑某，女，47岁。患风湿性关节炎已有数年，用多种中西药治疗皆无效。后用薏米煮粥吃，每次60～250克，能多吃更佳，每日3次。服用3千克后，症状消失。

引自：《中医灵验方》、《中医单药奇效真传》

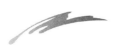

2930. 我利用祛风通痹活络汤治风湿性关节炎疗效较好

配方及用法：当归、赤芍、秦艽、五加皮、荆芥、防风、木瓜、牛膝、苍术、茯苓、威灵仙各9克，红花6克，防己、桑寄生各12克，丝瓜络15克，黄酒100毫升，红糖50克。以上诸药盛砂罐内加水浸泡后，置有水的锅内蒸煎2次，然后滤出药液加入黄酒、红糖。早、晚2次分服。服药后微汗。

以此方治疗数十例风湿性关节炎患者，经临床观察疗效甚佳，轻则服药三五剂，重则十余剂可见效，且无复发。

百姓验证：张某，男，24岁，矿工。1987年5月因双膝关节疼痛，不能行走来院门诊治疗，门诊给予安乃近、强的松等药物治疗疼痛暂缓解，但仍不能行走。经化验血沉为42mm／h。后住院投用本方，服3剂后可下床行走，疼痛减轻。按此方又服5剂即见效，随访数年未见复发。

荐方人：河南桐柏县淮安路　王桂英

2931. 复方桂枝汤治风湿及类风湿引起的各种疾病效果较好

配方及用法：桂枝15克，芍药（风湿病用白芍）15克，甘草3克，知母12克，附片9克，麻黄6克，防风15克，生姜3片。上药冷水浸泡半小时，熬开后文火煎煮10分钟。日服3次，饭前服200毫升，每日1剂，10剂为1疗程。

疗效：主治风湿引起的多种病症。如现代医学的风湿性关节炎、类风湿、肩周炎、坐骨神经痛、骨质增生等。风湿病以本方为主加黄芪30克，鸡内金15克；肩周炎加桃仁15克，姜黄15克，并用针灸效果更佳；类风湿加白花蛇1条；骨质增生去麻黄加杜仲15克，川断20克，桃仁15克；坐骨神经痛加苍术15克，苡仁30克，伸筋草30克。

按语：本方是风湿性和类风湿关节炎的常用方剂，方中以桂枝、附片通阳温经，麻黄、防风祛风，生姜、白术运脾和中，芍药、知母滋阴清热，甘草调和诸药。临床上凡遇到风湿流注筋脉关节、化热伤阴，以致关节肿大、疼痛、全身消瘦、局部发红发热者均可应用。本方剂基本上达到，风湿病一般服2个疗程即痊愈；类风湿服2个疗程疼痛消失，5个疗程基本痊愈；肩周炎服2个疗程痊愈；坐骨神经痛服3个疗程即痊愈；骨质增生服5个疗程疼痛消失，基本痊愈。我曾治愈200余例风湿病，80余例类风湿，150余例肩周炎，50余例坐骨神经痛，70余例骨质增生。典型病例随访1年未见复发。

禁忌：服药期间忌食笋子、魔芋（四川称黑豆腐）、醪糟，尽量少在水中作业。

荐方人：四川丹棱县人民医院中医主治医师　郭桂明

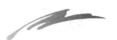

2932. 关节炎肿痛用盐饭膏敷有效

关节肿痛最常见的病因是风湿性关节炎和类风湿性关节炎，人们习惯以内服药或肌肉注射药物来治疗。然而时间久了，容易引起胃肠反应和加重一些胃肠疾病病情。实际上，采用民间验方盐饭膏，外敷在肿痛的关节部位，既方便安全又花钱少，不失为一治疗关节肿痛的简易良方。

盐饭膏适应于手指、腕、肘、踝、膝等关节肿痛，皮肤无破损，不是由外伤、骨折引起的，关节已变形、畸形者不适用本法。具体做法：用热大米饭适量，加入食盐（必须研为细末），一起捣匀成膏状，放在碗里置热水中加温；趁热把盐饭膏敷在肿痛的关节部位，四周均匀摊平，外用一层塑料纸覆盖，再用纱布或干净的布包缠。一般在临睡前敷，次晨起床后取下弃掉，每天1次。如关节肿痛明显，早饭后敷1次，临睡前再换1次，每天2次。可以连敷7~14天，至关节肿胀基本消失为止。大米饭和盐的比例为3:1或4:1。（吕晓春）

2933. 家传外治方治风湿性膝关节炎一般3剂可见效

配方及用法：黄蜡60克，香油30克，红花、枯矾、白矾各15克。将后三味药共研为极细末，加香油调和，再将黄蜡化开，共调和为膏状，待冷热适度时将药膏直接敷于患者的膝盖上，最后用细白布包扎固定。1周后揭开，翻过来再贴1周。

治疗期间勿洗冷水澡，患处避免冷水侵袭，并忌食生冷、腥发之物。（俞瑜）

引自：《农村百事通杂志》

2934. 我应用五枝煎治风湿性膝关节炎有效

膝关节变形性关节炎，俗称"鹤膝风"，其痛苦之剧烈，是各种关节炎中罕见的。此病因青少年饱受风湿之害而形成，也有营养不良和气血俱虚所致者。五枝煎，可活血通络，通血止痛。

配方及用法：桃枝、桑枝、柳枝、竹枝、酸枣枝各30克。上述五种枝以新枝为好，不能用干枝，精细似筷子，切成一寸长短，放水3000毫升煎煮。煎成的五枝液，趁热放入盆中。让病人躺下并用棉被盖严，不得漏风，双膝屈曲，盆放双膝之下，让蒸气蒸熏膝关节，以膝关节及下肢发汗为宜，时间约1小时左右。同时内服中药和西药。每天1次，连续10天为1疗程。

百姓验证：周某，男，16岁，山西省浮山县向水河村人，学生，1973年3月2日就诊。其双下肢关节疼痛2年有余，已渐进性僵硬，关节肿大，屈伸困难，肌肉萎缩，步行艰难，跌跛行走。今年2月感冒后，再不能动弹，终日不离被褥，时轻时重，反复发作，关节活动不灵活，僵硬成畸形。经过针灸、按摩、推拿和服三蛇片、独活寄生汤、大秦艽汤，以及改用激素和阿司匹林治疗，疗效总不满意。改

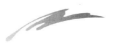

用偏方五枝煎蒸熏疗法治疗15次,疼痛减轻,屈伸好转,可扶杖行走。

引自:《偏方治大病》

2935. 用蓖麻籽灸治风湿疼痛可见功效

配方及用法:根据灸治时间长短取干蓖麻籽去掉外硬壳,再配以1/3的生草乌。将蓖麻籽(整粒)和生草乌浸入高度酒中,7日后把蓖麻籽取出晒干备用。使用时,在患者痛处贴上生姜片,再以钳子夹取制好的蓖麻籽,点火在患者贴有姜片的患处上烧灸,使热透入患处。3天烧灸1次。

疗效:通常灸后症状可马上减轻,轻者一次即告见效。

荐方人:广西柳州市华医中草药特色研究所所长　唐汉章

引自:《当代中医师灵验奇方真传》

2936. 狗骨酒治风湿性关节炎很有效

主治:风湿性关节炎。

配方及用法:狗骨(炒)100克,38～60度白酒500毫升。将狗骨研细面,与白酒共置于密封瓶中,浸泡15～20天后开始饮用。每次5～15毫升,每日3次。一般服用3～5天症状好转,服完500毫升后症状消失而愈。

百姓验证:辛某,男,26岁,井下工人。1993年3月20日初诊,自述1个月来双膝关节疼痛,功能轻度受限,服用水杨酸盐制剂疗效不佳。改用上法配制的狗骨酒治疗,服用5天后自觉症状好转,服完500毫升后症状消失而愈。化验抗"O"阴性,随访1年未见复发。

按语:狗骨性温,味辛、咸,无毒,具有健脾活络、除风祛湿、消肿止痛的功效。现代医学研究证明,狗骨具有抗炎作用,可明显减轻关节肿胀、疼痛。由于国家禁止虎骨作药用,而狗骨具有与虎骨相近的功效,因此狗骨可作为虎骨的代用品在临床上推广应用。

荐方人:内蒙古赤峰红花沟金矿职工医院医师　王利

引自:《当代中医师灵验奇方真传》

2937. 水疱刺流法治风湿性关节炎73例仅1例无效

我采用贴敷水疱刺流法治疗风湿性关节炎73例,其中,病程最长者8年,最短者3个月。

治疗方法:选择肿痛关节阿是穴,用6厘米×6厘米胶布一块或风湿膏一张,在胶布正中剪一直径1.5厘米的圆孔,取地下明珠(生用)2～5粒,压碎捻成丸,放置在有孔胶布中心,再盖贴一块胶布即可。贴敷后4小时局部有灼热、蚁痒感,8小时后关节疼痛逐渐缓解。经24小时贴敷后揭去胶布,局部皮肤出现水

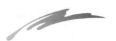

疱，高出皮肤3～5毫米，进行局部消毒。用已消毒的银针刺穿水疱根底，流出黄色或白色液体，再用消毒棉签轻轻按压水疱处皮肤，使液体流尽，外敷消毒纱布保护，7～14天结痂脱落。

疗效：治愈42例，显效21例，有效9例，无效1例，总有效率98.6%。

按语：风湿性关节炎，运用贴敷水疱刺流法治疗前，大多数病人关节肿痛反复发作，迁延难愈，且经中西医治疗效果不佳。此治法中的地下明珠一味药，性味甘涩，有小毒，具有祛风除湿、行血止痛、通络消肿功效。不论寒、热、湿邪，贴敷水疱刺流法治疗，无毒副作用。皮肤灼热、蚁痒感是治疗效果的反映。在临床上简便易行，病人乐于接受，疗程短，疗效确切。对治愈的42例病人追踪随访，3年内无一例复发，5年内复发2例，提示该治法远期疗效满意。

荐方人：湖南桂阳县中医院副主任医师　　雷衍光

2938. 本方治风湿性关节炎3天即见效

我局（自贡市邮电局）一位退休职工患了风湿性关节炎，疼痛难忍，卧床不起。他用食盐0.5千克，橘子皮1千克，橘子叶2千克，在锅里炒热后进行热敷，只3天时间就痊愈了。本法简便易行，花钱不多，患有此病的朋友不妨试试。

荐方人：四川自贡市邮电局　　赵华富

2939. 拐枣酒治风湿性关节炎连服2剂即见效

四川万县市风仪乡水口村七社骆勋礼，从1981年开始，手指和膝下关节疼痛，四肢麻木，天气变化时更痛得难受，医生诊断为风湿性关节炎，吃药打针都无明显效果。

1992年10月，她用成熟的拐枣1千克浸泡于2千克白酒中，浸泡10天后每天早、中、晚各饮2～3汤匙，连服了2剂，关节炎症状消除，至今未见复发。

2940. 蒸汽治疗关节疼痛一妙法

自去年秋开始，我感到右手指掌关节轻微疼痛，使筷运笔不太灵活。开始不怎么在意，但渐渐严重，于是我就开始自行用药，活络油、狮子油、跌打膏等都各用过好长一段时间，但就是不见效。春节期间，天气特冷，有一晚看书时我用右手罩在刚注满滚水的杯子上取暖，不经意间发现指掌渐舒，疼痛减轻。于是，我就改用蒸汽治疗关节疼。办法是，用大杯注满滚水，把疼痛的指掌罩在杯口上，让蒸汽烘。每天早、晚各一次，每次约20分钟，持之以恒。约3个月过去了，关节就不疼了，使筷运笔也灵活自如了。（王炳振）

引自：1996年9月17日《老人报》

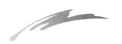

2941. 复方豨桐丸治风湿性关节炎很有效

主治：风湿性关节炎，腰腿沉重疼痛，周身小关节疼痛，遇寒加重。

配方及用法：豨莶草、臭梧桐、虎杖各120克，生麻黄、老鹳草各90克，细辛30克。上药共研为细末，炼蜜为丸，每丸9克，每日早、晚各服1丸。

疗效：我以本方治疗风湿性关节炎50余例，服药1~2剂后，症状均消失，血沉下降至正常。

荐方人：天津市中医院内五科医师　刘淑珍

引自：《当代中医师灵验奇方真传》

2942. 四神煎治风湿性关节炎多获良效

配方及用法：生黄芪24克，川牛膝90克，远志90克，石斛12克，二花30克。前四药用500毫升水煎至300毫升，再入二花煎至150毫升，顿服，每日1剂。

上方在唐山民间流传，治疗风湿性关节炎多获良效，此方又名四神煎。

百姓验证：李某，男，36岁。2个月前拇指关节肿胀疼痛并发生强直，而后波及全身关节。尤其膝关节肿大痛甚，发红，步履维艰，营养差，面色无华，最后两膝关节肿胀至3倍正常关节。触之热，伸则痛，脉沉数。投以四神煎，连服20剂后，疼痛若失；继服月余，膝部肿消且能活动；服药3个月后，诸症皆消，痊愈，遂停药。

引自：《偏方治大病》

2943. 本方治关节疼痛疗效很好

配方及用法：曼陀罗果实适量。将曼陀罗果晒干研末撒在普通膏药上贴患处，每贴一次保持5天，2次为1疗程，每疗程间隔3天。

疗效：所治100例患者大多数在1~5个疗程内痊愈或减轻。

引自：《河北中医》（1986年第1期）、《单味中药治病大全》

2944. 服黄鼬骨粉治腿痛膑骨凉有较好效果

王某，男，45岁。患腿疼不能独立，自感膝膑骨甚凉，微有肿胀，初痛时关节有响声，渐不敢屈伸。遂嘱其取黄鼬骨头适量置瓦上焙干，研为极细面，每次服3克，黄酒送下。如不愈，隔7日再服一次。服后盖被微汗。经服本方2次，症状消失，逐渐痊愈。

引自：《中医灵验方》、《中医单药奇效真传》

2945. 我运用通络疗法治颈肩腰腿痛取得很好疗效

临床100例患者，均为门诊病人。男性69例，女性31例，年龄21~76岁。其中，

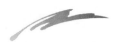

风湿性关节炎36例，类风湿性关节炎4例，颈椎病3例，肩周炎9例，腰椎间盘突出症4例，坐骨神经痛16例，腰肌劳损6例，梨状肌综合征2例，急慢性软组织损伤11例，骨质增生9例。绝大多数患者曾经西医明确诊断过，而且均接受过各种抗风湿药物治疗，甚至激素的治疗，因疗效差、疼痛难忍而来本所就诊。

根据中医学"久痛入络"的理论，风、寒、湿、热、淤致痹，必定使脉络阴滞，邪气郁闭，引起营卫不贯，脏腑功能失调，唯有疏通经络，调节阴阳，方能取效。故临床上应着眼一个"通"字，非通不能止痛，非通无以逐邪。治疗方法采取以下步骤：

（1）特效痛可宁系列药物的制作

①特效痛可宁膏药：白芥子、山奈、白芷、荜拨各60克，藤黄、龙骨、肉桂、血竭、急性子、花椒、桂枝、干姜、生川乌、生草乌各10克，马钱子30克，三七15克，公丁香、细辛各5克，威灵仙20克。上述药用传统方法熬制成膏。

②特效痛可宁药粉：肉桂、生附子、川芎、山奈、晚蚕沙、白花菜子、花椒、狗骨各10克，公丁香、细辛、白芥子、血竭各5克，蜈蚣3条，共研细末，撒膏药中心敷贴。

③特效痛可宁擦剂：白龙须、千年健、防己、雪上一枝蒿、山甲珠、当归、红花、生川乌、生草乌各等量，用95%酒精浸泡4周后取汁，按3∶1的比例加入二甲基亚矾，并加100片消炎痛即成。以此为介质进行推拿按摩。

④特效痛可宁胶囊：精制马钱子30克，当归、红花、川芎、乳香、没药、生姜、防己、血竭、牛膝、羌活、独活、狗脊、僵蚕、杜仲、狗骨、木瓜、南星、地龙、细辛、桂枝、甘草、川断、鸡血藤、地鳖虫、钻地风、千年健、自然铜（煅）各3克，麻黄45克，共研为细末，备制胶囊。

（2）具体操作步骤

第一步：手法推拿。常规循经推拿理筋，并沿患者受累神经走向及其支配区域用滚、揉、点、按等手法，同时以特效痛可宁擦剂为介质配合使用。充分利用该擦剂以强渗透溶剂为载体，直接作用于患部及全身的特点，来缓解推拿手法对表皮组织的刺激，让推拿手法充分作用到深部组织，以达到松解粘连、活血通络、祛邪疏经及解痉止痛的目的。

第二步：局部拔罐。通过推拿按摩，促进全身气血流动，改善损伤组织周围的血液循环，从而达到"通则不痛"的效果。但仅此往往还不够，应紧接着进行阿是穴拔罐。其方法是：在疼痛集中的患处，进行皮肤常规消毒，用专用器具（瓷针）划破真皮。一般划3~5道平行的刀痕即可，要避开血管；或用皮肤针叩刺，以刺出血为度。随即选用大小适中的真空穴位拔罐器拔罐5~15分钟，拔出肌腠内的淤血、涎液，但出血量不可过多。有时，可在相应的腧穴上选穴拔罐，以增疗效。

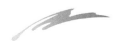

第三步：药物敷贴。病变部位经过前两步施治之后，血液循环和炎性反应得以明显改善，此时以特效痛可宁膏药配合适量药粉局部敷贴，则可更有效地加速血液循环，增加新陈代谢，促进淤血、炎症的吸收，缓解肌肉痉挛，从而有利于病变部位致炎致病物质的清除，以达到"行气血、疏经络、濡筋骨、利关节"的作用。

本膏药贴敷后，个别患者有头晕、恶心或局部皮肤瘙痒的现象，停止贴敷或对症治疗即可消失。

第四步：内服药物。通过上述三步疗法后，为巩固疗效，缩短疗程，部分患者仍需内服特效痛可宁胶囊。成人每日服1次，每次服6克，每日早晨用黄酒送下。热痹者，以黄柏30克，鸭跖草30克煎汁送服。14岁以下患者忌服。14～18岁患者每次服2～3克，但要慎用。

体虚或有胃病者，服后稍有头晕、四肢不舒现象，2小时后即消失，且感觉身体舒服，疼痛减轻。此药疗效相当迅速，病情轻微或发病1年以内者，只需服几次即愈。

疗效：本疗法每日或隔日治疗1次，每5次为1疗程，每疗程间隔3～4天。一般急症、轻症患者经1～2次治疗，能立竿见影，解除酸痛、僵直、功能障碍等症状，断根不复发。重症患者经1～3个疗程治疗，亦能取得显著疗效。

在100例患者中，经上述方法治疗后，痊愈93例，好转6例，无效1例，总有效率99％。

百姓验证：张某，男，51岁。自述右腿痛已月余，近日疼痛加剧，行走困难，入睡时翻身不得，苦不堪言。经检查，疼痛部位沿坐骨神经走行的方向放射，腓肠肌压痛明显，患侧足背感觉异常。直腿抬高试验阳性。脉沉细，舌苔厚白。X线摄片提示，腰椎无异常。西医诊断为干性坐骨神经痛，中医诊断为痹症（寒湿型）。按上法治疗1次后，患者即能下地行走，疼痛基本消失，第二天复诊即愈。随访半年无复发。

此疗法经过数万例患者临床验证，其疗效是确切的。

荐方人：福建省宁德市南大路364号　陈名仙　邱文卿

2946. 我用风湿散治风湿关节肿痛1剂就可见效

风湿、肿痛、关节炎是我国最为常见的疾病，患者约有1亿多人，往日的药物治疗效果不理想，近年有一些新药治疗效果较好，但有的有毒副作用，有的价格昂贵。本药由九种药制成，成本低，疗效很好，广泛地应用于各种风湿、关节肿痛、腰痛、四肢麻木、坐骨神经痛、手足不灵便等症。

配方及用法：川芎、全虫、牛膝各6克，木瓜、苍术各12克，乳香、草乌各4克，防风7克，威灵仙7克。将上述中药配好，粉碎成粉末，用100～150目筛过细，装成

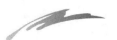

3克一小包即可。每次服用一包,每天服用2~3次。

百姓验证:四川江安县东正街文化馆曹鸿根,男,65岁,退休。他来信说:"亲属徐芝英患风湿病20多年,在泸州化工厂职工医院住院治疗,打针吃药不见效,花药费2000多元。我用本条方为她治疗,目前已初见效果,以前挂的拐棍现在已不再使用,她的心情非常舒畅。此方治风湿病果真有效。"

荐方人:湖南省洞口县太平乡　杨晚生

2947. 治关节炎效方

配方及用法:穿山甲、川牛膝、清风藤、海风藤、茵芹籽、追地风各15克。上药用1500毫升白酒浸泡密闭1周,然后每天早、晚各服1次,每次300毫升。连服3剂即可见效。

注意:各味药缺一不可,勿用相近药代替,否则无效。

荐方人:山东菏泽市　王军峰

2948. 我使用本方药酒治关节炎取得好效果。

配方及用法:红花、川芎、防风、甘草、牛膝各18克,草乌、川乌、当归、木瓜、五加皮各30克。用黄酒或白酒1000~1500毫升,和药共同放入罐内,封好口深埋地下,8天后取出过滤。药渣用水煎服2次。药酒每日服2次,每次1~2酒盅。一般1剂药即可治愈。

百姓验证:四川广汉市供销系统冯启培,男,67岁,退休。他来信说:"我患风湿病、骨质增生、痛风8年多,经过多次治疗,医疗费花了几百元,却始终不见好转。后来我用本条方与醋蛋液疗法联合治疗,病情已大有好转,现仍在继续服用。"

2949. 我用本方治风湿性关节炎效果较好

配方及用法:先用消毒针刺痛患处,见血为度,再将米糠(细糠为佳)放入童尿(取中段,以7岁以下男童尿为好)中浸泡7天,然后挤出尿液,将米糠与鸡蛋清调匀后涂敷痛处并包扎,每日1次,连用3日即愈。

百姓验证:湖北宜昌市胜利六路465路任传庚,男,67岁。他来信说:"我侄女患多年的双膝关节炎,尤其是天气变化时,双膝关节肿大,伸屈困难,行走坐卧疼痛难忍,甚至不能下床。几年来经各大医院针灸、按摩、理疗,并服多种药物,总是不能治愈,反复发作。2000年1月14日,我按本条方配药,包扎在她的疼痛处,用药几次,她十几年的膝关节炎就被治好了。现已有一年半的时间未见复发。"

荐方人:福建尤溪县溪尾乡　纪长球

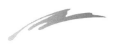

2950. 治风湿性关节炎效方

配方及用法： 酒曲200克，仔公鸡1只。把仔公鸡剁成块，用多量猪油炒熟，不放海椒（辣椒），将酒曲混入，发酵一夜后，第二天蒸熟吃，分几次吃完。

百姓验证： 辽宁锦西市南票区赵家屯王秀芝用此方为别人治疗关节炎，效果较好。

2951. 本方可治膝关节肿痛

张某，女，30岁。患膝关节肿痛，身体消瘦，时疼时止，每日晚上或阴雨之际尤甚，已历时6年。遂嘱其取牛板筋切碎，用火焙焦，研为细末，温黄酒送下，每晚3克。服后盖被取汗。经服用30日可痊愈。

引自：《中医灵验方》、《中医单药奇效真传》

2952. 本方治风湿性关节炎有良效

配方及用法： 生川乌、生草乌、生浙贝各10克，艾叶50克。锅里放5升左右水，将4味药放入水中煎熬，双膝盖置于锅口上，用棉被将膝部盖严（勿着风），两膝出汗时，用双手按摩患处。待火渐熄，水温稍降后，用药水洗患处。

百姓验证： 王春苗患风湿性关节炎多年，膝部红肿疼痛，用此方3次治愈。

荐方人： 河南洛宁西山底乡　王德生

2953. 此方治风湿性关节炎有效率达98%

配方及用法： 乳香、没药、全虫、姜虫、牛膝、甘草、茅术、麻黄各36克，制马钱子300克。前8味药炒后与马钱子共研为粉，装入胶囊。临睡前服药1次，每次3～4粒。

疗效： 应用近20年，有效率98%。

引自：《实用民间土单验秘方一千首》

2954. 治风湿性关节炎效方

配方及用法： 用沙蒿籽适量，加冷开水调成糊状敷患处。

此方经千人试用，均获奇效。沙蒿籽呈卵圆形，色是灰黑灰黑的，比中药车前子略大一点。在陕西一带，那里的农民称之为"面丹"。甘肃、内蒙古也有此药。此药效长，敷药干了可以取下用冷开水浸湿再敷。

注意： 体外肿疖，中间破了流脓，可在周围敷药，以防脓口感染。此药无毒副作用。

百姓验证： 甘肃武威市和平街唐平寿用沙蒿籽治好了父亲的风湿性关节炎。

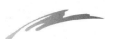

按语： 沙蒿（菊科）主要分布于陕西省陕北、宁夏、内蒙古等地区。沙蒿籽中含有丰富的油脂，在油脂中含有90%不饱和脂肪酸。其中亚油酸含量达70%以上，在天然植物油脂中实不多见。而亚油酸对动脉硬化、高血压、高血脂、心血管系统疾病具有良好疗效。通过研究发现，其所有成分均无毒，可食，有开发应用价值。

荐方人： 云南　云湘

引自： 广西科技情报研究所《生命水治病100例》

2955. 坚持按摩手脚穴位可使风湿性关节痛很快缓解

关节痛多由风湿病引起，表现为游走性关节痛，常呈对称性，可累及膝、踝、肩、腕、肘、髋等大关节，局部可有红、肿、热、痛等症状。

脚部选穴： 基本取穴部位是19，22，23，24，膝关节痛加35，髋关节痛加38。（见2955条图1）

按摩方法： 19穴用按摩棒大头自上向下点推按，右脚取穴，每次点推按5分钟。22，23，24三穴要连按，用按摩棒大头自22斜推按至24，双脚取穴，每次每脚每三穴推按5~10分钟。35穴用按摩棒小头自上向下点按，双脚取穴，每次每脚每穴点按5分钟。38穴用拇指自下向上按压捏揉，双脚取穴，每次每脚每穴按压捏揉5分钟。每日按摩2次。

手部选穴： 用梅花针刺激38，58穴，每手每穴3分钟，每日数次。（见2955条图2）

百姓验证： 新疆焉巴州拖拉机厂费玉青说："我老伴腿痛，走路困难，我家距诊所仅有800米的距离，每次去看病都需在半路上休息多次。连吃2个多月治疗风湿关节炎的药，也不见效。于是采用手部穴位按摩法治疗，坚持按摩20天后，收到非常好的效果，现在能随意走动了。"

注： 手脚穴位按摩治病法与按摩工具，请见本书4145条。

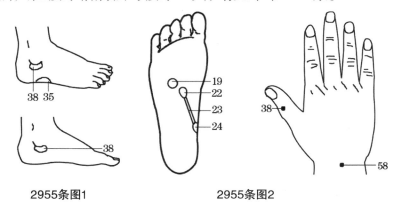

2955条图1　　　　2955条图2

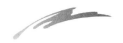

腰腿痛

2956. 我服醋蛋液赶走了腰酸腿痛病

我是个林业退休工人，从小生长在南海边，又在北方奋斗了30年，从事与树木打交道的重体力工作。我以前体质一直比较好，可是50岁以后抵抗力却开始逐年减退，退休后多种老年病使我日感痛苦和烦恼。

1987年秋天，我抱着试试看的想法服用醋蛋液，之后亲身体验到醋蛋液确有"神功"。这几年我经常感到的腰酸腿痛、口干嘴苦、多梦、精神不振、厌食、尿少而频及更年期出现的症状，现在都不翼而飞了。我现在感觉精神振奋，能吃能睡，心情愉快，体力倍增。

百姓验证：新疆石河子造纸厂张德运来信说："我母亲腿痛，用本条方治疗，一个醋蛋液还没有喝完，她的腿痛病就好了。"

荐方人：黑龙江佳木斯市木材站　温渥沾

注：醋蛋液治病法，请见本书4142条。

2957. 尿疗法可治腰痛病

湖南江华县湘江乡黄南学校李某（本人不愿公开姓名）：我于去年患腰痛，发作时腰弯不下，无法行走，晚上睡觉翻身时痛得直冒冷汗。实施尿疗法后，没花一分钱，就治好了我的腰痛。

引自：广西科技情况研究所《生命水治病100例》

2958. 我饮自尿治好了腰腿痛等病

我患腰腿痛、慢性肠胃炎、胃下垂、痔疮、眼发干等疾患多年，服中西药只能暂时缓解。离休后更是以药相伴。从去年7月开始，我停止服用各种药物，每天早晨饮自己的中段尿液100毫升，再用凉开水漱口。2个月后，腰腿痛明显好转，食欲增加。从9月份开始，每天早、午各饮100毫升，坚持至今。现在疾病症状几乎消失，体重由55千克增至60千克。

荐方人：山东章丘市体委　薛柏青

2959. 我用"东方活血膏"治好了近20年的腰腿痛病

我叫迟结尧，今年68岁，在哈市二建公司工作，现已退休。我患腰腿痛病近

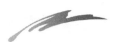

20年，腰不能弯曲，腿伸不直，特别是阴雨天，更是疼痛难忍。去年4月，我听说"东方活血膏"是治疗风湿腰腿痛的特效药，就抱着试试看的想法买了一盒，贴上一天就有好转。后来我连续贴了4盒，基本治好了病，至今未犯。现在我又到哈市道里废品收购部工作，弯腰捡瓶子、抱纸壳都能干。

荐方人： 黑龙江哈尔滨市南岗区67号信箱　　赵常

2960. 我用本偏方治腰腿痛，仅服几次即见效

我患腰腿痛病多年，曾采用中西药物及多种疗法治疗，都未见效。前不久，朋友送来一偏方，仅服几次，即痊愈。

配方及用法： 骨碎补100克，狗脊150克，核桃肉（或花生米）50克，红枣10枚，猪尾巴1条（切碎）。将以上诸味合在一起，并加入少许盐同煎食；能饮酒者以酒送服。每日1~2次，2日见效，一般3~5日可见显效。

百姓验证： 山东夏津县油厂徐源蒲，男，72岁，离休。他来信说："我按本条方仅用3剂药就治好一腰痛病患者。起初该患者腰疼疼得不能干活，骑不了自行车，现在他骑车自如。"

荐方人： 河南省开封市马号街462号　　陶冶青

2961. 我吃5次猪腰杜仲腰痛病就见效了

过去我患腰痛病，不能干出力的活，痛时腰直不起来。后来友人介绍一方，吃了5次，腰痛病就好了。

配方及用法： 猪腰2个，杜仲30克。将杜仲放锅里炒断丝（断开无丝为止），再将猪腰剖开洗净，共入砂锅中，加水炖熟。吃猪腰，饮汤。

百姓验证： 江苏泗阳县医院季选洪来信说："我侄女季如霞，35岁，患腰痛病2年多，在洋河医院、县医院治疗，花了100多元无效。后我用本条方为她治疗，服药8剂便见效了，至今未复发。"

荐方人： 河南省伊川县史志室郭大儒　　祁玉梅

2962. 我常犯的腰痛病吃了几次猪腰就见效了

前几年，我经常腰痛，有时痛得直不起腰，中西药吃了不少，就是无效。一个偶然的机会，一位好友向我介绍一偏方，一试果然灵验，吃了几次腰痛就好了，至今未复发。

配方及用法： 取新鲜猪腰子一对（一般屠夫杀猪时即把猪腰子外面的薄皮剥去了，事先应与屠夫师傅讲好，不能剥去外面的皮）洗净，晾干；用小锅，在锅底铺上一层食盐（最好是粗海盐），将猪腰子放在盐上，再用食盐盖好，盖上锅盖，用文火烧，待猪腰子熟后离火，温热时吃猪腰子即可。

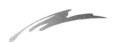

注意：食盐必须干燥，锅内不能加水，猪腰子外面的薄皮应完好。

引自：1996年8月12日《家庭医生报》

2963. 我老伴腰腿痛用敷热盐的方法见效

我老伴体质欠佳，常因受寒腰痛、腿痛，贴伤湿膏之类的外用药效果不太理想。后经一医生介绍，用炒热的食盐热敷患处。采用此法，疗效果然不错，热敷2~3次，腰腿痛即愈。后来又将此方介绍给别人，屡用屡验。

具体方法：将食盐1000克放铁锅内炒热，装在纯棉布缝制的口袋里，扎上口，热敷患处，热度以能承受住为宜。如盐太烫，可在下面垫上毛巾，等不烫了，把毛巾抽掉。每日早、晚各敷1次。（于学政）

2964. 我用醋精治老寒腿有效

我患老寒腿多年，起初用酒精止痒，后改用核桃树叶水清洗，但都未去根。最后，我就试着用浓度30％的醋精洗腿。这样连洗3天，即有效果，既不痒也不痛了。我连洗半月病愈，如今已3年没犯。

荐方人：辽宁抚顺市新抚区老干部局　衣裳

2965. 我用蛇蜕煎鸡蛋治风寒腿痛病有效

我是一位地质科研工作者，由于多年来在野外工作中受风湿、风寒的影响，退休后我的左小腿经常疼痛，尤其以秋、冬季为甚。最近一友人介绍一偏方给我，经过几个月的服用，已基本治好了我的腿病。现介绍如下：

（1）把适量的干净蛇蜕用剪刀剪细、剪碎，剪得愈碎愈好。

（2）将一个新鲜鸡蛋打入碗中。

（3）将剪碎的蛇蜕和鸡蛋放在一起，搅拌均匀。注意其中不要加盐或其他东西。

（4）大勺放荤油（植物油也可）适量，烧热后，把搅拌好的鸡蛋和蛇蜕一起倒入油中，煎熟（注意不要煎煳了）后服下即可。

方中蛇蜕的用量，以用一个鸡蛋打匀后，可把它完全包容住为准。

此方每天服一次，连续吃1~2个月，一般均可见效

蛇蜕在中药店可买到，该物甚轻，每次购50克，可用1个月左右。（杨学增）

引自：1997年3月3日《辽宁老年报》

2966. 我用此腰痛妙方治病效果较好

我当小学教师时，得了慢性腰疼病，后来我找当地著名老中医刘中和先生求治，他给我写一处方，并说："这一方治好了不少腰疼病患者。每年冬季服上1剂，

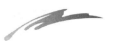

到老年时会眼明不花。"果然不错,那时我服1剂,腰就不疼了。之后,每年冬季服1剂,连服5年。这几十年来,我不但没犯过腰疼,而且眼力也很好。今年我63岁了,不戴花镜照常读书看报,现将此方荐给广大读者。

配方及用法: 云故纸15克,破故纸25克,大芸13克,巴吉13克,川木瓜15克,川牛膝15克,川断15克,西小茴10克,全虫12克,黑杜仲30克。另备黑豆1000克,青盐60克。以上10种药第一次用水1000毫升,煎成约500毫升药水,倒在大砂锅内;再用750毫升水煎第二次,第二次仍煎成药水约500毫升。两次煎好的药水同时倒在大砂锅内,将黑豆倒入药水中,加上青盐(白盐也可),待煮至药汁干为止。然后倒出晒干即成。每晚吃30克,用开水冲下。1000毫升黑豆吃完,可再制1剂。第一年连服2剂,腰疼完全可以消除。之后,每年冬季可服1剂。连服几年,不但不会犯腰疼病,而且会起到延年益寿之功效。

百姓验证: 江苏镇江市官塘桥乡村周以荣来信说:"缪甸史顺克下肢疼痛,累及范围由踝关节到大腿根处,活动受限,步履艰难。我用本条方(改为煎剂)连服5剂,一次治愈,未见复发。"

荐方人: 河南鲁山县　谭宗泽

2967. 用"全息穴位诊疗法"治腿痛病效果较好

辽宁建昌县新开岭乡陂罗树村胡家跃来信说"全息穴位诊疗法"有独特疗效,有一位14岁孩子腿痛得不能走路上学,经他按"全息穴位诊疗法"掌骨穴位治疗当即痛止,走路正常。第二天又按法施治一次,至今未复发。

注:"全息穴位诊疗法"资料已编入本书4141条中。

2968. 我经过半年鞠躬锻炼治好了腰痛病

我眼无神,腰痛,双脚酸软无力,工作时打不起精神,多方治疗,药吃了不少,总不见效。一次,见报上介绍"鞠躬疗肾",每天鞠躬300次,开始慢些,往后稍快。经过半年鞠躬锻炼,使肾由虚变壮,腰部不酸痛了,行走有力气,工作有了劲头。

荐方人: 贵州黔东南州　坚实

2969. 练蹲墙功可治好腰腿痛病

《蹲墙功治愈了我的腰腿痛》一文在报上发表后,接到不少老年朋友的电话询问。为方便大家的学练,早日解除病痛,特将具体做法介绍如下:

(1)两脚平行站立,略宽于肩,两腿自然弯曲,上身正直,头额端正,全身放松,肘微曲,两手自然下垂停放在体两侧胯骨处,目视前方,口微张,自然呼吸。

(2)面墙下蹲。保持原站立姿势,缓缓下蹲,身体要平衡,不前倾,待两腿

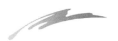

全部蹲下后，稍停留片刻，两臂随之从前侧同时伸向地，两手微握拳，拇指触地。然后再缓缓用两腿作支撑直立，恢复原姿势，一蹲一起为一次。开始时做9次，以后逐渐增加次数。另外，开始时如身体虚弱不能靠墙时，可先远一点做，待身体好转时再靠近墙做，效果会更好。

荐方人：辽宁沈阳带锯机床厂　　吕英寰

2970. 我坚持练倒走治好腰痛病

前几年我病休在家，倒退走着逗小孩玩，觉得腰很舒服，心想也许这是治病健身的一招，我就开始练着倒走，先是能倒走十几米，后来增加到100多米。家里人见我有空就倒着走，招来不少孩子围观，都埋怨我：不打针吃药，犯哪门子邪招人看热闹。别看我默而不答，可我知道自练倒走后，犯腰痛病的次数明显减少。后来，我能干点轻活了，家里人都非常高兴，我爱人还以为我从集市上买来的药起作用了。其实，那药还在抽屉里睡觉呢！

倒走治腰痛管用，我练上了瘾。冬天下雪路滑，我在院子里走；下雨天出不了屋，我就在屋里原地踏步倒走。身体康复上班后，我每天早走一会儿，为的是路上能练几步倒走；晚上回家吃完饭，坚持后退百步。现在，我不仅能坚持上班，有时在兴头上还能和小伙子们比试一番力气，再也不担心腰不行了。

引自：《中国体育报》

2971. 我的腰痛病用拉单杠法治愈

我是个老腰痛病号了。自20多年前开始发病，经多方治疗，有一定的效果，但不太理想。病情经常反复，有时莫名其妙地复发，不能动，睡不下，即使睡下了，也不能翻身。拍片后医生诊断为腰3，4椎间盘突出，无特效药，曾动员我做手术。

一次因腰痛复发又到中医院去针灸推拿、拔火罐，一位年轻的丁医师介绍说："挺腰杆、拉单杠可能对你的病症有好处，你不妨试试。"碰巧我家旁边有一单杠——篮球架的横档。自去年初夏开始分两步动作试拉。第一步，手拉单杠，脚尖固定踏地，将腰部前后摆动16~20次；第二步，再手拉单杠，靠手臂上下屈伸，使脚脱离地面，身体悬空，做16~20次。从此以后腰痛明显好转。我已坚持1年多了，这1年多，腰病从未复发过，而且把原来的颈椎痛、肩周炎也治好了。

百姓验证：湖北兴山县粮食局蒋必科，男，74岁，离休。他来信说："我于1999年12月在县人民医院确诊为腰椎骨质增生，经住院治疗20多天，花费近千元，疗效甚微。后我用本条方治疗，收到了良好的效果。"

引自：1996年11月23日《老年周报》

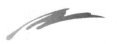

2972. 我腰疼的老毛病练伸展大腿法治愈

我有一个老毛病，有时蹲着或弯腰做些什么，时间长了站起来就觉得腰疼，只好靠止痛药片或膏药解除痛苦，就是这样也得两三天才能缓过劲儿来。

有一天，我腰疼的老毛病又犯了。我头脑一热，何不做一次大腿伸展动作试试，起码也会松弛一下。我当即站到写字台前做了一次大腿伸展动作，做完之后立竿见影，腰不疼、腿不酸了，当然也就不用服止痛片、贴膏药了。

大腿肌肉伸展动作法：先把左腿伸直抬起来，把脚放在一定高度的窗台或其他台面，右腿要站直，上身向前倾，这时用右手拍打伸直的左腿膝盖80~100下。然后撤下左腿，把右腿伸直抬起来，再把脚搭上去，左腿站直，上身向前倾，用左手拍打膝盖80~100下。（苑书翰）

引自：1997年5月14日《晚晴报》

2973. 我用秘方治风寒麻木腰腿痛有效

主治：风寒湿痹，腰腿疼痛，四肢麻疼。

配方及用法：马钱子30克去皮，血竭花（血竭花是血竭的上品，即麒麟竭之别称）120克。马钱子用香油炸至焦黄色（也别过火，以捞出来仁不带油、色焦黄为度，挂油未熟吃了有危险，过火就失效了），捞出来同血竭共研为细面。分60次用水送服，每日早晚各1次，服一料或半料即愈。

注意：服后如有头晕感觉，必须减量。

百姓验证：四川绵阳市高水中街38号李俊如，男，75岁，退休干部。他来信说："我老伴突患腰腿痛，行走困难，不能下蹲。我用本条方为她治疗，服药15天，只花28元钱，腰腿痛痊愈，行走、下蹲都正常了。后来我又用此条方治好4位亲友的腰腿痛病。"

荐方人：河南　某大夫

引自：广西医学情报研究所《医学文选》

2974. 此秘方治气虚腰痛有效

主治：精气虚，忽然腰痛。

配方及用法：花旗参3克，猪肉酌配，将花旗参切片，蒸猪肉食尽。

疗效：此方本人试验多次，久腰痛者服之有效。

荐方人：辽宁　李峻峰

引自：广西医学情报研究所《医学文选》

2975. 治肾阳不足腰痛方

肾阳不足腰痛，都发生在早晨将要起床之前，腰痛切甚，但在起床之后，腰

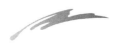

痛症状又有所减轻。对这种腰痛病,用下法治疗效果好。

配方及用法: 将葵花头(盘)除去内外皮,只要中心层,放在瓦片上,在明火处烘干(发黄存性)后研成细末,加少量水和红糖煎汤喝,连服2次即愈。

荐方人: 黑龙江依安县三兴镇保国村　高洪川

2976. 吃生栗子可治肾亏腰脚无力症

主治: 老年肾亏,小便频数,腰脚无力。

配方及用法: 将生栗子去壳皮,每日早、晚各吃4~5个,细嚼慢咽。另用猪肾30克,粳米70克,熬粥调服。

按语: 栗子味甘咸,性温,《常见药用食物》载其功效为"益气、厚肠胃,生用嚼食,治腰脚不遂"。《本草纲目》中记载,有个叫周武的人患腰腿无力症,不能行走,百药无效。有一天好朋友们用车载其到树林中去游玩,众人将他放在栗树下,他看见栗子正熟,个个饱满,随即产生了食栗的念头。朋友们为他采摘了许多,他越吃越觉得味道甜美,一连吃了约二斤多(1000多克)。吃后不久,奇迹出现了,他突然从车上走下来,行走自如,疾病全除。这个故事虽然有些夸张,但栗子补肾益气、强壮腰腿的功效是肯定的。

引自: 《小偏方妙用》

2977. 我患腰痛是用本方治好的

腰腿疼痛是常见的疾病,轻者精神不振、软弱无力,重者长期卧床不起,疼痛难忍。为减轻腰痛患者的痛苦,特介绍家传验方一则。

配方及用法: 杜仲、破故纸、小茴香各9克,新鲜猪腰一对。将猪腰切成片,与上述中药加适量水共煮至腰片发黑。喝药汤,吃腰片,每日1剂。连用3剂,腰痛消失,连服5剂即可痊愈。

家父曾用此方治疗过数十名腰痛患者,疗效颇佳,有效率达95%以上,且无任何副作用。本方对肾虚型腰痛疗效尤佳。

百姓验证: 广西融水县委组织部退休干部韦绍群来信说:"我患腰痛已有2个月了,夜晚睡觉不敢翻身,动则疼痛难忍。后试用本条方治疗,服完1剂药腰就不痛了,晚上睡觉也可以随意翻身了,走路也能挺胸直腰了。"

荐方人: 湖北黄石市制药厂　袁从愿

引自: 1986年11月《现代生活》

2978. 我用羊肝汤治好了许多人的腰痛病

配方及用法: 羊肝1具,肉桂20克,附子20克。上三物用水煎,不放盐,吃肉喝汤。

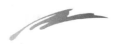

河南汝南县医院用此方治疗820多例腰腿痛患者，效果显著。

百姓验证：广西贵港市邮局李素玲来信说："我用本条方治好腰痛患者5人，多者用药3剂治愈。人们称此方为奇方。"

荐方人：河南汝南县医院　王明山

2979. 我用本方治许多腰腿痛及风湿半身不遂病人有效

口服方：生川乌、生草乌、川木瓜、川牛膝、当归、川芎、金银花、麻黄、乌梅、防风、秦艽、全蝎各9克，白术、杜仲、仙灵脾、大芸各12克，蜈蚣3条，白糖250克，粮食酿的白酒1500毫升。将上述药、糖、酒同时装入容积为2000～2500毫升的里外有釉的坛子里，用干净布封口后，口向上放入锅里固定牢，加水淹过大半截坛子，用文火煮1小时后端出，随后立即放入事先在屋内潮湿处挖好的坑里，碗扣住坛口填土、踩实。24小时后即可取出服用。每日3次，于饭后服，每次不可超过50毫升。高血压病人忌服。

外用方：①用稍粗点的陶碗盛白酒3毫升，取一颗生川乌在酒碗底上研磨，待酒磨成米泔水色即可抹在痛处，每日3次，止痛很好。②用生川乌20克（或鲜品60克），生姜一块，紫苏叶20克，大葱7根共捣蓉炒热，加白酒适量调成糊状。于睡前贴于痛处，用布包扎，第二天即可止痛。任选上述两种验方之一和内服药酒同时进行，效果更佳。

用此方治愈后不复发，轻者半剂，重者1剂即可痊愈。没喝完的药酒可以长期保存，但在存放时应去渣后装入瓶内，封闭好。此方经400多人试用，个个见效。

百姓验证：新疆石河子148团6营蒋良成，男，59岁，农工。他来信说："我是新疆农垦兵团农工，按此法为一位60岁女工治好了风湿性关节炎。这位女工平时走路十分困难，夏天还穿着棉裤，病程2年多，经多家大医院专家诊治，花钱上千元，效果不明显。我按本条方为她服用1剂药治疗10天，病情大有好转，接着又服用1剂药，仅花钱90元，就将她两腿疼痛病治愈。现在她与从前一样，下地干活一切正常。"

荐方人：江西全南县陂头乡　谌志安

2980. 我用本方治好了腰腿痛

配方及用法：制马钱子30克，地龙20克，全虫、川木瓜、制乳香、制没药、川牛膝各10克，共研细末，用黄酒或白开水冲服。每日1次，每次2.5～3克。

说明：方中马钱子，又名番木鳖，主产我国云南、海南岛，也产于印度、越南、泰国。性味苦寒，有大毒，入肝、脾经。可通络、止痛、消肿、散结，善治风湿痹痛、筋络拘挛、半身不遂等，且作用较明显。内服一日量不得超过0.3～0.6克，

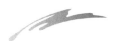

炮制（油炸法或沙烫法）后入丸散用。若未经炮制或剂量过大，均易中毒，甚至死亡。本品主要含有番木鳖碱和马钱子碱，番木鳖对脊髓神经有强烈的兴奋作用，可引起强直性惊厥。

百姓验证：辽宁兴城梁屯村刘志厚用此方治好了自己的腰腿痛和坐骨神经痛。

引自：《商丘科教》

2981. 我用本方治腰腿神经痛有效

配方及用法：川乌、草乌、川木瓜、金银花、川牛膝、川芎、当归、防风、乌梅、秦艽、全蝎各9克，杜仲、白术各13克，蜈蚣3条，白糖200克，白酒2000毫升。找一个能装2500~3000毫升水，里外有釉的坛子，并按坛子大小在室内阴凉处挖一个坑，准备埋藏。把药全部装入坛子后，倒入白糖和白酒，用干净白布封紧坛口，然后坛口向上放入添好水的锅里，锅水深要浸没大半个坛子。煮1小时后，将坛子取出，立即放入挖好的坑内，用一只碗口朝下盖住坛口，再用土埋好、踩实。埋24小时即将坛子取出并服用药酒。每日服（冷天加热后再喝）3次，成人每次服50毫升左右，一般患者服1剂药酒即愈。

从1984年开始，我先后患上了腰痛、胳膊痛、肌肉痛、坐骨神经痛和手指麻木等疾病，经多方治疗均无效果。朋友从陕西邮来一个秘方让我试试。据朋友介绍，此方在河南商丘、虞城，山东单县等地治好的腰腿痛、胳膊痛、肌肉痛、坐骨神经痛和半身不遂患者达400人。我照方买了1剂药制成药酒，药酒没喝完病就好了。

百姓验证：吉林扶余县新站乡柳家村陈万才来信说："我村鞠艳于1999年正月患了腰腿坐骨神经痛，终日痛得不能走路，丈夫背着去大医院进行针灸、电疗、理疗，就是不见效，花钱2000多元。后来我用本条方给其配药酒，1剂服完，病痛明显减轻，连服2剂，基本不痛了。为了巩固疗效，又配了1剂药酒。现在她的腰腿坐骨神经彻底不痛了，也没有花多少钱，真是偏方治大病。"

荐方人：黑龙江桦南县种子公司　成水临

2982. 艾叶炭鸡蛋糖治腰痛3天见效

配方及用法：艾叶（野生）炭15克，鸡蛋3个，水3碗，红糖适量。①将干艾叶用火点燃后用碗扣灭成炭备用。②将鸡蛋3个放铁锅内，加水3碗，煮剩1碗水，然后捞出鸡蛋，剥去蛋壳，再放锅内轻煮。③将鸡蛋、红糖、艾叶炭同时放入碗内，用锅内煮蛋汤冲之，蛋汤全部服完。④每晚睡觉前服用，连服3天即可见效。

荐方人：河南内乡县　谭志强

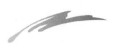

引自： 1997年第9期《老人春秋》

2983. 著名老军医荐出的治腰腿痛效方

配方及用法： 防己、核桃仁、老桑枝各18克，薏苡仁30克，茵芹籽20克，川黄皮25克。上药加水三碗半，煎至半碗服用。每日1剂，不可中断，6~8剂见效，10~12剂显效。

注意： 各味方药缺一不可，勿用相近药代替，否则无效。

荐方人： 山东菏泽市　　王军峰

2984. 我用本方治下肢及腰神经痛可迅速见效

有一天，家里来了一位客人，当他端起水杯要喝水时，突然发出一阵剧烈的咳嗽，同时身体也好像忍受着剧痛似的摇动着。忽然，他挺起上半身，大叫一声"好疼"。我马上说："是神经痛吧！"当场要他伸出手，并用指尖强刺激他的手背，他本能地又大叫一声"好疼"。我指压的部位正是脊、腰、腿区，也就是对腰部及下肢神经痛最敏感的区域。（见2984条图）

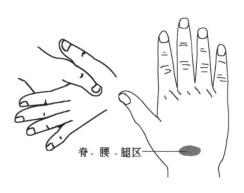

脊、腰、腿区

2984条图

一般而言，腰部到脚部的神经痛是脊椎或脊髓老化现象，应该是中年以后的疾病。年轻人也会发生，但只是短暂性疲倦，或因寒风、潮湿等引起。这种现象只要没有激烈动作便不会有感觉，因此，在初期往往被忽视。当疾病蔓延时，只要稍微一动，从腹部、臀部到大腿以后侧都会有牵扯般的疼痛感。检查神经痛征兆及预防的部位在脊、腰、腿区。例如，当寒冷或疲倦时，观察这个区域，如果有淤血状或有压痛感，则表示可能引发脚部到腰部的神经痛，这时就该刺激脊、腰、腿区。

方法： 把牙签成束捆起刺激相关区域，或用香烟头灸治，使用吹风机的暖风也可收到效果。当这一区域不再感到疼痛时，就表示不再有神经痛的困扰了。

百姓验证： 甘肃秦安县北关槐巷151号邓双喜，男，61岁，教师。他来信说："学校张兴万老师早晨起床后觉得右臀部和股骨部麻痛，不能行动，去医院做按摩治疗，经2次拍打、推拿，比原来痛得更厉害了。到了第六天疼痛加重，不能翻身，一动就痛。后来他找到我，我用本条方施治，一次疼痛大减，2次基本痊愈。"

注： 手脚穴位按摩治病法与按摩工具，请见本书4145条。

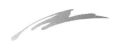

2985. 刺激手部有关穴位可治好腰腿痛

腰痛的种类很多，大多是由于筋骨或肌肉发炎所致。一般所说的腰痛常属于坐骨神经痛。不论如何推拿、捶打，酸痛照旧，丝毫未减，真可算是棘手症状。

治疗腰痛的中心处在手背上的"背、腰、腿区"。此区横排着两个穴道，统称为腰腿点。

第一个腰腿点位于食指下侧，刺激此穴对坐骨神经痛等一般性腰痛很有效。另一个腰痛点位于无名指侧，刺激此穴对腰骨扭伤特别有效。刺激法最好是轻柔缓慢。如用手指压，在缓慢深压一段时间后，暂停一会儿，再继续进行。刺激的间隔时间不能太短。

治疗坐骨神经痛的穴道，最有效果的是坐骨神经点，它位于手背无名指和小指交叉处附近。有坐骨神经痛的人，可利用牙签或发夹加以刺激。

在手掌下侧，靠近手腕处，有一"足腿区"，专治腰痛。

刺激上述穴位，可收到神奇的效果。急性腰痛自然立即见效，至于慢性腰痛，只要用上述刺激方法，也会收效。（见2985条图）

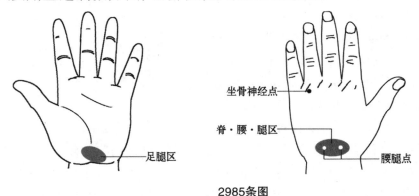

坐骨神经点

脊·腰·腿区

足腿区

腰腿点

2985条图

2986. 用手脚穴位按摩法治足腰痛简便有效

足腰痛是中老年人多发病。祖国医学认为，腰与肾脏有密切联系，腰为肾之府。肾与膀胱相表里，足太阳经脉循行经过腰背部，若肾气虚衰，足太阳经会失调或经络闭塞不通，即可造成足腰痛。

辨证参考：腰部到脚部的神经痛多是脊椎异常或脊髓的老化现象，属于老年病；年轻人如患此病多因风湿引起。典型的疼痛反射是从腰部、臀部到大腿后侧并延续到脚部，有牵扯样痛。

脚部选穴：68，66，55。（见2986条图1）

按摩方法：68穴在双脚掌外缘，成条状，按摩时用按摩棒大头由上向下推

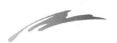

按，双脚取穴，每次每脚每穴推按10分钟。66穴用食指关节角点按，力度要强些，双脚取穴，每次每脚每穴点按5~10分钟。55穴用食指关节角推按，双脚取穴，每次每脚每穴推按5分钟。每日按摩2次。

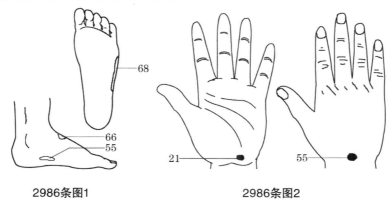

2986条图1　　　　　2986条图2

手部选穴： 用梅花针持续刺激55，21两穴，每手每穴3分钟，然后在55穴区上放2粒绿豆，用胶布粘牢，每日不断按摩，3~5天后取下。（见2986条图2）

百姓验证： 江苏启东市北新镇北街56号袁邦基，男，68岁，教师。他来信说："陈洪兵右膝关节酸胀疼痛，骑自行车时右脚上不去。我用本条方为他治疗，一次便愈。"

注： 手脚穴位按摩治病法与按摩工具，请见本书4145条。

肩周炎

2987. 赵老师患肩周炎只喝4个醋蛋液便见效

我们宾县职业高中音乐教师赵朋2年前患了肩周炎，胳膊不敢往上抬，心爱的手风琴不能拉了。经过针灸、拔罐子、打针、按摩、吃药等方法治疗，都没见效。我告诉他醋蛋液能治肩周炎，他不太相信。可是他喝了1个醋蛋液后，胳膊就敢往上伸了，饭量也增加了。他喝了4个醋蛋液以后，双臂就能大幅度抡动了，而且多年的胃病也好啦。现在，赵老师的手风琴拉得更带劲了。

百姓验证： 四川攀枝花市东区长寿路8号伍开春，男，68岁，干部。他来信说："本人患肩周炎1年多，胳膊，肩膀酸痛，白天晚上睡觉都很困难，拔火罐、贴膏药也不管用。后来按本条方治疗，很快见效。"

荐方人： 黑龙江宾县疗养院　陈刚

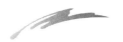

2988. 我朋友的母亲患肩周炎用辣椒灸治2个月见效

我朋友的母亲患有肩周炎，手不能上举，也不能弯曲，连脱穿衣服都要人帮助。她去了许多家医院治疗，都未能治愈。后来听人说"朝天椒"烤灸可治肩周炎后，她回家一试，不到2个月的时间肩周炎就好了。她将此法介绍给几个同病患者试用，也收到了同样的好效果。

方法：患处洗净，将朝天椒（七星椒）干品用火点燃灸患部，以有灼痛感觉为度。最初每天灸1次，病情好转后2~3天灸1次。为巩固疗效，症状消除后再灸2~3次，防止复发。

荐方人：四川简阳市文化馆　谢荣才

2989. 我吃山蚁粉治好了多年的肩周炎等病

我原是山西洪洞第四中学的高中外语教师，今年已73岁。过去我的膝关节红肿，走路感到疼痛，医生诊断为骨质增生，打针吃药效果欠佳。另外，我患有血管硬化、抽筋、贫血症，时常昏厥；还患有结肠炎，经常腹部疼痛，以前每到寒暑假都要住院治疗，痛苦不堪。

1994年12月，我又患了肩周炎，疼痛难忍，生活都不能自理。这时我从《健康指南》杂志上看到山蚁粉能治疗风湿或类风湿关节炎，心想或许也能治肩周炎，便购了500克蚁粉。服了3天后，疼痛便减轻了许多，连服1个月，我的肩周炎彻底好了，拿东西、写字都不痛了，生活也能自理，心情十分高兴。从此我了解了山蚁粉的神奇功效，又连续服了4000克蚁粉，结果，膝关节红肿消失了，走路也不疼了，连一些多年的老病也治愈了。现在我明显感到精力充沛，食欲增加，又恢复了晨练。蚂蚁粉真成了我的救星。

许多同志得知我治愈了几十年的老病，纷纷到我家探问，问我吃什么药治好的，我说就是服了山蚁粉，没有服其他药。他们也准备服用山蚁粉。

现在我走在大街上，有人问我，你五十几岁？我说都73岁了，别人都说我不像。蚂蚁粉使我又恢复了青春。

百姓验证：湖北兴山县粮食局蒋必科，男，74岁，离休。他来信说："我于1999年12月经兴山县人民医院确诊为肩周炎，并住院治疗20多天，花费近千元，但是疗效甚微。后来我用本条方治疗，收到了很好的效果，现已基本痊愈。"

荐方人：山西省洪洞县第四中学教师　霍淑屏

2990. 我患肩周炎9个月用热水袋熨烫20多天见效

我患肩周炎9个多月，左肩部胀痛难忍，穿脱衣服常因手臂不能伸直而感到困难，晚上睡觉胀痛不安，进入寒冬，疼痛加剧。在万般无奈的情况下，我试用

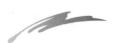

热水袋装热水（90℃）熨烫患处，每晚睡觉时热敷2小时。坚持20多天的治疗，我的肩周炎基本治好了，手臂伸屈自如。

　　荐方人： 浙江省临安县西天目乡　　竺苏尘

　　引自： 广西科技情报研究所《老病号治病绝招》

2991. 我用"全息穴位诊疗法"为邻居大嫂治愈了肩膀痛

　　辽宁鞍山鞍钢南部机械厂冷库尹奉玺来信说："邻居大嫂肩膀久痛不息，抬不起来，我施以'全息穴位诊疗法'，她立刻就不痛了。"

　　注： "全息穴位诊疗法"资料已编入本书4141条中。

2992. 我用"全息穴位诊疗法"治肩周炎和膝关节炎效果较好

　　广东化州中垌生猪育种辅导站陈龙来信说："我患肩周炎历时3年，用'全息律神奇诊疗法'按摩上肢穴5次痊愈。我有膝关节炎，腿脚酸软，着地无力，也是用该法在手部的腿足二穴按摩2~3次治愈。"

　　注： "全息穴位诊疗法"资料已编入本书4141条中。

2993. 我用"全息穴位诊疗法"治肩周炎3天显效

　　广西钟山县望高矿中学何作圣来信说："我用'全息穴位诊疗法'治愈了我的肩周炎，仅用了3天时间。我曾连用6瓶正骨水和痛肿灵都不顶用，现在我的右手能举起来了。"

　　注： "全息穴位诊疗法"资料已编入本书4141条中。

2994. 我用"全息穴位诊疗法"治半年之久的肩周炎效果很好

　　辽宁凌源市五家子乡楼上村任学中来信说："我已是六旬老人了，身体多病。我按'全息穴位诊疗法'治好了自己半年之久的肩周炎。原来右臂不能抬，一抬就痛得要命，经2个疗程14天按摩就不痛了。"

　　注： "全息穴位诊疗法"资料已编入本书4141条中。

2995. 我做甩手运动治好了肩周炎病

　　从前年起，我两肩膀逐渐胀痛，右侧偏重，手臂也不能高举。夜间睡觉要是压到右侧肩臂，会经常痛醒。经医生诊断是肩周炎。我用膏药贴，用热水袋敷，还吃些舒筋活血药，治疗1年多效果也不大，有时走在路上胀痛严重时，只好停下来活动一下肩臂再走。

　　去年8月，我看了《甩手——祛病健身》一文后受到启发，从9月份起练甩手运动。在每天早起后和晚睡前进行练习，具体方法是：全身放松，两脚与肩等

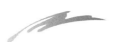

宽，两手前、后约45度甩动100下。坚持到12月份，两肩胀痛有明显好转，更增强了我的信心，便将每次甩动100下改为150下。从今年2月至今，我的肩周再没痛，此期间我也没用任何药物。为巩固疗效，现在我每天仍坚持做甩手运动。

百姓验证：广西鹿寨县寨沙镇王唯懿，男，60岁，干部。他来信说："1999年冬天，我到友人家，睡在楼上平铺。半夜着凉，天亮起来后我的右肩部位酸楚冷痛，因自己没有及时治疗，一直发展到举不起右臂来。后来我用本条方和3006条方结合治疗，现在右臂已不痛了。"

荐方人：辽宁省庄河市平山乡　吴允宝

引自：1996年8月《辽宁老年报》

2996. 我的肩周炎用抡臂法治愈

几年前，我患有肩周炎，臂既不能高举，也不能后伸，活动受限。经过服药和理疗，症状虽有缓解，但仍不能痊愈，给生活带来诸多不便。

后从一本杂志上看到"自我抡臂内旋外转活动方法"，于是照此方法进行练习，做了一段时间后，我的肩周炎痊愈了。此后，我每见到患有此病的老同志，都向他们介绍此法，经试用都反映疗效显著。这种方法简便，患病者可治病，没病可防病健身。

操作方法：患病肩做上臂内外旋转活动（或反复上伸），每次内外各旋转50圈。反复锻炼，每天可多做几次。开始时有疼痛感，可缓慢进行，如能坚持，很快会缓解或痊愈。

为了预防肩周炎，平时可双肩轮换旋转上臂。经常坚持锻炼，可防止复发。

百姓验证：福建福清市城关后埔街吴鹏飞，男，68岁，退休干部。他来信说："我患肩周炎已经有15年了，发作时疼痛难忍，行动不便，很苦恼。自从用本条方治疗半个月后，疼痛有所缓解，又坚持治疗1个月，肩周炎基本治愈了。我老伴也有肩周炎，用此条方自疗后，也收到同样好的效果。"

荐方人：辽宁沈阳市　王本义

2997. 我练转体摆臂往后瞧健身操治好肩周炎和颈椎病

1993年，我患了肩周炎和颈椎骨质增生病，脖子疼痛得不能转动，双臂不能抬，经常头晕。我多次服用中西药及经理疗和按摩治疗，但效果不佳。后来自编了一套转体摆臂往后瞧健身操，经过半年的锻炼，肩关节疼痛明显减轻，头晕也见轻。我又坚持锻炼半年，肩关节疼痛消失了，脖子也不痛了，头晕也好了。现在我仍坚持练这种操。

转体摆臂往后瞧健身操的动作要领：

第一节：两脚左右开立与肩同宽。第一拍右臂向左上方摆，同时上体向左转

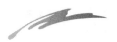

体，左臂向右后下方摆，两眼往后瞧。第二拍，左臂经体前向右上方摆，同时上体向右转体，右臂经体后向左后下方摆，两眼往后瞧。这样连续向左右转体摆臂往后瞧做24拍为第一组。

第二节：第一拍，上体向左转体时，右臂向左上方摆拳击左肩，同时左臂向右后上方摆拳击右后背，两眼往后瞧。第二拍，上体向右转体时，左臂经体后向右上方摆拳击右肩，同时右臂经体后向左后上方摆拳击左后背，两眼往后瞧。这样连续向左右转体摆臂拳击（肩和背），两眼往后瞧做24拍为第二组。

第三组动作同第一组，第四组动作同第二组。每组做完后应休息1分钟再练下一组。体质好的人可多做几组。

荐方人：河南西峡县职业中专　　曹光楼

2998. 我用转臂法治好了2年多的肩周炎

我是退休的中医，今年81岁，患肩周炎2年多，肩不能展，手不能抬，不能穿脱衣服、洗澡搓背。曾经多方治疗，均未见效。我考虑老年人身体正气不足，抵抗力薄弱，风寒湿邪乘虚侵入，流窜经络，阻滞关节，以致气血运行不畅，此乃不通则痛之理，长期治疗不愈，已非一般药物所能收功。因此我采用了如下的转臂疗法：每晚临睡时，仰卧床上，患肢伸直，按顺时针与逆时针方向，先后各转圈100次，速度由慢到快，用力由小到大，转圈尽量向外。早晨起床前，如法再做一次。坚持不断地做，3周之后，病症缓解。继续做3个月后，病情逐渐好转，不知不觉完全恢复了正常功能。

百姓验证：江苏丹徒县丁岗镇前街张荣芳，男，57岁，木工。他来信说："2002年我突感两肩疼痛，一晚疼几次，搽红花油等药不见效，病情逐渐加重，后用本条方治愈。"

荐方人：安徽嘉山县中学街78号　　程元豫

2999. 我用悬挂法治愈了肩周炎病

1980年秋天，我的右肩在睡觉时受了风寒疼起来，以后愈来愈厉害，直至疼得臂都不能向上向后举，梳头都困难。我曾多次去医院求治，医生只给打打封闭，但一个星期后仍然疼痛。

一连三四年，每到秋凉以后，我都得在右肩上套个棉套袖，以防风寒侵入加剧疼痛，这样夜里稍感好受一点，而第二天起来照常疼痛。

1985年5月，听说做功能性的体育锻炼能治肩周炎，我就跟别人学了鹤翔庄气功，轻轻地活动双肩，练了一段时间，疼痛逐渐减轻，右手能抬高了，但未痊愈。当年10月，我又在一本《新体育》杂志上看到一种能治肩痛、腰痛的悬挂疗法，就试着照上面说的方法练起来：我找了一根较粗的毛竹杠子，架在一人多高

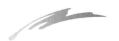

的地方，双手攀住杠子，使身体悬空，脚尖略能碰到地面。这样，全身重量大部分由两臂承担，肩部感到得力。起初一次只能悬挂2分钟，后来能延长到四五分钟。每天早、晚各练一次，每次悬吊三回。就这样练到年底，我的右肩一点也不疼了，能和左臂一样向上和向后伸得很高。

我的体会是，肩周炎这种病只靠打针吃药是不行的，而功能性的体育锻炼却能治愈。

荐方人： 安徽繁昌县横山银行　　葛光前

3000. 我用吊身子法治好患了6年多的肩周炎

肩周炎虽是一种常见老年病，但痛苦折磨人，举手穿衣艰难，尤其到了夜晚，常常痛得不能入眠，那滋味，叫人难忍。我患此病6年余可没少吃了苦头。多方寻医求药，吃药针灸，按摩理疗，钱没少花，然而效果甚微，遂失去了治疗的信心，听其自然。

1995年初秋，我在一片林地里坚持晨练，见一群年过半百的老人在吊树锻炼，引起我的好奇心，虽素不相识，但我冒昧前去，和他们搭讪闲聊。有位八旬有余的老翁告诉我说："别看这吊树是简单的运动，可健身防病，有益身体健康。若长期坚持不懈，对肩周炎效果尤佳。我20余年的肩周炎就是这么吊好的。"从此，我成了吊树友，同他们在一起，说说笑笑，乐乐呵呵，我几乎忘却了年龄、病痛，还增长了不少保健知识哩!

他们告诉我，这种吊树运动简单方便，易做易行，是一种很好的健身活动。只要选择一根平展，大小适合于手抓的树枝，但树枝必须能承受身体重量，以吊身晃动时不影响树干生长为宜，身子吊起，上下晃动，像练单杠似的，这样练了胳臂扩了胸，吊了肚子撑了腿，活动了全身，疏通了经络，调理了气血，达到了舒筋活血的目的。此法对关节炎、腰腿痛、肥胖症等，均有很好的治疗作用。我自打那以后，每天早晨坚持吊上几次，开始每次只吊上三五回，练的时间长了，循序渐进，吊的次数逐渐增加。坚持了半年，肩周炎逐渐好转，现已解除了病痛，基本痊愈。而且我的大肚子消瘦了许多，体重降至正常，胳臂腿也灵活多了，浑身感到轻松舒坦，精力更加旺盛。

通过吊树锻炼之后，我受益匪浅。吊树的确是一种很好的健身运动，患有肩周炎的老年朋友，只要持之以恒，必有显效!（邹石安）

3001. 我用头压手掌法治愈自己多年的肩周炎

我患肩周炎多年，疼痛，动作受阻，经人介绍用头压手掌法治疗，仅治20多天疼痛就完全消失。至今，已有7年没复发。

方法： 晚上睡前和早上起床前，仰躺在床上，两腿直伸，手掌伸到后面头下，

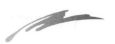

手掌心向上,手掌背向下;用头紧紧压在手掌中心(哪边肩周疼就压哪边手掌),每次压20分钟。开始做的头几天,肩周还痛,手臂不能变度过大,手臂很难伸到后面头下,可先用手臂变度较小、侧睡头压手掌的办法,经多次锻炼后,才能用仰睡头压手掌的办法。只要依照方法认真去做,定能收到良好的效果。

引自: 1995年8月《老年报》

3002. 我用耸肩法治好多年的肩周炎

我患左侧肩周炎多年,左前臂和左手麻木,经过针灸、按摩和内服中西药物等多种方法治疗,效果不显著。去年一位经常扭秧歌的老年朋友介绍说,扭秧歌耸肩能缓解肩臂疼痛,以后我也学着他的样子经常做耸肩运动,不到3个月,我的左侧肩周炎和左臂左手麻木等症状基本消失了,高举和前后运动不疼了,恢复了正常活动。

具体做法: 每天晨起到公园活动时,边走边做两肩上提,颈微缩,腿脚和腰部都一齐扭起来,两手随着也前后左右摆动起来,形似扭秧歌的姿势,但不管你怎么扭怎么动都别忘了耸肩。开始因为肩部疼痛不太敢动,可循序渐进,先轻点慢点,再逐渐加大力度和速度。除早、晚定时去公园活动外,其他时间地点场合也做,比如坐办公室累了,可放下笔,站起来耸耸肩伸伸腰活动活动,可提高工作效率。又如在家闲时或临睡觉前,都可做一些耸肩活动。建议有肩周炎和上肢麻木的人坚持下去,必有好效果。(润生)

引自: 1997年2月5日《晚晴报》

3003. 我按本运动方法练1个多月将肩周炎基本治愈

1978年我的右肩突然患了肩周炎,生活不能自理——不能穿脱衣服、系腰带、拿筷子,疼痛难忍,昼夜难眠,住医院月余,打针、封闭、中药、西药、理疗,多方医治,均无明显疗效。此时邓盘龙大夫诚恳地告诉说:"肩周炎的治疗,唯一的好办法是坚持刻苦锻炼。"并以多年临床经验中的例证说服了我,出院后照他说的办法锻炼1个多月,竟奇迹般地痊愈了。至今已17个年头,从未复发。

方法:

第一,每天早起,右胳膊前后摆动100次,开始疼,应坚持,摆动次数可由少到多。

第二,身子顺着墙站立,右手用力向上扣砖缝5次,开始疼得只能扣60多厘米高,以后可逐渐增高。

第三,右手攀单杠5次,可逐渐增加次数。

就这样,每做一个动作都疼得脸上冒汗。但持之以恒,刻苦锻炼,定可使肩周炎痊愈。

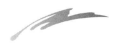

3004. 我用刺血拔罐法治疗肩周炎有效

方法：在患者曲池、阿是穴（肩部疼痛点）进行常规消毒，以中号玻璃拔火罐拔吸6分钟起罐，用七星针（也叫皮肤针）在预拔罐的部位内叩击50次，见有微出血时，再在此处拔罐15分钟，见有一颗颗像黄豆大的水珠（即风水）冒出即可起罐，然后用消毒棉球擦洗净。每次连续拔三罐，如需进行第二次拔罐治疗，须隔3天。

疗效：患者100例，经治疗后，痊愈80例，有效20例，总有效率100%。

百姓验证：患者李某，男，40岁，柳州机车厂工人。1994年10月10日来诊。主诉：右肩部周围疼痛已3天，入夜尤甚，影响睡眠，上举、旋后、外展等活动受限，梳头、穿衣极困难，无法骑单车上班。在厂医院拍颈椎片未见异常，诊断为肩关节周围炎。经口服消炎药、理疗，并外用膏药敷贴，治疗2天效果不佳，便到我所求医。

检查：无外伤骨折、脱位，右关节周围广泛压痛。

诊断：肩关节周围炎。

治疗：在患者曲池、阿是穴连拔三罐后，患者感到很轻松和舒服，疼痛顿减，活动1分钟后，右手即能抬高至头，旋后外展活动范围加大，第二天一早患者告知病已痊愈。随访1年多未见复发。

荐方人：广西柳州市草新路　唐汉章

3005. 我以细辛生姜酒敷患部治肩周炎收到了较好效果

配方及用法：细辛80克，老生姜300克，60度高粱白酒100毫升。细辛研末，生姜洗净，混合捣成泥蓉状，铁锅内炒热，入白酒调匀，再微炒。将药铺于纱布上，热敷肩周疼痛部位，每晚1次。敷药时避免受凉感寒。

疗效：此方治疗肩关节周围炎37例，治愈率86%，有效率100%。

百姓验证：王某，女，51岁。患者右肩疼痛2年余，某医院诊断为右肩关节周围炎。诊时右肩疼痛酸软，伸屈困难，恶寒发凉，入夜为甚，时有烧灼感，肩胛前后压痛明显，动则疼痛加剧，舌苔薄白，脉弦紧。用上方药治疗9天后，肩关节活动功能完全恢复正常。续用3次巩固疗效。随访3年未见复发。

引自：《四川中医》（1991年第1期）、《单方偏方精选》

3006. 我患肩周炎用螃蟹泥治疗3天就见效了

肩关节周围炎若是长期不愈，百方治疗无效时，用螃蟹泥贴敷肩部可获奇效。

配方及用法：取活螃蟹1个（小的可取2个），先让螃蟹在清水中泡半天，待其

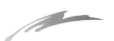

把腹中的泥排完，取出捣成肉泥，待用。将捣好的螃蟹泥摊在粗布上，直径不宜超过8厘米，贴敷在肩胛最痛的部位。晚上8点贴上，第二天早晨8点取掉，疼痛就可以消失。

百姓验证：山东桓台县经济信息社朱传辉，男，29岁，信息员。他来信说："我右肩疼痛已有2年了，特别是劳动后疼痛加重，不能屈伸，在医院确诊为肩周炎。曾在医院针灸过，服过中药，喝过药酒，却一直未治愈，前后花掉400多元。后来我用本条方仅治疗3天，花钱不到30元，就已恢复正常。"

引自：《偏方治大病》

3007. 本方治肩周炎效果较好

配方及用法：五角星根40克，倒崖根20克，韶叶细辛、桂皮、川芎、茜草、指甲花各15克。这7味药无毒。五角星根、倒崖根可到山上采挖，指甲花又名凤仙花（其籽又名急性子，但籽不能代替）。这7味药用50度以上白酒浸泡1周后，每日服3次，每次50毫升。服药时倒一点药酒加热后擦患处至发热。最多2剂即可根除病痛。该药方还可治风湿性关节炎，小儿麻痹症。

荐方人：湖南祁阳县氮肥厂　汪家荣

3008. 我用本方6天为刘应和治愈了肩周炎

主治：因肩部感受风、寒、湿等外邪侵袭，长期劳损，气血不和，血不养筋所致的肩关节周围炎。

配方及用法：忍冬藤250克，白酒250毫升。用时将上药对入两倍量净水中浸泡，19～21（戌时）用文火炖至忍冬藤烂熟。21～23时（亥时）滤出药液，趁热一次服下；将药渣用生白布包好，热敷患侧肩部，使其微有汗出。此时患者自觉疼痛减轻，可令其安睡，待1～3时（丑时）醒来就会疼痛消失，活动自如。

百姓验证：湖南益阳市金花坪6号高新苗来信说："我市清山机械厂技工刘应和，男，55岁。患肩周炎5年，左肩部肌肉部位有针刺样疼痛，活动时或夜间疼痛更甚，不能外展上举。我用本条方为他治疗，只用药2剂，6天时间，便活动自如。"

荐方人：河南省开封市人民医院医师　庞士统

引自：《当代中医师灵验奇方真传》

3009. 坚持手脚穴位按摩可治肩胛酸痛

脚部选穴：10，11，59。（见3009条图1）

按摩方法：10穴用按摩棒大头由上向下推按，双脚取穴，每次每脚每穴推按10分钟。11穴用按摩棒大头由内向外推按，双脚取穴，每次每脚每穴推按5～10分

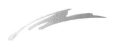

钟。59穴用食指关节角自前向后推按,双脚取穴,每次每脚每穴推按5~10分钟。每日按摩2次。

手部选穴:8,42,45,13,14。(见3009条图2)

按摩方法:强力按捏8穴,每手每穴3分钟。配按42,45两穴,每手每穴3分钟,每日数次。同时用梅花针刺激13,14两穴,每手每穴3分钟。

注:有关穴位名称及按摩工具制作法,请详阅本书下卷4145条《手脚穴位按摩神奇疗法》。

黑龙江省鸡西市穆棱煤矿老干部科王志敏同志谈体会:

我是一名退休教师,过去也粗通一点按摩知识。自从有了《手部穴位病理按摩法》一书后,从手部取穴而获疗效的疗法,引起我极大的兴趣,读了又读。由于该书编著条理清楚、叙述明白、道理深入浅出,不需很长时间,就能记住。我仅用28天的时间,就熟记了单穴简介、对症配穴。

一位老友患肩部疼痛,1年多活动受限,很痛苦。我为他按摩45,8两穴,当捏按8穴时,疼得他哇哇直喊,我告诉他这是找准了穴位。又接着为他按摩了肩部的肩髎、肩贞、天宗等穴位。经过20多分钟操作后,他感到肩部很轻松。我用笔在他手部的45,8两穴画上了记号,让他自行按摩。5天后他告诉我,肩部疼痛大有好转,活动自如了。

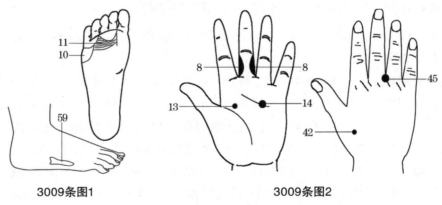

3009条图1　　　　　　　3009条图2

腰肌劳损

3010. 我用此方治疗100多例腰肌劳损患者效果较好

配方及用法:杜仲、续断、生地、赤芍、当归、桃仁、鲜申姜各10克,红肉桂、台乌药、玄胡、灵香各6克。每日1剂,水煎服。

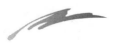

一般服药1~10剂即可显效，20剂根治。对肾虚腰痛、风湿腰痛、淋证腰痛、淤血腰痛也有一定疗效。

我曾用此方治疗100多例腰肌劳损患者，都获显效。

荐方人：安徽桐城县城关石河卫生院　　汪耕郭

3011. 用子午效灵膏贴敷治疗腰肌劳损症218例仅5例无效

腰腿痛、肩周炎、脊椎炎、关节炎、不安腿综合征等均属中医痹证范畴，是北方的常见病、多发病，每至秋冬或天气变化，给患者带来极大痛苦。由于久治无效，部分患者失去了治疗信心而造成长期患肢功能障碍。

我以自制"子午效灵膏"穴位和痛点贴敷治疗，重者在贴药处拔火罐，经218例治疗观察，疗效满意。218例患者中，腰肌劳损22例，坐骨神经痛13例，腰腿痛26例，膝关节炎33例，四肢关节痛6例，脊椎炎16例，类风湿性关节炎15例，产后身痛12例，腕关节痛3例，踝关节痛4例，网球肘3例，下肢奇寒证2例，胸背奇寒2例，不安腿综合征5例，足跟痛8例，足背肿痛6例，腓肠肌痉挛14例，肩周炎28例。

子午效灵膏配方：白芥子、山栀子各20克，芦荟、白芷、川乌、草乌、皂角、桃仁、红花、杏仁、草决明、使君子、甘遂各10克，细辛、白胡椒各5克，冰片2克。上药研细末，装瓶或塑料袋内密封，勿泄气，置阴凉干燥处备用。

治疗方法：（1）取穴。坐骨神经痛：命门、阳关、环跳、大肠俞、风市、外丘、地五会等穴。肩周炎：肩井，肩髎、肩贞、天宗、肺俞、大椎、手三里等穴。踝关节痛：三阴交、申脉、解溪、商丘。腰痛：命门、阳关、大肠俞等，或用大块膏药贴阳关及腰骶部。网球肘、足跟痛等可用大块药膏贴肿痛处，略大于患处。膝关节痛：内外膝眼、鹤顶或取大块药膏贴膝盖部。类风湿性关节炎、产后身痛、腰腿痛等参照上述各方法选穴和痛点、痛处。每次选7~8个穴。

（2）取适量子午效灵膏粉用鲜姜汁调成膏状，取5~8克摊于方形硬纸上，贴在穴位上，胶布固定，或根据痛处范围大小，将药敷于患处，上盖硬纸，再用胶布固定，每次贴48~72小时。3次为1疗程，病情重者取掉药在贴药处拔火罐，必要时可反复拔。每穴贴后休息半月，待皮肤恢复后再重复帖治。

疗效：痊愈（症状体征完全消失，肢体活动自如，恢复正常工作）145例，显效（症状体征减轻，疼痛大减，肢体活动大体正常，能做一般工作）37例，好转（疼痛减轻，肢体活动仍受限）31例，无效（治疗1~2个疗程，体征症状无改善者）5例。

荐方人：辽宁省辽阳市铁道部十九局中心医院　　李国柱

引自：《当代中医师灵验奇方真传》

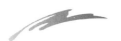

3012. 我应用盐酸川芎嗪治腰肌劳损31例全部见效

主治：腰肌劳损。

配方及用法：盐酸川芎嗪（下称川芎嗪）。以5毫升注射器套6号针头，抽取4毫升（80毫克）川芎嗪药液备用。病人取侧卧位（左右均可），充分暴露臀部，在髂前上棘的后上方5厘米处以碘酒、酒精作皮肤常规消毒，将已备好药液针作垂直进针达深部肌肉，抽吸无回血时缓慢推注药液。每日1次，5日为1疗程。

疗效：治疗病人31例，用药5次腰痛消失的有26例，用药7次腰痛症状消失的有5例，有效率100%。1个月后随访无复发。

百姓验证：河北正定县刘金刚，32岁，农民。他来信说："我患腰肌劳损，用本条方治疗，用药4天症状明显减轻，连用7剂，症状消失。"

荐方人：陕西临潼陆军医院医师　张其仕

引自：《当代中医师灵验奇方真传》

3013. 我用本方治愈腰痛患者多人

主治：急慢性闪伤腰痛或腰肌劳损。

配方及用法：当归、丹参、续断、枸杞、枣皮各15克，苏木、乳香、没药、甘草各9克，杜仲12克，水煎服，每日1剂。

注意：胃溃疡或服药后胃部不适者，减去乳香、没药，加玄胡15克；慢性挫伤和复发者加茴香、故纸。

疗效：用此方临床治疗急慢性闪挫伤、腰痛40余年，治愈病人不计其数。用此方最少2剂，最多6剂治愈。服药后最早2天，最迟4天下床行走，7天恢复正常，有效率100%。

百姓验证：内蒙古通辽市16805信箱范荣，女，58岁。她来信说："尉宗礼在2002年10月因打网球造成腰胯扭伤，经西医治愈后近日复发，不敢扭动腰胯，非常疼痛，贴膏药也无效。后来我用本条方为他治疗，很快便痊愈了。"

荐方人：湖北天门市岳口卫生所　戴靖清

引自：《当代中医师灵验奇方真传》

3014. 强腰止痛酒治慢性劳损性腰痛很有效验

主治：慢性劳损性腰痛。

配方及用法：生麻黄15克，地龙15克，制草乌15克，熟附子15克，全虫15克，苏木15克，苍术30克，当归30克，细辛10克。上药共为细末，每80克药末泡于500毫升白酒（50度以上）中，1周后即可服用，服时摇匀。每次饮15毫升药酒，每晚1

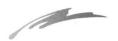

次，20天为1疗程。

疗效：近10年来，临床验证207例，屡用屡效。其中服1个疗程痛止者19例，2个疗程痛止者174例，3个疗程以上痛止者13例，服3个疗程以上无明显疗效者1例，治愈率达99%以上。

荐方人：河南省西华县中医院主治医师　周培奇

引自：《当代中医师灵验奇方真传》

3015. 我岳父患劳伤腰痛多年只用核桃泡酒喝就治好了

配方及用法：核桃（青的最好，带皮）7枚，捣碎，浸泡于500毫升白酒内1周。每天睡前饮酒3~5盅，2剂即愈。

说明：绿核桃皮、壳、仁皆入药，尤其仁，入肺、肾经，有治腰痛脚弱之效。加之酒辛散行淤之力，故疗效显著。

我岳父患劳伤腰痛多年，久治不愈。后用此方，病愈，3年未复发。

百姓验证：湖北武汉市武钢集团公司梅石刚，男，59岁，工人。他来信说："我处刘氏父子二人均患腰痛，我用本条方为他们治愈。"

荐方人：河南省扶沟县崔桥乡　毛纯杰

跌打损伤

3016. 我喝自尿治愈了严重的腰摔伤

我右腰部摔成严重内伤，3个多月来，吃了很多中药也未能减轻痛苦。我翻阅《农村新技术》中《神奇的尿疗法》一文后，每天早晨喝一次自己的尿，从50毫升增加到200毫升。开始喝尿时有些难喝，喝了几次后就习惯了。连喝1个月后腰部的伤竟然痊愈，疼痛完全消失，而且连一块陈年老伤也不治自愈了。

荐方人：江西丰城市小港镇上港边村　李云根

3017. 用酸枣树根治各种皮肤损伤2天后可结痂痊愈

常见的皮肤损伤有刀伤、烫伤、烧伤及擦伤等，这些伤的特点是面积大，易感染，愈合缓慢，容易复发。近年来，我采用酸枣树根治疗皮肤损伤，效果十分好。

方法：取酸枣树根洗净泥土，剥取根皮切成小块，然后烘干，碾细成末备用。用药前先用毛巾蘸温水擦净皮肤损伤部位的污物，然后将所制的细末药粉撒在

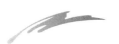

损伤部位，并用纱布包好。同时注意不要用水洗患处，保持其清洁与干燥。2天后，患部就会变干，结痂，随即痊愈。

荐方人：四川省巴县清和乡大元村　吴隆杰

引自：广西科技情报研究所《老病号治病绝招》

3018. 我的孩子脚趾踢伤用自尿洗两三天就见效

前几年，我在一本杂志上看到报道：一位生擒虎豹的英雄何广位，他在年轻那阵经常在深山为民除豹。有一次不慎被豹子咬伤头骨，此时他想起了师傅过去曾告诉他，受伤可用人尿冲洗。此刻正好有两人路过此地，便让他们撒尿冲洗伤口，结果是不几日伤口不治自愈。这段文章启发了我，我的孩子走路不慎踢坏脚的拇指，未经卫生所上药，只用孩子自尿冲洗伤口，两三天就好了。可见，人尿具有一定的药用价值。

荐方人：河北省高阳县蒲口乡赵口村　赵淑格

3019. 刘文军用"全息穴位诊疗法"1周就治好了踝骨挫伤

黑龙江汤原县莲江口镇中学刘文军来信说："我踝骨挫伤1年多，吃了多种治伤药均不见好转，用'全息穴位诊疗法'仅治1周便痊愈了。"

注："全息穴位诊疗法"资料已编入本书4141条中。

3020. 朱德衍用"全息穴位诊疗法"治老伴的脚趾撞伤2次即愈

四川资阳市伍隍街2号孙琼芳转朱德衍来信说："我老伴的脚趾撞伤，我按'全息穴位诊疗法'在有关穴位上施治，第一次立即止痛，活动自如，治2次痊愈。此疗法真神奇。"

注："全息穴位诊疗法"资料已编入本书4141条中。

3021. 我用麸醋热敷解痛方治跌打损伤疗效满意

主治：风寒痹痛，筋脉挛急，跌打损伤，淤血肿痛，寒凝气滞，脘腹胀痛等症。

配方及用法：麸皮1000克，米醋300毫升（或酌情定量）。将米醋均匀拌入麸皮内，分2次放锅内炒热，用布包扎后，于患处或选穴位局部热敷，两包交替使用，每次热敷1小时左右，每日1~2次。

注意：使用中要注意烫伤，始用热度较高，可酌情隔垫软布。用后若醋量不足，可适当加入后再炒用。

疗效：我几十年来应用本方治疗患者数千例，疗效满意。

荐方人：山东省莒县中医院副院长　宋会都

引自：《亲献中药外治偏方秘方》

3022. 我用创伤外用散治跌打损伤千余例全部有效

配方及用法：栀子、大黄各30克，冰片150克，芒硝60克，上药共为细末，备用。用时将上述药末用75%酒精或醋或鸡蛋清调成糊状，贴敷患处，外用塑料袋覆盖，包扎固定，干后揭下。如肿胀未完全消退，还可继续敷用。

注意：有伤口、流血者忌用。妊娠忌用。

疗效：从1963年开始至今已应用于千余人，全部有效。

百姓验证：新疆乌鲁木齐市工学院王志成，男，50岁，工人。他来信说："有一次我下公共汽车，由于路滑跌倒，拉伤膝关节，当时疼痛难忍，不能活动，到医院检查是韧带部分断裂，医生说要打石膏，并需卧床休息30天。当时我没有同意，回到家后用本条方外敷治疗，4小时后肿胀消退，疼痛消失，可以走路了，1剂药还未用完就完全好了。"

荐方人：河北省矾山磷矿职工医院医师　张殿明

引自：《亲献中药外治偏方秘方》

3023. 我用本方治跌打损伤10多例全都收到了较好效果

数年前我在部队医院时，去山区采药，偶得一专治跌打损伤的良方。几年来，我用此方治疗手腕拉伤和足扭伤10多例，效果很好，因此我将此方推荐给大众。

配方及用法：刘寄奴30克，透骨草30克，鸡血藤25克，桑枝15克，桂枝15克。将这5味药同放在一个容器里，加水适量放在炉上烧开，然后闭火。把患处放在烧开的药液上用蒸气熏，直到药水不太热。然后用药水洗患处，洗到药水凉了为止。下次继续用此种方法。每天3次，每剂药用1天，一般2～3天就能治愈。

百姓验证：湖北宜昌市胜利路65号任传庚，男，67岁，退休干部。他来信说："有一位18岁的女孩，是宜昌市夷陵路112号佑铭复印社的打字员，因搬机器时用力不当，把右手腕扭伤，当时手腕痛得不能上下活动，几小时后手腕处红肿。我用针灸、拔罐法为她治疗后，按本条方连洗3次，第二天她就可以工作了。"

引自：1997年3月7日《家庭保健报》

3024. 洁霉素治外伤淤血肿痛有效

我82岁的老母亲右手腕桡骨克雷氏骨折并错位0.3厘米，淤血肿胀有两个胳膊粗，疼得难受。吃了三七伤药片、中华跌打丸都毫无效果。1个多月后，又试用

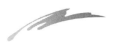

"东方活血膏"，也不起作用。在无耐之时，找到军队医院骨伤科著名大夫，他们说岁数太大了，也无好办法，只能把错位重新另整。因为母亲年高体弱，说什么她也不干，在全家束手无策之际，母亲又添了新病。为了治好这新病，在医院连续几次肌注60万单位的盐酸林可霉素（简称洁霉素）后，新病虽未祛除，而手腕淤血严重肿胀的病却彻底消除，完好如初，真是歪打正着。后来，母亲不注意，胸膛又挫伤疼痛，几次用三七伤药片，虽略减轻，但不能治愈。最后又肌注一次洁霉素，就治好了，至今未复发。

后来，我与医生们探讨，医生们说："洁霉素对骨折后淤血和其他损伤痛症很有效，我们已临床使用上千次，均具有特效；轻者1次，严重者3次即愈，无任何副作用。"

荐方人：山东邹平县长山镇北前村　　李波

3025. 我用秘方"展筋丹"治伤收到良好疗效

配方及用法：元寸1.5克，血花30克，珍珠3克，牛黄1.5克，琥珀6克，藏红花6克，三七9克，高丽参9克，乳香（炒，去油）3克，没药（炒，去油）3克，冰片1.5克。上药共碾为极细粉末，过罗，装瓶备用。将展筋丹少许匀撒于患处，用拇指或鱼际处按摩患处，用力宜轻，逐渐加重，使药粉进入皮下即可。

百姓验证：有一位患者，因走路不慎，扭伤右足，足踝关节筋伤，患处红肿疼痛，卧床治疗，经用中西药治疗月余未愈。后用此法治疗，7天痊愈。

还有一位患者，打篮球时左手拇、食二指受球撞击而筋伤，左手拇、食二指及指掌关节严重肿痛。用此药治疗2次，肿消痛除，手指活动自如。

展筋丹的使用经验表明，该药能促进骨折、骨裂愈合。如患者有骨折、骨裂等情况，在施行正骨术后，可将展筋丹少许撒于患处，包扎固定，待其痊愈。

引自：《中医杂志》

3026. 接骨散治各种跌打损伤及疼痛不止有效率100%

主治：各种跌打损伤，伤后疼痛不止。

配方及用法：铜钱7个，乳香100克，没药100克，虎骨25克，红花100克，黄瓜子150克，香瓜子250克，红公鸡爪4对，川断150克，香附子150克，甘草200克，土鳖虫100克。铜钱锉末，虎骨用香油酥，鸡爪焙干，土鳖虫用童尿炒，上药共为末制成散剂。口服，成人每日2~3次，每次6~9克，儿童减半。

疗效：轻者3~5天可愈，重者7~15天即愈。经治疗多例，有效率100%。

按语：骨折、关节脱位者，应先行复位和整复后，方可用药，孕妇禁服。

荐方人：吉林省梅河口市梅河矿三井卫生所医师　　杨宏伟

引自：《当代中医师灵验奇方真传》

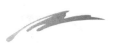

3027. 我应用白虎掌治外伤性红肿获效

主治：外伤性红肿。

配方及用法：新鲜仙人掌，生石膏（研末），二药比例为1：2。将仙人掌去皮、刺洗净，切碎捣烂，与生石膏调成糊状，装瓶备用。用时将药外敷于红肿处，以绷带包扎。每8～12小时换一次药。

疗效：最快4小时见效，一般2～5天显效。本法治疗29例患者，其中敷药1～2次显效者5例，3～4次显效者16例，5～6次显效者8例。

百姓验证：陕西西安市自强西路新建巷4号姜旭峰，女，61岁。她来信说："邻居王玲腿膝盖不慎摔伤，在医院治疗20多天没见效。我用本条方为她治疗，用药1次伤口就有好转，用药2次就完全好了。"

荐方人：山东汶上县中医院医师　张启栋

引自：《当代中医师灵验奇方真传》

3028. 我用单味赤小豆治血肿有效

主治：跌打血肿。

配方及用法：赤小豆适量。将赤小豆研细末，用冷开水调成糊状敷患处。

疗效：凡遇跌打血肿，用上法调敷，没有不愈者。

百姓验证：王某，男，22岁。被本厂司机孙某行车不慎撞伤左腿，当即随车来诊，见左股骨上端1/3处至胫腓骨下端1/3处明显肿大，皮肤表面青紫，红斑密布，压之波动，刺痛胀麻，X线报告未发现骨质受损。即用赤小豆250克研细末，冷水调成糊状，将血肿处全面涂敷，纱布包扎。2天后前往患者家中探视，见红肿尽消，异色皆退，患腿与右腿粗细相同，痊愈。

荐方人：湖北省武汉制药厂医院　彭常金

引自：《当代中医师灵验奇方真传》

3029. 我用APC片调正骨水贴治跌打损伤有效

取APC片2片，捣细，加入适量正骨水（红花油亦可），调成稀糊。找准疼痛最厉害的地方，在痛点涂上一层药糊（面积大小以麝香止痛膏能贴紧四周不溢出药液为宜），再用麝香止痛膏贴在上面，注意四周压紧，不能让药液外溢。每次贴8～10小时，一般1次即可痛止肿消。此法适用于范围较小的挫伤、扭伤等。

百姓验证：温某，胫骨外侧肌肉被预制板压伤，5天仍肿痛不消，行走困难，不能上下楼。用上法晚上贴药，第二天早晨起来发现肿胀已消，行走时疼痛大为减轻，已能上下楼。连续治疗2次，显效。

引自：1995年12月16日《中医药信息报》

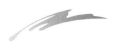

3030. 我利用鱼肝油治外伤有效

配方及用法：取鱼肝油，按常规消毒处理伤口后，将鱼肝油丸剪破，取其油液将创面完全覆盖，2~3天后，伤口即愈合，且不留疤痕。

鱼肝油为什么能治愈外伤呢？这是因为鱼肝油不但能维持上皮细胞的完整性及正常机能，促进上皮细胞生长，而且能促进肌肉生长，加速伤口的愈合。

百姓验证：贵州贵阳市黄河路2号刘振山，男，66岁，退休。他来信说："我按本条方用鱼肝油治疗外伤获效。"

引自：1996年2月17日《中国老年报》

3031. 僧传"少林神膏"治跌打损伤有效

少林寺德禅僧医的师爷贞俊用此膏治疗拳、械击伤，脱臼、骨折，红肿、疼痛，日久成疮，已破未溃，筋拘难伸，行动困难，腰痛腿痛等病例上千人次，闻名偃师、巩县、登封、临汝等县。人谓"少林神膏"。德禅僧医用此膏也治愈跌打损伤、伤筋动骨、腰腿疼痛患者500余人，效果较好。

配方及用法：桂枝60克，桑枝30克，红花30克，桃仁90克，乳香（醋制，去油）60克，没药（醋制去油）60克，天花粉60克，白芷60克，大黄（酒制）60克，赤芍60克，木瓜60克，苏木30克，牛膝60克，自然铜30克，舒筋草30克，丹皮30克，刘寄奴60克，木通30克，鸡血藤60克，元胡（醋制）60克，儿茶60克，当归60克，川芎45克，广木香30克，轻粉30克，红粉30克，麝香30克，生甘草30克，铅丹300克，冰片15克。全料共30味药，先将乳香、没药、自然铜、儿茶、红粉、麝香、冰片、铅丹8味药单研另包，再将桂枝等22味药砸成粗末，取3升香油炒枯。捞去残渣过滤后用文火慢熬，使药油浮面由青烟转成浓黑烟，再转成白烟，油花由锅壁移到油锅中心时，取药油试之。若滴水成珠不散时，离火下丹。每300克药油约下丹105克。下丹时边下边搅，然后用冷水喷入油锅中，等温度降至不烫手时，将油膏分成小坨投入冷水中浸渍，每天换两次冷水，共浸15天，以去火毒。最后将油膏入锅内温化，加入麝香等8味细料，揉细摊膏即成。

引自：《佛门神奇示现录》

3032. "少林佛通丹"治跌打损伤屡获良效

少林佛通丹又称飞龙夺命丹，是宋代少林寺方丈福裕大师的秘藏方，为少林寺历代僧医和武教头所珍藏。老僧医德禅曾用此药治疗患者近3000名，屡获良效。

功能：活血祛淤，通经活络，消肿止痛，舒筋壮骨。对于一切跌打损伤、毒邪

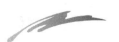

恶疮、风湿腰腿疼、四肢麻木、偏瘫，均有良效。

配方及用法： 硼砂、土鳖虫、自然铜（醋淬7次）、血竭各24克，木香18克，当归15克，桃仁9克，白术15克，五加皮（酒炒）15克，猴骨（醋制）15克，延胡索（醋炒）12克，三棱（醋炒）12克，苏木12克，五灵脂（醋炒）9克，赤芍9克，韭菜籽9克，生蒲黄9克，熟地9克，肉桂6克，补骨脂（盐炒）9克，广陈皮（炒）9克，川贝9克，朱砂9克，葛根（炒）9克，桑寄生9克，乌药6克，羌活6克，麝香1.5克，杜仲（盐水炒）6克，秦艽（炒）6克，前胡（炒）6克，蛴螬6克，青皮（醋炒）6克。以上33味药，先取麝香、硼砂、血竭、自然铜分别研细，再将其余29味药共研成细粉，掺入麝香等细粉调匀，然后取黄米粉120克煮糊，泛药粉制丸如豌豆大，晾干，装瓶备用。成人每日3次，每次9克，用黄酒冲服。

引自：《佛门神奇示现录》

3033. 速效"还魂八阵丹"治跌打损伤有良好效果

据说在明代有个叫月能的武僧首领去南方与敌军作战，他摆下八卦阵，但因寡不敌众，被兵器打伤，晕倒在地，敌方认为他已死便离去。待敌人走后他慢慢醒过来了，掏出身边藏的护身丹服用后，4小时即能起来走动，过3天逐渐痊愈。从此称其为八阵丹。

功能： 破淤软坚，理气止痛，解毒，排脓生肌。

主治： 跌打损伤，血淤作痛，或破或未破恶疮肿毒，久不收口等。

配方及用法： 当归、桃仁各30克，乳香（醋制）、没药（醋制）、大蓟、小蓟各15克，血竭、白芷、川黄连、枳壳、生甘草各12克，金银花21克，穿山甲9克，自然铜（醋淬7次）、广木香各6克，丹皮、白芍各18克，丁香3克。以上18种药共碾碎成细粉，取米泔水泛丸如豌豆大，阴干即可。成人每次服1~3克，日服2次，用黄酒冲服。

引自：《佛门神奇示现录》

3034. 我用本方为姚海治好了脚扭伤肿痛

配方及用法： 取凤仙花（即指甲花）茎叶，要白色的，鲜的或干的均可（干茎叶应取阴干的，不可用晒干的），将其捣蓉用白酒调敷患处，效果极佳。

说明： 干茎叶药效低弱，以用新鲜的凤仙花茎叶为佳。

百姓验证： 四川彭山县西铁分局陈上琼，女，72岁。她来信说："姚海，男，9岁。在学校踢球时，把脚部筋扭作伤了，肿痛不止，在县医院花掉100多元未治好。后找我治，我用本条方为他治疗一星期就好了。"

引自：《神医奇功秘方录》

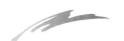

3035. 我尾骨跌伤仅服本方3剂就见效

配方及用法：三七、大黄、丹皮、枳壳、大蓟、小蓟各15克，当归、白芍、生地各25克，红花5克，桃仁14枚，用水酒各半煎服；再另取6克水蛭切碎，以烈火炒至焦黑，研末，加入上药中口服。最多3剂，不再疼痛。

注意：水蛭必须炒黑，万不可半生，否则对人体有害。

百姓验证：河北迁西县兴城镇东河南村韩芹在秋收时，因不慎被牛车拉倒在地，车从肩头压了过去。虽未骨折，但疼痛难忍，吃一顿饭都得休息两次。用此方治疗，几天后就不痛了，也可以抬肘伸胳膊了。

3036. 专治跌打损伤的秘方

配方及用法：明天麻、羌活、防风、白芷、南星（姜汁炒）31克，白附子372克。以上各药共研细末，装瓶内，以蜡封口。如伤口湿烂不能收口，可用石膏6克，黄丹0.9克，共研细末加入，敷伤口上即可见效。

此方为玉真散，治跌打损伤，破口出血，无须考虑伤口大小或不省人事，只要胸前有温热，可将药敷伤口上（有脓洗净），再用9克药面，以好酒冲服，不喝酒者开水冲服。药虽平淡，但用之有效。

荐方人：山西灵丘县农业大学　王向军

3037. 治损伤缩筋效方

伤筋年久不愈，用杨、柳树皮晒干研末和好白酒，上笼蒸熟，调敷患处，用布包好，每日换一次，敷到半月伤筋新续即愈。

荐方人：山西灵丘县农业大学　王向军

3038. 我用当归汤治未破口的跌打损伤有良效

此方专治跌打损伤未破口者，有散淤活血之功效。治年久内伤、时痛时不痛者，只用药1剂就止痛，2剂痊愈。特别重伤者只用药3剂即可好转。

配方及用法：当归、泽泻各15克，川芎、红花、桃仁、丹皮各10克，苏木6克。上药与一碗半水、一碗半白米酒放入砂煲里共煎，煎至一碗后，倒出温服。吃1剂后，如觉得内脏还痛，再如法煎1剂，直到吃好为止。

加减法：头伤者加藁本3克，手伤者加桂枝3克，腰伤者加杜仲3克，肋伤者加白芥子3克，脚伤者加牛膝子3克。

百姓验证：四川珙县川南特种水泥厂李平来信说："我曾2次跌跤，造成腿部软组织损伤。用本条方自配药治疗，1周治愈，2剂药才花7元钱。"

荐方人：广东电白县南塘乡　黄世藩

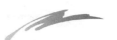

3039. 陈世元颈部扭伤用本方1次见效

配方及用法： 取生半夏100克碾极细末，收入小口瓷瓶中，黄蜡封口。如遇皮肤青肿、痛不可忍者，急取药粉冲清水调成糊状敷之，一夜见效，再敷1次痊愈；或用生大黄汁磨融敷之，一夜跌打处紫色可转黑，后黑色转白。每日换1次药，其效神验。

百姓验证： 四川自贡市沿滩开发区4楼3号周利堂来信说："本区财政局陈世元颈部扭伤1周，在县医院治疗无效果。后我用本条方为他1次见效，至今2年多未复发。"

荐方人： 广东电白县南塘乡　黄世藩

3040. 治跌打损伤效方三则

秘方一： 把鲫鱼捣烂之后，调入上等好醋于其中制成鱼羹，将伤处先用酒洗过之后（注意：是洗未破皮流血处），再将鱼羹涂于伤痛之处，然后于其上覆以柳树皮，则虽是伤筋动骨之痛，也可见效。

秘方二： 将大蒜捣为蒜泥后，在其中加入石灰，使其成为坚硬之块状物，于阴历之七月十三日埋入土中，到第二年阴历七月十三日再取出，然后将其研制成细碎之物，收存于瓶中，待需要时用之敷于伤痛之处，有效。

秘方三： 用苎麻之茎叶煅焙成灰存性，然后服之。此方用于坠马受伤最为有效。

引自： 陕西人民教育出版社《中国秘术大观》

3041. 本方治外伤血肿60例，有效率100%

配方及用法： 赤小豆适量。将赤小豆研成细末，用凉开水或凉茶水调成糊状敷在患处，其上隔一层塑料胶纸（以防止其中水分蒸发，结成干块），再在胶纸上敷上纱布包好。每日或隔日换药1次。

疗效： 治疗60例外伤血肿病人，经赤小豆粉调敷后，大多疼痛迅速缓解，2~3天肿胀消失，肢体功能恢复正常，有效率100%。

引自：《浙江中医杂志》（1989年第7期）、《单味中药治病大全》

3042. 跌打丸加酒治跌打损伤出血效果好

对一般较小损伤引起的局部红肿疼痛和有皮破出血的患者，可用跌打丸（用量根据损伤部位大小而定）压烂后加上适量白酒调成糊状，在伤部涂上较厚一层药糊，外用敷料包扎，具有良好的止血止痛消肿功效。

百姓验证： 李某，上午踢伤左足大趾，足趾青紫肿痛，趾甲上翘，甲沟出血，

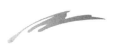

疼痛不能行走，服止痛药无效。晚上6时包上药糊，出血立止，第二天早上肿痛就基本消失，可以走路了，几天后痊愈。观察表明，此法不但可用于跌打损伤出血，治疗刀伤等外伤出血也有良效。

荐方人：重庆市巴中区中医院　温木生

3043. 跌打丸治刀伤感染1次见效

配方及用法：跌打丸1个。将跌打丸压成饼状，贴敷患处，外用纱布包扎。

疗效：治疗多例，1次见效。

引自：《实用民间土单验秘方一千首》

3044. 跌打损伤起死回生药——拐子药

什么叫拐子药？拐子药顾名思义，无非是拐子用的药。拐子又是什么？它是桂北地区的土语，即是偷摸扒拐的盗贼的代号。

其实，这拐子药是南方常见的了哥王（又名南岭荛花）等中草药配制的。

了哥王，是一种有毒的药草，不能多服，多服必中毒身亡。其根部的外皮呈赤黄色，用时常以刀将之刮掉，外用则应保留之，因全药的毒性较大的部位就在此处。一般人们仅用第二层皮，色泽显得洁白，很有纤维韧性。它可搓成绳状带子，平时武林中人多将此带缠护自己的腰间，既可当裤腰带，又能起到护身祛伤痛的妙用。行窃者多将它缠身，一旦遇到意外，马上可以刀割、齿咬治伤。而且，此药缠身的时间越长，药效越妙，治伤痛效果也越佳。

了哥王治伤痛，一般只用3~6克，重用者久煎5小时，能用自己的小便（最好是童便）送服之，效果特佳。如果条件允许，用黄糖酒送服之，效果也特别好。同时，用了哥王的根皮蘸好烧酒擦伤处，也可配合内服。

拐子药的主药是了哥王，它可单独使用，也可与其他药搭配成治伤妙方。据悉，好些人仅用此了哥王抗伤、治伤，亦收到良好效果。尤其被打伤前服之，受伤时绝无痛感，绝不害怕击打、棍敲。

由于这种拐子药还不算特效的跌打损伤秘方，加之一些心术不正的人利用上它，常给社会造成坏影响。因此，笔者不打算过多过细地介绍这种拐子药的炮制工序及配方，以免成事不足，败事有余，敬请读者谅解。

引自：《神医奇功秘方录》

3045. 我用本七条小方治跌打损伤有效

小方一：治跌打损伤方

首先，取百步还阳、祖师麻、三七、大黄、丹皮、枳壳、玄胡索（别名延胡索、元胡）7味药物各15克，大、小蓟各15克，当归、白芍、生地各20克，红花5克，桃

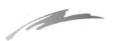

仁14枚，自然铜末18克（将铜置火中烧红放醋中往返9次后研末，本品主含二硫化铁），浸入1000毫升酒中密封。

其次，取老厕所边行人常便尿的瓦块6~10克，洗净烧红，放入醋中，重复7次，再将醋泡过的瓦块研细末；取土鳖虫50克，乳香、血竭各20克，当归10克，再研细末；取麝香1克，朱砂20克另研细末。将三种粉末拌匀装入瓶中，胶布封口备用。

如需要使用，取三种粉末对入上述药酒一小杯冲服，用量视伤势轻重而自定。如外出需要使用，可将上述粉末加上述药酒制成丸子装瓶携带。如急需，可用马尾松第七层枝的松尾尖（新鲜）100克锤烂，用酒泡开，熬成高浓缩汁液，将上述粉末和酒调匀，以高浓缩松汁混合涂刷在衣服领子上（或装入空假戒指里或假纽扣里），受伤时，舌舔衣领着药而愈；并将骨伤科的玉真散止血粉及麻药粉分别装入袖口折缝内，便于随时急用。

小方二：治重伤方

艳山红（红杜鹃）花或种子研末3克，活土鳖5克，自然铜末6克，麝香1克。先将自然铜或古铜币（大钱）1~2枚烧红放醋里淬9次再研末，然后与上述3味药共研末拌匀，受重伤时，用烧酒吞服3克，有起死回生的作用。如用了第一小方中的药后再服更有效。

小方三：治跌打七窍流血方

口服上述二小方中的药物，另口服桑树叶的浆汁16~30毫升，调白酒吞服。

小方四：治隐伤方

①用梧桐根皮60克，米饭30克，共捣烂，外敷患处。如暗伤，即现淤块（青色），则对症治疗。②韭菜根、刺老包（五加类植物）根皮、生姜各30克共捣烂酒调，外包痛处。如淤血，即现斑，视其颜色深浅即可测定伤势的轻重对症治疗。

小方五：治跌打腰疼方

生续断适量，捣烂取汁，对淘米水，以灯草蘸汁点两小眼角，泪出止痛，神效。

小方六：治跌打损伤皮肉不破而疼痛者，或日久疼痛方

三七、大黄、丹皮、枳壳、大蓟、小蓟各15克，当归、白芍、生地各25克，红花5克，桃仁14枚，用水酒各半煎服；再另取6克水蛭切碎，以烈火炒焦黑，研末，加入上药中口服。最多3剂，则不再痛。水蛭必须炒黑，万不可半生，否则有害于人。

小方七：任人踢打不痛方

乳香、没药、木鳖子、地龙骨、无名异、了哥王各6克，白蜡10克，共研末并用蜂蜜炼成蚕豆大的丸子，用时取10丸温酒服下，服后全身有麻木感，再不觉得有任何疼痛之处。

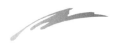

疗效：跌打、肌肉损伤、韧带拉伤、挫伤，淤血肿痛等伤病，用此七小方一治即愈，神效无比，只要不伤及骨头，再重的伤3~5分钟内即行走自如。此方验证无数人，个个佩服。此方民间称为"九柳药"、"强盗水"、"武功药"，药功非常了不得。

注：上述跌打七小方所使用的药物都有小毒性，在治疗中，对于患有心脏病、高血压病、结核病及孕妇等虚弱病人都有强烈的刺激作用，使用时应谨慎。非用不可时应减药量或采取少量多次的办法服用。

本方中的"祖师麻"，别名大救驾，为瑞香科植物黄瑞香的根皮或茎皮。功能行淤止痛，治四肢麻木，跌打损伤。本药孕妇忌服。这是一味主药，少了它，药效大减。凡有经验的老中医大都知道"打得满地爬，快寻祖师麻"这类的医药用语。该药在本方中的剂量是15克，适当多点少点问题不大，没什么大毒性。

百步还阳：性味辛、平。功能清热利湿，凉血、止血，治伤口出血，能缩短出血时间和凝血时间。无此药可改用中药地柏枝，别名岩柏草、百叶草，分布于长江以南至陕西南部。

大蓟：别名马蓟、野红花，治外伤出血。

小蓟：别名猫蓟、刺蓟菜、刺儿菜，为菊科植物，治创伤出血。

木鳖子：别名广木香、木香。

本方是由贵州省某市中级人民法院副院长程兆祥传授给杨晚生的。

百姓验证：湖北武汉市武钢集团公司梅石刚来信说："我用本条小方二治好跌打损伤患者15人，疗效较好。"

荐方人：湖南洞口县太平乡　　杨晚生

3046. 延胡索的传说

相传，唐末年间，浙江省东阳县有座青山叫做西门岩。山上奇峰突起，洞穴相连。有一天，一位采药老人攀上这座山的顶峰，不慎失足滚下山，昏迷不醒。只见他鼻青眼肿，身上青一块，紫一块的，动弹不得。儿孙们闻讯赶到，见此情景，惊恐万状，号啕大哭。过了两个时辰，老人家渐渐清醒，自觉周身疼痛，站立不起，便指着身旁的野草，叫后辈们取下球茎给自己嚼吃，并煎水服。不几天，疼痛即止，红肿全消，不用扶杖就能自己走路了。儿孙们见此药有如此大的功效，便问老人叫什么药。答曰："延胡索。"从此，延胡索就在这一带应用开来，并逐渐传至其他地方。（晓祥）

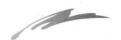

外伤出血

3047. 血余炭油膏治伤口久不愈合疗效确切

我采用民间验方血余炭油膏治愈伤口久不愈合患者160余例。经过对56例患者疗效统计,此方疗效确切。

配方及用法: 取人头发100~200克,桐油适量。将头发洗净、晒干、烧成炭,混适量桐油调成糊状,即成血余炭油膏。治疗时先用淡盐水洗净伤口,然后涂上血余炭油膏,每日换1次。一般换上5~7次即愈。

百姓验证: 张某,男,34岁,农民。1990年6月在田间干活时,左侧脚背被碎石刺伤,在医院换药8次,伤口久不愈合。于7月23日来诊,我投用血余炭油膏30克治疗。嘱洗净伤口后将膏涂上,每日换1次。忌辛辣之品。注意休息,仅7天即愈,至今未犯。

按语: 血余炭油膏有收敛消炎、生肌止痛之功,故而取效。

荐方人: 四川石柱县三店卫生院　邓朝纲

3048. 创伤散治创伤出血可止血止痛

主治: 创伤出血。

配方及用法: 将铁线草去掉枯老根茎和枯叶,取鲜嫩尖部晒干研细过筛备用。用时将药粉直接撒在创面,可立即止血止痛。每天换药1次。创口多则7天,少则4天即可生肌愈合。

疗效: 本人在小时候即已在自己身上试用此法治外伤,几十年所治病例已达数百人,凡伤口在5厘米以内且张力不大者均可应用。较大面积创伤无法缝合者更为适用。铁线草鲜者疗效更佳。即用鲜铁线草适量嚼烂后敷于伤口,不管春夏秋冬,伤口未作特殊处理,从未感染。

百姓验证: 李某,男,18岁。于1992年7月某日左手拇指关节掌面被割伤,深及盘骨,部分韧带损伤。以鲜铁线草嚼烂后敷于患指,以干净敷料包扎,1周即愈,患部未留任何疤痕。

荐方人: 四川省内江市妇幼保健所门诊部副主任　朱厚银

引自:《亲献中药外治偏方秘方》

3049. 秘方"刀口药"治创伤出血有效

主治: 跌打损伤、刀伤、枪伤等创伤出血症。

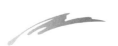

配方及用法：未生毛小老鼠7只，生石灰30克。取生石灰和未生毛的小老鼠共捣成泥，悬于通风处阴干，研末装瓶备用。用时将药面撒在创面上包扎即可。

荐方人：安徽蒙城县金牛寺医院　李敬中

引自：《亲献中药外治偏方秘方》

3050. 我用秘方"李傻子刀切剂"治刀伤有效

主治：一切外伤出血症，尤其适用于外伤急救。

配方及用法：生石灰（陈久者佳）120克，生大黄30克，同炒至石灰呈粉红色，大黄呈焦褐色，共研细粉备用。根据外伤创口大小取适量撒患处，覆盖消毒纱布，胶布固定，或用干净白布裹敷。

按语：本方为祖传三世秘方，荐方人曾亲自验证30余人，治一切外伤出血症效果特好。方中生石灰有解毒防腐和收敛止血作用，常用于治疗创伤性出血症及烧烫伤等症。大黄外用有散淤活血、解毒消肿等作用。二药合用，具有解毒防腐、止血消肿作用。治外伤性出血症，作用于局部，可收敛止血，保护创面，防止感染，促进愈合。

注意：上药研细末后应密封保存，防止受潮变质，影响疗效。

百姓验证：陕西宝鸡灯泡厂田万春来信说："三厂一刷漆工因铁锤误砸在手上，当时手肿得很大，在厂医院治疗3次未好。我揭开纱布，发现指甲已掉，并开始化脓。于是征得他的同意后，先给他消毒，然后用本条方制好的药粉为他包扎好，并嘱咐他不要着水，3天后他说伤已经好了，也不用再上药了。我用此条方已治好10多人的跌打损伤，效果都不错。"

荐方人：山东宁津县中医院医师　孙冠兰

引自：1986年第1期《山东中医》

3051. "特效刀伤"药方

此方经我10多年应用，效果甚好。只要伤口不流水，敷上药粉，一次可愈，不留疤痕。有止痛、杀菌、消炎等特殊功效。

配方及用法：冰片、白芷、黄丹、滑石各6克，红花、没药、乳香、生石膏粉各9克，麝香0.3克，薄荷3克（如无麝香，薄荷应减去）。上药晒干共研极细末，用有色玻璃瓶装好密封备用。保存得好，10年后仍有效。

荐方人：江西大余县左拔乡云山村　曹祥生

3052. 效方治跌打损伤数万人均显效

主治：跌打损伤、骨折伤筋。

配方及用法：雄地鳖虫12克，胆南星15克，血竭15克，没药20克，马钱子

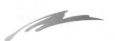

（炒）9克，真龙骨9克，南红花15克，川羌活9克，螃蟹骨9克，当归10克，净乳香30克，防风15克，白芷5克，升麻15克，菖蒲9克，川芎12克，生大黄30克。上药合研细末，贮瓶备用。使用时根据损伤部位大小取适量药粉，用黄酒加醋调成糊状，涂棉纸上，厚薄均匀，敷贴患处。

疗效：治疗患者几万人。对早期损伤，敷贴本方起效迅速。如对破损流血者，5分钟可以血止痛缓，3～7天可以肿消痛止。

荐方人：江苏省吴法县望亭镇医院 葛培基

引自：《当代中医师灵验奇方真传》

3053. 金疮药治外伤出血效果很好

配方及用法：花头地龙（头颈部有道圈，体较小，以韭菜地里的为佳，用新瓦焙干）10克，马勃30克，赤石脂45克，煅龙骨10克，老松香45克，冰片适量。上药共研极细末，放瓷瓶内高压消毒后备用。用时先用冷开水清洗创口，再以此药粉撒于伤口，加压包扎。伤口较大或血流如注者，可将适量药粉放消毒纱布上直接用手将药压在伤口上，伤口渗血者，可随时撒药粉至血不外渗为止。隔一二日可打开查看，已结痂者不必加药，倘未结痂可在原药上加此药一层，包扎好。

疗效：用此药治疗外伤出血者不下千余例，都是一经敷药，血止痛解，立见效果。大多是敷药1次，结痂痊愈，屡用屡效。此药不仅能防止伤口溃烂，还可防治破伤风。

注意：伤口已经化脓者，不宜用此药。

按语：本方具有止血止痛，解毒化淤，敛疮生肌功效。方中马勃为止血散淤良药，还能解毒敛疮；龙骨是外用燥湿敛疮要药，兼能止血解毒；赤石脂能燥湿止血，敛疮生肌，据现代药理研究，该药有吸附作用，能吸收有毒物质，保护黏膜；冰片有清热止痛，防腐生肌功效，现代药理研究证明它对金色葡萄球菌等有抑制作用；地龙有清热息风通络效能，现代药理研究认为，蚯蚓素有溶血作用，对惊厥有拮抗作用；松香能燥湿杀虫，拔毒生肌。综观此方，组方精当，故治外伤疗效显著。

引自：1989年11月26日《中药科技报》

3054. 出血立止神验散治外伤出血33例全部见效

主治：刀斧、跌打等外伤出血。

配方及用法：牛胆1个，石灰20～30克。取石灰装牛胆内，以胆汁浸没石灰为度，置通风处阴干，去皮研末装瓶备用。遇各种外伤出血时，取少许敷伤口血立止。

疗效：治疗各种不同程度的外伤出血33例，有效率（只需用药1次）100%，1周左右痊愈，无疤痕。

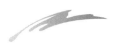

荐方人：湖南东安县汽车保修厂　张冬兰

引自：《当代中医师灵验奇方真传》

3055. 我用本止血愈合效方治外伤出血有效

配方及用法：雄地鳖虫12克，胆南星、血竭各15克，没药24克，马钱子9个（微炒），龙骨9克，南红花15克，川羌活9克，螃蟹骨9克，净乳香30克，防风15克，川芎12克，冰片3克，升麻15克，当归9克，金丝毛24克，三七3克，白芷15克，七叶一枝花15克，菖蒲9克。上药共研细末，装瓶备用。用时可以老酒调敷患处，若用唾液（口水）调敷效果更好。此方能够立止鲜血，对刀枪伤有奇妙功效，止血后5分钟即可愈合。伤口未破者，可消肿止痛而痊愈；伤及手指脚趾且未破者，则脱去黑皮而愈。此方是古代武林界秘传奇方，民间罕见。

百姓验证：四川阆中市木兰乡尖山村何其云来信说："我按本条方为爱人治疗头部二寸多长的口子，用药后一夜伤口就愈合了。"

荐方人：辽宁省昌图县乡企局　唐云宝

3056. 我利用此跌打损伤秘方治病效果较好

这里介绍的跌打损伤佳方，因与清朝一位劫富济贫的飞毛盗贼有关，后人习惯把它称为"盗贼秘方"。

配方及用法：土鳖、胆南星、血竭、南红花、防风、白芷、川芎、升麻各15克，冰片5克，没药、金丝毛各24克，马钱子（微炒之，否则无法研末）10个，菖蒲10克，龙骨、当归、川羌活、螃蟹骨各9克，净乳香30克，三七3克，七叶一枝花20克。将以上各味共研为细末，装入瓶中备用。用时可以老酒或凡士林调糊状敷伤口。在外应急时，往往缺少酒类调敷品，最好的办法是用口水调上药末敷患处（不能内服），其药效比酒类调敷还佳。对跌打损伤、皮肤伤者，敷上此药，5分钟内可血止痛消，伤处亦愈合；皮肤未破者，肿消痛止即愈。如伤及手指脚趾，青紫而未破损者，敷药脱去黑皮即愈。

注：对家传秘方不必墨守成规，生搬硬套。比如各味药品的分量添减，味数增减，可灵活掌握，灵活运用，以实践为指针。

百姓验证：广西南宁市王滩水库陈敬忠，女，68岁，干部。她来信说："我用本条方配药粉备用，每逢碰伤都用来止血，效果很好。"

引自：《神医奇功秘方录》

3057. 外伤流血不止用此方治有效

如果为刀剑利器所伤，流血不止，可将青木叶捣烂，取其汁，用檀纸放入其中浸泡，然后晒干并收藏之，一旦遇到被刀剑利器所伤之时，可贴于伤口之处，

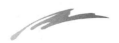

则可立即止血，有神奇之效。此外，在六月（阴历）之中旬，取桐木叶浸泡于童便（儿童之小便）之中，然后取出晒干，等晒干之后则再浸之，如此反复数十次之久，最后在其干时将其叶研制成为粉末收藏。如遇被刀剑所伤流血不止时，便敷涂于创口，可立即止血封口，有显效。

引自：陕西人民教育出版社《中国秘术大观》

3058. 治疗金疮的效方

所谓金疮，即指被金属物所造成之伤口。可用"天下第一奇方"之金疮熏药方治之：将白脂麻在钵中研制成为细末，然后用雷丸油将其调和，包于绢中，再置于炭火之中，同时用一器皿罩于炭火之上，于此器皿上开一小孔，使药烟得以从小孔之中逸出，用其烟来熏金疮伤口，便会收到令人意想不到之奇效。即至深创之口，亦可收而愈之。

引自：陕西人民教育出版社《中国秘术大观》

3059. 我用白糖外敷法治创伤获得较好效果

1980年冬，《参考消息》报刊登了阿根廷医生用白糖治疗创伤有奇效的报道。我们从中受到启发，先后用此方治疗刀伤、擦伤38例，例例均在2~3日治愈，且愈后无伤疤。对化脓伤口，可先用冷开水洗净，再用药棉轻轻擦干水，敷上白砂糖包扎好（不能再打湿）即可。

此方药源丰富，价廉，愈后无伤疤，深受广大患者欢迎。

百姓验证：新疆阿克苏市英巴格路6号邢源恺，男，54岁，干部。他来信说："我老伴切菜时不小心，切破了手指，我用本条方为她治疗，果然有效，愈合迅速且不发炎，止血快。我自己划破手指也用此条方治好，效果较好。"

荐方人：四川省合川清平镇　邓碧兰

引自：1997年第12期《农家科技》

3060. 墨旱莲治外伤出血有效

墨旱莲为菊科植物鳢肠的地上部分，是民间常用的中草药，具有滋阴补肾、凉血止血的功效，用于各种内外出血症的治疗。墨旱莲分布广泛，易采易得。八九月花期采收，晒干备用。中药店也有售，价格便宜。

用法：鲜墨旱莲适量，洗净，打碎或搓揉出黑汁后，外敷。

引自：《家庭中医药杂志》

3061. 治各种击伤出血效方

跌打损伤或刀枪击伤，血流如注，止血既快又好的秘方是，采丝瓜叶洗净晒

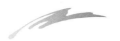

干,稍加火焙,再加入洁净的墨鱼骨,共研成粉末,以达到消毒作用。配方的比例是:丝瓜叶粉与墨鱼骨粉比例为9:11或8:2。我多次用该方治流血伤,每次用药末撒满伤口,即用洁净纱布包扎好。当时一撒药,血立刻可止住。伤口则几天后结痂生肌,伤愈如初。伤口包扎好,记住千万不要让伤口沾生水,否则会化脓感染,甚至溃烂。

另有一种草药叫金毛狗,也是极为灵验的止血药。

记得20世纪80年代中期,我大学毕业工作之后,有一天我到桂北滑石矿区采访,正巧碰上一个走江湖卖狗皮膏药的中年汉子在挥拳踢腿招揽过往行人。只见他开砖断石,刀砍胸脯,令人眼花缭乱。他耍毕毛拳、气功,又吹嘘起自己的跌打损伤灵丹妙药来。我正好路过,便也凑上去看热闹,看了一阵,觉得他功夫平平。顶多属于末流水平,便想见识一下他的灵丹妙药以及吹牛皮的口才。他转向里三层、外三层围观的人群,问谁有跌打损伤症,没人回应;他又问谁敢当场损伤自己的皮肉,或者用刀割破自己的手腕,虽然他许愿3分钟见药功,但谁吃饱饭没事干去折损自己呢?他便叫观众用他那把锋利的杀猪刀朝他手腕上使劲一割,顿时,他手腕上鲜血直流(未割断大动脉),他强作镇定,连叫三声"好!"这才到他的箱子里摸药止血。谁知止了10多分钟,血不但没止住,反而越冒越多,他这才吓慌了手脚。我在一旁看得清楚,只见他脸色大变,终于面对观众告饶般问了一声:"请问各位大哥,哪里有医院?"全场观众"哄!"的一声大笑。我于心不忍,可身上又没带炮制好的止血药,便四下一察看,幸好山边有止血药,我便顺手抓一把帮他敷上。不到5分钟,他手腕上的血便止住了。他连声说"谢谢"。那冒失鬼好奇地过来向我求教秘术,我笑笑伸手朝山坡上一指,说:"也不是什么好保密的,瞧,那一片山坡上多的是。"

这副止血妙药不是别的,就是前面提到的金毛狗。金毛狗,又名狗脊、黄狗头,属蚌壳蕨科。它生于大山沟、林下阴湿处,多年生树形蕨类植物。它根茎平卧、粗大,密生金黄色茸毛,似黄狗毛,故称"金毛狗"。用金黄色茸毛止血,效果奇佳,颇为灵验。若将它除去金毛及须根,洗净切片,蒸后晒干备用。遇上风寒骨痛、腰肌劳损、半身不遂及遗尿等症,取其干品5克水煎服用,效果也不错。当然也可以用它浸酒服用。

金毛狗生于我国长江以南地区,几乎是遍及大江南北山区,到处都能采到。

引自:《神医奇功秘方录》

3062. 本秘方治外伤出血有效

配方及用法:仙鹤草、艾叶(端午艾为正品)。①用仙鹤草鲜叶打烂敷伤口,能立即止血,口嚼更佳。只用一次,不沾生水,不要换药,用净布包扎(不可用胶布)。只要血管不断,药干了伤口也愈合好了。用药期间禁吃黄豆、虾、螃蟹。②用

全草晒干制成粉, 可与云南白药媲美。

百姓验证: 黑龙江孙吴县正阳乡韩某之妻因干活不慎把脚割了1厘米长的口子, 流血不止, 用此方治疗后, 血立止。

荐方人: 江西井冈山茨坪林场　郭宏开

3063. 治刀伤效方

配方及用法: 当归、汉三七各3克, 老枣树皮9克, 共研末, 敷伤口。

疗效: 止血、结痂快。

引自:《常见病特效疗法荟萃》

3064. 金疮药效方

此方专治各种刀伤或物打伤而造成的伤口流血不止。用其他药调敷不能止血而继续流血者, 以此方药粉干敷伤口, 立时止血。

配方及用法: 生白附子 (制过的无效) 372克, 羌活、生南星、天麻、白芷、防风各31克。这是大剂量。小剂量如下: 生白附子38克, 羌活、生南星、天麻、白芷、防风各3克。将6味药在阳光下晒干, 切不可用火烘干。晒干后, 每样药分别研细末, 各包标号, 照方称准药量, 将6味药末合起来共研一次, 然后装入玻璃瓶内, 用黄蜡封口, 切勿漏气。遇到以上伤症时, 急取此药干敷伤口, 止血后用布包好伤口, 以后不必打开, 不用换药, 数日伤口结痂痊愈。

注意: 生白附子与附子是2味药, 用法与效果完全不同, 切不可混淆。但是生白附子如是制过的无效, 在制药时一定要购生白附子。

荐方人: 广东电白县小良区南塘乡　黄世藩

3065. 专治血流不止秘方

配方及用法: 朱砂3.6克, 麝香0.36克, 冰片0.36克, 乳香4.5克, 红花4.5克, 没药4.5克, 血竭31克, 儿茶7.2克。凡遇金疮、骨断筋折、血流不止症状者, 先用药粉0.21克冲白酒服, 后用药粉冲白酒调敷伤处。如金疮伤重或手指骨断筋折者, 急取药粉干敷定痛止血, 立时见效。重症者3天内痊愈。此方并治一切无名肿毒, 亦用前法调治。

禁忌: 此方药粉孕妇忌服。

荐方人: 广东电白县小良区南塘乡　黄世藩

3066. 茧壳灰是止血良药

当你使用刀子不慎, 划破皮肤出血时, 只要将茧壳烧成灰, 涂在出血处, 血即可止住。这是因为茧壳含18种氨基酸, 可起到良好的止血作用。(江农)

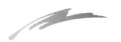

引自：1991年第35期《家庭科学报》

3067. 紫金粉治刀伤血口子有效

采集盘柱南五味子，晒干根皮，除去木心，碾成细粉（紫金粉），治跌打损伤和刀斧砍破血口子有特效。

方法：先将伤口洗净消毒，敷上紫金粉，再滴几点香油，包扎好，隔日换药1次，5~7天伤口痊愈。（花美容）

引自：1996年9月25日《安徽老年报》

3068. 本秘方用于刀伤止血力强结痂快

主治：刀伤。

配方及用法：当归3克，枣树皮（表皮越老越好）9克，汉三七3克。上药分别炒后共为极细末，干敷破伤处，一次即可痊愈。方内汉三七价昂贵，去掉效果也很好。

疗效：本方止血力强，伤口结痂快，简单、经济、方便。

引自：广西医学情报研究所《医学文选》

3069. 用此土方进行止血急救很有效

操持家务，如受刀伤，流血不止，到医院来不及，家中又无备用药品应急，在此情况下，可用干净布条一头浸香油（指菜油），贴在伤口处包扎好，立即可止血止痛。此法我试用多次，也给别人包扎过，并无细菌感染现象发生。（余兵）

3070. 刘寄奴外洗散治淤消肿方

主治：外伤出血，局部肿胀。

配方及用法：刘寄奴100克，加水煎取300毫升，洗涤伤口。由于此药有消炎止痛、防止感染的作用，故用之效果显著。

按语：刘寄奴有破血通经，敛疮消肿的功用。《开宝本草》载："疗金疮，止血为要药。"相传南北朝间，宋武帝刘裕出兵为晋国平乱，与敌人争夺新州时，路上遇一条大蛇阻拦，他一箭射去，大蛇被射中带伤逃去。第二天，他来到山中，见有几个小孩在荒林中捣药，便上前问："捣药做什么？"孩子们回答："我家主人昨天被刘裕射伤，因此，我们捣烂这种药为他敷疗。"刘裕大喝一声，几个孩子立时幻灭，方知是蛇精变化。刘裕很为奇怪，便拾起这些小蛇精遗下的草回到军营，给受伤的军士敷疗，收到奇效。后来，这种草就被人广泛应用，成为对金伤疗效很高的草药。

刘裕小名叫刘寄奴，因为他发现了这种草药，人们为了纪念他，就将这种药叫刘寄奴。

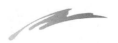

引自：《小偏方妙用》

3071. 二姜外敷止血验方

配方及用法： 猴姜（又名骨碎补）适量，生姜减半。将上药捣烂，敷在患处，用绷带包扎，干后再换药。

按语：《开宝本草》谓骨碎补"主破血、止血，补伤折"。关于骨碎补治疗跌骨伤的来历是有记载的。相传，五代十国时的后唐，明宗皇帝李嗣源一次上山打猎，突然从附近的草丛中窜出一只凶猛的豹子，吓得皇帝最宠爱的妃子从马上摔了下来。顿时，筋伤骨断，血流不止。恰逢御医不在身边，皇帝急得手忙脚乱。这时，一名略懂民间草药的卫士从岩上采来一种草药，捣烂后敷在皇妃的伤口上，很快血止痛减。不久，断骨再续，伤好如初。皇帝大喜，即问卫士此药是什么草，卫士说："只知其药用不知其名字。"皇帝即赐这种草药名为"骨碎补"。

引自：《小偏方妙用》

3072. "三七"名称趣谈

三七，异名很多，《本草纲目》称山漆、金不换，《医林纂要》称血参，《本草便读》称参三七，《伪药要辨》则称之为田三七、田漆。方笺中一般使用三七一名。三七名称的来由，有两种解释：其一，三七的叶子状如手掌，围绕着茎生长，每张叶子由3~7枚长圆形的小叶组成，故名三七；其二，三七的成熟期较长，一般至少需要栽培三年后才能入药，以生长七年的三七为上品，故名。民间有一段传说是属于后一种解释的。古时候，有一个叫张二的青年，患了一种疾病，口鼻时常出血不止，经多方医治仍无疗效。一天，一位姓田的医生从这里路过，他取出一种草药的根，研成末给病人吞下，不大工夫，血竟然止住了。张二一家非常感激，定要医生留下这种药的种子，于是，医生就给了他们种子。

1年之后，张二家的草药长得非常茂盛。恰巧，知府大人的独生女儿患了出血症，也是多方治疗不见好转，无奈，只好贴出告示：能治好女儿病者，招其为婿。告示贴出后，张二带上自种的草药，二话没说，拿出草药研成末给小姐服下。谁知不到一个时辰，小姐竟死了。这可惹了大祸，知府大人命差役将张二捆起来，严刑拷打，逼着他说是怎样毒死女儿的，张二讲出实情。知府大人听了，即令捉拿姓田的医生。不几天，田医生就被捕了，定他为"谋害杀人"罪。临刑这天，田医生大声辩解。刚好一位大官路过此地，问及此事，田医生解释说："此草药对各种出血症都有疗效，但必须生长到三至七年才能有效。张二所用之药，仅长满一年，根本没有药性，当然救不了小姐的性命。"说罢，他从差役手中要过利刀，在自己大腿上划了一刀，鲜血直流。他从自己的药袋中取出药，内服外敷，即刻便

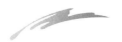

血止痂结,在场的人惊讶不已。知府大人无话可说,只好放了田医生。为了让后人记着这一惨痛的教训,把这种药定名为"三七",表示必须生长三至七年才有用。

引自:《百草药用趣话》

3073. 仙鹤草的传说

传说很久以前,目阜山下的清水河畔,住着一户农民。母亲心地善良,乡里邻居有个什么难处她都乐于尽力帮忙。儿子张勤老实忠厚,孝敬母亲,是耕田劳作的一把好手。母子俩租种财主几亩薄田,相依为命。

目阜山上有一只仙鹤,司掌山上的花卉百草,能治百病。她见张勤勤劳忠厚,久有爱慕之心。

一天,张家门前有一位衣衫褴褛的要饭少女饿昏了过去,母子俩救治了要饭女并收留了她。

一天,张勤耕田时不小心碰伤了脚,伤口出血不止,被送回了家。母亲一见吓得脸色发白,没了主意。少女见后忙采来一把草药,捣烂敷在伤口上,又用青草煎汤给他喝,不一会儿,伤口就止住了血,全身也有劲多了。少女又采药给张勤调理了几天,他的伤很快就完全好了。张勤对少女感激不尽,二人逐渐产生了爱慕之心,并结为恩爱夫妻。后来张勤问妻子那是什么草药,妻子想了一下说:"就叫仙鹤草吧。"原来少女就是目阜山上的仙鹤。从此,张勤种田打柴,妻子采药治病,一家人过着幸福美满的生活。

这虽然是一个传说,但也说明人们对仙鹤草的疗效早有认识。

仙鹤草始载于宋《图经本草》,又名龙牙草、黄龙尾。为蔷薇科龙牙草属植物,味苦辛性平,有凉血健胃等功效。《本草纲目》谓本品治"疟疾寒热……疿瘕血癥"。据近代研究报道,仙鹤草有增加血小板数目,缩短出血时间,治疗各种出血的功用;还可治疗滴虫性阴道炎、滴虫性肠炎、痢疾、疟疾、妇女赤白带下和神经衰弱。(陈森)

软组织损伤

3074. 用本方治软组织损伤515例均有效

配方及用法: 绿豆50克,鱼腥草30克,生大黄10克,泽兰10克,生草乌4克,冰片2克,生栀子15克,桃仁10克,红花10克。上药晒干分别研细末,过筛备用。

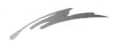

按损伤部位大小取药粉适量，混匀，加蜂糖及适量面粉调成糊状，敷于患处，然后用纱布绷带包扎。每日换药1次，3天为1疗程。

注意：局部伤口较深及缝合者、皮肤过敏、湿疹、伤部近面目部、伤口近二阴部禁用。

疗效：515例患者中，1~2个疗程痊愈480例，3个疗程痊愈35例，有效率100%。

荐方人：广东海康人民医院中西医结合骨伤科　庞仲常

引自：《亲献中药外治偏方秘方》

3075. 我用活血化淤散治软组织损伤取得显著效果

主治：全身各部位软组织损伤。

配方及用法：桃仁、生川乌、生草乌、玄胡各500克，栀子、地龙、乳香、没药各250克。上药研末，用陈醋、医用凡士林调成糊状，外敷患处，2天后再换敷，痊愈为止。

注意：使用该散外敷，对局部皮肤有刺激性，少数患者敷药后如有皮肤发痒则应停止用药。

疗效：临床已应用10多年，统计1000例，痊愈率98.5%。其中，1次治愈20.3%，2次治愈48.8%，3次治愈23.3%，4次治愈6.1%。

百姓验证：陈某，男，20岁，工人，1993年5月10日就诊。有一次从约2米高处摔下，左踝着地，当时可行走，2小时后左踝肿胀，次日晨起床时左踝不能着地行走，便扶来就医。查见：左外踝前下方青紫肿胀，压痛明显，叩击痛，左踝关节内翻时外踝前下方剧痛，踝关节外翻，屈伸（被动）功能正常。经X线片检查未见骨折。经手法复位后外敷活血化淤散，2天后复查，肿胀明显消退，疼痛减轻。继续外敷活血化淤散，伤后第五天就诊，肿胀消退（局部仍轻度青紫），功能正常。

荐方人：湖北大悟县东汽中心医院医师　蔡和益

引自：《亲献中药外治偏方秘方》

3076. 乳没蜜纱条外敷治软组织损伤有效率100%

配方及用法：乳香、没药、土鳖虫、三七各50克，纯蜂蜜2000克。中药研粉，将蜂蜜放在铝锅内煎熬，然后加入药粉用柳木棒搅拌，待药蜜均匀后随即离火，放进24厘米×50厘米的绷带，浸透后装入盘内备用。患者仰卧于凳上或坐在椅上，行手法整复术，使其筋顺脉通后，敷用乳没蜜纱条3~5层，绷带包扎，每隔5天换药1次。

疗效：200例患者全部治愈，最快1天，最长15天即愈。均于用药后2小时基

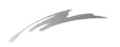

本止痛，48小时基本消肿，有效率为100%。

荐方人：辽宁省沈阳市新城子区中医院　黎思乾

引自：《当代中医师灵验奇方真传》

3077. 我父亲用八仙散淤汤治软组织挫伤千余例均有效

主治：软组织损伤。

配方及用法：泽兰8克，苏木10克，丹参30克，川楝子12克，枳壳10克，黄芩12克，虎杖18克，五指毛桃30克。将上述药水煎，每日1剂，饭前服，每日2次，连服5~10剂；病久者需服20~25剂。

疗效：用本方治疗软组织损伤472例，有效率97.5%。

按语："八仙散淤汤"系祖传100余年的秘方。家父戴良鸿行医50余年，灵活应用本方治愈软组织损伤患者千余例。经近10多年来的临床观察发现，本方疗效确切，新伤一般服用5剂即可见效；对多年不愈的旧疾，其效亦十分明显。对机体软组织挫伤所致的淤血阻络、气机不畅之病理变化，并由其引起的局部红肿热痛等表现，疗效独特。服用本方后1小时左右，有的患者出现损伤处疼痛加重，此为药物发挥作用，将淤滞之血消散的缘故。此种现象约过2~3小时后逐渐减轻，随后患者感觉患处原有疼痛等症明显好转。在诊治时就应交代患者服药后可能出现的情况，以免引起患者误解。

百姓验证：河北永年二中侯健，男，40岁。他来信说："有一次我干活不小心挫伤了软组织，用本条方治愈。"

荐方人：福建省莆田县　戴义龙

引自：《当代中医师灵验奇方真传》

3078. 草药"克肿止痛散"外敷治软组织挫伤可获满意疗效

软组织挫伤、关节扭伤是骨伤科常见病。我多年来应用自拟草药"克肿止痛散"外敷治软组织挫伤、关节扭伤845例，取得满意疗效。

配方及用法：蓖麻叶500克，七叶一枝花1000克，旱烟丝1000克，金盏银盘（又名方枝苦楝）1000克，鹅仔不食草1000克，山枝子1000克，两面针500克，厚香草头500克。以上均为干品，烘干碾细末袋装备用。根据损伤情况，如系关节或肌腱错位者，需先纠正关节位置及理顺肌筋后，按损伤范围的大小，取药粉适量，用酒、醋各半调药末成糊状（儿童用蜜、水各半调药）涂于纱布或绵纸上，厚约0.5厘米，敷于患处，再用绷带包扎，每日换药1次。

疗效：本方具有消肿散淤快，止痛效果好，药源广，经济简便，无副作用等优点，适用于急性闭合性软组织挫伤、关节扭伤、热毒痈肿等。经治病人845例，最少敷药2次，最多15次，均有效。

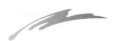

荐方人：广东省普宁市中医院骨伤科　陈培龙

扭伤　岔气

3079. 我用"全息穴位诊疗法"5分钟就治好了腰扭伤

浙江金华蒋堂镇铁路大修队鲁志刚来信说："前两天工作时不小心把腰扭伤，我用'全息律神奇诊疗法'治疗5分钟腰就不痛了。'全息律神奇诊疗法'真神奇！"

注："全息律神奇诊疗法"资料已编入本书4141条中。

3080. 本方治劳动负重过大造成的急性腰扭伤两天见效

配方及用法：生牵牛子、炒牵牛子各9克，白酒适量，广木香、三七各6克。将生牵牛子与炒牵牛子一起研末，分成四小包。广木香与三七放入白酒内制成药酒液，冲服牵牛子粉。早饭前及晚睡前温服一小包，一般两天见效。

引自：1996年10月26日《民族卫生报》

3081. 我严重的腰扭伤用本方药酒月余治愈

数年前，我不慎将腰扭伤，以致发展到坐骨神经痛，晚上和午睡腰痛难忍。后服用本方药酒，只1个多月，多年顽疾终于治愈。

配方及用法：杜仲、田七、白术各15克，地龙12克，红花10克，当归25克，大活血20克，蕲蛇12克，红参20克，白芍15克，鸡血藤20克，熟地25克，川芎10克，黄芪20克，何首乌20克，党参25克，枸杞20克，远志10克，配白酒2千克，过五六天开始口服。每晚睡前喝一小杯，不会喝酒者可饮半小杯，亦可外擦。药酒服完可再次加入白酒。

该药方孕妇和高血压者不能使用。

引自：1995年12月10日《黑龙江老年报》

3082. 我用三管齐下方法治好了腰扭伤

前些天，我不慎扭伤了腰，十分痛苦。立即采取三管齐下的办法治疗，仅几天就消除了痛苦。真可谓花钱少，治愈快。

（1）到药店买"土鳖虫"焙黄研成细末，分成5克一包，每天睡前和第二天清晨用黄酒送服。每次1包。

（2）每晚洗澡后把一贴"虎骨麝香止痛膏"贴在"肾俞"穴位上。

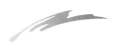

（3）每天饭后温开水送服"保泰松"和维生素B$_1$各2片。

荐方人：广东兴安市　李洁心

3083. 手足扭伤用番石榴叶洗一两次可愈

妻子、儿女手足曾多次扭伤，患处肿胀僵硬，多方治疗无效。后邻居教一法，采番石榴叶一把，煎汤洗之，一两次即愈。此法屡用屡验。（刘积香）

3084. 我用此方治疗过许多扭伤患者，效果相当好

我荐上一个"救死回生罗汉丹"药方。此方源于何处，我并不知道，只知此方效果很佳，是习武必备之品。在练武中扭伤手脚及其他部位，用药棉蘸药酒擦伤处，比红花油效果更好，内用效果也同样好。我用此方治疗过许多扭伤者。

配方及用法：乳香12克，草乌9克，琥珀7克，红花12克，没药12克，甘草10克，丹皮12克，杜仲10克，花粉10克，牛膝10克，当归10克，骨碎补9克，血竭10克，肉桂10克，土别10克，三七4克，广木香12克，川羌活10克。将上药在松节油或米酒瓶内浸泡使用。跌打伤严重者，可外擦内服。内服有两法：①此18味药共研为细末，每次9克，米酒引服。②此18味药用酒水（各半）煎汤服。

百姓验证：广东电白县马踏供销社陈三兴，男，39岁，工人。他来信说："本条方治跌打损伤效果好，不论何处扭伤肿痛，用该药涂搽1~2次即好。"

荐方人：湖北省汉川县　马明

3085. 我用本条方治急性踝关节扭伤百余例，效果令人满意

多年来，我用韭菜根治疗急性踝关节扭伤百余例，一般5天可愈，效果令人满意。

配方及用法：取韭菜入土部位的新鲜根须（数量视损伤部位大小而定）洗净，捣烂，不可去汁，加入适量面粉，用黄酒（也可用白酒）调成稠糊状，敷在扭伤部位，厚约1~1.5毫米。然后用纱布覆盖，再用绷带包扎好。每日换药1次。

百姓验证：柏某，男，24岁。在打篮球时不慎摔伤，当即左踝关节连同整个足背肿胀、青紫，无法站立，疼痛剧烈，面色苍白，出汗，心悸。立刻用鲜韭菜根糊治疗，4小时后疼痛基本消失，3日后恢复正常。

荐方人：江苏大丰监狱　贡锦珊

3086. 用本方治碰扭伤所致疼痛疗效好

配方及用法：当归12克，黄芪18克，独活10克，防风10克，秦艽10克，茯苓10克，苍术5克，白药15克，肉桂6克，青皮9克，续断12克，杜仲12克，牛膝12克，桑枝30克，水煎服。不论男女，凡属碰伤、扭伤（表皮未破者）所造成疼痛，服1剂

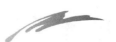

药就可治愈，最多不超过2剂药，有的晚上吃，半夜就没事了。

荐方人：福建福州市鼓山镇东山村31号　吴忠华

3087. 我用本方治损伤后皮下淤血102例，一般5天内痊愈

在门诊，我经常接诊一些软组织损伤患者。患者小刘被拖拉机撞伤臀部，臀部红肿疼痛，第二天整个臀部皮下发生淤血，后经我用外敷药治疗2天，皮下淤血全部消退。几年来，我用皮下淤血外敷方治疗患者102例，均在5天内痊愈。

配方及用法：取大黄500克，栀子500克，儿茶100克，无名异200克，紫荆皮600克，共研成细末。用时取药粉30克，加适量蜂蜜调匀敷在患处。每日换药1次，严重时可每日2次。

百姓验证：广东遂溪县农业路横街28号杨春熙，男，67岁。他来信说："我因鲁莽奔跑将胫骨至脚掌骨之间（踝骨）扭伤，出现淤血，发热红肿，上楼要人扶，如厕用人背。1999年6月请专治跌打损伤的骨科医师邝禄公治疗。他是用明末清初《增广验方新编正集》中的五圣散方（配方及用法附后）治疗的，每天换药2次，3天后逐步消肿而愈。到了2002年4月15日，我左脚踝骨处又开始红肿淤血作痛起来，我就用本条方另加生半夏、生南星和川乌3味药，共研成细末，加适量蜜糖、酒或醋，每天2次敷红肿处，此病宣告治愈。"

五圣散配方及用法：无名异30克，乳香15克，没药15克，地骨皮12克，麝香0.3克（如没有麝香可用茜草15克、骨碎补15克代替）。为增强疗效，可加川乌12克。用本药治跌打损伤，应将上述药物共研末，用蜜、酒或醋、面粉少许调膏，每天2次敷患处，8～10小时换药1次，一般3天见效，15天痊愈。

3088. 我足踝扭伤肿痛用韭菜三七泥敷4次痊愈

配方及用法：新鲜韭菜20克捣成泥状，取三七片5片研粉，拌入韭菜泥中。先将伤处用冷水洗净，再用韭菜三七泥敷患处，外加塑料薄膜包好，一次敷10小时，以睡前敷为好。一般敷3～4次即愈。

我足踝扭伤肿痛难忍，经过上法敷治4次痊愈。

百姓验证：河南郑州市政七街六号李树彬，男，74岁，离休。他来信说："我孙子足踝扭伤肿痛，我用本条方为他治疗，敷2次即愈。"

引自：1996年10月30日《安徽老年报》

3089. 姜大黄治急性腰扭伤32例全部治愈

配方及用法：生姜60克，生大黄30克，冰片1.5克。将生姜去皮、洗净、捣烂、挤汁，大黄、冰片研成细粉，再将各药加适量开水共调成糊状。使用前，先用葱白头5根，捣烂炒热，用布包好，在痛处揉擦至局部皮肤发红，然后将上药敷上，用

敷料包扎，每天换药1次。

疗效： 治疗32例，2~3天痊愈者17例，4天痊愈者13例，5天痊愈者2例。

百姓验证： 李某，女，23岁。扭伤腰部，运动受限，疼痛剧烈。经用普鲁卡因作痛区封闭、局部热敷及按摩治疗3天，效果不明显。改用上药外敷2次痊愈。

引自： 1976年第3期《广西赤脚医生》、1981年《广西中医药》增刊

3090. 本方治急性腰扭伤100例，有效率100%

配方及用法： 蜈蚣1条，牛膝12克，露蜂房10克，猪骨250克，川芎10克，田三七6克（冲），黄芪25克，桑枝10克，桂枝5克，地龙10克。每日1剂，水煎服，连服3~5剂。

疗效： 治疗100例，治愈（腰部疼痛及压痛完全消失，肌痉挛缓解，腰部活动正常，能恢复原工作）95例，好转（腰部疼痛及压痛明显减轻，腰部活动功能明显改善，生活能自理，但不能恢复原工作）5例；服药最多5剂，最少2剂。

荐方人： 福建省永泰县岭路卫生所　兰友明　兰义明

引自： 1997年第3期《湖南中医杂志》、1997年第4期《广西中医药》

3091. 针刺承山穴治急性腰扭伤效果好

急性腰扭伤多因活动不慎，或负重过度所致。本病以腰痛或腿痛为主症，影响患者工作和日常生活。我以30余年的临床实践证明，此症只取承山穴强刺激，收效甚捷。

取穴承山： 俯卧伸足，在腓肠肌腹下，于人字纹凹陷的顶端取穴，系足太阳膀胱经之穴。

操作： 凡遇因活动不慎，或劳作负重过度而卒发腰痛（正中或两侧或单侧），或腿痛（或左或右或双腿），腰不得转侧及屈伸，腿不能履步，不敢咳嗽，不能大笑等症者。先令患者胸对椅背骑马式坐定，双腿自然垂放于椅子两侧，双手扶住椅背。术者取其承山穴，以2~3寸毫针向上呈45度角进针，左侧腰（或腿）痛取左承山，右侧腰（或腿）痛取右承山，双侧痛取双穴，进针得气后大幅度捻转、提插强刺激；同时令患者轻轻左右转身，前后仰屈腰背。施针3~5分钟其痛大减。病重者可留针，约10分钟后如上法强刺激来施术。一般1次即愈。有个别患者发生晕针现象，但经处理后疗效往往更佳。除个别体弱者外，均取强刺激手法。

疗效： 我曾治疗98例，男67例，女31例。经上法治疗1次痊愈者59例，占60.20%；2次痊愈者21例，占21.43%；3次以上痊愈或疼痛明显减轻、生活能够自

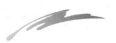

理者18例，占18.37%，总有效率为100%。

引自：1995年第11期《家庭医学》

3092. 我用黄白酒治扭挫而致的腰痛病疗效显著

配方及用法： 大黄、白芷、肉桂各10克，樟脑2克。上4味用好酒150毫升浸泡1日，于饭后服，每次10毫升，每日2次。

疗效： 本方治疗扭挫而致的腰痛屡获奇效。轻者服1次即可痊愈，重者也只需2日即告痊愈。若是因扭挫而致的腰痛，不管如何厉害，服下去可立竿见影；若因受寒而引起的腰痛，只要不发烧，也有效果。用以外搽，还可治冻疮。

百姓验证： 辽宁辽中县黄西村陈中仁，男，40岁，厨师。他来信说："村民郑贵芳在秋收时不慎将腰扭伤，疼痛难忍，弯不下腰，走路也很困难。当时买了三七片口服，未见明显好转。后经我用本条方治疗，服药当天就有明显效果，第二天又服1次，腰痛就好了，至今已有1年多没复发。病人说此方真神。"

荐方人： 湖南省常德市韩公渡卫生院　丁子念

引自：《当代中医师灵验奇方真传》

3093. "一针灵"针刺法治疗急性腰扭伤疗效显著

一针灵是流传于邹平高青一带的民间针灸验方，治疗急性腰扭伤有独特的疗效。我们自1990年采用一针灵治疗急性腰扭伤150例，取得较满意的效果。现总结如下：

一般资料： 150例患者均为门诊病人，皆符合全国中等卫生学校教材《外科学》中所载急性腰扭伤的诊断标准。其中男性108例，女性42例；年龄17～70岁，平均41岁；病程最短1天，最长8天。

治疗方法： 患者取坐位站位皆可。先针健侧养老穴，掌心向下，在尺骨茎突的高点处取穴，然后屈肘，掌心向胸，转手骨开，从尺骨茎突的桡侧骨缝中进针，得气后，强刺激1分钟，出针。再以同样方法针患侧养老穴。出针后针人中穴，使针尖偏向患侧，得气后让病人活动腰部，前屈后伸，左右侧弯，以疼痛为度，留针20分钟，不行针。每日1次。

治疗结果： 痊愈，即疼痛消失，腰部活动自如。好转，即疼痛减轻，腰部活动较前明显好转。无效，即疼痛与治疗前相比无改变。针3次观察疗效，结果治愈104例，好转39例，无效7例，总有效率95.3%。其中针1次治愈71例，2次治愈25例，3次治愈8例；治愈病人平均治疗1.27天。

百姓验证： 李某，男，40岁。2天前早晨因用力打喷嚏引起腰部剧烈疼痛，屈曲不能直立。取双侧养老穴，进针后即感腰痛明显减轻，强刺激1分钟后已能下地行走。然后针人中穴，得气后留针，嘱病人活动腰部，前屈后伸，左右侧弯，20

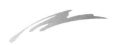

分钟后出针,疼痛消失,腰部活动自如。经随访,未再复发。

讨论:急性腰扭伤为腰部用力不当所致腰部各种组织扭伤的总称。一般多有外伤史,有腰部疼痛症状。中医认为本病是由于外伤致经气运行受阻,气血壅滞而致。养老穴为手太阳小肠经的郄穴,善治急性疼痛。《图翼》载:"张仲文传灸治仙法,疗腰重痛,不可转侧,起坐艰难,以及痉挛脚痹不可屈伸,养老穴也。"人中位居督脉,而督脉为阳脉之海,具有调节全身阳经经气的作用。《玉龙歌》曰:"脊背强痛泻人中,挫闪腰疼亦可针。"二穴相配,痛调腰脊三阳经脉,收到通则不痛之效。

一针灵治疗急性腰扭伤,手法简练,疗效显著,且大部分病人仅针1次就能痊愈,的确是一针就灵。

荐方人:山东省邹平县中医院　崔去刚　魏峰　张德峰　赵涛

3094. 本方治扭挫伤见效快

配方及用法:栀子粉适量,拌酒精外敷,包扎固定患部。

疗效:治疗407例四肢扭挫伤患者,肿胀疼痛消失时间为30小时,肢体功能恢复时间平均为5.1天。

引自:《中医杂志》(1964年第12期)、《单味中药治病大全》

3095. 用八角枫叶醋调敷治踝关节扭伤81例一般在3天内治愈

配方及用法:八角枫叶适量。将上药研细末,与醋调和成糊饼状,外敷于患处,绷带外固定,每天换药1次。

疗效:此方治疗踝关节扭伤81例,全部痊愈。

百姓验证:李某,女,36岁。患者于当天下午3时下楼梯时右足不慎踏空,右踝关节过度内翻,致右踝关节青紫肿胀,疼痛敏感,行走不利,经X线摄片排除骨折,诊为右踝关节扭伤。即予上方治疗,次日换药即肿消痛减,再用1剂痊愈。

引自:《浙江中医杂志》(1990年第2期)、《单方偏方精选》

3096. 我用指压涌泉穴方法治扭伤收到良好效果

发生四肢扭伤或挫伤时,不要性急,应就地休息,用手指压迫涌泉穴(此穴位于足心凹陷中,中趾至足跟连线的前三分之一与后三分之二交界处)2~3分钟。轻者1次痊愈,重者2~3次痊愈。

百姓验证:陕西商南县富水湖田村程玉安,男,50岁。他来信说:"一天我和爱人在抬麦子时扭了腰,弯不下腰,干不了活,十分痛苦。我用本条方按摩2次,腰就好了。我爱人后来也扭了腰,同样是用此条方治好的。"

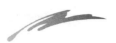

3097. 本方治脚踝手腕扭伤有很好效果

配方及用法： 荆芥、防风、桂枝、牛膝、木瓜、艾叶各50克。用3000～3500毫升水将上药煮开，倒入盆内，趁热熏患处（盆口与患处用毛巾围住，便于熏蒸），待药液稍温后，将患处放入药液浸泡10～15分钟。每日早、晚各熏泡1次。

去冬今春，我们这里有三位离退休同志，在晨间活动时，由于不慎，相继发生扭伤，经我介绍此方治疗，均已消肿止痛，效果满意。

荐方人： 河南商城城关樱桃园21号　　杨静超

3098. 杜仲的传说

四川峨眉山脚下，住着一户人家，儿子名叫杨忠良，为人忠孝憨厚。一天，六旬老母突然得病，卧床不起。杨忠良可吓坏了。请名医，抓草药，百般照料，老母的病仍不见好，眼看一天重似一天。忠良心如刀割，愁得不知如何是好。有人告诉他，峨眉山崖上长着灵芝草，只要采回来，老母的病就有救。忠良二话没说，背上药篓，拿上药锄，便上了路。

峨眉山崖高耸入云。为医老母的病，杨忠良哪管别的，费尽千辛万苦，终于采到了灵芝宝草，那个高兴劲儿，自然不必说。可下峭壁时，一不小心扭伤了腰，手一哆嗦，骨碌碌摔下山去。不知过了多少时间，忠良慢慢苏醒过来，摸摸宝草还在，心里踏实多了，可是怎么也爬不起来，腰腿疼得钻心，也只好咬着牙，爬到一棵大树下，倚着树歇息。

天渐渐黑了，朦胧间忽听一声鹤叫，睁眼一看，面前站着一位鹤发童颜的老者。忠良一见有人，挣扎着喊道："老爷爷帮帮我，我得赶回家!"老者笑了笑，疼爱地说："孩子，腰伤得不轻啊，莫动，待我给你医来。"说着，从怀中掏出一个小葫芦，伸手从树上剥了一块树皮，填了进去。摇了三摇，树皮立刻化成了水。忠良张开嘴，对着葫芦口，咕咚咚喝了下去，顿时觉得腰腿间就像有无数只小虫在爬，痒痒酥酥，不大一会儿，就不疼了。老者哈哈一笑，扶起忠良道："孩子，快回家吧，老母还等着你用药呢!"忠良抓住老人的手，千恩万谢，定要老人告诉他叫什么名字，家住哪里。老者不肯，指着大树说了四句诗："此木土里长，人中亦平常。扶危祛病魔，何须把名扬!"说完，骑上白鹤，飘然而去。忠良望着老者远去的背影，叹息一声，并不知何意，只好速速回家。老母吃了灵芝后，药到病除，娘俩好不欢喜，自然感激那位不知姓名的老者。

这天忠良又来到那棵大树下，只见树粗如盘，树冠如盖，杨忠良认得这叫杜仲树。忠良不由回想起当时的情景，口中嘟念着老者留下的那四句诗……猛然醒悟：这不是"杜仲"二字吗？此木土里长，"木"旁一"土"为"杜"，人中亦平常，"人中"为仲，莫非杜仲树能治腰伤？忠良十分惊奇，剥下一块树皮带回家中，正

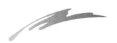

赶上有个邻居扭伤了腰，忠良把树皮煎了，病人服下后，果然有奇效！

引自：1995年10月24日《康寿福音报》

3099. 在委中穴放血治闪腰有立竿见影之效

大凡急性腰扭伤，都由于跌倒闪挫，损伤经脉，气血淤滞而形成。尤其在秋收双抢季节，几乎每天都有人因腰扭伤而来请求治疗。我即嘱其双手扒墙上，下肢用劲后挺，我用三棱针点刺患侧委中穴（膝腘窝、腿凹）血络出血（其量约1毫升，其色黯红），然后令其缓慢转动腰肢。几乎90%以上的患者收到立竿见影之效。可见该穴具有泄血通络，行血祛淤，理气止痛之功，对腰背疾病确有一定疗效。

荐方人：安徽合肥市双岗钢铁新村4号楼102号　董思治

3100. 用西月石（硼砂）点眼治闪腰可获佳效

配方及用法：西月石（硼砂）适量。上药经煅制后研成细末，瓶装密封；或配制成3%的月石眼药水，分装备用。取上药粉少许，或用上眼药水数滴，点于患者两目内、外眦处，而后嘱病人闭眼，双手撑在腰部，两脚分开站立，腰部前后、左右适度活动。对不能站立的重病人，可让其卧床，由医者帮助做两下肢伸屈活动，20分钟左右即可。每日1次，连治2~3次。若用月石眼药水治之，需1日点2次，至痊愈为止。

疗效：经治50例，治疗1次后，半小时内症状明显减轻或基本消失者46例，略有好转、无效者各2例。

引自：《上海中医药杂志》（1986年第11期）、《单味中药治病大全》

3101. 口服硼砂冰片治闪腰岔气有良效

配方及用法：硼砂1份，冰片1份。2味用温开水溶化后，一次口服。

荐方人：河南新野县王集乡汪堤村　梅学东

3102. 我腰部扭伤仅吃生芋头2天就有显效

生芋头（即芋艿，有赤白两种，宜用白者）去皮，大者一枚，小者二三枚，生嚼食之。若不愈，次日再食之，一般食2次可愈。初起食之尤为有效。生芋头嚼之味辛涩口，而闪腰者嚼食则无异味。

百姓验证：广西柳城县沙铺上雷村廖德明，男，54岁，复员军人。他来信说："我不慎腰部严重扭伤，痛得不敢坐下，即使勉强坐下，需扶东西才能站起来。我用本条方治疗后，第二天便不痛了，试着挑东西，如同没扭过腰一样。"

引自：1996年9月14日《老年周报》

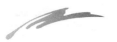

3103. 针刺人中穴治急性闪腰岔气一次见效

方法：针刺人中穴2分钟左右，有麻痛时，加大捻针1~2分钟，同时嘱患者左右、前后活动腰部；留针15分钟，捻针1~2次并配合活动腰部2~3次，痛止出针。

疗效：治疗7例，均一次治愈（疼痛消失）。

说明：人中位于督脉上，能治腰脊强痛。本法可促进腰及督脉气血流通，脉络通畅而止痛。

引自：《常见病特效疗法荟萃》

3104. "少林八仙散" 治闪腰效果好

此方是德禅僧医的师爷素广大和尚秘抄保存，临终前亲手交于德禅。德禅僧医用此散治疗跌打损伤、落马坠车、闪腰岔气、伤筋动骨、局部红肿疼痛数百例，确有良效。

配方及用法：马灯草15克，马钱子（油炙）60克，乳香（醋制）90克，没药（醋制）60克，地鳖虫30克，水蛭30克，麻黄45克，梅片3克。先将梅片研细另包，再将其余7味药碾细过罗，与梅片混合调匀，装入瓶内密封。用时取药粉3克，以黄酒冲服，每日服2次；也可用好白酒把药粉调成糊状，敷于伤处，内外兼用，疗效更佳。

引自：《佛门神奇示现录》

外伤性溃疡

3105. 我脚刮伤感染只用煅柑皮炭末敷即愈

去年，我左脚刮伤，继而感染，多方医治，病情始终不见好转。后来糜烂的伤口直径由1厘米扩展至5厘米多，每天排出大量脓水，患脚红肿，步履艰难。

在苦无办法的情况下，一位朋友让我使用煅柑皮炭末干敷伤口。我按此方法治疗，果然灵验，次日病情即停止发展，第三天患处开始消肿，第七天便停止了流脓水，12天左右伤口结疤痊愈。

柑皮炭末的使用：先用硼砂水洗净伤口，然后将柑皮炭末均匀地撒在伤口上，用绷带包扎好。开始时每天洗换柑皮炭末一次，待数天后观察伤口所流脓水明显减少时就不再用硼砂水洗，只稍添加炭末即可。

柑皮炭末的制作：将干柑皮剪碎像指甲大小，用瓦煲盛装放在炉上，将炉火

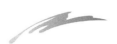

调到最小（暗火），使柑皮慢慢受热起烟，用筷子不断搅拌使其受热均匀，但切勿让它着火燃烧，直至柑皮变深黑色即可取出捣碎筛成粉末。（林茂）

3106. 本方治外伤性下肢溃疡10例均痊愈

配方及用法：蜈蚣（去头足）1条，全蝎3条，鸡蛋1个。上药焙干，共研细末，取鸡蛋开一小孔，纳入药末，搅匀，用面团包裹，放草木灰中烧熟食之。每天1次，每次1个，10天为1疗程。上药分别研成极细末，混合装瓶备用。先将溃疡面用3%双氧水冲洗干净（无双氧水，用盐开水亦可），然后取适量药粉撒布于溃疡面即可。

疗效：此方治疗外伤性下肢慢性溃疡10例，全部治愈。

引自：《四川中医》（1987年第5期）、《单方偏方精选》

3107. 凤凰衣贴敷治慢性溃疡38例均痊愈

配方及用法：凤凰衣（新鲜鸡蛋的卵膜）。溃疡创面常规处理，待肉芽水肿减轻，局部脓汁不多时，即可贴敷凤凰衣。按创面大小剪取凤凰衣，新鲜凤凰衣可直接贴敷，用75%酒精贮存的凤凰衣须用无菌盐水冲洗后贴敷。凤凰衣应单层平整敷于创面，若衣下有气体应驱尽，使之与创面贴紧。若创面较大，可在凤凰衣之间留有间隙；若创面不大但分泌物多或肉芽水肿，可在凤凰衣上开窗数个，以防渗液积存使凤凰衣漂浮而移位。贴紧后外敷无菌纱布，加压包扎。如贴敷成功，24小时后改暴露。如一次不能愈合，可隔2~4日换贴1次。

疗效：所治38例均愈。换贴次数1~14次。

引自：《中医杂志》（1987年第6期）、《单味中药治病大全》

3108. 用锌皮压迫治外伤性溃疡30多例均治愈

配方及用法：锌皮。取锌皮一块（略大于皮肤溃疡之创面），锌皮边缘剪成圆形，并将锌皮覆盖面用刀轻刮，清水洗净后放锅内煮沸，消毒约10分钟，冷却后备用。使用前将创面常规消毒，去除分泌物，继之将锌皮压迫在皮肤溃疡创面上，用胶布打"十"字固定锌皮，然后覆盖纱布块，再以胶布固定。一般2天更换一次锌皮，原锌皮仍可利用，用时仍需用刀轻刮皮面，方法同前。

疗效：临床治病30多例病人均愈。

说明：旧电池外层锌皮亦可使用。

引自：《新中医》（1989年第9期）、《单味中药治病大全》

3109. 我用仙人掌治外伤感染很有效

我是一个足球迷，一次踢球时，因穿的是凉鞋，一个趾甲不慎被掀起。我当

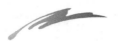

时没当回事，用自来水把泥垢冲掉后便了事。第二天患处感染流脓了，即去医院治疗。大夫检查后，说是要拔趾甲，那趾甲还有三分之一连在肉上，即使打麻药也肯定疼，我不敢接受治疗，便告辞而回。

回到家里，母亲得知，心疼不已。听人说仙人掌能拔毒，便把家中种的仙人掌掰下几片来，去其刺，在蒜臼里捣成泥状，敷在感染处，用布包好，再套上塑料袋。我仍然去上班，但没有疼痛感。第一次换"药"时，发现有些好转，换了3次后，脓不见了，趾甲也自行脱落，不痛不痒，只等着长新趾甲了。真想不到，仙人掌竟有如此神力，可谓妙药！

百姓验证：四川资阳市电力局丁光文来信说："我用本条方治疗外伤感染很有效。"

荐方人：河南郑州　史好欣

3110. 柳叶膏治疖肿及外伤感染30余例均治愈

配方及用法：鲜柳叶或嫩芽洗净，加水煮2~4小时，过滤，再同法煎一次，合并2次煎液，浓缩成膏。患处酒精消毒后敷膏，每日1次。

疗效：30余例疖肿及外伤感染，轻者1次，重者2~5次治愈。

引自：《常见病特效疗法荟萃》

内伤劳伤咯血

3111. 死囚"神偷"荐出内伤止吐血秘方

宋·洪迈在《夷坚志》中曾记载：台州（今浙江临海）有一江洋大盗，劫富济贫，深受穷苦人爱戴，被誉称为"神偷"。但官府恨之入骨，曾悬赏千金捉拿他。一次，他不慎被捕，打入死牢，行将处决。监狱长敬佩他是一条汉子，每日好酒好饭款待他。大盗便对监狱长说："我曾七次被捕，受官府酷刑，肺部严重受伤，吐血不止，生命垂危。后遇一位异人传我一秘方，凡遇因肺部受伤吐血不止，白芨为末，米汤送服，即可止血。我屡试屡验。现今，我在生之日屈指可数，将这秘方传于你，将来可以治病救人。"之后，大盗被处决，那监狱长用此方治愈了不少因肺部受损吐血不止的病人。

这一秘方，后被明代李时珍发现，他结合自己临床实践，补充了"白芨涩而收，得秋金之令，故能入肺止血"说明，将其载入《本草纲目》之中，留传于世。清初名医汪昂又进一步提出了白芨"能补肺止血，故治肺损，红痰，又能蚀败疽死

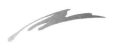

肌，为去腐生新之圣药"，名为"独圣散"，撰入《医方集解》之中。（高闽文）

引自：1996年10月25日《大众卫生报》

3112. 热饮兔血治劳伤咯血效果好

王保贵，现年67岁，然已驼背甚，早年家境贫寒，靠当长工供养老母。自云年轻时饥饱不节，患咯血劳伤。抗日战争初期，参加八路军，几经参战，负伤而归。归后善猎，常操枪打兔，兔死，热饮其血，日久，咯血竟愈。现身体健康，与其外甥同居，颐养天年。

引自：《偏方奇效闻见录》、《中医单药奇效真传》

3113. 单喝豆油治内伤吐血有疗效

河北安国县王家辛庄有位姓王的男青年，因攀单杠用力过强过猛，内伤吐血。予豆油每日1次，每次9克，3日痊愈。

引自：《中医验方汇选》、《中医单药奇效真传》

脑震荡后遗症

3114. 饮薄荷水治疗脑震荡引起的偏头痛很有效果

据国外报道，饮用浓薄荷水，能治偏头痛、高血压头晕。

方法：薄荷15克，（鲜品加倍），用开水冲泡5分钟后饮服，早、晚各1次；或用鲜薄荷叶，在温开水中泡5分钟，取出贴于太阳穴和头痛处，30分钟后可止痛。

我隔壁住的陈祖荣，因脑震荡后遗症引起偏头痛，我将栽培的薄荷、银花供她试服。一试就灵，不但能治疗偏头痛，还能防治感冒。自她坚持天天饮用薄荷、银花水的2年多，不但偏头痛未发，连感冒也未患过。（肖特）

3115. 祖传五代秘方治脑震荡后遗症有效率100%

主治：脑震荡后遗症。

配方及用法：将龟首（王八脑袋）用干燥箱干燥，研为细末，每个龟首加黄瓜子9克，用同法干燥，研末混合，为一日量。将一日量分3次于饭后用黄酒送服。5日为1疗程（即5个龟首）。

疗效：一般1~2个疗程即愈，有效率100%。

荐方人：黑龙江哈尔滨　李春

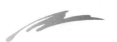

引自：广西医学情报研究所《医学文选》

3116. 镇肝熄风汤加减治脑震荡综合征疗效显著

主治：脑震荡综合征。

配方及用法：牛膝50克，生龙骨60克，生牡蛎60克，赭石30～50克，半夏15克，乳香、没药各15克，红花15克，赤芍15克，当归15克，川芎35克，甘草10克。恶心呕吐严重者加柿蒂、竹茹，皮下血肿加三七，失眠心悸加枣仁、珍珠母，其他随症加减。龙骨、牡蛎、赭石要打碎先煎20～30分钟，然后加入其他药再煎20分钟取汁。每次200毫升，每日服3次。

疗效：治疗23例患者，22例有效，1例因效果不显著自动中断治疗。18例全部治愈，4例主要症状缓解，能坚持上班，但由于一些诱因尚可出现一些不适感觉，再次治疗仍然有效。

随着症状的改善，重镇之品可减量或停用，后期可根据情况酌加参、芪补益品，以利病人恢复。治疗期间停服其他中西药，一般疗程为1个月，最长的达3个疗程。有效率可达100%。

荐方人：内蒙古海拉尔市医院中医科主任　王屏忠

引自：《当代中医师灵验奇方真传》

3117. 柴精汤治脑震荡头痛有良效

配方及用法：柴胡10克，黄精30克，土鳖虫10克，云苓20克，白芷6克，细辛3克，牛膝30克，丹皮20克，薄荷3克。上药水煎服，每日1剂，连服7剂。

按语：头部在受伤后，都要导致淤血阻滞，而造成清阳不升，浊阴不降，从而出现头闷头痛，记忆力减退。此方来源于一位姓苏的病人，他是洪洞县西池村人，因骑摩托车撞伤头部，当时昏迷，清醒后肢体无障碍，就是头痛，且不缓解。后来听说河南林县上庄一老婆婆有个偏方能治脑震荡头痛，他找到后，老婆婆就给了他50粒丸药，他吃了一半头就不痛了。后来他的妹妹被人打伤，头痛2个月，又去林县找到那位老婆婆，老婆婆让他抄回原方自己配药，他妹妹服后亦好了。他在找我治病时，遂将此方告诉我，经过验证的确有效。

百姓验证：刘某，男，28岁。1974年3月因汽车肇事将头部撞伤，额部头皮撕裂，缝合后痊愈，因恶心、呕吐曾服用中药旋覆花代赭石汤，服药后呕吐减轻，唯头痛不减，疼痛加重时有撕裂感，在墙上碰一下才舒适，或用手撞几下疼痛才减轻，1日发作十几次。投以柴精汤7剂后，头痛大减，连续服用10余剂头痛消失。

引自：《偏方治大病》

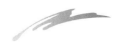

3118. 活血洗足汤治脑震荡后遗症效果好

配方及用法：防风30克，牛膝、丹参各50克，鲜水泽兰、鲜血见愁、鲜夜交藤各500克。先将前3味药按常规煎好，继之将后3味鲜药加入，加水2500毫升，煎开20分钟，改用文火以保持药液温度在30℃左右，令患者浸泡双足，并用纱布蘸药水频频淋洗。每次40～60分钟，早、晚各一次，10天为1疗程，隔2天行下1疗程。

疗效：此方治疗脑震荡后遗症28例，均痊愈。

注：水泽兰为虎耳草科植物扯根草的全草。性温味甘，有活血行水之功，有治经闭、水肿、血崩、带下、跌打损伤之效。

引自：《浙江中医杂志》（1993年第7期）、《单方偏方精选》

颈椎病

3119. 我用臭梧桐根治颈椎病获良效

颈椎病有肩臂疼痛、麻木，或眩晕、瘫痪等各种表现，尤以中老年人好发。我治疗此病12例，其中男性9例，女性3例；年龄最大64岁，最小48岁；病程最长1年，最短1天。均由肝肾亏虚、筋骨衰退、外感风寒湿邪引起，症状为一侧颈肩臂疼痛明显；血常规检查在正常范围内，但血沉加快；颈椎X线片见椎体骨质增生，无破坏迹象。经治疗1疗程后，均达到临床治愈（颈部疼痛及上肢放射痛消失，颈部活动自如）。随访4个月至2年，无一例复发。

配方及用法：根据病人具体情况不同，取臭梧桐根30～60克，体质好、症状重者用量可大些，反之则小些。水煎取汁，每日服2次，5天为1疗程，同时配合卧床休息、颈部保暖等措施。

百姓验证：朱某，男，58岁，干部。颈部疼痛不适，活动受限2天，伴左臂疼痛麻木，头偏向左侧时疼痛加重，第5，6颈椎处左侧压痛明显，侧弯试验阳性，X线片见第6，7颈椎椎体骨质增生，颈韧带钙化，红细胞沉降率每小时32毫米。素有颈肩臂痛病史，劳累着凉后疼痛加重，曾在本院住院2次。经静脉滴注青霉素、庆大霉素后症状逐渐消失。此次再度入院，即用臭梧桐根60克水煎服，每日2次。3天后颈肩部疼痛基本消失，5天后颈肩臂疼痛消失，颈部活动自如。随访至今2年余，未发作，生活如常。

按语：我所治之颈椎病，其病因病机为肝肾不足，气血衰少，筋骨失于调养，

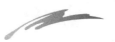

风守之邪骤袭, 痹阻经络, 气血淤滞。而臭梧桐根具有舒筋活络, 祛风止痒之功效, 用于风湿痹痛, 兼治关节屈伸不利、拘挛、麻木等症。现代药理研究发现, 其茎、叶含海棠素、刺槐素等黄酮甙类, 此外尚含有生物碱、葡萄糖甙等, 有明显的降压、镇静、镇痛作用。故用于治疗上述一类病人, 常获奇效。

荐方人: 上海市奉贤县医院　王利群

3120. 我自制的药袋治好了许多颈椎病患者

配方及用法: 当归、川芎、桂枝、川乌、鸡血藤、红花各10克, 白芷12克, 苏木15克, 仙鹤草9克。将上药共研细末, 混合均匀后装入布袋内, 并将袋口缝合备用。将药袋放在颈部, 用细绳固定, 白天用之, 夜间摘掉。一般用此药袋治疗3~5天后, 局部疼痛明显减轻, 半个月可达到治愈的效果。如患腰腿痛时, 将药袋固定在疼痛部位, 同样可获得很好的疗效。

百姓验证: 黑龙江牡丹江市某集团公司李殿臣, 男, 60岁。他来信说:"本市师范学院教师王秋娥, 女, 32岁。患颈椎病已达5年之久, 除颈部疼痛外, 头后、后背和肩也疼痛, 手麻木。曾做过牵引、按摩, 也口服过颈复康、壮骨丸、骨刺消等药, 但效果甚微。后来我用本条方和我自制的药酒(配方附后)为她治疗, 1个月后痊愈。"

引自: 1996年4月18日《老年报》

药酒配方: 熟地、海桐皮、地骨皮、桑皮、杜仲、灵仙、赤芍、木瓜、羌活、生地、甘草、当归、牛膝、薏米各17克, 陈皮、巴戟天各12克, 川乌、黄芩、桂枝各8克, 白酒2500毫升, 冰糖250克。以上药共泡7天, 早晚服用。

3121. 我自制药袋治好了自己患3年的颈椎病

今春, 我的一位身居河北卢龙县石门镇高各庄的姐姐来信说, 她患腰椎间盘脱出症, 几经治疗不见好转, 每天腰疼得直不起来, 家务活也干不了。读罢来信, 我和家人也为之焦虑。恰逢《老年报》4月18日刊登了《自制药袋治疗颈椎病》一文, 于是我便依照处方配制, 即取当归、川芎、桂枝、川乌、红花、鸡血藤各10克, 白芷12克, 苏木15克, 仙鹤草9克, 将这些药研成细末, 混合均匀后装入袋内, 然后将袋口缝合。

前不久, 我带着3剂配制好的药回到老家河北。姐姐将药袋固定在疼痛处, 不到24小时, 腰竟不疼了。药袋如此有效的消息不胫而走, 高各庄的人纷纷前来索取药方。一位年老的远亲急忙赶来求药, 用药仅3天, 他的颈椎病明显好转, 感到颈部轻松多了, 手也不麻木了。

我患颈椎病达3年之久, 曾多方求治未奏效。自我采用药袋治疗以来, 症状明显好转。现在, 手不麻木, 颈部轻松, 活动自如。真是花钱不多, 用之有效!

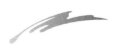

百姓验证：广东遂溪县遂城镇农业路28号杨春熙，男，67岁。他来信说："我处有一患者名叫何生，腰痛非常厉害，坐卧不安，叫苦连天，甚至疼得流涕哭喊，苦不堪言。经医院诊断是因腰骨增生压迫神经系统所致，在医院打针服药均无效果。后来我按本条方并加以变通为他治疗，一下子产生了神奇效果，他的腰不痛啦。我的治法是：在原方的基础上，增加生草乌12克，白芥子10克，川续断12克。上药共研成细粉，加适量酒或醋、面粉少许，共调为软膏涂敷患处，用医用胶布固定，敷10小时后换新药。"

"为了加强疗效，又加服疏通气血的内服八珍汤药，其方是：川芎6克，当归12克，白芍20克，熟地15克，党参15克，赤白术10克，茯苓12克，炙甘草6克，另加黄芪（北芪）25克，肉苁蓉15克，牛膝10克，木瓜10克，独活10克，山药15克。如脾胃不好，再加鸡内金10克，炒麦芽25克，谷芽25克，川杜仲15克，川续断10克，砂仁6克（另包后下）。经过以上外敷内服，上病治愈，迄今已有多年未见复发"。

荐方人：黑龙江省哈尔滨亚麻厂　赵君庭

3122. 我服醋蛋液3周解除了颈椎病疼痛及僵硬症状

我对醋蛋液的食疗作用是确信无疑的，但是否能治好我的病，我只是抱着碰碰运气的态度。我患颈椎综合征已数年，颈椎僵硬，低头伏案写字、仰头观月皆感僵硬并疼痛难忍，而且感到脑供血不足，读书用脑不能持久。常年做自我按摩和体育锻炼均未收效。经连续服用3周醋蛋液后，颈椎疼痛、僵硬解除了，而且还把数年的大足趾跖关节骨质增生性疼痛治好了。

百姓验证：广西柳城县沙铺上雷村廖德明，男，54岁，复员军人。他来信说："我堂弟之妻去年夏天得了颈椎增生，痛得头昏眼花，头重脚轻，双手发麻。我用本条方为她治疗，服9剂药就治好了。"

荐方人：黑龙江省兽药一厂　张英圣

注：醋蛋液治病法，请见本书4142条。

3123. 我喝醋蛋液终于治好了颈椎病

1986年冬，我患颈椎病，感觉头晕目眩，视物不清，两便不畅，两膝冒冷风，行路不稳，摇摇晃晃。经中西医治疗，病情有缓解，但改善不大。服用3个醋蛋液开始生效，至今连续服24个醋蛋液（每5天服1个），已基本恢复正常，只有两腿仍无耐力。

据我个人体验，此法确有殊效。除前述症状消除以外，我的右手有四个手指已麻木4年，现在也基本上不麻了。另有阵发性心动过速病，自醋蛋液生效后，一直未出现症状。该法似乎还有润肤作用。自服用醋蛋液后，感到皮肤滑润，鸡

眼、脚垫自行消失；过去每到冬季，我的两手指、两脚后跟就患皮肤皲裂，现在这种现象不见了。

百姓验证：广西柳城县沙铺上雷村廖德明来信说："我用本条方、3138条方和3165条方联合治好了自己的颈椎增生症，"

荐方人：山东省滨州市粮食学校　王统某

注：醋蛋液治病法，请见本书4142条。

3124. 我练此功法治好了多年的颈椎病

我是个颈椎病患者，多年来经常求医买药治疗，病情仍时好时坏，疼得难忍时我就在颈部周围搓、揉、掐和拍打，方有所缓解。长期以来经摸索，反复试验，我总结编写了一套颈椎保健小功法。坚持每天早、晚各练1次，经过1年多，颈椎痛逐渐缓解，最后疼痛消失。现在我心情舒畅，也能干活了。

具体方法：

（1）预备动作。取坐式，双脚与肩同宽踏地，目视前方，全身放松，合掌搓手54次。

（2）按摩风府穴（颈后正中入发际一寸处）。先两手各交替上下搓风府穴36次，然后两手各按揉风府穴36次。

（3）按摩风池穴（风府穴两侧凹陷处）。用两手中、食指同时按揉风池穴54次。

（4）搓大椎（颈椎与胸椎衔接处）。双手交替各搓大椎36次。

（5）做颈部运动。①前俯后仰，前俯时下颌尽力接近胸骨上缘，后仰至最大限度为宜。前后为1次，共9次。②头颈侧屈，先往左侧屈后向右侧屈为1次，共9次。③头部旋转，头颈由左向右转一圈为1次，旋转9次，然后再由右向左旋转9次。做以上三个动作时身子要正直，双手放在膝盖上，动作缓慢，幅度要大些。切忌过快过猛，以免损伤颈部肌、筋。

（6）掐颈椎。左手四指合拢，与拇指大鱼际合掐颈部肌肉，然后换右手，各掐9次。

（7）端肩。左肩往上端9次，右肩往上端9次，最后双肩齐端9次，力度适中。

（8）拍两肩。持实心掌左手拍右肩，右手拍左肩，稍用劲反复拍打共54次。

（9）收功。①双手合掌搓手36次。②干洗脸，双手由下往上（两手的中指按在鼻翼凹陷处）擦到额部，上下为1次，共擦18次。③结束时深呼吸3次。

以上是我在实践中摸索编成的小功法，要想练此功达到祛病健身、延年益寿之目的，则必须持之以恒。

百姓验证：湖北兴山县粮食局蒋必科，男，74岁，离休。他来信说："我于

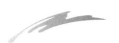

1999年12月在兴县人民医院确诊为颈椎骨质增生，住院治疗20多天，花医疗费近千元，但疗效甚微。后我用本条方和3138条方治疗，现已痊愈。"

荐方人：黑龙江富裕县退休教师　李长富

3125. 我练太极混元桩功3个月治好颈椎病

1994年初我患颈椎病，出现颈部僵硬疼痛，双肩胀痛难忍，左手麻木，经医院拍片检查为颈椎左侧骨质增生。

曾经求医于各大小医院多家，采用服药、打针、按摩和牵引等方法治疗，症状未见明显好转。后幸遇名师传授功法，坚持每天早晨练功2小时，晚上1个半小时。练了3个月后，我再次去医院拍片检查，左颈部骨质增生已基本消除。现在，我的颈部、肩部再没有胀痛的感觉，左手麻木也消失。我练的是太极混元桩，现将具体练法介绍如下。

动式：自然站立，两脚分开同肩宽，两膝微曲，双手沿体侧向上抬起与肩平，双手手心向下，此时身体呈"大"字，然后双手向胸前合拢呈抱球状，手心水平相对间隔15厘米呈一太极球样（或一手在上一手在下）。双手不停地旋转揉动手中太极球，进行前后上下划弧转动运行。配合调息，呼气转一圈，吸气转一圈。

静式：划至最后一遍，双手平行止于胸前呈左右抱球状，相距10～20厘米，离胸部约30厘米；或双手止于胸前呈上下抱球状，双手相距15厘米，离胸部约5厘米，男左手在上，右手在下，女性相反。上掌平膻中穴，下掌平中脘穴。5分钟后，上、下手倒置。呼吸时意想气沿球—右上肢—右肩—颈部—左肩—左上肢旋转运行。

收功：双手缓缓下落重叠于腹部，闭目养神3分钟。最后，双手自然分开至身体两侧。

荐方人：湖南宁远县房地产管理处　杨华

3126. 我的朋友用头写"米"字治好了颈椎病

友人朱某患颈椎病，到医院治疗多次，虽稍有好转，却未能治愈，常感到头晕，手臂发麻，肩背放射性疼痛。我曾在杂志上看到过某地有人用头部写"米"字的方法治愈了此症。于是将此法教给他。他认真习练，1个多月就治愈了颈椎病，至今未见复发。

方法：先将两掌搓热，擦后颈和颈部左右侧，使整个颈部血流通畅。然后两脚并立，吸气时提肛收腹，头向后仰，同时两手在身后互握，逐渐用力向上提，呼气时放松还原。接着两脚与肩同宽站稳，两手叉腰，以头部带动颈部写"米"字，按笔画顺序写，做八个方位的旋转，共默数八拍，一横为两拍，一竖为两拍，其他四笔均为一拍，这样默数拍子是为了使动作有节奏。书写的动作要自如、连贯、

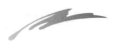

缓慢、柔和，用力得当而柔中有刚。幅度要略大一些，两眼随笔画走，认清所写的"米"字。头部旋转时，笔画一定要到位，方能见效。画上10多个"米"字后，可以自由活动一下。每日早、晚各做1次，工作间歇还可加做一次。

　　荐方人：江苏省如皋市新生路针织二厂　　俞晓明

3127. 我用电吹风温熨法治颈椎病68例均获良效

　　颈椎病属中医"痹症"范畴，电吹风为理发、美容的必备工具，似乎二者毫无瓜葛，但作者采用电吹风发出的热量，取代中医外治的"温熨"疗法，用于治疗颈椎病68例，其效甚佳。

　　用电吹风温熨法治颈椎病，方法十分简便，患者可自诊自治。首先，自己以正坐位姿势，用左手先在颈部扪及压痛点，随后将右手握着的吹风机接通电源，将热风对着压痛点频频温熨，并使颈部做左右旋转。前后俯仰动作，再用左手指轻轻按摩压痛点。如熨时局部有灼热感，则可能电压偏高，或熨时过长，或吹风机距皮肤太近。为防皮肤灼伤，可关上开关，暂停操作，待灼热感消失后，续用前法，感到热风作用于皮肤的温度适宜，持续一刻钟左右即可。除炎热天气外，每天早、晚按上法分别操作一次。

　　我曾用上法治疗68例，均获良效。其中男46例，女22例；年龄最小31岁，最大73岁；病程最短3个月，最长8年，轻者4天，重者3周症状及体征消失，功能恢复正常。长期随访，未见复发。

　　由此可见，温熨疗法颈椎病，可命名腠理疏通，血随气行，温经散寒，气血得以流畅，淤滞得通，达到祛风散寒逐湿的目的；也体现了中医外治之法，治在外而作用于内，治在表而通达经络，治疗局部而调节机体的内外统一的整体观念。所以，电吹风外治温熨颈椎病，方法简便，费用低，疗效满意，颈椎病患者当重视此法。

　　引自：《老年健康》

3128. 我用端肩法治好了颈椎病

　　我是个颈椎病患者，在长期的治疗过程中，摸索出一种省钱省事有效的治疗方法现介绍给患者朋友。

　　方法：每天早晨起晨练时，用左右端肩方法（行、站、坐均可）锻炼10~20分钟，时间长一点更好。5分钟后颈部可有热的感觉，1周内病情能减轻，坚持锻炼，症状可消失。这种方法所以有效，是因为它改变了人们通常行走前后甩手摆肩的活动方式，将前后活动改变成上下左右活动，有利于缓解骨质增生，有助于血液循环，血脉流通。

　　其次，睡觉用的枕头要软一点，细一点，低一点。在睡眠时将枕头正好放在

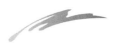

颈部（不是放在头部），这样可以起到自然牵扯引的作用，对缓解颈椎病有一定作用。

端肩锻炼要经常坚持，不可长时间地间断。我在今年春节后，有近3个月的时间未做端肩活动。4月份又出现了手、肘痛的感觉，做了一段时间端肩锻炼后，疼痛又消失了，这是我的实际体验。（刘景泰）

引自：1997年5月17日《老年报》

3129. 我用点穴法治疗颈椎病效果不错

临床上治疗颈椎病的方法很多，如服药、牵引、理疗、按摩和针灸等。我在中医临床工作中总结了一个治疗颈椎病的点穴疗法，效果不错。

（1）选穴。所用穴位有4对：①腕骨穴，位于两手掌的外侧第五掌指关节和腕关节之间；②外关穴，位于两小臂的腕关节后三指，尺、桡骨的正中骨缝处；③肩井穴，位于两侧肩峰与第一胸椎棘突连线的1／2处；④风池穴，位于头后枕骨下方两旁的凹陷处。上述4对8个穴位在点穴时都有明显的酸胀感，可用此感觉寻找和定准穴位。

（2）操作。用拇指或食指尖端点穴。首先从腕骨穴开始，依次至外关、肩井、风池穴。在穴位上先施行由轻渐重的点穴按压法5～10分钟，再在穴位上做顺时针揉按10～15分钟。在进行点穴操作的同时，轻轻转动颈部，以增强点穴力度。

点穴疗法依据中医经络学说制定，具有活血行气、舒筋通络和祛风镇痛的良好功效。此法好掌握，易操作，只要找准穴位，熟悉手法，不需求助他人，自己便可为自已施治。（王诚祥）

百姓验证：云南昆明市望洋昌路32号焦文智，男，76岁，离休。他来信说："永昌路113号的代宝英患颈椎病多年，头不能转动，吃药无效。自从我用本条方为她进行穴位按摩后，已有好转，头能转动了。"

引自：《陕西老年报》

3130. 我按本法习练25天治愈了颈椎病

去年4月份，我在办公时突然感觉左胳膊疼痛，接着往下麻木。先到大拇指，很快五指全麻木，一天最多犯十几次，影响工作。吃西药20多天无效。经拍片检查颈椎，发现颈椎增生，接着在医院牵引月余亦无效。后经一位已治好自身颈椎病的老干部介绍防治颈椎病的简易操，按动作要求，我做了25天，没花一分钱颈椎病就好了。

方法：（1）活动颈部。颈部放松，做前屈后伸，左右侧屈活动。头前屈时，闭口使下颌尽量紧贴前胸，然后还原；后伸时，头颈尽量后仰，使视线能直接看到

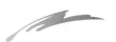

顶部的天花板。接着左右缓慢旋转颈部。最后做头颈部环绕动作，先使颈向左环绕，后向右环绕，各做八九次。

（2）活动上肢和下肢。左上肢抬起，随着左下肢抬起，上下肢一齐往下压脚着地，接着右下肢抬起，右上肢腾空伸展举起。每侧各做八九次。

荐方人：河南孟津县纪委　陈新富

3131. 我用拍打法治好了多年的颈椎病

我患颈椎病多年，前几年，深更半夜常被十指发麻而弄醒。颈椎这个部位，口服药物，效果微乎其微，敷药、烤电也无明显效果。近一年我常为此犯难。一次去中医研究院做身体健康检查，老中医告诉我，中医讲究"活血化淤"，可用拍打方法治疗。我抱着试试看的心情按老中医介绍的方法开始了具体操作，坚持早起床后、晚入睡前各1次，姿势坐立均可，用力不轻不重。

具体拍打法：先用左手托起右胳膊，拍打左边的肩颈部（肩胛与颈椎交界处），再用右手托起左胳膊，拍打右边的肩颈部。每次两肩各拍120下。不能见好就不拍，要坚持不断。

这个办法，我觉得效果特好，现在麻木的症状已消失，颈椎也不那么死板僵硬了。为啥效果这么好？医生说，拍打对颈椎周围的血液循环起到刺激作用，还能减轻颈部神经根的压迫，活血化淤，字的含义都在其中了。没有颈椎病的坚持做，也可起到预防作用。　（虹舟）

引自：1997年2月24日《辽宁老年报》

3132. 我用拉松韧带活动法使颈椎病症状消失

我的颈椎病是于1970年春天确诊的，右后头部隐隐作痛，颈项活动时有响声，右臂外侧压迫感明显，低头时右上臂酸疼，压迫严重时，洗脸都觉得困难。经过1年多用各种疗法（如针灸、醋疗、牵引、按摩等）均不见效。在痛苦之中我就琢磨，既然是骨质增生就是骨头多长出来压迫神经，甚至压迫血管，除非用手术将多的一块切除，方能消除对神经的压迫，但目前的医疗技术尚未达到切除的水平。

我想，如果把连接骨头的韧带拉松，使两块骨之间的间隙宽松一点，对神经压迫不是可以减轻吗？于是我开始了拉松韧带的活动。练了半年，压迫症全部消失，一切活动自如。

方法：全身自然放松，两臂自然下垂，坐立均可。

第一个动作：头往前低，低到最大限度，3秒钟后，头往后仰，仰到最大限度，约3秒钟。前低后仰为1次，如此连续10次。

第二个动作：头向左歪，歪到最大限度，约3秒钟，然后向右歪，歪到最大限

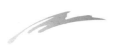

度,约3秒钟。如此左右连续往返10次。

第三个动作：脸向左转,转到最大限度,然后向右转,转到最大限度。如此向左转,向右转连续10次。

第四个动作：头向前、向左、向后、向右,做螺旋式旋转10圈,每圈约3秒钟。

第五个动作：头向前、向右、向后、向左,做螺旋式旋转10圈,每圈约3秒钟。

按此方法,每天早晨起床练1次,每晚睡前练1次,练时睁眼闭眼均可。

我今年66岁,坚持练了24年,颈椎病从未发过,活动一直自如,没任何症状。患颈椎病的老年朋友,只要照此法练下去,一定能收到理想的效果。(曹景尧)

引自:《上海老年报》

3133. 我患了20多年的颈椎病竟用转体摆臂后瞧法治好了

我患颈椎病20多年,也到不少大医院治疗和按摩过,但效果不佳。随着年龄的增长,颈椎病越来越重,也就无心治疗。看了去年12月份《验方集锦》专栏里的《转体摆臂往后瞧治肩周炎和颈椎病》一文,我就按照其方法步骤进行锻炼,不到1周就有好转。我还把这个方法介绍给其他人,其他人照此方法来做,都有明显效果。(此功法请见2997条)

荐方人:河南洛宁县广播局　亢明阳

引自:1997年第4期《老人春秋》

3134. 我的颈椎病通过习练活动颈部十法治愈

我8年前患颈椎病,颈部酸痛不舒服,气候变化时尤甚。后来,我了解了一些颈椎病防治知识,开始多活动颈部。经过一段时间锻炼,我颈部酸痛和手指手臂胀麻感终于消失。

颈部活动要归纳为"十法":头左看8次,头右看8次,头前点8次,头后仰8次,头左点8次,头右点8次,头左旋8次,头右旋8次,头上提8次,叩颈部8次。

活动颈部十法的前八法,先前后左右点头旋转活动,九是上提牵引,十是轻叩放松。活动可以站着进行,也可以坐着进行,两手叉腰或自然下垂。速度可快可慢,以活动时舒服为准。此法简单易行,不必强调时间和活动地点,效果却十分明显。

引自:1995年7月《家庭美容健身》

3135. 我的腰椎病是用前后摆动法治好的

我自1981年患上腰腿疼痛,到1983年,病情越来越重了。1984年4月,经北京中医学院骨伤科研究所确诊,我的病因是第五腰椎管间狭窄压迫中枢神经所

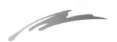

致。所长尚天佑教授说，此病不能开刀动手术，服药效果也甚微，但可用前后摆动身体方法，促使腰肌发达，减轻神经压迫，减轻痛苦。

回家后，我坚持每天晨练，由三五次增加到一二百次，三四百次至五百次，晴天室外练，雨天室内练，12年来一天不漏，从不间断，有空闲时一天活动几次。现在，我能静坐几个小时，徒步路程再远，腰腿仍轻便灵活。

前后摆动身体的具体做法：站立姿势，全身放松，意存腰间，两脚分开如肩宽，两手向前伸直，上身随手向前倾，回手向身后伸，上身向后仰，前倾后仰的幅度以不跌倒舒适为限。次数、时间自定。（孙西柱）

引自：1997年8月第473期《益寿文摘》

3136. 我的颈椎增生病是通过睡觉不枕枕头治好的

我患有颈椎（2~3节颈椎）增生病，头痛、头晕，十分痛苦，吃药打针无明显效果。后经朋友介绍一种"睡觉时不枕枕头"的方法，我照此法坚持1个月，病即痊愈。

百姓验证：山东莱阳市城关城南田淑秀，女，50岁，农民。她来信说："我去年冬天患颈椎病，用本条方治好了。"

引自：1997年8月2日《晚晴报》

3137. 我枕小枕头治好了10多年的颈椎病

我今年58岁，10多年前就患了颈椎病，整天头晕，两手及肩都发麻，严重时晚上整夜不能睡觉，身体向左卧左侧手臂发麻，向右睡右侧手臂发麻，仰脸睡两侧均麻。早上起来，双手不能握拳。我到医院去看，拍了颈部X片，诊断为颈部骨质增生，颈椎弯曲消失，医生叫我做牵引治疗。那时每天工作很忙，哪有时间天天去医院做牵引！一次偶然的机会，我在一份医学报刊上看到一篇报道用小枕头防治颈椎病的文章，抱着试试看的心理，照着做了一个小枕头，试用后效果真不错，不到1个月，我的颈椎病就好了不少，再过1个月双手基本不麻了，现在基本痊愈了。据说颈椎病在老年朋友中发病不少，我曾将此法介绍给好几位病友，疗效均不错。

病人仰面朝天，在颈下部放置一个20厘米×40厘米大小的圆筒状枕头，使头稍向下垂，颈部过伸，起到牵引作用。可用棉花或木棉做芯，亦可用稻糠壳或荞麦壳做芯。如同时患有高血压，可购买川芎、白芷、丹参、菊花等量（够一个枕芯量），用槌将药槌碎一些，然后装入枕中。用棉花做的枕芯一定要包紧，不宜太软。开始使用时觉得不舒服，只要坚持每晚使用，逐渐就会适应了。在发病时，用此法可使症状减轻，以至消失，无症状时可预防发病。

引自：《老年春秋》

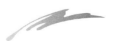

3138. 我用黄豆枕头治愈患了七八年的颈椎病

由于长期伏案写材料，我患了颈椎病，时间长达七八年之久。虽经多次服药、针灸等，总是不能根治，动不动就复发，头痛、眩晕、四肢乏力。去年偶遇一位老友，他用老中医的一个偏方治好了颈椎病。

方法：将2500克左右的黄豆晒干拣净后，装进一个用布缝好的口袋里，把口袋当枕头用。

我照此方法治疗颈椎病，效果非常好，初枕2天就有效。现在已经将近1年了，我的颈椎病从未复发过。我至今仍坚持使用这个枕头。

百姓验证：湖北武汉市江夏区流芳镇茶棚中建三局朱达银，男，50岁，维修工。他来信说："有一次我患了颈椎病，没有用任何药物，而是用本条方治疗，用了7个晚上，颈椎病就好了，所有症状全部消失。"

荐方人：河南宜阳县人大　白保国

3139. 枕水枕头可治颈椎病引起的疼痛

美国约翰·霍普金斯医院最近完成的一项研究表明，水枕像水床一样，对健康有奇妙功效，可以帮助颈椎间盘突出、颈椎骨质增生等颈椎病患者减轻疼痛，尽快入睡。

该院专家让20名男患者和21名女患者先睡1周普通软枕头，2周圆柱形枕头后，再睡2周水枕头，结果发现：水枕头可使患者的睡眠质量明显提高，并使其每天起床后颈部疼痛程度减轻。有关专家指出，全世界大约35%～80%的人一生中会遇到各种颈部疼痛症，选择合适的枕头则是减轻脖子痛最简捷、最有效的办法。水枕的制作十分简便，只需在一个可调节水量的长方体水袋上覆盖大约10厘米厚的蓬松人造纤维即可。　（吕晓春）

引自：1997年7月22日《晚晴报》

3140. 我用手法配合中药热敷治颈椎病364例，有效率100%

我用手法配合中药热敷治疗364例颈椎病患者，疗效令人满意，现介绍如下。

手法治疗：令患者低坐，先按揉风池、天鼎、缺盆、百劳、肩井穴各1分钟，压点合谷、阳溪、阳谷、外关、曲池、小海穴各1分钟；后以双手拇指揉捻颈椎两侧及风池穴2分钟；再以手四指搭于患者肩上，拇指顶住肱骨颈后侧，另一手持住患者腕部向前外侧拔伸，同时拇指向前顶送，患肢向后伸，反复数次；以患肩为中心，右手持住患者腕部先做顺时针及逆时针方向旋转，反复数次，然后用力向前拔伸上肢5次；用两手拇指自大椎穴向上沿压疼部位轻轻挤压、揉捻，以热为

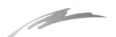

度，再做颈部提端旋转3次：一手托患者下颌，另一手托住枕后部，嘱患者放松颈部肌肉，慢慢向上牵引颈椎2分钟，接着轻轻左右旋转5~15度5次；最后提拿两侧肩井并搓至患者前臂，反复做5次。每日按摩1次。

配方及用法：威灵仙40克，姜黄10克，草乌15克，白芥子10克，葛根30克，羌活20克，乳香15克，没药15克，透骨草30克，穿山甲15克。上药共为粗末，用陈醋50毫升拌匀，用白布包好，蒸25分钟，放颈部热敷。太热可以垫毛巾，敷之不太热可去毛巾，或在药包上放一热水袋加温，每晚热敷1次，每次1小时。

在364例患者中，神经根型201例，混合型163例。用上述方法治疗，1周内症状全部消失者104例，2周内症状全部消失者116例，3周内症状全部消失者72例，4周内症状全部消失者63例，5周以上症状全部消失者9例。

百姓验证：李某，男，52岁。头昏，颈部僵硬，伴双上肢麻木3年。现双上肢麻木、发凉、沉重、酸痛、咳嗽、喷嚏时加剧，两手握力减弱，头重发昏，颈项强痛，臂丛牵拉试验呈阳性，椎间孔压缩试验阳性。X线检查，正位片显示椎间隙狭窄；侧位片可见生理性前凸消失，椎间隙变窄，4~6椎体前后缘有唇样增生。诊断为颈椎病。用上述方法，白天用手法按摩，晚上用颈椎病热敷包热敷。经3次治疗症状大减，6次治疗症状全部消失，随访年余未见复发。

3141. 用本方治颈椎病很有效

配方及用法：强的松龙75毫克，维生素B_1 20毫克，维生素B_{12} 1毫克，地塞米松10毫克，0.5%布比卡注射液3毫升。把上述各注射液混合在一起，加氯化钠注射液至10毫升即成。患者屈曲侧卧，后颈部分暴露，用碘酒、酒精严格消毒，按硬膜外麻醉操作常规，于颈7胸1间隙穿刺，置硬膜外导管于硬膜外腔内，将药液注入即可。

疗效：治疗神经根型颈椎病48例，均经1~3次治愈，有效率100%；脊髓型颈椎病27例，1~3次后有效率67%；椎动脉型颈椎病30例，1~3次后有效率90%。总有效率89%。

该疗法的适应证为：①牵引1周无效或牵引不适应者；②反复发作者；③局部无炎症；④无激素使用禁忌证者。颈椎病多以颈5~6，6~7为多，如取颈7下穿刺点，那么注药时不易到达5~6，向上置管可直接注入颈5~6，效果更确切。

引自：《实用西医验方》

3142. 蛇麝散治神经根型颈椎病疗效确切

主治：神经根型颈椎病。

配方及用法：白花蛇10克，麝香1.5克，肉桂、乳香、没药、川草乌、川椒、白芥子各5克，冰片少许。先将白花蛇焙黄，乳香、没药去油后，再同上药共为细

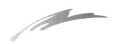

末，装瓶备用。用时在胶布上撒药粉少许，贴于颈部压痛最明显处。同时配服：葛根、威灵仙各30克，全虫6克，透骨草、仙灵脾、白芍、狗脊、鸡血藤、木瓜各15克，桑枝10克，青风藤12克。

疗效：治疗93例，经治疗3个疗程，痊愈45例，显效24例，有效15例。

引自：《百病奇效良方妙法精选》、《实用专病专方临床大全》

3143. 我用甲角藤汤治颈椎病126例无一不效

主治：颈椎病（表现为眩晕，颈项活动不利，肩、臂、上肢麻木疼痛）。

配方及用法：山甲珠、鹿角胶（烊化）、牛膝、川芎、炙白芍各12克，忍冬藤30克，桂枝9克，甘草6克。上药先用水浸泡30分钟，然后再放火上煎30分钟，每剂煎2次。将2次煎好的药液混合，日服3次。气血不足者加黄芪30克，当归12克；腰酸腿软者加杜仲15克，寄生30克。

疗效：治疗颈椎病患者126例（年龄40～70岁），治愈（临床症状消失）100例，好转（临床症状改善）26例。其中伴有冠心病者12例，类风湿者8例，脑血栓者4例，有外伤史者2例。

百姓验证：云南昆明钢铁公司张去启来信说："2年前，我自感活动不利，到昆明中医院治疗，吃了不少中药不见效。西药、针剂也用了不少，医治半年多没效果，花掉药费1000多元。后又到呈贡县人民医院检查，确诊为颈椎3，4，5椎增生。回到家后我就用本条方自治，3剂见效，8剂根治，所用药费不足70元。"

荐方人：山东德州市医院　马玉静

引自：《当代中医师灵验奇方真传》

3144. 我以灵仙乌蛇饮治颈椎腰椎增生收到良好效果

配方及用法：威灵仙30克，乌蛇1盘（去头重20克左右），丹参、木瓜、狗脊、秦艽、当归、姜黄、补骨脂各15克，苏木、花椒各10克。煎3次，混合药液，分别在早8时、下午3时及晚上12时服用，每天1剂。颈椎骨质增生加葛根15克，腰椎骨质增生加骨碎补15克。

疗效：治疗颈椎腰椎增生33例，痊愈23例，显效10例。

百姓验证：文某，男，43岁，教师。3年前自觉头痛项强，左臂时感麻木不舒。近半年来症状加重，伴头痛恶心，时欲呕吐。X线片示颈椎变直，椎间隙变窄，第6颈椎椎体后缘有唇样骨质增生。给予灵仙乌蛇饮加葛根15克，用7剂后症状明显改善，继服12剂症状大减。为巩固疗效，嘱服骨刺片30天，后随访无任何后遗症。

引自：《陕西中医》（1992年第6期）、《单方偏方精选》

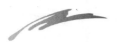

3145. 是明启推荐的二则治颈椎病中药方

敷贴法：透骨草250克，伸筋草、凤仙草、生山楂、白芥子、乌梅、木瓜、芒硝、大皂角、片姜黄各200克，马钱子90克，冰片60克，研为细末，装入塑料袋内密封，加备生铁屑（坎离砂）30千克。取生铁屑1千克，加入10克药末和四汤匙食醋，拌匀后装入白布袋内，封口放置于患处，约5～10分钟即自然发热（50℃左右），可持续1个半小时，待凉后取下。每日2～3次，20天为1疗程。

药枕法：独活90克，桑寄生、杜仲、牛膝、细辛、秦艽、茯苓、肉桂心、防风、川芎、人参或党参、甘草、当归、赤芍、生地各60克，研为粉末，加醋100毫升炒干，装入一个36厘米长、20厘米宽的布袋中，每晚临睡时烘热后垫于颈肩部，15日为1疗程。

荐方人：河南焦作矿务局医院主治医师　是明启

3146. 颈椎骨质增生擦剂药方

配方及制法：

第一步：乌头、草乌、天南星各100克，穿山甲、皂角各30克，八角枫、木鳖子各50克，甘草40克。上药经捣碎加工成粗粉，灭菌，在25～30℃的温度下，浸泡在装有95%乙醇1000毫升的密封容器内，30天浸泡后，过滤收集乙醇药液A；其药渣内加入陈醋1500毫升，煮沸约1小时，过滤其药液；药渣内再加入水1500毫升，煮沸30分钟，冷却，在20～30℃温度下发酵10天，压榨过滤，收集药液，灭菌，将上述三种药液混合放置待用。

第二步：红花100克，鸡血藤、降真香、木天蓼、姜黄、乌药、元胡、白芷、茜草、川芎、威灵仙、白芥子、菖蒲、栀子、透骨草、骨碎补、土茯苓各50克。经捣碎加工成粗粉，灭菌，在20～30℃的温度下，浸泡在装有95%乙醇3000毫升的密封容器内，浸泡20天后，过滤，收集乙醇药液B；其药渣内加入水2000毫升，煮沸1小时，冷却，在25～30℃的温度下，发酵10天，压榨过滤，收集药液，灭菌；将上述两种药液混合放置待用。

第三步：取冰片、樟脑各30克，麝香2克一起捣碎，加工成细末，灭菌待用。

最后将以上A、B两组药液混合，加入第三步的药细末，经充分搅拌，放置后过滤，即制成了颈椎增生祛痛擦剂，避光装瓶。

本方优点：原料为中草药，来源广泛，生产过程简单，成本低，其擦剂的治疗效果明显，对颈椎增生引起的肿胀、麻木、酸痛，以及由此并发的头脑供血不足、头痛、头晕等症，一般擦后30分钟左右即可减轻，使用1个疗程酸、麻、疼痛即可消失。对于急性扭伤、淤血肿胀等症，一般擦后30分钟疼痛减轻或基本不痛，24小时后淤血、肿胀即可消失。但用药时，擦药不能用力过猛，以免擦破皮

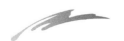

肤。皮肤外伤处勿用，对骨折及关节脱位患者无效。

百姓验证：任某，男，56岁。患颈椎增生近20年，项背强直，头部不能自由活动，颈肩部酸痛、麻木，头晕、失眠，经中西医多次治疗，疗效不明显。后用本擦剂，在颈肩部擦药治疗3次，疼痛、头晕、失眠、麻木等症状明显减轻；坚持每天擦1~2次，连续擦8天，疼痛消失，颈部活动自如，症状基本消失；2年未复发。

本擦剂经多个单位近200个病例2年多的临床观察，近期疗效明显，远期疗效也较显著，总有效率在98%以上。

3147. 用二虫粉治颈椎病60例仅2例无效

配方及用法：祁蛇（或乌梢蛇）10克，全蝎10克。将上述药物焙干研末等分成8包，首日上、下午各服1包。继之每日上午服1包，7日为1疗程，2个疗程间隔3~5天。一般12个疗程可获效。

疗效：治疗60例，痊愈（主要症状和体征消失或基本消失，恢复病前工作能力，经半年以上随访未复发者）27例，好转（主要症状和体征基本消失，劳累后偶有不适，但不影响工作者）20例，有效（主要症状、体征减轻者）11例，无效（症状和体征均无改善者）2例，总有效率96.2%。

荐方人：湖南衡阳市中医院   刘艳
引自：1996年第5期《湖南中医药导报》

3148. 艾条灸治颈椎病有治愈效果

沈某，男，40岁。颈项部疼痛不舒近2年，近半年来，症情加重，颈项部疼痛，并向左侧上肢放射，因痛颈部活动受限，影响正常工作。经多方治疗，症情稍减，但稍劳即发。在疼痛局部阿是穴上，用艾炷药物灸，每日每次灸7壮。第一次灸后自觉局部明显轻松，3次后疼痛减轻，5次后疼痛消失。

灸法：艾条灸，每次选用4~5个穴位，艾条悬起灸，每穴每次5~10分钟，或实按灸5~7次。每日或隔日1次，10次为1疗程。

3149. 消除骨质增生药袋方

目前，治疗骨质增生一般使用的药物有抗骨质增生丸、壮骨关节丸、骨刺片、颈复康等中成药，以及西药止痛药类。这些药物都属于内服药，成本高、疗效差、疗程长、治愈率低，没有使增生骨质消失、回缩的功能，并有一定副作用。

本方克服了现有技术治疗骨质增生所存在的上述缺点，而提供一种使用方便，无副作用，治疗效果好，并具有使增生骨质消失、回缩作用的消骨质增生

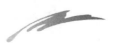

袋。

本袋是用布料做成一矩形袋体,内装消骨质增生的中药散剂,口部用线缝住封闭,中间缝有若干纵横间隔线,防止药粉上下左右窜动,两侧或两端角部设系带,用于绑敷骨质增生部位。药袋的长短,可根据患部范围大小决定。

配方及用法:消骨质增生袋散剂,其配方重量百分比为威灵仙8.2%,川芎8.2%,透骨草8.2%,川乌4.1%,草乌4.1%,羌活16.9%,独活16.9%,白芷16.9%,千年健8.2%,牛膝8.2%。先将川乌和草乌进行炮炒加工,然后再与配方中的其他药物共同研成粉状即可。为有利于药效成分的释放和骨质增生部位的吸收,研磨后最好用80目筛过筛。

本消骨质增生袋,其结构简单,制作容易,成本低,使用方便,将其绕于骨质增生部位皮肤外部系住即可。1个月为1疗程,无痛苦,无副作用,疗效好,治愈率高。一般4～6个疗程即可治愈,不仅可以防止增生,而且还具有使增生骨质消失和回缩的功能。

注:如能购制川乌、制草乌可直接利用,不需再加工。

百姓验证:薛某,女,43岁。增生性腰椎炎,病史1年,丧失劳动能力,生活不能自理。外敷消骨质增生袋4个疗程痊愈。随访无复发,原增生消失。

董某,男,54岁。增生性颈椎炎,病史7年,上肢活动疼痛,运动受限,肘部、手部麻木。曾用颈复康、壮骨关节丸、骨刺片治疗,无效。经外敷消骨质增生袋5个疗程痊愈。随访无复发,原颈椎增生消失。

李某,女,48岁。增生性颈椎炎,病史2年,上肢活动疼痛,运动受限,肘部、手部麻木。经外敷消骨质增生袋4个疗程痊愈。随访无复发,原颈椎增生回缩。

腰椎间盘突出

3150. 我的腰椎间盘突出用白面酒糊加拔罐治愈

今年5月,我突感腰疼难忍。此时想起在1968年我患过腰椎间盘突出症,经一位老太太指点,用白酒和白面在腰部连续糊了五昼夜,使症状消失,解除了痛苦。此次仍用此法在患部涂糊白面酒糊,昼夜不停,面干了更换接着糊,三四天后,痒得难受。为防手挠感染,用火罐拔,拔完再糊,糊完再拔,连续治疗半个月,疼痛症状消失,现已活动自如。

百姓验证:四川岳池县东外街185号杨仁玉来信说:"九庄镇杨玉芬,女,47岁。于1998年8月腰部突然疼痛难忍,不能走路,卧床翻身都得爱人帮忙。到县医

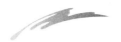

院拍片,确诊为腰椎骨质增生。10月初让我治疗,我用本条方为她治疗5天就不痛了。后又连续治疗半个月,活动完全自如,又能参加劳动了。"

荐方人:辽宁省抚顺市房产公司　王景春

3151. 我腰部垫小圆枕治愈了腰椎间盘突出症

1991年秋,我不幸患了腰椎间盘突出症,由于不懂得保养和得不到正确的治疗,使我失去了最佳的治疗时机,至1992年4月CT检查,椎间盘突出0.7厘米,身体严重侧弯,到了不能工作和行走的程度。有病乱投医,推拿、针灸、服药,哪里有名医就投到哪里去,差一点去医院开刀。在此期间,我从有关的医疗书上看到了其形成的病因,即椎间盘软组织突出变形使身体生理曲度变直而侧弯,凭着自己简单的想象,既是软组织变形所致,那么也可以让它变回来。于是我就采取了强迫对抗垫枕法,即做了一个又坚又硬的小圆枕,直径约15厘米,对抗垫于腰部,并自制了一条牵引带,坚持长期自我保养,自我治疗。于1992年底基本恢复了健康,使弯曲的身体重新挺了起来。

患了腰椎间盘突出症后,要恢复到像原来一样是不可能的,常有年年复发之说。鉴于这个原因,我吸取了教训,身体好时也注重自己的体位姿势正确,使腰椎的生理曲度一直保持正确,并在睡前垫对抗小枕。几年来,我一直勤于体力劳动,始终没有复发。

引自:1997年8月16日《阜新日报周末版》

3152. 我腰椎间盘突出致腰腿痛用拍捶及沉腰法治愈

腰腿痛酸麻,叫你地上爬。我的病严重的时候,令我坐立不安,走不了路。X线摄片后,怀疑我椎管内异物增生。

我自己平时用手掌拍拍腰部,用拳头捶捶腰椎,用力适中,轻了作用不大,重了不利内脏,以此改善血液循环,帮助神经系统的正常工作。

接着身体俯卧床上,胸部和大腿部垫放枕头,枕头数量视病情而定,重少轻多。腰部必须放松下沉,坚持数分钟直至更长时间。

病体好转,就下床做。在胸部和大腿部放两个凳子,身体俯卧,腰部放松腾空下沉,沉腰时间根据身体耐受情况增减。身体康复后,如有能力,还可以轻轻上下弹动腰部。

经过长期努力,我明显感到腰腿舒展灵活,轻松自如。有时照照镜子,似乎感到腰背笔挺,神气了许多。根据中医理论,腰背部有许多重要穴位,如肾俞、命门、腰眼、阳关等,通过拍捶、推拿、按摩、沉腰、弹动等方法,促进人体气血畅通,舒经活络,脏腑强健,使突出的椎间盘恢复正常,令腰椎、坐骨神经、下肢的酸痛麻木逐步消失。　(金荣)

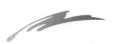

引自：1997年9月2日《羞生报》

3153. 内外合治腰椎间盘病变660例，有效率100%

主治：腰椎间盘病变。

（1）血淤型腰椎间盘病变：有抬、压、摔、扭、撞击伤等外伤史，造成椎间盘局部淤血阻络及椎纤维环破裂。从事重体力劳动者及爱好体育与武术运动员，劳损过度造成椎间盘损伤，每遇体位不正，运动过猛或情绪不畅时则病情加重，唇青紫，舌质紫暗或有淤血斑点，脉弦涩。治宜化淤通络、续筋接环。可用麝香复原膏治疗。

配方及用法：益母草露120克，白芨、杜仲、川断各20克，地龙、土元、凤仙花各10克，麝香0.2克。以上药物除麝香、益母草露外，其余共为细末。每贴膏药用益母草露120克，上药细末90克，放砂锅内掺匀，加水750毫升，用文火熬至以筷子挑起能滴成珠为宜。用时将膏药摊到双层布上（布长30厘米，宽20厘米），然后把研好的麝香均匀地撒在膏药上，敷贴患处。每3天换1次，6次为1疗程，一般2~3个疗程痊愈。

注意：一般贴3次时，会在贴膏药处出现许多如麦粒大的红点和白点，有刺痒感，这既不是过敏，也不是感染，可暂停2天，等白点消失后再换膏药，直到白点及痒感真正消失后即愈。

益母草露熬制法：农历五月五日端午节采集益母全草，洗净切碎放锅内，加水熬熟烂后，去益母草。将水过滤澄清，熬至如蜂蜜状，在瓷器内存放。内服天马龙凤丹。该药配方及用法：天虫、蟑螂、制马钱子各1克，白凤乌鸡（用桑木炭烤焦）6克，水蛭、海龙各2克。上药共为细末，炼蜜为3丸，每天3次，每次1丸。

（2）肾虚型腰椎间盘病变：多有骨质增生史，X线片或CT显示有骨质增生像，症见腰膝酸疼，神疲乏力，畏寒肢冷，每遇劳累和感受风寒时病情加重。舌淡苔白，脉沉迟而弱。治宜温肾纳气、消增接环、通经散寒。可用消增复原膏治疗。

配方及用法：鹿角胶、黄明胶、鱼鳔、灵仙、穿山甲各30克，樟脑1克，麝香0.2克。以上药物除樟脑、麝香外，共研细末。每贴膏药用酒水各250毫升，放砂锅内熬开后，下上药细末150克，用文火熬至以筷子挑起能滴成珠为宜。将药膏摊到双层白棉布上（布长30厘米，宽20厘米），然后把研好的樟脑、麝香均匀地撒在膏药上，敷贴患处。每3天换1次，6次为1疗程，一般3~4个疗程即愈。

注意事项同上。

还可内服飞龙白虎丸。该药配方及用法：飞龙（用桑木炭烤存性）4克，白丁香、虎骨、穿山龙各2克，共为细末，装空心胶囊内。每天3次，每次3粒。

疗效：治疗血淤型患者246例，痊愈236例（其中椎管狭窄者16例，手术后患者11例），显效10例（其中椎管狭窄者7例，手术后患者3例）。治疗肾虚型患

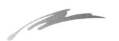

414例，痊愈332例（其中椎管狭窄者7例，手术后患者7例），显效71例，有效11例（其中椎管狭窄者6例，手术后患者5例）。总有效率100%，治愈率86%。

百姓验证：山东临沂市罗庄沙沟村唐功晓，男，30岁，农民。他来信说："我一本家孙子，突感腰痛，经市人民医院确诊为腰椎间盘突出。我用本条方为他治疗，只治1疗程，就什么活都能干了。"

荐方人：山东省聊城市王令喜门诊部　王令喜

引自：《当代中医师灵验奇方真传》

3154. 本方治腰椎间盘突出症40例有效率较高

配方及用法：土鳖虫、川牛膝、甘草、麻黄、乳香、没药、全蝎、僵蚕、苍术各720克，生马钱子6000克。将生马钱子置铁锅中，加水慢火煮沸8小时后取出，剥去外皮，切成0.5~1毫米厚之薄片，晾干，炒至棕褐色。乳香、没药置铁锅内加热，并以灯芯去除油质，烘干。全部药物混合粉碎过100目筛，粗渣再次粉碎，使全部过筛成末。混匀，分装胶囊，每粒含散剂（0.25±0.05）克。每晚临睡前服药1次，初次5粒，以后每晚增加1粒，至服药后出现腰痛加重或腰背有紧麻感反应时不再增加，但最多每次不超过10粒。用黄酒30~60毫升加适量白开水送服，忌饮茶。服药后安静卧床，当晚不宜多饮开水。服药半个月后须停药2~3天，病情缓解后每晚可减1~2粒，续服2~3周以巩固疗效。服药期间不宜做剧烈运动。

疗效：治疗40例，临床治愈24例，显著进步10例，进步4例，无效2例。多数在服药2~3周开始见效。

注意：服药1小时内可有头晕、背麻等症状，无须处理。如反应重，可饮白开水一碗或肌注苯巴比妥钠0.1克。服药1周左右有轻度瘙痒或出现粟米样红疹，数天可自行消退。有严重心、肝、肾疾患者及孕妇忌服。

引自：1980年第7期《中医杂志》、1981年广西中医学院《广西中医药》增刊

3155. 我使用本方治腰椎间盘突出症疗效显著

主治：腰椎间盘突出、椎管狭窄。

配方及用法：地龙12克，土元、穿山甲、当归、川牛膝、川断各10克，全虫6克，制川乌、制草乌各3克，甘草6克，独活9克，桑寄生20克。水煎服，每日1剂，早、晚各服1次。

疗效：治疗腰椎间盘突出、腰椎管狭窄88例，治愈（临床症状消失，能参加正常体力劳动）74例，好转（症状消失或明显改善）14例。

百姓验证：江苏泗阳县青阳文化村朱其文来信说："本县曹庙乡祝圩村祝修存患腰椎间盘突出症半年（经县人民医院拍片确诊），曾服用消炎止痛、祛风活血、抗风湿类药，花去近千元仍无效。已失去劳动能力，个人生活不能自理。后来

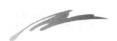

我用本条方开药10剂，就治好了他的病，现已恢复正常劳动。"

荐方人：河南郑州市医院　郭永昌

引自：《当代中医师灵验奇方真传》

3156. 我应用藤蜕汤治疗腰椎病治愈率达81.9%

主治：腰椎病，包括腰椎间盘突出，椎管狭窄，骨质增生，强直性脊柱炎及各种原因引起的坐骨神经痛等。

配方及用法：雷公藤、牛膝各15～30克，龙须藤、白芍、熟地、肉苁蓉各20～30克，青风藤、海风藤、狗脊各30克，蜈蚣2～4克，杜仲、地龙各15～20克，制乳香、没药各12～15克。以上为基本方，可根据患者病情及身体状况加减。每日1剂，早晚各一煎，饭后服，15天为1疗程。

疗效：我从1982年至1992年12月共收治2700例患者，并对部分患者进行1～9年随访观察，结果总有效率达98.1%，治愈率高达81.9%。

百姓验证：浙江萧山市临浦镇一村傅兆兴，男，49岁。他来信说："沈雪松患腰椎间盘突出症，在镇医院和县医院治疗无效，到骨伤科医院治疗仍不见效，前后共花费500多元。我知道后告诉他用本条方治疗，他服药10剂即感觉好转，我嘱他再服10剂，现已基本好了。"

荐方人：江苏省徐州市鼓楼医院　蔡俊

引自：《当代中医师灵验奇方真传》

3157. 土龙散治腰椎间盘突出症57例，仅1例无效

主治：腰椎间盘突出症。

配方及用法：地龙、白花蛇各50克，土鳖虫、全蝎各25克，穿山甲、蜈蚣各15克。上药共为极细面，每次服3克，每日2～3次，开水冲服。1个月为1疗程，一般用药2～3个疗程。

疗效：治疗患者57例，治愈（腰腿痛消失，脊柱无畸形，直腿抬高试验阴性，观察较长时间未见复发）41例，好转（腰腿痛大部消失，直腿抬高试验有所改善）15例，无效（症状和体征无变化）1例，有效率99.4%。

荐方人：吉林省乾安县中医院中医师　邹福田

引自：《当代中医师灵验奇方真传》

3158. 我以抗骨增生热敷方治颈椎腰椎病均有良好效果

主治：颈椎综合征、肥大性脊柱炎、椎间盘突出症、骨刺等骨质退化导致的疼痛、活动不利、四肢麻木、疼痛难行等。

配方及用法：伸筋草、透骨草各15克，五加皮、海桐皮、刘寄奴、红花各10

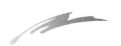

克，苏木、川断、黄柏、牛膝各6克。将上药装入纱布袋内，每次2包。每包加入白酒10~15毫升，置入空罐内盖好，放入水中炖热。先取一包热敷患部，凉后再换一包热敷40分钟，1个月为1疗程。

注意：皮肤病或溃破者勿热敷。

疗效：治疗1590例，有效率达92.5%。

百姓验证：林某，男，58岁。颈4~5椎骨质唇样增生，转侧活动不利，酸麻反射至上肢，疼痛。经热敷后症状逐渐消失，1个月后痊愈，又巩固治疗1个月，已5年未见复发。

荐方人：福建厦门市鼓浪屿干部疗养院 陈水成

引自：《亲献中药外治偏方秘方》

3159. 自制金钟五味饮治腰椎间盘突出症10例均有效

主治：腰椎间盘突出症。

配方及用法：金钟花根、生地各500克，鸡血藤250克，杜仲、桂枝各200克，白酒5升。将白酒入药中浸泡7天即饮。每次10毫升，每日3次，逐渐增量，至四肢有麻木感为最佳的治疗量，以此为限，服1周后逐渐减量至维持量（每次10毫升，每日3次）。

疗效：治疗10例均见效。

荐方人：吉林省扶余市第一医院主治医师 刘素云

引自：《当代中医师灵验奇方真传》

3160. 我以骨诊整脊法治腰椎间盘突出症56例，仅1例无效

骨诊整脊法是流传于民间的传统手法，具有治疗广泛，疗效迅速的特点。其主要是根据脊柱两旁的阳性反应点及周围组织变化情况来确定病位及脏器的潜在疾病，并通过独特的手法来进行治疗。现将治疗手法介绍如下。

患者俯卧于治疗床上，双手放于身体两侧，全身放松。术者站于患者右侧，先以揉、滚、拨等手法放松腰部肌肉。然后站于患者头侧，双手拇指相对放于脊柱两旁，手掌与患者皮肤紧贴，从背部到骶部连推3次。再将右手的食指与中指分开沿脊柱两旁从上向下滑动，寻找其阳性反应点，若找到，患者会感到此点有传导性疼痛。若其反应点在患者身体左侧，术者站于患者身体左侧，用右手掌根压紧此点，嘱患者做深呼吸，待呼气末时，用力连推3次。推时力度要着重放于掌根部，且要注意准与快的配合，听到"咔嚓"声或患者感觉阳性反应点疼痛消失即为手法成功。若其反应点在右，手法则反之即可。最后双拇指重叠按压腰部阿是穴2分钟。每日1次，10次为1疗程。

疗效：治56例，痊愈43例，显效5例，有效7例，无效1例。

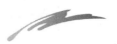

百姓验证：一女性，40岁。1995年患腰椎间盘突出症，经本法治疗1次症状缓解，可转身并能行走，随后坚持治疗半个月痊愈，恢复工作。

腰椎管狭窄

3161. 我背靠大树练习治腰椎管狭窄症效果明显

1969年我参加工作后经常外出，走路时即感双腿麻木无力，当时诊断为腰椎管狭窄症。多年来为治病去了不少医院，吃了不少药，但收效甚微。今年年初，我回家听母亲讲，我的一位老同学用背靠大树法治好了心脏病。母亲的话使我颇感兴趣。我想，既然背靠大树能治心脏病，也可能适于治疗腰椎管狭窄症。经过1个月的实践，此法果然有效，半年后大见成效。

背靠大树治病的原理是，人体背部有主阳气的督脉、足太阳膀胱经及丰富的脊神经，通过背靠大树刺激其穴位、神经，可起到畅通经络、和顺气血、协调脏腑、阴平阳秘、气血旺盛的作用，达到祛病健身之目的。

背靠大树的具体做法：①选开阔之地。②以松、柏、杨、柳、槐等（臭椿不宜）主干直径在30厘米以上者为宜。③自然站立，两臂下垂，全身放松，打开会阴穴，舌抵上腭（双唇合拢）。④呼吸自然（不能憋气）。⑤凝神静气，排除杂念。⑥背靠大树，约每秒钟一次，背与树间移动距离为3～5厘米，力度以背部感到舒适为宜。靠树可由下而上，再由左至右，或由上而下，再由右至左，遍及全背。本法宜早晨空腹时连续锻炼5～10分钟，体弱者酌减。 （郭增杰）

引自：1996年12月9日《家庭医生报》

骨质增生

3162. 我用醋拌钢末治好了脊椎增生症

1970年，我得了脊椎增生症，多方治疗无效。后来用醋拌炒过的钢末揞患处，疗效很好，多年来未复发。

方法：收集锯钢落下的钢末，用水洗净油污，放在铁锅内炒红，倒出摊凉至呈蓝色。取1千克炒过的钢末倒入50毫升醋（越陈越好）中，然后装入布袋（钢末

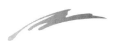

与醋占布袋的1/3）用两手揉搓，使醋拌匀，钢末发热，再搓约10分钟即可捂患处。把布袋拍平，垫一块塑料布，放在布上，用患处压住布袋。最好用毛巾裹住布袋，以免烫伤。一次捂6小时，每天1次，连捂7天。每次都要有新炒钢末。如果脊椎增生节数多，应增加钢末和醋的用量。

百姓验证：内蒙古多伦大河口乡赵桢，男，66岁，农民.他来信说："大河口乡原信用社主任刘德林患腰椎骨质增生12年，增生压迫神经疼痛难忍，直不起腰。在县乡医院多次治疗无效，病情越来越重。到承德市大医院治疗，花掉8000余元也不见效。又去北京诊治，医生说需手术切除。他因年老体弱，怕下不来手术台，非常担心。我用本条方为他试治，敷药6天，奇迹就出现了，腰不痛了，腿也不酸了，行动自如，患了12年顽疾彻底告愈。后来我又用此条方治好4名骨质增生患者，都是敷药六七天痊愈。"

荐方人：河南郑州市　唐茂林

引自：广西科技情报研究所《老病号治病绝招》

3163. 我用3剂蝲蛄酒治好了腰骨增生症

我是一名退休工人，几年来经常腰痛，翻身都难，在县医院确诊为骨质增生。各种药吃了不少，总不见好。后来有一位朋友告诉我一个验方，我服用3剂就好了，现在什么活都能干。

配方及用法：7个活蝲蛄（河里有）用500毫升白酒（60度）泡7天后饮用，每天三四次，一次饮一大口即可。

荐方人：辽宁岫岩满族自治县苏子沟镇　刘万江

3164. 我老伴用此偏方治好了髋骨增生症

我老伴前几年髋骨后侧上下缘均发生骨质增生病变，走路困难，坐卧时有阵痛感。曾多次服用中西药，收效甚微。近日觅得一偏方，用后收效良好。

配方及用法：铁粉250克，红花5克，用好醋50毫升滴入拌匀，装入布袋中。待铁粉升温至30℃左右时，放在患处热敷约3小时。每日1次，连续三五次即可见效。热敷总次数多少，可视具体病状而定。

荐方人：河北省元氏县　王占英

3165. 我老伴腰椎骨质增生用陈醋搓1个月痊愈

我老伴今年60岁，患腰椎间盘骨质增生20余年，疼痛难忍，经多方治疗效果不佳。1996年9月《晚晴报》登载了"用陈醋搓治骨质增生"的方法，我看后认为该方法简便易行，就买了一瓶山西陈醋，在老伴骨质增生部位早、晚各搓1次。用此法1周后，老伴腰痛明显减轻，半月后基本痊愈，1个月彻底治好。

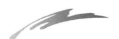

具体方法：先用热湿毛巾拭干净患处，然后将2~3汤匙醋倒在一个小碗里，先用手指蘸醋涂患处，接着用手掌由轻到重地来回搓，觉着发黏发干时，再涂再搓，直至把醋搓完；再用一块塑料布盖上，用拳头轻轻打2~3分钟，将塑料布取下，用热湿毛巾拭干。

百姓验证：四川彭山县西铁分局陈上琼，女，72岁。她来信说："我老伴患腰椎骨质增生症，我用本条方为他治疗20多天痊愈。"

荐方人：辽宁省沈阳建设机械总公司　刘立埠

3166. 我用摩内肘法治好了颈椎骨质增生所致的臂麻木和酸疼

1995年开春，我被确诊为颈椎骨质增生。当时左胳臂发麻，相当痛苦。医院为我做了"药物导入"治疗，收效不明显。

当年入冬后，左胳臂麻木又复发，正发愁时，《晚晴报》载文，介绍一种摩内肘的自我疗法，我抱着试试看的态度，天天做摩内肘。大约半个多月，奇迹出现了，左胳臂麻木感逐渐见轻，直至完全不麻。

1996年入冬后，右胳臂又开始酸疼。尤其是当胳臂受力时，如端起暖瓶等物时，酸疼更加严重。我又想起摩内肘的方法。这样大约做了1个月，右胳臂又逐渐见好。

摩内肘的方法，是先用右手掌心，摩擦左胳臂的内肘，做100~150次，至内肘有热感，再换用左手掌心，摩擦右胳臂的内肘。如此反复5个回合，总计约需10分钟。

荐方人：辽宁沈阳新光动力机械公司退休干部　唐和

3167. 我的筋骨疼痛是吃核桃治好的

去年夏天，我早上起床出现左手大拇指麻木的症状。后来大拇指一天比一天僵硬，并疼痛，皮肤不红不肿，仔细按摩，才发现大拇指根部皮内有一个小包。立即到医院检查，说是骨质增生，经吃药打针无效。到别的大医院就医，医生认为是血管扭曲和阻塞，必须做手术，并说："现在天气热易感染，等秋凉后做手术为好。"

回到家翻阅旧医书，看到唐朝食疗专家孟诜谈到的一句话："常服核桃，血脉通润。"近代名医张锡纯在《医学衷中参西录》中指出："核桃能治一切筋骨疼痛。"我根据上述说法，决定一天吃4~5个核桃，即使不能医病也可营养身体。谁知吃了10天拇指便不疼了，且能伸曲。又吃了10天就全能伸曲了，皮内小包也不见了。1个月后一切正常。现在快1年了，从没有疼过。我真高兴这个小单方还能医大病。

百姓验证：湖北长阳县贺家坪镇吴文之，男，57岁，医生。他来信说："本镇

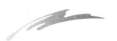

小学校长王道原患颈椎骨质增生，肩背手臂麻木，不能上举，写字都困难。我用本条方和3175条方为他治疗，第二天就能抬举自如了。我把上述二方联合起来，再加上2896条方，综合治疗350多例患者，全部有效。"

荐方人：四川江油市　何林国

引自：1997年7月29日《晚霞报》

3168. 我用本方1个月治好了表哥的腰椎骨质增生

配方及用法：生川乌、川芎、樟脑各15克，细辛、小牙皂各5克，制马钱子、仙灵脾、石猴子、甘遂、莞花各10克，威灵仙、穿山龙各20克。上药共研末，用陈醋浸透，装布袋内缝牢，摊在患处，然后用热蜡袋放在布药袋上加热，使药物向肌骨渗透，保持约3小时，热消后连药袋取去。每日1次，连用5天换药一次，15天为1疗程。

百姓验证：山东临沂市罗庄唐沙沟村唐功晓，男，30岁，农民。他来信说："我表哥48岁，1998年突患腰痛，干农活除草时需爬着进行，经市人民医院确诊为腰椎骨质增生。我用本条方为他治疗1个月，就什么活都能干了，共花费几十元钱。"

荐方人：江西于都禾丰乡　华尚福

3169. 助阳化淤汤治腰椎增生108例，有效率100%

主治：腰椎增生，临床主症腰及下肢疼痛、麻木。

配方及用法：杜仲15克，羊藿叶12克，肉苁蓉18克，补骨脂10克，鹿含草、当归各12克，丹参30克，红花、莱菔子各10克，水煎服，每日1剂。

疗效：治疗108例，治愈84例，显效20例，好转4例，有效率100%。

引自：《江苏中医杂志》（1987年第6期）、《实用专病专方临床大全》

3170. 木瓜灵脾汤治骨质增生症88例全部有效

配方及用法：仙灵脾、鹿衔草、鸡血藤各30克，骨碎补、木瓜各15克，桂枝、细辛各5克，熟地、当归、鳖甲、龟板、甘草各10克。每日1剂，水煎2次，分服。发于颈椎者加葛根10克，发于腰椎者加附片5克，发于膝者加怀牛膝10克。

疗效：临床观察88例，有效率达100%。

引自：《古今名医名方秘方大典》（1993年第1版）、《实用专病专方临床大全》

3171. 我用本秘方治各种单纯性骨质增生75例均症状消失

主治：各种单纯性骨质增生症。

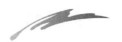

配方及用法：①外用方。荔枝树根（炒炭）5份，松香（研末）2份。上药研末混合，视患部大小按比例取量，用文火炒热，纱布包裹趁热在患部施以烫法，连续炒烫5～6次，然后外敷12小时。1剂药可连续使用3天再换药。②内服方。首乌20克，淫羊藿10克，白芍15克，荔枝树根（炒）30克，鸡血藤20克，青风藤15克，老鹳草（炒）15克，白花蛇2条，全蝎10克，威灵仙10克，水煎服。每日1剂，分2次服，药渣可重煎服。手部骨质增生者加桂枝，脚腿部骨质增生者加牛膝，腰骶椎骨质增生者加杜仲（盐炒）、独活，胸脊椎骨质增生者加狗脊，颈椎骨质增生者加羌活、葛根，局部红肿、发热灼痛者加羚羊角、银不换，局部无红肿而遇风寒痛甚者加制川乌、制草乌。

疗效：外治方、内服方配合应用，治疗各种单纯性骨质增生患者75例，轻者20天痊愈，重者45天痊愈。

按语：外治经验方是民间老中医对椎体四肢关节疾患外敷惯用的秘方。几年来经临床应用证实，①②方配合应用对各种单纯性骨质增生症均有可靠的疗效。

百姓验证：广东台山市台城镇20号甄沃根，男，54岁。他来信说："老战友刘国春的爱人患骨质增生，去台山人民医院治疗花了八九百元，但始终没治好，走路一拐一拐的。后来我用本条方为她治疗，并配合醋泡脚与穴位按摩，1个月后她的病就好了，白头发也开始变黑。"

荐方人：海南钢铁公司职工医院　蔡仲成

引自：《当代中医师灵验奇方真传》

3172. 我用本方治骨质增生性关节炎和颈椎病有效

配方及用法：红花60克，当归80克，制何首乌60克，鸡血藤80克，乌梅60克，50度以上白酒2500毫升。将上药制为粗末，入绢袋盛之，把口扎紧，浸入酒中，20天后取药酒饮之。每日早、晚各1次，每次20～30毫升，最大量不超过50毫升。

百姓验证：山东栖霞市栖霞镇付井村衣玉德，男，60岁，农民。他来信说："我兄弟衣玉强患骨质增生，大椎腰部有三节椎增生，突出很高。我看见很吃惊，真是太严重了，而且脖子还歪向一边，走路非常吃力。经栖霞市人民医院诊断是严重的骨质增生，用一次药就花370多元，并且效果还不理想。后经我用本条方治疗，病情大有好转，现在轻重活都能干了。"

引自：1995年11月8日《安徽老年报》

3173. 一老汉膝关节骨质增生用苍耳子水烫洗1周疼痛消失

一老汉77岁，2年前感到右膝关节疼痛，今年麦收后病情加重，腿一动就痛，

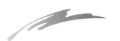

特别是夜晚痛得厉害。在医院拍片检查,确诊为骨质增生。虽经中、西医治疗,但无明显效果。后得一单方,连用1周,骨质增生引起的疼痛完全消失。

配方及用法: 苍耳子100克,加水一碗,三沸后略停片刻。用干净布蘸洗患处数分钟,每日3次。

荐方人: 河南商水县城关乡　赵世清

3174. 磁铁能止骨质增生疼痛

吉林牡丹江管理局八五五农场80岁退休教师张跃田老师,过去因患骨质增生,左胳膊疼得抬不起来,头也疼得厉害。一次在裴德医院治疗时,有人告诉他磁铁能治身体有关部位疼痛症。他半信半疑,抱着试试看的态度,在每晚临睡前把两块磁铁放在疼痛的部位,有时白天也这样做,仅6天时间就见效了。他高兴得逢人就讲:"磁铁治好了我的疼痛症。"(丁文彬)

3175. 我用本方治颈腰椎骨质增生76例,仅2例无效

配方及用法: 穿山甲、川牛膝、全蝎、甘草各20克,桃仁、红花各10克,川楝子12克,蜈蚣6条。上药烘干研末,分装240粒胶囊,早晚各服4粒,黄酒送服。上药为1疗程的药量。

疗效: 治疗颈腰椎骨质增生76例,治愈53例,有效21例,无效2例。

百姓验证: 江西于都县新圩李桃园,男,38岁,医生。他来信说:"本乡头金村汪广生腰痛近2个月,在银坑医院拍片诊断为腰椎骨质增生,服壮骨关节丸、骨刺片、消痛液等药,效果不明显。后来我处诊治,他按本条方服药10天症状便大减,继服20天痊愈。"

引自: 《山东中医杂志》(1991年第3期)、《单方偏方精选》

3176. 用活蚯蚓加糖涂患部可治愈肘关节骨质增生及肿胀

卫某,男,58岁。两肘关节肿胀疼痛,局部肿胀高出皮肤1厘米,两手无力拿住饭碗,手指无力抓棋子,两肘关节不能做伸、屈、旋转运动,经X线摄片诊为肘关节骨质增生,骨齿有1.6厘米长。经服骨刺丸3月无效。取活蚯蚓数条,加白糖适量,使其化为黏液,涂敷患处,覆以干净白纸,纸外再包白布,用烙铁加热至适当温度,反复熨烫,直到黏液烫干为度,每天2次。治疗20天肿胀明显消退,疼痛减轻。治疗6个月后肘关节功能完全恢复,活动自如,X线摄片复查显示骨齿全部消失。

引自: 《浙江中医杂志》(1985年第7期)、《中医单药奇效真传》

3177. 盐炒茴香热熨法治骨质增生疼痛有效

江苏赣榆县门河医院用盐炒茴香热熨法治疗骨质增生症,疗效满意。

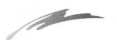

配方及用法：取小茴香50克，食盐500克（细盐为好）放入锅内炒热，装入布袋，外用毛巾包裹后置于骨质增生部位。每日1次，每次半小时，30天为1疗程。用药3~5天见效，1疗程后痛止。（宋珍）

足跟骨刺与足跟痛

3178. 我用此方治足跟痛有较好疗效

配方及用法：取鲜仙人掌一片，两面的刺用刀刮去，然后剖成两半。将剖开的一面敷于脚疼痛处（冬天可将仙人掌剖开的一面放在热锅上烘3~4分钟后趁热敷），外面用胶布固定，经12小时后再换另半片敷，2~3周症状全部消失。晚上贴敷较好。

注意：治疗期间应穿布鞋；应适当活动，使气血经络疏通，利于病早愈。

百姓验证：江苏响水县建设局李猛，男，45岁，公务员。他来信说："我县陈港镇新东居委会赵思英，女，51岁。2年前她脚后跟长骨刺（骨质增生），非常疼痛，不能走路。曾四处寻医治疗，效果均不理想。后来镇医院准备为她的手术治疗由于她害怕动刀，迟迟未下决心。最后我向其提供本条方，经2周治疗痊愈，分文未花。"

荐方人：陕西西安医科大学　周熙平

引自：广西科技情报研究所《老病号治病绝招》

3179. 我用热醋浸脚法治好了足跟痛

我患足跟痛多年，用醋（米醋也可）1000毫升适当加热，将脚浸在热醋中约50分钟，醋温下降后再适当加热，这样连续浸泡1个多月，我的足跟痛竟治好了，上街行走也不觉得痛了。另外，我还长期患脚气病，每到晚上睡觉时奇痒难忍，这次用热醋治足跟痛的同时，我意外发现多年的脚气病也治好了，至今没有再犯。

百姓验证：福建福清市南门深巷604号李金祥，男，63岁，教师。他来信说："我爱人左脚有骨刺，脚踏地足跟就很痛，我让她用本条方治疗，但是她不相信，一心想去医院。她的哥哥是医生，得知后让她用药膏敷，结果脚都肿了，也没有治好。我坚持用此条方为她治疗，20多天后，脚跟就不痛了。"

荐方人：河南开封市　陈玉珍

3180. 我用中药外敷治好患病多年的足跟痛

我患脚后跟痛病多年，到处求医，均无效果。后用偏方医治痊愈，解决了我

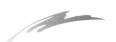

多年难忍的痛苦，至今已3年多未复发。

配方及用法：荞穗、防风、蝉蜕、透骨草、川椒、乳香、没药、天虫各3克。上药共研细末后，装入小薄布袋中，用胶布或布带捆绑固定在脚后跟上，或固定在袜子后跟上，24小时不离脚。10天左右即可痊愈，男女皆宜。

上述药量，仅是一只脚的用药，如双脚痛，药量要加倍，用同样方法治疗。

荐方人：辽宁省外贸局干部　孙占林

引自：1997年3月26日《辽宁老年报》

3181. 我用长头发治老年足跟痛10例，仅1例无效

我近年采用长头发治疗老年人足跟痛10例，痊愈7例，好转2例，无效1例。10例病人中男3例，女7例，年龄为60~76岁。病程最短者4个月，最长者一年半，一侧足跟痛6例，两侧足跟痛4例。

治疗方法：将长头发握卷，压在布鞋后底内，每次踏1周再换头发，一般1个月左右可愈。

百姓验证：许霞，女，78岁，农民。1994年10月就诊，自诉1年前因劳动出现右足跟疼，影响行走，以后稍劳动疼痛即加重，用人发垫脚跟一个半月痊愈。

荐方人：河南新野县　郑春来

3182. 我用蒸豆腐熏脚法治好了足跟痛

几年来我没什么大病，就连感冒也没得过。但是不知什么原因，我的脚突然不能走路了，一走路脚后跟就会钻心似的疼。喜欢运动的我，怎么能耐着性子待在家里呢？怎么办？去看医生。医生说，这种病是一种老年人的顽症，只能吃点药止痛，在家里走一走，但时间不要太长。天哪！怎么会得这种顽症呢？我非常苦恼，甚至对生活失去了信心。正在这时，有一位朋友告诉我说，用蒸豆腐就能根治脚后跟痛。我按她说的办法，把老豆腐蒸透了，取出放在脚盆里，先将脚放在豆腐上方熏，等豆腐不太烫的时候，再把脚踩下去。豆腐凉了再热。如此反复做了5天，脚就不痛了。我用这个方法治好了脚跟痛，至今没有复发。

百姓验证：广西融水县委退休干部韦绍群来信说："我家附近有一人患脚跟痛2年无法下床走路，我用本条方给他治好了。"

引自：1995年第7期《老年天地》

3183. 我服醋蛋液治好了足跟骨刺

前年冬我脚后跟痛，走路时小石子一垫脚便痛得厉害，到医院拍片是骨刺。用多种方法治疗，效果均不理想。去年从报上看到，有人脚后跟疲软麻木，服用醋蛋液有疗效。于是我抱着试试看的心理，服用了5个醋蛋液，便明显见效。我

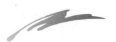

又继续服了5个醋蛋液，脚后跟就不痛了，走路石子垫脚也不觉得碍事了。

荐方人： 河南洛阳市唐西路四号院　高保玉

3184. 我的足跟骨刺用热醋泡脚法治疗13天就好了

四月的一天，我忽然右脚后跟疼痛，接着天天痛，走路不敢动，拍片诊断是长了骨刺。别人告诉我用热醋泡脚后跟，顶多20天就能好。

我就开始用热醋每天早、晚泡30分钟，接着用周林频谱仪治疗30分钟。当泡到第13天时就好了，和往常一样，脚一点也不疼了。现在完全好了，恢复了以往的晨练。

荐方人： 辽宁铁岭离休干部　关文俊

3185. 我的足跟骨刺是用醋熏醋洗法治好的

我患足跟骨质增生多年，行走疼痛，后得到一民间方：醋（最好山西陈醋）1500～2000毫升，在铁锅内煮开，然后倒入盆内，将足跟置盆上熏，待醋稍凉，足跟浸泡醋中，每天照上述方法熏、泡2次，1个月后即见效。我用此法治好了病，至今未复发。

荐方人： 河南信阳地区汽车配件总公司　王沛永

3186. 我的足跟骨刺只喝1剂杞果酒即愈

前年，我左脚后跟疼，拍片诊断为骨质增生，多次治疗无效。后来一个街坊说了个单方：杞果50克，白酒500毫升，泡一星期后服用。每天3次，每次一盅。我抱着试试看的态度，用了1剂，病就好了。几个月后，右脚跟又疼，我又服了1剂即愈。

百姓验证： 山东郓城师范学校尹逊田，男，57岁，教师。他来信说："我左足跟痛，在医院确诊为足跟长骨刺。曾多次服用骨刺片、壮骨关节丸等，一直未能治愈。后来用本方服药2剂，只花20多元钱，就将我患了五六年的足跟痛治好了。"

荐方人： 河南洛阳市　康振声

引自： 1997年第4期《老人春秋》

3187. 我的足跟骨刺用芥面醋敷治愈

我是足跟骨刺患者，秋冬天气变化，走路很疼痛。我用芥末面和米醋制成糊膏敷于患处治愈后，至今未发病。具体制作和治疗方法介绍如下：

取两小匙芥末面，放入小碗中，慢慢倒入9度米醋（不要用醋精勾兑的或假米醋），用竹筷子调匀成糊膏状，然后摊在长30厘米、宽15厘米的棉布一端，厚

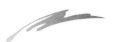

度0.3～0.5厘米，再将棉布对称折叠，把糊膏夹于棉布中间敷在足跟骨刺患处，外用塑料薄膜包好，用布条扎紧。约30分钟左右有温热感，继续敷30～40分钟后取下，热敷后皮肤呈浅红色，不会灼伤。2天热敷1次，一般7～9次痊愈。此方法经济简便，无任何副作用，见效快。

百姓验证：四川彭山县西铁分局陈上琼，女，72岁。她来信说："我小儿子患脚跟痛，用本条方3次治愈，至今已有3年未复发。"

荐方人：黑龙江哈尔滨市大庆路12号　孙登瀛

3188. 我患10余年的脚跟骨刺痛只服3剂药就好了

我患脚后跟痛病已有10余年之久，疼起来不能走路。经医院拍片检查，为骨质增生（右脚后跟内长有三根骨刺）。用多种方法治疗都无济于事，非常苦恼。后得一方，即用灵仙、木瓜、牛膝、海桐皮各10克，螃蟹500克，米醋500毫升，先将螃蟹去脐（即腹部），不去盖，捣碎用布包住滤汁于砂锅内，然后与米醋和药一并煎熬。过滤后，每天早晨空腹喝一大酒盅，开水冲服。服3剂就治好了，至今已2年没有再疼过。

百姓验证：广西陆川县医院沈宣耀，男，47岁，医师。他来信说："本县温泉乡子隆坡沈纪琳患右侧足跟疼痛1年多，每行数十步，就要停一阵才能再走，非常痛苦。曾在县人民医院确诊为右足跟骨质增生，经多方治疗无效。后来用本条方连服20剂，只花60元钱，1个月后即能站立行走如常人。"

荐方人：河南新密市　张承德

引自：1997年第9期《老人春秋》

3189. 食醋熏蒸治跟骨骨刺104例，有效率100%

主治：由跟骨骨刺引起的足跟痛。

配方及用法：新砖一块，在火上加热至发红后放于一瓷盆内，将食醋2500毫升泼于砖上，然后将患足置于其上并以小棉被覆盖进行熏蒸，直到蒸汽消散为止。每日2次。

疗效：治疗104例，其中治疗1周足跟疼痛消失的34例，2周消失的54例，3周消失的12例。另4例治疗4周，疼痛消失和减轻的各2例，有效率100%。

荐方人：河南省睢县人民医院内科主任　秦化鹏

3190. 食醋熏蒸治足跟骨刺确是一妙招

人到老年，路走得多了，脚跟底部就容易长骨刺。长了骨刺脚一踩地疼得钻心。这种病医生无奈，药力不到。但只要你将凿个凹的红砖烧热，把醋倒凹处，再将有骨刺的脚跟垫几层纱布后踩在发出热气的红砖凹处蒸熏，这样蒸熏坚持

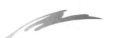

每天几次，坚持10天左右，骨刺就会熏软消失。此方已有多名老人使用，现在他们早已忘掉自己脚跟曾长过骨刺。

引自： 1997年2月1日《辽宁阜新周末报》

3191. 我以川芎药袋垫鞋里治足跟骨刺痛75例全部有效

配方及用法： 川芎45克，研成细末分装在用薄布缝成的布袋里，每布袋装药末15克。将药袋放在鞋里，直接与痛处接触，每次用药1袋，每天换药1次。3个药袋交替使用。换下的药袋晒干后仍可再用。

疗效： 治疗足跟骨刺痛75例，全部有效，一般用药7天后疼痛减轻，20天后疼痛消失。

百姓验证： 广东湖安县庵埠镇仙溪后五巷1号章作忠，男，80岁，退休干部。他来信说："我老伴在1900年夏天突感脊椎疼痛，经医院检查是脊椎骨质增生，在医院治疗花掉400多元不见好转。后来我根据本条方川芎能治足跟骨刺的机理，将川芎末拌醋涂于纱布上贴在老伴的脊椎增生处，共贴6次就治愈了，只花5元钱。"

引自：《四川中医》（1989年第3期）、《单方偏方精选》

3192. 川芎粉曾治愈著名漫画家华君武的足跟骨刺症

现在很多中老年人患足跟骨刺，这些病人足跟疼痛，行走困难，多方求医，久治不愈，严重地影响正常的工作和生活。为了帮助患者解除病痛之苦，具有几十年临床治疗经验的老中医王凌秋大夫，向大家介绍一种自我治疗的方法：将川芎500克研成细面，均等分开后用冷布包好，置于袜内接触足跟，1个月内即能止痛，不会复发。

王大夫今年已74岁高龄，他曾用此方为著名漫画家华君武治愈足跟骨刺，现在他希望有更多的人学会这种自我治疗的方法。

3193. 本方治腰椎增生及足跟骨刺180例，有效率100%

主治： 腰椎增生及足跟骨刺。

配方及用法： 白芷、白术、防风各10克。取棉布一块，将上三药包起，放入食醋内浸泡10分钟，将电熨斗接通电源，夏天3分钟，冬天6分钟即离开电源。此刻病员取俯卧位，把药包放在患处，随即将电熨斗平压在醋药包上，持续15～20分钟即可。每日早、晚各1次，连续用6～12次疼痛即除。治足跟骨刺用加温的醋浸泡药包10分钟，取砖头一块，在平面上拓出一凹窝，放炉火中烧红，离火源后向砖的凹窝里倒食醋100毫升，再把醋泡的药包放在醋砖上，随将患足骨刺部位踏在药包上约20分钟即可。每日早、晚各1次，每次用1剂，连用6～12剂疼痛即除。

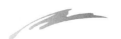

疗效:治疗腰椎增生及足跟骨刺180例,治愈(用上方法6~12次,临床症状消失)96例,好转(用上方法6~12次,临床症状明显改善)84例,有效率100%。

荐方人:山东省栖霞县卫生院主治医师　邢春先

引自:《当代中医师灵验奇方真传》

3194. 用仙人掌贴敷治足跟痛2周可愈

张某,女,47岁,1985年3月就诊。患足跟痛1年多,不能履地,休息后痛缓,步行时疼痛。经用中药熏洗、内服中药、针灸、封闭等法治疗,效果不佳。采用仙人掌外敷治疗,先将仙人掌两面的毛刺用刀刮去,然后剖成两半,用剖开的一面敷于足跟疼痛处,外用胶布固定,敷12小时后再换半片;冬天可将剖开的一面放在热锅内烘三四分钟,待烘热后敷于患处,一般于晚上贴敷。在治疗期间穿布底鞋为宜,适当活动,使气血经脉畅通。经治1周后,疼痛逐渐减轻,2周疼痛消失,随访至今未见复发。

引自:《陕西中医》(1987年第8期)、《中医单药奇效真传》

3195. 鲜川楝叶红糖制膏敷48小时足跟痛可消失

患者徐某,女,76岁,1985年11月8日初诊。患足跟痛,反复发作10年余,每年发作一两次。近来又复发,举步艰难,足跟拒按不红不肿。即用鲜川楝叶60克,红糖适量,混合捣成膏状,外敷足跟,24小时更换。敷1次疼痛减轻,敷2次疼痛消失,行走如常,半年未复发。

引自:《四川中医》(1987年第2期)、《中医单药奇效真传》

3196. 皂荚外洗汤治足跟痛屡屡见效

主治:各种原因所致的足跟痛。

配方及用法:皂荚、血余(布包)各100克。将上药加水2000毫升,煎至1500毫升,烫洗浸泡患处(注意水温适度,以免烫伤)。每日1~2次,10日为1疗程。

疗效:本方为老中医王应薯老师传授,用此方治疗数十例,屡屡见效。本人也广泛应用,屡试屡验。

按语:用本方治疗各种原因引起的足跟痛,对于无骨刺形成的足跟痛可以彻底治愈,对于有骨刺形成的足跟痛,虽然根治不了骨刺,但可以缓解疼痛,改善症状。

荐方人:山西省阳城县中医院主治医师　赵玉林

引自:《当代中医师灵验奇方真传》

3197. 足跟痛治疗新方法

(1)用二层棉布做一个比足跟面积大1倍的药垫,备用。

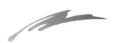

（2）将半截或一块青砖，放入清稀的粪坑或马桶内，浸12~24小时后取出；用少许清水冲洗后，放入火中焚烧至微红时取出；把备好的药垫放在砖块上，立即取童便洒在药垫上，将患足跟趁热放在药垫上；为避免烫伤，可反复提起足跟（脚上盖块薄膜更佳），至药垫冷却后即可。每日或隔日一次。

药垫配制： 制乳香、制没药、半枝莲、白芍各50克，酒炒大黄、生马钱子、生草乌、木瓜、王不留行、地鳖虫、芒硝、骨碎补、七叶一枝花、续断、杜仲、牛膝各30克，桃仁25克，细辛20克。取上药研成粗末，放入布袋中缝好即可。

荐方人： 江西金溪县中医院　何子明

引自： 1997年第7期《农村百事通》

3198. 本方治足跟骨刺效果很好

我家现存有一个专治足跟痛、骨刺的验方，据我所知此方已治好9人，现奉献给老年朋友。

配方及用法： 荆芥、千年建、苍术、银花、地骨皮各30克，连翘、防风、甘草各20克，追地风50克，官桂40克。用此方剂浸泡（温水）足跟，或将药研成细末，用酒搅匀贴患处。

荐方人： 河北省深泽县留林乡　刘振惠

3199. 石蜡疗法治中老年足跟骨刺疗效颇佳

骨质增生（又称骨刺、骨赘）是中老年人的常见病、多发病，多见于颈、腰、膝、足后跟部。下面主要介绍足跟骨刺的蜡疗。

石蜡（固体石蜡）是一种多分子碳氢化合物，是石油蒸馏的产物，为白色半透明固体。城市各大医院理疗科均有蜡疗。老人行动不便，最好自己购蜡在家里蜡疗。选购蜡时，外观要洁白无杂质，要注意不能买黄蜡。

（1）把石蜡加温：加温时用大铝锅加水适量，小铝锅放入适量石蜡（约1500克），将小铝锅放进大铝锅中加温，借水温的升高而间接加热使蜡熔化（若直接加热，易使蜡氧化变质、失去黏稠性，降低治疗效果）。

（2）将石蜡加温时，要注意大铝锅不要加水过多，加水没过小铝锅锅底略高出0.5厘米即可。蜡锅要盖严，防止水滴溅入蜡锅中，一般加热到70~80℃。

（3）将熔化的蜡倒入瓷盆（洗脚盆）中，待温度下降到52~60℃时，可在足跟部先涮上一层薄蜡，然后将足浸入盛蜡液的容器内，并迅速提出（防止过热忍受不了，但不会发生烫伤），稍等片刻，再将足浸入。蜡盆内，蜡液要淹没足后跟，如此反复多次，使蜡的厚度增加到0.2~0.3厘米时，可将足后跟部或整个足部浸入容器内治疗10~15分钟，最长20分钟（夏天可30分钟）。当蜡温降低凝固时，可将足部的蜡剥脱于容器内，完全冷却后，将蜡用冷水冲洗干净，以备下次

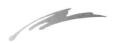

用。每日1次，10~15次为1疗程，一般做3~7次疼痛、肿胀、麻木减轻或显著减轻。此疗法也适用于治疗跟骨下黏液囊炎、脂肪垫肥厚、跖腱膜劳损等。

石蜡疗法治疗中老年足跟骨刺疗效颇佳。因罹患足跟骨刺的患者，由于骨刺刺激周围软组织及血管，引起局部肿胀疼痛、麻木不适，走路时症状尤为明显。做蜡疗后，因蜡具有较强而持久的热作用，能使局部血管扩张，促进血液循环，加强新陈代谢，有利于局部水肿的吸收与消散，从而使疼痛麻木减轻或消失。

此外，蜡疗尚具有良好的可塑性及黏稠性，能与皮肤紧贴，故具有机械压迫的"按摩"作用。

荐方人：空军河北石家庄医院理疗科副主任医师　龙安民

3200. 醋调活络丹治足跟痛有明显效果

将活络丹调米醋制成膏状，涂敷患处，对治疗足跟痛有明显效果。

具体做法：取小活络丹3盒或大活络丹1.5~2盒，把药丸掰碎，调入10多毫升米醋，浸润数日后，调成稠膏状。

每日早饭后，用温热水洗脚并浸泡20分钟，擦净晾干，将药膏涂于患处，使之成0.2~0.5厘米的厚度，用塑料纸包好，再穿好袜子，勿使足部受凉。由于人体不断活动，过几小时，药膏就会逐步碾向四周，此时可以填涂数次药膏。涂后患部略有温热感无妨碍，反而感到很舒服。一直到晚上，临睡前再将药膏填好，包好后睡觉。到第二日早饭后，将药包取下，用温热水将药膏洗去，再浸足20分钟后，换新药膏。一连3日，足跟痛会明显减轻，5~7日后，即可止痛。

这种方法使用大、小活络丹均可，但以小活络丹效果更佳。而醋则必须用米醋，不可用醋精。涂后略有温热感，但不会灼伤皮肤，患者可以放心使用。一般3盒小活络丹制成的药膏，对足跟痛1年以内的患者已足够用，且会有明显效果。如不能痊愈，亦可再坚持涂敷几日。（文满）

引自：1997年2月12日《辽宁老年报》

骨　折

3201. 我利用接骨五秘方治病效果不凡

（1）接骨用麻药秘方

配方：生南星、生半夏、川乌、草乌、荜拨各7克，蟾酥6克，胡椒、细辛各15克。

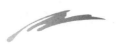

说明：此麻药对各种骨折无效，只是起麻醉作用。如果遇到各种骨折，即刻用5克麻药冲高度酒精50毫升拌匀擦到患处，过3分钟后，任意抽动不知痛（注意：切不可擦到皮破处，一擦到就增加痛苦）。将以上各药碾为极细末，装入小口瓷瓶中，黄蜡封口。

警告：此方有大毒，只能外用，千万不可内服。

（2）接骨秘方（分口服与外敷两种）

口服方：乳香、没药、苏木、川乌、松节各10克，土狗10个，地鳖虫、骨碎补、地龙、水蛭、血竭、龙骨各15克，大螃蟹2只。上药共为末，每日服2次，每次服9克，酒或童便送下，以童便送下效果最好。（水蛭必须炒黑，万不可半生，否则反有害于人）

外敷方：无名异20克，没药12克，紫荆皮13克，赤芍10克，白芍10克，沙姜15克，续断15克，骨碎补15克，血竭10克，乳香12克，五加皮20克。

说明：这个方专治骨折，骨碎表皮未破者外敷有特效。

如果有人从高山、高楼、树枝上失手跌下来，不是手骨断，就是脚骨碎，或者被车撞倒，压碎手脚骨，他必定叫苦连天，痛不可忍。这时请受伤者不要心慌，快将他抬回家中，即刻用高度酒精50毫升和匀接骨麻药粉5克，擦他的断骨处（说明：这麻药粉切不可擦到破皮处，一擦到就增加痛苦），3分钟后，他的断骨处任人抽动不知痛。这时，把他的断骨接正，然后取4块竹片，每块长20厘米，宽2厘米，厚1厘米左右，把这4块竹片四边的锋利处用刀削圆滑，再用绷带把每块竹片均匀地缠上一层，最后把这4块竹片放在他的断骨处四周，用绷带把竹片上、下、中绑紧（说明：不要绑得太紧，以免血流不畅）。这样做主要是固定他的断骨不走移，固定断骨后，即刻取公鸡1只，重500克左右（这公鸡最好是白毛乌骨鸡，如没有，其他的公鸡也可以），用手扯断鸡头，顺手拔去鸡毛（注意：千万不可用水淋湿拔毛，否则无效），然后用一块坚硬的竹片，削成竹刀，用竹刀割开鸡皮，剥下鸡皮留用，再去掉肚肠和骨，单取鸡肉。将鸡肉和接骨外敷特效药一齐放在石臼内捣烂。捣烂后，加高度米酒调成以手握紧指缝见水珠不滴为宜，调好后把药放入砂煲内，用柴火炒热（不要太热），取出敷在断骨处的四周，用鸡皮包在药外，再用净布把药包好轻轻绑紧，或用杉树皮夹紧绷带绑好。过36小时后，把这剂药取下，接着再如法换上1剂外敷药。这1剂药直到第三日取下，此时他的断骨已好八成。第四日，再把这2剂药合起来放进砂煲内，加入高度米酒，用柴火炒滚（注意：米酒放的不要太多，一多就成药汤，少效力），滚后即停火，把砂煲内的药取一半出来，放在净布上凉一下（注意：不要凉得太凉，又不要太热，以烫在人的皮肤上不起泡为宜），即把布上的药包起来烫他的断骨处，布上的药凉了，就换煲热的药去烫。如此轮换，每次烫15分钟。一日烫4次，直烫到第五日为止（同时结合服用接骨口服药），这时他的骨已痊愈。第六天可以正常工作。

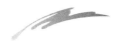

接骨在临床上会遇到各种各样的症状，以上传授的只是骨断没破皮未烂者的医疗技术。如果在临床上遇到破皮骨碎，表面的皮肉已溃烂者，又有不同的医疗法，又要增加一条秘方去医治，这条秘方名叫"玉真散"。如果骨没断，只是关节上的筋断了，这又如何医治？还是用接骨特效粉的秘方去医吗？ 不是，这就要用专治筋断的秘方，这条秘方只是一味药，却能医好。

（3）止血"玉真散"的秘方

小量配制：生白附子35克，白芷3克，天麻3克，生南星3克，防风3克，羌活3克。

大量配制：生白附子350克，白芷30克，天麻30克，生南星30克，防风30克，羌活30克。

配制方法：将各药共碾极细末，装入小口瓶中，黄蜡封口，备用。说明：根据各自的需要，配大剂量或是小剂量都可以，效果一样。

使用方法：凡遇新断骨、表皮破、血流不止者，可将此方药粉敷于流血处，敷后即止血。止血后，用麻药粉在未破皮处擦，然后把断骨接正，再用接骨外敷特效药1剂和鸡1只共捣烂，均匀地敷在断骨四周（可敷上止血粉），同时配合接骨口服药。如果遇到经他人医治日久，其骨又没接续，肌肉腐烂有脓水，毒汁外流者，先用棉花把脓水毒汁吸干，再用双氧水消毒后即刻用此止血玉真散药粉敷之。敷多少次药，要根据症状而定，一般每天换药2次（每次都要用双氧水消毒），3天后就结痂痊愈。外表愈后，有的患者骨未接正，或有的骨接正，其筋已固定不能屈伸，这些复杂的症状就要所有的接骨秘方同时并用，才能治愈。

（4）专治关节脱位筋断秘方

凡遇关节脱位患者，先要做好准备工作：①取4块坚硬的竹片，每块长20厘米，宽2厘米，厚1厘米，把这4块竹片的四边锋利处都削圆滑，用绷带把每块竹片均匀地绑上一层。②把所用的药物备齐。

何谓关节脱位？关节邻近两骨端之间的正常关系改变，引起关节功能障碍，称为关节脱位。下面是其医法技巧：

有人关节脱位，即刻用第一方中的麻药冲酒擦患处（不用也可以，但操作起来患者痛不可忍），然后把他的关节接回原位。如何接法？例如：有人的手上臂与前臂的关节处脱位，前臂的骨已插入上臂的皮中。这时，你用一手抓住患者的上臂，一手抓住前臂，然后，双手同时用力向相反方向一拉（何谓相反方向，就是抓住上臂向上拉，抓前臂的手向下拉），用力拉时要快，一拉就把患者的关节接回原位。在确信接正并无异样后，就将事先预备好的4块竹片均匀地放在关节四周，用绷带绑紧（注意：不要绑得太紧，以免血流不畅，但也不要太松），这就是固定。固定后，即刻用葱头250克（葱头是日常用的生葱，不是洋葱头，切不可弄错。将葱头洗净留根）捣烂炒热擦患处（注意：不要炒太热，以免烫起疱）。擦后

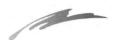

将"生大王"（未炙过的大黄）120克研成粉末，把生姜汁（即食用的生姜捣烂取汁）倒入生大王粉末中，调成糊状（不可调得太稀），调好后即敷患处，然后用净布包住药，绑紧即可。每日一换（每日换药如前法），每日叫患者饮250毫升好酒，分作3次饮。如患者酒量大，可让其尽量饮，以饮后不醉为宜。3日后，其脱位关节的断筋基本接续了。这时，把竹片拆掉，叫患者轻轻将手屈伸一下，看是否痛。如痛，再如法用药敷1次。以后叫其自己练习，手能屈弯，自由活动就痊愈了。

特别提示：生大王炮制过的无效。在药店购买时，一定要问清楚是不是炮制过。炮制过的生大王是切片，乌黑色；不炮制的生大王成条，灰黄色。购买时一定要生大王，而不是制生大王。制过的价贵无效，不制的价平有效。未炒的叫生大黄，也称生大王。大黄，别名川军、大王、锦文大王、鸡爪大黄。

（5）治骨折愈后僵硬不能屈伸秘方

有人手骨跌断经治愈后，屈不能屈，伸不能伸，眼睁睁看着一条手臂残废了，确实太悲惨了，令人终身烦恼。难道这手就这样永远不能屈伸了吗？其实，只要患者的手不能屈伸没超过1年，就很有希望治愈，并同原来一样活动自如。

至于为什么有的人手骨断经治愈后其手不能屈伸，这内在的主要因素是因为骨一断，同时有很多筋都断了，经他人医的过程中，用药不当，造成断筋不能接续，甚至把断筋治萎缩了，筋一萎缩，肌肉也萎缩，最终导致关节不能屈伸。

在医治这种症状时，首先看患者的手，如发现其手上的肌肉萎缩严重，又超过1年，这到底有法可医，或是无法可医？在这里，要说明一下：医这种症状时，只要不超过1年的，用此方治，大多可医好；已超过1年的，手上的肌肉萎缩严重，只见皮包骨，也可用此方试治一下，但不一定有效。下面是医法过程：

第一，叫患者买一个煎药砂罐备用。

第二，让伤者用海桐皮、透骨草、乳香、没药各10克，当归8克，川椒15克，川芎、红花各5克，白芷、威灵仙、甘草、防风各4克，共研末加酒50毫升，布包煎熬，熏洗患处。

第三，如遇到病情严重者，再取男人的小便倒入砂罐内，大约半罐（切不可倒满），加入点尿缸底白色污物或药店的人中白用火烧，开滚时打开罐盖（注：滚一阵子后，里面的尿将滚出，这时就停火），滚后有很多水蒸气上升，此时让伤者坐近，把伤者的患处放到水蒸气中熏，再抓住伤者的手，轻轻屈伸三五十下，或叫其自己屈伸。在熏的过程中，如伤者的患处被熏痛了，就要稍停一下，不痛后再熏（注意：不要熏起疱）。每次熏半小时，每天5次，直熏到伤者手能屈能伸，灵活转动为止。同时用蟹头中的脑及足中髓加酒熬后涂于患处，筋即续生。或以旋覆草根洗净、捣烂，敷患处，20天左右完全可见功效。

注意：

第一，凡使用了麻药粉的病人，必须在2~3日后口服些甘草水解除麻醉。

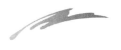

第二，任何骨折治疗都宜于在初期（1~12天左右），超过12天者属旧伤。因此接骨续筋宜在早期。凡用本方治疗接骨者，一般粉碎性骨折3天愈合，7天后用手指轻微触动患处基本无痛感，10天全部复位。初接之伤不能提早行走，凡伤后前5天内能上夹板的应尽量上夹板，以协助复位，不能上夹板的应尽量少翻动患处。无论是上肢、下肢或是胸、背、脊骨及筋骨折等均可用此方治疗，不需另加药。本方治病使用的是平寒药物，因骨折后总会出现淤血积蓄红肿，在治疗上不宜使用温热性药物。凡用本方治疗的骨折病，绝不会发生后遗症，这是本方的最大特点。

第三，玉真散止血粉方中如没有生白附子就用白附子，但不要用附子。白附子与附子是两种性能不同的药，不能混用。白附子，别名禹白附，为天南星科植物独角莲的块茎。功能镇痉止痛，治破伤风。不经加工的就是生白附子。附子，为毛茛科植物乌头的侧根。功能温中止痛，散寒除湿。

百姓验证：陕西安康市关庙镇王兆银，男，51岁，医生。他来信说："患者孙中财，2000年12月8日将左腿跌成粉碎性骨折，到医院住院治疗9天，共花费1800余元，因经济困难出院，而骨却未接上。经人介绍他找我治疗，我重新为其整骨，用本条方内服外敷20天，他就脚能点地，腿也不疼了，1个月后恢复正常，并能参加劳动。"

荐方人：湖南洞口县　　杨晚生

3202. 我用本秘方治粉碎性骨折有自动复位效果

（1）口服秘方

配方及用法：翠蛇（第一主药）、土鳖（主药）、红花（主药）、杜仲、五加皮、乳香、三七、党参（主药）、牛膝、没药、四块瓦、竹叶青、毛青杠、伸筋草各15克，血竭、桃仁、地龙、倒插花、巴岩龙各12克，骨碎补25克，麝香4克。上述药物泡酒5000毫升，早晚服适量。一般每次50毫升，每天100毫升，不超过150毫升。1剂即可使粉碎性骨折彻底治愈，愈后不留后遗症。

泡浸时间：浸7天即可内服。泡浸时间越长越好，但要密封好。

（2）外敷秘方

配方及用法：翠蛇（第一主药）、（川）牛膝、伸筋草各6克，杜仲、五加皮、土鳖（主药）、红花（主药）、四块瓦、地五加、鱼鳅串、水冬瓜根皮、母猪藤各12克，骨碎补15克，麝香3克，未开叫的小公鸡1只。小公鸡不要过刀，处理办法：用两手指抓小公鸡腹背上的左右两小空穴将其捏死，不能用开水烫毛，要干拔毛，去头脚和内脏，与以上药物共捣烂，包患处，再用酒糟适量炒热包于药外，然后用纱布裹住，外用杉木皮夹固定。

疗效：此方为良方全药，药功自动复位。上二方为1剂。口服药一般服一半以

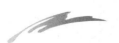

下即愈。但药要基本配齐，主药一定配齐，辅助药缺两样没多大关系。当然辅助药物尽量不缺为好。外敷即包药，包一次至痊愈，无须换药。如药包干了，用口喷些白酒润之即可。如是新伤要简单固定，旧伤则无须固定。如有人骨折用其他药虽已治好，但留有阴天下雨作痛的后遗症时，服本方药酒可根除，此药酒治这种后遗症有效。

百姓验证： 上述二方经贵州省某市中级人民法院副院长程兆祥亲自验证13人，均是粉碎性骨折，在损伤后15日内应用，都神奇般康复了。有效率100%。1986年3月，贵州地区轻工业局方工程师在施工现场勘察时不慎将膝盖骨摔破，经透视发现有大小17块碎骨，医生无法复位，动员做切除手术，患者本人及家属不同意，四处寻求偏方治疗。一个朋友偶然同程谈起这事，他即用此方为患者治疗。患者服药后2周，2剂药还未服完即自行走到医院透视检查，已完全看不到骨折痕迹。又过了5天，已毫无痛苦感觉，行走自如，完全恢复以往正常状态。

注： 翠蛇，别名山黄鳝，产于温热带的旱地、山里。如贵州、云南、广西等地均有。活的入药效果更佳。中药店有干品出售。功能活血、祛淤、壮骨、运气、强心，除新、旧创伤。

倒插花： 清热解毒。缺此药可用茅莓（别名天青地白草）代替。

竹叶青： 功能滋阴降火。缺此药可用中药竹根七代替。

毛青杠： 功能清热解毒。缺此药可用中药毛冬青代替。

巴岩龙： 功能强筋骨，治腰膝酸软。缺此药可用中药巴戟天代替。

水冬瓜根藤： 功能消肿。缺此药可用中药白蔹或商陆或鬼箭羽代替。这三种药的别名叫见肿消。

土鳖： 别名土鳖虫、土元。功能活血散淤，通经止痛。

红花： 功能活血通络，治血淤疼痛。

四块瓦： 别名对叶四块瓦。功能祛风止痛，活血散淤，杀虫止痒。

母猪根藤： 别名五爪龙、五叶藤，又名老鸦眼镜藤。治肿痛。

鱼鳅串： 别名马兰、路边菊、鸡儿肠，为菊科植物。功能清热、利湿、解毒、消肿。

方中的几味草药可在药店购到。麝香药物较难购买，如实在无货可用自然铜末10克代替。有些药不属主药，缺一两样也没多大关系。

在杀小公鸡时，要按方法进行，不能胡乱来，否则影响治疗效果。

骨折后遗症如遇弯曲、平伸、大幅度运动循环受限等情况，服本方药酒后症状能够缓解，但不能全部消除。腰肌劳损、肾功能损伤或其他肌肉损伤的后遗症，本方不能治疗（不能消除这种后遗症）。

在使用本方时，应注意方中有些药物有小毒，对于患高血压、心脏病、结核病及孕妇等虚弱病人用时应谨慎。

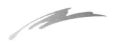

荐方人：湖南洞口县　杨晚生

3203. 当归尾桃仁治骨折治一愈一

主治： 骨折。

配方及用法： 当归尾、桃仁、红花、苏木、炮穿山甲各15克，瓜蒌、生地黄、自然铜、杜仲、骨碎补、枳实、乳香、没药、生甘草各10克。将上药水煎3次后合并药液，分2~3次温服。每日1剂。1个月为1个疗程。

疗效： 用此方治疗骨折患者49例，一般用药2~3个疗程，均可痊愈。

引自：《中医验方大全》

3204. 秘方神仙健骨丹

神仙健骨丹系秘方，它源于少林诊本——《武术药方全书》，家父得知，乃为第五代传人。经20余年的临床应用，总有效率为96%，其中新鲜骨折为96.5%，陈旧性骨折为96.6%，骨质增生为90.3%，软组织损伤为98.8%，痹症为97.7%。

配方及用法： 虎骨30克，龙骨王50克，公丁20克，土鳖50克，续断50克，青皮40克，川乌30克，油朴30克，台乌50克，苏木40克，大黄100克，没药30克，自然铜30克，红花30克，赤芍40克，猴骨50克，血竭20克，香附30克，乳香30克，姜黄100克，山药30克。虎骨、猴骨沙炒，血竭另碾加入，乳香、没药去油，自然铜醋煅，诸药碾细成末，和匀瓶装备用。本方外敷、内服均可。内服成人每次5克，每日3次，小儿酌减。

新鲜骨折淤肿者，宜开水调，温敷伤处；陈旧性骨折以活血酒调敷伤处。

痹症属风湿者，以药酒、开水各半调敷患处；痹症属寒湿者，以开水调敷患处。软组织损伤，初期宜用开水调敷伤处，中后期宜用药酒调敷伤处。骨质增生、肩周炎，内服外敷，并配合按摩效果更佳。敷药后，局部有痒感者，忌用手抓。孕妇禁服。

荐方人：四川三台县中医骨科医院　吴绍静　王兴荣

3205. 秘方接骨丹

主治： 一切骨折，局部肿起。

配方及用法： 天灵盖3克（男的），公鸡腿骨棒1对（去爪尖），好广锡少许（要炼过9次的），土鳖5个（小的用7个）。将天灵盖、公鸡腿用微火焙黄，与广锡、土鳖放在一起，研成细面。如再加好广锡0.9克，为加量接骨丹。最重者不过2剂即愈。

内服： 骨折后3~4日服之最佳。上肢食后服，下肢空腹服，每次1剂，用黄酒

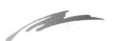

送下，服后每日要不断地喝酒。间隔4～10天第二剂。

外敷：先将骨折整复，用净水洗净皮肤后，将药面撒在患处，纱布盖好固定，不要乱动乱看，至愈时去布。

禁忌：生冷、辣椒、热浆豆腐等物。

百姓验证：某男，30岁。将膝关节下部胫骨砸断，在当地治疗无效。送医院骨科治疗一个半月稍愈，因回家行路震荡，又复发，化脓流血水，疼痛更为严重，丝毫不能动转。经服药3剂，完全接上，没有残废。

周某，55岁。2月11日被车轧断股骨，在当地治疗无效。3月7日开始治疗，经服此药2剂，将骨接上，又休养2个月治愈，能参加劳动，没有残废。

引自：四川科学技术出版社《蔬果治百病》

3206. 家传秘方治手指脚趾折断有效

主治：手指脚趾折断。

配方及用法：蚂蟥多条，烧灰存性和桐油外敷。对正骨折，整复皮肉，然后外敷。

疗效：24岁以下者7天痊愈，功能恢复；24岁以上者，时间必长1倍。

禁忌：忌行动，应休息7天。

荐方人：广西　廖炳文

引自：广西医学情报研究所《医学文选》

3207. 秘方专治骨折愈后僵硬

主治：骨伤愈后僵硬。

配方：

方一：白蔻3克，独活10.5克，北芪、川芎、木瓜各12克，桂枝4.5克，桑寄生、当归各24克，羌活、炙甘草各6克。

方二：桂枝12克，干姜15克，吴萸18克，熟附24克。

方三：宽筋藤12克。

用法：

方一：用水两碗煎成一碗服下；

方二：共研末，用酒蒸温敷伤处；

方三：煲水温洗。

百姓验证：雷某，跌断右手尺桡骨。治愈后，手掌及五指和关节僵硬、麻痹、无知觉、不能摇动，多方医治无效。用此法内服、外敷、温洗20天后痊愈。

荐方人：广西　陈端才

引自：广西医学情报研究所《医学文选》

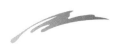

3208. 接骨续筋秘方

主治：筋被划断。

配方及用法：旋覆花15克，白糖31克（按伤部大小加减）。将旋覆花为末，和白糖放入锅内，加适量水熬成浓膏，涂于筋断处，10日后解开，视筋断处两头各生一小疙瘩，再敷20日即完好如初。

荐方人：湖北　张松岩

引自：广西医学情报研究所《医学文选》

3209. 接筋秘方有良效

第一次配方及用法：清净白水62克，象皮4.5克（炒黄为末），红花6克（炒黄为末），活人筋（即多年的线裤腰带，炒黑为末）0.6克，半两钱（古代铜钱的一种，为末）0.09克，白糖24克，麝香0.06克（研，春冬两季不用）。先将白水煮二沸，下象皮末煎二沸，然后下红花末煎二沸，接着下活人筋末煎二沸，下半两钱末煎二沸，再下白糖，用小火煎至百花起百花落，成为药膏，倾在瓷碗内，入麝香和冰片末，搅匀备用。上药时先用祁艾31克水煎，洗净伤口，将药膏抹在伤口内，再用火纸封好伤处。过3日，换药一次，18日内将第一料药用完。

禁忌：羊油。

第二次配方及用法：照第一次方减象皮1.5克，不用麝香（配法同第一次），不用艾汤洗，其余如第一次。

第三次配方及用法：照第一次方加象皮1.5克，减红花1.5克，配制方法及用法同上。用完三料后，即完全治愈。

荐方人：河北　寇玉森

引自：广西医学情报研究所《医学文选》

3210. 马钱接骨散治骨折174例，有效率100%

主治：一切骨折。

配方及用法：马钱子（制）300克，枳壳（制）150克，煅自然铜200克。上药制马钱子、制枳壳混在一起，煅自然铜单包，两种药末分别贮存，临时配用。10～20岁两种药末各用0.6克；20～30岁各用0.9克；30～40岁用制马钱子、制枳壳1.8克，煅自然铜0.9克；40～60岁用制马钱子、制枳壳2.1克，煅自然铜0.01克，将两种药末混合后用引药煎酒调服，7天为1疗程。如骨未接好再服1疗程，至骨痂形成，接好为止。伤在头部者，以升麻、川芎各9克为引；伤在上肢者，以桂枝、桑寄生各9克为引；伤在下肢者，以牛膝15克，木瓜9克为引；伤在胸前者，以枳壳、桔梗各15克为引；伤在下腹者，以大腹皮9克为引；伤在背部者，以独活9克，麻黄根3克为

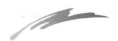

引；伤在腰部者，以杜仲9克为引。用时以水、酒各半煎引药调服药味。服后盖被睡卧（早、晚各服1次），不可见风。如未破口者则将药末用酒调敷患处，若已破口出血者则将药末撒布患处，外以纱布盖贴固定，有止血、定痛、消肿之功。并配合内服药。

疗效： 治疗骨折患者174例，全部有效。

按语： 服用接骨散的患者，骨折必须先整复。此药服后患部必然发生跳动，体弱者当日即可发生，体强者服后2~3天发生。在服药后平均跳动1~2天，每天1~3次，每次2~10分钟，如药物剂量不足者则不发生跳动。

荐方人： 辽宁铁法市晓南镇医院门诊部主任　董汉杰

引自：《当代中医师灵验奇方真传》

3211. 活血化淤膏外敷治锁骨骨折24例全部有效

主治： 锁骨骨折。

配方及用法： 川乌、草乌、附子、姜黄、桂枝、白芷、山栀、黄芩、细辛各20克，乳香、没药、儿茶、土鳖虫、自然铜各15克，三七、血竭各25克。上药共研细末，凡士林调外敷，胶布固定后外用毛巾固定（先将2条毛巾做成2个略大于肩周径的圈，将毛巾圈分别套入双肩部，嘱患者双手叉腰挺胸提肩，术者站在患者背后拉紧毛巾圈，用2条短布带将毛巾圈的上部及下部相对扎紧，最后用1条长布带系住胸前的毛巾，防止滑脱，但不宜拉紧）。

疗效： 治疗24例，全部治愈（解剖对位或近解剖对位，但不超过一侧骨皮质）。

按语： 锁骨骨折在基层医疗单位比较多见，但常不被人们重视。从我们接诊的病人来看多存在骨折固定不太及时，局部固定不确实，固定方法有缺点及损伤给病人带来了很大的痛苦。采用活血化淤膏外敷及毛巾固定操作简单，取材方便，还可以避免损伤，凡不伴有神经、血管损伤的各段闭合性锁骨骨折患者均可采用。

荐方人： 黑龙江兰西县中医院主治医师　陈佰奎

引自：《当代中医师灵验奇方真传》

3212. 骨伤愈合丸治骨折总有效率100%

主治： 各种骨折、关节脱臼后筋骨红肿疼痛，伤后气虚血弱。

配方及用法： 当归、续断、五加皮、菟丝子、刘寄奴各60克，熟地120克，川芎、白芍、杜仲、桂枝、三七粉、木瓜、党参、补骨脂各30克，黄芪（炙）15克，骨碎补、地鳖虫各90克。上药共研细末，用糖水调制成水丸晾干。每次服12克，每日服2~3次，黄酒送服。

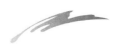

疗效：24岁以下20天痊愈，功能整复；24岁以上者，时间必长1倍。总有效率100%。

荐方人：山东省临朐县中医院药厂药剂师　刘冠军

引自：《当代中医师灵验奇方真传》

3213. 本经验方治骨折脱位很有效

主治：各种骨折脱位、筋肉闪挫扭伤、活动受限。

配方及用法：绵黄芪600克，当归300克，地鳖虫300克，血竭150克，马前子炭300克，炮山甲100克，制乳香、没药各100克，杜仲200克，骨碎补150克，醋煅自然铜200克。上药晒干，如法炮制，碾成细末，调匀后以蜜化水泛丸如桐子大。每次服10克，日服2次（严重者日服3次）。再配合手法整复。

疗效：近2年来先后收治软组织损伤160例，骨折11例，均获痊愈，有效率达100%。

荐方人：江苏省淮安市汽车运输公司维城镇堂子巷166号中医师　夏金陵

引自：《当代中医师灵验奇方真传》

3214. 接骨功法总有效率100%

本人练功4年，自觉慢性病已痊愈。去年一次车祸，我肋骨被碰折一根，真是疼痛难忍。我用自身调气之功法，对骨折进行治疗，3天后活动自由，7天X线检查，报告骨痂丰满，10天我已上班，自感惊奇，人人得知。后来我对患者应用此方法接骨，数例X线检查报告，固定短骨复位后7天完全治愈，长骨复位后限制一下活动12天完全治愈。自练功法对慢性病2个月康复，急症3～5天可治愈。我又与针灸有机结合治疗各种疾病，效果更可观，现愿把此功法推荐给大家。

（1）调身：病患者根据自己的病情身体状况，取坐位或站立，全身放松（软绵绵），呼吸自然；入静，尽力消除头脑杂念，全身自动、波浪式慢慢前后蠕动5分钟。

（2）排浊法：取晨5～6时，选好幽静环境，周围有花草、树木等，也可在太阳刚升起时，根据病情状况，选好体位。调身后，双臂渐渐升起，升至头顶，两手掌相合，渐渐下落到面部，两手分开，右手心在上接天灵之光，左手掌朝下而通往地根，结手印于下丹田。

意念：吸气时，意想上半身汗毛孔全部张开，饱吸宇宙正气，白色光体源源不断进入体内。呼气时，意想打开两脚涌泉穴，穴位连地球中心，将浊气接连不断灌入地根。15分钟后，意想宇宙形成一束自光，经百会灌入上半身，进入丹田，关闭上半身穴位，意念收回丹田，收功，两手交叉于下腹部。

（3）灌通法：接排浊法，两臂缓缓举向头顶，分开，有拥抱整个宇宙气势。

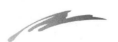

意想打开百会穴，草原、松林、大海、山川、日、月、星等宇宙的正气源源不断灌入百会，并会合身体真气，进入下丹田。这时两臂合实下落到慧中（头部两眉之间），把正气从下丹田运集到劳宫穴，手掌逐渐下降于病灶区发功。手掌距病区部位5厘米左右，双手掌顺时针在病灶区旋转36次，再逆时针旋转36次，可往返多次，也可不往返。对病灶区域治疗15分钟，同时导引病灶浊气下行至足底，源源不断降到地根。意念收回下丹田，两手交叉于腹部，练功结束。

注意事项：

（1）调治的环境最好选绿树成荫之处，环境优美、安静、整洁，空气流通。

（2）如在室外，暴风雷电天气勿治，过饥过饱勿治，月经期停治。调治前排空大小便，并要情绪稳定。

百姓验证：李学江，男，48岁。右足扭伤1天，局部红肿，有明显的压痛。经X线平片检查，右肋骨小头可见斜行骨折。侧位：断端稍有错位，诊断右肋骨骨折。经手法复位后，进行针灸与配合气功治疗，第1周治疗3次，局部肿胀完全消失，淤血完全吸收，无压痛，可下床活动锻炼。又经1周的巩固治疗，X线复查，骨痂完全行成，可步行上下楼，做轻微工作。随访患者无任何不良反应。近1年治疗16例不同骨折患者，总有效率达100%。

自身治疗体会：本人于1990年7月因车祸碰折一根肋骨，当时查表面肿胀，压之有明显的骨擦音，3天后疼痛难忍，坐立不安。于是，自身调气治疗，5天后疼痛消失，经X线检查，肋骨骨痂形成，共治疗10天，已能上班工作。没有学过功法的人，按此方法进行自身调治，也见效较快。需在室内治疗的朋友，室内通风温和，空气新鲜，每天练功时间不限，可进行调治。有功底的气功爱好者，对病的调治见效更快，可直接进行灌能法。人人都可对自身疾病用此功法调治，简便易行，疗效明显，不妨一试。

荐方人：黑龙江大庆市采油三厂医院针灸科　栾建文

3215. 接骨续筋膏经治53例全部有效

主治：骨折筋伤。

配方及用法：骨碎补、续断各18克，制乳香、制没药、元胡、五灵脂、肉桂各12克，麝香2克。上药麝香除外，余药入750毫升香油中浸2天，文火煎45分钟去渣加麝香2克（研为细末）后，入黄丹380克收膏。将膏药入冷水中拔去火毒后，摊于棉布上，每块布摊膏约0.25厘米厚，直径为15厘米的圆形。用时，将膏药加热软化后贴患处，7天换一次。

注意：骨折者进行用药固定后，还需骨科透视，如骨折已复位，固定正确即可，否则重新处理；使用该药14天后不显效者，宜尽快采取其他相应措施；皮肤损伤、过敏者勿用。

疗效: 经治53人,治愈50人,好转3人,一般3~30天临床治愈。

荐方人: 江苏射阳县潘俊山中医内科诊所所长　潘俊山

引自:《亲献中药外治偏方秘方》

3216. 骨伤淤痛散治骨病效果显著

主治: 跌打损伤闪挫所致的局部血肿、红肿热痛、淤斑青紫,以及跌打损伤所致的骨折、骨折后筋伤久不愈合,术后关节僵硬、韧带粘连。对良性血瘤、肿瘤、腱鞘囊肿也有较好的疗效。

配方及用法: 玄胡30克,土鳖虫5克,三棱15克,莪术5克,白芷15克,血竭10克,黄柏30克,五倍子15克,黄芩10克,大黄15克,木香25克,半边莲15克,芙蓉叶25克,当归30克,羌活15克,独活15克,王不留行15克,赤芍10克,生南星30克。先将上药用白酒浸泡1周,然后焙干,研细末。主要用于外敷,按照损伤部位大小用山西产老陈醋调好后,摊于油纸或纱布上,贴于患处。24小时换药一次或2天换药一次均可。

注意: 对陈醋过敏的患者,可改用白开水或少量蜂蜜调和。

疗效: 本方应用于临床中,对1000名患者的治疗观察总有效率达95.86%。对肱骨踝间粉碎性骨折,肋骨后肢骨折,胫腓骨中下段骨折,股骨粗隆间骨折,膝关节外侧韧带损伤,半月板损伤,腕部、桡侧韧带扭挫伤,踝关节外侧韧带扭挫伤,腰部扭挫伤,总有效率达100%。

荐方人: 宁夏银川市第一人民医院中医骨伤科主治医师　余林涛

引自:《亲献中药外治偏方秘方》

3217. 本方治高龄老人骨折效果很好

主治: 高龄老人骨折。

配方及用法:

(1)按X线片视脱位及骨折情况进行手术复位,力求对位,对轴,手术一次成功,夹板固定,术前应用局麻减少患者痛苦。

(2)外敷"全体神膏"方药:当归、生地、川断各60克,牛膝、茜草、小芥、木瓜、人参、川芎、刘寄奴、白术、北芪各30克,荆芥、柴胡、皂角、杏仁各10克,甘草15克,地榆5克,桑枝20克,红花60克,麻油1500毫升。熬沸20分钟,去药渣煎成膏再加入黄丹末15克,白蜡30克,海螵蛸100克,麝香1克,血竭15克,与膏药和匀,装瓷瓶封存好。用时取出摊于纱布上贴于患处。

(3)内服"续骨神丹"方药:当归60克,大黄15克,丹皮、川断、牛膝、乳香、没药、桃仁、红花各10克,生地、龟板、白芍各30克,水煎服。每天服1剂,可日服2次。服4剂后,可去大黄;再服4剂,后期加服独参汤(人参4克炖鸡肉)。

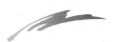

疗效：10多年的临床实践，治疗千余例骨折患者，老少不一，老者90岁，少者1～2岁。年老体弱，气血不足，治疗难度大，但辨证施治，对症下药，同样有良好效果。对97例老人骨折患者的实践证明，中草药能收到良好效果。

荐方人：广东省浮云市城镇卫生院　叶锦强

引自：《当代中医师灵验奇方真传》

3218. 我用活血十三味治早中期骨折都有很好疗效

主治：骨折、一切跌打损伤。

配方及用法：当归12克，乳香6克，陈皮6克，没药6克，生地6克，川牛膝6克，甘草6克，熟地6克，川芎6克，全虫5克，血竭（冲服）5克，穿山甲（炒）5克。加凉水400毫升，将药浸泡30分钟。第一次煎15分钟，取汁200毫升，第二次加凉水400毫升，煎20分钟，取汁200毫升，分2次服。上肢骨折饭后服药，下肢骨折饭前服药，间隔6小时服1次。血竭用1.5～3岁童便拌湿，汤药冲服。上肢骨折加川芎12～15克，下肢骨折加川牛膝12～15克，肋骨骨折加陈皮10～12克。疼痛肿胀加乳香、没药各10～12克。

百姓验证：李某，男，48岁。1989年8月10日，左侧肋骨8根骨折并锁骨横行骨折，第一剂药服下后，局部抽、困、麻，疼痛减轻，第二剂药服完后疼痛消失。连服10剂后用六味地黄丸，早、晚各1丸，中午服补中益气丸1丸，18天后恢复正常出院，骨痂形成。

按语：本方可活血祛淤，消肿止痛，续筋骨，适用于一切早中期骨折及跌打损伤。

荐方人：陕西省洛川县医院　陈文友

引自：《当代中医师灵验奇方真传》

3219. 公牛角治闭合性骨折多例均有效

配方及用法：公牛角1个，榆树内层皮46克，大杨树叶30克，花椒10克，醋250毫升。用炭火烤公牛角至黄色，用刀刮其外层，反复多次，刮完为止；将榆树皮、杨树叶、花椒共为细末；将醋放锅内煎熬数沸，放入上述粉末熬成膏，摊在白布上，贴敷患处，周围对拢，外用夹板固定，5～7天去掉即可。

疗效：治疗多例，均有效。

引自：《实用民间土单验秘方一千首》

3220. 接骨神方治骨折筋伤效果佳

主治：骨折筋伤、气淤阻。

配方及用法：生白附子30克，生草乌20克，生南星15克，生泽兰20克，生韭菜

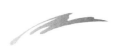

20克，生葱头15克，生老姜25克，生山螃蟹5克，小公鸡1只。将山螃蟹去壳，小公鸡去肠肚毛脚，然后将以上诸药与螃蟹、小鸡一同打碎和匀，再用糯米粉、白酒入锅内拌成膏浆封上断骨处，24小时解开即愈。

按语： 此方与其他接骨神方内服药同时使用，效果更佳，但是应先把骨折处复位固定作为关键。

荐方人： 湖南涟源市枫坪乡三角村医生　梁志红

引自：《当代中医师灵验奇方真传》

3221. 断指再接一绝招

如果误折断或被人砍断手指之时，可以用降香挫制成末撒于折处，接合之后，外面裹以丝绵，7天之内不可入水或吹风。不必换药，一次便可痊愈。

引自： 陕西人民教育出版社《中国秘术大观》

3222. 绿豆接骨小故事

汴州城里有一个小商贩叫陈汾，出外游玩时失足跌伤，痛苦号叫。一位过路的和尚看见了问他："什么缘故哭叫？"陈汾说："我刚才不幸跌伤了足，因家境贫穷，无钱请医生治疗，因此伤心。"和尚听了说："不用担心，我有一个药方，叫接骨膏，正可治你的足伤。只要将绿豆粉放在新锅里炒到紫色，然后用刚从井中打来的水调成稀膏，厚厚地敷在受伤的地方，外面贴上一层白纸，然后用杉树皮缚住便可以了。"陈汾按照和尚所说的做了，受伤的足很快就治好了。 （盛淦新）

引自：《实用民间土单验秘方一千首》

3223. 有效的接骨方

配方及用法： 骨碎补25克，当归身25克，制乳香15克，没药15克，血竭10克，儿茶5克，自然铜（醋淬7次）20克，土鳖虫24个。上为接骨专药，主要用于外伤骨折。先将患者伤骨整理妥当（复原），用两块小夹板固定，以带捆好，不可移动。再将后2味研制好的细面药粉同前6味药共煎浓缩汁冲服（必须固定夹板，否则服药后就有麻烦了）。服药半小时至4小时，听到局部有响声为验。

此方已治愈上千人，均听响声，有的隔四五尺远都能听到。声响后痛止，几日内便可痊愈。

按语： 清朝末年，李医师的祖父在湄水河边，那日河水涨得很大，一和尚在对岸过不来河，李祖父诚实有德，把那和尚背过河来。过河后和尚自说是四川峨眉山之徒，将这接骨神方给了李祖父，以报答帮助过河之恩。当时和尚有言："积天下之德，救良民为恩。"

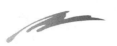

现秘方持有人是我岳父,姓李名华甫,遵义县毛坡人。

百姓验证:内蒙古多伦县赵桢,男,66岁,农民。他来信说:"我按本条方仅用药1剂就治愈了亲家母的闭合性耻骨骨折。亲家母今年65岁,因坐马车中途惊车,车翻被砸坏,即送到乡卫生院,经检查确诊为闭合性耻骨骨折,因种种原因没有住院。她躺在床上8天没合眼,虽然按时吃药,但是疼痛难忍,吃喝不下。我用本条方为她治疗,用药后32分钟就听到骨响,接着疼痛开始减轻,当夜安然入睡,并停服了一切药物。治疗19天后,她已能下地做饭,基本痊愈。"

荐方人:贵州湄潭县义泉镇　刘平

3224. 我用此接骨丹10天为一学生治愈了胳膊骨折

配方及用法:桑白皮、五加皮、血竭花、儿茶、海螺蛸、乳香、没药、煅牡蛎各等份,成人各50克,小儿减半。用乌鸡1只,去毛去内脏后,连肉带骨血油等与上药共捣如泥状,摊在药布上待用。将骨折处先整理好,用摊在药布上的药包好,再用夹板固定,记好时间,到4小时把药去掉。不可超过时间,否则骨痂增大影响疗效。如患处出血,可少加麝香于药内。

百姓验证:"本县东辛店乡东史家阁村小霞,女,14岁。因下雨上学路滑跌倒,左胳膊摔断,我用本条方为其治疗10天,到医院检查,骨已全部接好,不久即痊愈"。

荐方人:辽宁阜新市太平区　石明远

3225. 我用小公鸡和五加皮接骨有良效

配方及用法:五加皮100克,150克小公鸡1只。小公鸡去毛不去血,不要沾水,连骨和五加皮同捣极烂敷于断处,骨响即接上,次日将药刮去,并以月季花叶捣烂敷患处,一星期后即愈。

百姓验证:江苏响水县陈北小区蒯本贵,男,62岁,主治医师。他来信说:"本县小尖镇豫北居委会机械厂工人朱文海,男,39岁。1997年秋,因车祸造成左下肢股骨骨折,形成三段。由县医院介绍去盐城区医院进行手术,实行对接钢板固定。1998年上半年在县医院拆除钢板后不久,因活动引起骨折断面又脱离。这说明原来根本未接上。后又经接骨专家继续服中药治疗,仍未接好,并转变为骨髓炎病理性骨折,已经花费4万多元。患者后来听别人介绍,说我治骨髓炎比较拿手,便请我诊治。我是用中药解毒排脓,加敷五枝膏治疗骨髓炎的。对病理性骨折,我用本条方治疗一段时间后,通过X线拍片查验,断骨处已接上了。只是骨髓炎尚未消除,还需治疗一段时间。"

荐方人:河北承德三家乡　刘宝荣

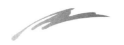

3226. 复方青皮治骨折多例均有效

配方及用法：青皮、五加皮、儿茶、没药、血竭、海马、乳香各10克，元寸1克、白鸡1只。将上药和鸡迅速捣为泥状，涂在敷料上，撒上元寸，包裹复位后的患处，外用夹板固定，24小时将药取下，夹板固定数日。

疗效：治疗多例，均痊愈。

引自：《实用民间土单验秘方一千首》

3227. 接骨有效方

配方及用法：先把患者的骨折处扭正对位，外以杉木皮包扎。取刚学叫的小公鸡仔1只，去掉毛脏，配五加皮100克，苏木50克，冲碎后加好白酒50克，另加续断50克，搅匀蒸1小时，用药包扎于伤口，每2日换药1次，连续用药包扎3次即愈。

引自：《神医奇功秘方录》

3228. 骨碎医治方

配方及用法：取活蟹一个捣烂如泥，生姜200克，醋一盅，老酒一碗，共捣匀滤汁，煎热滚时服之。药渣炒热敷患处，外以杉木板夹住骨，24小时即须除去。如属四肢骨头破裂而不折断者，只饮酒，不敷药渣亦可。

引自：《神医奇功秘方录》

3229. 接骨膏外敷治疗骨折有效

骨折是临床常见症，中医在治疗骨折方面积累了丰富的临床经验，在复位、固定、练功和药物治疗等方面均有其独到之处，尤其在外用药物治疗方面更为突出，堪称一绝。通过临床实践，接骨膏治疗骨折，收到了疗程短、见效快、痛苦少、愈合迅速、功能恢复好、不留后遗症等功效，且操作简便，使用安全，治疗费用低，深受广大患者欢迎。

配方及用法：制乳香12克，制没药9克，儿茶9克，三七14克，血竭16克，共为细末，另备鲜姜500克取汁，水胶60克。取水胶入砂锅内以姜汁泡2小时，用文火熬1.5小时，待水胶溶化后，边搅拌边向里放药，搅匀，浓缩到1/4左右，呈膏状，摊匀于布上即成。

用于局部无感染的闭合性骨折，具体用法：把骨整复好，用75%的酒精将患处擦洗干净，将膏药贴于骨折部位的皮肤上，敷膏药的范围要大些，尤其关节附近的骨折。一般要包括远端的肢体在内。贴敷时，要将膏药与皮肤充分接触，不存皱褶。勿留空隙以免发生水疱，而后用绷带松松捆几周，根据不同部位选好纸

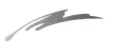

压垫及夹板,固定好,其松紧度以布带在板上来回活动1厘米为宜。贴敷时间因病情而定,轻度一般7~15天,重者半月后换一次。

百姓验证:耿某,男,72岁,山东省寿光县留吕乡东关村农民。右下肢被马车轧伤2小时余,在稻田医院拍片示,右股骨颈呈横行骨折,远端向上错位约2厘米。病人不同意手术治疗即来此接受治疗,经整复后贴接骨膏2次,80天即能下地行走,现在一切正常。

本方的药物是根据中药理论,结合长期实践,博采众方,筛选而成。方中制乳香、制没药活血消肿止痛,且乳香兼有舒筋活络作用,二药相配气味芳香,走窜善行,共奏活血散淤、消肿定痛之功;三七止血化淤,消肿定痛;儿茶能收湿敛疮,生肌止血,并缓和疼痛;血竭活血散淤止痛;姜汁辛温发散;水胶黏度大,可塑性好,易固定,诸药合用,行气活血而不留淤。消肿止痛效果显著,作用强而持久,治疗跌打损伤,筋伤骨折,淤滞疼痛得心应手,男女老幼各部位骨折均可应用。

荐方人:山东寿光县留吕乡卫生院　赵泽强

3230. 伤科外敷接骨膏治骨折及骨不连接效果很好

主治:骨折、骨不连接。

配方及用法:五加皮600克,地鳖虫100克,肉桂500克,饴糖2800克。前3味药分别研粉过100目筛,混匀调入饴糖成膏,外敷于骨折端表皮。可加速骨痂生长,促进骨折愈合。

疗效:骨折患者半年至2年仍不见骨痂生长者,用该药外敷30~90天可见骨痂生长,终至痊愈。

荐方人:江苏省六合县中医院骨伤科　陈良钜

引自:《当代中医师灵验奇方真传》

3231. 我使用本方治骨质疏松性骨折效果显著

配方及用法:沉香、西红花各8克,木香、白芷各6克,川芎、桂枝各15克,三七、制马钱子各4.7克,川续断、土鳖虫各15克,骨碎补8克,牛膝6克,黄瓜子33克,鸡骨17克,大黄3克。将上药分别用干燥法干燥6小时,把干燥后的药和自然铜6.8克,冰片4.8克,血竭33.5克(这3味药不必干燥)分别粉碎,并各过100目筛,筛余物再粉碎,直到全部通过100目筛为止。将各药混合均匀,分装为每袋5克的药粉袋。每天可服10克,分2次服(每次5克),半月为1疗程。

百姓验证:河南洛阳市涧西区西街102号孙建志,男,60岁。他来信说:"我老伴去年5月13日在地板上滑倒,左手腕关节骨折,到医院骨折复位后,打上了夹板。回家后,我想可能老伴已上了年纪骨质疏松,容易骨折,就按本条方为她治

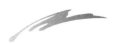

疗,1个月后基本痊愈。"

3232. 消肿接骨方

主治: 骨折。

配方及用法: 鲜骨碎补(用量视患者肿痛部位大小而定)。将鲜骨碎补捣碎敷患处,用纱布固定,24小时换药一次。鲜骨碎补采来后,用细沙子埋藏,保持新鲜。此药可内服,无毒性及任何副作用。

疗效: 对骨折患者,促进骨折愈合,经敷药69例,有效率100%;对跌打损伤肿痛者敷药124例,有特效。

百姓验证: 裴友山,男,32岁,农民。从树上摔下,被石块硌伤腰部,肿胀疼痛,腰不能伸,敷药7天,痊愈。

荐方者本人,1989年5月3日发生车祸,右臂3处骨折,经开刀手术复位,肿胀不消。敷药10天,肿胀消失,又敷药30天骨折愈合。

荐方人: 江西南昌市红十字会　熊泽南

引自: 《亲献中药外治偏方秘方》

3233. 我用本方治骨折后肿胀淤血疼效果颇佳

主治: 各种跌打损伤,如扭伤、挫伤、骨折后肿胀淤血疼。

配方及用法: 红花、透骨草各100~150克。上药用冷水3000毫升浸泡,铝锅煮沸后,文火煎20分钟,离火弃渣即可。先将患处置于药液上方,用热气熏蒸,待温度下降后用纱布蘸药液淋洗,不烫时浸泡患处至凉,最后擦干皮肤。不宜浸泡处,如腰背部,可用毛巾浸药液,轻拧至不滴水,趁热敷于患处,上盖塑料布,外加热水袋或红外线照射,以维持温度。每日2~3次。

注意: ①勿烫伤。②该药为外用熏洗药,可反复加热使用。药液浓缩,可加水适量。连续使用1周左右更换新药。药液有异味变质时不可再用。

百姓验证: 于某,女,20岁,右踝扭伤2天。右踝及足背足趾均青紫、肿胀,疼痛不能行走。用该法治疗2次后,青紫消退,次日基本消肿,连续用药3天后行走跑跳正常。

荐方人: 中国人民解放军第145中心医院　程玲

引自: 《亲献中药外治偏方秘方》

3234. 本方治骨折后遗症200例效果好

主治: 骨折后期患处疼痛及关节活动不利。

配方及用法: 三七、当归各100克,丹参、土元、莪术各30克,生半夏、生南星、白附子、僵蚕各60克,生黄芪、骨碎补、伸筋草、木香各30克。上药为散,用

时取适量与医用凡士林搅和，微微加热，摊于绷带上（视患处大小决定摊药面积），厚约3～4毫米，外敷于患处，再在其上置一塑料薄膜，包扎好，外用热水袋热敷，2～3天换药一次。

注意：①方中生半夏、南星有毒，切勿内服。②孕妇忌用本方。③对关节活动不利者，功能锻炼时要持续用力，勿使猛劲。④少数患者用药后皮肤出现丘疹、瘙痒，不用担心，此系药物刺激过敏所致，可停止换药2～3次，然后继续用药，患处皮肤可逐渐适应。

疗效：临床治疗患者200例，效果良好。骨折后期伤处疼痛者，使用上方2～3次后疼痛即可缓解。

荐方人：陕西安康地区中医院骨伤科　卜明

引自：《亲献中药外治偏方秘方》

3235. 芒硝治骨伤肿胀很有效

主治：各种骨外伤肿胀。

配方及用法：芒硝2千克。将芒硝捣碎成细末，视肿胀部位大小，用双层纱布将芒硝末平铺于纱布层中约1厘米厚，四周缝合，然后敷于肿胀皮肤上，其周围超过肿胀块约0.2厘米，外用绷带包扎固定，防止因患者活动而使药物脱落，使充分作用于患处。敷后芒硝易吸收水分并得热溶化，患者自觉局部有清凉感和虫行感。8～12小时更换一次，以防芒硝时间过长硬化而磨损刺激皮肤。

疗效：45例患者用药后均12～48小时内肿胀消退，或部分消退，疼痛显著减轻。

荐方人：内蒙古赤峰市红花沟金矿医院中医师　白向军

引自：《当代中医师灵验奇方真传》

3236. 骨碎补的由来

骨碎补，别名猴姜、毛姜、石岩姜、肉碎等，为多年生草本水龙科附生蕨类植物槲蕨的根茎，由于外观略似猴形，皮色犹如生姜，故又名猴姜。说起此名，民间还流传着一个故事。

相传，唐代开元年间，有一位老药农，他养着一只小猴子，聪颖可爱，经常陪着药农上山采药。有一天小猴子不慎从悬崖上摔下来，跌折了小腿骨，老药农用药为它施治，不见好转。一天夜里，小猴躺在草窝里痛得直叫，恰巧被路过此地的一只老猴听见。老猴窥视周围之后，便从窗门跳进去，它仔细观察小猴受伤的小腿，然后低声叫了几下就走了。翌晨，老猴拿着一株藤蔓带有块根的草药又来了，并将藤根嚼烂，小心地敷在小猴腿上伤处后离去。几天之后，小猴的腿伤竟奇迹般地痊愈了，蹦跳活跃如初。老药农非常高兴，细心地观察老猴取来的草

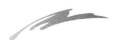

药，仔细地尝尝这藤上的块根味道，其味辛辣为姜，况且是老猴发现可治骨伤痛之药，便取名为"猴姜"。

此后，老药农便在临床上反复应用，证实此药对治疗跌打损伤、骨折确有奇效。不久，唐玄宗李隆基因荡秋千，不慎跌坏腰脊骨，痛楚异常，经御医遍治均未见效，即张贴皇榜征求良医。老药农闻讯前去揭了皇榜，应用猴姜为其治疗，终于治愈了唐玄宗的腰伤。玄宗大喜，问明此药的来历，认为它治疗跌打损伤、骨折疗效神奇，遂赐名"骨碎补"。

骨碎补，性温，味辛苦，无毒，入肺、肾经，具有补肾强骨、活血止血、消肿止痛、接骨续伤、祛风除湿之功效，用于肾虚腰痛、腰肌劳损、腰膝疼痛、跌打闪挫、损伤筋骨、外伤肿痛、耳鸣耳聋、牙齿松动。它的鲜品治跌打闪挫、骨折伤痛，止痛之功甚佳，自古以来是治疗跌打损伤的要药之一。近年来，骨碎补又临床用于治疗斑秃、白癜风以及防治链霉素毒副反应。据现代科学分析，骨碎补含橙皮甙、柑橘素等，具有一定的改善软骨细胞的功能，可推迟细胞退行性变，降低骨关节病变率。（邓理有）

引自：1996年11月9日《康寿福音报》

3237. 骨折后的应急处理法

由车祸、跌倒等原因引起的骨折，应马上进行现场急救，但方法必须得当，否则会造成严重后果。

首先应判断是否骨折。如果有人摔倒或受其他外伤，致伤力大，身体的某个部位疼痛剧烈，肿胀程度严重，伤处变形或活动受限，就要想到可能是发生了骨折。特别是老年人受外伤更易发生骨折。

确定为骨折后，应立即做紧急处理，然后送医院救治。具体方法：

（1）有出血者应先设法止血。一般出血多数可用纱布等消毒物品在伤口处加压包扎止血。如果现场没有消毒物品，可用最干净的手帕衣服等包扎。四肢大出血可用止血带在伤口上端进行止血。止血带扎在衣服外面，时间一般不超过1小时，时间长时，每间隔1小时松一次，见到伤口渗血时再扎上。如果没有止血带可用布带等物代替。

（2）病人疼痛剧烈的可服止痛药，也可用1%～2%普鲁卡因向骨折端形成的血肿内注射止痛。

（3）骨折肢体妥善固定也是现场处理最主要的一条。因为肢体活动可引起断端相撞，增加疼痛，而且断端易刺伤邻近组织，不便护送。把受伤肢体固定起来，是防止损伤周围组织和止痛的好办法。可用木板附于患肢一侧，在木板与肢体间垫上棉花或毛巾等松软物品，再用带子绑好，松紧要适度。木板长出骨折部位上下两个关节，做超关节固定，这样才能彻底固定患肢。

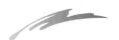

固定材料也可用树枝、木棒、擀面杖、雨伞等，跟伤肢捆绑在一起。如果没有这些东西，可将伤肢跟健肢或上身捆在一起。上肢骨折，可将伤肢曲肘（功能位）贴靠在前胸，用布带将伤肢和前胸捆在一处。如有骨头断端从伤口露出（开放性骨折），千万不要试图把断骨送回。

（4）如果病人意识障碍，可针刺人中、涌泉、十宣穴。

（5）及时护送。骨折的伤员经现场急救处理后，要及时送到医院，以期及早得到治疗，尤其是严重出血、疼痛和内脏损伤引起休克的骨折病人，在搬运和护送过程中，要平稳、轻柔，防止震动和碰撞伤肢。

对于跌落伤、碾压伤、棍伤的病人，如有手指或脚趾不能活动，手部或腿部疼痛、麻木、瘫痪等症状，则可能发生脊柱骨折。这时，不得随便搬动病人，应先找好担架（或门板），将伤员纵向牵拉，保持脊椎在稳定的位置，抬至担架上，仰面平卧。禁止横向用力，造成骨折切断脊髓神经，形成截瘫。（杨鸿飞）

引自：1997年9月16日《家庭健康报》

3238. 接骨木的传说

哈尼族是我国民族大家庭中的一员。他们世世代代生活在云南的丛山密林中，那里多悬崖峭壁。哈尼族同胞起早摸黑，登山砍柴，攀崖采药，难免跌打损伤。

哈尼族有位很不错的骨科医生，他用自制的草药"秘方"为乡亲们治疗骨伤。可有时还是接不好他们跌断的骨骼，骨折疼在乡亲们的身上，更忧在他的心上。

为了解除病人的伤痛，医生决心到深山老林去寻草药。他的妻子心疼他，陪着他一起上山。就在他俩互相依偎着歇息时，忽然发现一条红头绿身的大蜈蚣从一块岩石的缝隙里钻了出来，爬向医生妻子的脚下，眼疾手快的医生立即从腰间抽出护身的砍刀，向蜈蚣砍了过去。手起刀落，蜈蚣立即被斩为两截，一个劲儿地在地上挣扎着，颤抖着。就在这时，从岩石下又钻出一条蜈蚣，迅速朝断肢蜈蚣爬去，在它四周绕了一圈，用嘴在它的伤口处舔了舔，然后便急匆匆地离开，钻进附近的草丛。

不一会儿，那条离去的蜈蚣又返了回来，嘴里还噙着一片嫩绿的叶子，将嚼出的绿色汁液吐到断肢蜈蚣的伤口上，又将剩下的叶子覆盖在断肢蜈蚣的身上，然后便伏在一旁，静静地守护着它的"亲人"。

医生和妻子静静地观察这奇特的场面。

约过了半个小时，惊人的结果出现了：断肢蜈蚣开始"动手动脚"，接着又"摆头摇尾"，身躯微微起伏，然后扭动着身躯爬走了。

太不可思议啦！医生和他的妻子看到这种场面目瞪口呆，全然忘却了险峰上的危险。稍后，他俩的眼光同时落到那片残缺的叶子上。医生拾起叶子，用舌头舔了舔，竟然甜中带苦。他环视附近，见不远处一棵灌木上长的就是这种叶。于

是，医生夫妻把树上的叶子都采摘下来，带回山寨。

这种叶子真的能"接骨"吗？医生先打断一只公鸡的大腿，然后将叶捣碎，敷到公鸡的大腿上，再包扎起来。3天以后解开包扎，放出公鸡，嘿，公鸡竟像没事似的，扑棱着翅膀奔跑起来。医生和他的妻子高兴得跳了起来。从那以后，医生就把这种叶泥敷到骨折病人的伤口上进行治疗，果然产生了神奇的效应。他给生长这种叶子的小树起个名字，叫"接骨木"。

现代医学研究证明，接骨木能祛风湿，舒筋血，活脉络，堪称是接骨续筋的"灵药"。对跌打损伤、风湿性关节炎、骨节痛乃至急性和慢性胃炎，都有治疗效果。外用能治创伤出血。

引自：1997年3月21日《生活与健康报》

3239. 脱臼骨折复位前的减轻疼痛妙法

配方及用法：50度以上的烈性白酒200毫升。{1}取药棉像做棉签一样在筷子一端上做一个核桃样大的棉球，外用纱布二层紧裹，并用线缠绕固定备用。{2}用干净毛巾入热水中浸湿后拧干，对叠成二层，热敷在脱臼骨折或闪挫处。手持筷子一端将棉球入酒内浸湿，点着火药味，将火球在毛巾上来回反复敲打。受伤局部发烫后再把毛巾叠成四层。温度不高敲快一些，温度过高则敲慢一些，棉球火灭往酒里滚一下再点，如此反复10多分钟后，揭下毛巾迅速施行常规手法进行复位。如治疗闪挫则进行捏、拉、捶等手法。

疗效：对脱臼骨折复位患者减轻疼痛，成功率100%。

按语：无论大小医院以及私立医院，所接收的脱臼和骨折患者，多因交通等各种原因很少立即就医，而大多数是在1～2小时以后，这样受伤的局部水肿充血，阻碍了局部正常血液循环，使发凉僵硬的肌肉松弛。我正是利用这一原理，在助手的轻轻牵引下，甚至不用助手，只用推、捏、压、拉等手法即可达到无痛复位的目的。本方法简单、方便，行之有效。

荐方人：新疆裕民县阿勒腾也木勒卫生院医师　冉启辉

引自：《当代中医师灵验奇方真传》

下颌关节脱位

3240. 用简易手法治愈掉下巴

"掉下巴"又称下颌关节脱位，是人们常见的关节脱位之一，致病因素很

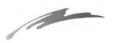

多，如张口大笑，大声喊叫，张口咬嚼大块干硬食物，外力打击于下颌骨上等，有的甚至因剧烈咳嗽、呕吐而发生脱位。下颌关节脱位后，病人呈半张口状，说话不清，口涎外流，既不能闭口，又不能张大，咀嚼吞咽均有困难，表现十分痛苦。平时若遇下颌关节脱位患者，切莫大惊小怪。因该症复位简便易行，且不需任何麻醉和器械，只要复位得法，常可获得成功。现介绍下颌关节脱位简易复位方法，不妨一试。

首先解除病人紧张情绪，让病人端坐在高背椅上，头背部紧靠椅背，适当调整椅的高度，使患者下颌咬合面保持在术者肘关节水平位置；术者将双手拇指分别用纱布缠裹，伸向病人口中，并置于最后下颌磨牙咬合面或牙槽嵴上，其余手指把持下颌外下方，然后拇指用力向后下按压下颌，其余手指向前上抬举下颌，同时轻轻向后扒下颌，此时常可听到关节复位的"咯噔"声，表明复位成功；最后用纱布绷带绕头将下颌托住，限制下颌运动2～3周。
（陈断敏）

肋软骨炎

3241. 本经验方治肋软骨炎27例全部有效

主治：肋软骨炎。

配方及用法：生黄芪10克，杜仲（炒）12克，丹参12克，红花12克，制乳没各9克，蒲公英15克，板蓝根12克，连翘9克，郁金9克，山楂12克。每日1剂，水煎服。

疗效：治疗27例，有效率100%，治愈率90%。

荐方人：安徽省池州地区医院骨科主任　朱国仁

引自：《当代中医师灵验奇方真传》

骨膜炎

3242. 我用此偏方治好女儿的骨膜炎

女儿14岁那年，腿疼痛苦不止，连饭也不想吃，经县医院确诊为骨膜炎，打针、吃药只能暂时止痛。后得一方，花钱少，效果好。

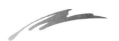

方法：500毫升陈醋，500克葱（必须是黄葱，去叶洗净，要根白部分），放在锅内熬约七八分钟后，下面小火不断地烧着，上面用手沾水拍患处，拍完为1疗程。第二天照着做，2~3次可愈。（孔祥党）

引自：1997年第3期《老人春秋》

关节积液

3243. 我用本方治新旧关节积液半月皆见效

多年来，我治疗过数例关节积液，经过仔细筛选，自创了一套治疗膝关节积液的效方，用于临床，莫不灵验。

该方将"内治"与"外治"相结合，内服"白术防己酒"：白术、防己各200克，高粱酒1000毫升，泡7天后，每日内服三汤匙，分次服或顿服。在内服的同时，每天早晚用棉球蘸上述药酒擦患部，擦后用纱布包食盐在积液外拭擦，以不擦破皮，能忍受为度。擦后，再蘸药酒湿润，润后再用盐再浇酒润，然后用大小鱼际"揉"、"滚"患部，边滚揉边蘸酒湿润，可反复擦盐3次，酒润3次，滚揉3次，共约半小时左右。患部治疗结束后，再采取"远近配伍经穴"方法，以清凉油作润滑剂，揉、按、旋、压阴陵泉、阳陵泉、足三里、承山、膝顶、鹤眼穴。（注：膝顶在髌骨上方，鹤眼在髌骨下两侧凹处，阴陵泉位于脚内侧髌骨下一横指凹陷处，阳陵泉位于脚外侧髌骨下一横指凹陷处，足三里在髌骨下外侧二横指处）

此外，每日食柑子、橘子或柚子、夏橙2~3个，以增强心脏功能。

通过以上"内服"、"内食"、"外擦"、"外揉"的治疗，无论是陈旧的积液，还是新出现的积液，均能5天见效，10日有显效，半月痊愈。

分析：盐有高渗作用，能祛水渗湿；酒精升发，可助药力，行药势；柑橘柚橙均含有橙皮甙和柚皮甙，能增强心脏功能，促进血液循环，有利于消除积液；白术的主要成分为苍术醇、苍术酮，有利水、强壮、抗凝血作用；防己含黄酮甙、有机酸、挥发油，能扩张血管，增加微血管流量，从而消除积液。滚揉手法为推拿主法，能促进积液消散和吸收。

百姓验证：江苏响水县陈北小区蒯本贵，男，62岁，主治医师。他来信说："灌南县长茂乡陈春艳，女，21岁。患右膝关节积液多年，我用本条方为其治愈。"

引自：1994年3月12日《中医药信息报》

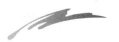

3244. 秘方治关节囊积液20天可见效

外敷方：制马钱子、麻黄、没药、乳香各6克，陈小米60克（置瓦上文火焙黑），共为细面，净水调匀，搅拌成膏。敷于积液部位，注意固定，不可随便揭掀。

内服方：当归、白芍、川芎、桔梗、黄芪、枳壳、乌药、陈皮、半夏、茯苓、防风、狗脊各6克，大毛榔片、枳实、木香、甘草各3克，姜6片，枣4枚。水煎服，下部加牛膝，血淤加红花。

疗效：10~20天即愈。

荐方人：赵景春

引自：广西医学情报研究所《医学文选》

3245. 白芷散治关节积液10天可见效

配方及用法：白芷适量。上药研细末，黄酒调敷于局部，每天换药1次。

疗效：此方治疗关节积液有良效，一般7~10天关节积液即可吸收。

百姓验证：赵某，劳动时跌伤左膝，当时轻微疼痛，尚能步行，2天后左膝关节突然肿胀，行走受限。X线片未见骨折征象，浮髌试验"+"，诊为左膝关节积液。用本方治疗9天，肿胀全消而愈。

引自：《浙江中医杂志》（1989年第3期）、《单方偏方精选》

骨关节坏死

3246. 杨笃维患股骨头坏死用益气补肾活血汤治疗18天显效

主治：外伤性、风湿性、类风湿性及髋关节滑膜炎引起的股骨头缺血性坏死。

配方及用法：①内服药，黄芪、党参各30克，当归、何首乌、龟板、川芎各20克，鹿角胶、穿山甲、刺五加、丹参、鸡血藤各15克。②外敷药，当归、乳香、没药各20克，蜈蚣、血竭、白芷各15克，麝香4克，共为细末，装瓶密闭备用。

内服药用水煎服，每日3次，每次100~150毫升。外敷药取药粉适量，用蜂蜜调成糊状，敷于患髋局部，外以纱布敷盖，每3~5日换药1次，每30天为1疗程。治疗期间病人应卧床休息，严禁患肢负重。

疗效：治疗30例，治愈（用药70~120天，临床症状和体征完全消失，功能恢

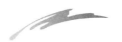

复正常，X线片示股骨头骨质恢复正常，骨小梁排列整齐）9例，基本治愈（用药90～150天，临床症状消失，功能基本恢复正常，X线片示无坏死区，骨小梁排列较好）12例，有效（髋关节活动明显好转，X线片示坏死区缩小，过累后仍有轻度不适或疼痛感）7例，无效（症状无改善，X线片显示坏死区域同前或扩大）2例。

百姓验证：湖南新邵县水利局张健康，男，74岁，退休干部。他来信说："原水利局局长杨笃维，于2002年1月经广州中山医院诊断为股骨头坏死，左髋疼痛，行走不便。医院主任医师动员其做手术治疗，共需6万元，但不能保证好，也许会瘫痪。患者回到家里另寻他法治疗，6月21日已躺在床上不能行走了，我利用本条方为其治疗，仅18天时间，内服外搽10剂药，患者不用挂拐就能行动自如了。结果是6万元的药费没花，仅用几百元就治好了。"

荐方人：辽宁省鞍山正骨医院　尹广诚

引自：《当代中医师灵验奇方真传》

3247. 本方治股骨头无菌性坏死4例全部见效

主治：股骨头无菌性坏死。

配方及用法：当归、炙黄芪、赤芍、五加皮、续断、牛膝各15克，丹参18克，蜈蚣3条，全蝎3克，透骨草24克，木瓜10克，淫羊藿30克。碾粉，每次服3克，每日服3次。亦可煎服，每日3次，3日1次。据临床辨证也可加入穿山甲15克，骨碎补15克，海桐皮15克。建议适当限制患者活动。

疗效：用本方治疗患者4例，均痊愈。最长疗程23个月。每半年X线摄片与前片对照，直至股骨头基本修复正常为止。

荐方人：云南省曲靖卫生学校中医讲师　崔茂月

引自：《当代中医师灵验奇方真传》

3248. 老崔服醋蛋液治好了胯关节坏死病

黑龙江密山县木材公司退休职工崔凤，今年71岁。1986年1月，因胃穿孔手术后，腿疼痛，住了3个月医院，打针、吃药、针灸等治疗手段均使用过，不但没好，反而越来越重。后经一家大医院确诊为胯关节坏死，欲为他施行手术，将坏死的胯关节换成不锈钢的。他考虑到自己身体不好，未做。出院后就靠双拐活动，而且挂着双拐还是一步一步往前挪，生活难以自理。从外形上看，右腿短一块，两面胯骨外皮肤均呈青紫色，十分痛苦。1987年夏季，抱着试试看的心理开始服用醋蛋液。3个多月以后，竟扔掉了双拐，扶着炕沿可以迈步了。4个月以后，去院内也不用挂拐了。现在他不但可以上街行走，还可以适当提重物，两胯皮肤也已基本上恢复了本色。他高兴地说："是醋蛋液让我又能行走了。"

荐方人：黑龙江密山县文化馆离休干部　张健翼

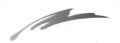

骨髓炎

3249. 秘方"黑药膏"治骨髓炎功效独特

黑药膏系我之秘方，为外敷用药，对疗疮、痈疽、发背、瘰疬等外症疾病均有显著疗效，对骨髓炎更具特殊效用。医界同行及求医病家也往往视黑药膏为治疗骨髓炎之特效药。

黑药膏以其色黑而命名，状黏稠光亮，若贴敷患处，顿有清凉舒服之感。黑药膏由南瓜藤（煅炭存性）150克，土楝子（煅炭存性）30克，地脚粉500克，饴糖1000克，芒硝120克等五味清凉解毒之中草药组成，并附加甘油150克，共熬制成膏。其中无一贵重用料，成本低廉，各地皆有，取用不竭，因而易于推广与应用。黑药膏具下列功效特点：

（1）具有综合性能。无论是发病初期，还是化脓溃破的中期，疮口收敛的后期，皆可应用。疮疡初起时用之可退肿止痛，活血散瘀，软坚消结；外症成脓时用之可吸脓拔毒，收缩疮口；疮口收敛时用之可祛腐润肌，还能生新。总之，于整个病变过程中，黑药膏集消炎、止痛、退肿、拔毒、生肌之大成。对骨髓炎，其药力尤可渗透入骨，促使受破坏之骨质得以修复。

（2）具有引流与排泄脓水的优良性能。排脓泄毒，对某些化脓病灶进行处理，这常需切开疮口。切开后，中医传统之法是插入降药纸捻，西医惯用之法是填塞消毒纱布。这些方法均因阻塞影响脓液畅流，不但换药时病员有疼痛，且易使胬肉丛生。而黑药膏具吸脓拔毒功效，直接使用之即可引流与排泄脓水，避免纸捻及纱条之弊端，如再加提毒丹之类药粉协助，其排脓泄毒作用便更为显著。

（3）黑药膏色泽虽为墨黑，但极易洗涤，对衣服被褥不会污染，不会留有污迹。

历万千患者之临床验证，经长期之实践鉴定，黑药膏确为祖国医药宝库中一朵奇葩。至于黑药膏的渊源与流传，尚有着一段曲奇轶事。80余年前，离盐城40余里的西乡，有个叫做石桥头的地方，常有一位衣衫简朴，挑担补锅的老者，他走村串镇，除替人补锅外，还运用自制药膏替人医疮治疾，花钱不多，效果又好。这补锅老者每日回家之时，歇脚于宋家楼药铺门前，有时还为其配方撮药，遂与开药铺的中医结识。因两人意趣机投，常备薄酒菲肴小饮铺间，且论医说药。久之，交谊日深，当这位无儿无女的补锅老人行将辞世之际，终于将他视为珍宝的秘方荐教于开药铺的中医，并谆谆嘱咐：此秘方本由一位古寺高僧所传，功效奇特，万不可轻

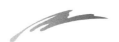

易传于他人。这秘方非别物，即是黑药膏。这位药铺中医非别人，乃是我之伯父陈步阶先生。我20岁时，便随伯父从医，跻身于医林。我年轻时勤于手脑，颇受伯父钟爱。当伯父年事已高，病卧床笫之际，除将临床笔录向我手交外，还将黑药膏配制方法亲自向我传授，并按补锅老人的遗言对我作了同样告诫。路途漫漫，岁月悠悠，60年来我祖辈与我，视黑药膏为珍宝，并于长期实践中对其配制加以改进，对其应用加以总结。

黑药膏之药效机理何在，尚需深入探寻求索。现只从其成分中作一初析。南瓜藤性甘苦，微寒解毒；《本草再新》叙述其能"平肝和胃，通经络，利血脉，滋肾水"；《福建中草药》介绍其有"养阴清热，生肌止痛"的作用。土楝子性苦寒，能理气、止痛杀虫、清热解毒。芒硝性味辛苦大寒，软坚能散恶血，用于感染性疮口可加快淋巴生成，消肿止痛。饴糖和地脚粉之功效，国内古今书刊中至今尚未见详细记载，但国外曾有糖类物质直接用于疮口消炎解毒的报道。黑药膏各种成分的性能，正与黑药膏之功效及特点相符，而将这些成分复合并形成黑药膏以后，便可使各种成分的功效得以扩大与综合。然上述仅为初析，倘能以现代方法深入研究，此乃我所期望之事。尚需说明，黑药膏之药性特点，符合我治疗外症之指导思想，即大凡外症均为热证，总应以"热者寒之"为则，而黑药膏正是清热解毒之品，非温热辛燥之物。

黑药膏及其他外用药方的应用方法

（1）黑药膏的应用：陈氏黑药膏为家传秘方，是骨髓炎外治之主要用方。其功效独特，清凉解毒可消肿，通经活血能止痛，吸脓祛腐润肌肤，补肾益髓长筋骨，故对骨髓炎早期（急性期）、中期（慢性期）、后期（恢复期）均可使用。早期未溃可消肿止痛，中期已溃能拔毒排脓，后期恢复能祛腐生新，不论有无疮面都可使用。对无疮口之急性骨髓炎，外敷黑药膏后，可短期使局部肿痛消退，从而控制症情发展，防止从急性转为慢性。

使用方法：敷药范围应较发病部位略大，以利于控制热毒扩展。毒腐重者，须每日更换；毒腐轻者，可隔日更换。

（2）品条的应用：应用"品条"，化瘘管、脱死骨。"品条"为三品一条枪及五品一条枪。三品一条枪出自陈实氏《外科正宗》，原方由明矾、白砒、雄黄、乳香等4味药组成。现方已经由我作了改进，舍去原方中乳香，加入焙蜈蝴虫。该药咸寒，具解毒消肿之功，不但能加强祛腐化瘘之效，且可有助于止痛与祛除死骨，故现在使用之三品一条枪具有提腐力强、离析力佳而毒性低的特点。五品一条枪之功效基本与三品一条枪相同，但因其配方不同，由乌梅肉、黄升、守宫尾、石膏等味组成，作用较弱。因其药性缓和，比之三品一条枪，临床应用较多，对初诊有瘘管者，一般先用五品一条枪作试探性应用。若作用良好，可免去用三品一条枪；若作用不显并有过敏现象，则宜改用三品一条枪。须注意面部及其他血管丰富部位，仅

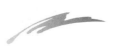

能用五品一条枪而禁用三品一条枪。

使用方法：应将"品条"沿瘘管管壁徐徐插入，须注意进药方向，切忌误入正常组织。首次填插宜短宜细，若无过敏反应或不适反应，再酌情加量，直插至瘘管底部。应用三品一条枪数量宜少，每次1~2根，7日后再更换，使药性发挥最大效用。插放初日，患处可能轻微疼痛，但以后即会自行消失。2~3次后患处周边裂缝，管壁随脓溢出。应用五品一条枪可隔日更换，无疼痛感，用后管道即会由深转浅，当管壁脱落，新肌生长时，应缩短长度，免伤新生肌肉，以利疮口痊愈。

运用品条能腐蚀胬肉，使瘘管孔道扩大、光滑，便于死骨泄脱；还促使朽骨与软组织、朽骨与正常组织之间分离，便于死骨自行泄脱或以手钳取出。应用品条，尚能使疮面腐肉蚀清，维持正常血液供应，利于疮口愈合，骨科手术所造成的手术创伤大为减小，复发率大为降低。临床证明，凡骨髓炎死骨，几乎均可应用中药使其自选泄脱，对骨科不宜手术摘取之死骨碎片，尤具一般手术难以替代之良效。

（3）提毒丹的应用：提毒丹主要功效是提毒排脓。因存功效差异，临床分大、中、小三种。①小提毒丹功用：提毒拔脓，祛腐生肌。该丹药性平和，宜用于下列症情：虽无窦道，但疮面长久不能愈合；或疮面脓腐未净，但已渐生肉芽或疮面色泽略暗，呈半腐肉状。此品含升降丹不到10%，毒性较小，应用较多。②中提毒丹功用：蚀胬化腐，拔毒排脓。适用于疮面偏小而腐肉较多，即因胬肉突出或腐肉堵塞致使排脓不畅之时。病变部位多在头顶、指尖等处。因含升降丹药19%，具中等腐蚀力，不宜用于新肉已多者。一般撒于疮面后，再以玉红膏纱布覆盖，以防丹药伤及近周正常肌肤。③大提毒丹功用：含升降丹32%，腐蚀力强，效在平胬去腐拔毒，溶解窦壁，使死骨易于泄脱，主要用于胬肉堵塞，脓出不畅，疮色紫暗，疮口长久不敛之症状；或脓多腥臭，疮面存大片不脱腐肌之症状；或疮面结痂较厚，呈假性愈合之症状。因其腐蚀力较强，故不宜用于已露新肉者。应用时，为免于损害正常肌肤，宜薄薄地撒于胬肉上，一般用1~2次，胬肉即可脱落。

（4）梅石散和玉红膏的应用：①梅石散：功于敛口、生肌、止血、定痛。但毒腐未净者不宜早用，当脓毒腐肉尽除时，始可应用。用前须除尽残留脓腐组织，然后均匀撒洒；撒洒层须薄如轻纱，不可厚盖，以防结块闭塞余毒外泄，有碍生肌。②玉红膏：本膏方出自于《外科正宗》，我对此古方加以改进，除增加老紫草的分量，且加用冬丹，加强膏方凉血解毒生肌作用。临床可先制成油纱布备用，匀撒梅石散于疮面后，覆敷玉红膏纱布保护疮面，再敷用黑药膏，以加速生肌消肿。

（5）大枫子膏的应用：大枫子膏为辅助药物，功在祛风止痒，燥湿敛疮，辅助黑药膏治疗作用颇佳。如骨髓炎疮口脓出较多，以至周围皮肤出现水疱、红疹、瘙痒、糜烂出水等症情，即可以少许大枫子膏止痒除湿，保护皮肤，然后再敷贴黑药膏。

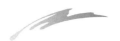

上述外用药，在我临床实践中行之有效。

（6）外治中须注意的几个问题：①辨假性愈合：管口闭合但疮面高突，或腐肉脱而未净，且色泽暗红，均示瘘管管壁未除，将会假性愈合。此时应继续提毒拔管，以消除内蓄之脓腐死肌，蚀平管内之胬肉，拓清障碍。若假性愈合已成疮面结痂，务使管口开畅，管壁应蚀溶呈近似"V"形，以使死骨脱尽，防止逼毒内攻。②辨瘘管愈合佳象：脓腐畅泄，渐趋稀少，管道新肉渐趋红活，疮口内凹无痂，方真为愈合佳象。③掌握生肌时机：若脓毒未净而使过早生肌，易成假性愈合，有闭毒隐患。因此，选用生肌法须掌握生肌时机：低热、盗汗、纳差等全身症状已基本消除或大有改善；X线摄片示病灶好转，未见死管；疮口已呈凹陷状，脓腐渐少而稀薄，肉芽红润。

（7）外治同时加内服药，其效果极佳。

黑药膏方及其他外用方具体配方如下

（1）黑药膏：南瓜藤炭150克，土楝子炭30克，芒硝120克，地脚粉500克，饴糖1000克，甘油150克，熬制成膏。

（2）玉红膏：当归120克，白芷30克，紫草120克，甘草60克，血竭120克，麻油1000克。熬煎去渣，加凡士林1000克，白蜡120克，待冷后加轻粉42克，冬丹16克，搅匀。

（3）三品一条枪：白砒45克，明矾9克，雄黄9.5克，焙蜣螂6克。先将前两药用泥罐封煅为末，再加后两药共研细末，加面粉和水搓成细条。

（4）五品一条枪：乌梅肉20克，守宫尾20克，黄升丹50克，石膏40克。焙干后共研细末，加面粉和水搓成细条。

（5）大提毒丹：白降丹15克，红升18克，朱砂6克，梅片6克，焙蜣螂3克，煅石膏45克，共研细末。

（6）中提毒丹：白降丹6克，红升9克，煅石膏45克，青黛6克，共研细末。

（7）小提毒丹：黄升3克，轻粉3克，煅石膏27克，共研细末。

（8）梅石散：煅炉甘石30克，赤石脂30克，琥珀6克，钟乳石3克，轻粉6克，冰片6克，共研细末。

（9）大枫子膏：大枫子500克，土槿皮250克，苦参250克，麻油1000克。上药铁锅煎制，滤净药渣，加入凡士林1000克，搅匀冷却成熬油。再用无味硫黄500克，枯矾250克，轻粉60克，冬丹10克，共研成药粉。取熬油50克与药粉125克趁热调匀即可。

注：此方来源于百家出版社出版的《中医治疗骨髓炎经验》一书，本书作者是陈兴之，他的伯父就是本方中谈到的陈步阶先生。

黑药膏治左额骨血源性慢性骨髓炎验例一

腾某，男，30岁。1971年3月，患者突发高烧，伴头部剧痛，左额尤甚，遂往某

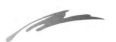

院急诊。经治热退痛止。但此后经常感冒，头晕目眩，左鼻腔时有脓水夹血流出。1974年4月，左额前出现肿块，左鼻腔出现鼻衄。某五官科医院作病灶切片探查，诊断为副鼻窦炎及上额窦增生。治疗数年未愈，且症情日重。1980年5月到华山医院会诊。摄片检查，上额窦密度增高，左额骨质破坏，边缘增生，诊断为"慢性额骨骨髓炎"。为防恶变，院方建议行开颅手术。患者及家属均未同意，至我部就诊。

初诊检查：左前额肿块隆起，左颈部倾斜至肩，难以回顾，疼痛拒按。体质虚弱，面黄肌瘦，脉象细数，苔白尖红，胃纳呆滞，鼻衄处泄，间有潮热。自诉幼有血尿病史，现偶有发作。

辨证施治：证因禀赋素亏，易侵热毒，上扰清空，殃及于脑。毒滞髓海，腐筋蚀骨而成疽。拟凉血解毒，养阴扶正。

内服：全当归9克，蒸黄精、肥玉竹、细生地、旱莲草、蒲公英、地丁草各15克，白茅根、制首乌各20克，生甘草6克，银花炭12克。

吹吸：春花蕊、香白芷、飞青黛各6克，共研细末合成辛芷青黛散，吹入鼻腔，每日2次。

外用：黑药膏外敷，按肿势范围敷贴，隔日更换。

内外合治7天，疼痛减轻，鼻衄渐少，肿势稍减，但硬块依然。1个月后胃纳已佳，鼻衄甚少，颈项四顾如常。3个月后鼻衄消失，摄片见破坏区缩小。4个月后因感冒高热，左额肿块再度隆起，肿块质软，遂去华山医院急诊，该院做排脓手术，脓少血多，并用抗菌素。后又复至我部，述及前情。检查疮口，有胬肉堵塞，高热虽退，但仍有低热，常夜热早凉。此乃大热之后热伏阴分所致。据症情变化，再拟方内服外治如下：

（1）内服：当归、川断、杜仲、桑寄生各12克，黄精、玉竹、首乌、牛膝、旱莲草、连翘、银花各15克，甘草6克。

（2）三品一条枪填塞疮口。

（3）黑药膏外敷。

7日后死肌脱落，1个月后脓尽生肌，无夜热早凉。摄片检查，骨髓炎破坏区再度缩小，趋近痊愈，症情稳定。继以黑药膏巩固性治疗，1年后痊愈。随访8年，未有复发。

黑药膏治右胫骨血源性慢性骨髓炎验例二

张某，男，14岁。1979的10月初，患者突发高烧，达40℃，某院以抗菌素治疗无效。发热持续半月余，并出现右小腿漫肿疼痛。摄片检查，右胫骨骨膜增生，骨质轻度模糊。继投多种抗菌素，肿势仍不消退，且疼痛加剧，脓液形成。该院即行切开排脓，量达70毫升。又作骨钻孔，达12处之多。因术后未见好转且有发展，患者曾服中药2个多月，效不显，又复回某院。摄片检查，片示"右胫骨骨质

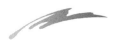

增生，大量破坏，死骨形成。骨干增粗，骨质呈葱皮状改变，透亮区形成"。仍以抗菌素治疗3个月，再次摄片，片示"骨质破坏较前发展"。院方建议截肢，患者没有同意，转我部就诊。

初诊检查：右小腿肿势甚厉，不能履步。右胫骨上端疮口面积1厘米×2.5厘米，胬肉堵塞，脓流不畅。午后潮热，夜间盗汗，汗水淋漓，内衣浸淫，胃纳欠佳，面色无华，舌质红，脉细数。

证因肾阳偏亢，肾阴亏损，久则化火，骨骼受灼。治拟养阴清热，敛汗止汗，吸脓拔毒，兼化死骨。

内服：青蒿9克，银柴胡10克，甘草6克，乌梅5枚，秦艽、鳖甲、地骨皮、当归、知母、石斛、杜仲、川断各12克，蒲公英、连翘各15克。

外用：黑药膏、玉红膏、小提毒散、三品一条枪等配合使用。

数诊后，潮热退尽，盗汗敛止。半年后，疮口愈合，骨髓炎消失，面色转华，形体转壮，活动如常，增10千克体重。诊治期间，曾以三品一条枪及五品一条枪填插窦道，先后泄出四块死骨。其后脓液减少，胬肉除尽，新肌始生之时，以梅石散收口。一年半后随访未见复发，还参加了游泳队活动。

黑药膏治右胫骨外伤性慢性骨髓炎验例三

孙某，女，23岁。患者为东北某省工人，工伤致右胫骨开放性骨折，下段两处断裂，侧面肌肉撕脱。经当地医院治疗，因骨折处尚存错位，继发感染，引起慢性骨髓炎。久治无效，赴沪求医。

初诊检查：石膏托固，担架就诊。右小腿肿胀剧痛，疤痕杂陈。疮口深陷达骨，形成窦道，有脓水渗出。形体消瘦，面色无华，舌红苔黄，胃纳呆滞。

因经络受伤，骨质破坏，气血凝滞，而外邪乘隙侵袭，使骨蚀肉腐。又因病情较久，虚火内陷，营阴渐伤，使体质虚弱。治拟清热养阴，化淤益血。

内服：当归、川断、牛膝、杜仲各10克，黄精、玉竹、蒲公英、地丁草、银花各15克，红花9克，知母12克，甘草6克。

外用：五品一条枪填插，黑药膏外敷。五品一条枪填插3次，疮口扩大，窦道壁部分脱药，腐肉随液溢出。遂改用小提毒散，以拔脓消肿。内治仍按前方加减。2个月后疮口愈合。3个月后摄片见骨髓炎好转。1年后可拄杖走路。于原籍摄片，骨髓炎全部消失，安好如初。

3250. 本方治急慢性骨髓炎有效率100%

配方及用法：黄连、黄芪、甘草、梨头草、鹿角霜各20克，二花、茯苓、活地龙、菟丝子各15克。加适量水用文火煎熬浓缩成150~200毫升，以红糖为药引，分成3等份，早、中、晚饭前1小时各服1份。

注意事项：①治疗期间应坚持连续服药，不可间断。②对有软组织脓肿形成

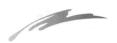

而未破溃者，应用消毒注射器抽脓，以减少感染或再感染。③有瘘管形成者，应保持引流通畅，以便脓液及死骨能顺利排出。④如有病理性骨折者，应包扎固定。

疗效：用本方有效率可达100%，治愈率可达94%，尤其是急性骨髓炎效果明显。本方剂治疗骨髓炎，疗程短，一般21~120天，疗效高，费用低，连续服用无毒副作用。该方药源广泛，服用方便，一般不需要手术治疗。（安武根）

引自：1997年第4期《健康向导》

3251. 黄连液浸浴法治指骨骨髓炎87例全部见效

配方及用法：黄连65克。将黄连捣成粉，置烧瓶中，加水至2000毫升，煮沸3次，冷却备用，不去渣（以期渣内尚存之有效成分不断溶解，不加防腐剂）。用时注药液于小瓷杯，患指除去敷料后伸入浸泡。瓷杯大小以能使药液浸没全部病灶为度，每日1次，每次1~3小时（视病情轻重而定）。浸浴毕，按常规换药。根据病灶情况选用各种纱条。在治疗过程中，估计创口能很快愈合时，可停止浸浴，仅予换药。否则就继续浸浴，直至痊愈。患者在浸浴治疗的同时，一般无须其他特殊治疗。

疗效：治疗87例指骨骨髓炎，全部治愈。

引自：《中西医结合杂志》（1985年第10期）、《单味中药治病大全》

3252. 消疽散治慢性化脓性骨髓炎30例全部有效

主治：慢性化脓性骨髓炎。

配方及用法：马铃薯、白矾、冰片，配伍比例为10∶3∶0.5。将药物按比例制成粉末，混合备用。用时将消疽散与蜂蜜加开水调成糊状，外敷于病灶区皮肤上，其范围大于病灶2~3厘米，厚2厘米，外用纱布包裹3层，24小时更换一次，10天为1疗程。

疗效：治疗30例，治愈28例，好转2例。

荐方人：河北省中医学院附属医院主治医师　田传明　王文智

引自：《当代中医师灵验奇方真传》

3253. 蜈蚣散治附骨疽47例全部有效

主治：附骨疽（慢性化脓性骨髓炎）。

配方及用法：蜈蚣数十条，不去头足，研细末装瓶备用。空腹服，每日按2条量分3次服。

在附骨疽初期，毒邪壅盛时，同时投以金银花50克，连翘25克，防风10克，白芷15克，当归20克，陈皮15克，地丁20克，赤芍10克，贝母15克，花粉15克，乳香15克，没药15克，甘草15克，皂刺10克，黄连15克，黄芩15克，黄柏15克，栀子15克，蒲

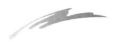

公英50克，炙山甲10克。每剂煎3次，共约取汁600毫升，分作3次服。

溃后再补气养血，清除余毒。药用：黄芪20克，柴胡10克，肉桂10克，连翘25克，当归25克，黄柏15克，白芷15克，甘草10克，黄芩15克，金银花50克，蒲公英50克，地丁25克，栀子10克，牛蒡子10克。每剂煎3次，共约取汁600毫升，分作3次服。

疗效：治疗附骨疽47例，连续服用蜈蚣散1个月后，治愈（临床症状消失，溃口闭合）13例，服药2个月以上治愈19例，服药3个月以上治愈15例。

荐方人：吉林省舒兰市中医院主治医师　张继洲

引自：《当代中医师灵验奇方真传》

3254. 本方内服外敷治骨髓炎5例全部有效

配方及用法：

（1）内服方：银花9克，当归15克，北芪18克，甘草6克。患处在头颈部加川芎；在胸腹部加桔梗；在下肢加牛膝、泽兰；在上肢加桑枝或桂枝；气血亏虚者，当归、北芪可加重至30～60克，或加党参。每日1剂，水煎服。

（2）外用方：当归900克，白芷、甘草、血竭、轻粉、蟾酥各120克，紫草500克，黄蜡1224克。除蟾酥、血竭、黄蜡外，用生油5000毫升浸泡7～10天，然后置锅内煎炸成炭上浮为止，去药渣加黄蜡搅拌、溶解，再加蟾酥、血竭粉拌搅即成。外敷患处。

疗效：治疗5例，均愈。治疗时间为28～90天，伤口愈合时间为20～60天。X线拍片见骨质破坏处修复，死骨消失。患处功能恢复良好，随访半年至1年均无复发。

百姓验证：岑某，女，19岁。右侧胫骨骨髓炎（局部有瘘管两个）。经瘘管搔扒及疤痕切除术后，伤口久久不愈。经采用（1）方加减煎服及（2）方外敷治疗60天，伤口愈合，骨髓炎痊愈。

引自：1976年第2期《广西赤脚医生》、1981年广西中医学院《广西中医药》增刊

3255. 独角莲膏治骨髓炎6例均获显效

配方及用法：独角莲（鲜品）、樟丹各1份，香油（花生油、豆油亦可）2份。先将独角莲根切成片，放入油中，待煎至焦黑色时即将其捞出，继以微火炼油，至滴水成珠（珠不散为度）将火移开，慢慢将樟丹倒入油中，边倒边搅，充分搅匀，再用微火将油及丹熬成黑色后离火放入冷水中，即成独角莲膏。将膏药烤软摊在布上，贴在患处。如患处已破溃，须将膏药中间剪一小孔，使破溃面露在膏药外面，便于脓汁流出。

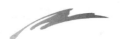

疗效：治疗6例，均痊愈。

百姓验证：张某，男，26岁。右上肢肿痛，桡侧近腕部有一寸半溃烂面，X线摄片诊为骨髓炎。经上药治疗半个月脓汁尽，5个月痊愈。3年后随访，未复发。

引自：1981年广西中医学院《广西中医药》增刊

3256. 骨髓炎外敷效方

配方及用法：麻油500毫升放锅内熬开，加入桑树枝、柳树枝、槐树枝、桃树枝、榆树枝各1尺（约33厘米）长，并剪成小段放油锅内熬枯，弃枝，再加入乳香31克，没药31克（先研粉末）煎熬，待麻油熬至滴水成珠时加入重楼粉30克，阿魏30克，樟丹150～250克，这时油药均变成稠黏状，迅速倒在事先准备好的质量稍好点的纸面上，用剪刀剪成所需要的大小膏药。使用时放在火上烘熔立即贴在患处，每5～7天一换。

此药治疗骨髓炎基本是药到病除。如果结合内服中药，效果更快更好。

荐方人：江苏如东县石屏乡卫生院　张万基

3257. 拔毒膏治慢性化脓性骨髓炎268例仅2例无效

配方及用法：断肠草、田字草各250克，厚朴、蓖麻仁、乳香、没药各150克，水粉700克，香油1500毫升。上药除水粉外，均轧细入香油内，文火煎熬至药渣呈黄色为度，过滤，去渣。将水粉入药油内，熬至滴水成珠，装瓶备用。患处常规消毒后，将药膏涂在纱布敷料上如铜钱厚（面积大小视患病部位大小而定）敷患处，24小时更换1次。

一般敷药后即有大量脓液流出。骨质破坏较轻者，一般在脓液减少至干净后，伤口呈凹陷形愈合；有死骨形成者，经过一段时间换药后，死骨自动游离脱出，然后手术清窦。

疗效：此方治疗慢性化脓性骨髓炎268例，痊愈242例，好转24例，无效2例。

引自：《四川中医》（1988年第3期）、《单方偏方精选》

3258. 中西医结合法治疗骨髓炎

主治：骨髓炎。

配方及用法：①注射用糜蛋白酶3毫克，注射用青霉素钠180万单位，苯甲醇注射液2毫升，地塞米松磷酸钠注射液5毫升，冰片0.15克。②人参30克，川芎、当归、甘草、桔梗各15克，白芍、白术、茯苓、白芷、皂角刺各20克，金银花30克，黄芪50克。将配方①药物混合后，根据疮口大小及深浅剪纱条，估计以刚好把疮口填满为度，再将渍满药液的纱条用探针填入已经消毒处理后的疮口内。对青

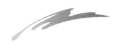

霉素过敏者，苯甲醇和青霉素，用庆大霉素注射液8万单位。3天换一次药。同时煎服处方②中药，隔日1剂，痛甚者加乳香、没药各15克，淤血显著者加桃仁、红花各15克。

疗效：治疗骨髓炎及血栓闭塞性脉管炎120例，均在2个月内痊愈。

荐方人：四川省丰都县社坛镇　张理生

引自：《当代中医师灵验奇方真传》

3259. 用蜈蚣散2周可治愈附骨疽

季明杨，男，28岁，会计。右胯患附骨疽（慢性化脓性骨髓炎），由于失治而形成"窦道"，近2年不愈，后单用蜈蚣散（蜈蚣一至数条，干鲜不拘，焙黄研末）掺药捻透入，1周后碎骨排出，2周疮口愈合，未服任何药而告愈。迄今6年未复发。

引自：《江苏中医》（1965年第2期）、《中医单药奇效真传》

3260. 牡蛎蜈蚣粉治骨髓炎15天痊愈

配方及用法：煅牡蛎30克，蜈蚣3条。瓦上焙黄，共研细面。先用五枝（杨、柳、桃、槐、艾）煎水，洗净疮口，再将药面倒入疮孔内，患处流出溃腐液即愈。

疗效：治疗多例，10～15天痊愈。

引自：《实用民间土单验秘方一千首》

3261. 四枝黄丹芝麻油膏治骨髓炎5次可痊愈

配方及用法：柳树枝、槐树枝、杨树枝、桑树枝（粗如筷）各35厘米，芝麻油1000毫升，黄丹500克。上四枝剪成寸许，以芝麻油炸枯去药渣，入黄丹熬至滴水成珠，收膏备用。敷患处，5天换药一次。

疗效：3～5次痊愈。

引自：《实用民间土单验秘方一千首》

3262. 此方治骨髓炎15日左右可痊愈

配方及用法：蜈蚣3条，蝎子草花、黄香、乳香、没药、儿茶、龙骨、全蝎、铜绿各9克，大麻子适量。共捣成膏，贴敷患处，外用纱布包扎，每天一换。

疗效：治疗多例，均于15日左右痊愈。

引自：《实用民间土单验秘方一千首》

3263. 治骨漏效方

方法：大癞蛤蟆死后背部已生蛆的，把癞蛤蟆体捡回，焙干研粉拌香油敷患

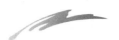

处，治骨漏有特效。

荐方人：辽宁黑山县公路段　　代金洪

落　枕

3264. 拔火罐治落枕48例，90%以上1次治愈

方法：取颈部压痛最显处拔火罐。用一直径约5厘米的火罐，罐口涂以少许凡士林，然后点燃一酒精棉球，放入罐内，迅速拔罐。

疗效：治疗48例，90%以上1次痊愈。

注：少数患者有局部过敏现象，一般不需特殊处理，在局部涂以龙胆紫即可。

引自：1976年第3期《江苏医药》、1981年广西中医学院《广西中医药》增刊

3265. 治落枕效方

配方及用法：葛根30克，菊花、粉丹皮各15克，生白芍24克，柴胡12克，生甘草9克。上药水煎后，加红糖30克，一次服下。服后卧床休息1小时（以全身稍发汗为度），即可痊愈。

荐方人：河南济源县坡头卫生院　　周爱云

3266. 急性落枕1次治愈疗法

发生落枕后，切不可用"端脖子"或"拔萝卜"的手法强搬硬扭，否则有发生颈椎骨折、脱位或四肢瘫痪的危险。下面介绍一种指压速效巧解法。在每个人的左右手掌背面，第二和第三掌骨间隙下1/3处，各有一落枕点。在此取点后，用大拇指直立切压，顺着掌骨间隙上下移动按压，约2~3分钟，症状会立即消失，急性落枕1次即痊愈。（关立新）

引自：1997年6月10日《老年报》

3267. 我用点穴法治落枕迅速见效

落枕是日常生活中常见伤痛之一，用点穴法治疗迅速、简单、方便有效，大家不妨一试。

方法：令患者将患侧手伸出，用大拇指端紧按液门穴（位于第4，5掌指关节间凹陷中，属于少阳三焦经穴），同时嘱患者颈部尽力做前屈后伸、左右旋转动

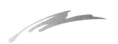

作约半分钟，此时疼痛即可缓解。然后在原痛处稍加按摩，有温热感即可，症状即可全部缓解。

百姓验证：甘肃秦安胰槐树巷15号邓双喜，男，61岁，教师。他来信说："我用本条方治好自己的落枕。"

荐方人：河北景县宋门医院　王志华

3268. 按压天窗穴治落枕可取得满意效果

方法：患者取坐位（以右侧为例），右手前臂放在诊桌上，术者站在患者右侧，用左手拇指按压天窗穴，由轻到重向颈椎方向按压，直至患者感到酸胀，并持续2~3分钟，患者自觉症状可立即消失，头项部活动自如。当有的患者仍感项部疼痛，活动不便时，可增加按压痛侧或双侧手三里穴2~3分钟，并嘱患者做环绕颈项运动，效果更佳。

疗效：治疗120例，按压1次治愈者104例；按压2次治愈者15例；1例无效，经X线拍片检查，确诊为合并颈椎病。　（方灶顺　周华银）

3269. 耳穴压豆可治愈落枕

方法：取颈、神门穴。用绿豆1~2粒放在活血止痛膏或伤湿止痛膏剪成的约1厘米×1厘米方块中间，粘贴在选定的耳穴上，将边缘压紧。同时按压已贴好的耳穴0.5~1分钟，手法由轻到重，按至有热胀感和疼痛（以患者能忍受为度）。并嘱患者转动头颈，在这期间大多数患者可自觉症状缓解或消失，再用手时常按压粘贴耳穴，以巩固疗效。第二天取掉，一般即可痊愈。

荐方人：江苏省淮安县运输公司门诊室　夏金陵

3270. 民间灸法治落枕1次可获愈

方法：先在患侧颈皮肤涂上万花油适量，将木梳背（或直径2厘米，长10厘米小木棒）放在蜡烛或酒精灯上烤热，然后将木梳背在患侧颈项部来回刮熨，待木梳背冷却后，再重复以上操作。刮熨间隙嘱患者作颈项部缓慢旋转。每次治疗5~10分钟。病人经一次治疗多可获愈，且无痛苦和副作用。（林中）

引自：1996年10月29日《老年报》

3271. 防落枕一招

做法：开始两臂侧平举与肩平，再把手弯向前胸握拳，拳心向下，耸肩缩颈，然后脖子慢慢转到左边看到肩，再从左边慢慢转到右边，再转回到左边，依次做七八次就行了。一下不能做七八次，可以少做，每天坚持活动一次。

荐方人：河北临城县镇内水泵厂医院　吕峰

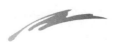

3272. 用手脚穴位按摩法治落枕立竿见影

脚部选穴：7，53，56。（见3272条图1）

按摩方法：7穴用按摩棒小头由上向下点按，双脚取穴，每次每脚点按5分钟。53，56两穴分别用食指关节角推按，双脚取穴，每次每脚每穴推按5分钟。脚部按摩后，再用拇指在颈部自上而下推摩20次，点按风池、颈中、肩井、肩外俞、绝谷落枕诸穴，每穴点按1~2分钟，即可治愈。

手部按摩：用梅花针刺激3，6，28，46，每手每穴2分钟。（见3272条图2）

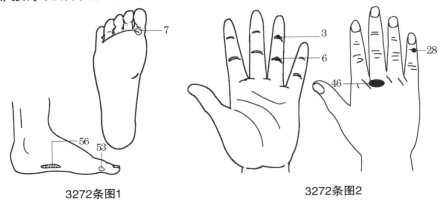

3272条图1   3272条图2

注：有关穴位名称及按摩工具制作法，请详阅本书4145条的《手脚穴位按摩疗法》。

腿抽筋

3273. 吃鸡蛋壳粉治腿抽筋很有效

近年来，我的腰腿疼、脚抽筋症厉害了，牙齿也有所松动。为此，也没少跑了医院，但疗效不太理想。继而，我翻了几本保健书，看到人近老年易发生钙代谢不平衡，而出现骨骼脱钙、骨质疏松及骨折等现象。而腰腿疼及抽筋等，都同缺钙有关。可吃了一段钙片和奶、豆等含钙食品，效果也不明显。

随后，我又从书上看到蛋皮（壳）含有碳酸钙和磷酸钙。我就试着炒鸡蛋时，先把蛋壳洗净，炒完菜，便把蛋壳在大勺里焙干捣碎嚼吃，一次吃加工过的两三个蛋壳，吃了几次，觉得不错。此后，我便继续剥蛋壳嚼吃。自从每周都吃一两次加工过的鸡蛋壳后，我的腰腿疼、脚抽筋都好了，牙齿也坚固了，也没啥副作用。我把此法介绍给身边的亲友，试过的都觉得不错。（刘振操）

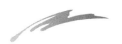

引自：1997年5月7日 《晚晴报》

3274. 鸡蛋壳补钙效果好

我从实践中感到，用鸡蛋壳补钙是一种很有效的方法。据测定，一个鸡蛋壳约4～4.5克，其含钙量为41%左右。

具体补钙方法：将鸡蛋壳洗净晒干后研碎，过筛备用。每日口服2次，每次0.5克，并加服1片维生素B$_6$和1粒维生素AD。（张东海）

引自：1997年12月11日《老年报》

3275. 我喝醋蛋液治好了两腿抽筋病

我从1987年6月开始服用醋蛋液，每日早晨锻炼前空腹服25～30毫升（冲入2倍凉开水，加一勺蜂蜜），至今约服了30余个醋蛋液。感到服用醋蛋液后，人的气质好，口腔湿润，头脑清醒，治好了两腿抽筋病。我多年的气管炎已好了，肺气肿也见好转。我过去喝约10毫升白酒，就感到气喘，唇发紫讲不出话来，而现在喝上35毫升的白酒也不觉得难受。

荐方人：浙江台州地区建筑工程公司离休干部　洪用珩

3276. 我每晚用热水烫脚治好了小腿抽筋症

我的小腿常痉挛（或称抽筋），深夜睡醒后发生较多，有时走到路上也抽筋。后来见报上说，热水烫脚好。我就每晚睡前坚持热水烫脚20～30分钟，直至身上发热。说来也怪，烫了20多天，就很少抽筋了。由于坚持用热水烫脚，并结合自我按摩，现在已不抽筋了。

荐方人：四川金堂县教工休养所　贺焕

3277. 我的腿抽筋病是用酒精擦配合吃盖天力治好的

一年多来，我的腿经常抽筋多发生在小腿，有时从小腿抽到大腿，抽起筋来疼得怪叫。医生讲，腿抽筋的原因，一是缺钙，二是疲劳。而我口服活性钙或维生素E已年余，为避免疲劳，3个多月不去钓鱼和种菜，然而抽筋仍不止，有时一夜要抽两三次，真叫我苦恼。

对付腿抽筋，我已学会了个立竿见影的治标方法，这就是：一抽筋马上用酒精棉球在抽筋部位上下左右擦，1~2分钟就止住。有此毛病的朋友不妨试一试。近20天，医生给开了"盖天力"药片口服，服了2盒后，我的腿抽筋已基本痊愈。

荐方人：云南昆明小龙潭　陈寿昌

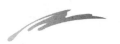

3278. 我吃土牛膝糯米粥治好了小腿抽筋症

近几年我的小腿时常抽筋，曾用药酒搽和按摩，也只能起到暂时缓解的作用。并渐渐地由后小腿转到前面，发作起来伸也不是，缩也不是，站也不是，十分难受。后来我用土牛膝、苡米仁各约30克，和糯米50～100克煮粥服，当天下午吃，当晚即止，有立竿见影之效。（羊绍权）

引自：1996年9月5日《云南老年报》

3279. 连吃硫酸阿托品可使小腿不再转筋

有些老年人在夜间常发生小腿转筋（医学上称腓肠肌痉挛），他们虽经补钙，但效果却不理想。

我提供一方，疗效颇佳。其方法：每晚临睡前口服硫酸阿托品3片（每片0.3毫克），连续服用10～15次，痉挛不再出现。（姜占先）

引自：1996年3月28日《老年报》

3280. 用黑木耳治搐筋风病有显效

我叫贾光芝，77岁。患下搐筋风病。发病时缩得掰都掰不开，曾吃80多剂中药，又针灸过很多次，都不见效。

我娘家侄儿是个中医，介绍给我一专治搐筋风病的单方：黑木耳一捏（25克左右），热水泡开，放入小沙瓢内，添上一碗多冷水，用文火炖熟，然后再用约50毫升黄酒（黄米做的），倒入炖熟的木耳内，每天晚饭后连汤带木耳一起吃下。天天如此，病情渐渐由重变轻。大约吃了2500克黑木耳的时候，搐筋风病奇迹般地好了。

3281. 用蹄甲缓筋饮（散）治愈500多例小腿抽筋患者

主治：小腿抽筋。

配方及用法：猪蹄甲10只，米醋100毫升。①加水1000毫升，入醋，文火煎成液汁300毫升，分3次温服，连服3天。也可加水500毫升合醋在高压锅内煎熬半小时后取汁饮服。②放入热沙中爆炒，待全甲极度膨化鼓起至酥黄未焦时取出，候凉研细温开水送服，每次3克，每日3次。如吞服不便，可装入空心胶囊内温开水送服，每个胶囊约装0.5克。

疗效：自1969年1月创制至今，治愈500多例，无禁忌，无副作用。汤剂1剂见效，散剂迟1～2天见效。

荐方人：浙江省义乌市中医医院主治医师　吴亦樵

引自：《当代中医师灵验奇方真传》

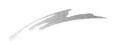

3282. 用虎杖猪脚汤可治愈小腿频繁抽筋

一位姓海的妇女,年逾五旬。半年来右小腿频繁抽筋,一夜达两三次,午后至夜间为甚。经用虎杖根30克,猪脚爪1只,入米醋50毫升,煎煮2小时饮其汤,2剂治愈。3年后复发,仍投原方获愈。

引自:《浙江中医杂志》(1982年第4期)、《中单药奇效真传》

3283. 我和妹妹的小腿抽筋都是服猪蹄芍药汤治愈的

配方及用法:药用虎杖50克,芍药50克,甘草10克,猪蹄1只(洗净),加水2000毫升,用文火炖2小时后,将汤和猪蹄一并服下。一般1剂取效,严重者2剂能愈。

猪蹄填肾精而健跟脚,虎杖有松弛平滑肌的作用,芍药、甘草汤疏肝解痉、缓急止痛,诸药合用,必获显效。

百姓验证:广西南宁市大王滩水库陈敬忠,女,68岁,干部。她来信说:"我和妹妹经常小腿抽筋,用本方治疗,吃后当晚就不抽筋了。"

荐方人:广西南宁市北宁街 杨林

3284. 用此巧法按摩治脚转筋立竿见影

中老年人,冬秋季节易患脚痉挛(俗称脚转筋),痛苦难言。近年来,我睡觉常不敢随意伸脚,否则不是左脚便是右脚痉挛,有时甚至双脚齐发。多方求医,均不见效。上月,我得友人的再三推荐,慕名走访了内江二职中医务室著名老中医彭盛才先生。他为我卸下了沉重的包袱。

彭医生告诉了我按摩的方法:睡觉中,预感痉挛将至,或已开始痉挛,即仰卧床上,先用右手掌平按胸口,紧接着移向左腹部顺时针方向自上而下绕腹按摩四圈,再换左手掌以同样方式做相反方向按摩4圈。之后,用左右手掌交替进行,平按胸口,自上而下按摩至小腹各4次。

回家后,当晚便如法照做,果然立竿见影,痉挛立即消除。

荐方人:四川内江市 曾维灼

3285. 我快速排除小腿抽筋的有效方法

几年前,我摸索出一种快速排除小腿抽筋的方法:即一旦出现抽筋,就用脚后跟使劲向上钩几下,抽筋现象立刻排除。如果你小腿肚抽筋了,不妨试一试。

百姓验证:黑龙江桦南县邮局赵海龙,男,50岁,摄影师。他来信说:"我的腿经常抽筋,用本方法一试就治好了。平时没事,可多重复几次,以防止复发。"

荐方人:安徽合肥市 牛克勤

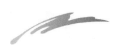

3286. 我按摩脚后跟上方两侧穴治好了小腿抽筋

一次，我在门球比赛中当裁判，因事前未做活动准备，加之上场后活动急，跑得猛，突然发生小腿抽筋。当时在场的铁路医院王晓红大夫，立即让我用抽筋对侧手的拇指和食指分别按在脚后跟上方两侧（内侧即太溪与水泉处，外侧即昆仑与仆参处）的穴位上，用力上下搓动，痉挛处立即伸展，不再疼痛。以后再遇腿部抽筋，即用此法，多则二三十下，少则十来下，即可恢复正常。近2年来，一方面注意保暖，使腿脚避免受寒；另一方面在搓冷水澡时，用冷水毛巾上下搓两脚治抽筋部位各30下，一直未发生抽筋。（张君才）

引自： 1996年第1期《老人天地》

3287. 本方治腿肚子转筋可迅速显效

腿肚转筋，虽不是什么大病，但发病后却奇疼难忍。每逢走长路或骑单车用力过度，晚上最易患此病。后听一中医师介绍，针刺承山穴（腿肚下脚尖着地，后跟提起，有一人字，人字交叉处是承山穴），可治腿肚转筋。一次我去赶集，行走较快，晚上一觉醒来又发病，我按医生介绍的办法扎了一针，立即痛止。还有一次我去县城买东西，晚上住在旅社，又发病，没有针，我用右手食指搭在中指上对准承山穴用力捣了一下，起到与扎针同样的效果。

我想，腿肚转筋可能是血液流动不畅所致。后来我每走长路后，晚上睡前两手捏住腿肚从膝盖骨往下至脚跟揉，再从脚跟顺腿肚往上至膝来回搓五六十下，促使血液流动，这样的确有效，从去年至今没再发此病。

荐方人： 河南洛宁县杨坡乡杨坟村　马时升

3288. 用喝白酒法治腿脚抽筋也有效

方法： 患病时，随时喝白酒30毫升，30秒钟到1分钟的时间即可恢复正常。服白酒的多少可因人而异，是患者酒量的1/4~1/5即可。酒量大的可多喝些。

荐方人： 河南开封县聋哑学校　郭星旋

3289. 红苕蚕豆可治脚抽筋

方法： 每天用生红苕（甘薯）、生蚕豆下酒吃，连吃7天，脚抽筋病即愈。

荐方人： 四川荣昌县仁义镇政府　傅相中

3290. 我老伴手足及全身抽筋用木瓜治疗不到1个月就痊愈了

木瓜为蔷薇科落叶灌木贴梗海棠的成熟果实，性味酸温，归肝脾经，《名医别录》记载其功能是平肝舒筋、化湿和胃。我常用木瓜单味每日15克泡茶饮服，

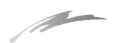

治疗因阳气虚损、寒湿凝滞所致的手足抽筋，疗效甚佳。一般服后当日抽筋次数明显减少或消失，可再服药1周巩固疗效。

百姓验证：陕西宁陕县三星路电信楼赵秉善，男，76岁，退休干部。他来信说："我老伴患手足及全身抽筋达四五年之久，不分白天黑夜经常发病，有时疼痛难忍，痛哭流涕，多次到医院治疗，并用了很多偏方，花了很多钱均未治好。后来用本方只花几元钱，治疗不到1个月就好了，到现在未见复发。"

荐方人：四川省成都中医药大学　柏超

引自：1997年第11期《浙江中医杂志》

3291. 单味药望江南可治愈小腿抽筋

一位姓张的妇女，47岁，工人。右小腿腓肠肌阵发性抽筋，发作无定时，夜间及劳累后尤甚，多次治疗效果不显。1980年11月5日来诊，患侧小腿腓肠肌无异常，病理反射阴性，无其他病史，诊为右腓肠肌痉挛症。拟望江南30克，水煎服，每日1剂。服药3剂后痛止而愈，未见复发。

引自：《湖北中医杂志》（1982年第3期）、《中医单药奇效真传》

3292. 李洪才服蚂蚁粉治好两脚抽筋病

黑龙江省双鸭山矿务局总务处李洪才，是位退休干部，两只脚抽筋，气候变化时，疼痛加剧。服了1000克蚁粉，觉得周身有劲，脚也不抽筋了。

3293. 气血两虚腿抽筋食黄鳝便会立即见效

黄鳝（即鳝鱼）有补血旺气、舒筋活络之功效。黄鳝粥对气血两虚者疗效尤佳。

用法：取活黄鳝数条，置清水中养一两天，滴入几滴菜油，使其吐出泥沙后漂洗捞出，把尾端切去3厘米左右（不开肚），然后立即放入冷水锅中（最好是砂锅），让其慢慢游动流出鱼血。再加入250克粳米，用文火煲，待粥稀烂适度时，加入油盐、几滴米酒和少许姜丝，趁热食用。老年人和血气虚寒者及腿脚常"抽筋"的人，坚持食用5~7天，便会立见奇效，精力充沛，脸色红润。　（李树文）

引自：1997年11月6日《老年报》

3294. 我用本方治疗抽筋迅速见效

配方及用法：熟地24克，当归12克，白芍30克，川芎9克，甘草10克，酸枣仁20克、伸筋草10克，木瓜10克，水煎服。一般连服3剂，即可见效。

百姓验证：江苏张家港市锦花路64号杨发祥，男，40岁。他来信说："我认识的一人患脚抽筋，按本条方服用2剂药，便彻底治愈了。"

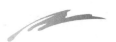

引自: 1997年7月10日《益寿文摘》

3295. 治腿肚转筋又一新法

民间有一疗法, 治腿肚转筋效果很好。方法: 左腿肚子转筋, 立即抬右臂; 右腿肚子转筋, 立即抬左臂, 只需几十秒, 即能消除症状。 (徐敬党)

引自: 1997年7月31日《健康之友》

3296. 众医荐给我母亲的一组治腿抽筋效方

自从《辽宁老年报》第806期上登载了关于我母亲患腿抽筋病的《寻医问药》一文后, 牵动了众多好心人。他们纷纷来信或打电话推荐治疗方法及药方。现在我将几个方法反馈给社会大众, 供有同类病患者借鉴, 解除痛苦。

(1)补钙法: 不少朋友来信认为, 老年人腿抽筋主要是由于年龄大了, 身体缺钙所致。沈阳市于洪区敬老院副主任医师艾起华在信中说:“你母亲过去一直服用钙片, 所以不能奏效, 很可能是由于剂量不够。”事实真是如此, 过去我母亲每天服用的钙片剂量远不及医生指导用量的1/3。艾大夫建议, 在急性发作时应到医院注射氯化钙、葡萄糖酸钙, 但最好是先做一下血中的含钙量和骨X线片检查。

(2)针灸法: 针灸的穴位在小腿的承山穴和委中穴。凤城市的一位同志介绍说, 针灸法很有效, 他用此法治疗百余例腿抽筋患者, 均痊愈。

(3)腿足部保温法: 以热驱寒。在夜间睡觉时, 用一热水袋盛上热水, 置于足部, 使其整夜受热。久之, 自然可治好腿抽筋病。

(4)食用鲭鱼罐头: 2天吃1个, 连吃两个星期可痊愈。

百姓验证: 辽宁沈阳汽车车桥厂张伟, 男, 26岁, 工人。他来信说:“李某患有小腿抽筋, 我用本条方针灸法为他治疗, 收到了很好的效果。”

引自: 1997年1月6日《辽宁老年报》

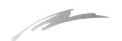

第十七篇

儿科疾病

小儿感冒

3297. 感冒高烧不退用生石膏煎剂治疗迅速见效

配方及用法：将生石膏（1岁以上每天用200克，1岁以下每天用100克）捣烂后放入搪瓷药锅内，加水500毫升，煎至50毫升左右。共煎4次，每次煎煮时间不得少于1小时，药液里可以加糖。

疗效：用此方治疗婴幼儿流行性感冒131例，1日内退烧37例，2日内退烧78例，3日内退烧9例，3例未服完药，为无效。

百姓验证：四川资阳市丰裕镇王清河，男，60岁。他来信说："我哥哥的小孙子患感冒，高烧不退，家里人很着急，用本条方治疗，很快就退烧了。"

引自：《中国农村医学》（1982年第6期）、《单味中药治病大全》

3298. 预防婴儿感冒有效的办法

人体内的经络约在7岁时完全形成。那么，在经络尚未形成前的婴儿，怎样才能判断他是否感冒了呢？

检查婴儿是否感冒的要领在食指上，食指共分三节，最底层是本节又称为风关，第二节称为气关，第一节称为命关。由此可观测婴儿体内血液，进而诊断其健康情况。婴儿感冒的最大征兆，是介于本节和第二节之间，靠近拇指的内侧部分呈淤血状的紫色。根据症状的轻重，变色部分也依次上移，即风关、气关、命关间呈紫色。如果命关部位呈紫色，表示真的感冒了。因此，当风关有此变化时，就要采取紧急措施。

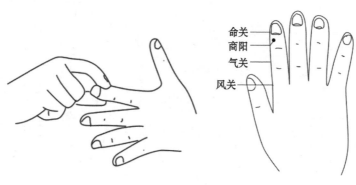

命关
商阳
气关
风关

3298条图

预防婴儿感冒最有效的方法，就是指压位于食指指甲下的商阳穴。（见3298条图）婴儿在感冒的初期，指压此穴会有疼痛感，所以，要持续指压直到疼痛感消失为止。不觉疼痛的同时淤血也消失，这就表示感冒治愈了。由于婴儿无法表明症状，所以用这种方法预防最便利。另外，有淤血状的变色，男孩易发生在左手，女孩易发生在右手。

小儿发热

3299. 安乃近注射液治小儿高热有效率100%

配方及用法：将25%安乃近注射液抽入2毫升注射器内，不安针头，婴儿颈部枕于家长右前臂，头稍后仰，其鼻腔与地平面约成10～15度，用生理盐水棉棒清理鼻孔后，左手扶婴儿头部，右手持注射器，器之乳头贴近鼻孔，使药液缓慢滴入。1～2个月者每次1滴，3～6个月者每次每侧鼻孔1滴，7～12个月者每次每侧鼻孔2滴，滴后令其保持原姿势约30秒钟后即可取自然位。30分钟后，测腋温，如1小时后仍不降温可重复使用一次。

疗效：用于婴儿高热有效率100%，1～6个月龄效果较显著。

注意事项：

（1）滴鼻前必须清理鼻孔，谨防涕痂被药浸后体积增大，变得更加黏稠，堵塞鼻腔，造成呼吸困难。

（2）操作时动作要稳，剂量要准，以防用量过大引起大量出汗甚至虚脱。

（3）开瓶后的药液放置时间不宜超过6小时，以免影响疗效；不能与其他任何药物混合使用，避免不良反应。

（4）连续滴鼻不得超过2次，不宜长期使用。

（5）严格按医嘱执行，防止患者自行使用，以免发生意外。

引自：《实用西医验方》

3300. 消炎痛治小儿发热有效率100%

配方及用法：消炎痛。每次每千克体重0.8～1毫克，口服，每小时观察体温1次。

疗效：治疗小儿高热有效率100%，大多数于1小时左右降至正常，安全可靠。

引自：《实用西医验方》

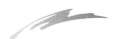

3301. 石膏汤治小儿高热240例，有效率100%

主治：小儿高热。

配方及用法：生石膏60～200克。将生石膏武火速煎，药温频服，不拘时限，热退为止。兼便秘者加川军，兼手足掣动者加钩藤，兼烦躁者加知母或栀子，兼咳者加杏仁。

疗效：用本方治疗小儿高热240例，服药后24小时内退烧者30例，24～48小时退烧者162例，48小时后退烧者48例，总有效率100%。

荐方人：内蒙古包头医学院第一附属医院儿科主治医师　郝亚胜

引自：《当代中医师灵验奇方真传》

3302. 柴葛解肌汤治小儿无名低热300例，有效率100%

主治：小儿无名低热，即小儿长期不明原因的低热。

配方及用法：柴胡6克，粉葛根8克，黄芩（醋炒）10克，枳壳（麸炒）8克，甘草3克，生姜3片，大枣2枚。上药文火煎20～30分钟，取汁约150毫升。日服3次，晨起、晚睡和午饭前各服1次。上方每味药的用量，可视病儿年龄、体质等情况按比例适当增减。

疗效：治疗患儿300例，服药1剂热退者186例，服药2～3剂热退者114例，有效率100%。

荐方人：四川省岳池县中和职业高级中学主治医师　杨开朝

引自：《当代中医师灵验奇方真传》

3303. 我用本方治小儿发热效果很好

小儿因感冒夜间发热，往往令父母十分焦急。对此，可采用下述方法退热：用小棉花球（脱脂棉更好）蘸上白酒，分别擦在小孩前胸和后背，擦好后让孩子盖好被，侧卧在床。据我多次验证，此法退热效果很好，一般擦后10～15分钟便出汗退热。

百姓验证：广东东莞市常平镇横江厦村毛文辉，男，33岁，工人。他来信说："我儿子今年4岁，经常感冒发烧，每遇这种情况，我都用本条方和3309条方为他治疗，每次都很快退烧。"

荐方人：江苏泗阳县裴圩乡政府　张福君

引自：广西科技情报研究所《老病号治病绝招》

3304. 用偷油婆治小儿发热有良效

韦某，男，3岁半，水族。患儿发热4日，"赤脚医生"诊治未效。症见发热面

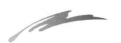

红，鼻流浊涕，微咳，查咽部红，扁桃体Ⅱ度肿大。用鲜一支黄花根30克，煎水100毫升，冲活偷油婆3只（去掉头脚）于碗中，上盖一碗；候10分钟左右，滤出药液，分3次温服。此为1日量。待次日再遇所诊患儿时，发热已退，微咳，予止咳化痰药善后。

按语：偷油婆，俗名酱虫，即蜚蠊科昆虫蟑螂。民间常单用蟑螂一味，去头足，用开水冲泡服治小儿发热。经临床验证，加用菊科植物一支黄花根煎水冲泡蟑螂，其疗效优于单用。后每遇乡间外感发热者，嘱其用本法，大多有效。对小儿食积发热，单用蟑螂1~2只，焙干研末，开水冲服，服之有效。故对民间单验方，亦应辨证施治。

荐方人：贵州黔南民族医专中医教研室　张朝卿

3305. 治小儿高烧顽固不退一新招

方法：白酒500毫升，草木灰适量，拌酒，干湿度以不流淌为度。令患者光上身躺下，将酒灰摊在患者胸口上、肚子上、额头上，身下铺塑料布以免弄脏被褥，将塑料布包在身上盖好被子，不要翻身乱动。患者亲属守在身旁，等灰干裂后，如不退烧，再用原来的灰加酒搅拌摊在身上，保证退烧。

荐方人：黑龙江嫩江县九三局尖山农场林业科　胡立德

3306. 我小儿发烧用姜片感冒通退热获显效

前一段时期，小儿断奶后被他外婆接回去。有一日，受了凉，突发高烧，且哭闹不止。正欲前往医院就诊，恰遇一近邻王师傅，他问明情况后，忙说："不用急，用土方可治且很简便，效果也不错。"并向我们讲述了方法，"将研好的感冒通（用量视病情而定，一般4~6粒即可）粉末均匀地撒在已切好的2片薄薄的鲜姜片（含汁丰富者为佳）上，然后将2片姜片用胶布分别贴在左右手腕处，一般4小时左右可见明显效果。成人也可使用此法。"

外婆听后急忙照办，3小时后，小儿开始退热，至傍晚时分，已恢复如初，嬉笑如常。此法可用于一般感冒。

百姓验证：四川川西建筑公司赵季芳，女，60岁，干部。她来信说："我厂干部陈联模因感冒发烧，在医院打针输液7天，花了500多元不退烧。后来我用本条方为他治疗，仅1小时就退烧了。"

引自：1996年9月2日《家庭医生报》

3307. 山栀外敷治小儿发热60例皆获良效

配方及用法：生山栀9克。上药研碎，浸入少量70%的酒精或白酒中30~60分钟，取浸泡液与适量的面粉和匀，做成4个如硬币大小的面饼，临睡前贴压于

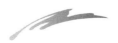

患儿的涌泉穴（双）、内关穴（双），外包纱布，再用胶布固定，次晨取下，以患儿皮肤呈青紫色为佳。

疗效：此方治疗小儿发热60例，1~3次患儿体温均恢复正常，有效率100%。

百姓验证：楼某，女，2岁。鼻塞、流涕、咳嗽已3天，昨起发热，曾服小儿消炎散等药，热不退。今天体温39.5℃，纳减，便干，溲赤，咽红，扁桃体Ⅱ度肿大，舌红，苔薄黄。诊为急性扁桃体炎。以此方外敷治疗1次热退，继以清热利咽之品调理而愈。

引自：《中医杂志》（1991年第12期）、《单方偏方精选》

3308. 鲜地龙捣烂敷脐治小儿高热1次见效

配方及用法：鲜地龙10条，洗净捣烂，加适量面粉调和，敷于脐部，3~4小时去掉。

疗效：1次见效。

引自：《实用民间土单验秘方一千首》

3309. 我孙子高烧不退用本方治疗仅10分钟就好了

主治：小儿不明原因发热、惊厥，用抗菌素治疗无效者。

配方及用法：老鼠屎5~7粒，加入银戒指1枚，加水100毫升，同煎。饭前服，每日2次。

疗效：对小儿退热有良效。

百姓验证：河南郑州市政七街六号李树彬，男，74岁，离休。他来信说："我孙子高烧不退，我用本条方为他治疗，仅10分钟就退烧了。"

荐方人：安徽省怀宁县人民医院严爱堂

引自：《当代中医师灵验奇方真传》

小儿上呼吸道感染

3310. 疏解退热剂治小儿外感发热108例，退热率100%

配方及用法：荆芥、香薷、藿香、半夏、茯苓、党参、柴胡、黄芩各10克，甘草5克。每剂药煎一汁，煎沸盖5~20分钟，每2小时服2~4汤匙，每天服4~6次。少量多次饮服。

疗效：治疗108例，服药后1天内退热者71例，占65.7%；2天内退热者34例，占31.5%；3天内退热者3例，占2.8%。同时，其他症状及体征也相继消失。

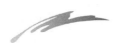

引自：《黑龙江中医药》（1991年第2期）、《实用专病专方临床大全》

小儿支气管炎

3311. 我的两个孩子患气管炎都是用本方治愈的

我的两个孩子小时候患气管炎，十分严重，后来用这种奇特方法治愈。

方法：将大蒜捣碎，用两层纱布（剪成脚底形）夹1厘米厚的碎大蒜，孩子睡觉以前，先在两脚底抹上一层油，然后把夹大蒜的纱布绑牢在两只脚底下（为防夜间脱落可套一双厚袜子。脚上有破伤者勿用），第二天早上可闻到孩子喉头有大蒜味，再敷一夜，即可根治。

百姓验证：江西南昌泾口小学万风生，男，56岁。他来信说："舒子杰2岁，患支气管炎，咳嗽气喘，到医院治疗不见好转，后来我用本条方为他治愈。"

荐方人：江苏省武进县　朱永清

引自：广西科技情报研究所《老病号治病绝招》

3312. 硝苯吡啶治毛细支气管炎有效率100%

配方及用法：硝苯吡啶，每日每千克体重1~2毫克。

疗效：用药后24小时有73%患儿缓解，有效率100%。

引自：《临床儿科杂志》（1991年第5期）、《实用西医验方》

3313. 用五味子泡鸡蛋吃可治气管炎

我大女儿六七岁时得了气管炎，呼吸如拉风匣，小肩膀一端一端的，嘴唇发紫。我领她跑了好几家医院，吃了不少药都不见效。后来用本方治愈。

配方及用法：在夏季入伏前7天，准备250克五味子，20个鸡蛋。将五味子放在锅里，倒上水（以能没过20个鸡蛋为限）烧开就停火，放凉；将鸡蛋放入罐内，把五味子和水倒入，罐口用纱布盖上。从入伏第一天开始，一天2个鸡蛋，早饭前、晚饭后各服一个。吃时扯去软皮（硬壳已脱落，吃鸡蛋清与蛋黄）。此方得准备2个容器，中伏与末伏仍按上述方法泡制。（陈华）

引自：1996年4月23日《家庭保健报》

3314. 酚妥拉明加葡萄糖液治毛细支气管炎有效率100%

配方及用法：酚妥拉明，5%葡萄糖注射液。酚妥拉明每千克体重0.5~1毫

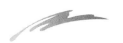

克,加5%葡萄糖液20毫升,在20分钟内缓慢静脉注射,每日1~2次,重者2~3次,危重者用2~3天。

疗效:早期用药效果好,用药后最快者15分钟显效,有效率100%。

引自:《中国农村医学》(1991年第10期)、《实用西医验方》

小儿哮喘痰鸣

3315. 吴茱萸外敷治小儿先天性喉喘鸣69例全部有效

配方及用法:吴茱萸适量,研末备用。用时取1~2克以白开水调成稠糊状,敷于双侧涌泉穴,每晚1次,次日清晨取下,6次为1疗程。

疗效:此方治疗小儿先天性喉喘鸣69例,均痊愈。

百姓验证:许某,男,10个月。患儿出生后便喘息,喘息时出现三凹征。经某医院直接喉镜检查确诊为先天性喉喘鸣,用钙剂、鱼肝油多天无效。以此剂外敷6次病愈,随访2年未复发。

引自:《河北中医》(1990年第1期)、《单方偏方精选》

3316. 麻甘豆腐汤治小儿哮喘很灵验

配方及用法:生麻黄2克,生甘草2克(打碎),法半夏6克(打碎),杏仁6克(打碎),豆腐一小块。将豆腐放在碗内,加水至豆腐平面为止,不要超过豆腐平面,然后将麻黄插入豆腐内,余药放在豆腐面上。再将碗隔水蒸半小时取出,将药去掉,将碗内水取出,每日3次分服。豆腐亦可加入少量酱油调味,拌后食用。

百姓验证:袁某,女,8岁,住江苏如东县。患儿3岁时出现痰鸣,5年来时好时犯,经久不愈。服麻甘豆腐汤2剂后喘平咳止,再服2剂,诸症皆除。随访未见复发。

小儿肺炎

3317. 当归注射液治小儿病毒性肺炎30例均有效

配方及用法:当归注射液(每支20毫升,含生药20克)。取上药1支,加入

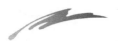

10％葡萄糖160毫升或生理盐水40毫升中静脉点滴，每天1次，疗程7～10天，病情好转后改服其他中药。对少数疑有继发细菌感染或病情危重者，加用抗生素。与此同时，酌情给予吸氧、超声雾化、强心等对症及支持疗法。

疗效：共治30例，均痊愈出院，退热及肺部体征恢复正常的平均天数分别为5.8天及12.1天，有效率100％。

引自：《中西医结合杂志》（1987年第3期）、《单味中药治病大全》

3318. 一捻金治小儿肺炎69例全部有效

主治：小儿肺炎。

配方及用法：一捻金（人参、大黄、槟榔、黑牵牛、白牵牛各等份，共为细末），蜂蜜适量。蜂蜜调一捻金成稀糊状口服。一捻金用量：2～6个月0.6～1克，6个月至1岁1～1.5克，1～3岁1.5～2克，3～6岁2～2.5克，每日2次。

疗效：治疗患儿69例，治愈（用药2～3天症状消失）63例，好转（用药5～6天喘憋症状消失，体温正常，仅肺有痰鸣音）6例。

荐方人：河北省保定市地区医院副主任医师　李淑婵

引自：《当代中医师灵验奇方真传》

小儿咳嗽

3319. 外熨散治小儿顽固性咳嗽118例，有效率100％

配方及用法：白芥子、苏子、莱菔子各40克，生姜5片，食盐250克。上药焙干混合共研末，置锅中炒热至50℃左右，用薄纱布袋装好，扎紧袋口后在背部两侧肺区及腋下来回熨烫，每天治疗2～3次，每次30～40分钟，一次可使用2天。每次使用前，药末必须经过加热。

疗效：此方治疗小儿顽固性嗽喘118例，全部治愈，有效率100％。

百姓验证：莫某，女，6岁。间断咳喘3个多月，症状加重1周，市某医院诊为迁延性肺炎，住院治疗1个多月无效，才转我院住院治疗。诊见咳喘痰多，无发热，神疲纳差，舌淡红，苔薄白，脉滑；双肺中底部可闻及固定中小水疱音；胸片示肺门周围区可见小片状阴影。用此方治疗1天，咳喘大减，3剂后咳喘症状消失，痊愈出院。随访1年未复发。

引自：《广西中医药》（1990年第2期）、《单方偏方精选》

3320. 我用瓜蒌冰糖治好孙子的感冒咳嗽

配方及用法： 取全瓜蒌1个，冰糖50克，水750毫升。将瓜蒌剖开，与冰糖水一起煮透后，分早、中、晚3次服用，连用2~3天即愈。以上是成人一天的用量。3个月以上的婴儿，服用量为成人的三分之一。

百姓验证： 河南郑州市政七街31号常正光来信说："我孙子感冒发烧咳嗽，在郑州市第五人民医院治疗，吃药输液花了100多元，仍咳嗽不止，体温时高时低。我用本条方为他治疗，用药2次体温降至正常，咳嗽明显好转，连服3天即愈，仅花3元钱。"

引自： 1997年4月10日《老年报》

3321. 用猪卵巢治小儿顽固性咳嗽疗效显著

配方及用法： 取新鲜猪卵巢一副，忌水洗，加入清水约50毫升，冰糖适量，放入锅内，置武火上蒸30分钟。患儿喝汤即可，每日1次，连服3~5次。

百姓验证： 罗某，男，3岁。患儿感冒后咳嗽半年余，反复未愈，受凉时加剧，经中西药等多方治疗效果不佳。检查：患儿舌苔腻白，双肺闻及轻微湿啰音，其余正常。予上法治疗，服用猪卵巢5个，10日后随访已痊愈。

荐方人： 湖南衡阳解放军54088部队卫生所　　阳林俊

3322. 我儿子经常咳嗽用紫菀代茶饮治好了

配方及用法： 紫菀50克（此为成人量，小儿为15~30克），加冰糖50~100克，水煎代茶频服。

疗效： 经对百余例患者进行临床验证，均获满意疗效。

百姓验证： 广东东莞市常平镇横江厦毛文辉，男，33岁，工人。他来信说："我儿子经常咳嗽，有时一咳几天，渐渐变成百日咳。后来用本方治疗，很快就治愈。"

引自：《四川中医》（1986年第7期）、《单味中药治病大全》

百日咳

3323. 本方治小儿百日咳有效率100%

配方及用法： 复方丹参注射液、氯霉素。复方丹参注射液每日1次，每次2毫

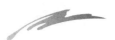

升，肌肉注射；氯霉素每日每千克体重40~50毫克，分4次口服，最大剂量为每日1克，3天为1疗程。

疗效： 治疗百日咳之痉咳有效率为100%。

引自：《山东医药》（1983年第3期）、《实用西医验方》

3324. 三子汤治百日咳196例，有效率100%

主治： 小儿百日咳。

配方及用法： 葶苈子3~9克，牛蒡子6~9克，莱菔子6~9克。上药煎20~25分钟取汁约100~200毫升，分3~4次服。发热者加黄芩、桑白皮、地骨皮、甘草，鼻衄重者加黄连、黄芩、山栀、石膏。

疗效： 治疗196例，全部治愈。其中，疗程4~5天者94例，6~8天者64例，9~10天者38例

荐方人： 湖北省武汉市蔡甸区人民医院儿科主任　从雨生

引自：《当代中医师灵验奇方真传》

3325. 用向日葵花煎鸡蛋治小儿百日咳吃5次可获良效

配方及用法： 吃向日葵花煎鸡蛋。

百姓验证： 燕家女，3岁，患百日咳，吃多种药无效。后用此方，每晚睡前吃半小碗向日葵花煎鸡蛋，5次可获良效。

荐方人： 河南方城县二郎庙乡郭庄村燕颜

3326. 秘方香油白糖冲剂治百日咳有效

主治： 百日咳、急慢性支气管炎。

配方及用法： 纯小磨香油一小勺，白糖四小勺，放入中碗内，白开水冲满一碗，待温一次喝完，每日3次，饭前冲服。夜间咳嗽时可随时冲服。3岁以下小儿减半。

疗效： 500例病人，其中100例百日咳全部治愈；急慢性支气管炎总有效率100%，治愈率98%。服后5~10分钟止咳，气管炎7~10天治愈，百日咳7~15天治愈。有高热者可口服抗生素（肺炎）。

按语： 此方为家传秘方，具有香甜可口、清肺止咳等优点，无毒副作用。

荐方人： 黑龙江省穆棱县第一人民医院　张玉晶

引自：《当代中医师灵验奇方真传》

3327. 单用马齿苋治小儿百日咳也能获效

配方及用法： 马齿苋200~300克，水煎2次，浓缩为100~150毫升，每日分2次

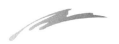

口服，5天为1疗程。1疗程不愈可再服1疗程，2疗程不愈为无效。

疗效：共治50例，服药1疗程治愈34例；服药2疗程治愈14例；另2例并发肺炎脑炎，病情危重，单用马齿苋无效，又并用其他疗法治愈。

引自：《黑龙江中医药》（1988年第5期）、《单味中药治病大全》

3328. 用鸡蛋包蝎粉治百日咳有效

王某，男，5岁。患百日咳，治疗10余天效果不佳，颜面浮肿，咳嗽颇剧。嘱取全蝎1只，炒焦为末，煮熟鸡蛋1个，用鸡蛋包全蝎末食之，每日2次。治疗5天，诸症皆愈。

引自：《浙江中医杂志》（1998年第3期）、《中医单药奇效真传》

3329. 本方治百日咳无一不效

主治：百日咳。

配方及用法：龙胆草、双钩藤各50克，白蜜500克，白醋50克。将龙胆草加水250毫升煮沸后，继续文火煎15分钟，再放入双钩藤同煎5分钟，去渣，然后用白蜜与药液共煎至药液浓缩，最后入白醋拌匀即成药液。每日4～6次，每次10～20毫升，温服，7天为1疗程。

疗效：10余年来用于临床，无一不效。

荐方人：湖北省公安县甘家厂乡中医院副院长　杨宜棋

引自：《当代中医师灵验奇方真传》

3330. 家传方治百日咳100余例均获显效

配方及用法：蚱蜢干50个，水煎分5天服。每天1次，5天为1疗程。如见减轻，再服1疗程，大约3个疗程可痊愈。

疗效：治疗百余例均获显效。本药既可用做治疗，又可用做预防，效果均佳。

荐方人：福建长乐县　陈阴益

引自：广西医学情报研究所《医学文选》

小儿厌食症

3331. 用茅草细辛治小儿厌食症有效

覃某，女，8岁。1994年7月21日诊，其母代诉：患儿足月顺产，3岁前纳食尚

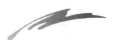

好，面色红润，活泼好动，自3岁入托，6岁半入学后，纳谷每况愈下，日渐消瘦，少动好静，初学习尚好，近成绩不佳。虽经治疗，但疗效不显。观他医用药，多属保和丸、参苓白术散类。诊时除有前述症状外，尚见大便溏，舌淡脉沉，虽时令炎热，但手足欠温，辨属脾阳不振，运化无权。

配方及用法：茅草细辛10克，精细瘦肉30克，加水适量，盐少许，文火蒸服，隔日1剂，吃肉喝汤，连服3剂。7月28日复诊：纳谷觉香，大便成形，原方再服1周，继而参苓白术散加减调治月余，诸症已除。经随访，患儿已10岁余，体健神佳，学习日进。

按语：茅草细辛，又名对叶莲、对叶草，苗族称之为"牵奶马"（译音），原植物为萝摩科植物徐长卿，经临床验证，治疗小儿厌食症很有效。

荐方人：贵州黔南民族医专中医教研室　张朝卿

3332. 肥儿饼治小儿厌食症效果颇佳

配方及用法：山药、鸡内金各60克，山楂40克，炒麦芽、炒谷芽各30克。将上药共研细末，加面粉500克，用水和匀，再加香油30克，芝麻15克，白糖15克，做成每个约重30克的药饼，在锅内烙焦即成，让患儿以此为食。

疗效：此方治疗小儿厌食症效果颇佳。

百姓验证：于某，3岁。其母代诉：患儿平日偏食，喜食糖类、冰糕等，不爱吃菜。近日渐厌食恶心，腹胀满，面黄肌瘦，精神倦怠，不愿活动，大便溏，唇舌淡红，脉细弱无力，指纹淡隐。曾在某医院诊为贫血，用维生素B_{12}、人造血浆、多酶片等治疗无效。服肥儿饼1个月后诸症消失，身体健壮。

引自：《山东中医杂志》（1988年第4期）、《单方偏方精选》

小儿重度营养不良

3333. 羊肝散治小儿重度营养不良100例，有效率100%

配方及用法：鲜羊肝500克，白术、海螵蛸各150克，茯苓、淮山、鸡内金各100克，甘草30克。将羊肝蒸熟晒干炒黄，海螵蛸去硬皮切成蚕豆大炒黄，余药均文火炒黄，共研细末，过细筛备用。每天服2~3次，1~2岁每次2~3克，3~4岁每次4~5克，5~6岁每次6克，温水送服。

疗效：此方治疗小儿重度营养不良100例，服后1个月有效78例，2个月有效21例，3个月有效1例，无一例失败，有效率100%。

百姓验证：某男，2岁，不思饮食，不愿活动，面黄肌瘦，每天只吃少量母乳。检查：高70厘米，体重8.5千克，精神不振，肌肉松弛，皮肤弹性差。服此方10天后自己要饭吃，不再吃母乳，30天体重增2千克。5年后随访发育良好，营养正常。

引自：《新中医》（1993年第7期）、《单方偏方精选》

小儿缺锌综合征

3334. 清肝理脾汤治小儿缺锌综合征效果很好

配方及用法：太子参、象牙丝、白芍、鸡内金、葫芦茶各9克，白术6克，茯苓、麦芽各12克，谷芽15克，甘草5克。每天1剂，水煎服。

疗效：此方治疗缺锌综合征患儿56例，经3个月治疗，症状均消失，食欲增加。而头发锌恢复正常值43例，仍低于正常值13例。

注：本病平素应注意饮食调理，多选用一些含锌量较多的食物，如瘦肉、动物肝脏、蛋类、花生、马铃薯等。

引自：《新中医》（1993年第11期）、《单方偏方精选》

小儿消化不良　积滞

3335. 蛋黄油治小儿消化不良有效率100%

配方及用法：鸡蛋3~5个。将鸡蛋煮熟，弃白取黄，置清洁小锅中，放炉火上，用中火熬至蛋黄焦枯变黑，即改用猛火，并以锅铲按压。此时听到蛋黄"吱吱"作响，可出现棕色液体，即为蛋黄油。用锅铲边压边将油取出，冷却后以瓷瓶收贮备用。每个鸡蛋可取油2毫升左右。内服，小儿每次3~5毫升，每日1~2次；外用适量，每日1~3次。

疗效：一般2~3天见效，3~7天治愈，有效率100%。

荐方人：河南省新县千斤卫生院中医师　朱嗣明

引自：《当代中医师灵验奇方真传》

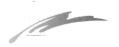

3336. 消食散治小儿消化不良性腹泻76例全部见效

主治：小儿食滞消化不良性腹泻。

配方及用法：鸡内金、楂炭、云苓、白术、神曲各3克。将以上5味药放在火烧的瓦上或铁锅内，焙焦存性研成细粉末备用（装入胶囊也可）。每次口服0.5～1.0克，对2岁以上病儿，可以增加药量到2～3克，无任何副作用。对1岁以内的病儿因服药困难，也可将药粉粘在奶头上，在吃奶时与药同时吸服下去。均为每日3次，服药1天即可见效，多的2天病愈。

疗效：以本方治疗病儿76名，年龄最小的6个月，最大的6岁；经1天治愈的40名，经2天治愈的36名，有效率达100%。

荐方人：湖南省桃源县人民医院副主任医师　李秉文

引自：《当代中医师灵验奇方真传》

3337. 本方治小儿消化不良症效果甚佳

配方及用法：生姜7片，黑豆7粒，胡椒1岁1粒，三样装在新布口袋里，口扎紧，放在锅中加水，再用7个葱根带须放锅中煮三遍，喝三遍（只喝汤）。

荐方人：黑龙江依安县三兴镇保国村　高洪川

3338. 单用鸡内金粉拌蜂蜜治小儿消化不良很有效

配方及用法：取鸡内金2个，用镊子或筷子夹住，直接伸进木炭火、柴草火中或酒精灯上烤至鸡内金变成焦黑色（勿使变成灰白色），随即用一张白纸托住放于地上冷却，以去火毒。几分钟后，将烧焦的鸡内金研成粉末，倒入1～2小匙熟蜂蜜，搅拌均匀后给患儿服下。

此方香甜可口，小儿最易接受。若小儿暴饮暴食或过食油腻肥甘致出现腹部饱胀难忍、坐卧不安、泛酸等症时，服用此方后1小时左右诸症悉除。此方简、便、廉，不妨一试。

荐方人：江西省新建县人民医院　夏英英

引自：《湖北中医杂志》（1985年第1期）、《中药鼻脐疗法》

3339. 我以玄明粉与胡椒粉敷脐治小儿积滞百余例个个显效

配方及用法：玄明粉3克，胡椒粉0.5克。将上药和匀，放入脐中，外敷消毒塑料布或油纸，也可外敷消毒纱布，然后用胶布固定。每日换药1次。

疗效：经治百余例，均痊愈。

说明：小儿积滞临床上以纳呆、厌食、食而不化、腹满胀痛、嗳气吞酸、腹中肠鸣、呕吐乳食、大便腥臭、便秘为特征，如不及时治疗，则日久成疳。用本方敷

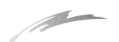

脐，通常1~2天可见效，3~5天即可痊愈。

百姓验证：广西宾阳县新桥镇民范群英村王世和，男，54岁，农民。他来信说："我用本条方治好1名严重的小儿疳积症患者。此病人曾在各大医院治疗无效，我用此条方为他治疗不久便痊愈。"

引自：1985年第1期《湖北中医杂志》、《中药鼻脐疗法》

小儿疳积

3340. 用本方治小儿疳积有效

我使用中药阳和汤加减治疗小儿疳积10多例，均获显效。

配方及用法：熟地20克，肉桂2克，麻黄1克，鹿角胶4克，白芥子3克，白蔻、砂仁各3克，白术、党参、山药各6克。每日1剂，每剂2次，水煎服。

疗效：一般3~5日见效，6~10日痊愈。

荐方人：湖北省公安县血防所　邓声华

3341. 治疳散治小儿疳积100例无一例失败

配方及用法：蟾蜍1只，鸡肝1叶，朱砂0.1克，鲜荷叶1张，白糖、醋少量。先将蟾蜍去内脏、剥皮，再将鸡肝划开后放入朱砂，一同放入蟾蜍腹内，用荷叶包好，将其焙干至焦香，立即将糖醋喷在表面，使其酥脆，分3次吃完。一般服6~14天。

疗效：以此方治疗小儿疳积100例，治愈91例，好转9例，无一例失败，有效率100%。

百姓验证：李某，女，3岁。患儿大便溏泄、纳呆、四肢浮肿已久，曾用抗生素治疗无效。诊见面色萎黄，形体羸瘦，毛发枯稀，舌淡，脉细无力，体温38.5℃，肝脾肿大。诊为疳积，属气血虚弱型。投以治疳散，并配黄芪12克，当归8克，煎服。3天后下肢浮肿消失，停服煎剂，续投治疳散13天，痊愈。

引自：《浙江中医杂志》（1987年第12期）、《单方偏方精选》

3342. 单药苦楝子治小儿疳积60例效果均好

配方及用法：苦楝子9克，焙黄存性，研成细末，每次1.5~3克，放糖调服。

疗效：治疗60例，一般服3~6次痊愈。

引自：《广西赤脚医生》（1977年第3期）、《单味中药治病大全》

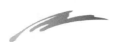

3343. 疳积散治小儿疳积500例，有效率100%

主治：小儿面黄无华，肌肉消瘦，食欲不振，肚大青筋，毛发无华，精神萎靡，大便溏，舌质淡、苔白，脉濡，指纹淡白。

配方及用法：党参、白术、玉米、扁豆、香附、三棱、文术、青皮、川羌、广木香、大白、鸡内金、麦芽、神曲各30克，羊肝粉60克。将上药共为细末，贮藏备用。1～2岁每次3克，3～5岁每次6克，每日2次。

疗效：治疗患儿500例，治愈（用药10天，临床症状消失）498例，好转（诸症消失，因未坚持治疗，半年后复发）2例，有效率100%。

荐方人：河南省博爱县磨头乡卫生院小庄分院中医师呼 延法珩

引自：《当代中医师灵验奇方真传》

3344. 蟾蜍散治疗疳积400例，有效率100%

主治：疳积。

配方及用法：蟾蜍（癞蛤蟆）2个，共约250克，生鸡蛋2个，黄荆子100克，鸡内金30克，山楂40克，建曲50克，干剩饭500克。将蟾蜍剖腹除内脏，各放入鸡蛋1个，用针线缝合，黄泥封固，烧存性，冷后破土取蟾蜍蛋。再将后5味炒焦黄，与蟾蜍蛋共研细末，贮存备用。1岁以内每次服5克，1～2岁每次服10克，3～4岁每次服15克，其余类推，每日3次，10天为1疗程。

疗效：治疗400例，总有效率100%，治愈率98.6%。

荐方人：湖北省大冶县还地桥镇松山卫生所 刘树香

引自：《当代中医师灵验奇方真传》

3345. 消积散治小儿疳积30例全部有效

配方及用法：木香6克，鸡内金、陈皮各3克。上药共研细末，放入纱布袋中，备用。将药袋置于婴儿脐上，用绷带包扎固定。每日换药1次。

疗效：经治30例，一般用药1～2次即可痊愈，无副作用。

引自：《中医杂志》（1988年第2期）、《中药鼻脐疗法》

3346. 本方治小儿疳症1周见效

配方及用法：海螺蛸100克，山药20克，鸡内金20克。上药研细末，3～5周岁儿童每次服5克，日服2次，2岁以下酌减。

按语：辽宁桓仁雅河于老中医，治疳症得心应手，蜚声乡里，有"小儿王"之称。我考察至桓仁，慕名往拜之，始则缄口不言，久之看我诚心而告。嗣后，去青沟考察，当地为生活条件所限，儿童多患疳积。我至之日，即有一妇人携子

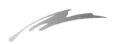

求诊。

病儿年4岁，腹大如鼓，按之坚满，面色萎黄，形体消瘦。其母且哭且诉之，以其治愈无望。我即予此药，1周见效，1个月康复。

引自：《医话奇方》

3347. 民间秘方黑桐油治小儿疳症效果好

主治：小儿疳症。

配方及用法：黑桐油（桐油经火煎熬至沸，久置后其色黑，故名）适量，可佐以红砂糖调味。口服，每日3次，6个月至1岁每次3克，1~3岁每次5克，3~6岁每次7克，6~12岁每次9克。证见虚多实少者，加服辨证方药。

疗效：曾治223例，仅服黑桐油治愈者212例，余者加服辨证方药亦获愈。

按语：本方为先父王少达所采集民间秘方，临床证明，疗效确切。用药后1~2日即见腹泻，日二三行，大便臭如败卵，尚见有排蛔虫者。见泻不宜立即停药，4日后可渐减其量至停，停后切勿骤进温补之剂，宜进清淡易化之饮食调养。

荐方人：湖北省枝城市医院主治医师　王介中

引自：《当代中医师灵验奇方真传》

小儿呕吐

3348. "姜半仙" 传出的治小儿呕吐效方

配方及用法：土蜂窝1个，灶心土100克，红糖50克，大枣10克。上药均为末，每次5克，每日2次，凉开水送服。

按语：我考察至黑龙江三道村，其地偏远，民多信巫，我至之后，其民怪之。当知我考察民间验方之意后，告我说："吾村共三十户人家，无医生，有一姜氏农夫，绰号'姜半仙'，凡患病者，皆请姜氏医治。"问其疗效，曰："他病或效或不效，唯小儿呕吐一症，彼予药一匙，无不效验。然彼吝啬至极。"于是，吾至姜氏之门而叩拜之，说彼曰："与其秘之而愈邻里之童，不如公之而愈天下之童。"然彼曰："药系祖上所留，方已失之。"无奈，我只好悻悻而归。事有凑巧，当日之晚，其妻暴患崩漏，夜半请我诊治之，嘱我曰："愈吾妻，以小儿呕吐方赠之。"于是乎，吾愈彼妻，彼予吾方，皆大欢喜。

引自：《医话奇方》

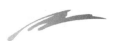

小儿肚痛

3349. 用此按摩法治小儿腹痛有效

小儿腹痛常见于胃肠痉挛，尤其是1~6岁儿童，发病率高，病因不清，可因上呼吸道感染、暴饮暴食、婴儿奶中糖分含量较高、咽下冷气等因素诱发。发作时，可轻可重，轻者可耐受，重者哭闹、大汗、腹软，偶可触及痉挛肠管一条索状物，男孩可见双侧睾丸上提，每次发作持续数分钟至数十分钟不等，可自行缓解。亦可反复发作。常规治疗服用解痉止痛及抗过敏药，如阿托品、扑尔敏等，但起效缓慢，副作用大。因本病发作快且无规律性，也可能刚到医院或走到半路，孩子就恢复正常，因此对这种患儿，只要腹部柔软一般不发烧（上感诱发者例外），均可作穴位按压止痛。

3350. 我小孙女腹痛用胡椒填脐法治疗很快就好了

胡椒，辛、热，归胃、大肠经，既是家庭常备多用之调味品，又是医治脘腹病之常用药。食中用之少量，可促进胃肠蠕动、增进食欲、抵御寒气。由于胡椒辛辣，单味用之疗小儿脘腹痛很少，大多需要复方用药。复方用药疗之，小儿往往难于接受，故以胡椒研粉外用敷脐，往往可收到治疗效果。

方法：将家庭食用之白胡椒（3~4粒即可）研成细末放入脐孔处，即用拇指或食指稍按摩，2~3分钟，即可将药粉去掉，大约用药5分钟左右疼痛即可消除。若初感寒冻或暴饮冷食而偶发脘腹痛者，一般于一天中用1~2次即可完全消除疼痛；若经常性或反复发作性寒性脘腹痛者，一天用1次，一般需要2~3周方可治愈。

此法屡用屡效，望大家参考。本法对小儿虫病所致的腹痛疗效不佳，对食积者有作用，但实热者禁用此法。

百姓验证：新疆石河子148团蒋良成，男，60岁，退休。他来信说："我小孙女5岁，患腹痛，到医院打针吃药不见好转。后用本条方一试，真灵，一会就说肚子不痛了。后来又犯了，还是用此条方治愈的。"

荐方人：青海医学院　王付

小儿肠炎

3351. 健脾化湿导滞汤治小儿霉菌性肠炎38例全部有效

配方及用法： 山药30克，扁豆20克，泽泻10克，黄连5克，熟大黄4克。每日1剂，浓煎取汁80毫升分服。当大便镜检脓球消失时即停服。此外，用食指、拇指轻轻提捏脊柱皮肤肌肉，从尾椎至大椎穴，来回10次，使局部皮肤泛红，然后以右手食指、中指指腹部分别揉按（旋转）脾俞、小肠俞各10分钟，每日1次，宜在空腹时进行。

疗效： 38例全部治愈出院。其中，治疗3天痊愈者10例，治疗4天痊愈者5例，治疗5天痊愈者18例，治疗6天痊愈者3例，治疗7天痊愈者2例，平均治疗4.53天，有效率100%。

引自：《浙江中医杂志》（1991年第2期）、《实用专病专方临床大全》

3352. 消胀汤治小儿肠炎腹胀40例均有效

配方及用法： 木香、砂仁各等份，研末装瓶备用。每天服3次，2岁以下每次2克，5岁以上每次3克，以开水调服，5天为1疗程。

疗效： 此方治疗小儿肠炎后腹胀40例，均获治愈。

百姓验证： 秦某，男，3岁。15天前患肠炎，经西医用抗生素治疗症状改善，大便从稀水状变成稀糊状，但腹胀加重，无食欲，精神萎靡，面色苍白，怕冷，肠鸣音弱；叩诊鼓音，无移动性浊音；X线检查肠管大量积气。西医诊为肠功能紊乱，给抗生素、酵母片等无效。以此方每天9克，分3次服，连服5天，腹胀消失，精神好转。继服参苓白术片7天，以巩固疗效。

引自：《陕西中医》（1990年第1期）、《单方偏方精选》

小儿腹泻

3353. 用本方治小儿腹泻多例疗效可靠

配方及用法： 猪苦胆1个（内盛胆汁），白扁豆适量，生姜适量。将猪胆内装

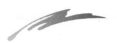

入扁豆，约装胆容积的一半即可，阴干，用时取2粒瓦上焙干研末，生姜汤送服，每日2次。

按语：我以此方医治多人，疗效较为可靠。

引自：《医话奇方》

3354. 此秘方治小儿腹泻5日可获显效

我儿7岁那年腹泻不止，起初一天拉数十次，后变为拉脓血，最后发展到不消化，吃啥拉啥，住院治疗，亦无效果，身瘦如柴，奄奄一息。一天偶得一秘方，服用当天见效，服药5日病除。

配方及用法：鲜椿树皮（内二层白皮）500克，鲜黄豆芽、白萝卜（用青头）各250克，红糖适量。上药前3味混合捣碎，用白布（最好用手工织的粗白布）一块包住，拧汁入碗内。早、晚各1次，每次服一小酒盅，配红糖服，成人加倍。用此方治好过多人。

荐方人：河南焦作煤炭工业学校　张堃

引自：《当代中医师灵验奇方真传》

3355. 益元散治婴儿腹泻84例全部有效

主治：婴儿腹泻。

配方及用法：朱砂3克，琥珀6克，滑石9克。将3味药研成散剂混合，分成9包。每日3次，每次1包，用开水送服，20分钟后喂奶。

疗效：我在近3年内治疗婴儿腹泻84例，治愈76例，好转8例。在使用本药时，停用其他中西药，一般用药3天即可痊愈，最长用药5天。

荐方人：内蒙古包头医学院第一附属医院主治医师　李培根

引自：《当代中医师灵验奇方真传》

3356. 我家小孩腹泻用本方治一晚上就痊愈了

配方及用法：生大蒜2片，放在灶膛热灰中炮熟，然后取出捣烂，趁热敷在脐部，用胶布或纱布固定，敷24～48小时。如24小时病情无好转，可加服炮姜粉3克，每日2次，开水冲服，有脱水者要补液。

按语：治疗10例婴幼儿单纯性腹泻，均用药1～2次即愈。本法取材方便，便于家庭使用。煨蒜要掌握火候，太过则影响疗效，不足则对皮肤刺激性大。

百姓验证：浙江江山市云宾路14号毛鹏鸶来信说："我家小孩从3个月起患腹泻，去医院治疗，打针吃药折腾了好几天不见好转，腹内'咕噜'作响，大便水样，一日数次，孩子被折磨得十分可怜。后来用本条方试治，仅用药一晚，第二天小儿就不再腹泻了。花钱不多，小孩也没有任何痛苦，此方真是奇效。"

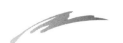

引自：1976 年12 期《中华医学杂志》、《家庭脐疗》

3357. 口服地芬诺酯治婴儿腹泻有效率100%

配方及用法：复方地芬诺酯。6个月以下用1／3 片（0.83毫克），7～11.5 个月用1／2片（1.25毫克），每日3 次，口服3 天为1 疗程。治疗期间不用其他药物。

疗效：有效率达100%。

引自：《新医学》（1989 年第11 期）、《实用西医验方》

3358. 我用丁桂散纳脐治小儿寒泻40 例全部有效

配方及用法：干姜2 克，车前子3 克，丁香1 克，肉桂2 克。共研细末，贮瓶备用，勿泄气。每取本散2～3 克，纳入脐中，外用加热后的伤湿止痛膏（药店有售）或一般的纸膏药盖之固定。每2 日换药1 次。

疗效：治疗40 例，多1 次见效，2～3 次痊愈。屡用屡验。

百姓验证：广西南宁沈阳路56号农宣芝，男，55岁，工人。他来信说："2000年春季，我外甥患了腹泻，去医院治疗一星期毫无效果。孩子瘦成了皮包骨头，而且腹泻越来越严重，每天泻八九次。后又到南宁铁路医院治疗。又服了一星期的药，医生说要化验大便才能确诊。我见外甥很可怜，就按本条方给孩子试治，当天就缓解了，2天后恢复正常。医院的药也未吃。"

引自：《中药鼻脐疗法》

3359. 我以本方贴脐治婴儿秋冬季腹泻效果较好

配方及用法：肉桂、干姜、丁香各5克。上药共研细末，先用生理盐水把患儿脐部洗净，然后将药粉置于脐内，稍加压，以填平脐窝为度（0.5～0.7克），再用胶布固定。

疗效：用此方贴脐很快治愈婴儿腹泻。治好后，再继续敷脐1～2日加以巩固。

按语：此方通透性强，三药共用，可刺激穴位，改善胃肠血液循环，促进胃液分泌及肠黏膜吸收，从而发挥止泻作用。

百姓验证：新疆石河子121团赵恩元，男，55岁，医生。他来信说："马兆奇因患腹泻住进医院。治疗5天当中，曾用庆大霉素、婴儿素及助消化药物调理，病情无明显好转，每日仍是腹泻，排黄色水样便达10余次，精神差，烦躁，哭闹。后来我按本条方在其脐部敷药一夜，大便次数明显减少，成糊状，2天后痊愈。"

荐方人：海南儋州市医院符贤才

引自：《亲献中药外治偏单秘方》

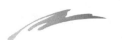

3360. 我应用本方治小儿腹泻48例均有效

配方及用法：吴茱萸12克，云南白药10克。将吴茱萸研末，与云南白药混合备用。取总量的1/4与少量米醋搅拌成糊状置于小儿肚脐，外用伤湿止痛膏固定，再以热水袋热敷30分钟。轻者1次，重者4次可愈。

疗效：用此方治疗小儿泄泻48例，均治愈。

百姓验证：尹某，男，9个月。其母诉其感冒后开始腹泻，排黄色稀水样或糊状粪便，曾在某医院诊断为小儿急性肠炎。该小儿面容消瘦，哭声低微，大便每天1~3次，呈稀水样。指纹色淡红，隐约可见，舌淡苔白。用上药外敷肚脐3次获愈。

引自：《湖北中医杂志》（1992年第3期）、《单方偏方精选》

3361. 小儿水样腹泻服此方1剂可愈

刘某，女，4岁。腹泻（水样便）10多天，每日数十次，经中西医多方治疗无效。后以大枣数枚，烧焦后研末，红糖、白酒适量，混合放在碗中用火燃烧，以火自灭为度，将燃烧过的酒糖放水锅炖煮，然后用大枣末混合备用。每次服1~2匙，日服数次。该患儿服此方即愈。

引自：《广西中医药》（1980年第2期）、《中医单药奇效真传》

3362. 我以蛋黄油治小儿消化不良所致腹泻2天可愈

配方及用法：鸡蛋2个。将鸡蛋煮熟，取蛋黄放入锅（最好用铜锅）内压碎，以文火加热，煎取蛋黄油（一般煎至蛋黄变褐色油已出尽）。取出油装4毫升（一个鸡蛋约制油2毫升）瓶中备用。1岁以内每次口服1~1.5毫升，1岁以上每次口服2毫升，早晚各服1次，连服2天。

疗效：此方治疗小儿单纯性消化不良所致腹泻306例，除5例效果欠佳外，其余均在2天内痊愈。

百姓验证：马某，男，1岁。因受凉引起腹泻，泻出黄色水样大便，且混有不消化之奶瓣，日泻多次，便前哭闹不安，腹胀，肠鸣音亢进，无脱水征。服鸡蛋黄油4毫升，1天后便转为正常。

引自：《四川中医》（1984年第1期）、《单方偏方精选》

3363. 酸石榴贴脐治小儿腹泻有良效

配方及用法：酸石榴3个，去皮后用干净纱布包好，挤出石榴水放在勺里，加水熬成糊状，摊在小块纱布上，趁热贴在肚脐上。小儿腹泻日久不愈者，用此法疗效很好。成人久泻不止者，也可采用此方治疗。（德江）

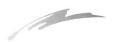

引自：1996年6月11日《家庭保健报》

3364. 自配治小儿泄泻腹膨隆有效药

年龄在8天至4岁的小儿，如果泄泻已3～15天了，大便呈水样或蛋花汤样，腹部膨胀，脱水不明显，可自配温脐散贴脐处治疗。

用法：取丁香5～10克，肉桂4～6克，木香6～10克，研细末置纱布袋内，用绷带缚小儿脐上一夜。一般1～3次即可见效。

疗效：此方治疗婴儿腹泻65例，痊愈55例，显效6例，好转4例。

百姓验证：浙江江山市云宾路14号毛鹏鼒来信说："我家小孩出生3个月，因泄泻去了医院，打针、吃药，折腾了好几天，可是仍然泄泻，大便呈水射状，一日数次，苦不堪言。偶然想起药方，只贴脐一晚，第二天大便已停泻。此方真是太神奇了。"

引自：《中医杂志》（1985年第6期）、《单方偏方精选》

3365. 治小儿腹泻良方二则

（1）叶酸是维生素B 属药物，近来有人用于治疗小儿腹泻100例，有效率达100％。即用叶酸片5毫克，每天3次，口服。

（2）云南白药是伤科常用药，云南白药1克加70％酒精调成糊状，敷于脐窝，以风湿膏固定，治疗小儿腹泻86例，全部治愈。（曹京华）

3366. 本方治小儿水样泻1周可康复

李某，男，1岁半。因饮食不节，摄纳鸡蛋、瘦肉较多，1天后开始解水样大便，每日10余次，已泻9天，近两天来汤药不进，用中西药未能控制。

用药麻线（如无可用灯芯草）如灯火灸，但要斜灸，不竖灸，先神阙穴灸10～15下，次灸中脘、天枢（双）、足三里（双）、三阴交（双）、百会、食窦（双）、肾俞（双）各3下。翌日神清泻止，能进稀粥，1周后完全康复。

灸法：

（1）艾条灸：每次选用2～3个穴位，每穴每次悬起灸10～15分钟。施灸时，术者食、中二指置于穴之两侧，以测知温度，防止烫伤。最好在小儿熟睡时进行。每日1～2次，灸至泻止。

（2）灯火灸：每次选取3～4个穴位，每穴每次灼灸2～3壮，神阙穴灼灸时可改在脐窝4周灼灸，每日灸治1次，灸至病愈为度。

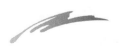

小儿痢疾

3367. 我用烧针丸治小儿泻痢屡用屡效

烧针丸源于《医方捷径》。我寻其方，临床运用多年，屡用屡效，治愈率达95%以上。

主治：久泻久痢、气虚脱肛等症。

配方及用法：黄丹90克，枯矾90克，砂仁30克，朱砂、大枣适量。将黄丹、枯矾、砂仁（去壳）共研为细末，用煮熟的大枣肉泥调和为丸，如楝子大小即可，然后滚朱砂衣，每丸用针扎一孔（勿透），晒干备用。用针扎药丸，置麻油灯上烧烤，烧其如火球状，冷却后呈灰白色为度，研为细面，加红糖少许，面汤或米汤为引冲服。6~12个月，每日服1丸，分2次服，每次服半丸；2~3岁，每日服2丸，分2次服，每次服1丸。2日见效，3~5便可痊愈。

荐方人：山东定陶县城关医院小儿科　班义英

3368. 神龙散治肠炎红白痢疾7例全部有效

主治：小儿肠炎、红白痢疾。

配方及用法：乌梢蛇骨（不带肉）适量，用白酒点燃，将蛇骨炼存性（无酒可用木柴代替，但不能有烟，不要烧成白炭，以免影响效果），用夹子夹出，冷却成散。1~2岁儿童口服0.25克，3~4岁儿童口服0.5克，4~5岁儿童口服1克，用白开水送服，每日3次。红痢用白糖，白痢用红糖作引送服，每日3次。

疗效：治疗7例患者，服药1天好转，2天痊愈。

荐方人：四川省涪陵市珍溪镇华山街26号医师　舒广德

引自：《当代中医师灵验奇方真传》

3369. 小儿红白痢1次治愈有效方

配方及用法：木香暖脐膏1~2贴，川椒1~7粒（研末）。把川椒先置入小儿脐内，然后将暖脐膏贴在川椒上面，24小时内可痊愈。此方经荐方人验证数百例，均1次治愈。

荐方人：黑龙江齐齐哈尔市昂昂溪区　宋风亭

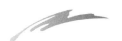

3370. 此方治小儿赤白痢用之皆有效

配方及用法： 高粱花15克，红糖15克。高粱花炒黄研末，分早、晚2次红糖水送服。

按语： 痢疾一证，怪病急剧，症状较重，且极易流行，我于考察之中遇到此类方则收之，上方为我试之有效者。是我至吉林长白山脉考察，适值秋高气爽，马店村头一老妇在摘取高粱花，我怪之，经问方知，以备治痢便，泻积滞而治痢，配方独特。

引自：《医话奇方》

3371. 止痢粉治小儿细菌性痢疾32例皆有效

配方及用法： 满天星适量。上药洗净晒干，研细末备用。每天服3次，每次1.5克，加糖冲开水服。

疗效： 治疗细菌性痢疾32例，均获痊愈。

百姓验证： 李某，男，3岁。发热、腹泻2天，曾伴呕吐，诊见体温39.5℃，双肺呼吸音粗。大便常规检查，黏液"++"，红细胞少许，脓球"+++"，吞噬细胞少许。血液检查，白细胞14.8×10^9／L，中性0.28，淋巴0.72。诊断为急性细菌性痢疾。以此方治疗，每2小时服1次，每次1.5克，同时给予补液。自晚10点开始用药，至次日晨8时，体温38℃，大便已干。大便、血液检查均已正常。继服2天，每天3次，每次1.5克，病愈。

引自：《浙江中医杂志》（1991年第9期）、《单方偏方精选》

3372. 元明粉治小儿毒痢2次可获良效

张某，女，2岁。近日来，由于小儿贪食冷瓜果、油腻之物，昨日呕吐1次，至半夜突然高热寒战，体温40℃，烦躁不安，哭闹不已，黎明时接连数次便下脓血黏液，色紫黑如酱，气味腥臭；查舌质红，苔黄厚腻，指纹紫滞，诊为疫毒痢。给予元明粉10克，3次分服，4小时1次，开水送服。连服2次，诸症悉平。

引自：《河南省名老中医经验集锦》、《中医单药奇效真传》

3373. 地锦草治脓血痢疗效显著

叶某，男，2岁。因饮食不洁致先解稀便，后脓血便，日达10多次。先用抗菌素、痢特灵等药治疗，2周后仍不愈。遂改用鲜地锦草30克，白糖炒后，水煎服。次日痢止，续用2剂而告愈。

引自：《四川中医》（1987年第4期）、《中医单药奇效真传》

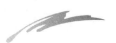

小儿便秘

3374. 我孙子喝醋蛋液治好了便秘带血症

我有一个小孙子，今年1岁半。因为是喂奶粉长大，大便特别干燥，吃什么药都不见效，两天1次大便，每次孩子大哭，大人急，近半年大便开始带血。我试着给他喝醋蛋液，每天1次，每次饮两勺，两天后就见效了。现在已连续喝1个多月了，孙子大便正常，这使我们全家人都很高兴。

荐方人：黑龙江哈尔滨市人大常委会离休干部　苏景云

3375. 我用单药胖大海治小儿便秘32例均有显效

配方及用法：胖大海3枚。上药放在茶杯或碗里，用约15毫升沸水冲泡15分钟（要闷盖保温），然后少量分次频频饮服。

疗效：治疗婴幼儿大便不通32例，均收显效。

百姓验证：刘某，男，2岁6个月，大便不通3天，食少腹胀，用开塞露则便通，药停如故。后以此方治疗1次，大便通畅，随访1周，大便每天1次。

引自：《浙江中医杂志》（1990年第1期）、《单方偏方精选》

3376. 大黄粉治小儿便秘30例全部有效

配方及用法：大黄适量，烘干研末装瓶备用。用时取大黄粉1克加少量酒调成糊状，涂于肚脐部，用纱布覆盖固定，再用热水袋热敷10分钟。每天1次。

疗效：此方治疗小儿便秘30例，痊愈28例，有效2例。

百姓验证：王某，大便干结，3～4天1次，身热面赤，口渴尿赤，纳减呕吐，舌质绛，指纹紫滞。用此方1天，排出羊屎状大便，余症减轻。再敷1天，大便通畅，诸症消失。

引自：《浙江中医杂志》（1988年第7期）、《单方偏方精选》

3377. 菊花饮治小儿便秘效果很好

配方及用法：银花、菊花各13克，甘草8克。煎取二汁代茶频饮，2岁以下饮100～200毫升，2岁以上饮300毫升，每日1剂。

疗效：观察180例患儿，均在服药后24小时内顺利排出软便。

引自：《天津中医》（1989年第5期）、《实用专病专方临床大全》

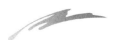

小儿脱肛

3378. 水蛭散治小儿脱肛87例全部见效

配方及用法：水蛭、五倍子各等份，冰片适量。先将水蛭、五倍子分别置于灰色小瓦上焙黄，放凉后研极细末，分装瓶内备用，Ⅰ度直肠脱垂用水蛭粉0.75克，五倍子粉0.75克；Ⅱ度用水蛭粉1.8克，五倍子粉0.9克，冰片适量；Ⅲ度用水蛭粉2克，五倍子粉1克，冰片适量。患儿取蹲位，使直肠黏膜脱出，用清水或淡盐水将患处洗净，根据脱肛程度，将上药均匀地撒在消毒纸上（药面的面积大于脱出物直径的1／2），用一手托消毒纸于脱出物底部轻轻向上推，至纳入肛门内。脱出物送纳肛门后，让患儿直立。

疗效：治疗小儿脱肛87例，均治愈，有效率100%。

注意：直肠黏膜溃烂或肛门周围感染者，忌用本法。同时，在治疗期间控制患儿饮食量，如发生腹泻应停止用药。

引自：《山东中医杂志》（1992年第2期）、《单方偏方精选》

3379. 单药蝉蜕粉治小儿脱肛30例均有显著效果

配方及用法：蝉蜕50~100克。上药放入烤箱内烘干，研为细末过罗，越细越好，装瓶备用。先用1%的白矾水将脱肛部分洗净，随之涂以香油，再用蝉蜕粉涂之，而后缓缓将脱肛部分还纳。天天如此，以好为度。之后禁食辛辣刺激食物，宜吃新鲜蔬菜，以防大便干燥。

疗效：共治30例，均治愈。疗程平均34天，随访均无复发。

引自：《中医药研究》（1989年第1期）、《单味中药治病大全》

3380. 本验方治疗小儿脱肛多例均药到病除

前些年，我校一老师的小孩得了"脱肛"症，几次上医院治疗，效果不理想。后来，他自己试制了一药方，在小孩患处试用几次，果然起到立竿见影的效果。后来另有三位患儿使用此方，同样药到病除。

配方及用法：鳖（又名甲鱼）头1~2个，桐油100~150毫升，蛇蜕（龙衣）半条或1条。用新瓦片加热将鳖头烤干研末备用；把桐油加热至沸，并加蛇蜕半条（或1条），再煮几分钟，使之化尽；最后将鳖头粉末加入滚沸的桐油中拌匀，降温即可用。涂搽肛门，每日2~3次。

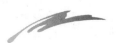

荐方人：江西南昌新建石岗中学　　陈重信

3381. 治小儿脱肛验方二则

配方及用法：

方一：猪脂膏100克，玉米轴50克。将玉米轴研末，猪脂炼后去渣，加玉米轴粉中调匀涂于肛门。

方二：龟首1个，黄芪15克，防风10克。先煎龟首，至沸后15分钟放入黄芪、防风。分早、晚2次服用。

按语：脱肛一证，不始何因，终必至脾气虚，中气下陷而成。故于治疗之时，升举中气，当为首要。方一来自民间，其所治脱肛之机理无从考证，但我试之临床，亦多效验。方二系一江湖医传于我，当我问及何以用龟首时，彼告我："龟首者，能伸能缩也。脱肛者能伸不能缩也。所脱之肛，若能如龟首之缩，又何脱肛之有！"我始闻觉其过于荒唐，然细思之，又感不无道理。我国之古老的中医学理论，不正是建立在这种取类比象的理论基石之上吗？肝于五行属木，季节配春；心于五行属火，季节配夏；天为阳，地为阴；火为阳，水为阴等，皆体现了这种取类比象的理论。就中药之应用而言，亦非此江湖医之独创。穿山甲之通乳，水蛭之破血，正是观察穿山甲具有穿透之力，水蛭具嗜血之性之后才发现其功能的。由此言之，龟首之伸缩，或许有利于脱肛之回纳，也未可知。

引自：《医话奇方》

3382. 用乌龟头治小儿脱肛确有显著效果

范某，男，4周岁。患肠炎约1个月的时间，经治疗，便次减少，但每次大便后有一肿物脱出肛门外。开始，每次排便后还能自动缩回，但后来越来越重，每次排便后的脱出物，必须由家长用手帮助托回，有时用力也可脱出肛外。遂用龟头（将乌龟头放在瓦上，用温火焙干，研成细面）治疗，每天服2个，早、晚各1个，白开水冲服。经用龟头6个而痊愈。

引自：《新中医》（1979年第5期）、《中医单药奇效真传》

3383. 外涂马钱子治小儿脱肛3日可获良效

张某，男，5岁。肛门脱出2寸（约6.6厘米）有余，红肿不收，已有半月，多方治疗无效。后用马钱子磨醋外涂，3日治愈。

引自：《四川中医》（1985年第8期）、《中医单药奇效真传》

3384. 石榴皮治小儿脱肛可获良效

董某，男，3岁。1年来经常腹泻，或便带脓血。近10天来出现肛门外脱，患儿

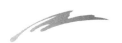

啼哭不止，内服中西药，疗效不佳。嘱其用石榴皮（鲜者佳，干者亦可）50～100克煮水外洗肛门，然后将赤石脂（研为极细面）均匀撒在敷料上，敷托住肛门用胶布固定，2次获愈。

引自：《吉林中医药》（1990年第5期）、《中医单药奇效真传》

小儿疝气

3385. 我的孩子患疝气用此方治疗4天便见效了

我的孩子在3岁时身患疝气病（又名"小肠气"），请老中医开了一个处方，服了3剂药，第四天就见效了。

配方及用法：川楝子10克，大茴香9克，小茴香10克，广木香6克，炒山楂6克，赤茯苓6克，木通6克，吴茱萸2克，荔枝核9克，青皮3克，肉桂2克，没药2克，乳香2克，甘草3克，金樱子3克，水煎服。

百姓验证：广西博白县国税局冯巨峰，男，50岁。他来信说："绿珠镇中江村冯弟生，男，3岁，患疝气已1年多。其爷爷是个医生，多方为其用药均无效。该男孩左侧阴囊睾丸肿大，并且逐渐变黑，患儿父母很担心，不知如何是好。我用本条方为他治疗，3天服完第一剂后，睾丸已消肿；又3天服完第二剂后疝气彻底治愈。现在冯弟生一切正常，健康活泼，这说明此条方治小儿疝气疗效确切。"

荐方人：陕西省柞水县派出所　曹文华

引自：广西科技情报研究所《老病号治病绝招》

3386. 蒙医巧治小儿疝气一妙招

辽宁阜新县大巴乡杜代村照文勿力吉6岁的儿子患有疝气，父母领着孩子到县医院诊治，大夫说"需要做手术"。当时他们身上没带多少钱，无奈走出医院，去找在蒙医药研究所工作的哥哥，说明来意。哥哥说："在我整理的民间验方中有治疗疝气的偏方，不妨试一试，如不行再动手术。"他们回去照方用了四五次，孩子的病就好了。

配方及用法：将50克花椒煮沸，对些温开水，让患者洗（泡）脚20分钟左右。然后将研碎的羊粪（1000克左右）放在铁片或锹头上炒成焦状，放些黄油（奶油）合拌，装入事先准备好的小布袋里，趁热敷在小儿小腹上，一次约半小时左右，几次便愈。药方之道理是花椒性热，烫脚具有祛寒通络之功，羊粪、黄油亦属热性，故有祛寒通络作用。

引自:《蒙医妙诊》

3387. 蜘蛛治小儿疝气可获良效

配方及用法:蜘蛛4个(去头足),黄酒50克。将蜘蛛焙黄,用黄酒一次送服。每日1次,连服3日。

按语:我闻民间传蜘蛛治疝气已久矣,然未尝信之。考察至黑龙江林海威虎山一带,时适天色近暮,借宿一猎人家,恰遇一采参老人亦住猎人家。猎人之子5岁,患疝气3年,苦不堪言。老人叫家人拿一木梯,上屋梁,找到4个蜘蛛,嘱家人焙干使患儿一次服用。如是服3日,疝气痊愈。我观后大骇不已,自当对老人亦刮目相看。始发现老人虽已年过古稀,而相貌奇伟,俨然有仙风道骨之气质。

引自:《医话奇方》

3388. 本方治愈小儿疝气40余例

四川宜宾县双龙镇双龙医院退休老中医罗光荣,治疗小儿疝气病有丰富的经验,他的验方已治愈小儿疝气40余例,均未复发。

配方及用法:潞参、茯苓、当归、升麻、柴胡、小茴各10克,白术、香元果、枝核、橘核各12克,肉桂、甘草各3克,丁香6克,服水煎。一般连服6剂痊愈。

荐方人:四川宜宾 陶佩钦

3389. 剖鸽腹热敷巧治小儿气卵症

前几年,辽宁阜新县泡子乡车家屯村有位叫吴海定的农民,其子连胜从小气卵。一日安全山大夫从拉拉屯医院经过,吴海宝便将他请到家中为孩子治病。安大夫诊后,让吴海宝捉只鸽子,杀了掏出鸽腹内肝肠,趁热将孩子小便睾丸放入鸽腹内,以绳系布裹好,呆2小时,睾丸逐渐缩回病愈。

引自:《蒙医妙诊》

3390. 小茴香浓煎治小儿腹外疝有效

姜某,男性,15个月。据患儿父母口述,近两天来患儿吵闹啼哭,不能进食,不大便,右侧阴囊肿大,有阵发性剧烈腹痛,咳嗽发热。出生后第四个月就发现右侧阴囊有一肿物,每当哭闹时即突出,休息平卧时即自行回纳。此次脱出,不能回纳。检查:体温37.5℃,脉搏104次/分,患儿烦躁不安,痛苦病容,有脱水,眼窝下陷,皮肤干燥,咽部充血,扁桃体肿大,心肺正常,腹部隆起,有弥漫性压痛,腹肌不紧张,肠鸣音亢进,左侧阴囊有患儿拳头大小之肿物,皮下环紧张,不能摸到,无法回纳。白血球总数17600,中性72%,淋巴28%,诊断为右侧嵌顿性腹股沟疝。当晚8时给服小茴香9克,浓煎成150毫升,一次服下。服后20分钟

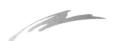

发现阴囊肿物变软，皮下环松弛，对阴囊肿胀处用手轻轻按摩，并行热敷，随即自动回纳腹腔。给药后50分钟解大便一次，腹肌变软，腹痛消失。次晨即痊愈出院。至今已1年多，未见复发。

引自：《中医单药奇效真传》

3391. 贾氏家传秘方外治小儿疝气疗效确切

山东省乐陵县郭家乡南辛大队贾氏家传外治小儿疝气法，方法简便，可免手术痛苦。

方法： 取白布做成6～7厘米见方布袋，装入干蓖麻子叶适量后，用线缝合封口，压于患处；另取6～7厘米宽的绑带（或白布条）约5米，松紧适度，包扎于药袋外周，围腰数周（如无潮湿或污染不必换药袋及布条）。一般经4～6个月包扎后，疝气可以获愈。

荐方人： 山东中医学会贾连贵

3392. 用蓖麻子贴百会穴可治疝气

蓖麻子一撮，捣烂，敷贴百会穴，半小时后坠物即可收缩回去。

小儿蛔虫性肠梗阻

3393. 本方治小儿蛔虫性肠梗阻有效率100%

配方及用法： ①取红糖或白糖30克加开水1000毫升，渐冷却至37～40℃，置于盐水瓶或吊筒中，用输液点滴管连接，再与大号或中号导尿管连接做直肠滴注，每分钟20～40滴，每天1～2次。1～3岁小儿用200～250毫升，3～6岁用250～300毫升，6～10岁用300～400毫升，11～15岁用400～500毫升。②患者急腹痛时，先以常量注射或口服阿托品、异丙嗪，或针刺天枢、中脘、足三里、内关、阳陵泉等穴位，以缓解症状。剧痛缓解者，即抓住有利时机将糖水直肠滴注。③呕吐蛔虫者，食醋一汤匙（5～15毫升）口服，每日3～8次；合并有胆道蛔虫症者服用乌梅汤加减。④合并感染者适当应用抗生素。⑤中、重度脱水者和酸中毒者，给予补液纠正酸中毒。⑥症状缓解后，适当给予驱蛔药（含磷酸哌嗪驱蛔药），以巩固疗效。

疗效： 湖北省山县中医院易林桂医师收治284例蛔虫性肠梗阻病人，均为1～15岁儿童，疗程最短1天，最长6天，平均住院天数3.1天，全部治愈，有效率

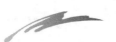

100％。

引自：《实用西医验方》

3394. 中西医结合法治小儿蛔虫性肠梗阻75例全部见效

配方及用法：①大麻仁、杏仁、白芍、乌梅、槟榔、木香、胆草各9克，川朴、陈皮各4.5克，枳壳、大黄各6克。此为6～8岁量，可按年龄增减。加减：腹泻少用大黄，便结多日及蛔虫性肠梗阻重用大黄。②驱蛔灵每次每千克体重0.1克，最多3克，连服2日。先服驱蛔灵（半空腹服），1～2小时后服汤剂第一煎，4～6小时后服二煎。重症者每日2剂。③视病情给予解痉、止痛、补液等处理。

疗效：本方治疗蛔虫性肠梗阻75例，有效率100％，平均住院5日。

引自：《常见病特效疗法荟萃》

小儿胆道蛔虫

3395. 用油炸葱头治胆道蛔虫效果好

方法：鲜葱头去根须，切取根部约3厘米左右，用菜油文火炸黄，捞出冷却后食用，治蛔虫效果良好。如能将炸葱头的菜油也喝下，效果更佳。葱头用量：3～10岁儿童6～8根，10～12岁儿童10～12根，成年人不少于10根，多吃者有益无害。菜油适量。

百姓验证：刘某，男，15岁。市人民医院确诊为胆道蛔虫，食油炸葱头12根，3小时排出大量蛔虫，3天后痊愈。

荐方人：四川省合川市食品厂医务室　邓增惠

小儿蛔虫蛲虫

3396. 二丑散治寸白虫400余例，有效率100％

配方及用法：白丑、黑丑各等份，研细面，用猪板油拌药面微炒，装瓶备用。小儿周岁以下口服3～5克，5～9岁口服6～12克，每天早、晚各服1次。

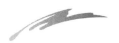

疗效：治疗患儿400余例，均治愈（用药3天临床症状消失，寸白虫随大便排出，小儿夜晚不哭不闹，也不用手抓挠肛门，食欲增加，身体逐渐发胖），有效率100%。

按语：二丑具有小毒，有驱虫利水作用，经猪板油拌炒可以减轻毒性和增加驱虫作用。立意较深，此方可推广应用，无副作用。

荐方人：黑龙江省嫩江县多宝山铜矿个体中医诊所医师　苏志道

引自：《当代中医师灵验奇方真传》

3397. 百部酒浸液治小儿蛲虫百余例效果好

配方及用法：生百部30克，55%酒精150毫升。二药装瓶浸泡3天后可用。每晚睡前，取棉签蘸药液擦肛门附近皱襞处1次，7天为1疗程。

疗效：此方治疗小儿蛲虫病100余例，疗效良好。

百姓验证：刘某，男，12岁。肛门瘙痒3年，午后及夜晚发作居多，奇痒难忍不得入眠，面色萎黄，形体消瘦。以此药液治疗25次痊愈，随访1年未复发。

引自：《中医杂志》（1986年第11期）、《单方偏方精选》

3398. 楝树豆治小儿蛲虫疗效显著

方法：采摘一颗楝树豆（要深秋季节，皮已变黄色的熟果），把外皮剥掉，晚上睡觉前从肛门塞入（第二天可随大便排出），轻者塞1次即可，重者连续塞3天必愈。

注：楝树，开淡紫花，果豆椭圆形，寒冬季节，叶落而果仍挂满枝头。故冬季可采摘存放备用，若果豆已干，可用水浸泡软后再用。

荐方人：河南焦作市商贸局　毋济华

3399. 食醋熏蒸治蛲虫有良效

配方及用法：食醋500毫升洒在焦木炭上，让患者坐在小凳上，肛门距焦木炭3厘米左右，熏蒸30分钟，蛲虫即自行爬出肛门周围，然后洗掉擦干净，再用2%龙胆紫涂擦肛门周围皮肤。每天1次，一般熏蒸1~2次即可。（翟光）

引自：1996年9月26日《老年报》

3400. 白胡椒治小儿蛔虫很有效

配方及用法：白胡椒6克。上药水煎，分2次服。

疗效：治疗3例，全部治愈，未见毒性反应。

百姓验证：8岁女孩，因腹痛而疑为蛔虫所致，用本法治疗后，48小时内共排出蛔虫33条，腹痛消失。

引自：《山西中医》（1991年第4期）、《单味中药治病大全》

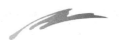

3401. 用葱白蜂蜜治小儿蛲虫疗效好

方法：取长3厘米左右的大葱白一根，拉几道口子，涂上蜂蜜，睡前塞入肛门，2日痒止虫出。

小儿遗尿

3402. 我用金樱膏治好外孙女的尿床症

我外孙女患有尿床症，选用单方"金樱膏"治疗，服用一料药痊愈。

配方及用法：金樱子500克，捣烂，童蒺藜100克，加水适量，用文火煎取浓汁，共煎3次，去渣，再将3次药汁掺和一处，用文火煎熬，使水分蒸发一部分，浓缩成粥状，最后加蜂蜜130克，搅匀即成"金樱膏"，倒在瓶内。每天早上空腹和晚上睡前各服一汤匙。一料药可愈。（张世忠）

引自：1997年第3期《老人春秋》

3403. 我小孙子天天尿床用本方1次见效

配方及用法：鲜葱白7根，硫黄10克，放一起捣为泥状，晚上睡觉前摊在肚脐上，用布带拦腰绑好，次日早晨取下。一次或几次即愈。

几年前，有位同事的儿子18岁了还尿炕，到医院治疗无效，按此方治疗2次便痊愈。我的小孙子今年5岁，几乎每天晚上都尿床。后用此方治1次就不再尿床了。

百姓验证：贵州纳雍县饲料厂李元发，男，52岁，工人。他来信说："我孙子几乎天天晚上都尿床，用本条方仅治1次，便再也不尿床了。"

引自：1996年11月7日《辽宁老年报》

3404. 我儿子患遗尿症11年，用此方治疗一星期获愈

我儿子今年16岁，从5岁开始患遗尿症，多年来四处求医，一直没有根治。后得一秘方，连服一星期，果然把遗尿症根治了。另据介绍，此方亦可根治老人遗尿症。

配方及用法：将鸡肠子放在锅里焙干，研成粉末。每次取鸡肠粉末适量，用黄酒50克冲服，每日3次。

百姓验证：云南彝良县牛街镇振兴街号132李连禹，男，35岁。他来信说："我用本条方治疗小儿遗尿症6例，均在1周内治愈。"

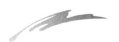

荐方人：安徽省临泉县侯营村　　侯登山

引自：广西科技情报研究所《老病号治病绝招》

3405. 我用公鸡肠饼治多例小儿遗尿均有效

配方及用法：用公鸡肠一具，剪开洗净焙干，碾碎与250克面粉和成面团，加油盐，烙成小薄饼，一顿或几顿食完。可治小儿遗尿，老人尿频、多尿等症。

百姓验证：新疆伊宁市伊犁哈萨克自治州曹文周，男，73岁，离休。他来信说："我小孙女尿床，我用本条方为她治愈。"

3406. 此膏可治小儿遗尿

配方及用法：五倍子粉108克，正宗老陈醋500毫升，红糖200克。先将醋烧开，再放五倍子粉熬至微黑，加入红糖后搅拌均匀，然后，将药膏入器皿待用。

将药膏涂抹在医用纱布上（不用太厚）贴在患处，用胶布条固定即可，隔天换药1次。遗尿小孩贴在肚脐。

此膏有杀菌、消炎、止痛、收敛、生肌之功效，对刀砍、斧削、疮疖、乳腺炎等一切外伤外疾均有显著疗效，而且还能治疗小孩遗尿症。

此膏是原六安地区中医院史松庭院长（已故）之秘方，他传授于我，临床试用效果极佳。

荐方人：安徽六安汽车齿轮厂　　席之

3407. 我用本方治小儿顽固性遗尿效果很好

李某，女，8岁。1995年6月18日初诊。其母代诉：患儿自幼尿床，白天尿频兼有失控感，每夜尿床1~3次，梦中排尿且不易叫醒。平素口干欲饮，间有鼻衄。舌红，脉细数。家长甚感苦恼，无奈白天限制患儿饮水，久之口干唇燥加重，鼻衄频发，但尿床依旧。曾先后服用韭菜籽、女宝、延生护宝液，以及温肾固涩、益气缩尿中药数十剂，均未见效。嘱用枸杞子15克开水浸泡当茶随意饮用，临睡前将枸杞子服下，2周后，口干欲饮等症减轻，白天小便次数减少，夜间尿床次数也明显减少（每周3次），且寐中易醒，服用至4周时口干欲饮、鼻衄等症消失，舌脉已和，遗尿停止。嘱继服4周巩固疗效，随访半年无复发。

百姓验证：湖北黄石市花湖社区明家墩4号赵前根来信说："花湖社区经路18号的谢家小儿，4岁，每天尿床1~2次，均在梦中排尿。后用本条方治愈，未复发。"

荐方人：青海省民和县医院　　吕进德

3408. 本方治尿床有良效

配方及用法：在杀猪开膛时拿出猪尿泡（膀胱），随手把尿倒出去，把香菜

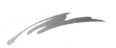

籽一把装入尿泡里，并用绳将口扎紧，放在加水的锅内煮开几次，然后捞起尿泡倒出香菜籽，吃肉喝汤，连吃3个。

荐方人：黑龙江依安县三兴镇保国村　高洪川

3409. 吃乌龟治遗尿效果显著

配方及用法：老乌龟1只（150克左右）。将乌龟用草纸包好，再裹以黄泥，放入谷壳小火中慢慢烤烧，待烤熟后，加少量食盐服食。

按语：乌龟肉味甘性温，有益气补肾、健脑、止寒咳、疗血痢、治筋骨疼痛的作用。故用以治疗小儿遗尿，其效果非常显著。

引自：《小偏方妙用》

3410. 胡椒粒加鸡蛋蒸吃治小儿遗尿有效

有一回，一位远方亲戚无意中与我说起他有个8岁多的女孩儿经常遗尿，四处求医均无效。我立刻记起《健康文摘报》上专治小儿遗尿的几个小验方，叫他抄了去试试，事后便忘记了。1个月之后，这个亲戚突然领着孩子登门道谢，手里还提着礼品，我一时还真"丈二和尚摸不着头脑"。原来，他回去试用了其中"胡椒粒加入鸡蛋蒸熟吃"的小验方，1周后，孩子竟神奇般地痊愈了。

荐方人：甘肃省白银市平川区水泉乡政府　李江

3411. 用白胡椒鸡蛋治遗尿症5例均有效

配方及用法：白胡椒5~7粒，鸡蛋1个。将鸡蛋大的一头轻轻敲破一个小孔，放入白胡椒粒，然后用破蛋壳片堵住小孔蒸熟。5岁以下每晚吃1个，5岁以上每晚吃2个，一般连吃5~7晚。

疗效：治疗5例，均愈。

引自：1981年广西中医学院《广西中医药》增刊

3412. 用硫黄淮山蛋治小儿遗尿8例均有效

配方及用法：硫黄3克，淮山6克，鸡蛋1个。先将硫黄及淮山研末过筛，把鸡蛋打一小孔，将硫黄和淮山粉放入鸡蛋内拌匀，用厚湿纸或黄泥包好放入火堆里煨熟后去壳，一次服完，每日1次。（药量可根据年龄大小加减）

疗效：治疗8例，均愈。

百姓验证：李某，女，7岁。患遗尿症2年余，经中西药多次治疗无效，连服本方3天痊愈。

引自：1981年广西中医学院《广西中医药》增刊

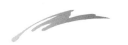

3413. 我朋友家女孩天天尿床，用肚脐贴药法治疗1剂见效

配方及用法：补骨脂、五倍子、硫黄各30克，研细，贮瓶备用。使用时，每次取8克，取大葱白切碎，共捣成膏贴于肚脐上，外用塑料布及胶布固定。应睡前敷，第二日醒后揭下。如局部潮红，可向下方移位。要连续贴用3日。治疗期间，晚上适当减少饮水，睡前、睡中最好唤醒小儿排尿。此方一般1剂可愈，重症不过2剂。

百姓验证：广西南宁市沈阳路156号农宣芝，男，55岁，工人。他来信说："朋友之女，15岁，天天尿床，父母曾带她到几家医院治疗过，花了几千元，但是都没有治好，全家人都很苦恼。一天，女孩放学回家看见我爱人在路边卖草药，就问有没有治遗尿的药，我爱人告诉她有一个方能治好她的病。女孩回家后就告诉了她父亲，她父亲就来找我。当晚一贴上，女孩一直睡到天亮也没有尿床。我用此条方曾治好了许多人（包括成年人）的遗尿症。"

荐方人：河北省徐水县职业中学　李战平

3414. 用龙骨煮鸡蛋治尿床症很有效

配方及用法：取生龙骨30克水煎，用此药汁煮荷包鸡蛋2个；第二次亦用龙骨30克，同前一次煮后之龙骨同煎，仍用此药汁煮2个鸡蛋；第三次煎如上法，其余类推。约有200克龙骨煮12个鸡蛋为1疗程剂量。8岁以下幼儿每日吃1个龙骨煮鸡蛋，8岁以上幼儿每日吃2个龙骨煮鸡蛋。

百姓验证：王某，女，20岁，吉县百货公司职工。自述小时候尿床，每晚3～4次，用麻黄素、激素及中药治疗，效果不明显。后来服龙骨煮鸡蛋，第八天晚上不再尿床。唯恐再犯，坚持服了20天，终未复发。

引自：《偏方治大病》

3415. 用蛸芪乌智散治小儿遗尿15例均见效

配方及用法：桑螵蛸、黄芪各15克，乌药、益智仁各10克。每天1剂，水煎分2次服。

疗效：此方治疗小儿遗尿15例，服药3～8剂均治愈。

百姓验证：李某，男，10岁。夜间遗尿少则1次，多则3次，服用中西药无明显效果。以此方连服5剂，每天1剂，获愈。随访1年未见复发。

引自：《湖北中医杂志》（1989年第2期）、《单方偏方精选》

3416. 用公牛鞭治小儿遗尿疗效颇佳

牛鞭子系公牛的生殖器，具有温壮元阳、补肾纳摄的功效。治疗小儿遗尿疗效颇佳。

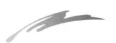

方法：取牛鞭子1条（鲜品或干品均可），浸泡洗净后切碎，加入少许食盐炖烂后连汤一次吃完。一般服用1次即可获效。

婴儿癃闭

3417. 用本方治小儿癃闭在1小时内便通

方法：母乳一小杯，加入3厘米长葱白，煎沸，分2次喂服；并嘱其母用口吸吮患儿心窝前后各一处，两手心、两脚心各一处。同时外用妇女之耳垢少许，塞入患儿尿道口，上面覆盖花椒壳半个。如上法处理后，均在半小时到1小时之间小便利，腹胀消。男性女性婴儿治法相同。

机理：用葱白通阳行气，通窍利水。用母乳扶正健脾，以助葱白之辛温散通。以母口吸吮患儿前后心窝及手足心，使气血通畅，气行水利。肾开窍于耳，故用耳窍之分泌物，填塞尿道口，以开下窍，并用花椒之辛香，以助其开窍，故屡用取效甚捷。但如系肾前性及肾性无尿、尿闭，则不是此方之适应证。本方只适用于功能性之尿潴留，所以亦不适应于尿道梗阻之少尿、无尿。（王永亮）

3418. 古方治新生儿小便不通31例均获显效

主治：新生儿小便不通。

配方及用法：葱白。葱白3厘米长分作4片，乳汁一盅同煎片刻，取乳分4次服。

疗效：治疗新生儿患者31例，均获痊愈。

按语：我用古方对症治疗新生儿小便不通屡见奇效，服药片刻小便即通。如见新生儿胎火炽盛，加灯芯10厘米同煎。

荐方人：黑龙江省嫩江县伊拉哈镇中心医院内科主任　张维国

引自：《当代中医师灵验奇方真传》

小儿急性肾炎

3419. 家传秘方治小儿肾炎重者2周可痊愈

配方及用法：将鲜麦穗红（即嚼床草）水煎，每日1剂，分次频服。1~5岁，用

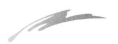

31~46克；5~10岁，用46~77克；10岁以上用93克。如用干品可酌减50%~70%。

疗效：一般2~3天小便清利，浮肿逐渐消退，轻者5日痊愈，重者2周痊愈。

引自：广西医学情报研究所《医学文选》

3420. 黄芪益母草汤治小儿急性肾炎104例全部有效

配方及用法：黄芪18克，益母草、生地、白茅根各12克，黄柏、小蓟、茯苓、白术、泽泻、滑石各9克。每天1剂，水煎服。10天为1疗程。若因疮疡者，加金银花、紫花地丁、蒲公英；因风寒感冒者，加荆芥、防风、桔梗；因扁桃腺炎者，加银花、黄芩、牛蒡子。

疗效：治疗小儿急性肾炎104例，全部治愈，有效率100%。

百姓验证：李某，男，6岁。眼睑浮肿，尿少，双下肢溃疡（部分化脓结痂），体温37.6℃，舌红、苔薄黄。尿常规检查，蛋白"++"，红细胞"++"，颗粒管型"+"。以此方加金银花、紫花地丁、蒲公英各15克。服7剂后，浮肿消退，余症减；继服7剂后，症状除，连续3周尿常规检查正常。

引自：《湖南中医杂志》（1991年第6期）、《单方偏方精选》

3421. 急肾汤治小儿急性肾炎56例全部见效

配方及用法：金银花、野菊花各8克，蒲公英、紫花地丁、白茅根、小蓟各10克，茯苓、猪苓、泽泻各12克，益母草15克，蝉蜕6克。每天1剂，加水煎至100~200毫升，分3次服。

疗效：治疗小儿急性肾炎56例，均获临床治愈。对全部病例经1~4年随访，无一例复发或转为慢性肾炎。

百姓验证：陈某，男，10岁。发热4天，颜面、眼睑和双下肢浮肿3天，尿黄赤，大便硬结，咽痛，口渴难饮，头晕舌红、苔薄黄、脉滑数；检查双侧扁桃腺Ⅲ度肿大、充血，体温38.2℃，血压16.3/11.5千帕，血白细胞$12.2×10^9$/L；尿常规检查，蛋白"++"，红细胞"+++"，颗粒管型少量；血沉46mm/h。以此方治疗10天，症状消失，尿常规均正常。再予本方6剂，以巩固疗效而获痊愈。

引自：《广西中医药》（1990年第6期）、《单方偏方精选》

3422. 荔蓟煎合剂治小儿急性肾炎70例全部有效

配方及用法：荔枝草、车前草各3000克，大蓟、小蓟各1500克。上药加水煎成6000毫升，加适量苯甲酸、尼泊金防腐，分装备用。每天服3次，每次10~20毫升。

疗效：治疗小儿急性肾炎70例，治愈69例，好转1例。

引自：《江苏中医》（1989年第7期）、《单方偏方精选》

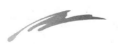

3423. 芳化清和汤治小儿急性肾小球肾炎可获显效

配方及用法: 鱼腥草、旱莲草、益母草、半枝莲各15克,车前草10克,灯芯草1.5克。血尿显著者加大小蓟各10克,茜草10克,侧柏叶10克,仙鹤草30克,白茅根30克;咽喉疼痛红肿者加玄参10克,板蓝根15克,牛蒡子10克,蚤休10克,射干10克;蛋白尿显著者加倒扣草30克。上方每日1剂,水煎内服,一日2次。

疗效: 40例经上述方法治疗后,平均蛋白尿消失时间为21.7天,蛋白尿在2个月内消失38例;平均血尿消失时间为41.3天,血尿在2个月内消失30例。

引自:《中医杂志》(1988年第2期)、《实用专病专方临床大全》

小儿赤眼

3424. 用本方治愈小儿红眼病多例

配方及用法: 黄连50克,珍珠1克,鸡蛋清适量。黄连研末以鸡蛋清调敷患儿两足心。珍珠末分早、晚2次服用。

按语: 天行赤眼一症,虽非重症,然患者着光目痛,亦多苦之。我应用此方,治愈多人。

引自:《医话奇方》

小儿夜盲

3425. 此方治小儿夜盲当日可愈

配方及用法: 朴硝4.5克,鸡蛋1个。先把鸡蛋打开倒碗内,再加朴硝,用筷子搅碎后,迅速倒入沸水,用毛巾盖严碗口。片刻后,用筷子搅匀,一次服完,当日可愈。

引自:《佛门神奇示现录》

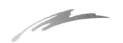

小儿眨眼症

3426. 特效清肝汤治小儿肝热眼频眨60例全部有效

主治：小儿肝热引起的眼频眨症。

配方及用法：生地、杭白芍、谷精草、木贼、夏枯草各20克，菊花、甘草各6克。上药煎15~20分钟取汁约150毫升，日服3次。

疗效：治疗60例，一般2~10剂即愈。

按语：本方是多年摸索出来的，治疗热眼频眨有效。

荐方人：云南省通海县药品检验所　岳帮涛

引自：《当代中医师灵验奇方真传》

3427. 用胆石栀子汤治小儿眨眼19例皆获良效

配方及用法：龙胆草4克，栀子8克，生石膏30克，钩藤12克，酒大黄6克。每天1剂，水煎服。

疗效：治疗19例，均获痊愈。一般2~6剂便可治愈。

百姓验证：毛某，男，6岁。因眨眼频繁，双目干痒有分泌物曾到眼科就诊。西医检查双眼睑结膜充血，球结膜充血不明显，诊断为结膜炎。给予抗炎、驱虫及对症处理，疗效不佳，眨眼更加频繁。又经中西医结合治疗达8个月之久，亦罔效。诊见双眼眨动频繁，无片刻休止，两眼奇痒如虫爬行，干涩灼热，烦躁不安，伴口干喜冷饮，小便短黄，大便干结，舌红、苔黄，脉弦数。诊为肝胃风热，肝经郁火。服上方2剂，诸症平息。半年后因感冒发热，眨眼复作，服西药治疗2天后热退，但双目眨动更频，再次要求中医治疗。投上方2剂眨眼立止，至今未见复发。

引自：《湖北中医杂志》（1991年第2期）、《单方偏方精选》

3428. 清肝理脾饮治小儿眨眼症20例仅1例无效

配方及用法：柴胡8克，黄连5克，苍术8克，槟榔6克，鸡内金6克，山药20克，陈皮6克，蝉衣8克。水煎服，每日1剂，分2次服。纳少面黄，形体瘦弱者，加当归9克，白术8克，大枣6枚；吐涎沫伸舌者，加半夏9克，云苓15克；易吵闹、多动、发枯盗汗者，加连翘8克，地骨皮8克，首乌10克。

疗效：治疗20例，痊愈（眼睑频频眨动恢复正常）19例，无效（症状同治疗

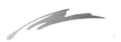

前）1例。

荐方人：山东省菏泽地区中医院眼科副主任医师　闫玲

引自：《当代中医师灵验奇方真传》

小儿中耳炎

3429. 此方治小儿中耳炎疗效好

配方及用法：黄连10克，龙脑0.16克，硼砂1.6克。先将黄连用三杯水煎5分钟，再加龙脑、硼砂煎至一杯，取汤装入干净无毒瓶内备用。用时对患部消毒后滴入此药水5~8滴。

此方对急性中耳炎，尤其对儿童中耳炎疗效好。

荐方人：辽宁省清原县湾甸子镇　王安才

3430. 用木鳖子油治疗小儿中耳炎60例全部有效

主治：小儿急慢性中耳炎。

配方及用法：木鳖子3个，香油适量。将木鳖子劈开，放入香油内，以香油能没过药为宜，文火煎炸，炸至木鳖子黑色止，将木鳖子捞出，即成木鳖子油，装入滴耳瓶或眼药瓶内备用。用前将患处脓液用双氧水洗净，再滴入木鳖子油，每次2~3滴，每日3次，用3~7天即愈。

疗效：治疗患儿60例，治愈52例，显效8例。

荐方人：山东省青州市中医院儿科副主任　张桂英

引自：《当代中医师灵验奇方真传》

小儿口腔炎

3431. 釜底抽薪散治小儿口疮98例全部有效

配方及用法：臭莱萸、胆南星、大黄按4∶1∶2配方，陈醋适量。上药共研细末，与陈醋调成糊状，待患儿睡熟后涂敷于两足心，外加纱布包扎，12小时后除去。

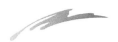

疗效：治疗小儿口疮98例，均获痊愈。

百姓验证：魏某，女，1岁。患儿3天前曾发热，热退而口舌疼痛溃烂，流涎多，啼哭不肯吮乳，口唇及唇边有灰白色、多个椭圆形小疮，舌红赤，苔白，指纹淡紫。以吴茱萸8克，胆南星2克，大黄4克共研末，醋调分2次敷用，2天后口疮告愈。

引自：《浙江中医杂志》（1990年第7期）、《单方偏方精选》

3432. 本方敷治小儿口疮180例，有效率100%

主治：小儿各类口疮。

配方及用法：吴茱萸15克，生大黄、胡黄连各6克，生胆星3克。诸药共为细面，混匀装瓶备用，每次取3～5克，用陈醋适量烧开，放入散剂，调匀成糊状，敷于双涌泉穴，以塑料薄膜、干净纱布覆盖，胶布固定，每日1次，3次为1疗程。应用时，在口疮局部涂以鸡蛋黄油则效更显著。鸡蛋黄油制法及用法：取鲜鸡蛋4～6个，煮熟后，去清取黄，放在铁勺内，用文火炼出油即成。每日涂溃疡面处3～4次，1疗程3天。

疗效：治疗患儿180例，治愈（用药1疗程，溃疡面愈合）128例，好转（用药1疗程，溃疡面基本愈合，疼痛消失）52例，有效率100%。

荐方人：河南省中医学院第一附医院儿科主治医师　马淑霞

引自：《当代中医师灵验奇方真传》

3433. 一次灵治口疮2000余例，有效率100%

主治：小儿口疮。

配方及用法：巴豆仁1粒，黄升粉0.2克，油纸膏药1张（伤湿止痛膏亦可）。先于膏药中心撒上黄升粉，将巴豆仁放上面，贴于患儿印堂穴（两眉之间），再用绷带或手帕固定，12小时后撕去。

疗效：撕去膏药后，局部会隆起一小水疱，口疮即消失。此法于30年临床中，治疗患儿2000余例，屡用屡验，有效率100%。

按语：口疮为幼儿的常见口腔疾患，由脾胃二经湿热上蒸所致。小儿患此疾后，哭闹不宁，口水增加，不能进食，重者可伴有恶寒发热，头痛便秘尿赤等全身症状，常要吃药打针，甚者需住院治疗。应用此法，医者易掌握，小儿无痛苦，深受家长欢迎。值得注意的是，撕下膏药时，患儿均要俯卧，以免药物掉入眼内。

荐方人：江苏省如东县第三人民医院主治医师　曹平

引自：《当代中医师灵验奇方真传》

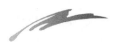

3434. 马鞭草治愈小儿口腔炎110例

配方及用法：马鞭草30克。每日1剂，水煎早、晚分服，3日为1疗程。如炎症未全部消除，可继服第二及第三疗程。同时用朵贝尔氏液漱口，或外涂2%碘甘油。

疗效：治疗110例，全部治愈，治愈率100%。

引自：《中医杂志》（1980年第3期）、《单味中药治病大全》

3435. 胆矾散治小儿口疮200余例均获显效

配方及用法：猪苦胆1个，白矾适量。白矾研细末过筛，猪苦胆上部剪一小口，将白矾沿口塞入猪苦胆内，以塞满为度，用线把猪苦胆开口扎紧，悬吊于房檐下自然晾干。待猪苦胆表面出现一层白霜时（约需1年），取下研为极细末，装瓶备用。用时将药粉撒于口腔患处，每天2次。

疗效：治疗小儿口疮200余例，一般3～5天痊愈，有效率100%。

引自：《山东中医杂志》（1991年第2期）、《单方偏方精选》

3436. 三白散治小儿顽固性口疮23例皆获显效

配方及用法：煅人中白粉、白芨粉、云南白药按5∶3∶1配方。上药调匀，装瓶备用。用药前以淡盐水清洁口腔，然后用上药末吹于疮面，每天早、晚各1次，5天为1疗程。

疗效：治疗小儿顽固性口疮23例，全部获愈。

百姓验证：辛某，男，6岁半。半年来口中生疮，反复不愈，其中左颊内一溃疡已达1年，经多种药物治疗罔效。诊见舌面及口腔黏膜散在溃疡6处，小如针尖，大如黄豆，基底有淡红晕，疮面苍白。证属气血不足，虚火浮越。以上方外用10天后，口中溃疡全部平复。随访半年未复发。

引自：《浙江中医杂志》（1990年第9期）、《单方偏方精选》

3437. 用白芨粉治小儿口疮有较好效果

魏某，女，12岁。因服磺胺药后口腔黏膜溃烂，疼痛，不能进食已3天，未经治疗，要求服中药。检查：口腔黏膜广泛充血，有疱疹及不规则溃疡面。

诊断：过敏性口腔炎。处理：取白芨粉和白糖按4∶6比例混匀装瓶备用。治疗时，先用3%双氧水洗，再用盐水洗净患处，然后涂搽配好的白芨粉，用棉球压迫15分钟或半小时，涂后一段时间内不能漱口或进食。每日外搽白芨粉3次。患者未服任何药，只外搽白芨粉2次就能进食，搽药3日即痊愈。

引自：《湖南中医学院学报》（1986年第4期）、《中医单药奇效真传》

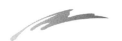

3438. 用蒲公英煎汁频服治小儿口腔炎可迅速见效

陈某，3岁。口舌生疮，经治疗无效。改用鲜蒲公英每次60～90克，煎浓汁频服，当天即见效，过2日腐脱，口腔恢复正常。

引自：《实用经效单方》、《中医单药奇效真传》

小儿扁桃体炎（乳蛾）

3439. 单药大黄外敷脚心治小儿急性扁桃体炎30例全部有效

配方及用法：生大黄20克。用炉火把泥瓦块烧热，将生大黄放瓦上焙干，研细末装瓶备用。每次取其1/3或1/4，用食醋或茶水调成糊状，摊于白布或绸带上，贴敷脚心（男左女右），包扎8小时便可。每日1次，连续3～4次。

疗效：共治疗30例，有效率100%，治愈率94%。

百姓验证：杜某，男，2岁，因感冒发热就诊。诊见患儿面红，舌质红，苔薄白兼黄，脉数，体温38.5℃，两侧扁桃体Ⅲ度肿大，未见白色分泌物，心脏听诊无异常，两肺呼吸音粗，未闻干湿啰音。用本法治疗，3天后痊愈。

引自：《中医药研究》（1991年）、《单味中药治病大全》

3440. 全蝎药饼外敷治小儿急性扁桃体炎46例皆获良效

配方及用法：冰片5克，全蝎10克，菜油2毫升。先将冰片、全蝎捣碎，再调入菜油拌匀，做成硬币大小的药饼，用胶布贴于脚部涌泉穴，24小时调换1次。

疗效：此方治疗小儿急性扁桃体炎46例，全部单纯用本方外贴，均获痊愈。

百姓验证：高某，男，7岁。患儿头痛高热2天，体温达39.5℃，经治疗热稍退，但咽喉仍疼痛，吞咽不利，气急微咳，小便短赤，扁桃体肿大，舌红、苔黄厚，脉滑数。用此方治疗3天，扁桃体肿大消退至正常，脉平神安。

引自：《浙江中医杂志》（1991年第7期）、《单方偏方精选》

3441. 本方治小儿乳蛾有显效

朱某，女，5岁。1979年9月6日初诊，发热3天，咳嗽，喉痛，吞咽痛增，曾呕吐一次，诊为急性乳蛾。治用吴茱萸研末，加少量面粉蛋清，调成两小饼，敷双侧涌泉穴，每日一换；另用生老蒜一瓣捣泥，取黄豆大一块，敷贴乳蛾相对的颈部皮肤，每日一换。治疗1日而诸症减轻，恢复正常。

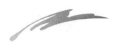

引自：《广西中医药》（1983年第6期）、《中医单药奇效真传》

3442. 生大黄泡水频服治乳蛾可获良效

胡某，男，12岁，1983年2月14日诊。患者发热，畏寒，咽红，双侧乳蛾。即以生大黄9克，嘱沸水泡药，每隔2小时服1次，连服2日，翌日发热恶寒悉除，双侧喉核不大，告愈。

引自：《上海中医药杂志》（1983年第11期）、《中医单药奇效真传》

白　喉

3443. 马鞭草煎服治白喉30例痊愈29例

配方及用法：马鞭草全草200克。上药加水1000毫升，煎至300毫升，早、晚各服1次，连服10～15天。同时加用常量维生素B₁、维生素C，每天3次。

疗效：此方治疗白喉30例，痊愈29例，无效1例。

百姓验证：王某，男，12岁。发热，咽痛，咽部异物感，吞咽困难，进食阻挡3天。经当地医院治疗无效入院，体温39.3℃，血压12/9.3千帕，急性热病容，皮肤无异常；左颌下淋巴结如鸭蛋大，活动，压痛；双侧扁桃体均Ⅲ度肿大，均见灰白色伪膜占据全扁桃体，表面光滑，不易剥落，边界清楚；咽部充血，悬雍垂无水肿，咽反射正常，两肺无异常；血白细胞$13×10^9$／L，中性0.85；咽拭子涂片培养白喉杆菌均阳性。药敏试验对马鞭草和红霉素、氯霉素高度敏感。予马鞭草煎剂早、晚分服，20小时后体温降至正常。住院第5天咽痛消失，扁桃体复原，咽拭子培养白喉杆菌阴转。继服马鞭草煎剂1周，住院12天，痊愈出院。

引自：《陕西中医》（1990年第7期）、《单方偏方精选》

小儿流涎

3444. 单药南星治小儿流涎12例均获良效

配方及用法：南星30克为末，醋调，于晚间敷于两足心涌泉穴，外用纱布包

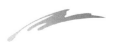

扎，每次敷12小时。

本人用此方治疗小儿流涎12例，均获良效。对于因口腔炎症所致的口角流涎同样有效，但是敷贴时间要相应长些。

引自：《穴敷疗法聚方镜》

3445. 缩泉丸治小儿流涎169例全部有效

主治：脾虚不摄而致流涎。

配方及用法：益智仁、山药、炙黄芪各4克，乌药1.5克。用量可根据小儿年龄的大小按比例增减，水煎取汁，温服，每日3次。

疗效：治疗患儿169例，最多用药5剂，全部治愈。

荐方人：内蒙古阿鲁科尔沁旗医药公司诊所主治医师　刘毅

引自：《当代中医师灵验奇方真传》

3446. 吴萸子胆南星治小儿流涎100例，有效率100%

配方及用法：吴萸子3份，胆南星1份，研细粉混合，贮瓶勿泄气，备用。睡前取上药15克，用陈米醋调成黏厚糊状饼，敷贴涌泉穴，外用纱布扎紧，每次敷贴12小时。一般3～4次即可。

疗效：治疗100例，均获痊愈。

百姓验证：李某，男，6岁。口角流涎已3年，用此法治疗3次获愈。

引自：《新中医》（1980年第6期）、《广西中医药》（1981年广西中医学院）增刊

3447. 控涎散治小儿流涎32例全部有效

配方及用法：益智仁、滑石各10克，车前子、冰片各6克，甘草3克。上药共研细末，取适量药末填敷脐部，用胶布固定，每天换药1次。

疗效：治疗小儿流涎32例，痊愈26例，显效4例，有效2例，有效率100%。

百姓验证：殷某，男，1岁。1988年10月诊，患儿流涎半年余，口周潮红、糜烂，流涎至口周及面颊，大便溏薄，小便有时不利，舌淡、苔白，脉滑。口服维生素B_2等无效。以此方药敷脐，3次痊愈，随访1年未复发。

引自：《陕西中医》（1990年第4期）、《单方偏方精选》

3448. 摄涎汤治小儿流涎14例皆愈

配方及用法：益智仁、鸡内金各10克，白术6克。每天1剂，水煎服，分3次服。

疗效：此方治疗流涎14例，均获痊愈。

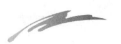

百姓验证：王某，男，4岁。自幼患流涎症，轻则唾液满口，重则从口中流出，不能自制，口角潮红，面黄肌瘦，饮食减少，舌淡、苔白腻，脉濡滑。以此方药治疗，用药5剂后，流涎减少；继进5剂，流涎止。

引自：《河南中医》（1989年第1期）、《单方偏方精选》

3449. 吴茱萸加白术治小儿流涎很有效

配方及用法：用吴茱萸30克，研细过筛，取10克加适量米醋，调成稠糊状，涂在双足涌泉穴，用两层纱布包裹，胶布固定，每10～14小时更换1次。视病情轻重，一般患儿贴敷3～4次即愈，重症需5～8次方可治愈。外用同时内服白术75克，放入碗里加白糖10克，水适量（以覆盖药为度），慢火蒸煮，自水沸开始40分钟为1遍，连蒸4遍。小患儿每日频服，年长儿每日3次，每次30毫升。

百姓验证：吕某，女，2岁。患儿自出生后5个月起流涎，1年多从未间断，家人初以为由出牙所致，待牙长出仍流涎不止，多方求医，皆无效验。其涎时稀时稠，诊见下颌如洗，舌质红，中央无苔，指纹紫红，显露风关。投以吴茱萸配白术，外用加内服1疗程。诸症悉除。嘱家属单独口服白术一味巩固疗效1周，至今未再复发。

荐方人：吉林省集安市中医院集安市药检所　蓝荔　越同远

3450. 我用本条方敷足治好张成富家小男孩的流涎症

配方及用法：吴萸子3份，胆南星1份，研细粉混合贮瓶（勿泄气），备用。睡前取上药15克，用陈米醋调成黏厚糊状饼，敷贴涌泉穴，男左女右，布包，每次敷贴12小时。一般3～4次可愈。

百姓验证：辽宁清原县湾甸子镇二道湾村王安才，男，53岁。他来信说："村民张成富的小男孩口角经常流涎，严重时弄湿衣襟，我用本条方给他施治，贴药4次，就再也不流口水了。后来我又用此条方治愈百余例此症患儿。"

引自：《新中医》（1980年第6期）、《穴敷疗法聚方镜》

3451. 小儿吃变蛋（皮蛋）可治好口角流涎病

变蛋，既是营养丰富的食用佳品，也是医治小儿流口水的良药。小儿流口水，一般由于消化不良、胃酸过多所致。若让小儿每次吃变蛋半个，每日2～3次，连吃三五日，小儿的口水便会自然停止。这是因为变蛋内含有活性碱，能中和胃中过量的酸。年轻的父母们，当您的孩子流口水时，不妨一试。（邓奇）

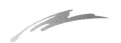

小儿痄腮

3452. 我女儿患腮腺炎用仙人掌贴敷2天就好了

配方及用法： 取鲜仙人掌适量，刮去毛刺，切成小块，白布包好，捶蓉，贴敷腮腺肿胀处，用消毒纱布或白布包扎，早晚更换，一般2~3天即消肿。

百姓验证： 黑龙江大庆市采油四厂作业二队李永超，男，32岁，工人。他来信说："我女儿患腮腺炎，我用本条方为她治疗，用药半个小时便见效，2天就全好了。"

荐方人： 四川江津市　邱碇华

3453. 秘方治小儿腮腺炎有良效

配方及用法： 川芦贝、天花粉各等份，膏药1张。2药共为细面，上膏药贴之。

疗效： 患腮腺炎轻者1张即愈，重者2张愈；患有良性瘤轻者2张即愈，重者5张愈；患有慢性结核者贴5张后结核逐渐消失。

荐方人： 河南南阳　刘福增

引自： 广西医学情报研究所《医学文选》

3454. 此验方治痄腮有效

我随父行医，得祖传治疗痄腮验方一则，每用必验。此方不但对痄腮有特效，对化脓性腮腺炎、颈及耳后淋巴结炎、甲状腺肿大等颈部疾患亦有很好的疗效。

配方及用法： 昆布10克，赤芍15克，夏枯头12克，山慈姑10克。每日1剂，水煎温服。

百姓验证： 翟某，男，5岁。双侧腮腺肿大而硬2日，以耳垂为中心，局部皮肤发亮紧张，不红，边缘不清，胀痛拒按，张口、咀嚼、吞咽时疼痛加剧，腮腺管口红肿呈脐形。患者倦怠、头痛、身热（体温39.5℃），咽喉红肿，口渴烦躁，尿少，舌红苔黄，脉滑数。发病2天来，服用板蓝根冲剂等中西成药罔效。给予上方2剂后，患者热退身凉，精神转佳，腮肿胀痛完全消失。

荐方人： 山西昔阳县李家乡　吴春林

3455. 秘方鹿角汤治腮腺炎60例全部见效

主治： 腮腺炎。

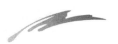

配方及用法：鹿角末0.6克，水煎服，日服2~3次。或鹿角末加入红皮鸡蛋内搅匀，香油煎之后服用，每日1~2次。

疗效：治疗60例，治愈率100%，用后2~3天痊愈。

按语：此乃家传秘方。鹿角性味咸温，补肾阳，强筋骨，对于虚寒性的疮疡阴疽有消炎作用。此方服法简便，患儿易于接受。

荐方人：黑龙江棱县第一医院　张玉晶

引自：《当代中医师灵验奇方真传》

3456. 我用本方治流行性腮腺炎236例全部见效

主治：流行性腮腺炎。

配方及用法：聚肌胞注射液1毫克，每日肌注1次，共注射3天。醋酸泼尼片5毫克，盐酸吗啉胍片0.1毫克，每日3次，共用3天。

疗效：2年共收治患者236例，均3天内治愈。

按语：本法治疗迅速，疗效可靠，无不良反应。

百姓验证：江苏响水县陈北小区蒯本贵，男，62岁，主治医师。他来信说："我用本条方治好3名急性腮腺炎患者。"

荐方人：四川宣汉县东乡镇诊所　唐克强

引自：《当代中医师灵验奇方真传》

3457. 山柰外敷治流行性腮腺炎48例全部有效

主治：腮腺炎病毒所致的急性流行性腮腺炎，俗称"痄腮"。

配方及用法：山柰20克，伤湿止痛膏4张。山柰研成粉末状，撒在伤湿止痛膏中央约3毫米厚外敷，每日换1次。

疗效：治疗患儿48例，3日内治愈34例，4日内治愈14例。

按语：方中山柰有消炎、止痛功能，但用于流行性腮腺炎，而且效果如此之好，仍属新发现。更值得注意的是，山柰外敷治疗流行性腮腺炎方法简单，无需打针，药源广泛。价格低廉，使用方便，容易掌握，符合简、便、灵的特点，适合农村及基层医疗单位推广。

荐方人：江西省余江县第二人民医院内科医师　郑余林

引自：《当代中医师灵验奇方真传》

3458. 我利用地龙糖浆涂患处治痄腮80例均见效

配方及用法：地龙20~30条，白糖30克。将地龙肚内的泥土洗净，置玻璃杯内，加入白糖腌渍，约50分钟后逐渐分泌出白黄色黏液，然后以玻璃棒用力搅拌，即成糊状灰棕色的地龙糖浆。将之直接涂于肿胀处，再用湿纱布覆盖固定。

每天涂药3~4次。

疗效：治疗流行性腮腺炎80例，全部见效。疗程最长者7天。

百姓验证：辽宁清原县湾甸子镇二道湾村王安才，男，53岁。他来信说："我用本条方和3469条方共治好小儿腮腺炎42例，轻者当天即愈，重者5~7天也愈。"

引自：《乡村医学》（1985年第4期）、《单方偏方精选》

3459. 用冰片地龙饼治腮腺炎56例，有效率100%

配方及用法：冰片5克，大活地龙6条。将冰片研细末，地龙捣烂，制成直径为5厘米左右的薄饼摊于纱布上，贴于患处，外盖一层薄塑料膜，用胶布固定。每天换药1次。

疗效：此方治疗腮腺炎56例，全部见效。轻者敷1次治愈，重者敷3~4次即愈。

百姓验证：福建尤溪县溪尾乡埔宁村纪儒，男，27岁，医生。他来信说："我用本条方治愈了本村纪智元和姜晓岭的腮腺炎。后来我又用此条方治好多位腮腺炎患者。"

引自：《浙江中医杂志》（1990年第5期）、《单方偏方精选》

3460. 用威灵仙治腮腺炎100余例，有效率100%

配方及用法：威灵仙15克，米醋90~150克。2药煎沸后倒出一半，待冷后外涂患处；其余另加水250毫升，再煮沸后分2次内服。

疗效：经治100余例，一般用药1~2次，均获痊愈，有效率100%。

引自：《单味中药治病大全》

3461. 用车前草治腮腺炎64例全部见效

配方及用法：车前草15~30克（鲜品30~60克），加水300毫升，煎成150毫升取汁；再加水200毫升，煎至100毫升取汁。将二煎药液混合，分2次服，每次加白酒5毫升同服，每日1剂。一般连服3~5天。病情重的可酌加药量。

疗效：治疗64例，均在2~5天治愈。

引自：《赤脚医生杂志》（1976年第2期）、《单味中药治病大全》

3462. 用鲜蒲公英治痄腮84例全部有效

配方及用法：鲜蒲公英30~60克，白糖30克。将鲜蒲公英洗净和白糖同放药罐内，加水300~400毫升，文火煎开后再维持15分钟左右，用净纱布过滤，取药液分早、晚2次服。

疗效：用此方治疗小儿流行性腮腺炎84例，均治愈。

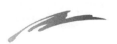

引自:《河北中医》(1985年第3期)、《单方偏方精选》

3463. 此方治小儿腮腺炎79例均在3天内见效

配方及用法: 赤小豆30克,大黄15克,青黛30克。先将赤小豆、大黄研细末,再与青黛粉混匀分成5包(每包约15克)备用。取复方赤小豆散1包与鸡蛋清2个调成稀糊状,用鸡毛(翅羽)蘸药涂抹两腮部,干后再涂,不拘次数。

疗效: 治疗79例,1~3天全部治愈。

荐方人: 湖北京山县 陈中轩

引自: 广西医学情报研究所《医学文选》

3464. 用全蝎治痄腮120例,有效率100%

配方及用法: 全蝎30克,香油60克。用清水洗去全蝎杂质与咸味,晾干备用。香油烧热,将全蝎放入,炸至焦黄,取出。每天服15克,分早、晚2次服。

疗效: 治疗120例,痊愈100例,好转20例。服药次数最多5次,最少2次。无一例失败,有效率100%。

引自: 《山东中医杂志》(1988年第2期)、《单方偏方精选》

3465. 单用蒲公英治小儿腮腺炎50例全部见效

配方及用法: 蒲公英(鲜)20克。上药捣碎加鸡蛋清1个,白糖少许调成糊状外敷患处,1日1次。

疗效: 共治50例,平均8天全部治愈。

引自: 《湖北中医杂志》(1988年第3期)、《单味中药治病大全》

3466. 仙蒜泥敷剂治急性腮腺炎效果极好

配方及用法: 仙人掌、大蒜头,比例为4∶1,根据患者情况及疮面大小取料。将仙人掌去刺与大蒜合在一起捣烂,敷于患处,每日1次。

疗效: 敷药后,患者即觉凉爽、舒适,疼痛减轻;2~3天后,局部肿痛明显减轻,不影响进食;1周后局部的红肿热痛基本消失,一般在10天内即能痊愈。

按语: 此方亦能用于乳腺炎及蜂窝组织炎的未破溃期,效果极好。另外,仙人掌、大蒜头比例一定要适宜,以免大蒜太多刺激皮肤。

荐方人: 福建省福州市第二医院 何文通

引自: 《当代中医师灵验奇方真传》

3467. 单药木鳖子治小儿腮腺炎18例皆见效

配方及用法: 木鳖子适量。木鳖子去壳取仁,用瓷碗或碟将木鳖子仁加少

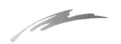

许清水磨成糊状,以棉签蘸涂于患处,每天10余次,干后即涂,保持湿润。

疗效:此方治疗小儿腮腺炎18例,均痊愈。

百姓验证:田某,男,8岁。发热、恶寒3天,两侧颌部色白濡肿1天,按之酸痛,食欲不振,小便短赤,苔黄腻,脉滑数,诊断为腮腺炎。以此方治疗3天痊愈。

引自:《广西中医药》(1988年第5期)、《单方偏方精选》

3468. 灯火灸治腮腺炎效果好

取穴:角孙。

方法:左手将耳轮向耳屏对折,在耳郭的尖端处取准穴位;右手持止血钳,夹住灯芯草一段,蘸上麻油,点燃后对准左手捏住的耳尖处迅速灼灸,在灼灸及患者皮肤时,可听到"拍"声,患儿并不感到灼痛。一般双穴同时灼灸。

疗效:经治479例,轻者灸后第2天即热退肿消,较重者3天也可痊愈。灸治越早效果越佳,即使发病2~3天,经灸治后也能大大缩短病程,早日恢复健康。

荐方人:江苏丰县张五楼卫生院   刘茂全

3469. 道家秘传专治腮腺炎效方

大千世界无奇不有,你听说过写字治病的吗?这事确实存在。85岁的周中信先生年轻时从一道士那里学来一写字治病方法,他在几十年临床实践中屡用屡验。该方法不需任何药物,只要在病者患部写一个字,病痛立即消除。

方法:在患者面部一侧患病部位中间,用毛笔蘸黑墨汁写"虎"字(此字以草书体"虎"字为佳),写后迅速用墨汁将字全部覆盖,并尽可能将红肿的地方全部用墨汁盖上,脸上墨汁干后暂不要洗掉。过一两个小时或几个小时,红肿即消退。待病痛解除,再将墨汁洗掉即可。在写字涂墨时,口中可默念一些字句给旁观者增加神秘感。其实,不写"虎"字光涂墨就能见效。

中医学认为,墨性味辛平,无毒,入心、肝二经,既可内服,亦可外涂,尤其多用它与其他药配伍使用。如《韦华园医学六种》所载的"八宝药墨",即以香墨为主,配以熊胆、冰片、麝香等药,具有清热止血解毒之功,内服可治各种热盛而致的出血、妇女崩漏,外敷可治疗毒疮疡、疖腮初起。另一名方"八宝止血药墨",也是以京墨为主,参以红花、冰片、阿胶、冰糖、麝香、熊胆而成,主治吐血、衄血、大小便血、急怒暴热、骤然吐血等症,效果良好。近据报载,安徽胡开文徽墨厂继承祖传工艺,用香墨、犀角、麝香、蟾酥、熊胆等24味名贵中药制成"八宝五胆药墨",具有消炎解毒、活血消肿、开窍醒神、镇惊定喘、防腐收敛诸般功效,既为书林添光彩,又替医界制新药,确为光大传统民族文化之举。

百姓验证:内蒙古赤峰市克旗巴彦查干霍金城用此方治愈了本村一位姑娘

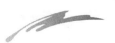

的腮腺炎。这位患者打针吃药都不见效，用本条方治疗不到2个小时消肿止痛，第二天完全好了，未花一分钱。

荐方人：广西岑溪县　韦齐强

3470. 墨能治病之说

墨，同纸、砚、笔一起被誉为"文房四宝"。墨在我国确实历史悠久，大约商周时代，就开始用墨在甲骨和竹简上书写文字了。最早的墨叫"石墨"，乃用石炭和煤炭等制成；东汉时出现了松烟墨，即用松木烧出的烟灰，拌之以漆、胶制成；宋代时还用桐油烧制的油烟做制墨原料，在高级墨中还加入了香料，当时以徽墨最有名。至清朝则出现了曹素功、胡开文、汪近圣、汪节庵四大徽墨制作家，名闻天下，墨同我国光辉灿烂的民族文化是紧紧联系在一起的。

然而，墨还是一味医中良药。明代李时珍在《本草纲目》中，将其称为"乌金、陈玄、玄香"等，且记载墨能"利小便、通月经、治痈肿"；《开宝本草》也有墨能"止血、生肌肤、合金疮。主产后血晕，崩中卒下血，醋磨服之"的记载；《本草衍义》中指出，"用好墨细末二钱（约6克），以白汤化阿胶清调，稀稠得所，顿服"可治疗大吐血。

引自：《中医药奇效180招》

3471. 松香白酒外敷治痄腮3天内见效

主治：痄腮。

配方及用法：松香、白酒。取适量的松香研成粉末，用白酒调成糊状后敷在肿胀的腮部，厚0.2～0.5厘米，面积一般为5厘米×8厘米，成椭圆形，干后可加适量白酒，外敷患处。

疗效：一般一夜即消。多则3天告愈。

荐方人：山东省临沂54894部队卫生队主治军医　张学林

引自：《当代中医师灵验奇方真传》

3472. 松香粉治流行性小儿腮腺炎确实能一夜见效

何某，男，8岁。右腮部肿痛3天，触之发热，局部不红，拒按，伴头痛，咀嚼困难，舌尖红，脉数，诊断为流行性腮腺炎。取适量松香研成粉末，用白酒调成糊状后敷于右腮，厚0.2～0.5厘米，外敷一夜后，次日热退，痛止肿消而愈。

引自：《四川中医》（1990年第8期）、《中医单药奇效真传》

3473. 我利用红小豆粉调醋贴敷治痄腮百试百验

红小豆研面用醋调匀贴患处，最多3天痄腮即可消肿。我们这一带多少年来

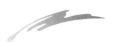

都用此方治痄腮，百试百验。

百姓验证： 广东广州市五羊新城寺右新马路115号彭宗堂，男，35岁，保安员。他来信说："我外甥女11岁，患腮腺炎，两耳根肿得像鸭蛋大，很坚硬，并发高烧，到医院治疗2天不见效果。后来用本条方仅治疗1次就好了。"

荐方人： 山东省邹平县长山镇北前村李波

3474. 我用本条方治痄腮2次就痊愈了

配方及用法： 取鲜仙人掌两小块去刺捣烂，加入适量米醋和绿豆粉、鸡蛋1个，搅拌均匀，外敷患处，每日2次。疗效显著。

百姓验证： 辽宁凌海市防疫站刘艳伟，女，50岁，检验师。她来信说："我单位职工刘淑艳的小侄子患腮腺炎，腮肿发烧，咀嚼困难，用本条方治疗2次即愈。"

3475. 用竹节虫治腮腺炎效果好

竹节虫，是一种生活在树上的昆虫，身体细长，形状像竹节或树枝故名，具有消炎止痛作用。壮族民间常用其成虫捣烂久敷治疗腮腺炎、疮疖初起等，疗效满意。我根据竹节虫的这些治疗作用，将活竹节虫成虫浸泡于75%的酒精内（每500毫升酒精泡活竹节虫10条左右），约1周后，纱布过滤即成竹节虫酊，这种酊剂有消炎、杀菌、抗病毒、止痛、止痒等作用，疗效确切。我从1985年开始试用于临床至今，治疗病人数百例，收到良好的效果，而从未发现过不良反应，其治疗作用强且价廉。使用时直接用药棉蘸取酊剂涂擦于患处部位皮肤上即可。

荐方人： 云南西畴县兴街中心卫生院　戴光德

3476. 侧柏叶治腮腺炎见效快

侧柏叶，性味甘苦寒，无毒。祖国医学认为，侧柏叶具有凉血、消淤、清热之功效。

配方及用法： 取新鲜侧柏叶适量，用水冲洗干净后，捣烂，然后将鸡蛋清放入捣烂的侧柏叶内，拌匀成糊剂。用侧柏叶糊剂局部外敷，一般敷药2次见效，最多5次即可治愈。

临床实践证明，此方治疗腮腺炎时间短、见效快，疗效独特显著，无不良反应。

荐方人： 云南昆明市小坝干休所离休医师　郭筱宝

3477. 蟾蜍皮贴敷患处治痄腮3天见效

配方及用法： 蟾蜍1只。取蟾蜍用清水洗净，去头及耳后腺，将皮剥下剪成膏

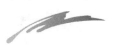

药样，表皮向外直接贴敷于患处。8小时左右可自然干燥而脱落，脱落后可浸水重贴或更换新鲜蟾蜍皮贴敷，至消肿为止。

疗效：治疗100多例，一般3天可愈。

引自：《江苏中医杂志》（1981年第6期）、《单味中药治病大全》

3478. 灯火灸治小儿腮腺炎可很快见效

李某，男，3岁。突然右侧腮腺肿胀，伴有发热、怕冷、全身不适，2天后，腮腺更加肿胀，张口困难，影响咀嚼。经检查右侧腮腺管口高度红肿，触摸感到表面灼热疼痛，体温38.2℃，诊断为流行性腮腺炎。用灯火灸右侧角孙穴，当晚热退，第二天腮腺肿胀明显消退，第三天即告痊愈。1周后，左侧腮腺又见肿胀，仍用灯火灸左侧角孙穴，第二日肿胀完全消退。经随访，未见有合并症及后遗症。

灸法：灯火灸，先将角孙穴处头发剪掉，常规消毒皮肤，然后用灯芯草对准穴位爆灸2～3壮，每日1次。连灸2次即愈。若肿势未退者，在腮腺、颊车穴上再爆灸1～2壮即可。

小儿痱子

3479. 我以硫酸庆大霉素涂痱子可使其自然消退

方法：把2支硫酸庆大霉素打破倒入酒盅，不需要稀释，用棉签蘸之外涂于痱子上，连涂数次，1天后痱子即可自然消退。（王庆军）

百姓验证：湖南衡阳市清水塘铅矿周永平，男，33岁，工人。他来信说："本厂职工邹华发的儿子因夏季气温高，头部生痱子喊叫不停，经本条方治疗，1天好转，2天痱子消除。"

引自：《健康报》

3480. 我应用冰黄酒治小儿痱子数百例均有效

配方及用法：生大黄6克，黄连5克，冰片4克，白酒或75%酒精150毫升。上药装瓶浸泡密封，可徐徐摇动使其充分浸透。用时取棉签蘸药酒涂搽患处，每天3～5次。

疗效：治疗小儿痱子数百例，一般用药1～2天即愈，有效率100%。

百姓验证：福建云霄县西园街287号方文魁，男，71岁，退休。他来信说："我

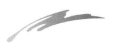

用本条方治好了小儿痱子。"

引自：《四川中医》（1985年第7期）、《单方偏方精选》

小儿皮肤瘙痒

3481. 生姜捣烂搽身可治小儿周身瘙痒

一小儿遍身作痒，将生姜捣烂以布包擦之而止。

引自：《名医类案》、《中医单药奇效真传》

小儿湿疹

3482. 茵陈蒿散治婴儿湿疹30例全部有效

配方及用法： 茵陈120克，青黛15克，冰片末5克。将茵陈蒿焙焦研细末，与青黛、冰片混匀装瓶封口，高压灭菌后备用。用时先取苍术、苦参各20克，黄柏15克，加水煎至500毫升，以消毒纱布蘸药液擦洗患处。如患处有渗出，用上药粉撒布；无渗出，则以香油调上药末成糊状涂敷患处，再以纱布包扎，隔天换药1次。

疗效： 此方治疗难治性婴幼儿湿疹30例，痊愈27例，显效3例。

引自：《山东中医杂志》（1989年第6期）、《单方偏方精选》

3483. 复方黄连霜治婴儿湿疹41例全部有效

配方及用法： 黄连粉15克，青黛、枯矾各10克，冰片3.5克，强的松150毫克，共研细末，加冷霜或雪花膏搅匀制成100克备用。每日2~3次外用，并停用其他药物。

疗效： 治疗41例，痊愈31例，显效9例，有效1例。

引自：《中医杂志》（1986年第5期）、《实用专病专方临床大全》

3484. 我运用四妙霜治婴幼儿湿疹32例全部有效

配方及用法： 白鲜皮、地肤子、枯矾各3克，青黛1克，单纯霜或香霜100克。先将前3味药研成极细末，再与青黛、单纯霜或香霜充分调匀，每天搽患处2次。

疗效： 用此方治疗婴幼儿湿疹32例，全部治愈，一般用药6~8次皮疹即可消退。

百姓验证：徐某，男，3个月。颜面、耳后、胸腹部见大小不等的潮红皮损，内有米粒大丘疹水疱密布，烦躁不安，哭闹4天。用此霜外搽3天后，皮疹消退，诸症治愈。

引自：《辽宁中医杂志》（1988年第4期）、《单方偏方精选》

小儿带状疱疹

3485. 单药当归治小儿带状疱疹54例均有效

配方及用法：当归适量研粉，依年龄大小每次服0.5～1克，4～6小时服1次；或用0.5克当归浸膏片内服，每次2～4片，4小时1次。

疗效：共治儿童带状疱疹54例，服药后1天止痛的有22例，2天止痛的有32例。带状疱疹一般在服药第3天有部分枯萎，不再发生新疹，第4天结痂。

引自：《中药大辞典》、《单味中药治病大全》

小儿尿布皮炎

3486. 紫草油治小儿尿布皮炎有疗效

紫草，含乙酰紫草素，具有凉血、清热解毒、除湿消肿止痒、化腐生肌活血之功效。紫草油制作简便，价钱便宜，使用方便，对治疗婴儿尿布皮炎具有疗效。

配方及用法：将紫草用水冲洗干净之后，切成小块放入大口瓶内，再加入生菜籽油，以淹过紫草为度，浸泡约20天，呈紫红色即可使用。搽药之前，先用温开水给婴儿清洗病变部分，然后用消毒棉球蘸紫草油涂于患区。每日早、晚各1次，一般搽2～3天可愈。

疗效：曾治疗婴儿尿布皮炎95例，均愈，且无任何副作用。

若在婴儿每次洗澡后，在腹股沟及周围涂点紫草油，则能预防婴儿尿布皮炎的发生。

如果在配方上略加改进，即以紫草为主，再加入大黄、黄柏2味药，则会增强消炎利湿、解毒止痒、化腐生肌及活血的作用，其效果更佳。方法：取紫草20克，大黄5克，黄柏8克，用水冲洗干净后，切成碎块，装入大口瓶内，再加入生菜籽油

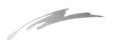

200毫升,浸泡1个月后即可使用。

荐方人:云南昆明市小坝干休所离休医师　郭筱宝

小儿脓疱疮(黄水疮)

3487. 我使用黄连素片治小儿黄水疮收到显著效果

配方及用法: 黄连素片剂6~10片(每片0.1克)。先用黄连素溶液(溶液的配制:取黄连素5片,放入盛有10千克温水的浴盆中,充分溶解搅匀)把患儿擦洗干净。再取黄连素1~5片(根据病变多少而定),放入调羹,用温开水适量使其溶解,调成稀薄糊状,用消毒棉签蘸取药液均匀涂于患处,每天早晚各1次,连续2~4天即可痊愈。

注意: 要现配现用,不需加其他药物。

疗效: 治疗42例脓疱疮患儿,平均治愈天数3.5天。

百姓验证: 患儿杨军,男,6岁。颜面有散在脓疱疮及脓痂,体温37.8℃,用紫药水外涂,青霉素每天240万单位静滴4天,疗效不佳,脓疱增多蔓延,遍布全身,体温升至39℃。后改用本方外涂1次,次日脓疱便收敛干结,体温渐降,复用2次即痊愈。

荐方人: 江苏太仓市　宋世良

引自:《亲献中药外治偏方秘方》

3488. 用龙蜂散治小儿黄水疮疗效好

配方及用法: 龙胆草、蜂房各6克,苦参10克,枯矾3克,黄豆8粒。前四药共研极细末,黄豆炒黑研末调匀装瓶备用。使用前先将疮面用淡盐水洗净,继以香油调上药末成糊状,敷于患处,每天换药2次。

疗效: 此方治疗小儿黄水疮37例,疗效满意,一般用药3~5天即愈。

百姓验证: 王某,男,3岁。鼻翼两侧及下颌部起黄水疮10余日,经中西医治疗无效。予龙蜂散调香油敷3天治愈。

引自:《山东中医杂志》(1990年第3期)、《单方偏方精选》

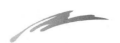

小儿暑疖

3489. 积雪草治小儿暑疖157例，有效率100%

配方及用法： 鲜积雪草30～60克（干品减半）。上药水煎去渣加冰糖适量代茶饮。另用鲜品适量捣烂绞汁，加中药粘香少许调成糊状，敷于患处。

疗效： 共治157例（全部未加用抗生素），服药2剂治愈者97例，3剂治愈者60例，有效率100%。

引自：《四川中医》（1989年第7期）、《单味中药治病大全》

3490. 疖疽小纸膏治小儿疖肿150例，有效率100%

配方及用法： 嫩松香2500克，藤黄50克，乳香、没药各20克，飞辰砂30克，麻油适量。将前四药用麻油熬成膏，离火稍冷，加入飞辰砂调匀，趁热摊于桐油纸上，如铜元大小，即成小纸膏，对折备用。用时将小纸膏用酒精灯或置热水杯旁烘烊掀开，剪圆外贴患处。未溃者每天换药2次，破溃脓出者每天更换2～3次。若伴发热者，可配合内服银花露、五味消毒饮等。

疗效： 此方外贴治疗小儿暑疖150例，均在3～9天痊愈，有效率100%。

引自：《江苏中医》（1988年第7期）、《单方偏方精选》

小儿水痘

3491. 小儿水痘自治有妙招

具体方法： 用棉签蘸醋精涂擦皮疹，以较大母疣为主，每日擦2～4次，擦2天后即可见疣体萎缩，周围微红，稍有痒感，此时应避免搔抓。5～7天疣体干枯脱落而愈，最长者涂擦半个月也可治愈。应注意隔离，以免传染他人。

引自： 1997年1月24日《家庭保健报》

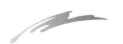

小儿水痘

3492. 口服西咪替丁治小儿水痘有效率100%

配方及用法： 西咪替丁（甲氰咪胍）。口服剂量为每天每千克体重15毫克，分3次服，3天为1疗程。可配合使用维生素B₁或维生素C，个别疱疹抓破感染者涂1%甲紫液，不再用其他药物。

疗效： 在服药后1~2天体温可恢复正常，瘙痒缓解，斑丘疹隐退。服药第三天全部疱疹干涸结痂，达到临床治愈。若有并发感染，虽大部分疱疹已干涸结痂，仍需给药1~2天，以巩固疗效。无不良反应，有效率100%。

引自： 《实用西医验方》

3493. 用灰黄霉素治小儿水痘有效率100%

配方及用法： 灰黄霉素，按每天每千克体重15~20毫克，分3次口服。治疗期间停用其他药物。

疗效： 治愈率达100%，2~3天即可治愈。

引自： 《实用西医验方》

3494. 银石汤治小儿水痘116例，有效率100%

配方及用法： 金银花、石膏各30克，玄参、紫草、泽泻各15克，薄荷9克，荆芥6克。每天1剂，水煎2次，共取药液250毫升，分2次服。

疗效： 此方治疗小儿水痘116例，均获痊愈。一般服药2~5剂，有效率100%。

百姓验证： 周某，女，7岁。发热并出疹1天，身上瘙痒，头面、躯干皮肤散在丘疹、疱疹，痘疹红润，清净明亮，内含水液；舌红、苔薄白、脉浮数。投银石汤2剂获愈。

引自： 《浙江中医杂志》（1989年第3期）、《单方偏方精选》

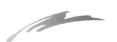

小儿冻疮

3495. 用蛋黄辣椒油治小儿冻疮疗效好

配方及用法：蛋黄5个，辣椒粉3克。将鸡蛋煮熟，取蛋黄，加入辣椒粉放入铁锅或大勺内焙焦压榨取油，瓶装备用。使用时将油涂于患处，用手掌轻搓皮肤发红，每天2~3次，一般冻疮2~3天可愈。复发者重复使用仍然效佳。

引自：《河南中医》（1992年第6期）、《单方偏方精选》

3496. 本方治小儿冻疮有效率100%

配方及用法：山莨菪碱。7~10岁每次2.5~5毫克，11~16岁每次5~10毫克，肌肉注射，均每日2次，连用4~6天。

疗效：有效率100%。对于局部溃烂及感染者给予抗生素治疗。

引自：《实用西医验方》

小儿秃疮

3497. 道士传出的治小儿秃疮方效验颇佳

配方及用法：石头花50克，硫黄5克，香油适量。将山顶老石头上的石头花用刀刮下，合硫黄细研，加香油调敷患处。

按语：此方系去内蒙古考察中，一汉族老人所传，自称少年曾患秃疮，多年不愈，一日一道人来其处化缘，见而怜之，传下此方，用后1个月痊愈。

引自：《医话奇方》

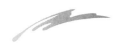

小儿脐湿

3498. 苍术煎服治小儿脐湿有效

罗某，男，3岁，1976年5月25日初诊。患儿半岁起患脐湿，已有2年多时间了，用龙胆紫药水、滑石粉、炉甘石、消炎膏、消炎粉外治无效。投以苍术30克煎服，1周后痊愈。2年后随访未复发。

引自：《四川中医》（1985年第3期）、《中医单药奇效真传》

小儿肚脐出血

3499. 用南瓜蒂治小儿肚脐出血200余例疗效较好

配方及用法： 南瓜蒂2~3个，香油适量。先将南瓜蒂焙研为末，分为2~3份。取1份用香油调匀后，涂在无菌纱布上，覆盖于肚脐部，外用胶布固定。每天或隔天换药1次。

疗效： 此方治疗小儿肚脐部出血200余例，均取得较好疗效。

百姓验证： 刘某，男，15天。患儿断脐带后，肚脐部有血渗出，经久不止，每于啼哭时出血加重。经用青霉素、止血芳酸等药肌肉注射无效，后又用双氧水涂肚脐部仍未见效。以此方治疗3天痊愈。

引自：《山东中医杂志》（1992年第1期）、《单方偏方精选》

小儿脐疮

3500. 用蚕茧冰片治小儿脐疮有效

配方及用法： 蚕茧2个，冰片2.5克。将蚕茧焙黄，加冰片研末撒局部。

按语： 路经辽宁凤城县红旗乡一带，遇一男婴，生后1个月脐间流脓不止，伴

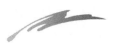

发热、哭闹等。我以冰片、蚕茧研末敷之，3日脓除，1周即愈。

引自：《医话奇方》

小儿脱脐

3501. 脱脐散治小儿脱脐768例，有效率100%

配方及用法： 枯矾、白芨、川黄柏各等份，共研细末，备用。用时取本散适量，撒入脐中，外以纱布覆盖，胶布固定，每日换药1次。

疗效： 经治小儿脱脐768例，有效率100%。

引自：《中医杂志》（1986年第1期）、《中药鼻脐疗法》

小儿脐风

3502. 马蜂窝白僵蚕治小儿脐风有良效

配方及用法： 马蜂窝（烧成灰）1个，白僵蚕1条，研细末，以白蜂蜜调敷脐中，外以消毒纱布覆盖，胶布固定。用于治疗小儿脐风，极有效。

引自：《中药鼻脐疗法》

小儿脐感染

3503. 小儿良效方"脐带粉"

配方及用法： 穿心莲、白芨、枯矾各等量。取净选的药物低温烘干，分别粉碎并过120目筛，各称取等量，混合均匀，置容器内进行30分钟高温灭菌，放凉分装，每小包3克。婴儿出生沐浴后，在脐带残端用75%酒精消毒，随即将"脐带粉"适量敷在其上，并以消毒纱布包好。以后每次沐浴后均用，直至脐带残端脱落。若脐带残端脱落后有分泌物，仍继续使用。

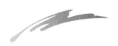

　　疗效：抽查1989年6月全部出生婴儿79名，临床应用观察记录和随访记录证实，"脐带粉"的清热燥湿、生肌收口和预防感染效果很满意，在敷药期间未发现有脐带出水湿润和感染现象，未发生毒副作用。

　　方解："脐带粉"是针对新生儿脐带残端未脱落前或脱落后容易发生感染和有分泌物现象，为保障新生儿的健康而研制的一种中药外用散剂。方取穿心莲清热解毒、燥湿之功，合以枯矾吸水、干燥、收敛、防腐及抑菌作用，加上白芨收敛止血、消肿生肌之能，三药相辅相成，增强了消炎杀菌、预防感染、收敛燥湿、止血的功效，达到使新生儿脐带残端局部收敛干燥，预防感染的目的。

　　荐方人：广西南宁市明秀东路34路广西民族医院　　朱坚

小儿麻疹

3504. 用尼可刹米治小儿麻疹，有效率100%

　　配方及用法：尼可刹米（又称可拉明）注射液。肌肉注射尼可刹米0.5～1.5毫升，每日1次，重症患者每日2次，疗程1～3天。有并发症者加用抗生素。

　　疗效：治愈率100%。临床观察，患者注射尼可刹米后均未发生不良反应，用药后可使前驱期向出疹期的过渡时间缩短，出疹顺利，减轻色素沉着，减少并发症。

　　引自：《实用西医验方》

3505. 我用此方治麻疹初起多例效果很好

　　配方及用法：鲜蒲公英40克，公鸡血20克，母乳20克。将鲜蒲公英捣烂取汁，加公鸡血、人乳和匀。每次服5克，每日2次。

　　按语：麻疹一症，以其发病急骤，来势凶猛，传染性强为人们所恐惧，故患病之后，多求诊于西医。然而，殊不知祖国医学治此症亦有独到之处。我治本病多例，用后疹透热退，诸症渐除。尤其于麻疹流行时，服此方可预防之。

　　引自：《医话奇方》

3506. 用羚羊角治小儿麻疹有效

　　1964年春麻疹流行。一日下午4点左右，一老汉仓皇跑来诉云："孙儿3岁，出疹，现狂躁不安，病情紧急。"余急往诊之，见患儿在祖母怀中狂躁不安，呼吸急

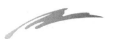

促，两目直视，红疹已现，此乃疹毒内陷，邪攻心包，热毒弛张，将欲动风之兆。遂急用羚羊角4.5克，分2次服。服药后1小时许，患儿安静，身热渐退，呼之能应，索水欲饮，饮后朦胧而睡。黎明时红疹再现，身微热，喘止，调养数日恢复健康。

引自：《河南省名老中医经验集锦》、《中医单药奇效真传》

3507. 本方治小儿麻疹效果很好

配方及用法：香菜根、大葱根各15克，冰糖60克，开水浸泡，每日1剂，代茶饮。

按语：香菜、葱根味辛，有解表清热、散寒通窍和透达之功能，如再加以冰糖甘寒养阴之品，即为辛温解表、甘寒益阴、清热之良剂。此方药味简单，价格低廉，容易自备，故为治疗小儿麻疹的优良方法。

荐方人：新疆托克逊县　张国范

引自：《中国当代名医秘验方精粹》

3508. 用樱桃水治麻闭可有起死回生之效

麻疹发而不出，谓之为"麻闭"，是极危险之症，以下秘方可治之。

配方及用法：用樱桃2~2.5千克，放入瓷坛之内，将口密封，以防止虫蚁进入。将坛埋入土中之后，约过两三个月，樱桃便化制成水。遇有麻闭患者，以此水一杯略温之后灌服，可起死回生。

引自：陕西人民教育出版社《中国秘术大观》

3509. 用家传秘方预防麻疹68人均未发病

配方及用法：将贯众制成粉剂，6个月至3岁小儿，每日2次（0.5克分2次服用）。连服3日为一期，每隔1个月使用一期。

疗效：在麻疹流行期共有68人服用此药，均未发病。

荐方人：河北张家口市　李天雄

引自：广西医学情报研究所《医学文选》

3510. 此验方预防麻疹100余例均未感染

配方及用法：紫草155克，升麻155克，桔梗310克，甘草155克，金银花310克。上药共为细末，每次用温水冲服1.5~10.5克。

疗效：1948年滦平县发现麻疹时，有百余名小孩服此药后未感染。

荐方人：河北承德　艾铺臣

引自：广西医学情报研究所《医学文选》

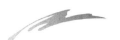

小儿夜啼

3511. 我女儿夜啼用本方治疗3次获显效

配方及用法：蝉蜕3个，竹叶3片，水煎服，每晚1剂。

我女儿1岁，夜间常哭，在医院治疗无效。邻居介绍此方，服3次哭止。

百姓验证：山西山阴县环境保护所丰继文的单位有位女同志，她的小孩每天半夜醒来得哭闹3小时左右才能入睡，用此方只喝1剂，夜里就不再哭闹了。

荐方人：河南罗山县　王远德

3512. 本方治婴儿哭闹有效

方法：将自己宝宝的哭声录于磁带上，当孩子再哭闹时，把哭声放给他听。婴儿对复制的哭声极为敏感，会流露出认真品评的意向，从而忘记哭闹。这对出生3~5个月的婴儿的哭闹习性，具有特殊的抑制作用。

百姓验证：辽宁义县东北街6号白翎按此方治好了邻居小孩的夜哭症。他说此方有效。

3513. 我用蝉蜕壳治小儿夜啼立竿见影

配方及用法：取蝉蜕壳15个（必须要大剂量）水煎，如开水一样给小儿频饮，一般服1~3剂即可止啼。如小儿心火燥热，可加天冬、麦冬、防风、知母、甘草同煎频饮，效果更佳。

我用蝉蜕壳一味治夜啼，主要是取其蝉者昼鸣夜息之意。小儿夜啼，尤其是对初生婴儿，白天整日睡觉，而到了夜间，精神特别好，不愿入睡者，使用蝉蜕壳，其效果立竿见影。（杨林森）

百姓验证：广西南宁市沈阳路156号农宣芝，男，55岁，工人。他来信说："我小外甥刚1岁多，他有个怪病，白天很正常，每到晚12点后都大哭大闹不睡，直到天亮，严重影响家人及邻居。后来用本条方和3522条方联合治疗，仅一星期就治好了，至今未再犯。"

3514. 用蝉蜕治小儿夜啼1剂见效

配方及用法：蝉蜕16个。将蝉蜕去翅、头、足，洗净泥土，水煎服，每日1剂。

疗效：用药1剂见效，3剂后不再复发。

引自：《实用民间土单验秘方一千首》

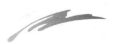

3515. 此夜啼汤治小儿夜啼症屡用屡效

主治：小儿夜啼。

配方及用法：党参、茯苓、白术（土炒）、山药、白芍、桔梗各6克，厚朴、枳壳、当归各4克，僵蚕、蝉蜕、薄荷各3克，前仁5克。水煎服每日1剂，日服3次。

疗效：服药后当晚可安睡，余症速除。对症守方，屡用屡效。

按语：小儿每在夜间啼哭不睡，多为后天不足，肝胃失和，"胃不和夜不安"，常兼风、气滞、乳食所伤而致胃肠气机拘急不畅发为本病。小儿夜啼汤为调理肝胃兼祛风解痉、行气缓急之方。凡小儿白天尚安，独每夜啼而不眠，或兼有消化不良症状者均可使用。本方临床验证已10余年。

荐方人：四川省青川县人民医院中医科主任　王绍生

引自：《当代中医师灵验奇方真传》

3516. 此方治婴儿夜啼百余例均见效

主治：婴儿夜啼。

配方及用法：白术、茯苓各5克，鸡内金4克，肉蔻3克，山楂、黄连各4克，木香、玄胡、甘草各3克，生姜1片。每剂煎3次，每次煎约15～20分钟，每次煎取药汁约20～30毫升，日服3次。呕吐者加陈皮4克，法半夏2～3克；腹泻者加前仁4克；腹胀重或膨隆如鼓、青筋显露，或大便不利，加莱菔子3克，大黄1克；咳嗽、鼻塞加荆芥4.5克，桔梗4.5克，杏仁4.5克；声嘶加蝉蜕3克，桔梗4.5克；脐疝，用铜钱或类似物，布包数层，置脐疝上，将其压平，系腰固定。

疗效：治疗婴儿夜啼100余例，均服药1～3剂痊愈。

荐方人：湖北省麻城市第二人民医院　远鄂生

引自：《当代中医师灵验奇方真传》

3517. 我以本止啼汤治小儿夜啼36例均获显效

配方及用法：五倍子1.5克，加水浓煎80毫升，于睡前顿服，每天1剂。

疗效：治疗小儿夜啼36例，均治愈。

百姓验证：任某，女，5个月。1个月来每夜啼哭，不得安睡。时现惊悸不安、面红、口渴、咽干、烦躁不安，舌红、苔薄白。其他检查未见异常，诊断为小儿夜啼。即投以此方药3剂，用后痊愈。随访半年未见复发。

引自：《浙江中医杂志》（1989年第10期）、《单方偏方精选》

3518. 灯芯草灰搽眉可治小儿夜啼

王某，男，6个月。患儿因肺炎入院，第五天晚上，突然烦躁不安，夜啼不已，

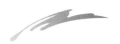

经查未见异常。诊见患儿面红，口渴咽干，烦躁不安，舌尖红，脉数。诊断为小儿夜啼。即将灯芯草蘸油点火烧成灰，再将灰搽于小儿两眉毛上。共经3次治疗，患儿夜啼痊愈，随访至今未见复发。

引自：《广西中医药》（1988年第5期）、《中医单药奇效真传》

3519. 单药黑丑敷脐治小儿夜啼更有效

韩某，男，1岁。1982年11月20日就诊。其父代诉：患儿白天没事，一到深夜12点无故哭闹，到天明前止。在医院检查，发育正常，未发现病变，服药月余，不见好转。即用黑丑7粒，捣碎，用温水调成糊状，临睡前敷于肚脐，胶布固定。次日喜告昨夜安睡未啼，随访1个月无复发。

引自：《中医杂志》（1983年第4期）、《中医单药奇效真传》

新生儿不啼

3520. 治婴儿出生不啼一妙招

凡是因难产或天气太寒，而婴儿生下不啼不哭，或者已死过去时，可急用新棉衣将其包好，再用纸捻（黄纸所卷之条）蘸上麻油，将其脐带慢慢烧断，则暖气入其脐，此婴儿便可以渐渐发声而活。如果事先贸然将脐带剪断，则婴儿必死，千万慎之。

引自：陕西人民教育出版社《中国秘术大观》

小儿盗汗

3521. 治愈小儿盗汗自汗的效方

配方及用法：黑大豆15克，黄芪10克，浮小麦5克。先将浮小麦炒至深黄色，合黑大豆、黄芪水煎，分早、晚2次服。

按语：自汗、盗汗一症，虽非大病重疴，然久之则耗伤气阴，我考察辽宁桓仁县时，遇一杨氏妇，其子患自汗3年多，白日不动即汗出不止，动则尤甚，且日见消瘦，一友传于此方而治愈。后传方于我，嘱我宝之，其后每遇此症，则投此方，屡收奇效。

引自：《医话奇方》

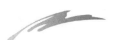

3522. 我运用五龙散治小儿自汗盗汗76例全部有效

主治：小儿自汗、盗汗。

配方及用法：煅龙骨、五倍子等份。上药研末，每次10克，用温开水或醋调成糊状，敷于患儿脐部（但邪盛时不可用之），用胶布固定好，晚上睡前敷，早上起床后取下。第二天晚上换药再敷，连续2个晚上。

疗效：治疗76例，显效54例，有效22例，总有效率100%。

百姓验证：广西玉林市外贸局丘家旭来信说："我小孙女出生6个月，白天和晚上经常出汗，衣服总是湿漉漉的，患此症已有2个多月时间。按本条方治疗，仅用2个晚上，盗汗现象得到明显缓解。"

引自：《江西中医药》（1988年第3期）、《实用专病专方临床大全》

3523. 我使用五矾散治小儿自汗盗汗30例全部有效

主治：盗汗、自汗。

配方及用法：五倍子、枯矾各15克，辰砂1.5克，共研细末，贮瓶备用。每取本散15克，以食醋调敷脐中（唾液调敷亦可），外以纱布覆盖，胶布固定。每日换药1次，至愈为止。

疗效：治疗30例，连敷2~5次后，均痊愈。

百姓验证：江西大余县南安镇北门78号赖和明，男，54岁，医生。她来信说："钟娜，女，3岁。患自汗盗汗，白天不吃饭，不活动也满头大汗。晚上睡觉浑身全是汗。她母亲为她用了止虚汗停、龙牡壮骨冲剂等药，仍没有效果。后来我用本条方为她治疗5次即愈，1年来未复发。"

引自：《笔者经验方》、《中药鼻脐疗法》

3524. 我用五倍子敷脐治愈小儿盗汗多例

配方及用法：五倍子10克，研末，加水少许搅成糊剂，睡前置患者肚脐中心，外用纱布固定。

百姓验证：广西桂林市七星路岩溶地质队周维新，男，67岁，退休。他来信说："3岁女孩文颜茹患盗汗，在卫生室打针吃药久治不愈，后用本条方治愈。"

荐方人：福建龙岩县　张金鹿

3525. 柏倍散治小儿麻痹症盗汗36例全部有效

配方及用法：生黄柏、五倍子各等份。上药共研细末贮瓶备用。治疗前将患儿的肚脐部洗擦干净，取药末适量（约将脐窝填满为度），用温水调成饼状，置于4厘米×4厘米见方的医用橡皮膏正中，敷于脐内，保留24小时换药。

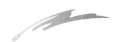

疗效：此方治疗小儿麻痹症患儿盗汗36例，全部有效。

百姓验证：张某，女，6个月。患儿1个月前罹患小儿麻痹症，并于瘫痪的第九天出现夜间盗汗，睡时遍身汗出如洗，醒后汗止，哭闹不安，时见午后低热，以此方治疗2次后盗汗止。

引自：《黑龙江中医药》（1991年第4期）、《单方偏方精选》

小儿惊风（癫痫）

3526. 我小外甥患抽风病用本方治愈

我外甥2岁时患抽风病，口吐白沫，上翻白眼，手脚抖动痉挛，人事不省，每天早晨天不亮犯病，四处求医无效。后得一方，用后痊愈。

方法：小碗内倒点白酒，找块玻璃打碎，将一带尖小块玻璃放白酒碗内浸泡一会，起消毒作用。用玻璃尖刺破患者的手指甲根部与肉相连处的肉皮上放血，十指全刺破挤血，脚也一样十趾全刺破挤血，一次即可痊愈。

荐方人：黑龙江嫩江县九三局尖山农场林业科　胡立德

3527. 我用抗痫散治小儿癫痫很奏效

小儿癫痫是临床常见疑难病之一，目前尚无有效的根治办法。近年来，我采用天津名医李少川所创的抗痫散方治疗小儿癫痫，有效率达87%。

配方及用法：太子参、茯苓、石菖蒲、胆南星、天麻、半夏、枳壳、沉香、青果、神曲、琥珀、川芎、羌活各40克，橘红60克。加减：风痰痫加钩藤40克，生铁落26克，朱砂4.5克；痰浊痫加天竺黄40克，瓜蒌40克；风痰火痫加山栀40克，薄荷40克，黄连15克，大黄25克；风痰淤痫加香附30克，牛膝40克，益母草30克；风痰惊痫加夜交藤40克，朱砂4.5克；风痰虚痫加党参40克，白术40克；伴肾虚者加服河车八味丸。

请医生诊断后再根据所属症型用药。将所需药物碾成细末，过120目筛制成散剂，或炼蜜为丸。6岁以下患者每次2~4克，每日2~3次；6岁以上患者每次4~8克，每日2~3次，用温开水冲服。1个月为1疗程，连服1~3个疗程即可奏效。

荐方人：湖南省汨罗市人民医院　李红辉

引自：1994年第4期《农村百事通》

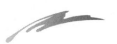

3528. 我用柴胡加龙骨牡蛎汤治癫痫4例疗效满意

配方及用法：柴胡、桂枝、白芍、党参、茯苓、法半夏各9克，生大黄、生姜各6克，生龙骨、生牡蛎各24克，黄芩45克，大枣3枚。每日1剂，水煎服。

疗效：治癫痫4例，疗效满意。

按语：柴胡加龙骨牡蛎出自《伤寒冷》，谓治"胸满烦惊"。方意是取小柴胡汤去甘草加白芍，以调和肝胆；加桂枝抑上冲气。龙骨是摄纳浮阳之要药，且龙牡得半夏与所加茯苓，能豁肝胆之惊痰，又佐以大黄，则痰滞得下行。

荐方人：北京中医研究院　函美中

引自：1974年第1期《新中医》

3529. 蝉僵散治小儿癫痫14例全部有效

配方及用法：蝉蜕30克，僵蚕、钩藤各15克，全蝎10克，朱砂5克。上药共研细末备用。每天服2次，1岁以内每次0.5克，1~2岁每次1克，2~4岁每次1.5克。年龄大者可酌情加量。

疗效：此方治疗小儿癫痫14例，服完1剂症状控制者10例，服完2剂症状控制者4例。

百姓验证：赵某，男，3岁。2个月来抽搐时时发作，每天10余次，发作时伴牙关紧闭，面色苍白，两目上视，口吐涎沫，二便失禁，苏醒后一如常人，诊断为癫痫。服苯妥英钠、鲁米那后稍有缓解。后以此方1剂，服4天抽搐大减，每天仅发2次，服完后未再发作。随访5年未复发。

引自：《浙江中医杂志》（1987年第5期）、《单方偏方精选》

3530. 治小儿抽风效方

配方及用法：将1个鸡蛋打开在锅内煎成小饼（不放油），然后把7片姜放在蛋饼上，少加点银箔后，立即将蛋饼卷四方块，外包一层红纸，轻轻地放在小儿头囟上（不可过热）。另外，找一块小儿尿布（要热乎点）盖在小儿头顶百会穴上。此时大人可将婴儿抱在怀里发汗，这样，凡是出生20天之内小儿抽风，汗出即可自愈。

荐方人：黑龙江依安县三兴镇保国村　高洪川

3531. 用螳螂子治小儿癫痫也有效

配方及用法：螳螂子30个（花椒树上者），杨树根内皮60克，朱砂30克，天竺黄15克，枳实15克，槟榔15克，全虫9克。先将前2味药焙干，与它药共研细末，分成49包。每日1次，每次1包，口服。

疗效：有效率95%，治愈率70%。

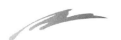

引自：《实用民间土单验秘方一千首》

3532. 一患儿服用单味蝉蜕两个月治愈了继发性痫症

陈某，男，9岁，1984年8月17日来诊。患儿于两年前因玩耍不慎伤及前额，受惊后，睡卧两天，醒后自觉头晕一阵，苏醒如常。间隔半年后，突然昏倒，不省人事，口吐白沫，四肢抽搐，两目上视，并伴有二便失禁。每天发作5～6次，每次发作3～5分钟可自醒，醒后除感疲乏外，其他如常。检查：意识清楚，神经系统检查未见异常。经脑电图检查，诊为继发性痫症。刻诊：神志清，发育正常，舌质淡，苔白腻，脉弦略滑。四诊合参，证属肝风挟痰，治宜疏肝息风，定惊止痉。用单味蝉蜕，每日15克，分3次，用温开水送服。半月后发作次数日渐减少，每天发作1～2次，每次最多30秒钟即清醒。又嘱其服药半月，症情大见好转，未见发作，患者寝食、二便如常。嘱再服2个月，以巩固疗效，随访至今正常。

引自：《黑龙江中医药》（1988年第5期）、《中医单药奇效真传》

3533. 一僧人献出"小儿安惊散"效方

清代湛举和尚治疗小儿惊风有一个效方，方圆几百里的群众都来向他求医，有人称这药是"小儿安惊散"。

配方及用法：全虫30克，僵虫18克，天麻6克，石菖蒲4.5克，天竺黄6克，真牛黄1.5克，珍珠0.15克，犀角3克，琥珀6克，朱砂（水分）1.5克。以上诸味药共研细末，装瓷瓶备用。用时每日2次。1岁以下婴儿每次0.15～0.24克，1～3岁小儿每次0.3～0.5克，4～8岁每次0.8～0.9克，9～12岁每次0.9～1.5克，13～16岁每次2.4～3克。

禁忌：生冷和有刺激性的食物。

按语：贞绪高僧也曾用此方治疗小儿惊风患者300余人，均收良效。

引自：《佛门神奇示现录》

小儿病后不语

3534. 云游和尚传出的治小儿病后不能言语效方

配方及用法：雄鸡1只，鸣蝉10只，九节菖蒲15克，北丽参、广木香各6克，麦冬、桔梗各12克，甘草9克。先取雄鸡用绳勒死，去毛及内脏后洗干净，用刀切去鸡头不用，其他部分砍碎，用文火焙干研为细末。将10只鸣蝉均去头足，亦用文

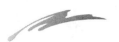

火焙干研末。然后将此2味合并，上药均焙干研末，再用等量之蜜糖炼为丸如黄豆粒大。每日3次，每次10粒，4小时服1次，开水送服。

疗效：连服10多天可有效。

荐方人：广西　李静

引自：广西医学情报研究所《医学文选》

新生儿幽门痉挛

3435. 扩幽解痉汤治新生儿幽门痉挛21例有效

配方及用法：蝉蜕9克，陈皮6克，木香、砂仁、枳壳各4.5克，半夏、甘草各3克。每天1剂，水煎服，早、中、晚各服1次或频频饮服。

疗效：此方治疗新生儿幽门痉挛21例，服药48小时内呕止者19例，72小时呕止者2例。

百姓验证：张某，女，18天。患儿呕吐6天，呕吐物为陈旧奶块，每天3～4次，量不多；大便每天一行，有时干燥。检查身体状态尚可，神志清，无脱水貌，腹部柔软，未触及肿块，肠鸣音正常。诊断为新生儿幽门痉挛。服此方1剂后呕吐止，2剂后呕吐未再发而愈。

引自：《陕西中医》（1990年第1期）、《单方偏方精选》

小儿梦游症

3536. 枣梅二黄汤治小儿梦游症颇有效

配方及用法：酸枣仁、乌梅、焦山栀各9克，川黄连2克，生大黄、石菖蒲各6克。每天1剂，水煎服。

疗效：此方治疗小儿梦游症颇有效。

百姓验证：冯某，男，11岁。患儿近半月来每夜23时后起床翻弄书本约30分钟，然后安静入睡；5天前开始每至午夜外出游走，白天问之均不知其故。诊见舌红、苔根黄腻，且患儿平素多痰涎。投此方4剂，并配琥珀抱龙丸早、晚各服半粒，用药后夜游消失。再进原方3剂以巩固疗效。随访1个月未再复发。

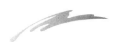

引自:《浙江中医杂志》(1988年第3期)、《单方偏方精选》

小儿生长痛

3537. 三藤汤治小儿生长痛40例有效

配方及用法: 桑枝、银花藤、宽筋藤、络石藤各12~15克,蚕砂、赤芍、菊花各6~9克,薏苡仁9~12克,甘草2~3克。每天1剂,水煎服,6剂为1疗程。

疗效: 此方治疗小儿生长痛40例,治疗2个疗程后均有效。

百姓验证: 朱某,男,5岁半。近半年来常于晚上双下肢疼痛,痛无定位,但以膝关节附近为甚。经父母按摩后疼痛减轻,有时一夜数次。白天玩耍自如,很少疼痛。否认有明显外伤史。曾往医院诊治多次,诊断为生长痛。经钙剂、鱼肝油、维生素B_1等药治疗无效,体检未见异常。舌红、苔白厚,X 线片双膝关节及下肢骨骼无异常,抗"O"、血沉均正常。以本方治疗3天痛止,继服3剂以巩固疗效,随访半年无复发。

引自:《新中医》(1993年第12期)、《单方偏方精选》

小儿肌性斜颈

3538. 正颈散治小儿肌性斜颈7例皆有效

配方及用法: 大黄、木香、桃仁、红花、山栀子、玄明粉各等份。上药研末混匀,装瓶备用。每次取药粉30~50克,以醋酸适量调匀敷于患处,用纱布、绷带包扎即可。一般2~3天换药1次。若敷后药粉干燥松散,可再加适量醋酸调润继续使用。

疗效: 此方治疗小儿肌性斜颈7例,全部治愈。随访1~3年均无复发。

百姓验证: 吴某,女,11个月。患儿出生2个月后头颈渐向右偏,右侧颈部有一条状肿物隆起,触摸无哭闹,经西药治疗未见好转。诊见头向右侧歪斜,下颌扭向左侧,头屈向左侧的功能轻度受限;右胸锁乳突肌肿胀,无红肿和灼热感,质硬,无波动及触痛。拟诊为先天性肌性斜颈。经用此方外敷1个月而痊愈。

引自:《单方偏方精选》(1988年第3期)、《广西中医药》

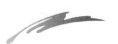

3539. 本方治疗小儿痉挛性斜颈12例全部有效

主治: 小儿痉挛性斜颈。

配方及用法: 生葛根、生黄芪各15克,川桂枝、防风、川羌活各6克,生白芍12克,宣木瓜、广地龙、伸筋草、生地、海风藤各10克,钩藤15克。水煎服,每日2剂,一般3剂见效。

疗效: 治疗12例小儿痉挛性斜颈全部有效。

荐方人: 浙江省新昌县人民医院医师 张林灿

引自:《当代中医师灵验奇方真传》

小儿麻痹后遗症

3540. 用儿麻散治小儿麻痹症瘫痪31例,仅2例无效

配方及用法: 制马钱子8克,制川乌、制草乌、地龙、萆薢各5克,黄芪20克,木瓜、川断、当归、狗脊、五加皮各10克。上药共研极细末,过120目筛备用。

视年龄及体质每次服0.5~2克,每天2次。可先从小剂量服起,渐加大剂量,10天为1疗程。一般治疗3~6个疗程。

疗效: 此方治疗小儿麻痹症瘫痪31例,治疗后主要瘫痪肌肉有2条肌力提高Ⅲ级以上20例,肌力提高Ⅱ级以上7例,肌力提高Ⅰ级2例,无效2例。

百姓验证: 张某,男,6岁。患儿因发热在某医院诊为小儿麻痹症,治疗月余后右下肢呈软瘫。诊见不能站立,爬行时右下肢不动,右股四头肌、小腿三头肌、臀肌等主要肌肉均松弛无力;左下肢正常。以此方治疗5个疗程,患儿可扶物步行。随访1年,步行稳健,右下肢无畸形。

引自:《陕西中医》(1993年第12期)、《单方偏方精选》

小儿摇头症

3541. 本验方治疗小儿摇头症疗效好

配方及用法: 僵蚕、天麻、防风、黄芩、钩藤各8克,石决明10克,白芍20克,川芎、

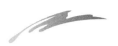

白附子、全蝎各6克，炙甘草3克，蜈蚣2条（去头足，研末，冲服）。水煎服，每日1剂。

　　疗效： 治疗1例9岁儿童，服上方3剂后，蚁行感消失，头摇、眼睑抽搐次数约减少至每分钟10次，苔转薄白。原方去黄芩，加葛根20克，木瓜10克，再进3剂而诸症悉除。嘱继服2剂，以巩固疗效。随访5年，未复发。

　　荐方人： 四川秀山县医院中医科主任　　杨军

　　引自：《当代中医师灵验奇方真传》

小儿阳强

3542. 用元明粉敷手心治小儿顽固性阳强有效

　　刘某，男，3岁。患儿阵发性阴茎勃起5个月，加重2个月，日发20余次，每次持续数分钟，发作时异常痛苦，且多于早晨醒后发作，晚上发作次数较少。患儿体质一向虚弱，自出生3个月开始，便腹泻、呕吐反复发作，至2岁时方愈。该病起自1982年11月，患儿突然频繁呕吐，同时阴茎勃起，腹部痛楚难忍，哭闹不安，日发3～5次，每次数十秒钟。后经中医推拿，西医对症治疗，十几天后，渐趋平复。1983年1月，因感冒发烧，鼻衄，引起旧恙，发作频繁，且逐渐加重，竟日达20余次，每至发作，痛苦哀号，用力掐捏阴茎，要求家长将其割去。曾就诊于中医，服过知柏、地黄汤加减40余剂，不见功效。遂又到某医院神经科治疗，该院以"勃起待查"的结论，给予维生素B_1、B_6治疗，仍无寸效。后又求治于某院推拿科，治疗10天不见好转，乃转诊于余。诊见患儿发育一般，面色憔悴，食欲不振，口干多饮，常有鼻衄，便秘，舌红苔少而燥，脉弦。审其舌脉，度其病情，确诊为"强中"。考虑患儿长期服药，有厌药情绪，故暂不给药内服。拟外用元明粉10克，经纱布包扎，每晚睡前外敷两手心，连用1周，发作次数明显减少，胃纳见好。再照方外用3次，病竟痊愈。

　　引自：《名中医治病绝招》、《中医单药奇效真传》

小儿缩阴

3543. 用本方治小儿缩阴症有效

　　一天，一位四十来岁的妇女走进我的诊室，"刘医生，我的小孩不知怎么的，

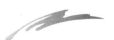

阴茎缩进去了，请你赶快去帮助治一治。"看她那副急匆匆的样子，严冬的早晨，虽然天气很冷，可她还是冒着热汗。清晨，我刚洗完脸，一听到缩阴，就觉得有点茫然。在学校老师没有讲过缩阴症，中医儿科教材也没有设这一疾病的脉症。一个刚从学校走上医生工作岗位的我，就遇上这样一种疾病，真叫人感到为难啊！但是作为一位医生，怎能推脱自己的责任呢？只有硬着头皮说："好，我这就去。"

打开门，一走上泥泞的小路，一股股冷气袭来，这时才猛然想到"冷缩热胀"的物理性能来，遇冷则缩，遇热则胀，这是一种自然现象呀！缩阴也就情同此理了。此时我才有所醒悟，立即对那妇女说："嫂子，你先跑步回去生个大火炉，要你小孩烤着火。另外用个盐水瓶，灌上一瓶开水，用干毛巾裹着，放在孩子的小肚子上熨着，不要烫皮肤就是了，我随后就到。"当我慢慢地走到她家时，她说她按照我的说法做了之后，小孩的小腹不抽痛了，阴茎也不再往里缩了。我连说"好！"当即开了个处方：麻黄附子细辛汤合桂枝汤，2剂后缩阴也就痊愈了。

引自：《中医药奇效180招》

小儿阴疽

3544. 芥艾敷剂治小儿阴疽2日消除

配方及用法： 白芥子、艾叶各30克。上药同捣烂外敷患处。

百姓验证： 瘳某，男，10岁。1年前暑天右大腿内侧接近前阴处起一核，如鸡蛋大，按之痛，舌白滑，脉沉细。以此方治疗1次，2天后消除。

引自：《四川中医》（1983年第4期）、《单方偏方精选》

小儿阴茎肿

3545. 鸭子涎液治小儿过敏性阴茎包皮水肿效果显著

配方及用法： 鸭子涎液。给鸭子灌入少许明矾水，或塞入少许生姜，然后把鸭子倒挂取涎液，用鸭毛或棉签蘸鸭子涎液遍涂小儿阴茎。

疗效： 治疗小儿过敏性阴茎包皮水肿数十例，均获显效。

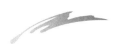

引自:《湖北中医杂志》(1984年第6期)、《单味中药治病大全》

3546. 单药大蓟根膏外敷治小儿阴茎肿有效

林某,男,5岁。阴茎肿胀,色如水晶发亮,茎头已弯扭,小便不畅,疼痛,行走不便,哭闹无休,查无他因,诸药用之无效。遂以大蓟根捣细绞汁盛碗中,待其成膏状后,敷在阴茎上,外用布包,即觉痛止。1天后肿消,溲畅,茎头弯扭亦恢复正常。

引自:《江苏中医杂志》(1980年第6期)、《中医单药奇效真传》

小儿龟头炎

3547. 单用艾叶洗剂治小儿龟头炎有效

配方及用法: 艾叶10克。将艾叶洗净,加水约200毫升,煎1~2分钟,去渣取药液,置于广口瓶中加盖,待其自然冷却后,用其浸洗阴茎,每次10~15分钟,间隔20~30分钟再浸洗。

疗效: 此方治疗小儿龟头炎很有效。

百姓验证: 刘某,男,3岁。家长发现其阴茎肿大,小便困难,哭闹不安。检查阴茎仅包皮水肿似青枣大。以此方药浸洗治愈。

引自:《浙江中医杂志》(1987年第3期)、《单方偏方精选》

3548. 大蒜外敷治小儿龟头炎20分钟见效

配方及用法: 生大蒜1枚(大者为佳)。将生大蒜用慢火烧熟后捣烂如泥状,敷患处。

疗效: 此方治疗小儿龟头炎极有效。

百姓验证: 李某,男,3岁。患儿龟头红肿,瘙痒疼痛,两下肢不能靠拢,排尿困难。以此药外敷20分钟后,红肿渐消,排尿自如。

引自:《河北中医》(1988年第5期)、《单方偏方精选》

3549. 威灵仙洗剂治小儿龟头炎当天可见效

配方及用法: 威灵仙30克,每天1剂,加水500毫升,浓煎去渣,用药液温洗小儿龟头,每天洗4~6次。

疗效: 此方治疗小儿龟头炎,疗效满意。

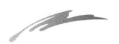

百姓验证：刘某，男，3岁4个月。患龟头炎1周，曾肌注青霉素2天，效不佳。诊见龟头肿胀甚，小便时痛。以此方治疗后，第一天肿胀缩小，外洗3天后，肿胀全消。

引自：《中医杂志》（1992年第8期）、《单方偏方精选》

小儿睾丸炎

3550. 青黄散治小儿睾丸炎8例全部治愈

配方及用法：大青叶、大黄、芒硝各30克，冰片3克。上药共研细末，加入适量蜂蜜调匀备用。用时将上药外敷于患处，并用纱布块固定，每天换药1次，3天为1疗程。

疗效：此方治疗睾丸炎8例，2~3天治愈者6例，4天治愈者1例，加用内服药7天治愈1例。

百姓验证：冉某，男，6岁。双侧睾丸肿痛，发热1天，曾在某医院诊为睾丸炎，经用抗生素治疗无效。诊见双侧睾丸红肿拒按，舌红、苔黄，脉弦数。此系肝经湿热。用上方治疗，次日睾丸红肿基本消散，再换药1次，3天后诸症悉除。

引自：《四川中医》（1984年第1期）、《单方偏方精选》

小儿病毒性脑膜炎

3551. 清解汤治小儿病毒性脑膜炎30例全部治愈

主治：小儿病毒性脑膜炎。

配方及用法：薄荷、双花、葛根各20克，生石膏、生地、党参各30克，滑石、玄参、蝉蜕（去足）、菖蒲各15克，甘草10克，水煎服，每天1剂，每天服2次。抽搐加钩藤15克，桑枝15克，白僵蚕15克；便秘加枳壳、大黄各10克；项强神昏，烦躁不安加川连5克，葛根20克；头痛剧烈加白芷15克，茅根30克，茵陈30克。

疗效：治疗30例，全部治愈。退热时间：治疗组平均3.5天，对照组平均7天。

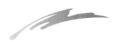

头痛、呕吐、项强消失时间：治疗组平均4.5天，对照组平均8天。

疗程：治疗组平均6天，对照组平均11天。以上三项对比，差别显著。

按语：此组病毒性脑膜炎多发生在7~9月份，按中医论属于温病范畴，其诊断与治疗主要分为恶风、化热、入营、伤阴四个时期。该组病人主要属于前两期。此方可以达到宣肺解表，益气生津之目的。故应用于病毒性脑膜炎初期治疗，效果甚好。

荐方人：吉林省油田职工医院副主任医师　刘耀江

引自：《当代中医师灵验奇方真传》

小儿乙脑后遗症

3552. 用地龙治疗乙型脑炎后遗症10例皆获佳效

配方及用法：淡红色的鲜地龙（绿色而蜷曲者不宜用），以冷水洗净，不必剖开，每100克加开水约50毫升，炖汤内服，重复炖2次，30天为1疗程。小儿用量每次100~200克。

疗效：用上法治疗乙型脑炎后遗症，见有肢体不能活动，神志痴呆，语言不利，声哑，吞咽困难症状者10例，取得满意疗效。

引自：《新中医》（1983年第4期）、《单味中药治病大全》

小儿淋巴结核

3553. 家传秘方治颈淋巴结核疗效佳

配方及用法：猫爪草30克，盘肠草（老南瓜种子果实内萌发的幼苗）、夏枯草、玄参、牡蛎各25克，桔梗、苏梗、郁金、香附各9克，麦冬、生地、丹参、丹皮各15克。共研为细末，炼蜜为丸（如梧桐子大小）。3~6岁日服9~18克，7~9岁日服27~36克，10~14岁日服45~55克，15岁以上日服60克，分作3次用淡黄酒送服。1个月为1疗程。

引自：1997年第5期《农村百事通》

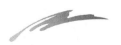

小儿各型肝炎

3554. 茅根二草汤治儿童黄疸型肝炎83例全部治愈

主治：儿童黄疸型肝炎。

配方及用法：白茅根、车前草、金钱草各15克，上药煎15～25分钟取汁，约300毫升，每日1剂，日服3次，10天为1疗程。热重加茵陈、黄柏各10～15克，大黄5克；湿重加猪苓、泽泻、藿香各10克；脾虚加炒白术、茯苓、炙甘草各10克；恶心欲吐加姜半夏10克，砂仁5克；腹胀、纳呆加青皮、陈皮各10克，炒谷芽、麦芽各10克。

疗效：治疗儿童黄疸型肝炎83例，全部治愈，肝功能连续复查2次（20天复查一次）正常。其中，1个疗程治愈者26例，2个疗程治愈者48例，2个疗程以上治愈者9例（内有3例在治疗过程中合并外感）。服药最少6剂，最多27剂。有效率100%。

荐方人：安徽省长丰县中医院内科主任　崔贤俊

引自：《当代中医师灵验奇方真传》

3555. 四药水煎饮治小儿黄疸型肝炎效果好

配方及用法：绵茵陈180克，金钱草90克，川郁金60克，粉甘草15克，红糖适量。每日1剂，水煎取液冲红糖当茶饮，每日3～5次。

疗效：此方治疗小儿黄疸型肝炎250例均有效。

引自：《陕西中医》（1989年第1期）、《单方偏方精选》

3556. 茵郁板枣汤治小儿黄疸型肝炎171例，有效率100%

主治：小儿病毒性急性黄疸型肝炎所引起的身目尿黄、脘痞纳呆、恶心厌油、身倦乏力、肝脾肿大等症。

配方及用法：茵陈10～15克，郁金8～12克，板蓝根10～15克，蒲公英15～30克，虎杖10～15克，大枣10～15克。上药煎15～20分钟取汁300～450毫升。每日3次或少量多次频饮。呕吐重者加姜半夏6～10克，黄疸持续不退者加赤芍10～30克。

疗效：治疗住院患儿171例，临床治愈（主要症状消失，肝脾回缩至正常，肝功能恢复正常）138例，基本治愈（主要症状消失，肝脾回缩接近正常，肝功能基

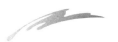

本恢复正常)17例,显效(主要症状、肝脾肿大及肝功能均明显好转)16例,治愈率91%,总有效率100%。一般疗程10~21天。

荐方人:湖北省枝城市中医医院肝病科主任　杨发周

引自:《当代中医师灵验奇方真传》

3557. 金车白虎汤治小儿急性黄疸型肝炎330例,有效率100%

配方及用法: 金钱草、虎杖、白英各2500克,车前草5000克。上药煎2次,分别取汁,混合,再浓缩至8000毫升,加适量防腐剂及食糖,分装16瓶(每瓶500毫升)。每日3~4次,每日1~3岁50毫升,4~7岁60毫升,8~12岁70毫升,13~16岁80毫升。

疗效: 330例患儿中,治愈231例,显效91例,好转6例,有效2例,有效率100%。

引自:《上海中医药杂志》(1988年第6期)、《实用专病专方临床大全》

3558. 白茵奇金汤治小儿病毒性肝炎120例,有效率100%

配方及用法: 白毛藤、金钱草、奇良各7克,绵茵陈12克,陈皮5克。此为10岁儿童剂量,可根据患儿年龄适当增减。每天1剂,水煎服。

疗效: 此方治疗小儿病毒性肝炎120例,痊愈116例,好转4例,有效率100%。

百姓验证: 郑某,5岁。近日患儿倦怠,恶心厌食,面目俱黄,小便短少而色黄,大便2天未行,舌红、苔黄腻,脉弦数。检查肝肋下2.5厘米,剑下3厘米,质软有压痛。以此方稍减量加竹茹、山楂肉各5克,生大黄(后下)2克,生甘草3克,服7剂后黄疸渐消。继上方去竹茹,再进7剂,黄疸消退,肝功能检查正常。随访3个月,病未见复发。

引自:《浙江中医杂志》(1990年第7期)、《单方偏方精选》

3559. 退黄复肝汤治小儿急性黄疸型肝炎50例皆治愈

配方及用法: 茵陈30克,栀子10克,生大黄6克,赤芍15克,板蓝根30克,木通6克,车前子、炒神曲、麦芽、山楂各15克,甘草3克,水煎服。

疗效: 治疗50例,2周痊愈20例,4周痊愈27例,8周痊愈3例,治愈率100%。

引自:《中医药研究》(1993年第4期)、《实用专病专方临床大全》

3560. 单用生大黄治小儿急性黄疸型肝炎很有效

费某,男,15岁,学生。患黄疸病曾服中药19剂(茵陈蒿汤),黄疸未退,身目更黄,尿少,神乏。某医院确诊为"急性黄疸型肝炎"。经保肝治疗,巩膜黄染始终未

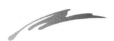

退，邀余诊之。寸脉虚弱，右关脉略浮，苔霜垢，边稍红，未显齿痕，肝区触有压痛，尿色如浓茶，便溏，镜检"—"。询病史，患病初有往来寒热，自服止疟片，病未去，且右胁反感不适。施一味生大黄30克，嘱其煎服，当午泻便呈煤渣色，解后体舒，是夜寐香。旦日思纳，精神始振。共服9剂后，黄疸消尽。复以他药善后调理，病愈。

引自：《新疆中医药》（1986年第1期）、《中医单药奇效真传》

3561. 干（鲜）茅根代茶饮可使小儿肝功能恢复正常

杜某，女，8岁。家长代诉食欲减退、全身疲乏4天，目黄、尿色如浓茶样2天。诊见舌质红，苔黄腻，脉滑数。体检：肝大肋下一指，质软，有压痛。肝功能：黄疸指数18单位，谷丙转氨酶300单位。嘱用鲜茅根一把，洗净，或干茅根60~120克，宽水煎汤，加足量白糖，为1天量，代茶饮。服用半个月后症状减退，复查肝功能已正常。

引自：《中医杂志》（1983年第3期）、《中医单药奇效真传》

3562. 小儿肝炎用此快速疗法20天可治愈

配方及用法：三叶人字草15克，水煎服，每日早、晚2次分服。维生素$B_1$10毫克，维生素$B_6$10毫克，维生素C50毫克，每日2次。

疗效：三叶人字草加维生素治疗小儿病毒性肝炎，一般在服药的第一天食欲就明显改善，1个疗程（20天）可治愈。

禁忌：辛辣等刺激性食物及高脂肪饮食。

百姓验证：张某，男，9岁。1992年元月10日，患儿因发热、食欲不振、厌油、恶心、乏力等前来就诊。肉眼观察：巩膜及全身皮肤黄染。体检：肝肋下3.5厘米，明显击痛及压痛。肝功能检查：黄疸指数15U，GPT160U。连续服上述药物20天，黄疸指数及GPT均转为正常，服药期间未出现任何副作用。

三叶人字草性味甘、淡、凉。功能：清热、解表、消积滞，再加适量维生素，进一步调节人体的新陈代谢，因而达到迅速治愈的目的。

荐方人：安徽省和县白桥镇兴隆卫生所　孙少贵

小儿破伤风

3563. 用蝉蜕酒治小儿破伤风有效验

配方及用法：蝉蜕50克，白酒20克。上药加一碗水，煎煮约100毫升，一次顿

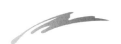

服。服后患儿盖被暖卧。

疗效：此方治疗小儿破伤风有效验。

百姓验证：何某，女，8岁。患儿15天前被钉划伤左手食指，因伤口小而未介意。后恶寒发热，头项强痛，今夜患儿忽口噤难开，牙关急紧，项强不利，手指拘挛，四肢阵发性抽搐，大有角弓反张之势而急诊。检查伤口长约0.4厘米，边缘苍白，未见红肿。此系破伤致痉，急用此方治疗。服药约20小时后，患儿渐醒，头似蒸笼，通身大汗，腥臭熏鼻，抽搐不再发作。续用蝉蜕10克水煎当茶饮而获效。

按语：破伤风乃急重症，应及时送医院救治。若条件有限，可用蝉蜕治疗，要求用量较大，吞末30克，煎服用50克，须用酒煎服（酒用量依患者饮酒量而定）。

引自：《浙江中医杂志》（1989年第9期）、《单方偏方精选》

小儿淋巴结炎

3564. 消痰化结汤治小儿淋巴结炎50例全部有效

配方及用法：浙贝母、玄参、连翘、夏枯草各10克，牡蛎、鸡内金各6克，柴胡3~6克，陈皮5克，甘草3克。若淋巴结肿大明显，质地较硬，疼痛较甚，加水蛭（先煎）1~2克；合并化脓性扁桃体炎，加蒲公英、败酱草各10克。每日1剂，水煎2次，分4次服。

疗效：治疗50例，痊愈（肿大淋巴结消失，伴症解除）35例，好转（肿大淋巴结明显缩小，伴症解除或改善）15例。

引自：《新中医》、《实用专病专方临床大全》

3565. 我小外甥患淋巴结炎用壁虎治愈

我小外甥5岁那年，得了满脖子淋巴结炎，大的如枣，小的如玉米粒，经多方治疗无效。正在发愁之际，忽得一验方，用后确实有效，没用1个月时间，就治好了。

配方及用法：活壁虎30条，火焙焦黄。早、晚各1条，配馍吃，服完自消。

注：上方主要治未成疮的淋巴结炎，已成疮者不能用。如身内有毒气，服后可能身上会出红疙瘩，但数日后可自消。

荐方人：河南焦作煤炭工业学校　　张坤

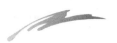

小儿夏季热

3566. 我小儿的夏季热病用本方1次治愈

配方及用法：冬瓜叶、丝瓜叶、南瓜叶各约30克，冰糖50克，加清水400毫升煎至200毫升，待温喂服。

百姓验证：我小儿患夏季热，打针吃药1个多月无效，后用本方1次治愈。

荐方人：江西九江市星庐瓷土矿瓷厂　杨金泉

3567. 板蓝根治疗小儿暑热症52例全部有效

近年来，我以板蓝根治疗小儿暑热症（又名夏季热），取得较满意的效果。

配方及用法：板蓝根冲剂150克，开水冲服，或板蓝根140克煎液，每日分2~4次口服，3天为1疗程。

疗效：治疗52例，1个疗程治愈者45例，2个疗程治愈者7例，总有效率100％。

荐方人：浙江省平阳县水头镇卫生协会　赵坚新

引自：1997年第3期《中国民间疗法》

小儿过敏性紫癜

3568. 凉血饮治小儿过敏性紫癜32例全部治愈

配方及用法：生地、当归、蝉衣、黄芩、白芨、元参各10克，紫草、双花、仙鹤草各15克，生地榆12克，三七（冲）6克。每日1剂，水煎服。7天为1疗程，一般服2~3个疗程。皮肤型紫癜消退后再服3~5天即可。腹痛加木香、元胡、白芷各10克，关节红肿痛加牛膝、独活、鸡血藤各10克，合并紫癜性肾炎加茅根、车前草、大小蓟各10克。同时口服雷公藤片，每次1片，每日3次。

疗效：治疗32例，临床治愈率100％，疗程最短7天，最长20天。

荐方人：河北省秦皇岛市第二医院副主任医师　魏秀红

引自：《当代中医师灵验奇方真传》

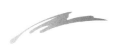

幼儿硬脑膜下积液

3569. 红小豆粉敷头治幼儿硬脑膜下积液12例皆愈

配方及用法： 红小豆适量。将红小豆磨成细末备用。将患儿头发剃光洗净，再把红小豆粉用温水调成糊状，敷在患儿前囟门及其周围，前至前发际，左右至耳上2厘米，后至头顶，厚度约1厘米，纱布包扎固定，每天换1次药。

疗效： 此方治疗幼儿硬脑膜下积液12例，全部治愈。

引自：《山东中医杂志》（1992年第3期）、《单方偏方精选》

小儿先天性脑积水

3570. 皂角膏涂头治小儿先天性脑积水有显效

配方及用法： 胖大无蛀皂角1500克，去籽研碎，艾叶62克，放铁锅内加水约7500毫升，武火煎2小时，过滤，加热浓缩，不停搅拌，表面起大花时，用铲子翻动，至能用筷子扯出长黏条时离火，稍冷后放入麝香0.9~1.5克，搅匀，装瓷缸内。剃去头发，洗净，将膏均匀涂于整个头部，颅缝、前囟厚些，白布包扎严，胶布固定。2个月换1次药。共3~5次。敷药1周后，尿量增多，3周后即见效。

百姓验证： 一患儿，5岁，生下3个月时头颅增大，颅缝分裂，眼球突出、下视，左腿抖动，6个月后头渐大，叩诊破罐声。9个月时接受治疗，2个月后头颅停止增大，14个月上述症状消失或减轻，智力发育与同龄儿相同。

说明： ①涂后小儿哭闹，1~2日便安然，一般不需处理。②夏季有时局部糜烂、渗出，不影响治疗，可将化脓处白布剪开，排液，涂龙胆紫2次，当日再用膏涂原处。涂药不可流入眼内。

引自：《常见病特效疗法荟萃》

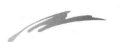

小儿软骨症

3571. 此秘方治愈多例小儿软骨病

主治：小儿软骨病（小儿3～4岁不能行走，肢软无力）。

配方及用法：菖蒲、北五味、制附子、肉桂、熟地各6克，萸肉、巴戟、远志肉、苁蓉、麦冬、续断、碎补、牛膝、归身、大枣各9克，北芪12克，牛骨髓124克。上药研末，牛骨髓蒸熟和药末炼蜜为丸如指头大。每次服2丸，日服3次，淡盐汤送下。

禁忌：忌食水果及寒凉食物。

疗效：连服药丸四料生效，治愈多人。

荐方人：湖南　方德星

引自：广西医学情报研究所《医学文选》

女童性早熟

3572. 此祖传验方治女童性早熟有效验

主治：女童性早熟，月经过早来潮、白带多。

配方及用法：茅莓30克，荔枝草30克，泽兰15克，丹参9克，甜菜籽30克，炙甘草5克，公英15克，卤地菊30克，香附9克，白背叶15克，赤地利15克。失眠加双钩藤15克，脚抽筋加生地15克。每日1剂，水煎，分2次服，连服60剂左右。

疗效：观察治疗30余例，大部分病人服药60剂左右症状消失，月经停止，乳房缩小，恢复正常体型。

荐方人：福建福州　马长福

引自：广西医学情报研究所《医学文选》

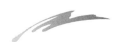

小儿中药中毒

3573. 甘草绿豆汤治小儿中药急性中毒36例均治愈

配方及用法: 甘草、绿豆各9克,水煎频服。

疗效: 此方治疗小儿中药急性中毒36例,均获痊愈。部分病例辅以洗胃、导泻、补液。

百姓验证: 邹某,男,6个月。因患儿发热半天,5小时前一次给服小儿奇应丸40粒(过量5~7倍),服后遂大汗淋漓,全身冰凉而住医院。体检体温36℃,呼吸56次/分,发育、营养中等,精神差,咽部充血;心率160次/分,心律齐,双肺呼吸音正常;腹软,肝右肋下1.5厘米。即予洗胃、补液处理,后以此方频频喂服2天,痊愈出院。

引自:《湖北中医杂志》(1988年第2期)、《单方偏方精选》

小儿误食异物

3574. 用韭菜可急救小儿吞针

配方及用法: 韭菜适量。将韭菜切成10厘米长,煮半熟一次吃下。

百姓验证: 张某,男,6岁。患儿于1989年6月10日上午不慎将一枚大头针吞入腹内,即来急诊。X线检查,针在胃幽门部。即取鲜韭菜400克,如上法一次吃下,次日上午大便时,见韭菜裹着大头针排出,遂愈。

引自:《四川中医》(1990年第11期)、《单味中药治病大全》

小儿气管异物

3575. 我用此法已成功地抢救了9例气管有异物的患儿

异物误入呼吸道,如实在来不及送医院的,应立即采取紧急措施。现介绍

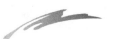

一种简便易行而又行之有效的气管异物排除方法：令患者抬起下巴，使气管变直，施术者从身后将其抱住，右手握拳，拇指藏于拳内，按压于患者脐与剑突连线正中处，左手按压在右拳上，然后突然向后上方用力推压（注意不要伤其肋骨），重复上述动作，直到使患者呛在气管内的异物吐出。这样，患者感觉一股气流猛从气管中冲出，排出异物。多数患者1~3次就能获得成功。

其作用机理是：突然增大了腹内压力，使横膈膜上抬而推挤胸腔，迫使肺泡余气经气管冲向喉部，卡在气管内的异物由于突然产生的气流冲击作用，被"驱逐出境"。

我用此法已成功地抢救了9例气管内有异物的患儿。据不完全统计，近10多年来，运用此法全世界已成功地抢救了近万例气管异物患者的生命。此法不成功，要马上去医院抢救。（许昌华）

引自：1996年2月16日《家庭保健报》

第十八篇

妇科疾病

阴　痒

3576. 我用三种西药治阴痒300多例效果都很好

配方：氯霉素0.25克，强的松5毫克，灭滴灵0.1克。

百姓验证：辽宁抚顺海浪乡张文山，男，52岁，医生。他来信说："村民王兴涛的爱人患阴道炎和外阴瘙痒多年，经乡医院治疗，用过很多药，只能缓解不能根除，患者十分痛苦。后来按本条方试治，1个疗程见效，2个疗程后痊愈，效果非常好。至今未复发。"

荐方人：江苏省江宁县东善乡　耿万龙

引自：广西科技情报研究所《老病号治病绝招》

3577. 此验方治外阴瘙痒7天见效

配方及用法：蛇床子15克，地肤子20克，白癣皮20克，苦参30克，黄柏30克，蒲公英30克，煎水500毫升于盆中坐浴半小时。每晚1次，一般用5~7天即可见效。

荐方人：江西省新建县中医院妇产科　宋军英

3578. 我患阴痒用本方治疗3天就痊愈了

配方及用法：黄柏45克，蛇床子60克，苍术45克，白矾30克。上药分为3剂，每剂煎熬后用干净手巾在阴道部擦洗3次。

百姓验证：辽宁锦州市生产资料公司刘凤岭来信说："我曾患有阴痒，白天在众人面前不敢挠，晚上用高锰酸钾和洁尔阴洗也无济于事。当时我也没有去医院，而是用本条方试治，结果仅治1天就有明显的好转，治疗3天就痊愈了，才花5元钱。"

荐方人：河南许昌县陈曹乡　李全恩

阴部溃疡

3579. 单用大黄粉治外阴溃疡8例全部治愈

配方及用法：大黄100克。上药研成极细面，过120目筛备用。用高锰酸钾水

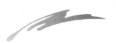

清洗局部溃疡后，在溃疡表面外敷此大黄粉。

疗效：治疗8例患者，其中2例为单纯性溃疡，2例由外阴白变病封闭治疗后引起，4例为白塞氏综合征之外阴溃疡。用本法治疗后全部获愈。

引自：《山西中医》（1991年第2期）、《单味中药治病大全》

3580. 用红霉素眼膏治阴部溃疡10天可愈

根据我的体验，红霉素眼膏外用可以治疗阴部溃疡。方法：在沐浴或局部清洗后，用棉球蘸酒精或白酒对患处进行重点消毒擦洗，这时会出现局部剧痛，但几分钟就会消失。随后用红霉素眼膏涂在患处，每2天换1次，高温地区可以1天洗换1次，一般10天就会痊愈。但以后在沐浴后，也要把红霉素眼膏当护肤膏，坚持用1个月，待到皮肤恢复健康，其免疫力加强，就会巩固下去。（丁其光）

阴道炎

3581. 我用桃树叶治滴虫性阴道炎效果很好

我用桃树叶治疗42例滴虫性阴道炎患者，有效率达98%。

配方及用法：鲜桃树叶150克，苦参100克。将鲜桃树叶、苦参装入瓦罐或砂罐内，加水500毫升煎熬20～30分钟，去掉药渣，倒在浴盆内趁热坐浴。每次坐浴20分钟，早晚各坐浴1次，连用1周。

百姓验证：辽宁清原县湾甸子镇二道湾村王安才，男，53岁，农民。他来信说："我妻子的妹妹是医院妇科医生，用本条方治好妇科病患者3例。"

荐方人：四川省梁平县礼让镇新拱村　唐常霞

引自：广西科技情报研究所《老病号治病绝招》

3582. 老母鸡莫合烟治滴虫病有奇效

配方及用法：老母鸡1只，莫合烟1把。将莫合烟放到烫鸡的水里（老母鸡捞出），再放到火上烧开，倒在桶里，患者坐在桶上熏之；第二天再把水烧开，还是坐在桶上熏，3次痊愈。

荐方人：新疆乌鲁木齐市兵团二建天华公司　白利萍

3583. 虎杖苦木汤治阴道炎100例，有效率100%

配方及用法：虎杖100克，苦参50克，木槿皮50克。上药加水4500毫升，煎

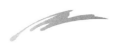

取药液4000毫升。每天坐浴2次，每次取温度适宜的药液2000毫升坐浴10～15分钟，7天为1疗程。

疗效：此方治疗霉菌性阴道炎82例，滴虫性阴道炎18例，全部有效。

百姓验证：罗某，女，50岁。1年多来赤白带下量多、质稠，有腥臭味，阴痒难忍，坐卧不安，服药罔效。妇科检查诊为霉菌性阴道炎。以此方坐浴，13天后痊愈，复查阴道分泌物霉菌阴性。随访半年未见复发。

引自：《浙江中医杂志》（1991年第8期）、《单方偏方精选》

3584. 我用灭滴灵治滴虫性阴道炎有效率100%

配方及用法：灭滴灵，临睡前一次性顿服。成人服2.4克并加服维生素B_6 20毫克，儿童减半。病人在服药的48小时内禁酒。原则上配偶也应接受治疗。

疗效：福建铁路医院谢赛斌医师治疗22例（病程15天至10年不等），疗程最短3天。其中3例晨起有轻微恶心感，纳差，自行消失。

百姓验证：广东云安县六都中心校徐利群来信说："我爱人白带增多，有腥臭味，且外阴瘙痒难忍，经医院检查确诊为滴虫性阴道炎。输液吃妇康安服中药疗效甚微，花去药费2000多元。后来按本条方治疗，连用15天，花15元钱就治好了。"

引自：《实用西医验方》

3585. 我用家传秘方鸦胆子治滴虫性阴道炎很有效

配方及用法：鸦胆子20个（去皮），水一茶杯半，用砂壶煎至半茶杯，倒入消毒碗内。用消过毒的大注射器将药注入阴道，每次注20～40毫升。

疗效：治百余人，均获痊愈。本方治寸白虫也有奇效。

百姓验证：辽宁清原县湾甸子镇二道湾村王安才，男，53岁，农民。他来信说："我妻子的妹妹是医院妇科医生，她按此方治愈13人的妇科病。"

荐方人：河北　李蓬春

3586. 我用蛇矾防风汤治好妻子的滴虫性阴道炎

配方及用法：蛇床子30克，枯矾6克，防风15克。上药用水1000毫升，煎取500毫升，去渣。趁热先熏阴道，待药液温度适宜时再洗患处，每日1次。

疗效：治疗滴虫性阴道炎，有杀虫消炎之功，且无副作用，一般3～5次可见效。

百姓验证：广西南宁市沈阳路156号农宣芝，男，55岁，工人。他来信说："我妻子患滴虫性阴道炎，我选用本条方为她治疗，连用一星期就治好了。"

引自：《新编偏方秘方汇海》、《药浴妙法治百病》

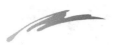

3587. 单用芸香草治阴道炎41例全部治愈

配方及用法：芸香草（鲜）250克。上药加清水1500毫升煎煮，取药液置盆内，趁热先熏外阴，待水温接近体温时，可用纱布包手搽洗外阴和阴道。外出患者，可将本药研末过筛，用纱布包成枇杷果大，用时放入冷开水中浸湿后塞入阴道深处，每晚睡前1粒。

疗效：此方治疗滴虫性阴道炎41例，全部治愈。一般1~2次治愈，病程长而顽固者3~4次可愈。

百姓验证：吴某，女，46岁。外阴奇痒多年，常感阴道内灼热疼痛，白带增多，呈黄色泡沫状，质稀有气味，时而略有脓血样物。曾在某医院诊为滴虫性阴道炎，虽经多方治疗，但不能根除。用上方治疗3次痊愈，随访10年未见复发。

引自：《陕西中医》（1992年第5期）、《单方偏方精选》

3588. 用紫金锭治老年阴道炎30例均获愈

配方及用法：中成药紫金锭，每次5片（15克），研为细末，用窥阴器扩开阴道上药。每日1次，5天为1疗程。

疗效：治疗30例均愈。

引自：《四川中医》（1992年第5期）、《实用专病专方临床大全》

3589. 本方治滴虫性阴道炎一般1剂可见效

配方及用法：雄黄10克，白矾30克，杏仁50克，冰片0.5克。将上药捣烂如泥制成丸剂，每剂分6丸。每次用1丸，用纱布包好，用线扎紧，填入阴道，小便时取出，便后再填入阴道，3天后换一丸。

疗效：一般用药1剂（6丸）即见效。

引自：《实用民间土单验秘方一千首》

子宫糜烂

3590. 我应用宫颈消炎膏治宫颈糜烂84例全部见效

配方及用法：公英、土茯苓、败酱草、黄柏、苍术、甘草、珍珠、朱砂、儿茶、煅石膏、煅蛤粉、炉甘石、冰片、连翘、雄黄各5克。将各药研成面，用香油调成膏。取长约20厘米纱布条，将药膏均匀摊在纱布上，厚度0.6~1毫米，将纱布条

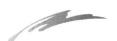

塞入阴道。轻者每日1次，约10小时，重者可用2次，早、晚各1次。

疗效：治疗患者84例，治愈（临床症状消失，宫颈壁平滑，恢复原状）80例，好转（临床症状消失，患有子宫肌瘤未痊愈）4例，有效率100%。本膏外塞，药力作用大，直克病邪，接触面广，布药均匀，用药20分钟后，病人有松舒感，消炎止痛止痒快。局部用药直接病灶患处，简便易行，无刺激，无副作用。不经胃肠转化，减轻脏腑药物刺激，有助于提高疗效。家父用此膏临床几十年无一例有副作用。有一例，热毒上蒸于肾，引起腰痛不能站立，用此方阴道用药缓解并基本治愈；有一例，重度溃烂手术后20天发炎，低烧月余不退，用此方阴道用药治愈。用药期间禁忌房事。

百姓验证：江西于都县马安乡214号李桃园，男，40岁，医生。他来信说："本乡溪背村王桂香患子宫糜烂2年多，腰痛腹痛，白带多，在地区附属医院治疗2个多月效果不明显。后来到我处，我用本条方治疗，15天后症状大减，又治疗15天病愈。"

荐方人：山东省济宁南文昌中医门诊　李遵华

引自：《当代中医师灵验奇方真传》

3591. 本方治子宫糜烂300余例均愈

配方及用法：柿饼炭50克，椿树根皮炭50克，杜仲炭50克，青黛10克。前3味药共研细末与青黛调匀备用。每次10克，红糖水冲服，每日3次，连服9天为1疗程。

疗效：治疗300余例，一般1疗程即愈。

注意：忌生气，辛辣食物。

引自：《实用民间土单验秘方一千首》

宫颈炎

3592. 本方治慢性宫颈炎200例，总有效率100%

配方及用法：20%黄腐殖酸钠水溶液。先用1/5000的高锰酸钾溶液冲洗阴道，用棉球拭干，露出清洁的糜烂面；再用自制带线的消毒棉球，蘸20%黄腐植酸钠水溶液送入阴道，紧贴在糜烂面上，嘱病人于24小时后自己牵线拉出棉球。隔日换药1次，5次为1疗程（经期暂停治疗）。治2疗程无效者改其他方法治疗。

疗效：治疗200例，总有效率100%。一般用药3次，局部充血及红肿减退，分泌物明显减少，溃疡面出现新生肉芽组织。多数1~2个疗程后治愈。

引自：《实用西医验方》

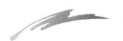

3593. 用人白细胞干扰素治宫颈糜烂347例，有效率100%

配方及用法： 人白细胞干扰素（每毫升含1万单位以上）。每次0.3毫升喷于宫颈，共3次，间隔1分钟，使之达到药物布满宫颈均匀吸收。每周2次，6次为1疗程。除月经期外均可上药，无其他禁忌。

疗效： 西安医科大学等单位观察治疗347例 Ⅰ～Ⅲ 度宫颈糜烂患者，治愈率和有效率分别为87.40%与100%。

引自： 《实用西医验方》

3594. 用玉红宫糜油治宫颈糜烂80例全部有效

配方及用法： 紫草根9克，黄柏、生大黄各15克，芝麻油150克。先将前3种药物放入麻油中浸泡半天，再倒入小锅中炸枯去渣，待药油温后装瓶备用；同时用消毒脱脂药棉做如荸荠大小之棉球10个，并以消毒棉线扎好，分别将棉球放入药油中浸泡1日后备用。每晚临睡时取药棉球1个，塞入阴道深部宫颈处，留长线在外，并用消毒药棉堵住阴道口，以月经带护之就寝，翌晨拉出药棉球。

疗效： 治疗80例，全部有效。

引自： 《安徽中医学院学报》（1989年第1期）、《实用专病专方临床大全》

3595. 我用柳树根内皮水煎服治带下宫颈糜烂10例均痊愈

配方及用法： 柳树根内皮200克，水煎，每日1剂，分早晚2次服，连用3～5天。

疗效： 治疗10人，均痊愈。

百姓验证： 四川旺苍县广旺汽车修理厂羊裔洪，男，36岁。他来信说："本单位职工李学君，35岁。1999年患宫颈糜烂，先在本单位医院治疗，花了3000多元效果不佳；又去县医院、广元市中心医院、成都华西医大附属医院治疗，又花去5000多元还是不见好转。后来我用本条方为她治疗，用药半个月便痊愈了。"

引自： 《实用民间土单验秘方一千首》

盆腔炎

3596. 我利用红藤汤治急慢性盆腔炎121例全部有效

配方及用法： 红藤、败酱草各30克，桃仁、赤芍各15克。上药浓煎2次，共取药液400毫升，早或晚灌肠1次。每次灌肠后卧床休息1小时，一般7天为1疗程。

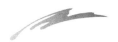

疗效：用此方治疗急慢性盆腔炎121例，治愈94例，好转27例。用药最短5天，最长15天。无一例失败，有效率100%。

百姓验证：郭某，女，42岁。诊见左下腹胀痛，白带多，伴有血性物，舌红，苔黄腻，脉滑数；B超提示"左侧附件积水"，诊断为盆腔炎。中医辨证属肝经湿热下注，治宜清热解毒、活血化淤。上药煎液灌肠1疗程后，左下腹胀痛明显减轻，白带减少。又治疗1疗程，诸症消失，B超、妇科检查均正常。

引自：《陕西中医》（1993年第6期）、《单方偏方精选》

3597. 本方治腔脓肿49例全部有效

主治：盆腔脓肿。

配方及用法：湿热型，败酱草30克，附子3克，薏苡仁10克，丹参15克，赤芍15克，桃仁6克；气滞血淤型，丹参20克，赤芍20克，桃仁6克，海藻6克，昆布6克，三棱6克，莪术6克。上药水煎15～20分钟取汁200～300毫升。日服2次，每日1剂。湿热型治宜清热解毒利湿为主。气滞血淤型治宜活血化淤为主，软坚散结为辅。食欲不振加焦三仙10克，腹胀者加厚朴、枳实各6克，便秘者加大黄3～6克（后下），芒硝（冲服）2克。

疗效：治疗盆腔脓肿49例，最短10天，最长150天，症状消失，包块消失，全部有效。

荐方人：山西省忻州地区妇幼保健院副院长　李　惠

引自：《当代中医师灵验奇方真传》

带下病

3598. 我使用本方治疗妇女红白带有立竿见影的效果

（1）治疗白带方

配方及用法：①仙鹤草（全草）50克，切碎水煎服。②仙鹤草根切成粉末加白糖和水煎服。③如前面两方不见效，可加艾叶煎水服，药量大小关系不大。此药无毒，味甘。有条件的可将①②方药晒干碾成粉末，对水多次饮服更妙。

（2）治疗红带方

配方及用法：与上述治疗白带方基本相同，只是治白带用白砂糖，治红带换为红糖，药量要大，但不会有任何副作用。用药后到病好之日起90天内不能与男人同房，否则病反难治，易转成癌。

另外，此方还可以治男人漏精、慢性肠炎（长期拉肚子）和急慢性胃炎（上吐

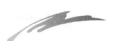

下泻，发高烧，也叫天干地漏）。对这几种病的治法，与治红白带的方法相同。在治病时，（1）方用对，不可更改。（1）方不灵改用（2）方或两方联合使用，不过3剂必然收到效果。治肠炎腹泻时，只用一点点仙鹤草鲜叶生吃便愈。治痢疾时，红痢加红糖，白痢加白糖，其他任何果蜜糖都不能吃。

注：用糖时只能用白砂糖和红糖两种，其他糖不能配药。服药期间禁吃虾米、螃蟹、黄豆、米制品。

百姓验证：湖南桃江县灰山港镇大树村高根普，男，65岁，工人。他来信说："我妻侄女患带下病多年，经常服药，花了4000多元未见好转，后来我用本条方为她治愈。我用此条方共治愈7例带下病。"

荐方人：江西省井冈山茨坪林场　郭宏开

3599. 用木槿花治妇女带下病有较好效果

配方及用法：取木槿花干品10克，加水500毫升浸泡半小时后，先用旺火煮沸，再改文火煎至200毫升温服。每日1次，连服5~7天。（冯广 冯地瑞）

引自：1997年第9期《农村百事通》

3600. 我爱人用干墨鱼加鸡蛋治愈带下病

我爱人近年来患了严重的带下病，整天无精打采。吃了很多中西药，花了不少钱，就是不灵。后来用下方治疗，第一剂病情好转，第二剂病就痊愈了。

配方及用法：干墨鱼1只，温水泡软后，切成细丝，和3个新鲜鸡蛋搅拌均匀。用少许清油入锅炒热，把墨鱼和鸡蛋倒入，翻动1~2次，接着倒入25毫升甜米酒或葡萄酒炒几下即好，不放盐，趁热吃下。

百姓验证：云南彝良县牛街镇32号李连禹，男，35岁。他来信说："四川双河县王敏，女27岁。患带下病已有5年，先后到泸州、重庆、高县等多家大小医院治疗，花费5000余元，未能治愈。后经别人介绍来我处诊查治疗，其症状是：带下量多，有包块、味异常，腰及小腹痛，面如白纸，身瘦、头晕，饮食无味。我用本条方治疗1个月，仅花200元左右就把她的病治好了。现在患者已经可以下地干活，头也不晕了，身体比原来好多了。"

荐方人：江西瑞金县九堡乡　钟德茂

引自：广西科技情报研究所《老病号治病绝招》

3601. 乌鱼屋衣治带下病40例，痊愈38例

配方及用法：乌鱼1条，屋衣（旧房屋垂吊尘土）不定量。将屋衣从鱼口装入鱼腹，再用面包，火烧熟，食鱼，每日1条。

疗效：治疗40例，痊愈38例。

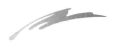

引自:《实用民间土单验秘方一千首》

3602. 我爱人吃花生米治愈了白带病

配方及用法:取生、熟花生米2千克,每天早、中、晚适量食用。将2千克花生米吃完。病情严重者,可再吃1千克。此方无副作用。

百姓验证:四川资阳市丰裕镇王清河,男,60岁。他来信说:"我爱人患有白带病,用本条方治疗2次就好了。"

荐方人:贵州省江口县农经委 胡定缓

3603. 治妇女白带过多有效方

配方及用法:土霉素3片研细末后拌猪油,用单层生白布包好塞入阴道中,每天换药1次,白带自退。

荐方人:黑龙江依安县三兴镇保国村 高洪川

3604. 我以妇乐散治阴痒带下276例全部有效

主治:阴痒带下(霉菌性阴道炎、滴虫性阴道炎、宫颈糜烂)。

配方及用法:龙胆草、黄连、黄柏各15克,苦参、枯矾、硼砂各30克,乌贼骨10克,冰片、三七粉各5克。先将龙胆草、黄连、黄柏、苦参烘干研粉,过120目筛,接着将枯矾、硼砂、乌贼骨研粉过筛,再将冰片研末,然后诸药加三七粉混匀,装瓶密封备用。用时排空小便,用温开水清洗外阴及阴道,将棉球在开水中浸泡后,把水分挤出,沾药粉。宫颈糜烂者把药球送入子宫颈口处,霉菌性阴道炎及滴虫性阴道炎者用棉球沾药粉撒布在阴道口或阴道内。每日1次,5~7天为1疗程。

疗效:通过对276例患者观察,治愈264例,有效12例,有效率100%。霉菌性阴道炎、滴虫性阴道炎5~7天痊愈,宫颈糜烂10~15天痊愈。

百姓验证:重庆市忠县石宝坪山龙滩邓明材,男,81岁,退休教师。他来信说:"本村周某,女,43岁。于2000年10月患妇科病,经医院确诊为宫颈糜烂,治疗10天,花去医药费100多元未见效。后来我按本条方为她治疗,1疗程见效,2个疗程就好了,至今已半年多未复发。"

荐方人:河南省偃师市医院医师 张鲜桃

引自:《当代中医师灵验奇方真传》

3605. 坚持手脚穴位按摩治疗赤白黄带有效

脚部选穴:22,23,24,36,50。(见3605条图1)

按摩方法:22,23,24三穴要连按,用按摩棒大头从22穴斜推按至24,双脚

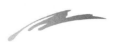

取穴，每次每脚每三穴推按10分钟。36穴用按摩棒大头点按，双脚取穴，每次每脚每穴按10分钟。50穴用食指关节角自下向上推按，双脚取穴，每次每脚每穴推按5~10分钟。每日按摩2次。

手部选穴：69，70，71，74。（见3605图2）

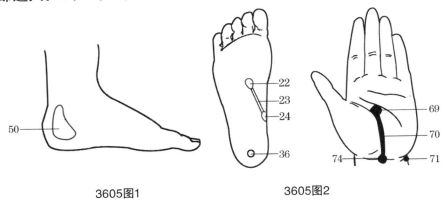

3605图1   3605图2

按摩手法：69，70，71三穴要连按，用食指关节角从69推按至71，每次每手每三穴推按5分钟。74穴要先用拇、中指捏按，后用艾灸，双手取穴，每次每穴按2分钟，灸1分钟。

注：有关穴位名称及按摩工具制作法，详见本书4145条的《手脚穴位按摩疗法》。

3606. 艾条灸可治疗白带过多症

李某，女，34岁。近10天来白带甚多，清稀腥臭，下肢浮肿，腰骶酸沉，小腹部隐痛，苔白腻，脉沉细。妇科检查为宫颈糜烂。取三阴交、隐白穴用艾条雀啄灸法，每穴每次灸10~20分钟。气海穴用回旋灸法，灸30~60分钟，以灸至皮肤呈紫红色为度。每日灸治1次。灸治2次后，白带即减少；灸至第五次，白带显著减少，余症亦明显好转。共灸7次，症状消失。

灸法：艾条灸，每次选用2~4个穴位，每穴每次悬起灸15~20分钟；或实按灸7~10壮，每日灸治1次，5次为1疗程。

子宫肌瘤

3607. 我朋友患子宫肌瘤用本方9剂治愈

主治：子宫肌瘤。

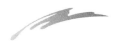

配方及用法：坤草30克，桃仁、生蒲黄、生茜草各15克，生水蛭、乌药各12克，土虫9克，三棱、莪术、炮甲、三七各10克，生大黄5克，白茅根20克。上药水煎20分钟取汁约300毫升，日服3次。气血亏虚者加党参10克，黄芪18克，熟地10克；黄带有热者加黄柏10克，丹皮10克，败酱草15克，生薏米15克；宫寒腹痛者加黑附子5克，肉桂3克。

疗效：治疗患者5例，治愈（用药8剂，临床症状消失，B超检查肿瘤消失）4例，好转（用药2剂，流血止腹痛减，服9剂肿瘤变小）1例。

百姓验证：北京市延庆县延庆镇老仁庄村李淑秀，女，46岁。她来信说："朋友梁月娥在县医院检查出子宫肌瘤，吃了100多元钱的药也没见效。后用本条方服药9剂治愈。"

荐方人：吉林省伊通县中医院　李庆丰

引自：《当代中医师灵验奇方真传》

3608. 坚持脚部穴位按摩可使子宫肌瘤缩小

一女同志患子宫肌瘤，医生劝其手术切除，她很害怕开刀，更顾虑切除后影响其他，故转而向我求助。

我在检查她的脚部病理反射区时发现她的淋巴反射区肿胀，脾脏反射区、子宫反射区刺痛，于是为她选定主穴：子宫、生殖腺、脾脏、淋巴、甲状腺等穴，每穴以重手法按摩5分钟。然后再辅以辅助穴：肾上腺、肾、输尿管、膀胱等穴，推按5分钟，再由脚脖向小腿推按5分钟。每日早、晚按摩2次，每次按摩结束时饮一大杯温开水，30天为1疗程。经2天按摩后脚部各淋巴反射区均肿胀起来，虽以轻手法推按亦难忍受，坚持10天后肿胀开始消退。以后每次按摩后均有一种周身舒适感。1疗程结束后经医生检查，瘤体已缩小。（章丰）

注：有关手脚穴位按摩法详细资料，详见本书4145条的《手脚穴位按摩治病法》。

子宫脱出

3609. 本方治妇女子宫脱出效果佳

配方及用法：益母草15克，枳壳6克。水煎，每日2次分服。一位老妇61岁，阴道突出一块如鸡卵大，已有七八年，睡时可以还纳回去，劳苦工作则容易突出来，有黄水流出。用益母草15克，枳壳6克，水煎，每日2次分服。另用益母草、枳壳各

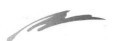

15克水煎熏洗患处。服药后由于益母草的收缩子宫作用排液外出，故子宫口流出黄水增多，又因肌肉收缩而有胀痛。以后每日服1剂，流水减少，子宫渐渐缩回。第三日起嘱病人行膝胸卧式运动（此运动为两手屈于腹部，面胸着席，膝亦着席，能弛缓腹壁肌肉，减轻腹内压力，有助子宫还纳）。每日2次，每次15分钟。

以后连续数日照此方法（服药、外洗与运动并行）治疗，间或加服黄芪9克，升麻9克。多休息，注意营养，阴挺日见缩回。至第二十一日晚睡至1点钟时，子宫开始还纳，约四五分钟，全部纳进，病者身心均感舒适。次日起床，行动几分钟后又脱出，因生活关系，不能卧床休息（若能休息，治愈当较易），治疗方法照旧。至第二十五日内服方改用枳壳6克，白鸡冠花6克，水煎分2次服，兼用黄芪升麻方，停止膝胸卧位运动，完全卧床休息。至第二十六日子宫完全纳入，起床小便，洗涤，不复脱出。以后每日依法治疗，至第二十八日显著缩小，恢复至正常状态。

有的患者子宫脱出30多年，亦用此方法治愈。其所用内服药，都是黄芪、升麻、枳壳、益母草；有时又以荔枝，随时零食，并以其壳煎水当茶（中医治男人疝气，也用此物）。此病可加用人参，其他如巴戟天、桑螵蛸、破故纸、吴茱萸（少量）、枸杞子、山茱萸、淮山、龙骨、牡蛎之类亦可加用。

引自：广西医学情报研究所《医学文选》

子宫脱垂（下垂）

3610. 升麻散治子宫脱垂120例仅2例无效

配方及用法：升麻4克，鸡蛋1个。将升麻研末，鸡蛋顶端开一黄豆粒大小的圆孔，把药末放入蛋内搅匀，取白纸一小块蘸水将蛋孔盖严，放蒸笼内蒸熟。每天吃药鸡蛋1个，10天为1疗程。休息2天，再服第二个疗程。

疗效：此方治疗子宫脱垂120例，1个疗程治愈62例，2个疗程治愈36例，3个疗程治愈8例，3个疗程后显效12例，无效2例。

引自：《山东中医杂志》（1986年第3期）、《单方偏方精选》

3611. 单用蜗牛治子宫脱垂49例全部有效

配方及用法：地蜗牛适量，去壳洗净后焙干，研成细末，然后以桐油混合调匀成黏稠状即成。用药前，将脱出部分用双氧水洗涤清洁，将上药涂敷子宫体及韧带周围，同时以消毒纱布将子宫还纳于阴道内，以"T"形带固定。每天敷1次，每4天为1疗程。

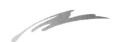

疗效：所治49例患者中，属Ⅱ度脱出者22例，属Ⅲ度脱出者27例，经治疗后（1~3个疗程）均有效。

引自：《单味中药治病大全》

3612. 我用萝卜艾叶治子宫下垂很有效

配方及用法：萝卜叶250克，艾叶200克，高粱糠1000克，煎汤过滤去渣，将热药汤倾入瓷盆或罐内，上盖毛巾或其他布类，趁热坐在上面熏之。稍凉再换热的，熏半小时至1小时即见效。如一次不能痊愈，可继续再熏，至愈为止。

百姓验证：广东电白县洞镇韩剑用此方治好了一位在大医院治疗都无效的子宫下垂患者。

阴 吹

3613. 我以芪参汤治阴吹36例均治愈

配方及用法：黄芪、党参各30克，升麻、白术、陈皮各12克，当归18克，甘草6克。每天1剂，水煎服。

疗效：用此方治疗妇女阴吹36例，全部治愈。

百姓验证：薛某，女，26岁。前阴出气作声半年，加重2天，腹胀如孕6月，自觉腹中有物移动，小腹下坠，弯腰下蹲前阴出气作声似矢气，自感羞愧，不欲告人。月经基本正常，结婚1年余，8个月前流产1次。检查脐下轻度压痛，无反跳痛；妇科检查亦无异常。即投以此方，服6剂病愈。

引自：《河北中医》（1987年第3期）、《单方偏方精选》

阴道出血

3614. 可单用牛膝治阴道出血

一位姓赵的中年妇女，48岁，已婚。1980年11月25日诊。阴道出血已40多天，曾经刮宫服止血药、激素等，效果不显。近日出血增多，混有紫暗血块，腹痛乏力，腰膝酸软，色萎黄，舌淡有淤斑，脉细涩。每日用牛膝30克，水煎分2次服，2

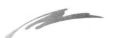

日后血止。1981年1月3日，又见阴道出血，复按上法治之，2日后血止。10个月后随访，未见复发。

引自：《浙江中医杂志》（1982年第2期）、《中医单药奇效真传》

3615. 余血净治刮宫清宫后所致出血50例全部见效

配方及用法： 当归9克，川芎6克，红花3～6克，蒲黄9克，灵脂9克，益母草15克，炙甘草3克。凝血功能差者加仙鹤草，腹痛腹胀加香附、玄胡，病久体虚加党参、黄芪等。

疗效： 治疗50例，用药1剂止血者6例，2剂止血者35例，3剂止血者8例，10剂止血者1例。

注意： 连服5例无效或服药期间又有大出血，必须及早采取清宫等综合措施。人工流产后6～7天还未自行停止出血者，即可开始服余血净，以缩短病人出血时间。

引自：《四川中医》（1985年第1期）、《实用专病专方临床大全》

崩漏（子宫出血）

3616. 三仙花治崩漏有效

我家为五代中医，擅长内科，精于妇科。现将疗效较好的治疗崩漏（妇女不在行经期阴道大量流血）方介绍如下。

配方及用法： 取三仙花适量，慢火炒微黄，研末冲服。每日1次，每次10克。轻症患者服药1次，重症患者服药3次即见效。

荐方人： 河南省许昌县五女店乡　陈志安

引自：广西科技情报研究所《老病号治病绝招》

3617. 我岳母用本方治好了崩漏

配方及用法： 我岳母患崩漏2个多月，多方治疗无效，后用本方治疗，只服1剂药病就好了。取新鲜野葡萄根的皮约150克，切细用布包好，与猪瘦肉200克（剁成肉饼，加少许食盐），共放碗里隔水蒸熟，去布包葡萄根，食肉饮汤。

荐方人： 陕西省旬阳县神河镇牛家沟村　刘正根

引自：广西科技情报研究所《老病号治病绝招》

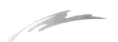

3618. 我用本方治好十几例崩漏患者

配方及用法： 槐角烧灰为末，用酒调下，每次服6克。

妇女崩漏令人乏力烦恼，影响正常的生活和工作。我好武喜医，闲隙收集了很多极简易行的医方。该效方，曾治好十几例崩漏患者。方药易得，且无副作用。

百姓验证： 北京市延庆县延庆镇老仁村李淑秀，女，46岁。她来信说："有一妇女患崩漏，经医院治疗没有治好，后来我用此条方为她治好了。"

荐方人： 四川省三台县琴泉区广化乡　宋肖龙

3619. 举元固冲汤治中老年妇女崩漏83例全部有效

主治： 中老年妇女各症型崩漏（子宫功能性、子宫肌瘤、慢性子宫颈炎等阴道出血症）。

配方及用法： 人参（炖）10克，白术（蜜炙）、甘草（蜜炙）、黄芩（酒炒）、熟地黄、山萸肉、阿胶（烊化）各12克，黄芪（蜜炙）、白芍（酒炒）各16克，加水煎取浓汁300毫升。每日3次，每次100毫升。血热及肾阴虚者，方中酒制品均改为生用或清炒用，并加生地黄16克；血淤及子宫肌瘤者，加三七6克，茜草炭、生蒲黄（包煎）、水蛭粉（冲服）各8~10克，制鳖甲（先煎）、乌梅炭各10~12克，白花蛇舌草20~30克，任选2~3味；气滞者加川楝子、佛手柑、厚朴花、制香附各8~10克；阳虚甚者加炮干姜、艾叶炭各6~8克；食欲不振者加藿香、砂仁各10克。

禁忌： 烟酒、鱼虾、辛辣等食物。

疗效： 屡用屡效。治疗患者（45~64岁）83例，病程均在3个月以上，服药1~2周，痊愈75例，有效8例，总有效率100%。

荐方人： 湖北省秭归县中医院主治医师　余先福

引自：《当代中医师灵验奇方真传》

3620. 家传秘方治血崩有效率100%

主治： 产后出血或老年血崩。

配方及用法： 狗头骨1个（用炭火烧成炭存性），煅龙骨18克，棉花籽18克（炒），百草霜18克。将上药共为细末，混合即成。每次24克，用黄酒送下，微见汗。根据病情轻重，每日可服1次，重者可服2次。

疗效： 每年治疗几百人，有效率100%

荐方人： 高阳县　于桂荣

引自： 广西医学情报研究所《医学文选》

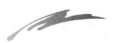

3621. 用家传克崩方治疗妇人崩漏疗效好

主治：妇人非月经期阴道出血者。

配方及用法：醋炒元胡炭10克，炒黑五灵脂10克，贯仲炭10克，姜炭5克，炒白术10克，炒黑藕节6克，炙甘草5克，炒桃仁、红花各1克为引。上药水煎2次，每次约30分钟，取汁约500毫升，分2次温服，每日服1剂。

疗效：如无器质性病变，3天有效，有效率95%以上。

按语：本方妙在以"黑"治"红"，且运用桃仁、红花为引，使之止血而不留淤。此系家传之秘方，专治妇人出血（即崩漏出血）。经临床验证，疗效确切。

荐方人：山西省保德县人民医院中医科主治医师　朱巨才

引自：《当代中医师灵验奇方真传》

3622. 家传秘方治产后不禁房事造成血崩3剂可见效

配方及用法：白术、云苓、当归、芥穗炭、棕炭各9克，升麻3克，槐花炭6克，杜仲炭15克，水煎服。根据病情轻重，每日可服1次，也可2次。

疗效：一般2~3剂可见效。

荐方人：河北保定市　李鹤亭

引自：广西医学情报研究所《医学文选》

3623. 民间三炭秘方治妇女崩漏疗效甚佳

配方及用法：棕榈炭、棉籽炭、血余炭各20克，人参（另炖）10克，阿胶（另烊化）15克。将三炭放入瓦锅内，加入清水，浸泡数分钟，文火煎，沸10多分钟，去渣，阿胶烊化于汤内，分3次温服，每次半碗。人参炖汤另服，或含服。

疗效：临床治疗妇女崩漏，有效率99%。

按语：本方是民间常用治妇女崩漏秘验方，疗效独特，效果甚佳。

荐方人：广西平南县六陈镇　玉华扬

引自：《当代中医师灵验奇方真传》

3624. 我用川芎治崩漏29例全部治愈

配方及用法：川芎24~28克，白酒30毫升。川芎、酒置容器内，再加水250毫升浸泡1小时后，用文火炖煎，分2次服。不饮酒者可单加水炖服。

疗效：用此方治疗功能性子宫出血29例，均治愈。

百姓验证：张某，49岁，已婚，阴道出血已25天，曾经刮宫及服止血、激素等药效不佳。近2天出血量增多，以紫暗血块为主，伴腹痛，乏力，腰膝酸软，面色萎黄。以此方治疗2天后血止。为巩固疗效继服8天，随访1年未复

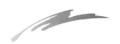

发。

注：川芎含挥发性油状生物碱和阿魏酸，少量用能刺激子宫收缩，从而压迫宫内血管止血。

引自：《陕西中医》（1990年第4期）、《单方偏方精选》

3625. 单用蚕砂治崩漏1剂即愈

刘某之妻，42岁，忽大下紫黑血甚多，先后自进桃仁四物、逍遥散等方，痛流血不止。后用蚕砂18克，炒炭为散，每服6克，黄酒送下，一日夜服完，药尽血止而愈。

引自：《中医杂志》（1964年第3期）、《中医单药奇效真传》

3626. 单用艾叶熏洗下体治崩漏1次愈

潘某，第五胎流产后第一次月经来潮，量少，色如紫酱，旁无所告。因忙于家事，经水继续不净，曾服药、注射治疗，均系暂时减少，迁延2个月。后用艾叶一把，放在锅内煮沸半小时，趁热熏洗下体。经用此法熏洗1次后，经漏治愈，随访月经正常。

引自：《中医单药奇效真传》

3627. 用赭石醋治崩漏有效

配方及用法：赭石50克，醋500毫升。赭石用火煅7次，每次把赭石煅红入醋中，然后取出研细，用白开水冲服，一次用完。

疗效：效果好。

注意：用焦炭火煅赭石更好。

引自：《实用民间土单验秘方一千首》

3628. 此方治血崩180例治愈178例

配方及用法：荆芥穗50克，黑豆70克，棉籽50克，地榆25克。将上4味药炒成炭共为细末备用。每日3次，每次15～25克，黄酒或红糖水送下。

疗效：治疗180例，治愈178例，其余2例与维生素 K 等药物配用亦愈。

注意：忌食辛辣食物，避免劳累。

引自：《实用民间土单验秘方一千首》

3629. 用青莱菔治崩漏效果显著

配方及用法：取青莱菔（俗称"萝卜"，药用全株）捣汁，加白糖数匙，微火炖温服，连续饮到三大碗（1000～1500毫升）即见效。

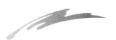

引自：1996年5月31日《家庭保健报》

3630. 我以此方治功能性子宫出血疗效好

主治：功能性子宫出血及月经来血量过多。

配方及用法：地榆（炒炭）10～20克，阿胶（烊化）10～20克，仙鹤草30～90克，三七粉（冲服）5～10克，甘草10克。上药用食醋50毫升加水同煎，每日1剂，分2次服。气虚加黄芪、党参，血淤加当归、茜草，血热加栀子、黄柏，血寒加艾炭、炮姜，脾虚加白术、砂仁，肾阳虚加杜仲、鹿角胶，肾阴虚加女贞子、旱莲草。

疗效：曾治疗数百例功能性子宫出血及月经量多患者，一般服药1～3剂可愈，多者5～6剂，有效率达100%。

按语：全方5味药配伍精当严谨，止血功效颇佳。临床依此随症加减，对不同症型的功能性子宫出血及月经来量多者，有显著疗效。但对宫颈癌出血、前置胎盘出血及宫外孕无效。

百姓验证：辽宁朝阳大庙镇水泉村王前锋，男，19岁。他来信说："1995年秋，我母亲由于劳累过度，造成经血不断，当时去医院确诊为子宫囊肿，服西药无效，又改服中药，但是效果不理想。近5年来时好时犯，特别是近半年来病情加重，没有所谓经期，且血量较大，并夹有黑红色血块，到朝阳人民医院检查确诊为子宫内膜增生、子宫内膜炎，服止血消炎药无效。后来开始用本条方治疗，服药当天上午血即止，但仍有不适感，又服2剂药后，症状全部消失。为巩固疗效又加服3剂，至今未复发。以前服中西药共花费600余元，而这次仅花30多元钱。"

荐方人：天津市武清县　张洪昌

引自：《当代中医师灵验奇方真传》

3631. 艾条灸治功能性子宫出血3天便愈

杨某，女，48岁。月经紊乱数月，此次行经20余日未净，用黄体酮、丙酮睾丸素及止血药物治疗，无明显效果。诊断为血崩。取两侧隐白穴，艾条温和灸，每穴每次15～20分钟，每日3～5次。第一天灸3次后，经量减少1/3左右，下腹胀好转。第二天灸5次，经量减少1/2，腹胀已愈。第三天灸3次，晚上经净。观察3日，无出血而出院。

灸法：艾条灸，每次选用2～4个穴位，每穴位每次悬起灸15～20分钟，或实按灸7～10壮。根据病情，每日可灸治1～4次。

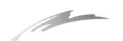

月经不断

3632. 我用此止漏神方治月经淋漓不断很有效

主治：月经淋漓不断（崩者不治）。

配方及用法：白胡椒、鸡蛋。用鸡蛋2个各打开一孔，将胡椒粒平均装入孔内，根据患者岁数（虚岁），1岁装1粒（如患者是47岁，则一个鸡蛋装入24粒，另一个鸡蛋装23粒），然后用纸将口封住，放在柴灶中烧熟，剥皮后一次吃下。连吃3天。服药期间忌食辛辣食物，忌生气。

疗效：一般吃3天后，即可止住，严重者可连吃6天。

百姓验证：广东英德市民政局蓝远，男，76岁，离休干部。他来信说："朋友廖淑然，月经不止，在镇医院治疗5天，花了500多元未见好转。后来我用本条方为她治疗6天，此病得到缓解。"

荐方人：河北永清县医院　李国臣

引自：《当代中医师灵验奇方真传》

3633. 我用辣椒根鸡爪治妇女经血过多很快见效

配方及用法：辣椒根15克，鸡爪3~4只，加水800毫升，煎至200毫升，留渣复煎，分2次服，每日1剂。本方也可单用辣椒根煎服。

百姓验证：赵某，20岁，未婚。月经周期正常，月经量过多，每次来潮时，需要卧床休息。经用上方治疗3次后，月经量明显减少。

3634. 家传秘方治月经不调很有效

配方及用法：当归、白芍、三棱、莪术、红花各9克，川芎、肉桂、熟地、元胡、生地、麻黄各6克，斑蝥（去壳头足）2个，槟片12克，红娘（去壳头足）2个，粉草、山甲、血竭（烧）、血余各3克。用香油250毫升，先炸斑蝥、红娘，后入余药，炸透后再用火点着烧之。烧时把血竭同烧一处，烧至烟尽为度。将烧剩之灰，一次服下，黄酒为引。

禁忌：忌食豆面、杂面、荞麦面、小米饭3天；最忌驴马肉，食之复发，必不能治。

疗效：此方治愈很多人。

荐方人：河北保定市　刘仲暄

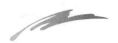

引自：广西医学情报研究所《医学文选》

3635. 我运用黑神散治经量多或月经淋漓不断症疗效显著

主治：月经来量多，或月经淋漓不断。

配方及用法：黑木耳50克，荆芥炭10克，红糖250克。将黑木耳放铁锅内炒焦，与荆芥炭混研成粉，用粉筛筛过；红糖亦用铁锅炒至微焦备用。当月经淋漓不断，或月经来量多时，每次取药粉5克，红糖炭20克，用开水冲泡半小碗，待温空腹服。每日3次，连服3天。

疗效：一般服药当天月经量多者即可正常，淋漓者即止。

按语：此方是我20年前为经中西医治疗少效或无效，又拒服中药之患者拟的特殊处方，不期效若桴鼓，屡试屡验。

百姓验证：四川成都市106信箱杨敬成，男，69岁，退休。他来信说："亲属唐琼芝于去年10月患月经淋漓不断，持续25天，月经刚停两三天，又开始来了，很烦恼。后来我用本条方为她治疗，仅3天就痊愈了。此条方治月经淋漓不断有特效。"

荐方人：上海市南汇县果园乡卫生院　董伯祥

引自：《当代中医师灵验奇方真传》

痛　经

3636. 此方已应用几十年，治痛经病效果很好

配方及用法：酒当归30克，川芎18克，醋香附30克，炒元胡30克，五灵脂28克，炒没药18克，丹参30克，炮姜18克，川牛膝18克，杜仲炭18克，广木香10克，红花18克，桃仁18克，青皮10克，故纸18克。将上药分别炮制为面，益母草膏60克和蜜为丸，每丸10克重。早晚服，每次1丸，在月经来潮前服用。

疗效：已用几十年效果很好。

百姓验证：江苏镇江市官塘桥乡缪家甸村周以荣来信说："丹阳市大南门92号朱丽萍，26岁，痛经4个月，多方治疗无效，十分痛苦。后用本条方（丸剂改成水煎剂）连服3剂而愈。为了巩固疗效，又续服2剂，至今未见复发。"

荐方人：河北石家庄市　吴曜

引自：广西医学情报研究所《医学文选》

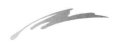

3637. 彭继佳用本条方治好了他母亲的痛经症

配方及用法：用棉籽一把，在新瓦上焙干碾粉，服10克可见效。

百姓验证：辽宁建平县二牛中学彭继佳用本条方治好了他母亲的痛经症。

3638. 痛经散治痛经35例全部有效

配方及用法：丁香、肉桂、延胡索、木香各等份。上药共研末，过100目筛，和匀贮瓶备用。月经将行或疼痛发作时，用药末2克，置胶布上，外贴关元穴，痛甚则加贴双侧三阴交。隔天换药1次。每月贴6天为1疗程。

疗效：治疗痛经35例，治愈30例，好转5例。

引自：《江苏中医》（1990年第2期）、《单方偏方精选》

3639. 此方治痛经疗效可靠

配方及用法：甘草75克，砂仁15克，白芍50克，泽泻5克，白术20克，当归20克，川芎20克，云苓15克。上药加水两碗煎至一碗，口服，每日1剂。如疼痛见红加阿胶50克，川断25克，寄生25克。

疗效：此方应用50余年，疗效可靠。

引自：《实用民间土单验秘方一千首》

3640. 我用本方治好了密慧芬的痛经病

配方及用法：10%硫酸镁注射液。在疼痛时静脉缓慢注射10%硫酸镁注射液10～15毫升。

疗效：《包头医学》报道，本方有效率100%，注射5分钟疼痛即减轻，半小时后下腹部痛和腰骶内侧坠痛消失。

百姓验证：云南怒江物资公司汪成明，男，58岁，干部。他来信说："密慧芬18岁，患经期腹痛。曾在医院用花红片、金鸡胶囊、美肤冲剂等药物治疗，花药费4000多元也未能治好。我得知后用本条方为她治疗，仅花几元钱，她的病便治愈了。"

引自：《实用西医验方》

3641. 我用手脚穴位按摩法治愈了自己的痛经病

脚部选穴：36，39，40，50，70。（见3641条图1）

按摩方法：36穴用按摩棒大头按压，双脚取穴，每次每脚每穴按压5～10分钟。39，40两穴同时按摩，用拇指和食、中指捏住踝骨前两侧凹处，向上推按，双脚取穴，每次每脚每两穴推按5～10分钟。50穴要用食指关节角由下向上推按，双脚取穴，每次每脚每穴推按5～10分钟。70穴用拇指或中指点按，双脚十穴要逐

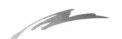

穴点按，每次每脚每穴点按2~3分钟。每日按摩2 次。

手部选穴：74，42，2，23，26，29。（见3641条图2）

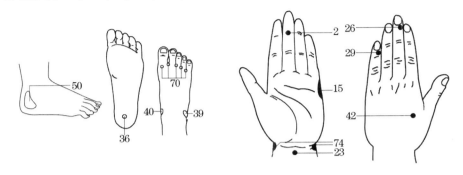

3641条图1   3641条图2

按摩方法：2，23，26，29四穴均用单根牙签刺激，双手取穴，每次每手每穴刺激2分钟。74穴用拇、中指捏揉。42穴用拇指和食、中指强力捏按，双手取穴，每次每穴2分钟。

百姓验证：黑龙江齐齐哈尔铁路司机学校张晓萍说："我是黑龙江铁路司机学校的一名教员，半年前患痛经，多次求医不见疗效。后来按本条方进行按摩，效果很好，解除了我痛经的烦恼。"

注：手脚穴位按摩治病法与按摩工具，请见本书4145条。

倒经（吐衄）

3642. 本验方治倒经69例全部治愈

主治：倒经（经行吐衄）。

配方及用法：代赭石、牛膝、生地各30克，紫草、丹皮、茜草、当归、白芍各10克，黄芩、郁金各12克，栀子9克。水煎服，隔日1剂。于月经前1周开始服用，每月服6剂，连用3个月。

疗效：1986—1993年，运用本方治疗了69例倒经患者，均治愈。大多数患者服药当月就见效，月经趋于正常，鼻血停止，但嘱其服3个月，以资巩固。经随访1~3年，无一例复发。

荐方人：河北省商丘县人民医院主治医师　刘双柱

引自：《当代中医师灵验奇方真传》

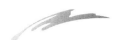

3643. 秘红丹治经行吐衄37例全部有效

主治：肝经郁热，血热妄行之经行吐衄。

配方及用法：大黄3克，肉桂3克，生赭石18克。将大黄、肉桂研细末和匀，用生赭石汤送下。每日1剂，分早、晚2次服。

疗效：治疗37例，全部有效。

引自：《山东中医杂志》（1987年第6期）、《实用专病专方临床大全》

3644. 本方治倒经很有效

配方及用法：路参、条参、黄芪、薏米、熟地各9克，炖黄老母鸡，吃肉喝汤。

荐方人：河南社旗县下洼乡　封文瑶

3645. 本方治倒经十几例皆愈

配方及用法：蒜苗尾62克，血力花9克，三七参9克，红花6克，当归12克，赤芍9克，生地12克，文术9克，紫草9克，天冬12克，阿胶珠12克，炒黄芩9克，黑枝子9克，黑芥穗9克，甘草6克，红白糖各31克为引。水煎服，每天1剂，一天可服2次，一般3剂见轻，10剂左右即愈。

荐方人：河南确山县龙山口茶场卫生所　臧留生

经　闭

3646. 我运用家传"黑虎丸"治闭经效果好

主治：男女症瘕，经闭。一切气滞血淤所致的胃脘痛及经闭、痛经等妇科实证，均可服用。

配方及用法：大黄、灵脂、红花、百草霜。前3味药按7∶2∶1配方，共研细面，加入百草霜适量拌匀，水为丸，如绿豆大，干后包装备用。每次服6~9克（40~90粒），日服2次。

此方名黑虎丸，又称"毛家药"，系河南长垣县毛怀新家传秘方。所制成药畅销全国，颇享盛誉。新中国成立后，毛家荐出此方，由制药厂大量生产，改名"调经健胃丸"。但由于此丸改变了方药组成，疗效受到影响。

禁忌：虚证。

注：黑虎丸在方药组成上有"老四样"和"新七样"之别。所谓"老四样"是家传方之原貌，"新七样"是后人在原方基础上加当归、川芎、香附而成。但"老四样"较"新七样"收效快，疗效好，故现仍按"老四样"配方。

百姓验证：云南金平县金河镇黄代祥，男，60岁，退休干部。他来信说："我用本方治好一位5个月未来月经的患者，现在月经正常。"

引自：《河南中医》、《全国名老中医验方选集（中册）》

3647. 单用生大黄治经闭25例10天内全部治愈

配方及用法：生大黄120克。上药用白酒浸泡一夜，晒干后碾为细末。用长流水、米醋各250毫升共煮沸，然后加入大黄末，搅拌令稠，以起大泡，泡破冒青烟，色如老酱油者为佳（如色黄，为过嫩，服之易泻；如色黑，则为过老）。待凉后，团如蛋黄大（约重15克）。每次服用1丸，每日2～3次。

疗效：治疗25例，全部治愈。其中服药1～3天痊愈者17例，5～10天痊愈者8例。

注：治疗期间，停服他药。

引自：《实用中西医结合杂志》（1991年第4期）、《单味中药治病大全》

3648. 此方民间相传80余年治闭经效果很好

配方及用法：当归10克，川芎10克，娃娃拳头（大叶茜草果实）25克，酸枣根（色红者）50克。水煎服，每日1剂。月经前3～4天开始服，月经后3～4天停服。

疗效：此方民间流行80余年，效果很好。

引自：《实用民间土单验秘方一千首》

3649. 坚持手脚穴位按摩可治疗月经障碍（闭经）症

脚部选穴：36-1，36-2，50。（见3649条图1）

按摩方法：36-1穴用按摩棒大头加力定点按压，双脚取穴，每次每脚每穴按压10分钟。36-2穴用食指关节角自下向上推按，双脚取穴，每次每脚每穴推按10分钟。50穴用食指关节角自下向上推按，双脚取穴，每次每脚每穴推按10分钟。每日按摩2次。

手部选穴：15，77，74。（见3649条图2）

按摩方法：15穴宜用梅花针刺激，77，74两穴均用拇指、中指捏揉，双手取穴，每次刺激、捏揉2分钟，然后每穴加艾灸1分钟。

注：有关穴位名称及按摩工具制作法，请详阅本书4145条的《手脚穴位按摩疗法》。

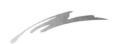

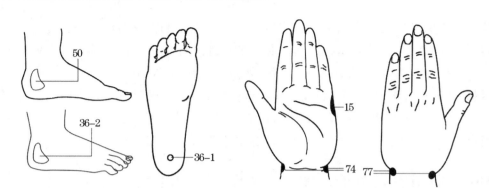

3649条图1 3649条图2

3650. 凤仙花有个动人的故事

凤仙有许多有趣的名字，因其开花时，两三朵同生叶腋，有红、白、桃红、雪青等色，且花形如凤状，植物学上叫它凤仙花；因女孩子能用它染红指甲（加明矾捣烂），故名指甲花；因其种子成熟后，轻轻触动果壳会自动炸裂弹出，故叫急性子。凤仙还叫女儿花，清代诗人宋湘有《咏凤仙》一诗："红如杜鹃艳如霞，瓦钵瓷盆到我家。不肯与情长声价，为君原是女儿花。"此外，还有透骨草等名字。

据说，古代有个叫凤仙的女子，长得非常漂亮，18岁那年和青年邻居订下了终身。一天，县官的儿子路过这里，见凤仙漂亮，前来调戏，被凤仙痛骂一顿。凤仙自知已经大祸临头，便与母亲及爱人连夜逃离了村庄。他们走了一天又一天，翻过一坡又一坡，不料母亲途中经闭腹痛，他们只好在荒山野岭中歇息。县官的儿子回到家，把被村姑骂了一顿的事告诉了父亲，当县官的父亲即命人四处搜查捉拿。凤仙见无处可逃，便和心爱的人纵身跳入万丈深渊。

凤仙的父母非常悲痛，夜里他们睡在女儿的坟前。夜深了，凤仙托梦给父亲，说明天山间开放的花能治好母亲的病。次日，果见满山遍野皆是红色、白色的花朵，老人即取来煎汤，服后果真经通痛愈。后来，人们就管这种花叫凤仙花。

引自：《百草药用趣话》

老年复经

3651. 家传秘方治老年经血复行屡用屡效

配方及用法：人参24克（宜酌量），生黄芪31克，熟地31克，焦术15克，胶珠3克，萸肉6克，香附3克，黑芥穗6克，甘草6克，木耳炭3克。水煎空腹服，每天1剂，

每天可服2次。

疗效：治疗百余人，屡用屡效。

荐方人：吉林　蔡雨亭

引自：广西医学情报研究所《医学文选》

不孕症

3652. 蒸姜糖治宫寒不孕2例全部治愈

主治：因子宫寒冷引起的不孕。

配方及用法：鲜姜500克，红糖500克。鲜姜洗净切成片，捣烂如泥，调入红糖，放锅内蒸1小时，取出在烈日下晒3天，然后再蒸再晒，如此9次。（三伏天每伏晒3天最好）月经来潮头一天服用，每次一汤匙，每日3次，连服1个月。服药期间忌房事，不久即可受孕。如果配合针灸、按摩，效果更佳。

疗效：治疗宫寒不孕2例，治愈2例，有效率100%。

按语：妇人有下身冰冷，非火不暖，交感之际，阴中绝无温热之气，人以为天分之薄也，谁知是胞宫寒之极乎。夫寒冰之地，不生草木；重阴之渊，不长鱼龙，今胞宫既寒，何能受孕？本方粗看平淡无奇，而实是一个理想的食疗效方。它是由大、小建中汤化简而成的。只不过把干姜改为鲜姜，把饴糖改为红糖而已。鲜姜、红糖都是温经散寒的良药，再分开看，姜理气，糖理血，这样一阴一阳、一气一血也就效在其中了。但值得注意的是，不孕症是一种十分复杂的病症，目前还没有包治的灵丹妙药。

荐方人：吉林省辉南县大椅山乡　吴德林

引自：《当代中医师灵验奇方真传》

3653. 狗头散治宫寒与子宫发育不良不孕症很有效

配方及用法：全狗头骨1个，黄酒、红糖适量。将狗头骨砸成碎块，焙干或用沙炒干焦，研成末备用。服前测基础体温，有排卵的体温曲线呈双相型，即月经过去后3~7天开始服药。每晚睡时服狗头散10克，黄酒、红糖为引，连服4天为1疗程。

服药期间正常行房，忌食生冷之物。服1疗程未孕者，下次月经过后再服。连用3个疗程而无效者，改用其他方法治疗。

疗效：此方治疗宫寒、子宫发育欠佳不能受孕者共400例，服药1个疗程受孕者360例，服药2个疗程受孕者34例，服药3个疗程受孕者6例。

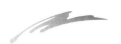

引自：《浙江中医杂志》（1992年第9期）、《单方偏方精选》

3654. 本方治宫寒不孕每每得效

有的不孕妇女，其月经初潮较晚，经期错后或不定期，经血量较少，血色晦暗，平日精神疲倦，畏寒肢冷，腰膝酸软，性欲低下，常有小腹冷痛，小便清长，舌质淡嫩，脉细。这在中医辨证为宫寒不孕。我常用汉代名医张仲景《伤寒杂病论》中"当归生姜羊肉汤"施治，每每得效。

配方及用法：当归30~50克，生姜15~30克，羊肉500~1000克。羊肉切块，洗净，放滚水内先滚一下，取出。当归、生姜洗净切片，布包，与羊肉一起入锅煨汤，熟后去药包，饮用。1个月后症状减轻，坚持3个月，经事可调。半年后可望得子。（窦国祥）

百姓验证：王某，女，30岁，药厂工人。婚后6年未孕，有阴冷、宫寒，查子宫略小。服当归生姜羊肉汤半年，顺利得孕，足月产一女婴，健康。

3655. 本方治子宫发育不良或排卵障碍所致不孕症均有效

主治：子宫发育不良或排卵障碍所致的不孕症。

配方及用法：覆盆草500克，紫石英100克，鹿角霜、女贞子各500克，珍珠25克，紫河车、当归、肉苁蓉、茺蔚子、紫珠各500克。将上述药研末混匀口服，日服3次，每次10克，3个月为1疗程。

疗效：治疗女性不孕症280例，治愈234例，治愈率达83.6%，效果良好。

荐方人：河南卫辉市54792部队后勤门诊部　陈跃中

3656. 定经生子一良方

配方及用法：当归、熟地、鸡屎藤各10克，西红花3克，益母草、杜仲、定经草各6克。每日1剂煎饮，半月有效，最多服20剂即可受孕（久不生子）。

按语：此方经30余人验证均有效，其中7人结婚10年左右未孕，后服此方2个疗程（每疗程10~15天），隔2个月又服便受孕。

百姓验证：吉林蛟河市一中王涛母亲单位的同事结婚4年多，一直没小孩，经用此方治疗后怀孕。

3657. 治妇女不孕效方

配方及用法：当归18克，白芍21克，川芎9克，红花6克，桃仁12克，芹籽18克，泽兰12克，杞子30克，生地24克，香附12克，天茄子24克，穿山甲12克。上药水煎服，月经干净后每天1剂，连服3剂。3剂为1疗程，需服3个疗程即可受孕。

注意：各味药缺一不可，勿用相近药代替，否则无效。

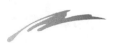

荐方人：山东菏泽市一中前街华中服务中心顾问处王军峰。王军峰在1989年90岁高龄时过世，他生前是中国医学会委员、著名老军医。

3658. 民间流传的治不孕症偏方"红花鸡蛋"

配方及用法：取鸡蛋1个，打一个口，放入藏红花1.5克，搅匀蒸熟即成。此又名红花孕育蛋。经期临后1天开始服红花孕育蛋，一天吃1个，连吃9个，然后等下一个月经周期的临后1天再开始服，持续3～4个月经周期。若服后下次月经未来就暂停，去医院做妊娠试验，阳性者已告怀孕。

按语：红花鸡蛋是个治不孕症的有效偏方，在民间流传很广，此方来自山西平遥县著名中医郭智老先生。他用此方治愈几百例不孕症患者。此方为健身强壮之佳品，无副作用。为调经安胎之妙方。

百姓验证：李某，女，28岁。婚后5年一直不孕，爱人身体健康，精液化验正常。平素胃肠虚弱，经来腹痛，妇科检查子宫及卵巢功能亦趋正常，曾服药达200余剂，对再治疗已失去信心。闻听服偏方可怀孕，抱着试一试的态度来求诊。嘱她服了4个周期的红花鸡蛋，痛经治愈，胃肠功能也好转，于去年2月份怀孕。

引自：《偏方治大病》

妊娠恶阻

3659. 我用孕吐汤治妊娠呕吐特别灵验

配方及用法：黄芩50克，藿香6克，半夏6克，竹茹10克，生姜10克，水煎服，每日1剂。为了防止进药时恶心或呕吐，亦可将药煎好后1天内频频呷服。一般用本方3剂可愈。（杜连生）

百姓验证：江苏海安县城民建路36-10号马昌贵来信说："邻居一妇女怀孕，什么东西都不能吃，吃了就吐，全身无力，只能整天卧在床上，到医院打针吃药一点效果也没有。后来按本条方服药3剂便有好转，治疗1周后基本痊愈，整个治疗过程只花10元钱。"

引自：1995年第5期《家庭保健报》

3660. 我用维生素B₁治妊娠剧吐取得好效果

配方及用法：维生素B_1注射液。患者平卧床上，经常规消毒后，左手拇指与中指固定住耳轮，左手食指顶起耳神门穴，右手持注射器，用4号半针头抽取维

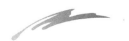

生素B$_1$刺入神门穴皮下，推药0.1毫升，形成白色皮穴退针。再用同样方法注射另侧神门穴。一般1次止吐便不再注射，鼓励进食休息。如有反复再注射第二次。

疗效：《临床荟萃》报道，治疗124例患者，其中119例穴注后剧吐停止，半小时后即可进食用水，体力迅速恢复。绝大多数经1~3次穴注后痊愈。

百姓验证：北京顺义县孙各庄镇石庄村孙东复，男，62岁，教师。他来信说："我儿媳患妊娠恶阻，一点东西也不能吃，喝点水都吐。先后到医院输液3次，每次5天，但仍不能缓解。后来按本条方治疗，她竟不吐了，并能吃点稀饭。此后一直没有吐，身体也恢复了正常。"

3661. 赭半汤治妊娠恶阻很有效

配方及用法：代赭石30克，半夏30克，蜂蜜100克。每日1剂，先煎赭石、半夏，煎至300毫升，再加蜂蜜煮沸，嘱病人频服代茶饮。临床加减：胃脘灼热，喜冷饮，口苦便干加生石膏30~50克。呕吐清水，胸脘滞闷，舌淡苔白腻加茯苓10克；伴头晕体倦，语声低怯，加西洋参10克；呕吐伴腰腹疼痛加白芍15克，川断10克。

疗效：治疗64例，用药最少3剂，最多7剂，治愈59例。

引自：《天津中医》（1992年第5期）、《实用专病专方临床大全》

3662. 参橘饮治妊娠恶阻436例，有效率100%

主治：妊娠早期出现的恶心呕吐、头晕厌食，甚则食入即吐。

配方及用法：党参、炙杷叶、苏叶、佩兰、寸冬、橘红各入10克，白芍、竹茹各15克，玫瑰花、砂仁各6克，扁豆25克。上药加水400毫升，浸泡30分钟，煎20~30分钟，取汁150毫升；二煎加水300毫升，取汁150毫升，两煎混合，早、晚各服一半。痰盛而见呕吐痰涎者加半夏6克，生姜3片；津亏者加天花粉、生地各15克。

疗效：治疗436例，治愈（服药2剂而症状全部消失）331例，显效（服药2剂而症状明显好转）85例，有效（服药2剂症状有所好转）20例，有效率100%。

荐方人：河南省瞧县中医院主治医师　曹学乾

引自：《当代中医师灵验奇方真传》

子宫外孕

3663. 补阳还五汤加味治陈旧性子宫外孕40例全部有效

主治：陈旧性子宫外孕。

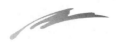

配方及用法：炙黄芪、赤芍、地龙各12克，川芎6克，当归、红花、桃仁、水蛭各9克。水煎服，每日1剂。腰酸加杜仲9克，川断15克；气滞加川楝子12克，玄胡索12克；月经多加震灵丹12克；月经淋漓加蒲黄炭15克，花蕊石30克。

疗效：治疗40例，用药3个月治愈者25例，用药4个月治愈者7例，用药5个月治愈者5例，用药6个月治愈者1例，有效2例。

引自：《上海中医药杂志》（1991年第6期）、《实用专病专方临床大全》

3664. 郁结消散饮治宫外孕100例，有效率100%

主治：陈旧性宫外孕。

配方及用法：丹参20克，红花、赤芍、木香、川芎、桃仁、延胡索、灵脂、蒲黄各10克，桂枝5克。上药煎15~20分钟取汁约200毫升，日服3次。大便秘结者加大黄5克，肉苁蓉10克；气虚甚者加生黄芪30克，党参20克；汗多脉沉伏者加红参10克，山萸肉20克，龙骨、牡蛎各15克。

疗效：治疗患者100例，治愈（用药3次，临床症状消失）78例，好转（用药4~10次，临床症状改善，B超检查包块明显减小，腹痛消失）22例，有效率100%。

荐方人：辽宁省开原市第三医院院长　杨家麟

引自：《当代中医师灵验奇方真传》

胎位不正

3665. 本方治胎位不正80例转正75例

配方及用法：当归、白芍各12克，白术、茯苓各15克，川芎6克。每晚1剂，水煎服。

疗效：此方治疗胎位不正80例，其中，横位8例，斜位2例，均转正；臀位70例，转正65例。

引自：《山东中医杂志》（1988年第1期）、《单方偏方精选》

3666. 艾条悬灸可治胎位不正

朱某，女，30岁。产前检查胎位不正，臀位，宫高30厘米，胎心音正常。至阴穴艾条温和灸15分钟，每日1次，经3次治疗，复查为头位，宫高30.5厘米，胎心音正常。

灸法：艾条悬起灸，孕妇取仰卧位两腿伸直，或正坐位，解松腰带，将两根

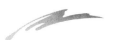

艾条点燃后同时施灸两侧至阴或三阴交穴,每次灸治15~20分钟,以局部皮肤潮红为度,每日1~2次。3天复查,灸至胎位纠正为止。如上法灸治无效时,请到妇产医院处理。

3667. 家传秘方治胎位不正疗效满意

配方及用法: 升麻3克,熟附子3克,归身31克(后下),石柱参6克(滚水冲,如买不到可用党参15克代),牛膝6克,川芎6克。水一碗半煎至一碗入归身,再煎2分钟取出,冲参水一次服。

疗效: 服药后30分钟见效。此方经多人验证,疗效满意。

荐方人: 广西　陈柱林

引自: 广西医学情报研究所《医学文选》

早产与难产

3668. 保产无忧方治早产难产功效好

主治: 妇人小产、早产、难产。

配方及用法: 川朴(炒姜汁)、艾叶(醋炒)、枳壳(麸炒)各2克,川芎、当归(酒炒)各4.5克,生黄芪、荆芥穗各2.5克,川贝母(去心为末不煎,以药冲服)、菟丝子(酒泡)各3克,羌活、生甘草各1.5克,白芍(酒炒)6克(冬季用3克)。此药照方中拣选炮制后,用戥子称准,不可加减分毫,加老生姜3片为引,水两小碗煎至8分,空腹温服,每日1剂。临产及胎动不安并势欲小产者皆临时热服。如妇人虚极再加红参5克更妙。已产后此药一滴都不可入口,切勿误服。此方药剂量虽轻其功效甚大,不论老少皆宜。本方专治一切产症,有胎即能安胎,临产即能催生。如用之催生,此方中唯川芎、当归、枳壳、川朴量宜加大。该方不拘月份,凡胎动不安,腰腹疼痛一服即安,再服痊愈。临盆难危者一服即生,横生逆产6~7日不下及胎死腹中命在须臾者亦一服即下。怀孕7个月即宜服用,7个月服1剂,8个月服2剂,9个月服3剂,10个月亦服3剂,临产服1剂,断无难产之患,功效佳。

疗效: 治疗患者46例,治愈小产23例(用药1~3次),治愈早产12例(用药3~4次),催生11例(用药1~2次),有效率100%。

按语: 本方取自《增广验方新编正集》卷九妇人科,胎前门。我在几十年临床中,对症投药治疗屡次显效,临床安全可靠。如运用此方恰当,可获母婴双保。

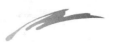

荐方人：黑龙江省嫩江县伊拉哈镇中心医院内科主任　张维国

引自：《当代中医师灵验奇方真传》

3669. 芎归汤加妇人乱发煎服治难产很有效

加味芎归汤，乃是专制难产之神效方。它对阴气虚弱，骨盆（交骨）不开之难产，在催生上有神效。但此药应早做准备，以备急用。

配方及用法：当归31克，川芎21克，生龟板一大块（如手一样大），要确实是生龟板，用后才可产生药效。上药用醋炙之后研制成末，用妇人之乱发约鸡蛋大之一团（用瓦焙烤存性），并用水两碗煎至一碗后，让难产妇人服之，半小即可生产，虽是死胎亦可催下。

引自：陕西人民教育出版社《中国秘术大观》

子痫（孕妇产前眩晕）

3670. 我用此方预防子痫很有效

配方及用法：茯苓200克，大黄100克，夏枯草100克。3药水煎沸则止，加盖浸泡半小时，滤渣代茶饮。

按语：我将此方试用于数人，很有效。一般于孕后6个月开始用起。子痫一证，是孕妇临产发生眩晕，昏仆不知人事，手足搐搦，全身强直，双目上视等一种凶险病症，危及母子两条性命而为人所共惧。我久欲寻找预防之方，然终未遂也。去秋，至黑龙江牡丹江地区，于镜泊湖畔一农夫家借宿，农夫之岳父系一江湖医，传与农夫此方，农夫觉似无大用，便送于我。真是"踏破铁鞋无觅处，得来全不费工夫"。

引自：《医话奇方》

3671. 用地龙汤治妊娠中毒症（子痫）16例均治愈

配方及用法：豨莶草、钩藤各35克，地龙15克。每天1~2剂，水煎频服。不能自服者，给予鼻饲。

疗效：此方治疗子痫16例，均获痊愈。

百姓验证：周某，女，23岁。足月妊娠，头痛而晕，恶心呕吐，抽搐2次，来院急诊。抽搐时神志不清，呼吸略急促，而眼凝视，口唇发绀，口吐白沫，颈强，牙关紧闭，四肢强直。检查体温正常，血压28/15千帕，面部与下肢水肿；两肺呼

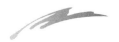

吸音粗糙，心音亢进，心律正，无杂音；腹部膨隆，宫底脐剑之间，胎头下方，胎心音160次／分，胎动良好。妇科检查属已婚未产型，外阴有少量血性分泌物，宫颈消失，宫口开大3厘米，羊膜囊已形成而未破，余未见异常。诊断为初孕40周头位，分娩一期，妊娠晚期中毒症，产前子痫。即以此方治疗。服1剂后未再发生抽搐，顺产一男婴。

引自：《浙江中医杂志》（1991年第7期）、《单方偏方精选》

习惯性流产

3672. 寿胎丸加味治习惯性流产35例仅2例无效

1988—1994年，我用寿胎丸加味治疗习惯性流产35例，获满意疗效。

配方及用法：菟丝子20克，川断15克，桑寄生20克，阿胶20克（烊化）。伴气虚者加党参20克，黄芪15克，怀山药15克；血虚者加党参15克，当归10克，白芍20克，甘草3克；阴虚内热者加女贞子15克，旱莲草20克，知母10克，地骨皮10克；早孕反应明显者加苏梗10克，砂仁3克，竹茹10克，陈皮10克；脾气虚弱者加白术15克，党参15克，怀山药10克；阴道出血者加地榆15克，仙鹤草15克，旱莲草15克；小腹空坠不适重用党参30克，黄芪15克，加升麻10克，柴胡6克；心悸失眠者加酸枣仁15克，柏子仁15克，夜交藤20克。

最后一次流产后半月即开始服用，每月服5～8剂，水煎服，服药半年至1年后再怀孕。孕后适当休息，至过去流产最大月份即超过危险期或维持妊娠12周以上。孕后适当服药。每月2～3剂，辨证用药。

疗效：治疗35例，痊愈30例，显效3例，无效2例。

荐方人：四川绵竹县中医院　苏华林

3673. 艾叶煮鸡蛋治流产很有效

妊娠后，有下坠感或轻度腰酸腹痛，以及阴道内有少许血液流出，或阴道经常有血漏出，淋漓不尽，都是流产的先兆或者有习惯性流产的既往史，皆可试用艾叶煮鸡蛋治疗。

配方及用法：艾叶20克，清水洗净后放入药锅，入水300毫升，煎10分钟，放新鲜鸡蛋2个，煎10分钟取出鸡蛋，剥壳后再放入艾叶汤内煮5分钟。每天清晨吃2个艾叶鸡蛋，服15毫升艾叶汤。

按语：此方对胎动不安、先兆流产、习惯性流产确有一定疗效。曾用此方保

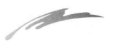

胎60余人次,保产率达到45%左右。本方在流产后也可服一段时间,起到培损补虚、康复再孕之目的。

服此方应注意以下几点:

(1)有习惯性流产病史者,月经超过3天就可服艾叶鸡蛋。每日2个鸡蛋服至以前流产时间的后15天。

(2)怀孕后有下坠感、腰酸腹痛,即服艾叶鸡蛋,每日2个,服至症状消失为止。

(3)妊娠阴道有少量出血、腹痛者,立即服艾叶鸡蛋。血多者停止服用。

(4)有胎动不安、腹胀、心悸、胸闷呃逆等现象,立即服艾叶鸡蛋,服至症状消失为止。

百姓验证:何某,女,33岁,山西临汾钢铁公司烧结工人。结婚6年,怀孕3胎,均在妊娠3~4个月流产。曾多次用过黄体酮、保胎丸,都以流产而告终。怀孕第四胎服艾叶煮鸡蛋1个月而停用,妊娠7个月又流产了。1年后在经后第三天又服艾叶煮鸡蛋,一直吃到7个月,足月生一女婴,十分健康。

贺某,女,29岁,山西洪洞县左家沟人。结婚后第二年怀孕,不到2个月流产。第二胎不到3个月又流产了。精神较差,纳呆神疲,予以并解汤:砂仁10克,黄芩12克,寄生15克,杜仲10克,菟丝子10克,党参12克,白术15克,甘草6克。服15剂精神好转,次年怀孕,服艾叶煮鸡蛋80个,胎动正常。患者怕再流产,又继续服2个月,围生期检查,血压、血沉、生化检查指标正常,尿蛋白"–",于1976年8月3日足月顺产一男孩。

引自:《偏方治大病》

3674. 我用陈艾叶煮鸡蛋治先兆流产很有效

配方及用法:陈艾叶6克,新鲜鸡蛋2个。取适量水煎陈艾叶,沸后入鸡蛋,等蛋熟后食蛋饮汤。

百姓验证:李某,30岁,曾多次流产,亟思一子。此次孕已3个月,晨起突觉腰胀腹痛,阴部见血,稍后见血下多,急求诊治。投以上方,午前服下,至傍晚出血渐止,次日腹胀腰痛亦愈,数月后顺产一男孩,母子均安。

引自:《浙江中医杂志》(1989年第3期)、《单味中药治病大全》

3675. 用枸杞根治流产很有效

配方及用法:鲜枸杞根250克,老母鸡(愈老愈好)1只。杀死老母鸡去内脏(鸡腹内不要用水洗,否则效果差),切碎与枸杞根同煲,用文火炖3小时。汤与鸡肉一起分3次服完。于流产症状稍有出现时服用,连用2~3次。

疗效:共治愈数十人。

引自:《广西中医药》(1979年第3期)、《单味中药治病大全》

3676. 此方治妇人习惯性流产很有效

此方治妇人习惯性堕胎症很效。平时虽无小产之经验者,服之亦可。有妇人小产6次以上者服之亦无恙。

配方及用法: 莲肉(去心不去皮)、家用青苎麻(洗净胶)、白糯米各9克,水煎后去麻,每早连汤服1次,或只服汤不服莲肉、糯米亦可。

引自: 陕西人民教育出版社《中国秘术大观》

3677. 我用此保胎秘方30余年治愈习惯性流产300多人

主治: 习惯性流产。

配方及用法: 人参(分煎)10克,白术(糯米蒸)15克,桑寄生15克,茯苓15克,菟丝子15克,川断(炒)15克,杜仲(炒)15克,阿胶(烊化)15克,艾叶3克,黄芩10克。①将白术与糯米加水拌蒸20分钟,去糯米晾干,加红枣10个,水煎服,每日1剂。血热加生地,气虚加黄芪、升麻,消化不良加砂仁。②预防流产:可于怀孕后在易流产月份前1个月开始服本方,每日1剂,连服2~3个月;亦可将本方加5倍量,枣泥为丸,每丸重9克,每日3次,每次1丸。

疗效: 本方壮肾固胎,治疗习惯性流产很有效。除难免流产外,服药后2小时可止血,腰酸腰痛缓解。我在临床应用本方30余年,治愈习惯性流产300多人,均母子健康,足月正产。

按语: 本方系我根据清代名医陈修园所创"所以载丸"(见《女科要旨》)和近代名医张锡纯所创"寿胎丸"(见《医学衷中参西录》)加减变化而来,应用30余载,可谓得心应手,屡收立竿见影之效。

荐方人: 河北省邢台市第三医院主治医师　国连彦

引自:《当代中医师灵验奇方真传》

3678. 用本方治疗流产可获良效

主治: 先兆性流产、习惯性流产。

配方及用法: 当归身15克,白芍12克,白术10克,熟地黄15克,川断肉20克,黄芩12克,菟丝子15克,太子参15克,黄芪15克,水煎服。从怀孕35天后开始服药,每周服3剂,服至120天后停药。

按语: 方中当归身、白芍、熟地黄、川断肉、菟丝子养血补肾固胎,黄芩、白术安胎,太子参、黄芪补气固胎。

我曾治1例已流产5胎患者,第六胎又孕时服上方加减3个月,而后正产。产儿发育智力正常,现已上初中二年级。

注意: 服药期间应卧床休息,忌房事。

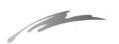

引自:《家用验方一佰二》

3679. 用陈皮鸡蛋饮治习惯性流产30例, 有效率100%

主治: 先兆流产、习惯性流产。

配方及用法: 陈皮叶10克, 鸡蛋2个。300毫升水煎陈皮叶, 沸后入荷包鸡蛋2个, 食熟鸡蛋, 饮汤。每日1剂, 疗程7天。

疗效: 治疗习惯性流产30例, 好转(用药5~7剂后症状消失)26例, 有效率100%。

荐方人: 湖南省永顺县医院妇产科主治医师　钟新华

引自:《当代中医师灵验奇方真传》

助产妇顺产

3680. 用蓖麻子捣烂敷涌泉穴可帮助产妇顺利生产

配方及用法: 蓖麻子适量, 去皮捣烂成膏, 涂两足涌泉穴, 用绷带固定, 产后立即去掉。

疗效: 经治9例, 其中4例在20分钟内生产, 5例在1小时内生产。

引自:《实用民间土单验秘方一千首》

死胎不下

3681. 用此方下死胎20例仅3例无效

配方及用法: 苍术、陈皮、桂枝、芒硝(冲)各9克, 大黄、厚朴各9~12克, 牛膝、桃仁各15克, 泽兰12克, 银花15~30克, 甘草6克。治疗水煎温服, 每日1~2剂。

疗效: 治疗20例, 显效(胎物组织完全娩出)12例, 有效(胎物组织娩于阴道或嵌入宫颈口)5例, 无效(血止, 胚胎不下)3例。

按语: 中医学认为, 死胎多因素体虚弱, 致使肾气亏虚, 气血不足, 而孕后气血不能聚以养胎, 或房事不慎, 扰动胎气, 致胎元失养, 故胎儿不能正常生长发育而死于胞中。子死胞中, 形成气滞血淤, 淤血内阻, 塞而不行, 不能运胎外出,

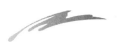

故胎死不下。正如《景岳全书·妇人规》所说："凡子死腹中者，多以触伤，或犯禁忌，或脏气薄弱，不成而殒，或以胞破血干，持久困败。"

胎死腹中，应及时消除，否则会严重影响孕妇健康。手术当然不失为有效的方法之一，但过期性流产往往内存感染灶，不仅损伤胞宫，而且有使感染扩散之虞。如果采用中药下胎，则简便易行，病人也乐于接受。《傅青主女科》中有中药下胎的记载："死产者，子在腹中也，验母舌青黑，其胎已死，先用平胃散……投芒硝，煎服即下。"我们认为：胎死腹中，必有血淤，故在选用平胃散基础上加用桃核承气汤破血下淤。方中桃仁破血祛淤，大黄攻下淤积，荡涤热邪，两药合用，淤热并治；桂枝通行血脉，助桃仁破血行淤；芒硝软坚散强结，助大黄通便泄热；炙甘草调胃安中，并缓和诸药峻烈之性；另加牛膝、泽兰，以加强活血化淤之力。两方合用，相得益彰，既可荡涤淤热，又不致过伤脾胃，二者兼顾，邪去正存，病体自康，从而免除手术之苦。

荐方人：湖北省沙市市中医院妇科副主任医师　　杜道英

引自：《当代中医师灵验奇方真传》

3682. 用佛手散治胎气受伤胎死腹中横生倒产均有效

佛手散是专用于治疗胎气受伤或胎死腹中之秘方。如果孕妇胎气受伤或胎死腹中，则口不能言，头昏眼花，心腹胀满，血上冲心。此时便可服用佛手散，生胎可保，死胎可下，且可治横生及倒产。患者需先倒卧，将此药煎服之后再安卧，便可自然顺生。如横生倒产时，胎儿之手足在外未能回去，则千万不可乱动。而应用食盐少许涂于其手掌，再用指甲轻轻搔之，同时用盐抚摸，如此安卧一阵即会收入。

佛手散宜事先准备好，其制作之法是：用当归31克，川芎21克，水七分配入酒三分，同煎至还剩七分时服。如遇横生倒产及死胎，则必须于其中加入黑马料豆31克，炒焦之后趁热而淬入水中，另外用童便一盏煎药服之。过一会儿再服一次，便可有神效。此方还可以用来治疗产后腹痛发热、头疼，而且还可以去败血，生新血，除杂症。

引自：陕西人民教育出版社《中国秘术大观》

胞衣不下

3683. 本方治胞衣不下有效

方法：活雄鸡，带毛剖开，去肠杂，趁热贴敷产妇脐中，鸡头向上，包扎固

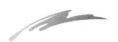

定。用于治疗产后胞衣不下, 极有效。胞衣下后即去掉。

引自:《中药鼻脐疗法》

3684. 用蝉蜕治胎盘不下10余例均愈

配方及用法: 蝉蜕20只, 加水一碗半, 煎至半碗, 冲米酒50毫升内服(不能喝酒者, 酒量可酌减)。

疗效: 治疗10余例, 均愈。

百姓验证: 某患者, 34岁。产后3天胎盘仍不下, 腹部胀痛。经服上方15分钟后胎盘即下。

引自: 1981年广西中医学院《广西中医药》

产后头痛

3685. 用孵鸡蛋壳粉治产后头痛也有效

配方及用法: 孵化小鸡后的蛋壳, 放砂锅上焙黄焦, 研成面, 加黑糖少许, 开水冲沏, 稍捂一会, 代茶饮, 早、晚各服1次, 即可见效。

荐方人: 河南临汝县王察学校　万坤山

产后身痛

3686. 我用牛腰子治产后腰痛有效

广西玉林市福绵镇水岭村中年妇女李琼芳, 9年前患产后腰痛症。当时经中西医治疗未见好转, 后多方求治无效, 每天腰痛行动不便。

去年秋, 在福绵镇中学任教的李琼芳的丈夫, 听到一位校友介绍吃酒炒牛肾(即牛腰子)可治妇女久年腰痛, 随即买回牛肾给妻子试服。当吃完第三个牛肾后, 李琼芳多年的腰痛症竟然痊愈, 走路也自如了。全家人为她的身体康复而高兴, 村里人也前来向她祝贺。

配方及用法: 取牛肾1个, 去网膜洗净切片, 放入铁锅内, 加50~100毫升米酒

炒熟，趁热空腹食用，1次或分2次吃完。每天吃牛肾1个，连续服用一段时间。服药期间，忌食酸辣和生凉食物，禁房事。

百姓验证：福建尤溪县溪尾乡埔宁村纪儒，男，27岁，医生。他来信说："我三嫂生小孩后得了产后腰痛，经常起床时腰痛，行走不便，到中心卫生院、县医院花100多元治疗都不见好转。我用本条方为她治疗4次腰痛就好了。"

产后腹痛脚痛

3687. 用红花米酒治产后腹痛3剂可愈

韩某，28岁，1981年6月10日就诊。患者产后27天，腹痛当脐左右，窜痛不定，甚则如刺难忍，口渴不喜饮，胃呆纳滞，大便秘结，面色无华。病届半月，服药未能奏效。诊其脉沉细弦，舌淡苔腻而润。证属产后血虚，风邪侵入，阻滞经脉。因遵仲师明训，用红花10克，以米酒1碗，煎减半，分2次温服。次日腹痛减半，纳增神振，大便得行。药已中病，效不更方，再予2剂，腹痛痊愈，诸症平息。

引自：《浙江中医杂志》（1986年第7期）、《中医单药奇效真传》

3688. 鹤枣汤治产后痹症疗效显著

配方及用法：仙鹤草根茎100克，大枣7个。每天1剂，水煎服。

疗效：此方治疗产后痹症以及痹症引起的肢体不适，疗效显著。

百姓验证：胡某，30岁。8年前分娩时出血较多，又因汗出当风，遂觉恶寒发热、头痛，继之下肢关节疼痛，屈伸不利。翌年春，下肢关节游走性疼痛，逐年加重，以致卧床年余，经多方治疗乏效。即予此方1剂，服后痛大减；续服7剂，疼痛除，能下床活动，渐至痊愈。

引自：《浙江中医杂志》（1987年第1期）、《单方偏方精选》

3689. 我单用川红花治产后腰腿痛3剂可愈

孙竹匠之妻朱某，茅店乡一妇人，患产后腰腿痛，用川红花30克，水酒一碗煎汤，一日服2次，3剂愈。

百姓验证：福建尤溪县溪尾乡埔宁村纪需，男，27岁，医生。他来信说："我嫂子患产后腰痛，我用本条方为她治疗1周腰就不痛了。又继服数日痊愈，至今没有再犯。"

引自：《名老中医经验汇选》、《中医单药奇效真传》

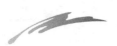

3690. 产后腹痛汤治产后腹痛216例，有效率100%

主治：产后恶露下少，小腹疼痛有包块。

配方及用法：当归、熟地、桃仁、制香附各15克，川芎、赤芍、蒲黄（炒，布包）、五灵脂、艾叶、郁金、玄胡、川楝各10克，红花8克。每日1剂，用水500毫升煎2次，每次以文火煎取汁约250毫升，混匀，早、晚空腹各服1次。

疗效：治疗产后腹痛216例，临床观察有效率达100%。

荐方人：湖北省新洲县旧街中心卫生院内科医师　　吴锦堂

引自：《当代中医师灵验奇方真传》

3691. 用山楂治产后腹痛116例，治愈率100%

配方及用法：焦山楂30～50克。上药水煎后冲红糖适量，在盖碗中浸泡片刻，分早、晚2次口服。

疗效：共治116例，收效颇著，均在用药1～4剂后获愈，治愈率100%。

引自：《单味中药治病大全》

3692. 用香附阿司匹林治产后腹痛100余例均痊愈

配方及用法：制香附15克，复方阿司匹林0.5克。香附研末，装瓶备用。用时，取香附5克与复方阿司匹林0.5克一起以温开水冲服，每日1次。

疗效：治疗100余例，均于用药1～2剂后痊愈。

引自：《实用民间土单验秘方一千首》

3693. 用青木香治产后腹痛100余例均于用药后30分钟见效

配方及用法：青木香15克，加水500毫升，煎取100毫升，顿服。

疗效：治疗100余例，服药后30分钟见效。

引自：《实用民间土单验秘方一千首》

3694. 益母草的传说

很久以前，有一位张氏妇女，她身边有一个十二三岁的孩子。张氏生儿子的时候，留下淤血腹痛之疾，一直未能治愈，长期疾病缠身。儿子整天上山打柴换钱为母亲治病，但不见好转。有一天，外地来了一位郎中，对张氏的儿子说，他有一方可治。儿子说，不论多少钱也要给母亲治病。郎中明知他拿不出钱，但念他一片孝心，就在太阳将要落山的时候肩扛锄头，身背药篓，悄悄地进山了。张氏儿子尾随其后，他见老郎中挖的草药，叶呈手掌状，开淡红色的

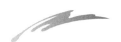

小花，他知道了那是自己上山砍柴常见的野草。于是他采了这种草，煎汤给母亲喝，不过几日，母亲的病竟渐渐好了起来。后来，人们就叫这种草为益母草。

引自：《百草药用趣话》

产后发热

3695. 用五物汤治产后发热186例，治愈率100%

配方及用法：党参、当归、川芎、白芍、炙甘草各15克。水煎服，每日1剂。风寒袭表者，有汗加桂枝12克，无汗加麻黄6克；往来寒热加柴胡12克；头痛加藁本12克；口渴加花粉12克，淡竹叶6克；气血虚加黄芪30～50克，地骨皮、鳖甲各15克；卫阳不固、产道不洁等，邪毒侵入者，加银花、鱼腥草、土茯苓各30克；伤食者，加焦山楂、建曲各15克；血淤者，加丹参、益母草各15克，红花6克；恶露少而腹痛者，加丹皮12克，桃仁10克。

疗效：治疗186例，均治愈（热退，其他症状、体征消失），其中服2剂愈者75例，服4剂愈者58例，服6剂愈者48例，服7剂愈者5剂，治愈率100%。

引自：《湖北中医杂志》（1993年第4期）、《实用专病专方临床大全》

3696. 此家传秘方治产后热几百人均见效

主治：产后热。

配方及用法：当归15克，川芎12克，桃仁12克，炮姜3克，柴胡12克，黄芩9克，生石膏18克，知母6克，薄荷6克，木通6克，杭菊花6克。如说胡话加茯神9克，熟枣仁9克，菖蒲6克，血珀6克；身发闷加盆沉香6克。取不满12岁的童子尿（去头去尾用中间），开水煎服。一次用完，每日1剂。

疗效：治疗几百人，轻者1剂，重者2剂即见效。

荐方人：河北柏乡县　吕增礼

引自：广西医学情报研究所《医学文选》

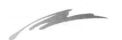

产前产后风

3697. 小驴蹄壳治产前产后风有效验

找来刚刚产下的小驴蹄壳，产前风用双前蹄壳，产后风用双后蹄壳，焙干研成细末，用黄酒一次冲服，服后蒙被发汗。待汗出透了，慢慢将汗擦干，等到身体不出汗了，再穿上衣服，不要立即接触凉水、冷物。一般1次即愈。

荐方人：辽宁省东港市聋哑学校医务室　　赵淑娥

3698. 此方治产后风效果好

配方及用法：苍术15克，大葱胡31克，蛇皮9克，大枣去核15克，马蜂窝9克。将上药捣碎握于手中，蒙头发汗，30分钟后，全身发汗，慢慢揭被，避风3天。以红糖茶为引促其发汗。

百姓验证：孙庄村刘素荣患产后风，昏迷不醒，医治无效，幸遇本县民办教师崔思勤用本方给以治疗，当天见效，4天后便痊愈。崔思勤10年来用此方共治疗了130多名产后风患者，治愈率达95%。

荐方人：河南沈丘县刘庄店乡　　张瑞祥

3699. 用脑油煎服治产后风可迅速见效

配方及用法：梳头篦子（脑油越多越好）2个，煎水1碗，加适量红糖，趁温服下，可迅速缓解。

荐方人：河南邓县白落乡　　鲁银山

3700. 家传秘方治产后风用后立即见效

配方及用法：鱼鳔31克（蛤粉炒焦），黑芥穗31克。以上2味共为细面，病轻者，每日服1次；病重者可日服2次，每次服6克。因风所致者，加防风、钩藤各3克，煎汤送下；因寒所致者，用黄酒送下；因失血多所致者，加当归9克，煎汤送下。

疗效：治愈患者不计其数，用后立效。

荐方人：河北保定市　　贾舜卿

引自：广西医学情报研究所《医学文选》

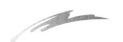

3701. 用人指甲治产后风有效

主治：鸡爪风（产后风）。

配方及用法：人指甲6克。洗净阴干，用阴阳瓦焙烤，以不焦枯存性为度，然后研极细末。用黄酒100毫升送服。

疗效：一般用1~3次见效。

荐方人：天津　曹一鸣

引自：广西医学情报研究所《医学文选》

产后尿潴留

3702. 服血余炭治产后尿潴留可见效

李某，24岁，于1988年7月23日足月顺产一女婴，第一胎，产后8小时无排尿，小腹胀痛，触诊小腹饱满，压痛，诊断为产后尿潴留。经服血余炭8克，45分钟后排尿1500毫升，症状缓解，未复发。

引自：《中西医结合杂志》（1989年第8期）、《中医单药奇效真传》

3703. 瓜蒌汤坐浴治产后癃闭很有效

季某，女，30岁，农民。患者急诊入院，入院时浆水已破，宫口已全开，并已见到婴儿双足及生殖器。患者呻吟不休，经常规消毒后，行会阴切开术，拉出胎儿，身体情况良好，阴道血不多，检查产道裂伤，即以一号羊肠线缝合。宫缩良好，但小便不能自解，热敷无效而予导尿。小便潴留第四天，曾用过乌洛托品无效而邀会诊。主诉膀胱部充盈发胀，尚有尿意，欲解不现，会阴及腹部稍痛，睡眠亦可。乃予一味瓜蒌汤（陈瓜蒌30~60克）坐浴。坐浴后小便已解，计3次，颇畅，夜间出汗多，睡眠尚好，余无不适。

注：患者坐浴需20分钟左右，用药时有出汗及轻度头昏，勿惊恐。小便不利，点滴而短少，病势较缓者，称为癃。小便闭塞，点滴不通，病势较急者，称为闭。

引自：《中医单药奇效真传》

3704. 通尿汤治产后尿潴留30例全部治愈

配方及用法：黄芪、当归、车前子、人参各15克，升麻12克，猪苓9克，通草、附片各6克，沉香3克。每天1剂，水煎服。

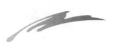

疗效：此方治疗产后尿潴留30例，服药1~2剂全部治愈。

百姓验证：陈某，产后20余天小便不能自解，大便3天未行，面色黄暗，舌质红嫩、苔白，脉细无力。以此方服1剂后，小便出但淋漓不畅；上方加火麻仁15克，王不留行20克，服完1剂后排尿顺畅，大便亦通。

引自：《湖北中医杂志》（1989年第1期）、《单方偏方精选》

3705. 家传秘方治产后尿闭3小时后见效

配方及用法：芒硝3克，研末，贴水分穴。

疗效：3小时后即通小便。

引自：广西医学情报研究所《医学文选》

3706. 通气饮治产后尿潴留112例，有效率100%

主治：产后尿潴留。

配方及用法：黄芪60克，银花20克，蒲公英30克，麦冬、萹蓄、瞿麦、桔梗各12克，通草、甘草各6克。上药用清水浸泡10分钟后煎沸，取汁约250毫升，日服3次。如需加强利尿加木通、茯苓各12克；食欲差加焦山楂、炒神曲各30克，荷叶半张；子宫复旧不良加益母草30克。

疗效：共治疗112例，服上方后，快者4小时后自行排尿，慢者12小时自行排尿，一般1~2剂见效，有效率100%。

荐方人：四川省平昌县计划生育宣传技术指导站　张维天

引自：《当代中医师灵验奇方真传》

产后破伤风

3707. 家传黑神丸治产后破伤风效果很好

主治：产后破伤风。

配方及用法：明天麻（炒，研细末）15克，飞萝面（炒）30克，百草霜30克，京墨1锭。以水将京墨研浓汁，与上诸药和匀以手搓为丸，每丸约重3克。每次服1丸，日服3次，以黄酒30毫升送服，连服1周。

疗效：治疗产后破伤风64例，治愈41例，治愈率64.1%。

荐方人：山东省枣庄市北庄中心医院主治医师　尹旭君

引自：《当代中医师灵验奇方真传》

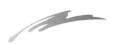

产后其他杂症

3708. 黄芪粥治产后水肿有效果

一妇人，产后肿胀，腹大如鼓。云初起于腹，后渐及遍体，按之而软，诸医以为是水胀也；皮不起亮光，以为是气胀也；而皮不过急，以为是血鼓也。云产下后，恶露极旺，上法治之皆无效果，反而气紧加甚。今气喘，舌淡红，脉近芤，初按之急甚，重按极虚。我思之良久无法，后忆及《冷庐医话》有治产后肿胀，用生黄芪30克煎汁，煮糯米半杯，成粥，淡食。依法治之，5日霍然若失。

引自：《范文甫专辑》、《中医单药奇效真传》

3709. 吃田鼠肉可治产后肌肉痉挛

10年前，辽宁阜新市红帽子乡古喇嘛营子于海楼之妻，在月子里患肌肉痉挛症，服用不少药效果不明显。海龙宝听说后告诉他，捉一只田鼠扒了皮将肉煮熟食，此病可愈。于海楼之妻吃了田鼠肉后，病好了。

按语：产后妇女肌肉痉挛者，系因产后气血虚弱，肝血不足，肝主筋，肝血虚则筋脉失养，故可出现肌肉痉挛，亦有受风寒湿之故。因田鼠肉为补养气血之佳品，故食之有效。

引自：《蒙医妙诊》

3710. 干漆渣熏鼻治产后晕有效

闽产干漆渣（或旧漆器），烧烟熏鼻，并令患者用鼻吸之。用于治疗产后晕，有效果。

引自：《中药鼻脐疗法》

3711. 服饮山药水3日可治愈产后喘汗症

某一产妇，产后10余日，忽大喘大汗，前医用黄芪、熟地、白芍等药，汗出愈多，脉甚虚弱，审证论脉，似在不治。俾其急取生山药180克煎汁徐徐饮之，饮完添水重煮，一昼夜所饮之水，皆取于山药中。翌日又换山药180克，仍如此，饮之3日后，诸病皆愈。

引自：《中医单药奇效真传》

3712. 玉米秸芯煎服可治产后盗汗

配方及用法： 干玉米秸秆（穗以下部分），剥去叶子和硬皮，取白瓤一把用水煎服，1~3次可见效。

荐方人： 河南济源县下冶乡西岭村　陈立新

3713. 当归祛淤汤治产后阴道出血3剂可见效

配方及用法： 当归12克，杭芍12克，川芎10克，泽兰12克，丹参12克，续断12克，炮干姜10克，荆芥10克，艾叶10克，炙甘草10克。水煎服，每日1剂。

疗效： 叶某，女，32岁，住武汉市地质学校。1979年2月13日门诊。患者自述产后2周阴道恶露不净，血量少，腹痛，腰痛。西医行刮宫术后仍然不净，头昏，四肢软弱无力，小腹坠胀畏冷，脉象沉细，舌苔薄白有齿痕。证属产后淤血未净，寒湿内滞。投当归祛淤汤，3剂尽，诸症除，病获痊愈。（黄云樵）

引自：《千家妙方》

乳腺炎（乳痈）

3714. 我用"蒌络赤甘汤"治急性乳腺炎有效

我用自拟的"蒌络赤甘汤"治疗急性乳腺炎初期化脓者百余例，一般服药2剂即见效。

配方及用法： 全瓜蒌、赤芍、生甘草各30克，丝瓜络15克，水煎后加红糖适量趁热饮服，微出汗。每日1剂。

荐方人： 山东省东平县梯门卫生院　梁兆松

引自： 广西科技情报研究所《老病号治病绝招》

3715. 用喷热加按摩法治疗急性乳腺炎110例，痊愈96例

我在多年的医疗实践中，应用热熏加按摩疗法治疗早期乳腺炎110例，治愈96例，均在2天内症状与体征消失，肿块消散，乳汁通畅。现将具体治疗方法介绍如下：

喷热疗法： 取中药金银花、蒲公英、赤芍各30克，黄柏、防风、白芷、连翘、乳香、没药各15克。将上药放在水壶里，加水适量（水面不要超过壶嘴底口），盖好壶盖放火炉上加热。沸腾后在壶嘴上套1米长的塑料管，塑料管出口对着患处（在患处垫上一块干毛巾，以免热气烫伤皮肤），让热气直接喷在干毛巾上，每次30分钟左右。每日3

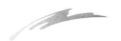

次。

按摩法：每次喷热完毕，必须按摩排乳。患者取坐位，充分暴露患乳。术者用左手端托患侧乳房，以右手五指由乳房四周顺输乳管向乳晕及乳头部位按摩。采用揉、按、推、挤等手法，其用力大小与速度应以适宜为妥。同时，用右手食指与中指夹持乳晕、乳头部位轻拉或揪提3~5次，以促淤乳排出。如此反复，直到淤乳将尽，乳房松软为止。每次20~40分钟，每天3次。

荐方人：山东省东平县梯门卫生院副主任医师　梁兆松

3716. 我用虾皮治乳腺炎半小时内见效

想当年，我生下女儿第七天的晚上，突然发高烧。去医院吧，路途又远，不方便。幸好邻里有位妇产科医生，看过后说是乳腺炎，并告诉我一个验方：用虾皮末一小把（约一匙半），加水一大碗，煎半个小时后口服。一试，果然奏效，不到半小时，便退烧了。

这几年，只要我知道有谁做了妈妈，就把这一验方告诉她，确实有几位朋友用其解除了痛苦。（张玲）

3717. 我用赤芍甘草汤治疗急性乳腺炎效果好

主治：急性乳腺炎。

配方及用法：赤芍50克，甘草50克，水煎，每日1剂，分2次饭后服，3天为1疗程。局部脓性分泌物较多者加黄芪30克，局部湿疹瘙痒者加地肤子20克，乳房结核伴乳腺炎者加穿山甲10克，昆布20克。

疗效：曾治疗102例，均在短期内治愈（症状消失，局部无红肿，皮肤恢复正常）。用药最多者7剂，最少者2剂，平均3.5剂。本方用于治疗乳腺炎30余年，疗效很好。

百姓验证：四川自贡市沿滩区蒲殿村宗燮维，男，69岁，退休干部。他来信说："我爱人胡心琴左乳肿痛，而且发痒，非常难受，吃药敷药不见好转。后来用本条方治疗，服药后症状就减轻了，连服3剂后一切症状消失，病获痊愈，只花10多元钱。"

荐方人：湖南省衡阳医学院附属第一医院副主任医师　贺方礼

引自：《当代中医师灵验奇方真传》

3718. 我用威灵仙治急性乳腺炎200余例，有效率100%

配方及用法：鲜威灵仙根。将威灵仙平地面砍去泥土外的藤蔓，挖出长在泥土里的根须，去泥土，用冷水洗干净，切下根须约50克，用旧棉纱布包裹，以针线悬吊于内衣，使药囊贴近乳房肿痛处即可。

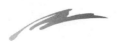

注意：本方所选为毛茛科多年生攀援性灌木威灵仙的新鲜根须，刺激性很强，易使皮肤发红起疱。

疗效：数年来，经治急性乳腺炎（初期）200余例，有效率100%。

百姓验证：余某，女，25岁，农民。于1993年3月4日因左侧乳房肿痛伴畏寒4小时而就诊。检查：左侧乳房外下方距乳头2厘米处有鸡蛋大硬块，疼痛拒按，体温38.8℃，怕冷，心肺"-"、大小便如常。诊断：急性乳腺炎（早期）。

处理：取新鲜威灵仙根约50克用旧棉纱布包裹悬贴于乳房肿痛上，10分钟后，患者自觉疼痛消失，畏寒减轻，续用1天后诸症皆失。

荐方人：江西省余干县禾山乡医师　汤振才

引自：《亲献中药外治偏方秘方》

3719. 我运用家传结乳秘方治乳腺炎多例均有效

主治：乳腺炎、结乳。

配方及用法：①乳香30克，没药30克，血竭30克，儿茶30克，大麻子30克，芒硝15克。上药共捣如泥，贴涂红肿疼痛之处。如药干燥可加少许香油调用，盖油纸，加纱布包扎。48小时换药1次，3次即愈。②大青叶30克，双花30克，鹿角霜（研细末）30克，米酒或白酒30毫升。水煎大青叶、双花约300毫升，去渣冲服研细末的鹿角霜，饮米酒或白酒30毫升，盖被出微汗即愈。每日1剂，3剂1疗程。

疗效：凡结乳者用此方，有效率100%。不论寒热，早期或晚期，有脓者溃，无脓者消，无一例用手术治疗。

按语：祖传结乳秘方经过长期临床应用加减组合成现在的内外结合组方。凡初产妇或经产妇，自感乳汁郁结不通，临床表现畏寒、发热、乳房局部红肿热痛者，均适用。此方将内服、外用组合使用，结乳轻者单用一方便可治愈。外用方义，软坚散结，活血化淤，解毒通乳；内服方义，清热解毒，散郁通乳，组方巧妙，切中病机，使用方便经济，疗效甚佳。

百姓验证：陕西渭南市财政局蔺恒健，男，62岁，干部。他来信说："地税局女干部朱某患乳腺炎，给孩子喂奶很困难，到医院治疗多次不见效果。后不定期按本条方用药2剂，3天后便治愈了。"

荐方人：山东省滕州市中心医院　郭庆连

引自：《当代中医师灵验奇方真传》

3720. 此家传秘方治急性乳腺炎75例全部有效

主治：急性乳腺炎。

配方及用法：白矾（研末）6克，大葱白7节（根底部2厘米为一节），葱根（带须）7个。将大葱白切碎捣成泥糊，与白矾末合在一起，分成7小堆，然后将7个葱

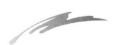

根洗净放在碗内，用滚开水冲泡，待温后用葱根水送服药，分7日连续服下，服药后见汗即愈，一次成功。

疗效：治疗75人，有效率100%。

荐方人：北京市大兴县市政园林管理局益康门诊部中医师　王金海

引自：《当代中医师灵验奇方真传》

3721. 用鹿角粉治早期乳痈35例全部治愈

主治：乳汁淤积所致的早期乳痈。

配方及用法：取鹿角1根，以刀或锉刮取粉末，保存备用。每次取鹿角粉3～5克，清水煎沸5分钟，吞服，每日早、晚各1次。一般服用2～3次即可收效。如乳痈红肿热痛较甚，可配合蒲公英、天花粉、贝母、银花、连翘、地丁草等清热解毒、消肿散结药同用。

疗效：治疗早期乳痈35例，均治愈。

荐方人：江西省都昌县中医院主治医师　黄雪萍

引自：《当代中医师灵验奇方真传》

3722. 用仙人掌外敷治乳腺炎60例全部治愈

配方及用法：新鲜而多汁的仙人掌100～150克，剥掉外皮切细，捣烂成糊泥状，加入鸡蛋清适量，和匀后，摊于布或敷料上敷于患处，用胶布固定。每日换药1～2次，一般敷4～6次就可以治愈。如有合并发热或腋下淋巴结肿大者，可加用抗菌素药物治疗。

疗效：治疗乳腺炎初期患者60例，经外敷2～10次，全部治愈。

引自：《四川中医》（1987年第3期）、《单味中药治病大全》

3723. 中西药结合治急性乳腺炎50例全部治愈

配方及用法：硫酸镁100克，桃仁泥20克，穿山甲粉25克，薄荷油3毫升，加凡士林100克调匀后即成。取药膏125克，在纱布上摊平涂成直径8厘米的圆形，敷于患乳上，包扎并用胶布固定。每天1次，连敷1周。

疗效：治疗50例，全部治愈。适用于急性乳腺炎未化脓、破溃者。

引自：《实用西医验方》

3724. 此家传秘方治乳腺炎疗效佳

配方及用法：瓜蒌24克，蒲公英18克，银花9克，白芷6克，归尾、乳香、没药各4.5克，甘草2.4克。上药水煎服，每日可服2次。另用酒水各半热敷患部。

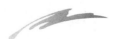

疗效：消炎散肿优于抗菌素，不管患部未溃已溃用之疗效均佳，80%以上在2~3天治愈。局部已切开者用之，伤口亦很快愈合。

荐方人：福建晋江　叶永云

引自：广西医学情报研究所《医学文选》

3725. 单用芫花塞鼻治急性乳腺炎200例症状全部消失

配方及用法：芫花根皮适量。将芫花根皮刮去皮毛，剔除木质心，剪成长约3厘米许的小段，置冲筒内打烂，或在青石板上用铁锤打烂，搓成一圆柱形小药团。取药团塞入鼻孔内（如刺激性大，可用香烟锡纸或蜡包裹后，剪去两头，塞入鼻孔内）。在鼻孔内产生热刺激感时（一般在20分钟左右消失），再过5~10分钟后取出。每日1~2次。

疗效：治疗200例。均在塞鼻治疗4天内血象恢复正常，肿块消失时间不一，一般在1周左右。

引自：《赤脚医生杂志》（1975年第6期）、《中药鼻脐疗法》

3726. 半夏闻鼻治急性乳腺炎52例均痊愈

配方及用法：半夏6克，大葱根7个。共捣烂如泥，分7份，用纸卷筒状即成。先用手指按压健侧鼻孔，再将药筒放在患侧鼻孔闻之，如法将7份药筒闻完，一般半小时左右为宜。一般闻1~2次即愈。

疗效：经治52例，均痊愈。

引自：《辽宁中医杂志》（1983年第4期）、《中药鼻脐疗法》

3727. 用全蝎馒头治乳腺炎308例，痊愈307例

配方及用法：全蝎2只，馒头1个。用馒头将全蝎包入，饭前吞服。

疗效：用此方治疗308例，痊愈307例。

百姓验证：林某，女，28岁。产后半月，突然右侧乳房胀痛，伴胃寒发热而来就诊。证见右侧乳房红肿，触之有包块，压痛明显。体温38.7℃，其他全身症状尚好。予全蝎方1剂，病愈。后曾在哺乳期再度复发，皆以全蝎方治愈。

引自：《中医杂志》（1986年第1期）、《单味中药治病大全》

3728. 单用全蝎粉治乳腺炎3天痊愈

有位姓王的女青年，25岁，于1984年2月15日，突感乳房胀痛，畏冷，下午逐渐发烧，乳房红肿，诊为急性乳腺炎。西医治疗无效。取全蝎粉3克，装入胶囊内，吞服。续诊，病情缓解，又进全蝎粉胶囊3克，第三天诸症除，红肿消失。

引自：《黑龙江中医药》（1988年第1期）、《中医单药奇效真传》

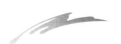

3729. 芒硝外敷治急性乳腺炎等病见效快

主治：急性乳腺炎、各种急性肿痛、淤血肿痛等。

配方及用法：芒硝适量（根据肿痛患处大小而定）。捣碎，用凉水调成糊状，敷于患处，每日换药2次。

疗效：此方经笔者多年临床实践，证实方简药廉，疗效确切。笔者通过多年临床实践，发现芒硝外敷对于多种中医急症，如急性乳腺炎、急性静脉炎、急性淤血肿痛以及一些痰核肿块等，均具有较好的治疗效果。其作用机理，在于芒硝寒能清热，咸能软坚。故对于一些热性肿痛，用其外敷，直接作用于病变部位，取效甚捷。对于比较复杂的病症，当配以内服药为宜。实践证明，此法药简单价廉，有进一步推广的价值。

荐方人：开滦矿务局赵矿医院中医科　程广里

引自：《当代中医师灵验奇方真传》

3730. 用夜合草治乳腺炎效果好

方法：取夜合草（又名一枝箭、截叶、铁扫帚、夜关门、一炷香，属豆科植物）鲜根切成1厘米长，用青布包好，黑线捆成书包带样，如小学生背书包一样佩带在身上，将药袋贴近于乳房。左侧乳痛药袋贴于左乳房，而佩带线则挂右肩；右乳痛药袋贴于右乳房，佩带线则挂左肩。一般1次即见效，严重者2~3次见效。若发热恶寒严重，要取鸡蛋2个加黄酒或白酒（45度）30~50毫升和少许姜末，搅拌均匀放于蒸锅内蒸热，凉至不烫嘴时一次服用，其效果更好。

引自：1996年10月3日《老年报》

3731. 用乳没蜂黄膏治急性乳腺炎30例均治愈

配方及用法：乳香、没药、大黄、蜂房各10克，蜂蜜适量。将前4味药混合研细末，再加蜂蜜调成膏状，敷盖于乳房结块处，用布覆盖，胶布固定，每天换药1次。

疗效：此方治疗乳痈30例，均治愈。

百姓验证：刘某，女，24岁。2天前发现左侧乳房上方有一小硬块，稍有疼痛。今硬块增大，疼痛加剧。检查体温38℃，左侧乳房外上方肿块如鸡蛋大小，压痛明显，局部皮色微红。当天敷药后，疼痛减轻，体温降至37℃，肿块缩小。又敷1次后即愈。

引自：《陕西中医》（1991年第5期）、《单方偏方精选》

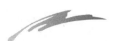

3732. 用鲫鱼草治急性乳腺炎4次痊愈

配方及用法：鲫鱼草60克。上药与酒捶烂榨汁，加温内服（服后食道可有热感）。第一天服2次，以后每天服1次。如病情重的，兼用药渣敷于患处。

疗效：共用此方治愈100例，一般服药4次即可痊愈。

引自：《广东医学》（1966年第2期）、《单味中药治病大全》

3733. 公丁香塞鼻治急性乳腺炎有效

方法：公丁香研末，裹于干棉球内，或用酒精药棉沾药，塞入健侧鼻孔中。每日换药3次，每次6小时。

引自：《中药鼻脐疗法》

3734. 酢浆草塞鼻治急性乳腺炎2次可愈

有位姓万的女性，28岁，县邮电职工，初产哺乳期，午夜突然感觉周身不适，畏寒发烧，左乳胀痛。翌晨就诊，体温38.5℃，左乳上有一4.5厘米×1.5厘米的硬块，局部皮肤轻微红肿，灼热，触痛，但无波动感。诊断为急性乳腺炎，于上午8点钟取鲜酢浆草（全草）洗净捣烂，搓成黄豆大小药丸，塞入对侧鼻孔（右），下午全身及局部症状消失，用药2次痊愈。

注：酢浆草为酢浆草科植物酢浆草的全草，长于耕地、荒地或路旁，全国各地均有分布。

引自：《湖北中医杂志》（1985年第2期）、《中医单药奇效真传》

3735. 葡萄根敷患处治急性乳腺炎效果好

有位姓陈的中年妇女，37岁。因发冷发热，左侧乳房肿痛两天来诊。体温39℃，脉搏116次／分，口唇有疱疹，左乳房可触及一约4.5厘米×6厘米的硬性包块，无波动感，患部红肿，皮肤灼热，压痛明显，舌苔黄，脉数。诊为急性乳腺炎（左）。当天上午九时许将新鲜野葡萄根之内皮切碎，捣烂，加入适量食醋拌匀，外敷于局部，每日2次，约3小时后局部感发痒，疼痛消失，体温降至37.7℃。又敷药2次，痊愈。

引自：《新中医》（1984年第1期）、《中医单药奇效真传》

3736. 预防乳腺炎症发生一秘法

妇人初产在哺乳之前，要先将两乳放在温热之淘米水之内揉洗良久，然后再将乳汁挤出。当乳孔之内有白丝挤出，要先将其扯去之后才能哺乳。这样小儿吸食容易，且可以避免乳痛、吹乳（此病易引起败血症）等症，乃应记取。

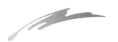

引自：陕西人民教育出版社《中国秘术大观》

3737. 坚持手脚穴位按摩可治好乳腺肿物（急性乳腺炎）

乳腺肿物是妇女常见病，常见的有纤维腺瘤、乳腺病、乳腺癌等。纤维瘤无痛、光滑、坚韧、活动，乳腺病疼痛明显，肿物多个、结节状、较硬、不太活动，乳腺癌早期多无痛、单个、坚硬、不光滑、不活动，急性乳腺炎有发冷、发热、乳房肿痛等。

脚部选穴：39，40，41，34，43。（见3737条图1）

按摩方法：39，40两穴要同时按摩，用拇指和食、中指从踝骨前两侧捏住凹处，向上推按，双脚取穴，每次每脚每穴推按10分钟。41穴用中指推按，双脚取穴，每次每脚每穴推按10分钟。34穴用按摩棒大头自上向下点按，左脚取穴，每次每脚每穴点按5分钟。43穴用食指关节角自前向后推按，双脚取穴，每次每脚每穴推按10分钟。每日按摩2次。

手部选穴：77，42，73，52。（见3737条图2）

按摩方法：77穴点要用拇指、中指捏揉，双手取穴，每次每手每两穴捏揉2分钟，加灸2分钟。42穴要用拇指扣食、中指强力捏按，双手取穴，每次每穴捏按3分钟。73穴要用单根牙签反复扎刺，双手取穴，每次每穴扎刺2分钟，灸1分钟。52穴要用手指捏按，双手取穴，每次每穴捏按2分钟，灸1分钟。

注：有关穴位名称及按摩工具制作法，详见本书4145条《手脚穴位按摩疗法》。

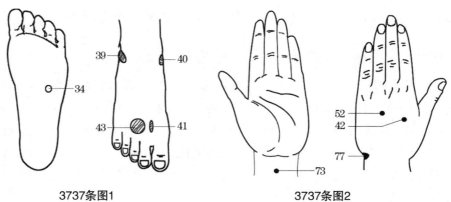

3737条图1   3737条图2

3738. 橘叶化结乳痈肿毒疗效可靠

主治：疏肝理气，和胃化结，治疗乳痈，胸膈痞满等证。

配方及用法：桔叶20克，蒲公英30克。将上药加水适量煎煮15分钟左右，撇药汁加水再煎15分钟取汁，同前药汁混合，分2次温服。

按语：《本草汇言》谓："桔叶，疏肝、散逆气、定胁痛之药，此药其味甘涩，

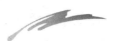

其气辛香,其性温散,凡病血气结,痰涎火逆,病为胁痛,为乳痈,为脚气,为肺毒,为胸膈逆气等疾,无不应手获效。"方中又配以蒲公英,清热消炎,疗效更好。相传汉文帝时,荆州桂阳郡有位高士,名叫苏耽,医术精妙绝伦,因其治病不收报酬,故远近之人尊称其为"苏仙公"。有一次,苏耽有事外出,需二三年才能回家来,他将诸事交代给母亲,乘车上路,乡邻们闻讯赶来送别,送至村口,仍不肯离去。苏耽深作一揖说道:"送君千里,终有一别。诸位父老乡亲的盛情美意我铭记在心,天色不早,还是回去吧!"乡亲们依恋不舍,有的涕泪满面,其中一位开言说道:"苏君在此,我等赖以保障,如今远出,一旦发生流行瘟疫,贫困危重者只有待死也。"言下伤感不已。苏耽微微一笑道:"吉人自有天相,请勿多虑。"又作一揖,离别而去。

次年夏天,疫病流行,患者胸肺痞满,恶寒发热,庸医巫婆乘机向病人勒索财物,因病有增无减,时间不长,就没有人相信了。原来苏耽在离家时,就对其母说明:"若有伤寒流行,家中后院的橘树及井水可以救急。患者如恶寒发热,胸腹痞满者,可用井水一升,橘叶三片煎服,愈后勿收财物。"苏母从其子所述之法救治,竟治愈了很多人,从而,橘叶美名流传千古。

引自:《小偏方妙用》

3739. 陈皮甘草治急性乳腺炎1剂见效

配方及用法: 陈皮60克,甘草8克。用砂锅水煎,每日1剂,分早、晚服。

疗效: 用于急性乳腺炎,1剂见效。

引自:《实用民间土单验秘方一千首》

乳腺增生(乳癖)

3740. 我爱人的乳头根肿块用8个醋蛋液治愈

我今年47岁,爱人45岁。1986年,我爱人的右边乳房乳头根内部长了几个杏核大小的肿瘤,只要稍劳累一点儿就疼痛难耐,且伴随发烧,连穿衣服时都不敢碰。药虽然从没停过,硬块却越长越大,医生说只能手术治疗,我们俩口子迟迟不愿动刀。1988年正月,我爱人服完4个醋蛋液,乳房内部的硬结软化了,用手掐也不疼了。又继续服了4个醋蛋液后,硬块即完全消失,疾患痊愈。

百姓验证: 辽宁丹东市元宝区学校裴晔来信说:"本人患乳腺增生8年之

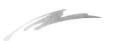

久，曾在当地权威医院检查并治疗，还去过沈阳治疗，花药费500多元，但效果不明显。后来我按本条方仅花10多元钱就治好了我的乳腺增生症，现在一切症状全无。"

荐方人：河北省无极县大陈乡小陈村　王一民

注：醋蛋液治病法，请见本书4142条。

3741. 仙人掌外敷治乳房结块效果好

有位姓王的女青年，26岁。左上方乳房结块，发红肿胀，且疼痛，乳汁不畅，兼有寒热、头痛，骨节酸楚，脉弦数。即用新鲜仙人掌除去表面的刺和绒毛，洗净，捣烂外敷，每天更换5次。次日，肿块已消，疼痛及其余症状亦减。

引自：《上海中医药杂志》（1966年第5期）、《中医单药奇效真传》

3742. 用巴蜡丸治乳癖455例，治愈率100%

主治：乳癖。

配方及用法：巴豆（去皮取仁）120克，黄蜡120克。先将黄蜡置锅内用文火熔化，再将巴豆仁加入已熔之黄蜡液中炸之。注意始终用文火（火过大则可能将巴豆炸成焦黑而失效），约六七分钟，以巴豆仁变为深黄色为度，即将锅离火。滤出黄蜡溶液（此液有毒，应弃去，不可再用第二次），再迅速将巴豆仁倒于竹筛上摊开，并不时搅动，勿使巴豆仁相互黏结，待巴豆仁上之黄蜡凝后收起备用。每次以温开水冲服5粒，1日3次，1个月为1个疗程。一般1个疗程后停药10天，再服第2个疗程，以愈为度。

疗效：本组458例中，除3例癌变外，其余455例全部痊愈。

注意：服药时应将巴豆仁囫囵咽下，千万不可咬烂。冲药宜用温开水，不可过热，否则易引起腹泻。初服巴蜡丸可出现肠鸣，轻度腹泻及肛门灼热，不必停药。若仍有反应，可酌情减量。

引自：《河南中医》（1983年第3期）、《实用专病专方临床大全》

3743. 我用河南一带流传的治乳腺增生专方治病疗效甚佳

本方为流传于河南一带的验方，经河南省中医学院吴运苍教授验证，屡用屡效，为治乳腺增生专方。该方有效率100%，治愈率98%。

配方及用法：皂刺、陈皮、水八角各15克，木莲藤、白蒺藜花、炮山甲各30克，昆布、海藻各10克，龙衣5克，共研细粉，加水搓为绿豆大小丸。每次服5克，每日2次，以黄酒100毫升冲服。一般15天见效，30～60天痊愈。

百姓验证：浙江慈溪市浒山镇新城12幢谢麦棉，男，40岁。医生。他来信说："房晓玲患乳癖5年，曾服小金丹、乳癖消片、百消丹、平消片等药，均只能缓解

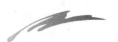

病情。后来用本条方治疗痊愈。"

荐方人：河南省舞阳县　　吴彩霞

3744. 本方治各种乳腺病2个月有较好的效果

主治：乳腺增生、乳腺纤维瘤、乳腺癌。

配方及用法：白蒺藜花、柴胡、黄芩、通血香各15克，炮山甲20克，柏花、白花蛇、水八角各10克。上药研为细末，水调制成丸。每天服2次，每次4克，饭后1小时温开水或黄酒冲服。一般服半个月即可见效，30～60天即可见效。如疼痛加全虫、玄胡各15克，如癌变加山慈姑、蚤休各20克。

荐方人：河南省舞阳县吴城西街中医诊所　　吴振兴

引自：1997年第9期《农村百事通》

乳头皲裂

3745. 干茄子粉治乳裂有佳效

配方及用法：干茄子（最好是要霜打过的小铁皮茄子），放炉上烧成灰，然后加入少许冰片，研末，撒于破裂处，一般二三次即愈。

百姓验证：毛妻患乳裂，经多方治疗，效果不佳。后用此方，2次即愈。

说明：茄子出《本草拾遗》一书，甘、凉，有清热、止血、消肿之效。霜茄子焙干研末可治乳晕皲裂。

荐方人：河南偃师县李村乡毛村学校　　毛春乾

3746. 猪油调白芨治乳头裂3天可愈

有位姓孙的女青年，28岁。患乳头皲裂，出现流血、渗液等症状，经用红霉素、土霉素、四环素软膏外涂，迁延1周未愈。遂取白芨适量，捣烂研细和猪油适量，调成膏，涂患处，每日3～4次，2天疼止，3天后痊愈。

引自：《中医杂志》（1983年第6期）、《中医单药奇效真传》

3747. 单用白芷粉调涂治乳头裂2天可愈

刘某，患乳头皲裂，用白芷研为细末，用乳汁调涂患处。如哺乳时，用香油将药润下来，或以温开水洗去亦可。涂药2次，疼痛减，局部皮肤见干，2天痊愈。

引自：《山东中医验方锦集》、《中医单药奇效真传》

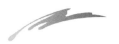

3748. 黄柏油治乳头皲裂疗效好

方法：取黄柏20克，放入50克香油中煎炸至焦黄，捞出弃黄柏，再放入2枚熟鸡蛋黄煎炸至焦，去蛋黄渣，待香油凉后涂于皲裂的乳头上。喂乳时洗净擦干，哺乳后再涂上。这样用药2~3天即愈。此方黄柏燥湿解毒、消热泻火，鸡蛋黄油有滋阴养血之功，香油润肌肤，故疗效好，且对婴儿无毒副作用。（海淀）

引自：1996年10月16日《老年报》

3749. 用卤水点的豆腐片外敷治乳头裂5天内见效

配方及用法：鲜卤豆腐适量。将豆腐切片，敷在乳头上，干后即换。

疗效：3~5天见效。

引自：《实用民间土单验秘方一千首》

3750. 松香蛋黄油外敷治乳头裂2次可见效

配方及用法：熟鸡蛋黄1个，松香2克。将鸡蛋黄熬油，加松香面，待凉后敷乳头上。

疗效：1~2剂可见效。

引自：《实用民间土单验秘方一千首》

3751. 丁香冰片外敷治乳头裂2次可见效

配方及用法：丁香30克，冰片3克。将上药共为粉末，用香油调和敷患处。

疗效：治疗多例，1~2次可见效。

引自：《实用民间土单验秘方一千首》

缺乳症

3752. 我嫂子用此方1剂便乳汁通畅

1993年冬，我嫂子生小孩后乳汁不通，经许多医生治疗效果都不明显。后来，一位曾患此病的大嫂给了一个单方，即黑芝麻150克，鱼腥草120克，鸡血藤90克，香附6克，水煎服。我嫂子照此方服用1剂后乳汁便通畅了。

百姓验证：四川旺苍县广旺矿务局羊裔洪来信说："本县广元钢厂女工王小艳，28岁，生小孩后无奶水，看了很多医生，使用了一些偏方、验方都无效果。后经朋友介绍找到我，我用本条方为其治疗，只用1剂药，奶水就长流不断了。"

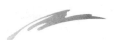

荐方人：四川永川　李远国

3753. 吃兔肉蛋法治缺乳症上百人均有效

所谓缺乳指母乳不够婴儿吃，则为产妇无奶。我探得治疗缺乳秘方，经百人以上验证，疗效十分显著，特介绍如下。

配方及用法： 买一只野母兔，杀死掏出内脏后，将兔肉连同6个鸡蛋进行炖烧，调好味料，把兔肉、蛋及汤汁一同吃完（可分次食用）。4天后，产妇奶如泉涌，再无奶汁不足之忧。（赖永忠）

引自： 1996年第11期《农家顾问》

3754. 我用通乳中药方治缺乳症3天就收到了满意效果

我于1988年10月28日生下一小宝宝，但产后一滴乳汁也没有，尽了几种偏方，吃了不少补品，但收效甚微。后来，我按照《卫生科普》介绍的通乳验方，仅服用3天就收到了满意效果。

配方及用法： 黄芪、党参各30克，当归15克，王不留行、炮山甲各10克，通草6克，水煎服。每日1剂，分2次服。

百姓验证： 河北遵化市徐淑芳，女，35岁，医生。她来信说："本镇河东村魏利患产后缺乳症，用本条方服药3剂就达到了理想的效果。"

引自： 广西科技情报研究所《老病号治病绝招》

3755. 我用芝麻丝瓜汤治产后缺乳20例全部治愈

缺乳是妇女产后最常见的疾患之一，多与产后气血不足或肝气郁滞有关。数年前，我从民间获取芝麻丝瓜汤方，不分证型治疗本病20例，屡治屡验。

配方及用法： 把黑芝麻、胡桃肉各15克分别炒熟，加入新鲜嫩丝瓜50克，共捣为泥，以沸水500毫升冲服（连药渣同服），每日1剂。若无新鲜丝瓜，可用丝瓜络60克先煎汤，去渣，冲服炒黑芝麻、炒胡桃肉泥。

疗效： 20例缺乳的产妇全部治愈。其中，服3剂而愈7例，服6剂而愈11例，服10剂而愈2例。多数缺乳者口服1剂后就有泌乳感觉，随服则乳汁逐渐增多。

荐方人： 山东青岛医学院　张鸿谟

山东青岛市第二人民医院　张鹤声

3756. 我用理气通乳汤治缺乳症75例全部见效

主治： 产后或哺乳期肝郁气滞所引起的乳汁甚少或全无。

配方及用法： 青皮、香附各9克，穿山甲（炒）6克，王不留行、路路通、漏芦各12克，丝瓜络6克，通草3克。上药煎15~20分钟，取汁约200毫升。每日1剂，分早

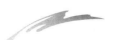

晚2次空腹服。胸闷者加瓜蒌皮12克；食欲不振者加茯苓、山药各12克；面色少华、神疲懒言者方中去青皮、香附，加党参10克，黄芪15克，当归10克。

疗效：治疗产后或哺乳期乳汁甚少或全无者75例，治愈（用药1~2剂，临床症状消失，泌乳量犹如泉水，源源不断）70例，显效（用药3~4剂，临床症状消失，泌乳量大增，足以哺乳婴儿）5例。

百姓验证：广西临桂271队关彩文，男，69岁，退休。他来信说："我家亲属生小孩，奶水不足。我将本条方抄给她，她用后奶水就有了。"

荐方人：河北省张家口医学院　刘玉荣

引自：《当代中医师灵验奇方真传》

3757. 本养血通乳汤治产后缺乳千余人，一般2剂可愈

主治：产后乳汁不行或甚少，乳房无胀痛者。

配方及用法：熟地、王不留行各30克，当归、山甲珠、麦冬各20克，枸杞子、山药、炙黄芪各25克，红参12克，桔梗、阿胶珠、路路通各10克，丝瓜络3克，桑葚子50克。上药慢火煎煮35~40分钟，取汁约300毫升，两次药汁合到一起，分两次服用，早、晚各服1次，宜早饭前、晚饭后服。

疗效：曾用本方治疗气血虚弱型缺乳症患者千余名，一般服2剂可治愈，最多服6剂。

综上所述，本方有大补气血，通络下乳之功效。经多年观察，缺乳之证尤以气血虚弱型极多，故研究制定本方，以济世于众多缺乳之妇人也。

荐方人：黑龙江省海林市中医院　潘维信

引自：《当代中医师灵验奇方真传》

3758. 兔耳催奶有效果

方法：成年兔2只，杀死后取其4只耳朵，放于灰色小瓦（或其他容器内）上，用文火慢慢焙干，研成细面备用。取一小碗，倒入少量药用黄酒，再倒入兔耳细面，用筷子调和均匀后即可服下，再服少量黄酒。1只兔耳细面为1日药量，每日早、晚各服1次。4只兔耳细面可供4日使用。服药期间，配合吃些鲶鱼、猪蹄、排骨、鸡蛋等食品，一般服用第3天即见效，此后泌奶量逐日增多。

荐方人：辽宁开原市高中　孙执中

3759. 下乳两效方

方一：漏芦10克，鸡蛋2个。漏芦加水一碗半，水煎去渣，冲鸡蛋服，每日1剂。本方曾治缺乳40例，一般服3剂乳汁增多。

方二：河蟹置铁锅内慢火炒至焦黄，捣碎冲沸水500克搅拌后弃渣，加红糖

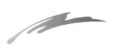

50克，趁热服下，立即俯卧床上盖被发汗。此时不能压迫乳房，忌仰卧与侧卧，一般数小时乳汁开始增多。如服1剂疗效不显时，次日再服1剂，最多服3剂（连服3天），泌乳即恢复正常。

引自：《单味中药治病大全》

3760. 此二方治妇女缺乳有良效

配方及用法：①黑皂角籽（生的）7个，开水送下，1小时内奶自下。②取王不留行15克，穿山甲15克，通草20克，猪脚1对。将猪脚放入锅内加水煮沸1小时左右，再把上述药物倒入汤内煎煮15～20分钟，然后取出药渣，分次服完药汤和食猪脚。服用1～2剂，会乳汁长流。

百姓验证：黑龙江集贤县兴安乡邮电局王恩君用①②两方治好了4位妇女的缺乳症。他说："用此二方后泌乳量大增，真是有效！"

引自：1987年12月24日《吉林农民报》

3761. 用牛鼻散通乳屡用屡效

主治：用于产后乳汁不通。

配方及用法：水牛鼻1个，洗净，加水文火久煮，煮成羹状服用。

疗效：服用本方乳汁即通，屡治屡效。（中医师张寿民）

3762. 我以维生素E催乳收到立竿见影的效果

最近，美国医学专家研究表明，大部分产妇缺奶与妊娠期、产褥期缺乏维生素E有关，国内妇产科资料也证实了这一观点。

为此，医学专家给分娩4天泌乳很少的产妇口服维生素E，每天2～3次，每次200毫克。连服5天，产妇奶量猛增，有些产妇还会出现像泉涌般的溢奶现象。很多产妇用此法催乳，收到了立竿见影的效果。（邱芳宁）

百姓验证：辽宁开原市城东乡大沟村冯国林，男，58岁，医生。他来信说："村民赵金凤生小孩后无乳，我用本条方为其治疗，第二天就见效了，仅花几元钱。"

引自：1997年7月1日《家庭保健报》

3763. 我用此方治愈了朋友爱人的缺乳症

配方及用法：穿山甲2克，王不留行3克，葛根3克，麻黄1克，豆腐500克，白糖100克。前4味药共研细末。豆腐取一长方块，靠上方先切下一薄片，再在豆腐上方挖一方坑，把药放入坑内，盖上先切下的薄片，放上白糖，放锅内蒸半小时取出。将豆腐和药尽可能一次吃完，盖被稍发汗，病即愈。

百姓验证：云南瑞丽市姐勒乡新平村赵炳权，男，31岁。他来信说："我朋友

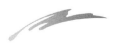

的爱人患缺乳症,在医院花费几百元也没有治好。后来我用本条方为她治愈。"

3764. 雄鸡睾丸治产后无乳32例疗效均佳

配方及用法: 雄鸡睾丸2~4个。将雄鸡睾丸去掉外膜捣碎,用甜酒适量加水约3毫升,煮开后冲入捣碎的鸡睾丸即可,也可用开水冲服。服时加少许白糖,但忌用火煮。

疗效: 此方治疗产后无乳32例,疗效均佳。

百姓验证: 杨某,32岁,产后3天乳房无胀满感,乳汁分泌稀少,曾服中药汤剂乏效。以此方1剂后,乳汁增多。1周后又服1剂,乳汁基本满足哺乳需要。

引自:《广西中医药》(1988年第4期)、《单方偏方精选》

3765. 服南瓜子仁治缺乳很有效

蔡某,女,34岁。产后数十日,乳汁极少,调节营养,服药数剂,皆未见效。经用此方(每次用生南瓜子15~18克,去皮取仁,用纱布包裹,捣碎成泥状,加开水酌量口服。亦可加入少许豆油或食糖搅拌,则味美可口,早、晚空腹各服1~2次)2日后,即见乳汁增多。观察至断乳时,奶水仍然充足,未曾配合其他疗法。

引自:《中医杂志》(1966年第3期)、《中医单药奇效真传》

回 乳

3766. 我用麦芽饮内服法回乳效果甚佳

小儿断奶时,常致其母乳无出路,两乳作胀,甚则痛苦难忍。我采用麦芽饮内服法回乳效果甚佳,且无不良反应。

配方及用法: 麦芽120克,车前子15克,每日1剂,煎汤代茶,不拘时服。一般1~2天即可回乳。

经临床应用发现,麦芽生用、炒用均可回乳,只是应根据回乳者的体质和病情进行合理选择。麦芽能疏肝和胃,车前子利尿,使乳汁有出路,故能回乳。(胡松 胡涛)

百姓验证: 四川成都市经泉驿区顶佛寺村2组蒋康健,男,27岁,农民。他来信说:"我儿子1岁时断奶,我用本条方为我爱人回乳,仅花4元钱,1天见效。"

3767. 单用花椒断乳6小时见效

配方及用法: 花椒6~15克,以水400~500毫升浸泡后煎煮浓缩成250毫升,

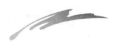

然后加入红糖（白糖效果不佳）50~100克，于断奶当天服下。日服1剂。

疗效：本方取效快，疗效高，一般1~3次可回乳。临床绝大多数回乳患者服后6小时，乳汁即显著减少，次日则乳胀消失或胀痛缓解。

引自：《中级医刊》（1966年第7期）、《单味中药治病大全》

3768. 用芒硝回乳33例，有效率100%

配方及用法：芒硝200克。上药用纱布包裹，分置于两侧乳房上，用胸带固定，经24小时（天热12小时）取下。如1次未见效，可继续敷1~2次。

疗效：上法用于36例，用药2天后退乳者占58%，其余均于用药3天后退乳，退乳率100%。

引自：《中华妇产科杂志》（1957年第5期）、《单味中药治病大全》

3769. 用本方回乳效果显著

配方及用法：当归、赤芍、红花（酒浸）各15克，川牛膝（酒浸）30克，山楂20克，麦芽（炒）60克，蝉蜕12克。上药每日煎服1剂，头煎加水800毫升，文火煎取约400毫升；二煎加水600毫升，煎取约300毫升；两汁合对，分早、晚2次温服。

疗效：此方用于280例，全部成功。其中，乳回时间最短者2天，乳回时间最长者5天，平均乳回时间3天。

荐方人：河南省商丘人民医院　李秀玲

引自：《当代中医师灵验奇方真传》

3770. 饮服甑脚水回乳，50例中仅有1例无效

配方及用法：甑脚水200~300毫升，口服，日服3次，每次200~300毫升。

疗效：本法用于回乳50例，有效率为98%，其疗效优于一般回乳用药。

注："甑脚水"即蒸干饭和蒸馒头下面的水。

引自：《中医药研究》（1989年第12期）、《单味中药治病大全》

3771. 莱菔子打碎煎水喝退乳效果很好

郑某，24岁，营业员。因小孩满周岁，于1988年11月要求退乳，即炒莱菔子30克打碎，水煎分2次温服。（此为1日量，效果不明显可重复应用）翌日乳尽。

引自：《湖北中医杂志》（1990年第4期）、《中医单药奇效真传》

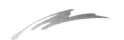

妇女性冷淡

3772. 坚持手脚穴位按摩可治疗妇女性冷淡

性冷淡是女性性功能低下的一种表现，女性性冷淡多由自主神经功能紊乱、内分泌失调导致，是一种生理和心理疾病，如不加以妥善的治疗则会影响家庭生活的和谐和幸福。

脚部选穴： 4，50，36-1，36-2。（见3772条图1）

按摩方法： 4穴宜用按摩棒小头自上向下定点按压，双脚取穴，每次每脚每穴点按5分钟。50和36-2两穴要用拇指和食、中指从脚后跟两侧自下向上捏推，或用食指关节角从单侧自下向上推按，双脚取穴，每次每脚每穴推按5~10分钟。36-1穴用按摩棒大头按压，双脚取穴，每次每脚每穴按压5~10分钟。每日按摩2次。

手部选穴： 74，77，15。（见3772条图2）

按摩方法： 74，77两穴均分别用拇指与中指强力捏揉，双手取穴，每次每手每两穴捏揉2分钟。15穴用梅花针强刺激，双手取穴，每次每穴刺激2分钟。捏揉、刺激后最好再加艾条，每穴每次灸1分钟。

注： 有关穴位名称及按摩工具制作法，详见本书4145条的《手脚穴位按摩疗法》。

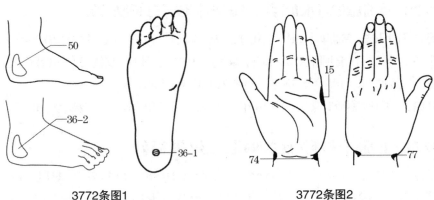

3772条图1   3772条图2

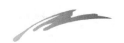

妇女更年期综合征

3773. 坚持手脚穴位按摩将很快治愈妇女更年期综合征

更年期综合征又称绝经期综合征，是中年妇女多发病。主要症状为：阵发性面部潮红，头颈发热，继而出汗，随后又可能出现畏寒感觉。伴有心悸、皮肤发麻、蚁走感和神经精神症状，如头昏、失眠、焦虑、紧张、激动、烦躁或精神抑郁。

脚部选穴： 22，23，24，13，1，2，3，4，5。（见3773条图1）

按摩方法： 22，23，24三穴要连按，用按摩棒大头从22穴斜推按至24，双脚取穴，每次每脚每三穴推按5~10分钟。13，2，3，4四穴均分别用按摩棒小头自上向下点按，双脚取穴，每次每脚每穴点按5分钟。5穴用大拇指捏揉推按，双脚取穴，每次每脚每穴捏揉推按5分钟。每日按摩2次。

手部选穴： 用梅花针刺激4，15，16穴，每手每穴3分钟。香烟灸27，35，58穴，每手每穴2分钟，每日数次。（见3773条图2）

注： 有关穴位名称及按摩工具制作法，详见本书4145条的《手脚穴位按摩疗法》。

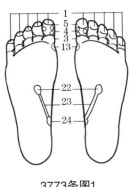

3773条图1

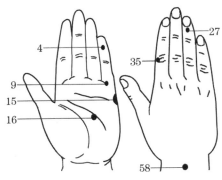

3773条图2

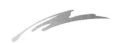

妇科其他杂症

3774. 家传治药物过敏者腹泻秘方

配方及用法： 大蒜10瓣。将10瓣大蒜用300毫升清水煮熟，连汤带水一齐喝下。

按语： 此药虽味道欠佳，但尤适宜于对药物过敏者的腹泻治疗，一般一次即好。（韩小瑞）

引自： 1996年第3期《健康顾问》

3775. 硝黄粉治会阴侧切伤口硬结130例，治愈率100%

配方及用法： 生大黄1份，芒硝4份。分别研为细末，混匀，用软布缝2个布袋，每个约6厘米×5厘米大小，将药末分别装入布袋封口。先将一个药袋敷在会阴侧切口硬结处，用月经带固定，待药袋内的药末变硬时更换另一个药袋。2个药袋交替使用。一般敷5~7天。

疗效： 此方外敷治疗产科外阴侧切术后伤口硬结130例均治愈，治愈率100%。

注： 敷药期间避免尿液及恶露污染药袋。

引自：《北京中医学院学报》（1992年第1期）、《单方偏方精选》

3776. 用莱菔治妇科手术后腹胀痛有效

配方及用法： 莱菔500~1000毫克。每日1剂，加水煮汤至300~500毫升，分2~3次服用。

疗效： 50例因妇科下腹部手术后而出现不同程度腹胀、腹痛的患者，经服上方后，胀痛消除。

引自：《黑龙江中医药》（1981年第2期）、《单味中药治病大全》

3777. 用手部穴位按摩法可治愈妇女带环后的腹痛

当病因明确后，我当即用梅花针强刺激了她手部的5，15两穴，捏按42穴，10分钟后按摩结束，她的腹痛感消失。我嘱她今后自己经常按摩手部5，15两穴，就寝前加按脚部36，50，4，39，40五穴，即可治愈。（章丰）

注： 有关手脚穴位按摩法详细资料，详见本书4145条的《手脚穴位按摩治病疗法》。

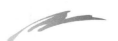

第十九篇

男科疾病

阴囊湿疹

3778. 用苦参洗药治阴囊湿疹百例皆愈

阴囊湿疹古称"绣球风"，亦名"肾囊风"，症状为阴囊皮肤起赤色丘疹，表面糜烂，破流黄水，奇痒难忍，尤以夜晚为甚，以致无法入眠。

我从医二十余载，在医疗实践中，自拟方"苦参洗药"治疗阴囊湿疹近百例，一般5~7天即愈。特介绍如下：

配方及用法：苦参15克，蛇床子15克，蝉蜕20克，川椒10克，黄柏10克，苍术10克，地骨皮10克，五倍子10克，防风10克，白矾10克。加水煎熬，沸后15分钟左右滤出药液，趁热熏蒸患处，待温而不烫时坐浴浸洗。熏洗时间不应少于半小时，每日早、晚各1次。

百姓验证：贺某，男，35岁。1989年6月12日就诊，自述患绣球风，肿痛奇痒，黄水淋漓，时轻时重，已有年余，百治无效。采用"苦参洗药"治疗3天，症状大减，继用3天遂愈。追访1年未见复发。

荐方人：山东东平县梯门卫生院　梁兆松

3779. 我用鱼腥草治愈了阴囊湿疹

前几年我患阴囊湿疹，反复发作，多方求医无效。后得一验方，经使用效果很好，1疗程痊愈后，一直再未复发。我曾将这一秘方介绍给其他病友，全都治好了。我觉得此验方疗效显著又无副作用，特推荐给广大读者。

配方及用法：取鱼腥草100克（或干品15克），放入烧开的1000毫升沸水中，煎煮3~5分钟，待凉后用纱布蘸药液洗阴囊（注意不要烫破皮）。每天早晚各1次，一般连用5~7天即可治愈。

百姓验证：陕西渭南市财政局蔺恒健，男，62岁，干部。他来信说："一位干部患阴囊湿疹，经多方治疗效果不佳。后来通过朋友介绍找到我，我用本条方为他治疗，用药1周后便痊愈了。"

引自：1996年12月16日《家庭医生报》

3780. 用驳骨草治阴囊湿疹功效显著

记得我刚上学时曾患过阴囊湿疹，经常两手伸进裤袋拼命搔抓，奇痒不减，黏液粘于内裤干燥结硬，苦不堪言。曾去看医生，给我用一种带硫黄味的药膏，

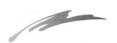

稍好。年龄渐大，在邻村玩耍，见一人家门中纳凉之地独长一丛草，问及，其家人告是父生前所栽，用于煎汤止痒。

进入青年时，我又患此病，症状如前。自以为药皂杀菌，用之，却越洗越痒。无计可施时，忽想起在邻居家所见之草，于是寻来浓煎趁热熏洗，爽快之感难于尽述。1次痒止，3次后安然无恙。至今20年未再发。

此草名小篱竹，又名驳骨草，配其他草药作为洗剂，止痒疗疾功效显著。（张艺）

3781. 蒿苏艾冰合剂治阴囊湿疹165例，有效率100%

配方及用法：黄花蒿100克，紫苏、艾叶各50克，冰片10克。前3味药加水适量，煎取药液约100毫升，再加入研细的冰片粉，混匀备用。用时取纱布或药棉蘸药液湿敷患处30分钟，若洗浴30分钟则效果更好。另外，每天以此药外搽患处4~6次。

注意：治疗期间，忌饮酒及辛辣鱼腥。

疗效：此法治疗阴囊湿疹165例，痊愈161例，好转4例，有效率100%。

百姓验证：王某，23岁。阴囊皮肤渗水，瘙痒6天，某医院诊断为阴囊湿疹，经治疗无效。检查阴囊弥漫性皮损，糜烂面渗液明显，有片状结痂及抓痕。用上药方第一次洗浴后即诉瘙痒减轻，3天后皮损及自觉症状全部消失。半年后随访未复发。

引自：《浙江中医杂志》（1989年第7期）、《单方偏方精选》

3782. 我用蛋黄油治阴囊湿疹很有效

配方及用法：鸡蛋1个，煮熟。将熟鸡蛋黄放勺内压碎，用文火熬出油，用鸡毛揩擦患处，每日早晚各1次，连擦四五天即愈。

我患阴囊湿疹，昼夜抓挠，以致患处已经出血，十分痛苦，用此方一治就好了。

百姓验证：湖北武穴市花桥镇水利站陈志明来信说："本市郑公塔镇教师熊军患阴囊湿疹一年半时间了，夜间痒得睡不了觉，用本条方试治，一星期就好了。"

荐方人：河南光山县　方明魁

3783. 用醋蛋液可治愈阴囊湿疹

阴囊湿疹病（绣球风病）是顽固性皮肤病。最近，我发现用棉花蘸醋蛋液往阴囊外部轻轻抹擦，每天擦抹几次，几日即愈。

荐方人：黑龙江肇源县石龙镇离休干部　陈国俊

阴茎肿胀

3784. 硝矾汤治愈阴茎水肿30例

配方及用法： 芒硝50克，明矾5克。上药用水500毫升冲化，用干纱布浸吸药液后趁热敷阴茎，凉后再绞干纱布重新浸吸药液敷之。每天敷3~5次，每次约10分钟，湿敷时可顺势将包茎下抹复位。

疗效： 此方治疗阴茎水肿30例，均获痊愈。

引自：《陕西中医》（1986年第6期）、《单方偏方精选》

3785. 单用威灵仙汁可治愈阴茎肿胀

一人在山亭裸体而卧，其阴茎被飞丝缠绕，阴头肿欲断，以威灵仙汁入水浸洗而愈。

引自：《古今医案按》、《中医单药奇效真传》

3786. 单用马鞭草可治愈阴茎肿大

一男子阴茎肿大，核痛，医莫能治，捣马鞭草涂之而愈。

引自：《古今医案》、《中医单药奇效真传》

3787. 用猪脚黄米汤可治阴茎肿与尿不通

配方及用法： 公猪后脚净瘦肉1.5千克，酒、老米各若干。腿肉去皮、油、肥肉，切薄片，将锅擦洗极净烧红，放肉和酒炒干，加酒再炒，如此7次候用。次将老米炒黄、煎汤，送肉来吃。

疗效： 小便即通，肿亦随消。

引自： 山西人民出版社《补肾回春万金方》

龟头炎

3788. 用柚子皮可治愈龟头炎

对于龟头发炎的病人，采用晾干的柚子皮200克，置于2千克热水中煮沸

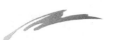

3～5分钟，放至半温，将柚子皮捞出弃掉，用剩下热水淋洗阴茎，每天早、晚各洗1次，每次10分钟。治疗7天1个疗程，红肿消失，溃烂全部愈合。（刘述礼）

引自： 1996年11月18日《家庭医生报》

3789. 苦参蛇柏汤治药物性龟头炎32例全部治愈

配方及用法： 苦参30克，蛇床子20克，黄柏15克，荆芥12克，生苍术12克。每剂水煎2次，滤渣，两煎混合，待温度适宜洗患处。每日1剂，日洗3～4次，每日约20分钟。药液凉后反复加热至沸。对局部渗液脓性分泌物较多者，洗后，再以煎液浸湿消毒纱布，裹包患处1小时左右。

疗效： 治疗32例，全部治愈。

引自： 《中医杂志》（1990年第2期）、《实用专病专方临床大全》

3790. 用草蜜膏治阴茎龟头溃疡屡用屡验

配方及用法： 甘草10克，蜂蜜100毫升。先将生甘草放入砂锅内，加200毫升水浸泡20分钟，再煎煮30分钟，滤去渣，浓缩至20毫升，然后加入蜂蜜，煮沸，去除浮沫，装入消毒容器内备用。用生理盐水清洗局部患处，拭干，用草蜜膏适量局部外敷。

疗效： 此方屡用屡验，均在用药3～5日内痊愈。

百姓验证： 李某，男，41岁，工人，1990年8月5日诊。7天前龟头部痒痛难忍，到市某医院诊为过敏性皮炎。用赛庚定、麦迪霉素、夏体氏搽剂等药1周，效差。诊见阴茎包皮靠冠状沟处有2毫米×2毫米溃疡一处，龟头上有1.5毫米×2毫米溃疡3处，并有脓性分泌物。诊断：阴疮（阴茎龟头溃疡）。先用生理盐水洗净患处，再用消毒棉签蘸草蜜膏涂敷局部。让病人卧床休息，干后再涂，日涂5～10次。2日后溃疡面逐渐缩小。5日后溃疡面愈合，无疤痕。此方屡用屡验，均在用药3～5日内痊愈。

荐方人： 河南省开封市公费医疗医院　朵志刚

引自： 《当代中医师灵验奇方真传》

3791. 用威灵仙液治龟头炎疗效迅速

配方及用法： 威灵仙15克，用水500克浓煎半小时，去渣候冷洗患处。用脱脂棉花蘸药汁洗患处三四次，肿退炎消，不久即愈，花费少，收效大。

荐方人： 李人翔

引自： 广西医学情报研究所《医学文选》

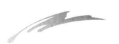

3792. 香油石燕子糊治龟头炎2次即愈

配方及用法： 石燕子9克，香油适量。将石燕子与香油放入碗内，共研成糊状，涂擦患处。

疗效： 经多年使用验证，1~2次即愈。

引自： 《实用民间土单验秘方一千首》

3793. 用莲房煎水熏洗龟头炎1剂即愈

配方及用法： 莲房7个，煎水，熏洗患处。

疗效： 多年应用，1剂即愈。

引自： 《实用民间土单验秘方一千首》

前列腺炎

3794. 我用黄连素片治好20年的慢性前列腺炎

前列腺炎是男性的常见病、多发病，尤其是中老年人，更易患此病。如用药物治疗，一般首选抗生素，但长期使用会产生不少副作用，且病也不能断根。

本人在半年前试用中成药黄连素片内服，效果十分显著，使20年的慢性前列腺炎基本痊愈，原来的尿频、尿急和腰酸等情况随之消失。使用黄连素的另一特点是费用低，服用方便，并且对胃炎、肠炎和其他感染同样有兼顾治疗作用，病家不妨一试，定会取得较理想的效果。

百姓验证： 黑龙江牡丹江市李殿臣，男，60岁。他来信说："本公司职工张相忠，男，56岁。突患前列腺炎，尿急、尿频、尿痛、尿淋漓。我用本条方加服蜂花粉，并结合3799条方为他治疗，仅30天时间就治愈了。"

荐方人： 江苏省如东于港竹窠　康泰高

3795. 我用本方治好前列腺炎

配方及用法： 瞿麦30克，夜明沙30克，僵虫15克，甲珠20克（又名穿山甲），水蛭20克，蜈蚣3条，川芎30克，虫蜕20克，全蝎35克，黄芪25克，田七20克（冲细混入粉末药中吃），当归15克，珠沙莲50克，甘草3克。研末，每天吃3次，每次吃一汤匙。饭前用温开水送下。

注： 珠沙莲配不到，可在中草药摊子上配，此药切开为红色。若没有这种药

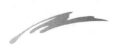

就算了，但最好配上效果更佳。

　　忌：夫妻生活要控制；不吃辣椒，忌烟酒禁吃豆花（豆腐可吃）。（雷德孝）

　　引自：1996年8月20日《晚霞报》

3796. 用山蚁粉治好了我的前列腺炎

　　我已经67岁，2年前突然患了前列腺炎。症状是小便细慢，解不净，时常把裤子弄湿。曾口服前列康、氟哌酸，还用过热敷法等治疗都无效。于1994年3月，我看《健康指南》介绍的蚂蚁可治疗前列腺炎，立刻邮购蚁干500克，按说明泡酒服20多天就见疗效了。就这500克蚁干泡酒服2个月，病已见显效。又邮购蚁粉1千克，白水送服每月250克，经过4个月，症状已消失。为巩固疗效，我现在每斤蚁粉用三四个月，到现在已过1年多了，再也未复发。

　　荐方人：辽宁绥中县中医院　陆真

3797. 我久治不愈的前列腺炎是喝苦丁茶治愈的

　　1991年夏，我患了前列腺炎，住院2个月，天天打针服药，病情有所好转后出院。出院后虽然继续服用前列康等药，但不久又复发，因此，我成了医院的"常客"。

　　1992年春，我听人说服用苦丁茶能治肾炎等症，于是我即抱着试试看的心理，从市场上买来苦丁茶（我用的是广西乐业县境内的苦丁茶），冲开水泡浓茶喝。每天喝2~3次，每次喝一两口，天天喝，从不间断，（一千克茶3~4个月喝完）坚持喝了4个月，病获痊愈。（林健）

3798. 我用按摩小腹法治好了前列腺炎

　　20世纪80年代初，刚过不惑之年的我，患上了中老年人的常见病、多发病——前列腺炎。我用自我按摩小腹的方法，治好了这一疑难病症，至今已过了十多个春秋，一直没有复发。

　　当时，我不知道什么叫前列腺，前列腺炎是什么病更是一无所知，只是感到小腹下部阵阵发凉，隐疼难受，尿频尿急。我服用了好几种消炎药，治疗一段时间后，不但疗效不明显，还由于消炎药物的刺激，胃病反而更加严重了。那时，又听说前列腺在体内的部位深，药物的作用不易达到，因此，无好办法治疗。时间长了，还可能发展成前列腺肥大而得尿毒症。我的思想负担很重，甚至失去了生活的勇气。

　　正当我迷茫之时，在一本杂志上看到了介绍自我按摩治疗疾病的文章。于是，我开始试着用自我按摩小腹部的方法治疗前列腺炎，竟然取得很好的疗效。

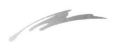

方法：每晚睡前和起床前，排空小便，平卧屈腿，小腹放松，双手搓热，右手平放于脐下，左手压在右手背上，顺时针方向缓慢转动。

从开始每次按摩50圈，逐渐增加到100圈、200圈，后来每次坚持按摩300圈以上。2个月后，小腹部开始有暖感，疼痛也有所减轻。在没有用任何药物的情况下初见了成效，对我是很大的鼓舞。我坚持按摩一年半左右，自觉症状完全消失，化验结果完全正常。为防止复发，我一鼓作气按摩了3年多。

现在，我除了打太极拳、练气功外，每晚总忘不了做做腹部的按摩运动。（张建华）

3799. 我用按摩会阴穴法治好了前列腺炎

去年9月，我突然出现尿急、尿频、尿疼。经医生诊断，确诊为前列腺炎，我先后服用多种药物，又按报纸上的介绍，服用过三七粉、西洋参等，症状一直不减。今年春节后，军分区干休所的一位医生告诉我按摩会阴穴可治疗该病。从那时起，我将药全停了，按照他说的办法，每早大便后坐在便池上，用左右手的中间三个指头，分别顺时针和逆时针按摩100～120次。说也怪，病情竟然慢慢有些缓解。现在上述症状已消失，我仍然坚持每天早晨按摩，以防止复发。

百姓验证：甘肃秦安县兴国小学邓双喜，男，61岁，教师。他来信说："我于1998年2月25日突然出现尿急、尿频，并有遗精的感觉，特别难受。我当即用气功疗法治，但尿急、尿频的症状仍然存在。我随后用本条方治疗2天，小便恢复正常。"

荐方人：建设银行河南驻马店地区分行 张焕宇

3800. 我用按摩肚脐两旁法1个月治好了前列腺炎

我1994年患前列腺炎，经医生检查需做手术治疗。因是春节故迟迟未做。不久我二弟介绍用按摩治疗，如法行之，月余而愈，至今未复发。

方法：呈仰卧姿势，先将两手搓热，放在肚脐两旁，向下按摩120次，每日早、晚各按摩1次，以病好为度。

荐方人：河南镇平县彭营乡政府 孙在东

3801. 单用大黄汤治慢性前列腺炎60例全部有效

配方及用法：大黄50克。取生大黄放入砂煲内加水400毫升，煎至200毫升左右，倒入瓷盆中熏洗会阴部。待药液不烫手时，再用毛巾浸药液擦洗会阴处，同时用手指在局部做顺时针的按摩，早、晚各1次，每次30分钟。熏洗完毕后取中极、会阴二穴，敷以生姜汁调制的熟大黄细末20克，胶布固定。此外，若体质强壮或有热象者，每天可用3～6克生大黄泡茶饮；年高体弱无明显热象者，每天可用3～6克制大黄水煎20分钟后饮用。以上各法同时治疗15天。

疗效：此方治疗慢性前列腺炎60例，痊愈56例，显效3例，有效1例。

引自：《浙江中医杂志》（1992年第11期）、《单方偏方精选》

3802. 用马齿苋治前列腺炎1周见效

方法：选新鲜马齿苋500克，洗净捣烂，用纱布分批包好挤出汁，加少许白糖和白开水一起喝下，每天早、晚空腹喝，1周后即见效。

荐方人：北京南礼士路　王秀山

前列腺增生（良性肥大）

3803. 我服南瓜子治好10余年的前列腺增生

我已年近七旬，身患前列腺增生10余年，平时尿急、尿频、尿痛、尿线细、排尿困难，苦不堪言。虽经中西医多方治疗，效果都不显著。后见一些资料介绍服南瓜子可治此病，我即每天吃50克左右（生、熟均可），从去年夏天坚持至今，以上症状基本消除，小便恢复正常。俗话说"草方治大病"，确有道理。

百姓验证：江苏清江市新建路165号徐熙来信说："我患前列腺肥大1年多，经靖江三院治疗，并服用前列清药，一直不见好转。后来我用本条方治疗半年，疗效显著。"

荐方人：安徽蚌埠职教中心退休教师　董劲秋

3804. 我服南瓜子治好了4年有余的前列腺增生

我已是75的老人，患前列腺增生4年有余，由于体弱多病而不愿手术治疗。对于激光治疗，听说有时几个月后又复发，令我也不敢问津。而服各种药物，或用"脐疗法"等，也无多少效果。去年12月报刊发表了马文学的《南瓜子治疗前列腺增生有奇效》一文，我即去信向他请教服用方法，很快就收到他的回信。我按他介绍的方法试用后，效果不错。每天服用100克生南瓜子（分3次服），才3天，原有的尿频、尿急、尿痛甚至尿失禁等症状大有缓解。原来每夜要小便三四次甚至五六次，近半个月每夜只尿1次，至多2次。由于睡眠好转，食欲增强，精神也好了，心里有说不出的高兴。这也说明中国的民间秘方对某些疾患确实有效。（林肇祥）

百姓验证：吉林双辽宁辽河路112号李在田，男，77岁，离休干部。他来信说：

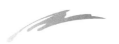

"我曾患前列腺增生10余年，昼夜排尿困难，尿急、尿不尽、尿等待，吃过很多中西药，花费3000多元仍未完全康复。后来我用本条方治疗，花30元钱治疗5天就见效了，又继续治疗1个月，原来每夜要尿三四次，近1个月来每夜只尿1次，而且尿急现象也有很大改善。"

引自： 1996年3月7日《云南老年报》

3805. 吃南瓜子治老年前列腺肥大确实有效

《晚晴报》第906期3版刊登我写的《再谈吃南瓜子可治前列腺肥大》一文后，全国各地患者上百人来信询问有关问题，尤其是山东省莱州市一位75岁的老人亲自乘车300千米来家拜访，真令人感动，可以想象有病的老年朋友们是何等渴求良方啊！

为了使老年朋友们科学合理地用好这个偏方，现再作如下说明。

（1）此方不是家传，而是在报上看到的。我周围的一些老年朋友试过后证明效果明显，而且几年后再没复发。

（2）吃南瓜子只治前列腺肥大，不治前列腺炎。

（3）每日服南瓜子50～100克，一次性吃完（不是零吃），饭前饭后均可。原则上不忌口，照常喝水，但不能喝酒，尤其是不能多喝酒。

（4）每个人身体条件不一样，有的吃两三个月就好了，有的吃四五个月才见效，多吃一段时间没副作用，可以吃到症状消失为止。

百姓验证： 河北徐水县陈恒昌，男，64岁，退休。他来信说："我患糖尿病、冠心病、耳鸣、前列腺增生等症，1992年6月经北京304医院确诊，并住院1个月，1995年以来尿频、尿急、尿痛、尿等待、尿潴留一直在折磨着我，由于排尿困难，尿路反复感染，服过前列康胶囊、癃闭舒胶囊、解毒通淋丸、合尼通片，也用过前列康复袋及一些抗生素、消炎片，均收效甚微。为了解决排尿困难，我按本条方治疗1个多月后，尿潴留的次数已明显减少，排尿的间隔时间也延长了。目前仍在坚持治疗，我想一定会有显效的。"

荐方人： 山东淄博市机械局离休干部　吴明玉

引自： 1997年9月17日《晚晴报》

3806. 我用云母片治愈了前列腺肥大

我1993年小便难解，经检查，是前列腺炎。服了前列康等药物无效。1995年复查，前列腺已肥大如鸡蛋。医生说，既然服药无效，只好动手术。我已75岁，动手术很顾忌。后来，同病房的老同志杨经学向我讲述了一景颇族老人用云母片和绿珠叶根混煮当茶饮，治好了他岳父严重的前列腺肥大症的经过。我立即按他介绍的方法试服，服了1个月时间，我的前列腺肥大就痊愈了。

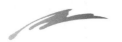

配方及用法：云母片25克，绿珠叶多少不限，混煮约半小时分3次服。连续3天共服9次后换新药。按上述方法服半月后，如效果显著，再继续服即可痊愈，否则停服。

注：绿珠（又叫"芦竹"）叶根，即中药苡仁（家种、野生均可）的根。苡仁的根具有清热利尿功效，可用于治疗肾炎等症。变性和野生的薏苡，各地叫法不同，如昆明等地叫"数珠果"（过去用其果实穿制念经用的灵敏珠），有的地方称为鸡嗉子果，果实比豌豆稍大，果壳坚硬。有中医说，如找不到薏苡的根，也可用苡仁代替。

云母片，系鳞片状的矿物，化工商店有售。中药店有中药云母石一味，也有清热利尿作用。

百姓验证：广东阳山县阳城镇188号梁名贤，男，73岁，退休干部。他来信说："我用本条方治疗涂道老人的前列腺肥大、尿痛等症，吃2剂药就好了。"

荐方人：云南潞西县城郊乡小学　冯才隆

3807. 我患了3年多的前列腺肥大症喝桃树叶水后痊愈

我患前列腺肥大病3年多了，白天症状好些，到夜晚排尿憋胀疼，排尿细长又淋漓不净。

1996年夏天得一方：用土桃树叶熬水喝。每天晚上熬20～30片鲜叶子水，秋冬熬干叶，一次喝大半碗。经2个多月治疗，就有明显好转，原来症状基本消失。坚持服用8个多月后，排尿时不舒服的感觉彻底消失。

荐方人：河南安阳市铁西区老干部局　白凤昌

引自：1997年第9期《老人春秋》

3808. 我用脐疗法治好了已患6年的前列腺增生症

我患前列腺增生症已6年，经常感到排尿困难，夜尿多难以入睡，曾到处求医疗效不佳。1995年7月13日，我看到《老年报》刊登的《脐疗可治前列腺增生》一文后，便依照方法治疗了2个多月，症状基本消失。

现将脐疗方法介绍如下：

配方及用法：王不留行150克，天竺黄、虎杖、土贝母、没药各100克，蜂房50克。将上药用4000毫升水浸泡2小时，煎30分钟后，取滤液，然后再加水复煎1次，2次滤液混合，浓缩成稠液，加益智100克，烘干压粉，装瓶备用。每次取药0.3克，放入肚脐中，上压一干棉球，用胶布固定，24小时换药1次。用药5天停2天，2周为1个疗程，连续治疗1～4个疗程。

荐方人：山西省永济县　孙生德

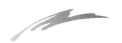

3809. 我以本方6剂治愈前列腺肥大症

我是一名退休教师，患有多年前列腺肥大，尿频、尿急、尿痛、尿线细。3年前多次犯病，小便不通数次导尿，非常痛苦。一个偶然的机会得知，中国医科大学樊正伦（硕士）来沈阳给推荐了此配方，经服6剂药，我病痊愈，3年没再犯过，现在和正常人一样。为了解除前列腺肥大患者的痛苦，特荐此方。

配方及用法：熟地40克，山茱萸20克，山药20克，丹皮15克，云苓15克，泽泻15克，制附片10克，肉桂10克，车前子10克，牛膝15克，水煎服，日服2次。

百姓验证：辽宁凌海市防疫站刘艳伟来信说："我一同事患腰痛，小便短而频，尿不净，小腹酸痛，经市医院确诊为前列腺肥大，用本条方仅服药10剂就痊愈了。为了巩固疗效，又继续服用几剂，现在前列腺症状全没了。"

荐方人：辽宁抚顺救兵乡虎台村　　贾明坤

3810. 蔡先生患前列腺病喝尿而有好转

蔡某（本人不愿公开姓名），3年前发现患前列腺病，小便出血、失禁，需敷用尿片度日。中西医屡治无效，曾从香港返大陆寻访中西医，花了10多万元医药费仍无法根治。3个月前开始饮尿，每早、午、晚各饮1次。1个月后，小便不再有血丝，还发现血压降至正常，头发由白转黑。

引自：广西（南宁）科技情报研究《生命水治病100例》

3811. 我用按摩加体疗治好10余年的前列腺肥大

我今年68岁了，是一个患前列腺肥大10余年的老人。1995年5月我查了一下以往的书摘，发现有用按摩、体育疗法可治疗前列腺肥大的记录。我便采用体育和按摩并用疗法治疗自己的前列腺肥大，半月之后，状况大为改观，尿流增粗，再不滴尿、待尿，进厕所就可排尿，尿得很多。我想大概是前列腺已经"减肥"了，膀胱容量增加了，尿道与膀胱的连接处再不受压迫了。10余年之痛苦、困扰，一旦解除，真是使人特别高兴。下面将做法介绍给病友们：

（1）按摩六处，关键在前两处，按摩时要稍有力度，以自我能承受，又能刺激为度。

①按摩会阴穴。阴囊根与肛门间凹陷处，用中指尖揉300次。

②擦揉腹股沟。用两手的食、中指并拢，围绕尿道伸入骨盆体的尿道及盆腔周围上、下擦揉300次。

③按揉曲骨穴。此穴位于阴毛际，耻骨边的曲骨顶点，用指尖揉100次。

④揉小腹。两手叠交，左手心放在小腹正中，右手掌在上，顺时针揉100次。

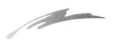

⑤按擦腰骶。两手五指并拢,手的掌根抵于肋弓下缘,斜向尾骨端,自上而下,自下而上,反复擦100次。

⑥压阴陵泉穴。位于膝盖骨旁,胫骨头内侧凹陷处,压揉100次。

①②项每天早、晚各1次,其余项每天1次就可以了。

(2)体育疗法500下。有些动作一次做不下来,可停下休息一会儿接着做。

①仰卧扇形运动。仰卧两腿伸直,离床面40~50度,两腿交叉和外展近180度,似剪刀开合100次。

②仰卧抬腿。仰卧两腿伸直,向上交互抬腿至50度,做100次。

③仰卧骑车。仰卧两腿抬起,似骑自行车状,踏蹬100次。

④击腰。自然站立,脚同肩宽,两手松握拳,以腰为轴,似拨浪鼓般左右转腰,并以拳击小腹及尾闾部100次。

⑤深呼吸提肛。立姿深呼吸100次,吸气隆腹,呼气收腹提肛100次。(陈剑兴)

百姓验证: 陕西南郑化燕航空仪表公司王国富,男,58岁,工人。他来信说:"1995年我患急性前列腺炎,在医院治疗花费350元,疗效甚微,而且急性转成慢性,尤其会阴处有时疼痛难忍。后我用本条方治疗,尿频、尿痛尿等待现象好转,会阴处刺痛消失。我又用3815条方配合治疗,效果相当好,解除了以前的各种痛苦,而县没有复发。"

3812. 我用甩手疗法治疗2个月使前列腺肥大症状消失

我在几年前患了轻度前列腺肥大症。初期尿线细,有尿排不尽的感觉。特别是早起第一次小便尤甚,并有逐渐加重之势。后来我采用甩手疗法,效果显著,2个月后症状消失。此法对前列腺肥大可防可治,简便易行,但愈后必须坚持不辍。

具体方法:

(1)预备姿势:两脚开立同肩宽,两手下垂,目平视前方,两脚趾牢牢抓地(脚趾向地面方向蜷缩),直到做完。

(2)动作:①两臂向前上举(甩)。手心向下,手高齐眉,同时吸气提(缩)肛(如忍便、憋尿状)。②两臂由前上向后下甩动,同时呼气松肛。

这两个动作都同时作用于前列腺部位。两臂一上一下为1次,每天在晚睡前做1遍。初做每遍从甩动200次起步(约需5分钟),以后循序渐进,逐渐增加到每遍300次,400次,最多甩动500次。

百姓验证: 新疆额敏县168团陈雨秋,男,64岁,教师。他来信说:"我去年忽然出现尿急、尿频、尿线细、尿等待、尿不净症状,经医院诊断为前列腺肥大,服用前列康后稍有好转,但是停药就犯。后来,我自己用本条方和尿疗法治疗1

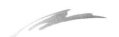

个月，前列腺肥大消失了。"

引自：1997年8月8日《晚晴报》

3813. 我用葱矾敷脐法治前列腺肥大性尿闭获佳效

配方及用法：大葱白5根，白矾9克。将白矾研成细末，再混入葱白，捣成糊状，取一块6.5厘米见方的塑料薄膜，将药全部撒在膜上，敷于肚脐处。

百姓验证：河南洛阳市一拖集团公司杨朝本，男，76岁，退休。他来信说："我去年患了前列腺病，尿频、夜尿每晚3~4次，而且小便困难，有尿等待、尿不尽等症状。5月25日突然出现尿闭，难受至极。我用本条方自治，不到1小时，小便就通了。后来我又结合3815条方按摩，现在每晚仅小便1次，其他症状也已不存在了。"

引自：1981年广西中医学院《广西中医药》增刊

3814. 常喝胡萝汁可治前列腺疾病

医学专家在波兰《观察家》周刊撰文指出，从胡萝卜的根部挤压出来的新鲜胡萝卜汁是治疗婴儿消化不良的良药。成年人经常饮用胡萝卜汁有助于防止血管硬化，降低胆固醇，也可医治糖尿病、贫血症，对代谢障碍、视力减弱和头发脱落有较好的疗效。胡萝卜汁制剂还可广泛地应用于治疗心血管、肝、肾等疾病。

据这家周刊介绍，波兰民间一直广泛采用胡萝卜来治病。每天空腹饮用1/4杯新鲜胡萝卜汁，连续坚持7~10天，可驱除人体中的蛲虫等寄生虫；患前列腺疾病的男性每天饮用新鲜胡萝卜汁至少一汤匙，坚持数日，可明显缓解前列腺疾病的症状；用胡萝卜汁与蜂蜜各半制成混合汁剂，每天饮用3次，每次一汤匙，可治疗伤风、感冒和喉炎。（羽佳）

引自：1997年10月29日《老年报》

3815. 我以手脚穴位按摩法治愈了多例老年前列腺病

脚部选穴：22，23，24，50，51，39，40，34。（见3815条图1）

按摩方法：22，23，24三穴连按，用按摩棒大头从22穴斜推按至24穴，双脚取穴，每次每脚每三穴推按5~10分钟。50，51两穴连按，用食指关节角从51穴推按50穴，双脚取穴，每次每脚每两穴推按5~10分钟。39，40两穴要同按，用拇指和食、中指从踝骨两侧凹处捏住，向上推按，双脚取穴，每次每脚每两穴推按5分钟。34穴用按摩棒大头推按，左脚取穴，每次按摩5分钟。每日按摩2次。

手部选穴：57，77，69，70，710。（见3815条图2）

按摩方法：57穴用单根牙签扎刺，77穴用拇指、中指强捏按，69，70，71三穴连按，均双手取穴。

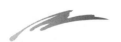

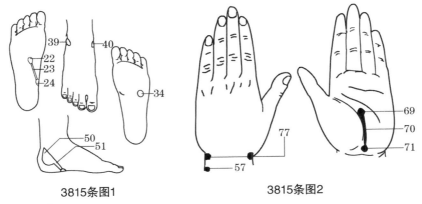

3815条图1　　　　　　　3815条图2

百姓验证：黑龙江省军区第三干休所周钊说："我们干休所将经医院确诊的前列腺肥大患者7人组织起来，办'脚部穴位病理按摩'班。这7人多是六七十岁的老人，病程长的12～13年，服用前列康、安尿痛、中草药及偏方等都未奏效。运用脚部病理穴位按摩至今，个个奏效。何某、张某两病人，按摩前夜尿次数都在15～20次，不仅影响睡眠，也很烦恼。经2周脚穴按摩后，夜尿次数明显减少，何某仅2～3次，张某有时仅1次。曲某年已七十有余，病情较重，患此病已10余年，采用多种方法治疗都无效，排尿困难，尿呈点滴状。经1周脚穴按摩后，排尿不困难了，尿量增加了，次数减少了。杨某以前是想尿排不出，不尿又想尿，在脚穴按摩1周后，小便不费劲了，次数减少，尿量增加了，思想压力小了，情绪也轻松了。有的同志把药也停了，每天坚持做2次脚穴按摩。张某深有感触地说：'通过办班，明白了发病道理，增强了脚穴按摩治疗的信心；有了效果，增强了信心，因此下决心坚持每日最少按摩2次。'这种按摩法既简便又有效，无痛苦，不花钱，深受患者欢迎。"

注：手脚穴位按摩治病法与按摩工具，请见本书4145条。

睾丸炎　　鞘膜积液

3816. 三棱汤治急性睾丸炎32例全部治愈

配方及用法：山楂核20克，海藻15克，桃仁10克，杜仲炭15克，防己10克，荔枝核20克，公英20克，木香25克，牛膝10克，泽泻15克，橘核20克。每日1剂，水煎分2次服。

疗效：临床观察32例，治愈率100%。其中，睾丸肿痛消失时间，2天内者14例，3～5天者18例；睾丸肿大消失时间，2周内者18例，半月至1个月者14例。

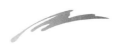

荐方人：吉林省农安县医院医师　于占祥

引自：《当代中医师灵验奇方真传》

3817. 我以酢浆草合剂治急性附睾炎56例全部治愈

配方及用法：鲜酢浆草100克，油松节15克，加水1500毫升，煎取600毫升。每天1剂，分早、中、晚3次服。

疗效：治疗急性附睾炎56例，均痊愈。

百姓验证：马某，男，35岁。15天前右侧睾丸肿痛，阵发抽搐，阴囊逐渐肿大、发红，全身不适。某医院诊为急性附睾炎，注射青、链霉素10天，效果不佳。诊见舌红、苔黄，脉濡数。证属湿热下注，气血壅滞，脉络不和。服上方后痊愈，随访2年无复发。

引自：《四川中医》（1986年第4期）、《单方偏方精选》

3818. 我用此家传秘方治睾丸炎百例均一贴即愈

主治：睾丸炎。

配方及用法：黑胡椒7个，白面一把。将胡椒捣烂，用白面调成糊状。将药糊摊于青布上，贴在会阴部，外垫棉花，用胶布固定。

疗效：治疗百例均一贴即愈。

百姓验证：辽宁清原县湾甸子镇二道湾村王安才，男，53岁。他来信说："得胜村沈某患睾丸炎，我用本条方为他治疗，只贴1次就好了，现已4年未见复发。"

荐方人：河北任县　刘志中

引自：广西医学情报研究所《医学文选》

3819. 萹蓄草薏苡仁治鞘膜积液50例全部有效

配方及用法：萹蓄草、生薏苡仁各30克。每天1剂，加水500毫升煎煮，早、晚各服1次。

疗效：此方治疗鞘膜积液50例，痊愈46例，有效4例。

引自：《浙江中医杂志》（1982年第8期）、《单方偏方精选》

3820. 疏肝活血汤治附睾淤积症48例全部治愈

配方及用法：柴胡、郁金、白芍、赤芍、茯苓各15克，当归、王不留行、水蛭粉（分3次冲服）各12克，白术、枳实、甲珠、川楝子、黄皮核各10克，青皮6克。每天1剂，水煎3次，分早、午、晚服。服药期间停用其他药物。

疗效：此方治疗附睾淤积症48例，均痊愈。

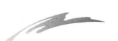

引自：《浙江中医杂志》（1993年第12期）、《单方偏方精选》

3821. 健脾化痰汤治鞘膜积液有效

主治：鞘膜积液。

配方及用法：党参、白术、泽泻、谷麦芽、制半夏、逍遥丸各9克，陈皮4.5克，炙甘草3克，左牡蛎30克。水煎，每周3剂。

疗效：施治33例，有效率100%。

注意：左牡蛎先煎，逍遥丸包煎。

引自：《上海中医药杂志》（1988年第6期）、《实用专病专方临床大全》

3822. 我用青芒散治睾丸炎7例均获痊愈

配方及用法：青黛30克，芒硝60克。上药研细拌匀，加入适量面粉，使之有黏性，开水调匀，敷在洗净的肿大阴囊上。

疗效：治疗睾丸炎7例，均获痊愈。

百姓验证：扎某，男，43岁。因阴囊肿大就诊，面容黄瘦，贫血貌，舌淡、苔白腻，脉浮缓；睾丸肿大如拳，肤色暗红，微痛。用青芒散外敷后，次日消，再敷1次告愈。随访年余未发。

引自：《四川中医》（1989年第1期）、《单方偏方精选》

3823. 用蜘蛛治睾丸肿大有效

用法：活蜘蛛1个，用白酒呛死，取出用瓦焙干，研成细末，每个蜘蛛为1剂，白开水送下。服后少出汗为好。

注：家父生前用之获效。

荐方人：辽宁开原市血栓病医院 赵景元

3824. 荔枝核对睾丸痛有止痛功效

男性疾病中，有一种是睾丸痛，而荔枝核能对此发挥作用。对于女性的生理痛、胃痛、神经痛也有效。患有睾丸疼痛的人，不妨试一试！

用法：荔枝核5粒，加入180毫升的水，煮至水量剩一半。煎煮时间约20分钟即可，故极为简单。

引自：山西人民出版社《补肾回春万金方》

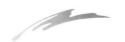

遗　精

3825. 我用桑螵蛸治遗精症获痊愈

遗精是男性中较多见的一种病，对身体健康不利。我曾患此病，当时甚为苦恼，后来从中草药图谱中学到了桑螵蛸治遗精病良方，我用它治疗，获得了满意的疗效。我又将此方介绍给几十位遗精患者，他们用后个个痊愈，无一人复发。

桑螵蛸别名螳螂子、刀螂子、团螵蛸，生于桑树上，秋末至来春均可采收。将采下的桑螵蛸去净树皮，放在蒸笼中蒸死螂子，取出晒干备用。

用法：干桑螵蛸研末，早、晚用盐汤各送服1次，每天服5~10克，连服2~3天即愈。

百姓验证：重庆荣昌县东门小区安居工程3号张万财，男，66岁，退休干部。他来信说："我于1990年3月患了很严重的遗精症，经中西医治疗，花了几百元也不见效。后来我用本条方治疗，仅花9元钱就治好了遗精症，而且至今也未复发。"

荐方人：四川省仪陇县双庆乡金子村　周光庆

引自：广西科技情报研究所《老病号治病绝招》

3826. 用海金沙藤治遗精86例全部治愈

配方及用法：鲜海金沙藤（连叶）45~60克。上药煅存性，研末，每晚临睡前用开水冲服1剂。

疗效：治疗86例，全部治愈。

引自：《福建中医药》（1963年第6期）、《单味中药治病大全》

3827. 用金樱子、萹蓄治遗精有效

配方及用法：金樱子、萹蓄各30克（鲜品加倍）水煎内服，每剂服2天，日服2次。发作频繁者服2剂即可控制症状。症状控制后，为巩固疗效，可再用5剂。

疗效：曾治63例。病程最长者25年，最短者5个月，平均7.9年；服药时间最短者2天，最长者12天，平均6.1天。其中，31例随访2年，有2例复发，2例在服药1个月后出现性欲减退，3个月后康复。

引自：1979年第2期《湖南医药杂志》、1981年广西中医学院《广西中医药》

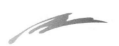

增刊

3828. 此家传方治遗精效果显著

配方及用法：采鲜铁线藤（又名蔓蔓藤）连叶46～62克，煅存性研末，冲开水服。每天临睡服用1次。

疗效：曾治疗86例，服药1次症状消失者占98%以上，且无副作用。

荐方人：福建　夏东僧

引自：广西医学情报研究所《医学文选》

3829. 刺猬皮散治遗精11例均获痊愈

主治：肾虚精关不固引起的遗精。

配方及用法：刺猬皮100克。将刺猬皮焙干研成细末，分为7包，每日1包，甜酒汁对服。

疗效：治疗患者11例，均获痊愈。

按语：本品其性收敛固涩，适用于肾虚、精关不固引起的遗精，对阳火旺盛、梦遗患者则不适宜。

荐方人：湖南省丰澧县中等卫生职业技术学校　胡达坤

引自：《当代中医师灵验奇方真传》

3830. 服用刺猬皮粉治好一位遗精3年的病人

一位姓葛的男士，30岁，工人。3年来经常于夜间睡梦中遗精，多至隔晚或每晚遗精1~2次，虽经多方治疗均未见效，且头痛、头晕、失眠等症状逐渐加重，不能坚持工作。遂取刺猬皮1张，用2块瓦合覆，外用泥封，火灼，研成细面，分3份，于每日睡前服1份，连服3天，用热黄酒送下。内服1剂遗精即停，上述症状亦随之消失。经追踪观察17个月，遗精症未再发，能参加劳动。

引自：《中医杂志》（1962年第3期）、《中医单药奇效真传》

3831. 单用刺猬皮粉治遗精确实有效

北京李桂兰，云其内弟孙某新婚不久，遗精不止，现精神萎靡，不事劳作（此时患者居河南农村），求一处方。我即用先师崔振坤所传方予以治疗。刺猬皮炙，研细面，每服9克，每日2次。经服月余，遗精渐止，2月后病痊愈。

引自：《偏方奇效闻见录》、《中医单药奇效真传》

3832. 用一味鹿仙草治好一位遗精9年的病人

一位姓王的中年男子，35岁，京剧演员，患遗精9年，屡服中西药无效。初时

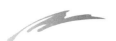

尚时发时止，后来竟不分昼夜，无梦自滑，伴有耳聋重听，头晕眼花，腰膝酸软，精神萎靡。我思其病程已久，不仅阴精严重亏耗，肾气亦必然衰败，应急以单奇之方补虚回精，嘱其每日以鹿仙草60克煎服，服完5剂，遗精即止。

引自：《李继昌医案》、《中医单药奇效真传》

3833. 吃甲鱼头治遗精很有效

河北静海县某村农民之子，患痨疾，医不离门，服药很多，终无效果。日渐严重，睡必遗精，形容憔悴，体力倦怠，最后不能起床，已到垂危程度。经将甲鱼（用甲鱼头颈、尾，不用身腿）用香油炸焦，分别研为细面，将甲鱼头粉面混在麦面里，令其吃炸酱条（其子最爱吃面条），吃后，阴茎不勃起，性欲不冲动，安然鼾睡，未再遗精，身体日壮。百日后，将甲鱼尾照法吃下，病愈体健，性欲恢复正常。

引自：《中医验方汇选》、《中医单药奇效真传》

3834. 治遗精效方

如果患有遗精之症，可用热水汤冲入白茯苓所研制之细末约3克左右，每天清晨皆服之，便会有效。但用此方，宜中断房事半年左右。

引自：陕西人民教育出版社《中国秘术大观》

早　泄

3835. 自配男士香露治早泄十分有效

早泄90%是由于精神因素所致。我自制中药男士香露，治疗早泄十分有效。

配方及用法：细辛、公丁香、海马各5克，蛇床子、淫羊藿各3克，泡入75%医用酒精50毫升内30天，尔后将药液过滤装入空瓶或带喷嘴的花露水瓶中。每次房事前2~3分钟，向阴茎龟头涂擦或喷洒香露1~2次，每次用0.5~1毫升。一次可奏效。健康人应用，可增进夫妻性生活质量。

荐方人：广西桂林英山柴油机总厂医院　林中

3836. 用细辛、丁香治早泄30例效果显著

早泄，是一种常见的男性性功能障碍症。近年来，我采用下方治疗早泄症30例，效果显著。

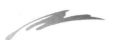

配方及用法：细辛、丁香各20克（中药房有售），加入95％酒精100毫升，浸泡半月即成。使用时，以此药液涂搽阴茎之龟头部，经2～3分钟后行房事。（钟久春）

引自：1995年4月1日《广西科技报》

3837. 蜂白散治早泄43例全部有效

配方及用法：露蜂房、白芷各10克。将2药烘干发脆，共研细末，醋调成面团状，临睡前敷肚脐（神阙穴）上，外用纱布盖上，橡皮膏固定，每天敷1次，或隔天1次，连续3～5次。

疗效：此方治疗早泄43例，经敷5～7次全部有效。

百姓验证：顾某，24岁。婚后半年，每次同房早泄，无法进行性生活。阳举不坚，腰酸膝软，面色萎黄，舌苔薄，脉弦细而弱。曾服中药月余无效，改用上法，5次成功，后以秘精汤（生龙牡、生芡实、生莲子、五味子、麦冬、生熟地、肥知母）调治月余，以资巩固。

引自：《浙江中医杂志》（1991年第2期）、《单方偏方精选》

3838. 单用五倍子熏洗龟头可治愈早泄

一位姓李的男士，33岁，患早泄1年余，曾在本县医院服补肾固精之类中药罔效。近半年来，每次性交时即发生早泄，以致夫妇感情不好，精神苦闷，性交时精神紧张，于1976年3月求治。患者身体健壮，精神忧郁，时有失眠，记忆力减退，有时腰酸，舌淡红苔白，脉稍弦。予以精神安慰，嘱其禁房事20天，用五倍子300克分成15次用，每次20克煎水熏洗龟头，待水温下降至40℃时，可将龟头浸泡到药液中5～10分钟，每晚1次。1个月后，患者性机能恢复正常。2年后随访患者夫妻关系和睦。

引自：《上海中药杂志》（1982年第1期）、《中医单药奇效真传》

3839. 用家传方"韭菜地龙"治早泄灵验简便

早泄是指同房时过早射精，随后阴茎萎软，无法交合。治疗方法极多，但我家传的"韭菜蒸地龙"方既简便又灵验，患者不妨一试。

用法：韭菜全株适量洗净切段，大地龙（即蚯蚓，以韭菜田里掘出者最佳）2条，剖腹洗净切段，2味药物与油盐适量拌匀，隔水蒸熟即可食用，无腥味，可常年服用。

荐方人：上海岳阳医院　松松

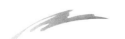

不射精症

3840. 用酸枣仁散治愈不射精症4例

配方及用法：酸枣仁30克，细茶末60克。上药研细，每天服2次，每次6克，以人参须6克煎汤送服。

疗效：此方治愈不射精症4例。

百姓验证：王某，男，31岁。结婚5年，性交勃起正常，但从未射精，平日神疲嗜睡，阴囊湿痒，有梦遗，舌淡红、苔根微黄，脉寸弱尺滑。先以知柏地黄汤合二妙散，阴囊湿痒及遗精好转，但仍未射精，遂按心胆虚怯治疗。用上法治疗14天射精成功，妻怀孕。

引自：《浙江中医杂志》（1987年第5期）、《单方偏方精选》

男子乳房发育症

3841. 逍遥丸治男子乳房发育症35例全部有效

主治：男子乳房发育症。

配方及用法：逍遥丸，每次9克，每日3次，饭后温开水送服，3个月为1个疗程。

疗效：本组35例，治愈31例，有效4例。

引自：《中西医结合杂志》（1988年第2期）、《实用专病专方临床大全》

3842. 单味草决明当茶饮治男子乳房发育症12例均获痊愈

配方及用法：生草决明25~50克。上药开水冲泡代茶饮用，或将其打碎研为细末，每天服2次，每次25克，开水冲服。

疗效：此方治疗男性乳房发育症12例，均获痊愈。

百姓验证：周某，18岁，战士，双侧乳房增大，活动时疼痛已半年。检查右侧外观似少女乳房，约8厘米×8厘米×4厘米，乳头可挤出乳白色乳汁样分泌物。曾用雄性激素治疗2个多月，包块无缩小。遂用草决明50克，开水冲泡代茶饮，15天

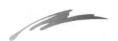

后肿块全消。随访2年无复发。

引自：《浙江中医杂志》（1993年第9期）、《单方偏方精选》

男性不育症

3843. 本方治男性不育病30例成功26例

我部队医院用中药治疗男性不育病30例，治愈26例。现介绍如下：

配方及用法： 肉苁蓉、山药各30克，羊肾2对，鹿角霜20克，车前子、仙灵脾、枸杞子各10克，巴戟天15克，胎盘60克，熟地12克。将上述药物共研成细末，用蜂蜜炼成丸，每丸重10克，口服，每日3次，每次1丸，2个月为1疗程。无任何毒副作用。

荐方人： 河南卫辉市54792部队后勤门诊部　陈耀中

引自： 1997年第9期《农村百事通》

3844. 八味地黄丸可治男性不育症

日本内藤善文等最近报道，用八味地黄丸治疗男性不育症的少精子症52例。结果有11例治愈（占21.2%），另外精液改善者占55.8%。试验说明，八味地黄丸对轻度少精子症非常适用。

用法： 以八味地黄丸结晶冲剂，每包2.5克，分早、晚饭前服，连服12周以上。

八味地黄丸有益轻度少精症的早期治疗，对生精功能、附性器功能或内分泌环境有效。

引自： 1987年2月11日《汕头特区报》

3845. 十大功劳炖猪蹄治男性少精症有显效

少精症是引起男性不育症的原因之一。目前现有资料尚未有一种快速、简便有效的治疗方法，厦门市思明区人民医院王盛丰用十大功劳治疗男性少精症97例，疗效显著。97例患者身体状况良好，生殖器无明显器质性病变，性生活正常。

治疗方法： 十大功劳根茎20克（鲜为30克），慢火药味熬炖半小时，分3次口服，连服5天为1个疗程。此药苦涩，常用一小节猪蹄炖服。为了提高孕率，建议在女方月经净后5天开始服药治疗。

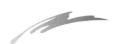

结果：显效（精子数量提高至4000万／毫升以上，活动力>60%或女方已正常怀孕）69例，占71.1%；有效（精子数量提高到3000万／毫升以上或净增1000万以上；活动力>50%以上）21例，占21.6%。服药1周内精子数量增加最为显著。

此方简便、价廉、疗效显著，值得推广应用。（高忠清）

3846. 用枸杞子治男性不育42例，其中33例已有后代

配方及用法：红杞果（即枸杞子）15克。每晚嚼碎咽下，连服1个月为1疗程，一般精液常规转正常再服药1个疗程。服药期间适戒房事。

疗效：所治42例中，经1～2疗程精液常规转正常者33例，其余9例中6例无精子者服药无效，3例疗效不佳。2年后随访精液转正常的33例均已有后代。

百姓验证：李某，男，28岁，于1979年11月4日初诊。自述婚后5年未育，查精液常规活率为25%，计数2400万／毫升，活动力弱。枸杞子每晚15克嚼碎咽下，连服1个月为1疗程，一般精液常规转正常再服药1个疗程，并戒房事。12月7日查精液成活率62%，活动力一般，计数7200万／毫升，再服枸杞子500克，于次年11月21日得一男婴。

引自：《新中医》（1988年第2期）、《单味中药治病大全》

缩阴症

3847. 老姜烤热塞肛门能治男子缩阴症

有些人的阳物，突然间原因不明地不知去向了。当然，它绝不会踪影全无，而是龟缩在小腹内不肯出来，进而将给排便和房事带来诸多不便。"生姜还是老的辣"，只要取老姜一块，就可使它重新显现。

方一：老姜一块。

制作：老姜去皮，烤热。

服法：趁热将老姜塞入肛门内，阳物即伸出。

功效：解表、温中，适用于男子缩阴者。如无老姜，也可选用下述方法。

方二：60度以上老白干适量，胡椒50粒。

制作：老白干用水温热，冲入轧碎的胡椒上。

服法：趁热一次服完。

功效：除寒湿，适用于男子缩阴症。

引自：长春出版社《性生活饮食保健指南》

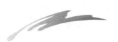

阳　痿

3848. 用海蜈胶囊治疗阳痿75例仅6例无效

我自1990年10月至1994年12月，采用浓缩海蜈胶囊治疗各型阳痿75例，效果满意。

配方及用法：以海蜈胶囊治疗。海龙、蜈蚣按3∶1剂量配制成浓缩胶囊，每粒胶囊含生药相当于0.5克。每次吞服4粒，每日2次，25天为1疗程。中间休息5天，继服第2个疗程。治疗期间不用其他药物或辅助治疗。

疗效：61例近期治愈（阴茎勃起坚而有力，同房能成功），8例好转（阴茎能勃起，但时好时差，同房勉强成功或不成功），6例无效（病情与治疗前相似，服药2个疗程无变化）。

荐方人：江苏省如皋市中医院　杨德林

3849. 我朋友早晨练提耳治阳痿有显效

我的一位朋友进入不惑之年时，由于伏案工作，少运动以及心理因素，患上了使他难于启齿的阳痿病。多方求医，病情不见好转，十分苦恼。后来，我教给他早晨"提耳法"，即每日清晨起床漱洗后，静心凝神，排除杂念，用左手绕过头顶将右耳向上提49次，然后再换右手绕过头顶将左耳向上提49次。最初，他抱着试试看的心理，每天练习（治疗期间夫妻分床），想不到半年后，阳痿症竟完全治愈了。这几年来，他坚持练此简易功法。（刘彦骅）

3850. 我用揉脐壮阳法治阳痿屡用屡效

主治：用于阳痿不举或举而不坚，滑精早泄等性功能低下者。亦用于宫寒带下、腹冷腹痛。

配方及用法：淫羊藿52克，蛇床子36克，蜈蚣15克，冰片9克。上药共研细末，用时取适量药物，捣葱汁将药搅匀，至药粉湿润即可，再将药物纳入脐中，然后用双手拇指交替揉按脐中。睡前与晨起各做1次，每次揉按10～20分钟，月余始效。

疗效：数年前，一友人对我说起腹冷、阴举不坚之事，欲求一方以治之。我便以此方为之治愈。其后屡用此方，皆效。唯其程度不同而已。

注意：使用本方如时有恶心、腹部不适宜暂停，脐中破溃者忌用。

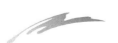

荐方人：黑龙江佳木斯市中医院　王克非

引自：《亲献中药外治偏方秘方》

3851. 我用川椒治阳痿50余例均有良好效果

川椒，味辛性热，有小毒，入脾胃肾经。功能温中止痛，燥湿杀虫，益火平喘。近几年来，我已应用川椒治阳痿50余例，疗效佳。

百姓验证： 张某，男，29岁。1994年3月2日初诊。结婚5年，阴茎萎软不用已达年余。后经医院诊为中阳不振，阳道不利，予大建中汤：川椒、干姜、人参各10克，红糖（溶化）50克。水酒同煎，每日1剂，早、晚分服。服药1剂，阴部微微出汗；再服2剂，阴茎即勃起有力，但持续时间稍短；调治1周，诸症皆失。随访1年，未再复发。

荐方人：山东聊城　朱树宽

3852. 我用龟鸽汤治阳痿有效

我应用自拟龟鸽汤治疗痿病24例，疗效较为显著，现介绍如下。

临床资料： 本组共24例，年龄最小22岁，最大64岁。其中22～25岁4例，26～45岁15例，46～64岁5例。病程最长18年，最短6个月。

配方及用法： 活乌龟1个，约600克，以淡水龟为佳，野鸽1只，党参、白术、山药、黄芪各30克，当归、陈皮各15克。将乌龟灌白酒醉死，鸽以水淹死，去其羽毛及内脏，洗净，与上药放入砂锅内用文火炖，加盐少许，食肉喝汤，每日1剂，分3次服。

疗效： 痊愈18例，占75%；显效4例，占16.69%；无效2例，占8.3%。总有效率91%。

百姓验证： 何某，男，28岁，教师。1965年初诊。近半年来阳事难举，经多方求治，疗效不显。症见：形体羸瘦，面色虚白，神疲乏力，心慌气短，纳差，耳轮干枯，失眠多梦，舌苔薄白、质淡，脉细弱无。辨证为：中气虚，肾阳俱虚。投以本方，每日2剂，连服10剂，则纳食渐增，精神佳。服药半月，诸症悉解，阳事已振。随访2年，阳事正常。

荐方人：新疆新源县中医院　邓龙

引自：1996年第4期《新疆中医药》

3853. 用狗睾丸治阳痿65例全部有效

配方及用法： 新鲜狗睾丸10克（不去血），切成薄片，温开水送服，早、晚各1次。配合按摩脚心及加强体育锻炼。按摩脚心于每日起床、临睡前各行1次，以左手心按摩右脚心100下，再用右手心按摩左脚心100下，动作要缓和、连贯。体育

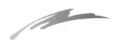

锻炼宜每日早晨先练太极拳或气功，然后慢跑15分钟，快走25分钟，晚饭后散步30~60分钟。

疗效：治疗65例，痊愈51例，显效9例，好转5例。

注：阴虚阳盛兼有湿热者忌用，各种出血症属热性者亦忌用。

引自：《浙江中医杂志》（1985年第8期）、《单味中药治病大全》

3854. 我使用细辛治阳痿有效

配方一及用法：细辛5克。每日用细辛泡茶一杯口服，每剂连泡3次，1个月为1疗程。

疗效：治疗阳痿25例均获良效，总有效率100%。一般服药1个月后，即可痊愈。

百姓验证：有一位49岁的男士，工人，自1986年始，头晕、失眠多梦、腰痛遗精，继而阴茎不能勃起，经医院检查，诊断为阳痿。服用中西药物治疗2个多月，其他症状基本治愈，唯有阳痿未愈。后来用细辛5克，每日泡茶一杯口服，每剂连泡3次，7天即见效果，阴茎已能勃起，但维持时间较短。继续服药1个月，此病痊愈。

引自：1989年第14期《中国中药杂志》

配方二及用法：细辛5~10克，以沸水冲泡15分钟后频频饮服，15天为1疗程。

疗效：此方治疗阳痿，2~3个疗程即可见效或痊愈。

百姓验证：有一位25岁的男士小周，农民，半年前结婚，性生活和谐。1周前因冒寒涉水施工，渐致性欲减退，夫妻同房阴茎不能勃起，伴下阴不温，小腹痛作胀，经多方医治和自服参桂鹿茸丸、雄师丸等未见明显疗效。经检查，患者形体壮实，舌苔淡薄白而润，脉弦迟。脉症合参，证属寒犯肝经，凝滞经脉所致。嘱每天以细辛6克，沸水泡15分钟后代茶饮服。15天后阳事渐举，坚持饮用1个月，性生活转为正常，其病告愈。

引自：1993年第5期《浙江中药杂志》

3855. 兴阳回春酒治阳痿等病170例，有效率100%

主治：男子阳痿、早泄、性欲淡漠，女子阴冷，性快感高潮障碍，男女不育不孕症等。

配方及用法：菟丝子150克，枸杞子100克，蛇床子100克，韭菜籽100克，罂粟壳75克，淫羊藿100克，肉苁蓉100克，蜈蚣2条，合欢皮150克，石菖蒲50克，川椒30克，巴戟天50克，雄蚕蛾（无蚕蛾可用红蜻蜓代之）30克，鸡睾丸500克，高粱白酒5千克。把药物及酒装入搪瓷罐中，放入大锅里加水炖煮至沸取

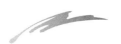

出，放冷后投入鸡睾丸密封，埋地下33厘米。夏春季窖3～7天，秋冬季窖10～14天后取出，过滤压榨药渣取汁，分装瓶内，密封备用。每次空腹服25毫升，每日服用3次。

疗效：用本法共治疗170例，治愈145例，好转25例，总有效率为100％。

百姓验证：陈某，男，28岁，婚后5年无子女，精质轻差，阴茎勃起迟缓而不坚。经服此酒2个月后，房事正常，女方受孕。

荐方人：河南省商丘县中医院男性病科医师　曹思亮

引自：《当代中医师灵验奇方真传》

3856. 本方治阳痿患者10余人全部有效

配方及用法：麻雀12只，地龙40克，蜈蚣（中等大）20条，淫羊藿叶（或茎）50克。各药分别研为细末（麻雀去毛及内脏）焙干，然后混匀研末分为40包，每次1包，每日2次，米酒适量冲服。20天为1疗程，忌腥冷等食物。

疗效：本人多年来运用本方治疗10余例阳痿患者，有效率100％（痊愈率98％）。

荐方人：广东省潮阳市沙西镇卫生院　古康德

引自：《当代中医师灵验奇方真传》

3857. 此家传秘方性灵胶丸治性功能障碍88例全部有效

主治：性冷淡、阳痿、早泄及各种性功能障碍。

配方及用法：鹿茸、僵蚕、制附子、柏仁各60克。共研细末后，装入一号空心胶囊内，紫外线常规消毒备用。每日3次，每次5粒，黄酒或温开水送下。

疗效：笔者用本方对88例性功能障碍患者进行治疗。其中男性66例，女性22例。30岁以下15例，30～50岁者45例，50岁以上者28例。全部有效。

按语：鹿柏胶丸系先父家传秘方，原用蜂蜜为丸，近几年笔者改用胶丸。本方中鹿茸温而不烈，益气填髓，由下元上达玉精；僵蚕能化痰散结，并能促进血脉或输精管畅通；附子温阳益肾，有强心作用，并能兴奋垂体——肾上腺皮质系统；柏子仁平肝宁心，协调心肾功能。4味药组成能醒豁神经，钻透血脉，唤起一身机能，对性功能障碍有显著疗效。

荐方人：湖南省郧阳工区妇幼保健院门诊部　王俊侠

引自：《当代中医师灵验奇方真传》

3858. 此家传秘方中药冲剂治老年性阳痿有效

主治：老年性阳痿。

配方及用法：白糖500克，熟猪油150克，炒黑糯米1000克，黄精100克，臭牡

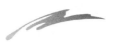

丹根50克。将后3味药烘干研极细末，再用箩筛筛过，把白糖和熟猪油熔化加入药内拌匀、备用。空腹内服，日服3次，每次约50克，用温开水冲服。

疗效：此方属彝族家传秘方验方，用之则有效。经临床实用，服用1剂可见效。

荐方人：贵州省仁怀县政协　　王荣辉

引自：《当代中医师灵验奇方真传》

3859. 家传秘方治愈阳痿完全不起者甚多

主治：阳痿多年，完全不起等症。

配方及用法：老虎须草248克，香花草62克，过江龙、木贼各46克。将上药分别研为细末，混合。即研即用，不宜久置。每次用31克，调酒服。服前先使患者饮酒至微醉后，临卧前再服药。

疗效：治愈甚多。

荐方人：广西　　韦炳莲

引自：广西医学情报研究所《医学文选》

3860. 家秘方治阳痿早泄效果佳

配方及用法：蜈蚣1条，鸽卵1个。先将蜈蚣研细末，再将鸽蛋打开，放在碗内同蜈蚣面搅匀，然后放油内煎服。每日3次，早、午、晚饭前食用，15天为1疗程。

按语：世医把蜈蚣多用于治疗蛇咬伤，偏瘫中风以及瘰疬等症。古本草多有不载治阳痿早泄之症。张锡纯《医学衷中参西录》言："蜈蚣节节有心脏，此乃物之特异者，急善调理脑之神经，用其所司，大有兴奋性神经之功能。蜈蚣味辛温，亦纯阳之品，能兴阳事疗阳痿，用之有实验，余重为上品。"鸽卵即雀卵同类，《本草纲目》著，此卵善治阳痿早泄，有兴阳固精之功能，又有明目健脑充神之作用。2味药同用可为阴阳双补大有相助之功。

引自：国际文化出版公司《首批国家级名老中医效验秘方精选》

3861. 末代皇帝溥仪吃过的2剂治阳痿效方

末代皇帝溥仪自特赦之后，大家都十分关心他的婚事。然而，溥仪的苦衷在于因年少在宫中纵欲无度，得了阳痿。在有关国家领导人的关注下，全国政协委托北京协和医院对溥仪进行全身检查，结论是生理本质未发现太大问题，"病"可能治愈。于是，组织发动首都名中医给溥仪治病。四代家传世医张荣增对治疗此病有独到之处，荐出两妙方：

方一：鹿茸15克，多至31克，长毛切片，山药31克为末。薄绢包之，用白酒1瓶

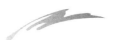

浸泡后饮之。3日小杯为度，再浸泡1瓶。饮后，将鹿茸焙干，做药内用。

方二：沉香15克，木香31克，青盐31克，川楝子肉用青盐炒93克，枳壳去穰，酒浸后炒93克，韭子酒浸炒93克。成丸服用。

此药果然奏效，溥仪非常感谢张大夫。后来，溥仪与李淑贤结婚。（浩兰）

引自：1995年12月8日《新家庭报》

3862. 吴茱萸细辛敷脐治阳痿11例仅1例无效

配方及用法：吴茱萸30克，细辛10克，共为细末。用上药适量，加温水调成糊状，每晚睡前敷于脐部，用胶布固定，晨起取下。治疗期间忌房事。

疗效：11例全部为门诊病人，年龄24~58岁，平均44.6岁。病程3个月至4年，平均1年零3个月。阴茎完全不能勃起者6例，举而不坚者5例，均不能完成正常性生活。全部病例均系经多种中西药物治疗无效。11例经治疗后痊愈7例，好转3例，无效1例。

百姓验证：张某，53岁，1991年6月13日初诊。形寒肢冷，小腹拘急，性欲低下2年余，阳事举而不坚，且不持久，同房每每不能入巷，渐至萎软不用，甚为苦恼。曾服男宝、海马巴戟丸、三肾丸等补肾壮阳药物，毫无改善。诊见舌淡红，苔薄自，脉细弦。此乃邪袭经络，肾窍郁闭，宗筋失用。嘱其用吴茱萸细辛依法敷脐部。1周后阳事渐兴，2周后性欲增强，阴茎勃起及房事均恢复正常。随访1年未见复发。

体会：阳痿是男性性功能障碍的一种表现。方中吴茱萸辛苦性温，功能温中散寒，是外治良药；细辛辛温，具走窜之性，通窍活络之功。《别录》称其能安脏，益肝肾，通精气。我临床体验凡属寒邪外袭，肾窍郁闭，宗筋失用之阳痿，用之疗效颇佳。所治之病例均未发生任何不良反应，此方药源广，药价廉，使用方法简便易行，疗效可靠。患者可免受针药之苦，故值得推广。

荐方人：吉林省肿瘤医院　冷长春等

引自：1997年第3期《中国民间疗法》

3863. 抗痿灵治阳痿很灵

配方及用法：蜈蚣18克，当归、白芍、甘草各60克。先将当归、白芍、甘草晒干研细，过90~120目筛，后将蜈蚣研细，再将2种药粉混合均匀，分为40包。

本方中蜈蚣不得去头足或烘烤，以免减效。每次半包或1包，早、晚各1次，空腹用白酒送服，15天为1疗程。

疗效：治疗737例，治愈655例，好转并继续治疗77例。

注意：忌食生冷食物，忌气恼。

引自：1981年第4期《中医杂志》

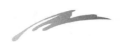

说明： 这个方在社会上流传很广，1985年第7期《家庭医生》杂志刊载此方时说，服用此方在当天或第二天见效，一般3~7天见效，最慢不超过1个月。伴有前列腺炎者一般需同时治疗。阴茎勃起性交成功后，仍须服药巩固10~15天。又据1996年第11期《农村百事通》杂志刊载说明，治疗阳痿症30例，病程1年内10例，2~10年10例，10~20年10例。服药且半年治愈20例，好转10例。起效时间一般4~7天，最迟20天，无副作用。

药物说明： 蜈蚣主药辛温有毒，入肝经其走窜力最速，内而脏腑，外而经络，凡气血凝聚之人皆能开之；蜈蚣通经逐邪，开肝经之气血郁闭，使肝气条达，疏泄正常，经络畅通，既能养血益精调和阴阳，又能监蜈蚣辛温走窜伤阴之弊；甘草培补中土，以后天养先天。四药协同，气血兼顾，经脏同治，有补有通，寓通于补之中，其奏疏通肝经郁闭之功，阳痿自愈。

3864. 蜈蚣当归酒治阳痿确有效

1996年4月2日《老年报》刊登了治疗阳痿的方药，为了使患者饮服方便，我将其制成了蜈蚣当归酒，此酒治疗阳痿效果真灵。

配方及用法： 将蜈蚣18克焙干研细粉，再取当归、白芍、甘草各60克焙干，研粗粉。将上药分成4份，放入4个酒瓶内，最后把2000克粮食酒分别倒入瓶中，摇晃均匀即可。此药酒可饮服40天，每天早、晚空腹服25克。（余昌礼）

3865. 我用推拿法加抗痿灵治疗阳痿很有效果

我根据中医培肾益阳、补血活血的思想，以推拿疗法配服抗痿灵治疗阳痿取得了较满意的疗效。现将我所运用的推拿方法介绍如下：

（1）患者俯卧，点长强穴15分钟，按拿肾俞穴100次，掌推骶部150次，以拇指端点按华佗夹脊穴36遍。

（2）患者仰卧，点揉关元、中极、曲骨三穴各100次，以手掌直推、分推腹部各120次，擦耻骨100次。

（3）点揉血海、足三里、三阴交各80次。

抗痿灵配方及用法： 蜈蚣18克，当归、白芍、甘草各60克。将上4味药焙干研细和匀，分成40包。每次内服1包，每日2次，早、晚饭前以白酒送服。

推拿手法能培肾益阳，通经络而活气血；抗痿灵则可益脑补肝血，二者配合，治阳痿效果满意。（刘小平）

3866. 壮阳药中再添蜈蚣治阳痿很灵验

我近年来在临床中摸索中药治疗阳痿的有效药物时，发现在一般补肾药中加入蜈蚣有着良好的疗效，不少阳痿病人服后恢复了性功能。

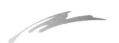

临床上遇到的阳痿者，以中青年居多，大多有头昏眼花，腰酸背痛，失眠多梦，精神紧张等症状。现代医学称之为神经衰弱，中医认为是肾亏，一般选用壮阳药来治疗，如生熟地、巴戟肉、仙灵脾、菟丝子、锁阳、阳起石、仙茅、鹿角霜、淮牛膝等，疗效不一定很好。一旦加入大蜈蚣10克，服药20天即可见效，能使阴茎勃起完成房事。我临床对阳痿患者采用此法治疗，疗效可达98%。且连服1~2个月，也没发现有什么副作用，而阳痿却可以有不同程度的好转或痊愈。

它的作用原理还需要进一步研究，但因为它没有不良反应，患有阳痿者不妨一试。（余明德）

引自：《康复》

3867. 祖父应用本方治重症阳痿很有效

配方及用法：大蜻蜓（青大者良，红者次之，余更次。去翅足，微火米炒）20对，雄蚕蛾（去翅足，微火米炒）15对，大蜈蚣（酒润后微火焙干）5条，露蜂房（剪碎，酒润略炒至微黄）、生枣仁、酒当归、炙首乌各20克，丁香、木香、桂心各10克，胡椒5克。共研细末，炼蜜为丸，如梧桐子大，每次服15丸；或制为散剂，每次10克，每日2~3次。空腹用少量黄酒送服。

疗效：祖父应用60余年，每遇阳痿重症，以此方治疗均有效。

引自：《百病奇效良方妙法精选》（1991年第181期）、《实用专病专方临床大全》

3868. 我用小茴香炮姜敷脐治愈了3位阳痿患者

配方及用法：小茴香、炮姜各5克，加食盐少许。上药共研细末，用少许人乳（也可用蜂蜜或鸡血代替）调和敷于肚脐上，外加胶布贴紧，一般5~7天后去除敷料。

疗效：应用于临床数例，疗效显著。

百姓验证：江西南昌向塘86260部队卫生队何克哲、李维娜、何宪明说："我们使用1985年第12期《新中医》上'小茴炮姜敷及早治阳痿'一方，治愈3例阳痿病人。病例：龚某某，男，26岁，干部。结婚1年后患阳痿，阴茎时而不举或举而不坚，有时阴茎仅有热感，别无它恙，曾服过补肾助阳之中药，用针灸疗法治疗过，均未取得满意疗效，后来用本方以试之，按法投药，并嘱其暂避房事1个月，连用20天，效果良好。后来又续服15天，且辅以中药内服以巩固疗效。后经随访，阳痿已愈，房事正常。"

荐方人：江西临川县桐坑乡医生　熊鹏飞

引自：1985年第12期《新中医》

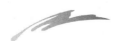

3869. 老年阳痿治疗之管见

随着全球性人口年龄老化的趋势，临床老年性功能障碍的问题愈来愈突出，我近几年治疗老年阳痿有所体验，谨呈管见，聊供同人参考。

首先，不能囿于性功能的正常与否决定于肾气盈亏的观念。众所周知，阴茎勃起需要四个方面的条件：正常的性兴奋心理，导通的神经线路，正常的内分泌，有活力的血液循环系统。这绝不是肾气的功能所能概括得了的。因此，我认为治疗老年阳痿须扣紧两个环节。

一是，活血化淤以助阴茎充血。对阴茎勃起血流动力学的研究表明，阴茎勃起很大程度上取决于动脉血流的增加和阴茎海绵体血管阻力下降。用中医话说，就是"以筋为体，以气血为用"。老年人多数患有动脉粥样硬化和血脂增高，由于血管弹性减弱、张力差和血液黏稠度增大，气血运用受阻，淤血凝滞经脉，阴茎难以充血，故而导致阳痿。

针对这一病机，必须侧重活血化淤，以通血脉，使气血流畅，方以振奋既痿之阳事。药如牛膝、丹参、王不留行、当归、赤芍等。我常重用黄芪30克，益气以行血，更能有效地推动凝滞的淤阻。

二是，使用虫类药物疏通厥阴经气。足厥阴经络循阴器，其经气不畅，则筋病而阴器不用，这也是老年男性患阳痿的一个重要病机。疏通肝经非一般行气药所能奏效，当用虫类药物如蜈蚣、蜂房、九香虫之类，取其飞升走窜之力，直达病所，方能达到通利厥阴经络的目的。吉林名医石荣春善用虫类药治疗阳痿，其自制"蜻蛾展势丹"以虫类药为主，治疗阳痿，无不应手取效。我以虫类药治疗老年阳痿亦每获满意效果。

还应该重视对患者的心理释疑，要向患者说明，老年有节制的性生活是正常的，是有益健康的，应该受到尊重。有资料表明，保持性生活超过60岁的人，能增寿8～10年，有助于更长久地保持他们的活力和较强的记忆力。如果长期自我性封闭而避免性生活，将会造成生理和心理障碍。通过心理疏导，使老年人从困惑中解脱出来，也有利于其恢复正常性生活。

荐方人：江苏镇江市中医院　杨荣兴

3870. 血茸酒治中老年人阳痿有效验

主治：阳痿，伴见精神萎靡、畏寒肢冷、失眠健忘，腰困腿软，小便清长。

配方及用法：鲜茸血500毫升，上好米酒2000毫升。将鲜茸血溶混于米酒中（无米酒白酒亦可），密封7日后即可服用。每天早、晚饭前服10毫升，3个月为1疗程，服药期间禁忌房事。防衰老者可长期服用，加用枸杞更好。

百姓验证：任某，男，53岁，职工，于1992年12月8日初诊。患者于1990年秋自

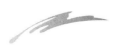

觉阴茎勃起不坚，渐到阳事不举，伴精神萎靡，身体疲惫，舌苔淡嫩，脉沉尺虚，当即服用茸血药酒。服用20余天，在夜间睡中可有阴茎勃起，但举而不坚，持续短暂，至40多天，则可举而不痿。服完1个疗程，房事恢复如常，且精力旺盛，已无疲惫感。为巩固疗效，嘱其继续服药1个疗程。

荐方人：山西昔阳县中医院　贾永增

引自：国际文化出版公司《首批国家级名老中医效验秘方精选》

3871. 桂香膏治老年体弱之阳痿有独特疗效

主治：阴茎痿软，临房不举。

配方及用法：桂枝、牡蛎、蛇床子各15克，细辛、零陵香各5克，胡椒49粒，麝香（研细）1克。上药共研为极细末。房事前，取药末2克，用唾液调和，涂阴茎。

功效：迅速壮阳。

按语：此方能使阴茎迅速勃起，用后有立竿见影之效。对于年老体衰及精神因素所致的阳痿有独特疗效。唯方中麝香价昂难得，临用时可以冰片代替。

引自：知识出版社《中国皇室秘方大全》

3872. 本方治阳痿3次即可见效

配方及用法：大附子1个（约重46克），五味子、炙黄芪、硫黄各6克，穿山甲2片，寸香0.3克，白酒250毫升。先将大附子挖空后，将五味子等药共捣细，纳于大附子中，加白酒用微火煮大附子至酒干，取出大附子捣如膏。将寸香放在脐眼内，再将附子膏盖在寸香上，包好固定。3天后取下，10日1次，3次有效。

引自：《穴敷疗法聚方镜》

3873. 雌激素可助老年男士恢复青春

雌激素属女性激素，妇女绝经后体内分泌减少，适量补充有益于女性健康，这些都已得到证实。过去还没有人研究过老年男子是否也能从定期服用雌激素中得到益处。

美国芝加哥医学院的弗里德里克·M·埃林，近年对10名60~75岁的男子做了一项试验：这些老年男子每周或每2周服用小剂量的雌激素（25或50毫克），开始研究人员担心雌激素剂量过大会增加前列腺肥大和患前列腺癌的危险，还可能产生其他不良副作用。试验结果令人意外的满意：他们的前列腺没有增大，前列腺抗原——前列腺癌的标志也没有增加，相反，这些老年男子看上去都从服用雌激素中得到了益处。多数男子说他们的性欲、性活动和自我感觉都有了改善，而且血中总胆固醇水平有所下降，体脂减少了，肌肉力量增强了，似有恢复了青春活力的感觉。

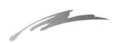

因此，老年朋友，不妨在医生指导下试用小剂量雌激素治疗。

引自： 1996年1月19日《老年报》

3874. 功能性阳痿自疗法

中老年人有阳痿现象，经泌尿科检查，排除器质性泌尿系统疾病之后，即可按下述方法锻炼并持之以恒，必有良效。

具体方法： 每天定时锻炼（时间自定）。先用热毛巾湿敷阴茎及睾丸，待阴茎勃起后即用毛巾卷住阴茎搓滚，动作由慢而渐快，力量由小变大，接近性快感时即减慢速度及减小力量，快有射精感觉时应立即放下毛巾，弯腰坐到马桶上做排尿动作（有尿排尿，无尿亦做排尿动作），同时要做屏气缩肛动作。

如果不射精而排出尿液或阴茎松软，就算这次练习成功。这样，通过多次锻炼，逐步掌握火候，性交时间就可延长，阳痿当然也就治愈了。

荐方人： 上海浦东崂山西路地段医院　汤聘贤

3875. 适合中老年人练习的壮阳秘功3个月可见效

按摩睾丸是"还精补脑"的强身秘诀，有健肾、醒脑、壮阳、固精益寿之功效。过去此功夫不传子，只有师徒之间个别面授，秘不公开。常练此功者，确能精神百倍，老而不衰，体强精壮。此法简便易行，并有催眠效应。对头昏脑涨、肾亏、阳痿、四肢乏力等患者尤为见效。只要坚持锻炼2～3个月，就会持续有效。

按摩睾丸宜在床上做，睡前和晨起前在床上，两腿自然伸直，略曲，稍分开，仰睡，搓热双手，一手按于小腹（丹田）处，另一手拇、食指将睾丸把握于虎口，两指松拢，固定阴茎。用余下三指轻轻揉捏睾丸，默数81下，然后左右换手，数同。手法须轻、柔、缓、匀，要有舒适感。切忌时轻时重。按摩时，思想专一，神不外驰。倘有阴茎勃起，务求克制，不要有邪念。

收功（又名固精法）时，一手兜托阴囊，一手沿脐搓圈，顺搓81下，逆搓81下。口诀：一兜一搓，左右换手，九九之数，其阳不走。此功为男性专练，尤适宜中老年人。

荐方人： 河北曲阳农技校　新章

3876. 老年人性衰退宜练"铁裆功"

人到老年，由于肾亏，可出现一系列衰老表现，如头昏耳聋、牙齿松动脱落、腰酸膝软、四肢末梢终夜不温、性欲低下。阳痿，中医认为属"命门火衰"。中医在五脏中十分重视肾，认为"肾为先天之本"，命门之火为生命之火。中医把人的生命活动比作一盏"走马灯"，命门之火即走马灯中的蜡烛，命门火衰，蜡烛熄灭，走马灯就慢慢停止转动，最后生命活动就完全停止。

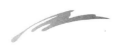

有些老人出现性功能障碍，性欲低下，阳痿，为保持良好的性功能，常服用中药壮阳药及西药雄性激素类药物。这种外源性的雄性激素补充，虽可奏一时之效，但又会导致自身下丘脑—垂体—性腺之间的协调关系失衡，可以反馈抑制下丘脑—垂体—性腺的内分泌，使性腺的雄性激素生成减少，使性功能减退，加剧睾丸萎缩。还可扰乱内环境，影响新陈代谢与多种脏器生理功能。另外，外源的雄性激素补充不当，可加重动脉粥样硬化的发展，还可以引起前列腺肥大，前列腺癌发病率增高，所以这种单纯"壮阳"是舍本求末，利少弊多。

我国古代的养生家，为了延缓性功能衰退，保健强身，延年益寿，常练一种"铁裆功"，又叫"兜阴囊"。宋代著名诗人陆游，虽然终身坎坷，寿高85岁，其原因除经常参加体育活动和体力劳动外，常练"铁裆功"也是其重要因素。他在《剑南诗稿》中写道："人生若要常无事，两颗梨须手自煨。"其中"两颗梨"即指两睾丸，要用手搓热后去"煨"。经常用搓热的手去揉搓，可以抗老延寿。

现介绍两种较简便的"铁裆功"功法。

第一种最简便：可先将手搓热，再去搓睾丸。左右手交替，犹如数念球一样轻揉睾丸。每日早、晚各1次，每次搓揉100~300次，然后牵拉阴囊，每日早、晚各1次。以阴茎及睾丸有轻微酸胀，两侧小腹有牵拉感为度，不宜用力过大过猛。

第二种练法较复杂：可分四步。第一步，先把两手搓热，一手托起阴囊与睾丸，另一手放在耻骨联合前阴毛处。然后，一手往上，一手往下，相对用力搓揉阴茎与阴囊、睾丸约100次左右，再将两手互换位置同样搓揉100次左右。第二步，先两手搓热，左右两手放在阴囊与阴茎、睾丸搓100次左右。第三步如第二步，用左右手掌用力夹持阴茎、阴囊与睾丸向上与向下各牵拉50次左右。第四步，用同侧手搓揉同侧阴囊与睾丸，左右两手交替搓揉两侧睾丸，如数捻球样每侧各100次。

本功法简便实用，无论坐、卧、立位均可进行，以早、晚在被窝内进行最为适宜。要注意强度及次数须循序渐进，以不痛为宜。练功时须注意保持阴部清洁。阴部有炎症或皮肤病时，宜治愈后再练。只要持之以恒，不仅可改善性功能，而且可以延缓衰老，强身健体。

百姓验证：四川资阳市伍隍镇伍隍街朱德衍，现年50多岁，伴腰酸腿痛，精神疲倦，性功能衰退。当他每天早、晚坚持按此方法练习后，性功能得到了恢复，走起路来也很轻健。

3877. 再荐"铁裆功"神秘的健身法

20多年前，一个偶然的机会，我和一个好友因事路过一山谷地，傍山朝南的地方有一间几乎全都是毛竹建造起来的房子，主人是一位老农民。老人皓首童颜，精力充沛，声音洪亮，且行动矫健，胜过年轻人。我们很是惊异，遂虚心请

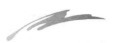

教,他才讲明原因。原来,他常年坚持练一种"铁裆功",因而体格健壮,老当益壮。"铁裆功"又称"兜功",本是我国古代流传下来的祛病强身的良法,但因封建观点作祟,只在极少数人中间秘密传授,生怕受到讥讽嘲笑。

"铁裆功"种类繁多,但都以刺激睾丸为主。睾丸,古称肾囊,它能分泌一种睾丸酮,即雄性激素。睾丸酮可刺激雄性器官包括附睾、输精管、射精管、精囊、前列腺、阴茎等正常发育,并维持其成熟状态。

"铁裆功"可以改善睾丸机能,使性器官功能增强,起到强身健肾,壮阳固精,强壮筋骨的作用。对阳痿、早泄、遗精等有显著疗效。长年坚持练此功,可延缓衰老,青春长驻。

过去许多人练"铁裆功"采用三节棍打裆部,也有人在睾丸吊上十几斤重的砖头或石头并摇晃多次等等。这些功法在今天来讲都不合时宜,这里介绍一种简单易行的练法。

(1)两手搓热,一手兜肾囊(睾丸),另一手小指侧放在小腹毛际将近处,然后两手齐用力向上擦兜睾丸、阴茎等100次左右,再换手同样擦兜100次左右。开始用力要轻,次数可酌减,练到一定程度,用力可加大,次数可达几百次,依个人具体情况而定。

(2)两手搓热,然后来回适当用力搓揉睾丸、阴茎等100余次。

(3)两手掌夹持睾丸和阴茎用力向上、下各拉3~5次。

(4)用手指揉搓睾丸,两手交替进行,然后揉小腹几十下。

注意:

(1)用力的强度和次数,要循序渐进,练后以不感疼痛和不适为度。但练到一定程度后,用力要尽可能大,次数可增加到几百次,以使睾丸得到足够的刺激。

(2)阳痿、早泄、遗精患者和老年体弱者适宜练此法。未婚青年不可练。

(3)阴部要常洗,两手要保持洁净,以免引起炎症。练功时如阴茎勃起,可不必理会。

(4)练此功时最好同时坚持其他体育活动。

(5)练功后如感不适,应请医生诊治,不宜再练。

(6)阴部有湿疹等慢性炎症者,应先治疗。

(7)此功最宜早、晚在床上、被窝内进行。

(8)要节制性生活。(程永烈)

3878. 此方治阳痿多例均获痊愈

配方及用法:牛鞭1根,韭菜籽25克,淫羊藿15克,菟丝子15克。将牛鞭置瓦片上文火焙干,磨细。淫羊藿加少许羊油,置于铁锅内用文火炒黄,再加韭菜

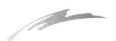

籽、菟丝子磨成细面，然后将上药混匀后装瓶备用。每天晚饭后黄酒冲1匙。

疗效：治疗多例，均获痊愈。

引自：《实用民间土单验秘方一千首》

3879. 韭菜籽淡盐治肾阳虚衰性阳痿有效验

主治：温补肾阳，治疗阳痿不举，遗精等症。

配方及用法：韭菜籽100克。每日不拘时空腹生吞10粒，淡盐水送下。

注：每周服5天，停服2天，常年服用，可得阳事强健。

按语：阳痿之症，肾阳虚损者十之七八，本方单用韭籽是取其力专功雄之意，韭菜籽味甘辛，性温，有温肾壮阳、固精的功效。盐味咸可引韭菜籽直入肾经。故而治疗肾阳虚衰引起的阳痿、遗精、腰膝酸软、小便频数、遗尿等症实有效验。早在《本草纲目》中就有记载，李氏叙述了这样一则病案：有一壮年，年过四旬而无子，百药无效，有人荐韭菜籽盐汤方，即每日空腹生吞韭菜籽20粒，淡盐汤送下，戒除杂念，禁房事，连服81天，尔后入房，其后果然得子。

引自：《小偏方妙用》

3880. 对阳痿很有效的媚酒

配方及用法：将从中药店购得的淫羊藿60克，茯苓30克，枣9个一同蒸过，然后在阳光下晒干，以同法反复作3次。3次以后，将晒干的药料置放在1千克的烧酒里，加入100克蜂蜜，然后密封，过1个月即可取用。这种仙灵酒是强而有力的媚药，为闺房秘事的灵丹。

这里所用的淫羊藿，为极有效的精力剂，再加上酒，效力倍增。

若嫌此法太麻烦，亦可采用另外一个方法。将淫羊藿20克，茯苓10克，枣3个混合后，加入630毫升的水，以微火煎，煎至剩下180毫升的水时取出，每天服少许。不久之后，烦恼必会消失。

引自：《男女回春秘诀》

3881. 一药解去夫妻愁

安徽广德有户姓史的商人，经营布匹、茶叶生意，积攒了一些钱，便不想让三世单传的儿子再吃这碗饭，决定让他弃商读书走仕途。儿子史良几试不中，年龄渐大，母亲抱孙心切，便为儿子娶了媳妇。媳妇健康端庄，恪尽妇道，孝敬婆婆，服侍读书的丈夫，按理说一家子该和谐幸福了。但不然，婆婆经常观察到年轻美貌的媳妇脸上常有一丝郁郁的愁云。加上偶尔"跑单帮"归来的公公，见媳妇还未为史家"添丁"有些微词。所以，家庭总有一些不和谐的阴影。

丈夫史良待妻子十分尊重和友好，但深更半夜还常磨蹭在书房里秉烛读书，

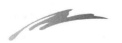

不想到媳妇房里安歇。这是什么原因呢？冷眼旁观的母亲百思不得其解。一天趁媳妇下厨去为丈夫烧夜宵时，婆婆披衣跟去，她一边和媳妇说贴心话一边远兜近绕地了解着小夫妻间的夫妻生活。媳妇羞于启齿。但慈祥的婆婆亲切地拉着她的手……。终于，媳妇把事实告诉了婆婆，其丈夫在夫妻生活上"无能为力"。婆婆什么都明白了，她用手绢为媳妇擦去泪水说："我的好媳妇，委屈你了。我有一味草药能治好他的病，你最好能回家住3个月。"3个月后，医家出身的婆婆果真治好了儿子的病，媳妇归来，夫妻间的生活琴瑟相和，如鱼得水，喜气洋洋的媳妇很快怀孕了。原来，精明的婆婆知道儿子得的是"阳痿"。她对症下的是一味特效中草药"淫羊藿"。（韩希贤）

引自：1996年11月5日《生活与健康》

3882. 用生精灵药酒治阳痿等病725例治愈680例

主治：阳痿、早泄、无精子。

配方及用法：红参15克，鹿茸15克，韭菜籽25克，蛤蚧1对，淫羊藿25克，巴戟25克，生黄芪50克，肉桂10克，60度白酒400毫升。每日2～3次，每次10～20毫升。

疗效：曾治疗725例，治愈680例，有效25例。

荐方人：辽宁省灯塔县中医院　于芝伟

引自：《当代中医师灵验奇方真传》

3883. 回春兴阳散治阳痿效果很好

配方及用法：黄肉40克，熟地10克，杞果40克，石燕40克，白术10克，巴戟天30克，列当25克，五味25克，茯神25克，山药25克，鹿茸10克，炙海马10克，炙蛤蚧1对，炙蜂房25克，炙蜗牛50个，阳起石50克，仙灵脾30克，全虫25克，蛇床子25克，地龙25克。将上药共研细末，过120目筛后分成60包，或炼蜜为丸。每服1包或1丸，日服2次，饭前服用，1个月为1疗程。忌生、冷、烟酒。

疗效：本组297例，治愈274例。

按语：历代医家对阳痿多有论述，治法亦有千秋，但多以壮阳为主。为此阳痿症多由纵欲过度，严重手淫，恐惧不释，神思过用等而致。

本人结合历代医家治疗经验与临床实践，自拟了回春兴阳散以补先天养后天，水升火降则为合，阳痿自愈。

荐方人：吉林省舒兰市中医院　陈雷

引自：《当代中医师灵验奇方真传》

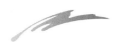

3884. 茴香姜调敷脐治阳痿1周内见良效

配方及用法：取中药小茴香5克，炮姜5克，共研末，加入食盐少许，对入少量人乳汁调为糊状（亦可用鸡血或蜂蜜调），外敷于肚脐眼（神厥穴），外用大胶布封盖贴紧，一般5~7日去掉胶布及药，即见良效。

引自：1997年11月24日《辽宁老年报》

3885. 治疗阳痿的妙方

配方及用法：葱种秆筒（只用秆和蒂，不要籽）62克，猪鬃（猪背脊上的长毛）62克，白酒（纯粮酒）500克。把猪鬃装在葱种秆筒内，放锅内烧成炭（不能过火，起烟，无明火即可），按医学术语叫去存性。将锅端下倒出、凉凉，研细末放酒内7天即可用，每次饮25~50毫升，根据个人体质可增加或减少。也可午饭时少饮，晚饭时多饮，经试饮后可掌握正常使用量。

说明：葱种，系指菜园里种植专结葱籽的葱种（不是家庭常吃的大葱）。葱秆筒，系指葱种开花朵下边的长秆而言，开花结籽后其秆都是空心的，所以叫葱秆筒。葱蒂，系指葱秆筒上边开花的骨朵而言。猪鬃不分公母猪，只要是猪背脊上的长毛均可用。

荐方人：河南舞阳县候集乡油坊头村　　郭秀卿

3886. 常食泥鳅鱼子参可治阳痿

配方及用法：泥鳅250克，鱼子250克，海参250克。3味调食佐膳，即日见效。

疗效：常食对阳痿有疗效。

引自：山西人民出版社《补肾回春万金方》

3887. 治疗阳痿验方

配方及用法：鲜河虾、黄酒各372克，白酒186克。将河虾用白酒浸泡24小时，去掉白酒，用黄酒把虾煮熟，吃虾，喝黄酒，一次服下，每日1剂，连服3~5剂。服药期间忌房事。

百姓验证：郭某，男，40岁。患阳痿数年，多方治疗无效，影响生育。服本方3剂愈。

引自：1976年第3期《赤脚医生杂志》

3888. 水蛭雄鸡可治愈阳痿

一位姓曹的男士，26岁。1976年9月10日就诊。1年前因挑土过重扭伤腰部，

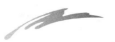

经治疗，腰伤愈。但自以后，渐觉阳事不举，经医治不愈。遂投以水蛭30克，雄鸡1只（去杂肠）同煮，喝汤吃鸡肉，隔3天1剂，5剂病愈。1977年底结婚，1978年底得一男孩。

引自：《四川中医》（1985年第12期）、《中医单药奇效真传》

3889. 狗三件治阳痿可见效

配方及用法：狗三件1套，黄酒适量。将狗三件用瓦焙干，研末。黄酒送服，每服3~5克。

疗效：补精髓、壮阳道。

百姓验证：据《中医效方精选》介绍，某男性青年罹患阳痿，屡治无效。后经服用狗三件（阴茎、睾丸1对），1次即愈。

引自：长春出版社《性生活饮食保健指南》

3890. 蛤茸散治阳痿确有疗效

配方用法：蛤蚧2对（完整），鹿茸20克。将蛤蚧置清水中浸透，捞起后去头足、黑皮（但不要损坏尾部），隔纸微火烤干。鹿茸切片，微烤，共研末备用。临睡前用黄酒适量送服2克，每晚1次，服完为止。

疗效：此方治疗阳痿（阳虚阳痿）57例，确有疗效。

百姓验证：陈某，男，25岁，婚后2年阳事不举，妻子不孕，迭治无效。患者3年前上山伐木，不慎被木戳伤小腹及阴茎，曾住院治疗15天好转出院。婚后方知阳痿，后服本方痊愈。

引自：《四川中医》（1986年第11期）、《单方偏方精选》

3891. 枸杞海马酒是补肾壮阳方

主治：阳痿、早泄。

配方及用法：枸杞子60克，海马3克，鹿茸2克，红参10克。将上药浸入好白酒1500毫升中，密封口，14日即成，每晚临睡前服20毫升。

按语：本方由名贵补虚、壮阳药物组成。据历史记载，唐玄宗非常宠爱杨贵妃。白居易在《长恨歌》里写道："芙蓉帐暖度春宵，春从春游夜专夜，后宫佳丽三千人，三千宠爱在一身。"由此可见，玄宗与杨贵妃如胶似漆，柔情似水，日日夜夜。当时玄宗已年过四十，相传，唐玄宗每日必饮用本方为主组成的药酒。

引自：《小偏方妙用》

3892. 男子壮阳酒治阳痿早泄有卓效

配方及用法：仙灵脾250克，枸杞子50克，菟丝子20克，当归10克，白酒1.5千

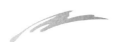

克。将上药浸泡白酒内，浸泡21日，日温饮3次，每次3酒盅。此剂益精兴阳，治疗阳痿、性交早泄有卓效，而且能理腰膝之冷痛。

注意：用本方者只疗病而已，且不可随意醉饮，禁作寻欢作乐之春药。

荐方人：东庆云县后张乡王智县村　王学庆

3893. 起阳汤治阳痿2剂可愈

配方及用法：人参15克，白术30克，巴戟天30克，黄芪15克，五味子3克，熟地60克，肉桂3克，远志3克，柏子仁3克，茱萸10克。以上10味药水煎服。

疗效：此方有奇特的疗效。我用本方给一位朋友治疗，2剂即愈。

荐方人：安徽太和县　张守田

3894. 艾条灸穴治阳痿很有效

杨某，男，40岁。前妻因肺结核病故，独居已10年，近续娶新寡，婚后即阳痿不举。虽经多方治疗，鲜有效验。取气海、关元、三阴交穴，每次用艾条各灸10分钟，每日1次。1个月后患者诉说，每在半夜子时，阳物有自举现象，且坚甚，约历10余分钟即自行消衰而恢复常态。后连续灸治3个多月，性生活恢复正常，其妻后生一男婴。

灸法：艾条灸，每次随证选用3～4个穴位，每穴每次悬灸10～15分钟，或实按灸4～5次。每日或隔日灸治1次，10次为1疗程。

3895. 灸按神阙穴治阳痿有效果

人体上有一个神秘的穴位，按摩或指压此穴位可治疗阳痿，而且有延年益寿的作用。这个神秘的穴位就是肚脐，即中医针灸学所说的神阙穴。

根据日本古川博医生临床实验证明，用食指按压肚脐5分钟，即会产生效果，除指压法外，还可以利用"烟灸法"。即将一支点燃的香烟，移近肚脐，当感到有灼热感时，迅速拿开，这样每晚睡前重复做几次，2个月后，阳痿即可痊愈。古川博医生说："性功能的衰退，是由于身体上某方面的机能减弱所造成，所以将体内的邪气、淤血排除后，性功能就会恢复正常。"对性功能影响最大的器官是肝脏和肾脏，按肚脐（神阙穴）可以加强这两个器官的新陈代谢，进而促进性能力的恢复。（苏丹）

3896. 复壮法治性功能衰退1个月可恢复性欲

同事李某原是个健谈之人，后来突然变得沉默寡言，心事重重。一个星期天，他到我家来吞吞吐吐地告诉我，不知什么原因，性欲减退了，家庭失去了欢乐气氛，服了不少壮阳药，收效甚微，问我有没有对症的功法。我告诉他，复壮

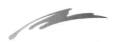

法可治此症，着重补肾，兼练心、肝、脾、胃，使气血阴阳趋于平衡，性激素分泌增加，肾气得到调补，性功能即可得到恢复。我将此法教给了他，他练了1个多月就基本上恢复了性欲。复壮法原名"开通八脉法"，系道家龙门派伍冲虚和柳华阳所创，主要是将心意结合呼吸循奇经八脉而行。行过一遍续行二遍、三遍……，一次用10～15分钟行上几十遍，日月如是，自然形成意气相随。今将此法结合亲身体验介绍如下：

行住坐卧皆可施行，以站练为例，两脚与肩同宽，全身放松，舌轻舔上腭，闭目，将双目之神光收回后，下照丹田，自然呼吸，待全身气血平和，再把目光下注会阴穴片刻，然后即可依下法行气。一吸，会阴之气上尾闾，沿督脉上达头顶百会穴。二呼，由头顶经任脉降至会阴穴。三吸，由会阴上升至脐，分成左右两股，沿带脉达背后两腰眼直上两肩井穴。四呼，由两肩井双走两臂外侧的阳腧脉，经手背过中指至手心的劳宫穴。五吸，由两劳宫穴沿两臂内侧的阴腧脉双回至两乳下。六呼，由两乳下双降至带脉向脐集合再下注于会阴穴。七吸，由会阴穴直上至心下，为冲脉，但不可过心。八呼，由心下降至会阴穴，分成两股沿两腿外侧阴跷脉，经足背到达脚心涌泉穴。九吸，由两涌泉穴沿两腿内侧的阴跷脉经会阴穴上至丹田。十呼，由丹田降至会阴穴。静守一会儿以后，继续依上法行气。行一遍五吸五呼，共有五次经过或止于会阴穴。会阴穴又称生死窍，上通泥丸，下达涌泉，为八脉总根，是生药之处，即为青春活力萌动之处，是内分泌的源头。练到一定时机，处在动态中的会阴穴随机而动，八脉即被开通。八脉一通阳气升，性功能障碍诸症，包括性欲减退、阳痿、早泄以及房事后头昏乏力等症即可得到痊愈，无病者可调动生机，焕发青春。

初学者呼吸应顺其自然，逐步做到轻、缓、匀、细，轻轻地用意念体察运行路线，意念不可过重。有无气感不要管它，不必刻意追求，坚持练下去，必觉脉中有气蠕动，乃行气通畅之候，久之，会阴穴随机而动，八脉即被开通。如已形成腹式呼吸的人，可沿用腹式呼吸，不必破坏它的节律，效果会更好。行气路线有的很长，有的很短，不要因此而改变呼吸的节奏，应始终保持均匀。收功时，将双目神光从会阴穴移向丹田片刻后，以意行气，逆时针绕丹田36圈，再顺时针绕24圈，使气聚丹田，然后搓手、擦脸、梳头、鸣天鼓，双掌心向下从头顶经胸腹前向涌泉引气，意守涌泉片刻即可。（蔡绍彬）

引自： 1996年12月17日《家庭保健报》

3897. 坚持手脚穴位按摩可治愈阳痿

脚部选穴： 36-1，36-2，50，51，49。（见3897条图1）

按摩方法： 36-1穴用按摩棒大头强力按压，双脚取穴，每次每脚每穴按压5～10分钟。36-2穴用食指关节角自下向上推按，双脚取穴，每次每脚每穴推按5

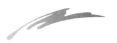

分钟。50，51两穴宜连按，用食指关节角从51穴斜推按至50穴，双脚取穴，每次每脚每两穴推按5~10分钟。49穴用食指关节角自上向下推按，双脚取穴，每次每脚每穴推按5分钟。每日按摩2次。

手部选穴： 15，77。（见3897条图2）

按摩方法： 15穴用梅花针刺激，77穴用拇、中指捏揉，然后均加艾条。

百姓验证： 黑龙江鸡西市穆棱煤矿王志敏，曾患阳痿早泄病，采用手脚穴位按摩法进行治疗后，不到3个月，病已痊愈。

注： 有关穴位名称及按摩工具制作法，详见本书4145条的《手脚穴位按摩疗法》。

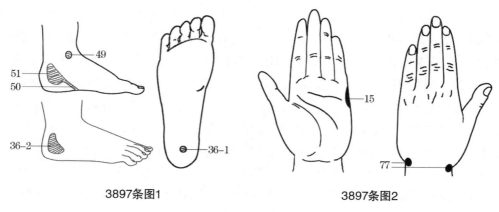

3897条图1　　　　　　3897条图2

提高性机能诸法

3898. 三睾壮阳丹之来历

三睾壮阳丹，原是西藏喇嘛布谷禅师所传。据说正当清朝末叶西太后当政，淫秽宫闱，虽然没有武则天的明目张胆，选募天下壮男的勇气，但近身如李莲英、安德海等人，是为人所共知的事。

李莲英、安德海等人，原为清朝太监，因为生得英俊体健，心细如尘，乃得西太后宠爱，升为总管，可以穿房入室，日近宫娥美女，未免心动。他们虽是净身太监，究属男儿之身，大概是瞽不忘视，跛不忘履之故，何况他们当时大权在握，金钱实属闲事，乃广聘名医，不惜财宝，只求恢复男性机能。

但这种夺天地造化之功，起死回生之力的事，并非一般补肾药物所能奏效，故虽然不惜聘尽天下名医，服尽名贵补药，仍然无法回春。但仍然此心不息，乃暗中悬赏千金，以求灵丹妙药。

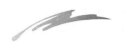

当时有喇嘛名布谷禅师求见，进以三睾壮阳丹。期以百天，即恢复其肾腺发育，跟着阳具渐见突出而慢慢加长加大。再过百日即勃然有生气，乃继续服食，卒能恢复其大男人之丈夫气概。乃用以媚西太后，而更得宠幸，遂厚赏布谷禅师，奉养于雍和宫终老云。

引自：山西人民出版社《补肾回春万金方》

3899. 三睾壮阳丹简方

主治：性器官先天细小后天发育不全。

配方：用猴子、海狗、黑狗之肾睾全副，配以补助肾脏机能之珍贵药料炼成丹。

按语：为达应用目的，请详阅3900条方后，进行思考研究制灵丹。如特种的制不成，配制普通的三睾壮阳丹，应无问题。

引自：山西人民出版社《补肾回春万金方》

3900. 特种三睾壮阳丹之妙用

三睾壮阳丹分为普通和特种两种，是增强男人性功能的神丹。数十年来，它帮助我医好了众多性能低降，如阳痿、早泄等病者。

这种药丸，乃是清朝雍和宫的高僧所独有秘方，主要的药料是用强壮的公猴、野鹿、雄羊及黑狗等的睾肾，配上"龙虎活力丹"，"滋水壮阳丹"及"早泄固精丹"等三种药丸综合配制而成，不寒不燥，也无副作用。

这药丸的效用很广，不只强阳固肾，滋水济火，紧固精关，使整个肾脏机能都得到很均匀的调整及补养，更可以促使性具的海绵体慢慢扩展，增强其体质的发育。所以，当时的朝内太监及达官贵人都极希望能够得到此药丸，但因为此药丸只是帝皇御用之物，并非轻易可以购得。

本人巧逢机缘，幸获此神方。可惜秘方中有很多种药料都很珍贵，尤以公猴及野鹿的肾睾更为难得，只好配服普通的三睾壮阳丹，虽然效力稍为慢一点，但只要服药期稍微长一点，一样可以达到预期的目的。

引自：陕西人民出版社《补肾秘诀》

3901. 固肾丹与龙虎丸之妙用

一个人的身体，无论是眼耳口鼻、四肢，还是体内五脏六腑等各部分，与一副机器的机件一样，用得不当或用得太久，都会有残蚀退化的现象，如果再不修理，就不难变成无用的废物。机器乃是钢铁制造的，尚且如此，何况人是血肉之躯，更加容易伤残了。故中年人补肾，实为最迫切的问题。

清中叶，鉴于其皇室子孙耽于逸乐，体质逐渐羸弱，实不足以当大任，乃饬

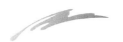

令御医院会订补身强肾之方。凡是皇室子弟,皆要服食,使其能强种强国。据说凡属皇室子弟,1~10岁即需每月服食固肾丹,直到16岁转服"龙虎补肾丸"。在六年间,经过肾丹之培补,其肾脏之组织已非常巩固,已非一般人所能及,再转服龙虎丸以增强命门真火,使肾腺发育,以加强荷尔蒙分泌。一个人精力充足,精神自然饱满,体力自然坚强,这是最自然的道理。

引自: 山西人民出版社《补肾回春万金方》

3902. 固肾丸简方

配方及用法: 大蛤蚧5对,紫河车1付,羊肾2付,鸡子20对,黑狗肾2付,以上各味用汾酒制透。加云苓、淮山、萸肉、熟地、覆盆子、巴戟、锁阳、杜仲、川断、人参,以上各药依正古方炮制,制炼成丹,每日服2次。

此丹为大补肾气真元之药,可令衰残之肾脏回复生机。

按语: 本方中有10味药在原引自书中根本未给剂量,如要应用,读者可查阅药典给量或与身旁名医共同研究后再利用此方。

引自: 山西人民版社《补肾回春万金方》

3903. 滋水壮阳丹之妙用

天地之生万物,必要风调雨顺,方能欣欣向荣,假如雨水过多,或常年干旱,均能妨碍万物生机,甚至枯萎凋谢。人之身体各部机能,犹如一小天地,若肾水过多,则真阳难生,命门无火,变为阳痿症状;若肾水不足,则无以制虚火,变为阳痿症状。故肾水与肾火,一定要平衡,水火方能相济,性机能一定健全。

补肾之道,是要将肾脏各部机能调整正常,使其恢复原有活力,尤其是对肾水与肾火之平衡,更为重要。滋水壮阳丹乃清朝御医院每年特制补药,进贡内宫,只限供应一般皇亲帝子之用。方内有滋养肾水之剂,更补火壮阳之品,阴阳相济,则万物皆苏,水火相调,得生精补体之妙。

引自: 山西人民出版社《补肾回春万金方》

3904. 滋水壮阳丹简方

主治: 先天不足,体型瘦弱,腰痛耳鸣,四肢无力,诸虚百损,五劳七伤等症。此丹功能培元固本,添精驻颜,补丹田,滋肾水,制相火,强阴壮阳,补五脏,精冷绝阳,久服体健神旺,延年增寿。一般肝火过旺,肾水不足,虚不受补者必须先服之,方能实受其益。

配方及用法: 紫河车全副,加五味子、黄芪、川断、茯神、山萸、虎腰骨、熟枣仁、制熟地、杞子、杜仲、牛膝、安南神桂心,鹿尾巴2付,人参31克。共为细末,

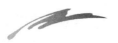

制炼成丹，每日吞服2次，视症状深浅而定服量。

按语：本方中有12味药在原引自书中根本未给剂量，如要应用，读者可查阅药典给量或与身旁名医共同研究后再利用此方。

引自：山西人民出版社《补肾回春万金方》

3905. 龙虎活力丹

龙虎活力丹是清朝太医院之秘方，相传亦是西藏大喇嘛布谷禅师之贡方，专为皇帝补身行乐之用，每3年才制炼1次。原方药料非常昂贵，一部分为行气补血，滋阴壮阳之珍贵国药；另一部分为八种淫兽之肾睾，再加入关东梅花鹿全只。全部药材放入大药炉内，外用黄泥糊满药炉，再加坚炭数百斤，猛火煎足24小时，将全部的药味提升上炉顶，凝结成丹，候火气冷却，取出药丹，研为细末，便可服用。每一炉之药材约30多千克，而所炼成之丹药不足0.5千克，乃全部补药之精华，故药少效宏。同时因为所配之淫兽之肾睾，乃中医所谓以形补形之意，加上有珍贵之中药，故可以调治整个肾脏机能。可惜因为价钱太贵，不能适合一般人的需求，故现在所制之药，只有加重鹿尾巴等份量，但其效果亦差不多。现特将原方内各种兽类之名称及其效能略述如下。

关东梅花鹿：生长在大寒的北方，属纯阳。能补血助阳，生精补髓，壮筋健骨。

鹿尾巴：属纯阳。补命门真火，厚督脉。

猴子肾：属火纯阳。性淫，故性能极强，射精滚热如沸。

黑狗肾：酸而咸温，温脾益胃，胃暖则腰肾受荫。补虚寒，助阳气。

海狗肾：甘咸大热，补肾助阳。治虚损劳伤，阳痿精冷。

羊肾睾：甘热属火，补虚劳，益气血，壮阳道。

生鸡子：属火中之精，补阳气。

蛤蚧：味咸，补肺温肾，益精助阳。

蚕蛾：只食而不饮，属火性燥，极淫。

除以上八种淫兽之肾睾外，尚有高鹿参、鹿茸、当归、淫羊藿、故纸、黄芪、巴戟天、杜仲、锁阳等珍贵国药，共冶一炉，提炼成丹，量少效大，实为肾亏男士最佳补品。

功能：固本培元，添精补髓，滋阴壮阳，补充精力，恢复青春活力。

专治：少年手淫过度、遗精盗汗、神经衰弱、面青唇白、怠倦无神。中年色欲过度、阳痿早泄、举而不坚、坚而不久、半途软化，精稀无子、腰痛耳鸣、不耐烦劳。老年腰痛脚软、夜尿频频、手足冰冷、心跳失眠、瘦弱无神、不思饮食。妇女宫寒白带、月事不调、房事冷感、久不受孕、血气衰弱、产后失调。

服后：不论男女老少，血气旺盛，筋骨坚强，精力充沛。

引自：山西人民出版社《补肾回春万金方》

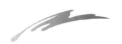

3906. 龙虎补肾丸简方

主治： 男女诸虚百损，腰膝酸软，眼目昏花，头脑眩晕，精关衰弛，肾元虚弱，不举，不坚不久，见色早泄，小便无力，失眠心跳，遗精，盗汗等虚损之病。

配方及用法： 鹿尾巴3具，人参15克，紫河车2付，鹿茸62克，加鹿筋、白术、甘草、当归、茯苓、川芎、二地、黄芪、天冬、麦冬、红杞、杜仲、牛膝、玉茸、锁阳、巴戟、山药、菟丝子、五味子、川断、故纸、陈皮、秋石、小茴、覆盆子，大蛤蚧2对，海狗肾2具，黑狗鞭肾3具，沉香31克。共研细末，炼蜜为丸。

按语： 本方中有25味药在原书中根本未给剂量，如要应用，可查阅药典给量或与身旁名医共同研究后再用。

百姓验证： 有一个姓巫的病者，是一家银行的职员。由于纵情色欲，砍削过甚，肾脏机能完全毁坏，肾腺萎缩，缺少荷尔蒙分泌，使一个本来很英俊的青年竟然成为一个又黄又瘦，双眼无神，面容苍老，垂头丧气的中年人一样。亲戚朋友见到，也感到十分惊奇与惋惜，而其父母更加忧心不已。

还有，他的外表固然衰老不堪，而内心亦一样衰老，他对任何青年人所喜爱的活动，如看电影、游泳、旅行等都索然无味，与未婚妻在一起也提不起兴趣，终日只是睡在床上，奄奄闷闷，似病非病，晚上又多数失眠，致使眼眶深陷。亦曾就诊过很多中西医生，服过很多补养药剂，亦不见有什么起色，其父母乃禁止其返银行办事，在家暂时休养，更不惜重金访寻名医。虽然药石纷投，可惜仍无良效，不禁心灰意冷，自感前途一片黑暗，毫无人生乐趣。

后其父携子到来求医，诊得其心脏衰弱，肾水亏竭，肝火独盛，六脉不调，实为水火不交，极度衰疲之象。幸而生机未绝，尚能及时来医，乃先安慰其不用灰心，安心服药，自然可以复原。又因为病情复杂，颇为严重，乃以滋水壮阳丹与固肾丹同服，以补充其肾元，固其精关，促使其肾腺发育，恢复其肾脏机能。

巫某服药1个月后，精神逐渐饱满，肌肉开始充盈，谈笑欣欣有生气，恢复青年人应有之青春活泼气象，乃更信心十足服药，每日依时到来调理。第三个月后，居然精神奕奕，容光焕发，英俊逾昔，性能力更与健康之人一样。再配以龙虎补肾丸一料，即可不用服药，并劝其以后收摄心猿意马，摒绝欢场脂粉，正式结婚，专心事业。婚后第二年即诞一子，父子亲自送喜帖至，宴于豪华大酒楼，并尊余上座，醉而后归焉。

引自： 山西人民出版社《补肾回春万金方》

3907. 常练本法可治愈男子性无能

夫妻之间感情破裂，或者闹出离婚的悲剧，并不是一定为了柴米问题，相信有很多是因为丈夫的性无能所造成。

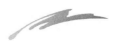

现在有一个妙法，不妨一试。首先，巩固肾气，摄制精关。其次，每日除饮食和说话外，要用舌头顶着上腭做深长呼吸。这是古书《玉房秘诀》道家养气之法，对紧张的心情，有很大的控制力量，等到习惯了，在交合时间，一样照做。最后，在交合中间，发觉难以支持，将近泄精之际，就立刻停止动作，用右手食指用力压在阴囊与肛门中间之会阴穴上一会，等到紧张的神经松弛了，再行动作。

上述之法，只适宜一般血气方刚，而又急色无力自制之青年。如到中年以后，而肾部有亏损现象者，必须加强补力，使肾部机能恢复之后，方能运用，否则徒劳无功。

引自：山西人民出版社《补肾回春万金方》

3908. 喝咖啡加盐可避免早泄发生

每天喝的咖啡，其实是非常有效的妙药。

喝咖啡时，不妨加点盐再喝，具有神奇效果，可有效避免早泄现象的发生。值得注意的是，不可每天喝，否则不但收不到预期的效果，反而会引起肾脏疾病。

引自：哈尔滨出版社《珍藏男女回春秘诀》

3909. 晚餐小饮白兰地可强精壮体

西部影片中，常会出现为急救贫血或因刺激而晕倒的人时，大呼："拿白兰地来！"然后，给病人闻一闻或嘴对嘴喂酒的镜头。值得一提的是，所拿的酒，既不是啤酒也不是威士忌，而是白兰地。

白兰地的另一个秘密作用是强精、壮体。自叹精力不足的人，常在晚餐时喝啤酒或清酒，以期精力加强，如果是如此，我还是劝你，改喝白兰地吧！相信会给你带来意外效果。

除强精、壮体外，对于产后的女性，或患有贫血、寒冷症的人，在睡前服用1杯加有1个生鹌鹑蛋的白兰地酒，每天1次，2至3天后，必有奇迹出现。

引自：哈尔滨出版社《珍藏男女回春秘诀》

3910. 随时食核桃仁及生姜片有利于老年人保持性机能

青壮年男子发生阳痿、早泄或其他性功能疾患时，可以选食麻雀、河虾、韭菜、鸽子、狗肉、甲鱼等。如果是老年人罹患上述病症，由于多种条件的限制，最宜常食核桃仁和生姜片。

祖国医学认为，核桃仁（又名胡桃仁）性味温甘，可以壮腰膝，温补肾阳。如果腰膝酸软和肾阳不足，将无法保证老年人正常的性生活。现介绍几种进食核桃仁的方法，仅供选择：

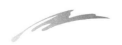

（1）核桃仁2～3枚（不宜过量，否则易伤食），细细咀嚼，用温黄酒送服，适用于肾阳亏虚、气血不足而致腰痛者。

（2）核桃仁2～3枚捣烂，放碗内，加适量白糖和水盖严，置蒸锅或炒锅内，加水炖熟后取食，可以固摄精气，强阴起阳。

（3）每日晨起或晚睡前，剥2～3枚核桃仁，再加一片生姜，同时放在嘴里慢慢咀嚼，待核桃仁和生姜如奶糊状时，再缓缓地分数次咽下，可治疗阳痿，性无能。

以上3种服法，可补肾、强筋、固精、敛肺、定喘、温中止呕、解毒。老年人服此最佳，可固摄人体元阳，保持正常的性机能，从而使步入"桑榆晚景"的老年人体魄健康、寿享遐龄。

引自：长春出版社《性生活饮食保健指南》

3911. 鸡子（雄鸡腰子）炒韭菜也是补肾之佳膳

中年人肾亏，最为普遍，这是年龄渐长，体力衰退的自然规律，实非可耻之事。所以发觉行房时兴奋力不足，皆为命门火衰，真阳缺少，无法发挥原有热力之故。最有效的补救办法，当然要立刻请教专科医生，用药物将肾脏机能调整正常，在平日更应拣选有关滋补肾火之食物佐膳，以求得到更多的助力。但首先请医生先将肾水滋养好，脾能将虚火控制，然后才多食补肾火之品，方不致有虚不受补之弊。这是应该切记的。

有很多人不明医理，发觉自己兴奋力不足，便猛食狗肉、虾蟹、生蚝、羊肉等补火壮阳之物，以为便可以得到壮阳坚挺之效。殊不知水火无能相济，猛食补火之品，只有火上浇油，虽有坚举之效，却无持久之力。因为虚火过盛，肾水不足，水不能制火，火势过猛，便一触而泄，无法保留，结果昙花一现，徒唤奈何。

此种相反结果，实乃不明补肾之道耳。凡是肾亏者，必是虚火有余，肾水不足。虚火者，无根之火而已，实在无法坚挺持久者，若单纯补火壮阳而不滋养肾水，以调和其火势，虽能坚挺，亦是一触即泄。

兹介绍一种廉价佐膳之品，以供读者选择。

生鸡子20个，韭菜124克，洗净切断待用。先用花生油62克落锅烧滚，生盐少许，放下鸡子略爆，不要太熟，即落韭菜同炒，稍熟即用双蒸酒31克，一炒即可上碟。连食2～3次，立即见效。

药性解释如下：

韭菜：辛温微酸，入血份而行气，养心益胃，补肝肾，助命门之火，暖腰膝。

鸡子：雄鸡子属阳，其乃荷尔蒙精华所聚，取其阳气足也，炒时酌加酒，以增其火力，故见效。

引自：山西人民出版社《补肾回春万金方》

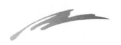

3912. 食苦瓜子炖小公鸡可增强性机能

配方及用法： 苦瓜子不拘多少，小公鸡1只。小公鸡留头和睾丸，同苦瓜子一起入锅加水，用温火炖约1小时后服下。

疗效： 经多人试验，特别兴奋滋补，确有良效。

引自： 山西人民出版社《补肾回春万金方》

3913. 肾机能衰弱最好常用鸡蛋好酒补救

肾亏的人，不论少年、中年，必然是面青唇白，两颧枯槁憔悴，双目无神，即使其人身材仍然雄伟高大，但仍然掩饰不住那种憔悴衰退的形态。这是因为肾水过度消耗，肾腺萎缩，缺少了铁质与蛋白质，致令其雄性荷尔蒙分泌日渐减少，无法补充日常的体力消耗而已。

铁质与蛋白质，皆是肾脏中最主要的质素，如果缺少了它，就会影响到肾机能的正常发展，使肾腺萎缩，而造成性能不足的现象。

补救的办法： 必须先用适当的药物，将损坏了的肾脏机恢复。最好每日早、晚用葡萄酒62克，白兰地31克，鲜鸡蛋2个，一同放到水杯里，再用筷子搅到20~30次，使鸡蛋与酒完全混合，一起饮下，日久自有效果。

不过此种补法，非常温和，所以无法急功近利，必须有耐性，连续服食1~2个月，方能将肾脏中的蛋白质提高，同时血气的运行，也比较畅旺。因为葡萄酒与白兰地都有补血行气的功能，加上蛋白质提高，当然会为肾脏机能增加新的活力。

这种饮料，除了有高血压和心脏病的人不能饮用外，任何人饮之，都是有百利而无一害的。

引自： 陕西人民教育出版社《补肾秘诀》

3914. 爬墙虎有增强性功能之效力

配方及用法： 采一些爬墙虎的秆、叶，炒焙干研细末装入胶囊内服用，也可熬水服用，用量可根据个人体质增减。

解说： 爬墙虎，又称爬山虎，假葡萄藤、走游藤、飞天蜈蚣、枫藤、地锦，为葡萄科。爬山虎属植物，以根与茎入药。该药主要分布于辽宁、河北、陕西、山东、浙江、湖南等地，具有祛风通络，活血解毒之功效。

荐方人： 河南舞阳县候集乡油坊头村　　郭秀卿

3915. 大食狗肉可治愈因肾水不足而致阳痿者

"狗肉滚三滚，神仙也不稳"，这两句话是广东人形容狗肉的美味，究竟狗

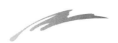

肉是否真正如美味呢? 好此道者,自然知道,不用作者多费笔墨了。

狗肉除了有浓香的野味外,更具有补肾壮阳的功能,只要有适当的炮制,来适应某一种人的身体,确是肾亏病者的无上补品。但如果肾水不足,肝肺经常燥热的人就不应多食,以免引起虚不受补之弊,不但得不到益处,更可能引起相反的不良后果,这点就要大家在未吃狗肉之前,应该慎重考虑一下。

根据《本草备要》的药性记录,狗肉酸而属温,暖脾益胃,脾胃暖则腰肾受荫,补虚寒,助阳事,尤以肾睾更胜等语。故狗肉不仅补肾火,而脾胃虚寒之人食之,也有益处。

炮制之法,可分几种,一般人只贪口福,不求任何功能者,就只用酱豉大蒜等配料便很香浓了。为了稳重起见,可酌加熟附子作配,便不会太过燥补。因为附子是走十二经络,可以将狗肉的补燥功能,分到12个部分吸收,不会使某一经络吸收太多而受害。例如一个人担负50千克,当然辛苦,若以12个人分担50千克重,则是轻而易举了。所以,煲狗肉而加有附子作配,就算是血气壮旺的青年人吃之也不会有严重的损害。

如果一个肾亏的病者,已滋养好了肾水,只是肾火不足,故阳痿不举,或举而不坚或竖而不久者,想吸取狗肉的壮火功能,可依照下列方法炮制。狗肉500克,狗鞭连睾丸1付,白胡椒20粒,黑胡椒20粒,黑料豆124克,生姜124克,陈皮62克。先将肉料切片,炒干水,加油爆透,烧酒62克,然后加水放齐配料,文火同煲3小时,狗肉已煮透,便可开食。肉汁乃是精华所制聚,可用酒冲服。

最后还是要提醒各位读者,如果制食此种纯补阳火之狗肉时,最应注意自己的肾水是否足够,否则一定要引致水火不调,虚火更盛,而造成严重的不良后果。

引自: 陕西人民教育出版社《补肾秘诀》

3916. 肾水不足不可用参茸强补

近日,我到中国中医研究院老年医学研究所专程采访了陈可冀教授。陈教授及他领导的"清宫医案"研究小组,解开了上百年来为国人关心,而史学家又争论不休的有关谜团悬案。

清高宗乾隆皇帝终年89岁,寿命为古代皇帝中最长的一位。乾隆帝执政时事务繁忙,且妃嫔成群,又兼有"风流帝王"之名,故更应劳神伤肾,无长寿之理由。乾隆为何成为长寿者,近200年来一直是谜。陈可冀教授等人在挖掘"清宫医案"中,特意研究了乾隆长寿之谜。首先分析其药方,多为强肾补益之品,故称固本,中医认为肾是先天之本,先天之本充实,体质自可强健。其次,药方多是药性平和,补而不燥的。而历代皇帝常以参茸等补虚,多进则火起,内热则生百病。

(白俊良)

引自: 1997年8月28日《健康之友》

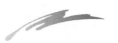

3917. 鹿血是名不虚传的强精剂

鹿血营养极为丰富，极易被人体吸收，极具速效性强精壮体健力的作用。身体羸弱，久病新愈、性欲不强者，最宜服用。

历代王侯公卿们，为了增加体力，都曾服用鹿血。这类情形，有不少轶闻流传后世。据说，道光宣宗之子文宗，由于本性好色，也许是体力消耗过多，经常生病，因此饲养了百余只健康的鹿，以备不断地用鹿血滋养精力、维持生命。咸丰十七年七月，英军攻入文宗所在的天津。大家都在逃难之时，文宗还命令道："必须带走鹿!鹿血就是朕的性命。"1年后，文宗仍然好色如昔。不久，便提前向死神报到了。临终前，他仍然念念不忘的是："快拿鹿血来!"

鹿血真是名不虚传的强精剂。现在，药店中已有鹿血制成的胶囊出售。也可从鹿颈静脉处取血，放进白酒中制成30%的鹿血酒饮用。

引自：长春出版社《性生活饮食保健指南》

3918. 血茸有强精效果

鹿茸是初生出来的鹿角，是强精壮体的结晶品。尤其是在鹿角角质化之前，也就是初生时切开，其内部还带有一层红色，故称血茸，此时最受重视。

将鹿茸或血茸在酒里浸渍一夜，泡软后切成像纸一样的薄片，然后做成汤或泡酒喝，不但具强精效果，又能使心脏机能活泼，也可使衰老的皮肤逐渐恢复昔日的光泽。现将炖食鹿茸法介绍如下：

取新生鹿角（茸）1具，将3大碗酒从鹿茸根部缓缓渗入，然后令其立置一夜。次日，仔细清除鹿茸上的毛，切成薄片，可请中药店代切，一般的家用菜刀无法办到。取鹿茸、火腿各2片，酒少许，加清汤180毫升混合，然后上屉，旺火蒸2~3小时即成。喝汤。如欲2人饮，蒸前需依前量再加鹿茸、火腿、酒和清汤。

功效：强精效果好，是珍稀高贵的强精佳肴。

引自：吉林长春出版社《性生活饮食保健指南》

3919. 活鳝鱼治肾亏之病有治愈之效

肾虚患者，初期无论男女，会出现神经过敏、迟疑不决、头晕眼花、耳鸣心跳、患得患失等症状。到后期，则男方房事无能、萎缩不举、遗精、漏精；女方则冷感，身体各部机能发生障碍，精神陷入疲惫之境，不只损伤身体，且会影响到后代子孙。

方一：活鳝鱼一尾，粗约拇指。将鳝鱼放入水盆，使其自由游动，再洒入几滴菜油，活鳝鱼将菜油吸入腹腔，即会腹泻。待鳝鱼昏迷不动时，马上取出，另换新水。等其复苏，恢复活泼游动时，再洒菜油几滴，直到腹泻完毕为止，此时

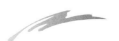

肛门会有黄白黏液出现，才算内脏已干净。然后，将鳝鱼外皮洗净，此时注意不可使其皮破血流或死去。将鳝鱼放入大碗之内（最好是有盖的汽锅），同时加入人参3克，党参3克，枸杞6克，云苓4克，海水1/3碗，然后盖好密封放蒸笼。先用旺火，水开后，改用文火炖约1小时，取出连汤带鱼吃下，每天1条，不可间断。重患者49天，轻患者35天，可彻底治愈，但要戒酒和辛辣物。

方二： 将活鳝鱼如上法处理清洁，以左手紧握鳝鱼七寸之处，右手执锋利菜刀，一刀将鳝鱼头剁下，立刻将断部纳入口中，左手放松，用力猛吸，将鳝鱼生血一次全部吸完，直至鳝鱼不动。每天1条，重患者20天，轻患者10～15天，即见功效。这是治本良方，但较具腥膻味。

鳝鱼食用约一星期，全身有发热和精神兴奋现象，此时，可洗冷水浴，轻轻按摩下部，或喝杯冷水，即可恢复安静，否则前功尽弃。

引自： 1988年第4期广西医学情报研究所《医学文选》

3920. 鲤鱼汤有强精效果

配方及用法： 200克的鲤鱼1条，去皮，以布擦净，去水分。在180毫升酒中，加入红豆50～60粒，糯米5克，枣1个，以及拍碎的姜（原长10厘米）。在酒中加入360毫升水，煮1小时，然后按个人所好，调以盐、胡椒等，即可供食。

引自： 山西人民出版社《补肾回春万金方》

3921. 常食虾仁猪肉酒可增强性机能

配方及用法： 河虾仁、瘦猪肉各62克，米酒124克。3种材料放在一起炖熟，早上空腹时，连酒一齐吃下，不要吃其他早点，当日见效。

引自： 山西人民出版社《补肾回春万金方》

3922. 用雄蚕蛾配制的药方

早在很久以前，就有将这种具有强精之王之称的雄蚕蛾磨成粉出售。买来后，可拌以蜂蜜，喝下去后必能强精，且能持久。也有将雄蚕蛾制成药丸状，极便于服用。再详细地说，所谓雄蚕蛾，即是破茧而出的蛾，中药店均售有由蛾磨成粉并与其他中药配合的药剂。

在此介绍一个强精效果好，且药效快的秘方。

配方及用法： 雄蚕蛾10只，淫羊藿（羊喜欢吃的草）100克，锁阳100克，巴戟天100克，海马3只，海龙3只，车前子（利尿剂）8克。将上述药混合后，浸渍在酒里，蒸过，并予以干燥。如此反复3次后，加入蜂蜜，以果汁机搅拌成黏糊状，再放入冰箱内，保存半年后即可取用。每天喝2次，1次一大匙。

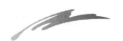

3923. 性功能障碍与蚂蚁制剂

性是人类赖以繁衍的生理功能，也是人们生活不可缺少的一部分。由于传统风俗和偏见，把性功能障碍这种影响生活质量的事，罩上若隐若现的面纱，患者常常难以启齿，欲言又止。性功能是一种十分复杂的生理过程，心理、情感、环境等诸因素的影响不可忽视。但毋庸讳言，性功能障碍是一种"衰退"的表现，最常见的是男性阳痿、早泄，女性性欲低下和性感缺乏。

现代医学认为，正常、规律与和谐的性生活能促使人体激素稳定地分泌，增强心血管、呼吸和神经系统的应激功能，有利于延年益寿。中老年人的性功能疾患值得医患双方重视。

在这里介绍一种简便方，即以蚂蚁为主，配以其他药物和辅料自行浸制药酒，每天适量一点，事半功倍。

蚂蚁富含微量元素锌，锌被人誉为"夫妻和谐素"，它与人体发育、生育和抗衰老密切相关。实验发现锌元素能显著地促进老龄大鼠生精细胞增生。据分析，每1000克蚂蚁含锌120～190毫克，是猪肝、大豆等远远不及的，但是，锌元素也不宜一次性多补，以身体自然吸收较为理想。

男人往往爱喝几口酒，可以在你喜爱的酒中每500克浸泡50克蚂蚁粉（用纱布包住为妥），浸1周后服，每天服适量，不可贪杯喝醉。该蚂蚁粉可重复浸酒，3～5次后弃之。另外，可在酒中加些蜂蜜调味，若辅以一些枸杞、菟丝子、大枣一起浸泡更好。这种蚂蚁酒每晚坚持喝1～2匙，对治疗女性性冷淡等症亦有裨益，不妨一试。（陈文）

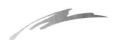

第二十篇

各种癌（瘤）疾病

脑 瘤

3924. 用消瘤散治愈一位右额叶脑瘤患者

配方及用法：老生姜、雄黄各20克。取老生姜除掉叉枝，挖一洞，掏空，姜心内留约半厘米，然后装进雄黄粉末，再用挖出的生姜末把洞口封紧。放在陈瓦上，用炭火慢慢焙干，7~8小时，姜呈金黄色，脆而不焦，一捏就碎时，即可研粉。过80目筛成极细末，瓶装密封备用。每日服3次，每次服3克。

百姓验证：王某，男，40岁。自述左臂不自主的抽搐，抖打后手抽则停止，伴有头痛，渐进性加重，并有呕吐。曾服真武汤加味党参12克，白术20克，茯苓60克，干姜12克，龙牡30克，琥珀2克。服20剂后抽搐好转。后因感冒恶心欲吐而入院。检查：颈部有抵抗，视力正常，听力减弱，脑底有明显的乳头水肿，左侧肢体肌力减弱。做电子扫描，右额叶有占位性病变。用甘露醇和高张糖输液脱水，卡马西平止头痛，仍不能控制头痛。继用真武汤和消瘤散半月后，头痛基本消失，一个半月后脑底乳头水肿消失，肢体也基本恢复正常。

引自：《偏方治大病》

3925. 用消瘤散及膏一个半月治愈右顶区脑瘤

配方及用法：①消瘤散（雄姜散）。老姜、雄黄各100克。取老姜刷去泥沙（不洗），除去叉枝，用小刀挖一小洞，掏空中心，四壁仅留半厘米厚，填装入雄黄粉，以挖出的姜渣封口。置陈瓦上用木炭之焙烤7~8小时，至呈金黄色，脆而不焦为度。离火放冷，研细，过80目筛，剩余姜渣可一并焙干后研细，拌入粉内，即得。外用，取安庆膏药以微火烘干，均匀撒上雄姜散，可按瘤块、痛点、穴位三结合原则选定贴敷部位，隔日换药1次。②消瘤膏药。香油580克，铅粉165克。将香油用武火加温至起泡，不停搅动，煽风降温，至满锅全是黄泡时，取下稍放片刻。再置火上加温，约300℃，在冷水中使香油能滴水成珠时，取下稍冷片刻。再放火上，后将铅粉均匀缓缓倒入，以木棒不停搅动，至满锅都是深金黄色大泡时，即刻取下继续搅动数分钟，后用冷水一碗，沿锅边倒入，去毒收膏，后摊贴在准备好的不同大小的膏药纸上。应用时，取膏药一张，烘烤软化，靠膏药中心部，撒上薄薄一层消瘤散后贴于肿瘤部位，药粉面积要大于肿瘤区，每2天换药1次，1~3个月为1疗程，必要时可继续用之。

百姓验证：李某，男，49岁。左下肢运动失灵4个月，头痛1个月，并伴有呕吐、

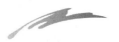

眼花及听力减退等症状。眼底有明显乳头水肿。临床诊断为右顶区占位性病变（脑肿瘤），用消瘤膏药、消瘤散治疗，敷贴10日后头痛基本消失。用药一个半月后，眼底乳头水肿消失，瘫痪肢体恢复功能。

引自：《千家妙方》（解放军出版社）、《癌症秘方验方偏方大全》

3926. 杨先生喝尿治脑癌有效

据香港《天天日报》1992年1月18日载（作者谭月儿）：有一位杨先生，身患脑部癌症，而且到末期才发现，在绝望的时候他选择了尿疗法。从1991年8月起，每月喝尿4次，同时接受西医的电疗法和化学疗法，后复诊，X光显示癌块已经消失。

引自：广西（南宁）科技情报研究所《生命水治病100例》

3927. 本方曾治10例颅内肿瘤患者均有效

配方及用法：鲜金剪刀根（毛茛科铁莲属植物）适量。用清水洗净，放少量食盐捣烂，外敷于头部相应部位，药厚2厘米，24～36小时取下即可。局部灼痛，皮肤起疱，用针挑破。

疗效：曾治10例患者均有效。

引自：《浙江中医杂志》（1981年第12期）、《癌症秘方验方偏方大全》

3928. 治脑瘤、骨瘤、软组织肿瘤方

配方及用法：全蝎2克，蜈蚣3克，穿山甲3克，共研粉。以上3味药一并装入鸡蛋内炖熟，去药吃蛋。3味可一并入蛋炖食，亦可单独使用。值得一提的是，全蝎、蜈蚣均含毒蛋白，是以毒攻毒抗癌治癌的，切记慎用，并视癌患者的体质而见机行事。此方尤其对治疗脑瘤、骨瘤、软组织肿瘤有效。

引自：《神医奇功秘方录》

3929. 我应用本方治脑肿瘤收到了较好效果

治脑肿瘤方（日本东亚医学协会理事长矢数道明方）：枳实、白芍各5克，桔梗、山豆根末各2克，加鸡蛋1个，搅拌混合，每日分2次用白开水送服。

注：本方实际上是由《金匮要略》中所述的排脓散加入山豆根配制而成。毫无疑问，山豆根在这里起到重要作用。矢数道明博士以此方治疗一位47岁妇女的脑肿瘤，有一定疗效。后又以柴苓汤加山豆根末治愈一位9岁小女孩的脑肿瘤。可见山豆根碾末运用，有较好的功效。

柴苓汤配方及用法：柴胡、半夏、生姜、黄芩、大枣、人参、甘草、猪苓、茯苓、泽泻、白术、桂枝。剂量因人而异，随症加减，可为汤剂，亦可为散剂。（每味

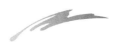

剂量可请有临床经验的中医师确定）

百姓验证：河北承德三家乡河北村刘保荣用此方给表妹张春英治疗脑肿瘤有效果。以前他表妹在承德、北京等地大医院都治过，没能治好，整天不断药，走路不稳，眼睛发直，不能干活。自用本方治疗后，不用天天吃药了，走路稳当了，眼睛也不发直了，而且还开始干活了。

唇　癌

3930. 本方治唇癌7例近期效果均好

主治：皮肤癌、唇癌。

配方及用法：樟丹30克，乳香10克。取樟丹、乳香混合，共研细末。临用前以小麻油调制成糊状，涂敷于癌肿处，每日1次。

疗效：沈阳医学院瘰屯医院单用本方治疗皮肤癌19例，唇癌7例，近期效果均较满意。如一例鼻尖部基底细胞癌，经用药1个月即痊愈，随访3年以上无复发。

注：应视患者癌肿范围及类型，配合使用化疗及其他疗法。本方未发现任何不良反应。

引自：《抗癌中草药制剂》（人民卫生出版社）、《癌症秘方验方偏方大全》

鼻咽癌

3931. 本方治晚期鼻咽癌有效

配方及用法：连翘、荆芥、双花、白芷、黄芩、桑皮、玄参、地丁各15克，防风、薄荷、栀子各10克，射干、生地各20克，甘草7.5克，水煎服，每日1剂。同时，将硇砂25克，黄连15克研末后以2个猪胆汁调匀，用于滴鼻，每天3～5次，直到无症状为止。

疗效：湖南邵阳市中医院收治一例46岁男性鼻咽癌患者，按本方治疗71天，症状全部消失。

百姓验证：山东庆云县后张乡王学庆来信说："本乡谢金明，男，54岁，患晚

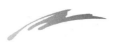

期鼻咽癌，曾在济南、滨州、河北沧州等地的肿瘤医院治疗，共花医药费1400多元，病情却越来越严重，最后不能进食水，医生说最多还能活1个月。后来，其家人抱着试试看的想法找我医治。我用本条方为其治疗一年零三个月，肿瘤自行脱落消失。到医院检查，已无癌细胞存在。目前能从事轻体力劳动。"

3932. 单药石竹根治鼻咽癌有效

主治：鼻咽癌、胃癌、食管癌、直肠癌。

配方及用法：石竹根30～60克，生用，水煎服，每日30～60克。

疗效：有1例食管晚期癌患者化疗后复发，用石竹根治愈已存活10余年。1970年安徽省立医院肿瘤门诊用石竹根治疗30例食管癌患者，其中，25例临时改善梗阻症状，部分患者服药后，呕出肉芽组织，食管得以畅通。

注：石竹根治癌系安徽六安县民间单方，荐方人本人患鼻咽癌，化疗后复发，用鲜石竹根煎服，使病情得以控制。如寻找不到石竹根，也可用石蝉草代替，剂量与用法均不变。

引自：《中级医刊》（1986年第9期）、《癌症秘方验方偏方大全》

3933. 本方治鼻咽癌、胃癌、肝癌有效

主治：鼻咽癌转移。

配方及用法：白花蛇舌草60克，半枝莲3克，金果榄9～12克。水煎服，每日1剂，分2～3次服。

疗效：治鼻咽癌肺部广泛转移1例，胃癌1例，肝癌1例，均收到效果。服药1周疼痛明显减轻，食欲增加。肝癌合并腹水者，腹水消失。

百姓验证：余某，鼻咽癌肺部广泛转移，用药43天做肺部X线片检查，肿块阴影明显缩小。

引自：《中草药单方验方新医疗法选编》（湖南卫生厅编）、《癌症秘方验方偏方大全》

喉 癌

3934. 我表哥患喉癌用石上柏治疗1个月后好转

配方及用法：石上柏全草（干用）10～60克加瘦猪肉30～60克或红枣数个，清水8～9碗煎6小时成1碗左右，内服，每天1剂。

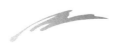

百姓验证：江西定南县天花镇陈村陈日林来信说："我表哥患上了喉癌，自按本条方坚持服药，病情已好转了。以前我表哥病得很严重，家人已为其准备了后事。当时是水米不进，体弱无力，全身浮肿，家里人和村里人都说没有几天活头了。本条方挽救了我表哥的生命，他现在饭量大增，体力逐步恢复，已能到处走动了，精神特别好。"

引自：《癌症秘方验方偏方大全》

3935. 印度一医生患喉癌喝尿6年使肿瘤消失

印度医生Mehta教授，1986年发现患有喉癌，颈部隆起一个大块肿瘤，经电疗、服药均无效，遂实行喝尿疗法。从1986年10月喝尿至1992年3月，经检查他的肿瘤消失，没有复发，精神良好，面色红润。他每天都饮用自己早晨第一次尿液，量为2～3口，还用小麦草和印度草药，配合芽菜食疗。他建议患者每天最多饮用2～3次尿液，如有肿瘤或伤口，可将新鲜尿液浸湿毛巾敷于患部，每天3次，疗效很好。

引自：广西（南宁）科技情报研究所《生命水治病100例》

淋巴结癌

3936. 单用蟾蜍治愈了崔老太太的淋巴结癌

1976年8月，适余逗留京都，闻李振玉之母崔国荣老太太，74岁，病情危笃，居家焦虑不安，四外奔走求医，随即赶往李宅。李告之：今年3月，家母感冒发烧后，浑身发痒，起红色血点如粟状。继之颌下及两腋下、两腹股沟部位淋巴结肿大，大者如核桃，小者如玉米粒，发展迅速，按之活动，不甚痛。曾用中西药均不见消。6月份，去北大附属一院做病理检查：报告为淋巴结癌，并下病危通知。家人顿时惊恐万状，四处探听，八方搜寻京中名医名方，土医偏方，历2个月无宁日。李夫人供职于建筑艺术雕塑厂，经同事荐一老叟及至访其家中，老叟拒供姓名，亦不言细端，故尚不知老叟底细，但抄一方携回，方写：活蟾蜍7只，大者良。用小刀沿皮割下两腿后之疣（即浆囊）共14只，置布瓦上，微火炙焦，研细面。晨空腹，黄酒100克送下，此为1次量，隔日1次。经商议，欲用此法。然李兄居城内，无处捉蟾，随将崔老太太移居丰台大女儿家，请人下田捉来活蟾若干，如法制备，令母服下。届时全家人等，待于床侧，以备不测之患。第一次服后，无不良反应，肿大之淋巴似有缩小之势。隔日服第二次，次日晨触摸原肿大之淋巴结随即缩小。第三次服后，发

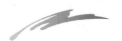

生呕吐，随即卧床1周，未再服药，逐渐缩小至正常。居家高兴异常，遂租专车接崔老太太回原居。过了2个月，再去北大医院复查，医皆哗然。我对此例随访6年，未复发。1982年7月8日，去京专访，崔老太太届80高龄，生活自理，饮食正常，精神爽快。1983年4月，突然振玉兄函告，知其母哮喘复发，死于肺源性心脏病。

按语： 蟾蜍治癌，屡有成功报道，且服用方法不一，足以引起医学界之重视，倘望有日挖掘广大之，必当造福于人类。

引自：《河南中医》（1985年第4期）、《中医单药奇效真传》

肺 癌

3937. 我姐患肺癌用核桃树枝熬水卧鸡蛋吃2个多月有效果

我三姐66岁那年患了肺癌（沈阳空军医院确诊），因为她年龄较大又有高血压，不宜手术。听别人介绍用核桃树枝熬水卧鸡蛋吃对肺癌有特效，于是我三姐按法服用2个多月，病治好了。现在她已77岁了。曾将此方介绍给几个肺癌患者，他们也都治愈了。

配方及用法： 把核桃树枝劈成若干小瓣装入砂锅内，加水适量，用类似煎中药的方法熬水（熬一次水可用几天）。用熬好的水2~3勺卧鸡蛋2~3个服下，早晚各1次，服2~3个月。只要病灶没转移就可有效。

注： 核桃树枝熬水卧鸡蛋，味很苦，患者食用一段时间后，可以减少服食鸡蛋的数量，但不得少于1个。此方对于肺癌转移的或其他癌症没有什么效果。

荐方人： 辽宁省绥中县老干部局　刘富久

补充资料： 关于"核桃树枝熬水卧鸡蛋治肺癌偏方"的说明

自从《辽宁老年报》641期刊登我写的"治肺癌偏方"之后，一些同志来信、来电或来人，询问核桃树枝熬水卧鸡蛋治疗肺癌的具体问题，今就有关事宜答复如下：

核桃树枝熬水卧鸡蛋治疗肺癌的验方，是根据民间数百名患者的实践而总结出来的。只要癌细胞没转移到其他部位，就能够收到效果。

问： 用山核桃树枝，还是家核桃树枝？

答： 用家核桃树枝。

问： 用红皮鸡蛋还是白皮鸡蛋？

答： 都可以。

问： 怎样卧法？

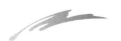

答：把用核桃树枝熬好的药水盛出适量，再烧开后打入荷包蛋，待蛋煮熟，连汤一起服下，不必打成蛋汤。

核桃树枝熬水，时间熬得长一点，药水浓一点好，以便其药效能够充分发挥出来。

问：服用此方有什么反应?

答：一般没有什么反应。但对个别患者，因为体质不同，病情差异，也可能有所不同，因此要注意观察患者的情况变化，以便更好地对症治疗。

至于个人的思想情绪也很重要，持乐观的态度，克服恐癌心理，坚定战胜疾病的信心，也有利于恢复健康。

此外，用芦苇籍生芽当菜吃（可用开水汆一下拌着吃，每次用饭时吃点，但不可煮熟吃），有很好的辅助治疗作用。

百姓验证：四川旺苍县广旺矿务局羊裔洪来信说："本公司退休干部林则让，男，68岁。1999年患肺癌，经本局总医院治疗2个多月，花药费2万多元没有治愈。后来病情加重，听说我能治此病，就抱着试试看的心理求救于我。我按本条方为其治疗1个多月，病情逐渐好转；继续用此条方治疗3个多月，他的病治愈。"

3938. 核桃树枝煮鸡蛋能抗癌

配方及用法：鲜核桃树枝120克，切成小段，置砂锅或铝锅内（忌铁锅），放入鸡蛋4个，加水浸药同煮。鸡蛋煮熟后敲碎蛋壳再煮4小时，每次服1~2个鸡蛋，每日2次，不喝汤。

疗效：本方能改善晚期癌症病人症状，减轻痛苦，缩小癌溃，延长生命。

荐方人：黑龙江绥滨县中医院　王笑雪

3939. 单药仙鹤草治肺癌有效

配方及用法：用仙鹤草120克与水煎一个半小时，然后再滤液蒸干装瓶备用，每天用开水或含化5~6次。服15剂可见效，对肺癌晚期也有缓解疗效。此方是山东一肺癌患者服药1个疗程有效后荐给验方交流协会的。此方现正在云南西双版纳读者验方交流协会中传治，已收效25人。

荐方人：云南西双版纳三段百家报刊读者验方信息交流阅览室　云湘

3940. 肺癌方治肺癌4例均见效

配方及用法：南北沙参各12克，天麦冬各10克，百部12克，八月扎12克，半枝莲30克，守宫10克，干蟾皮10克，白花蛇舌草30克，鱼腥草30克，七叶一枝花15克，生牡蛎30克，橘核、橘红各10克，白英30克，海藻30克，鳖甲15克，望江南30克，山海螺30克，白茅根30克，阿胶（烊化冲服）30克，冬虫夏草10克，铁树叶300

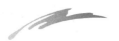

克。上药煎20～30分钟（文火慢煎），取汁200～250毫升，日服2次（早、晚服），服药后需卧床（平卧）1小时。

疗效：治疗肺癌患者4例。用药25剂，临床症状消失，地区肿瘤医院摄片复查与痰检均正常者1例，服药35剂痊愈者2例，服药45剂痊愈者1例。

荐方人：江苏如东县新林卫生院中医科　张玉和

引自：《当代中医师灵验奇方真传》

3941. 用垂盆草白英治一位肺癌女患者有效

配方及用法：垂盆草、白英各30克，水煎服，每日1剂。

百姓验证：女，56岁。于1968年初诊断为右侧肺癌。经坚持服用本方药治疗，症状见好，坚持用药3年，症状消失，全身情况好转，且能参加一些体力劳动。

引自：《千家妙方》（解放军出版社）、《癌症秘方验方偏方大全》

3942. 五叶汤治肺癌有效果

配方及用法：玉米叶60克，桑叶15克，竹叶6克，枣叶30克，大青叶15克。用新鲜玉米叶先煎，再和其他叶煎。文火煎10分钟，或开水泡当茶饮。每日可饮数次，每日量为500毫升。

百姓验证：全某，男，56岁，山西省沁水县城人，教师。1984年冬，在教师健康体格检查时发现右侧肺部有圆形边缘清楚的1.5厘米×1.8厘米的阴影，后到太原等地大医院诊断为肺癌，做右肺叶切除。术后2个月，右腋下淋巴结肿大，伴胸膜转移，用环磷酰胺和氮芥抗癌效果不佳。后来投以五叶汤，3个月症状减轻，精神好转。

按语：玉米叶经现代科学研究，含具有抗癌作用的多糖类物质。动物实验证明，它可抑制癌瘤生长，尤其对肺癌有效。配大青叶清热消肿，加枣叶清热除瘤，桑叶具有降气化痰、断顽痰、清肺气、降肺火、通调水道、祛痰散结之功用。此方五叶，以叶治叶，触类旁通地起到治疗的作用。

引自：《偏方治大病》

肝　癌

3943. 徐老伯患晚期肝癌用溪黄草煎汤服治愈

前年6月，徐老伯经医生诊断得了肝癌，全家四处投医问药，花了5000多元不见起色，眼看病情日渐严重。去年2月，家人听从该乡赤脚医生陈思木的建议，到

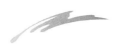

山根塘边挖了几棵溪黄草（一种草药）煎熬成汤给病人服下。2天后病人就觉心气调和，病情大有好转，继而食量大增，家人喜出望外。连服1周后，病人的肝部癌肿消失，全身开始脱皮，1个月后全部脱完，换皮后的皮肤光滑滋润，原来花白的头发也全部变黑，体重由30千克增加到50多千克。徐老伯现在精力充沛，身体状况很好，几乎每月都下水捕鱼10多次，还能挑40多千克重的货物健步行走。

百姓验证：湖北公安县房产公司王星林，男，53岁。他来信说："渔民李向驰因血吸虫病导致肝硬化，经湖北荆州第三医院确诊为肝癌，在公安县医院住院治疗2个月，病情不见好转。后来用本条方治疗，他的病痊愈了。"

引自：1991年12月2日《羊城晚报》

3944. 我用化瘤丸治肝癌有疗效

配方及用法：人参、丁香、苏木、桃仁各18克，桂枝、麝香、姜黄、虻虫、苏子、灵脂、降香、没药、香附、元胡、水蛭、阿魏、艾叶、川芎各6克，吴茱萸2克，大黄、益母草各24克，鳖甲60克，米醋250毫升。前19味药共为细末，加米醋浓熬，晒干，再加醋熬，如此3次，晒干，然后把益母草、鳖甲、大黄3味粉剂与之调匀。无菌环境下装胶囊，每粒0.3克。每日服4次，每次5粒，黄酒一杯为引，开水送服。

按语：本方具有化瘤消痞、化症散结之功，是治疗症瘕积聚的有效偏方。

本方是1971年跟随介休县祖传三代名医孔二交老中医学习时，经其传授所得。在此期间，亲眼看到此方治疗效果。孔老说，制作化瘤丸时，诀窍在于加醋时的火候和浓度必须遵守操作程序，否则效果不好。

孔老体会到本方具有行气活血、消症散结、补益扶正的作用，可用于治疗症结久不消散、血痹、右肋痛、痛经、外伤跌仆。经临床观察，本方对肝硬化、肝脾肿大、肝癌均有疗效，特别对子宫肌瘤、卵巢囊肿有确切疗效。

百姓验证：李某，女，52岁，家住山西临汾市。1984年12月因腹胀右肋疼痛，食少纳差，午后发热而入院治疗。平素右肋下可触及肿块，如鸡蛋大小，痛时更大，肝功能异常，谷草转氨酶150单位，肝扫描提示有占位性病变。中西医会诊，认为肝大，表面不光滑，胎甲球试验"+"，胆囊肿大约有2.2厘米×1.8厘米，一致同意肝癌的诊断，定为不治之症。病人回家休息，到处求医，总觉得有一线希望也得治疗。延余诊治，嘱其配制一料化瘤丸服用。坚持服药2个月，右肋痛大减，食欲增加，肿大的肝脏缩小，随访2年仍健在。

引自：《偏方治大病》

3945. 用五味消毒饮化裁治疗原发性肝癌有效果

主治：疔疮、痈疽、原发性肝癌、其他癌症。

配方及用法：蒲公英、银花各30克，野菊花、紫花地丁、紫背天葵子各15克。

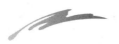

上药煎20～30分钟取汁，约300毫升，分2次服。虚热加天花粉、生地各20克，玄参15克，生津止渴，退虚热佐解毒之功；脾失健运、气短声微加党参20克，补中益气，和脾益胃；苍术、厚朴各10克，麦芽50克，燥湿健脾，疏肝醒脾；面色萎黄（贫血）加熟地20克，当归30克，补血养血；腹痛加白芍30克，甘草10克，缓急止痛。

疗效： 临床治疗疔疮、痈疽，疗效卓著。笔者以此方为基础化裁治疗原发性肝癌及其他癌症，收到显著效果。

按语： 癌症一般是病毒蕴结积聚而成，而脏腑功能失调又是造成病毒蕴结的重要因素。笔者运用五味消毒饮之清热解毒，活血化瘀，止痛散结之功效，并根据脏腑辨证的方法去治疗癌症收到一定疗效。但人体正气有盛衰，体质有强弱，病变有浅深，预后有好坏。故还需同人在临证中以人体整体观念和辨证论治的观点灵活运用。

荐方人： 湖南省长沙县北山医院原医院院长主治医师　车正国

引自： 《当代中医师灵验奇方真传》

3946. 单用猫儿眼睛草治愈一位原发性晚期肝癌患者

王某，男，48岁。于1984年3月2日入院。2月前无明显诱因出现右上腹胀痛，食欲减退，日渐消瘦，偶有发冷发热，时有稀便，但无脓血便。经服中西药物保肝治疗不效而入院治疗。腹部检查和B超检查诊为原发性肝癌。予中西医结合治疗7周，病情加重，现血性腹水，肝脏可扪及6厘米×8厘米肿块，质硬。双足部浮肿，腹水病检，查到癌细胞。因出现恶病质，又去青岛医学院附院诊为原发性肝癌晚期。自动出院，后事已备。卧床，无人扶助已不能自行翻动。取猫儿眼睛全草鲜品约500克，切碎，白公鸭一只煮汤约2000毫升。频吃肉喝汤，约于1周内服完。初期宜少量，一汤匙汤及3～5克鸭肉，2～3周即适应，再渐适当加量服之，以保持24小时大便2～3次，无恶心呕吐者为度。用上法治疗，服药半月已下地活动，食欲增加，每日大便3～4次，稀臭并杂以少许烂肉样物，服到第六周可自行到门外散步，维持上述1周用量，连续服用8个月症状渐消失，可参加一般性体力活动。病人又坚持服药4个月，症状消失。复查无异常，腹部无液性暗区。停药至今7年，一切正常，已能参加体力劳动。

按语： 猫儿眼睛草又称泽漆、五凤草等，除新疆、西藏外，分布遍及全国。性味辛凉，有小毒，主要成分为泽漆皂甙及脂肪油等。临床多用于治疗水气肿满，痰饮喘咳，瘰疬，骨髓炎等。近有报道可用治食道癌、胃癌、淋巴肉癌等疾患。泽漆有小毒，孕妇当忌。泽漆脂肪油有峻泻作用，初服宜以小量开始。每日干品3～6克为宜，体虚病重者尤当注意。本法治癌，例数尚少，且机理未明，有待进一步研究。

引自：《吉林中医药》（1992年第3期）、《中医单药奇效真传》

3947. 巧用两根治肝癌

配方及用法：三白草根（天性草）及大蓟根（野芥菜）各93～124克。上午服天性草根煎液，下午服大蓟根煎液。

百姓验证：男，39岁，1965年经上海某医院肝穿刺确诊为肝癌。当时骨瘦如柴，腹大如鼓，肝区疼痛剧烈，饮食不进，已病危。用上方半月后症状改善，1年后肝大、腹水、肝疼等症状消失，随访5年仍健在。

引自：《安徽单验方选集》（安徽人民出版社）、《癌症秘方验方偏方大全》

3948. 我听一位老者说狗奶子根治肝癌有效

我去丹东途中遇一老者介绍自身经历，1980年身患肝癌百治无效，已准备后事。当时一位有经验的同志给我介绍了一个土单方，我抱着"死马当活马医"的侥幸心理，从农田中刨到狗奶子根数根，洗净割碎用白铁锅煮水及荷包鸡蛋数个，吃蛋（尽量吃）数次，病情好转。最后到医院检查症状消失。后告知他人皆获良好效果。

按语：狗奶子正名叫小檗，另名叫巧心。药用其根，性味苦、大寒。用于健胃，清热解毒，治无名肿毒、丹毒、目疾、口疮等。用量3～15克。

小檗生长形态：

（1）细叶小檗：根长大，黄褐色，短枝生有三叉状刺，叶丛生于短枝上，狭披针形，花淡黄色，浆果长圆形，成熟时红色。

（2）大叶小檗：叶较大，倒卵形或椭圆形，叶缘有刺尖锯齿，总状花序，果实倒卵形成球形。春秋采挖，除去残茎、须根及泥土，去老皮切片晒干用。

荐方人：辽宁阜新市太平区　石明远

食道癌

3949. 苹果加土豆治食道癌有效

我母亲今年79岁，去年10月经台州地区医院拍片查实为食道贲门部肿瘤，肿体大如鹅蛋。院方认为我母亲年事已高，不宜开刀。难以进食、上吐下泻，使母亲几近奄奄一息。我们全家不得不为母亲的后事作打算。

1个月前，有位朋友向我介绍，苹果、土豆可以治食道癌。于是我每天给母亲

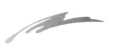

服用苹果与土豆(苹果、土豆各等量,捣成泥状,生食,频服),10天后,母亲的呕吐次数减少,进食量增加;1个月后,母亲已能每餐吃一碗稀饭,每日四餐,身体大大复原,并能在房前屋后走动了。(刘金荣)

百姓验证:辽宁抚顺林场许发之来信说:"广西博白县绿珠镇中江村庞英清,女,患食道癌,医院认为已无法治疗。回到家中,食道疼痛,吞咽困难,声音沙哑,体重由60千克降到35千克,已成恶病状。今年2月25日,我用本条方为她治疗,至3月20日回访,疼痛明显减轻,吞咽基本顺利,已能发出声音,原来灰白的脸上也有了血色,体重增至43千克。"

引自:1996年8月13日《老年报》

3950. 崔笃仁患食道癌吃7只田鼠粉见效

方法是从地里挖出田鼠,置于新瓦上,用炉火焙干研制成细粉,每个分7等份。睡前温开水冲服1包,服后会感觉到肚里咕咕响,共服49次,效果很好。

这是三门峡第一小学离休教师崔笃仁的经验,他1971年得病,服后见效。

荐方人:河南开封市河道街119号　何爱莲

3951. 斑蝥鸡蛋治食道癌38例无一恶化

配方及用法:斑蝥1只(去头、足、翅、绒毛),鸡蛋1枚。将鸡蛋敲一小洞,放进斑蝥,于锅中蒸,取出斑蝥,分作3块吞服,鸡蛋也分成小块同服。对晚期食道癌吞咽困难者,可将斑蝥与糯米同炒,以糯米炒黄为准,然后将斑蝥研粉,每日用蜜水调服,每日1次,每次1只。

疗效:无锡市第一人民医院用上述"斑蝥蛋"治疗食道癌38例。其中,病程1年以上者21例,2年以上者16例,3年以上者1例。38例经X线检查无一例恶化。

荐方人:广西环江县下南卫生院退休医师　谭训智

引自:1977年第9期《江苏医药》

3952. 郭旭山用蜈蚣鸡蛋治食道癌有效

湖南省卢氏县官坡乡兰西村郭旭山,1986年8月患病,到西安治疗,经陕西省陆军医院确诊为食道癌。冶金部文峪金矿供销科工人郭龙堂回家(卢氏县官坡乡兰西村)探亲得知后,就将自己在河南省三门峡市住院时听到的治食道癌方法告诉了他,郭旭山按法服药后见效。

配方及用法:蜈蚣7条,鸡蛋7个。每次用1条蜈蚣放在瓦上焙黄研成面,(粉),取1个鸡蛋在一端打个小孔将蜈蚣面装入,用小棒搅匀。然后用纸将小孔糊好,再用绿豆面和成面片(约1厘米厚),将鸡蛋全部包严放在锅里蒸熟(蒸10分钟左右)即可。第二天清晨把糊的纸、豆面和蛋壳去掉,空腹将里面装的蜈蚣

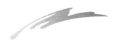

面、蛋白和蛋黄全部用水冲食。若用黄酒冲服，效果更佳。服后7天，患者会感到肚子饿，想吃饭。若口内痰能自然吐出（因患此病者多黏痰），证明见效，可连续服用，7天为1疗程。若发现有口麻木、头痛和口渴等现象，应停药。发生此现象，可能是药没有焙好，可另焙。

百姓验证： 江苏常州市东安镇余柯村焦全生，男，66岁。他来信说："有一位食道癌病人，女，78岁。我用本条方为她治疗，服药8天，就能正常吃饭了，也能起床了。家人认为已经好了，就停止了用药，后复发死亡。"

按语： 所有癌症都是相当顽固的。癌症治愈后，也必须坚持用药一年半至二年，以巩固疗效，否则容易复发。

引自： 广西科技情报研究所《老病号治病绝招》

3953. 用此家传方按时辰治疗食道癌多人有效

食道癌属中医"噎膈"范围，在临床上表现有进行性饮食吞咽困难，或咽即吐，或胸骨后疼痛，或声音嘶哑，舌苔厚腻。经钡透、骨镜、病理检查诊断明确后，多已属中、晚期，死亡率较高。经采用家传方按时辰疗法治疗食道癌，多位病人见效。

配方及用法一： 当归、川芎、青陈皮、南星、牙皂、沉香、制乳没、三棱、莪术、三七、槟榔、桃仁、朱砂、琥珀、川贝、半夏、枳壳各10克，金礞石30克（另包），小麦面粉80克，好醋500克。上药共研细末后，用醋和小麦面粉拌匀，用铁锅文火打成熟面糊，晾凉后和上药末拌匀，做成绿豆大小的丸，金礞石末为衣，然后晒干，装瓶备用。每晚睡前凉开水冲服5粒为基础数，以次日晨肚内打咕噜为标准。大便稀溏为药物作用，不必处理。如果服药后肚内无感觉，第二晚可服7粒，直到肚内有感觉为止（视病情而定，每晚增2粒）。忌绿豆、小米、南瓜、狗肉、凉饭。

配方及用法二： 生地、麦冬、玄参、丹参、黄芪、黄芩、桔梗、茯苓、山楂、甘草各12克，大枣250克。上药研末后，把大枣煮熟去皮去核留肉共捣，做成绿豆大小的丸，晒干备用。每日早晨空腹30粒。1个月为1疗程，一般10天见效。

荐方人： 河南舞阳县马村乡红旗村卫生所　薛宗远

3954. 用白公鸡食蛇后的粪便治食道癌患者1例有效

配方及用法： 白公鸡4只，让其久饿，待鸡屎排净，捉蛇数条（院落、田间的普通无毒蛇），切成小块喂鸡，若不吃可强喂。等鸡拉屎后，将鲜屎收起，晒干。取31克，放砂锅里焙黄，加水银（药店售）、硫黄各5克，研面，以不见水银星为度，装瓶。每日3次，每次6克开水冲服。若嫌腥臭可装入胶囊。

百姓验证： 张尚信，男，40岁，医生。吃东西发噎，羸瘦不堪，经医院检查为食道癌，服此方有效。

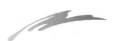

荐方人：河南方城县二郎庙乡郭庄村　燕庆彬

引自：广西科技情报研究所《老病号治病绝招》

3955. 用童母鸡汤治1例食道癌患者有效

李某，男，32岁。1988年感觉胸骨后不适，次年3月因吃干食有噎感而就诊，胃镜病理检查诊断为食道癌。又经某医学院附属医院确诊为食道癌中后期，遂进行化疗、放疗。1个月后因不能进食身体极为瘦弱，而放弃治疗回家。用单方：童母鸡7只，烹熟烂成汤，适量频服。另用生大黄3克煎水与飞炼后的蜂蜜对匀频服，并艾灸食道的体表部位，每日1次。至7月患者已能咽下半流质食物，再依法治疗半年而症状消失。

荐方人：宁夏固原地区中医院　孙希圣

3956. 核桃叶煮鸡蛋治一位食道癌患者有效

河南杞县张秀梓之妻，61岁。经医院确诊为食道癌，曾服中药50剂无效。打华蟾素针10盒不愈，又在郑州用争先霉素、环磷酰胺、冬凌草等药物治疗，结果越治越重，水米难进，枯瘦如柴。后经此单方试治，竟获效果。

配方及用法：鸡蛋2个（针扎数孔），核桃叶（或枝条）50克，水煎煮，然后吃蛋喝药汤。服药30分钟后，喉中吐出黏痰（状如蛋清）约100毫升，连进2剂，逐渐能进食，现已吃胖，病症状消失。

引自：广西科技情报研究所《老病号治病绝招》

3957. 单用紫硇砂治食道癌有效

配方及用法：紫硇砂。紫硇砂放入瓷器内研成细末，（避金属）加水煮沸，过滤取汁，按1∶1加醋，再煎，先武火，后文火，煎至干燥，成灰黄色结晶粉末。每日服3次，每次服0.6～1.5克，最大剂量每次不超过2.4克。

疗效：治疗22例，痊愈3例，显效8例，好转7例。

百姓验证：男，79岁。1968年2月起吞咽困难，进食呕吐，经诊断为食道癌，服抗癌片无效。后服用紫硇砂，治疗3个月后，病已好转，再次钡餐拍片检查食道正常。

引自：《中草药单方验方新医疗法选编》（湖南省卫生局编）、《癌症秘方验方偏方大全》

3958. 本方治食道癌有效

配方及用法：石竹根30克，党参、茯苓、白术、甘草各9克，每日1剂，2次煎服。

疗效：经治52例，近期改善症状44例，痊愈2例。

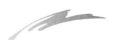

百姓验证：女，39岁，1968年9月起吞咽困难，多方治疗无效，同年11月摄片确诊为食道癌。当时进水梗阻，卧床不起。用上方，经服石竹5千克左右后，至今一切良好。1970年分娩一孩子，母子均健。

注：上方亦可单用石竹根加少许红糖。

引自：《安徽单验方选集》（安徽人民出版社）、《癌症秘方验方偏方大全》

3959. 日本一患者喝尿治食道癌见效

日本中尾内科医院院长中尾良一博士：有位52岁的男性，医院判断他患食道癌，属于无法进行手术的重症。出院1个月后，患者进行尿疗法，每天喝一杯自己的尿（约180毫升）。1周后，消化道感觉良好，排便顺畅；3周后，改成睡前、起床后各喝1次；4个月后，体征变得舒适；5个月后，他又开始外出写生，表明他的精力已经恢复，体重也由48千克恢复到52.5千克。

引自：广西科技情报研究所《生命水病100例》

3960. 我用鹅血治食道癌获得疗效

在明朝时的武昌有个和尚，一天饮食艰难，食物很难咽下，人也就日益消瘦，病魔缠身严重。一个大夫前来为和尚诊断后，说是患了噎膈，就是我们今天讲的食道癌。医生终因无方而无可奈何。这个和尚临死前大发慈悲，嘱咐弟子待他死后，用刀剖开他的咽喉，看看到底是什么东西哽在喉咙里导致噎膈，以研究对策，为后人造福。弟子遵他遗嘱行事，在他死后从他的喉咙里挖出一条肉块，看不出什么名堂便放置于一边。不巧得很，有一天这肉块被碰落入一碗白鹅血里，很快，这肉块在鹅血里越缩越小。细心的弟子留心记下了这一现象。数年后，这弟子也被医生诊断为患有噎膈。他便试喝鲜鹅血，居然治好了噎膈——食道癌！

清代名医张聿青，也曾用鹅血治疗自己的食道癌，同样见效。

他们医治食道癌的方法是：取白鹅杀之，用碗盛接鹅血，不需煮烧就将热鹅血饮下。这虽不是好吃下肚的鲜血，但非如此饮之，不得见效。

前几年，我曾专门就防癌、治癌问题求教于民间医师们，他们当中好些人并不把癌症视为绝症。他们认为，患癌者主要是阴阳失调，气滞血淤，邪气存留，积聚成瘤。他们主张把中草药学与民间各种疗法及气功等结合起来治癌，这样相互配合，方能行滞活血，扶正祛邪，调整阴阳，消肿散结……

百姓验证：新疆石河子市143团汪义林，男，60岁，干部。他来信说："申同珍，女，57岁，143团工人。她于2000年7月自感食道不畅，吃食物时有哽噎感，下咽困难。9月11日在团医院检查初步确诊为食道癌。9月22日又到石河子市医学院第一附属医院检查，确诊为食道鳞状细胞癌。9月26日再次到乌鲁木齐医学院做

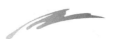

全面检查，确诊是细胞性食道癌。10月11日到乌鲁木齐肿瘤医院开了20多天的中药，花了1万多元，服药后无疗效。11月8日到石河子市医学院第一附属医院做化疗，花了8000多元稍有缓解。11月20日回家以后，又到乌鲁木齐市老年病防治中心自购天活力源口服液服用，花了1万多元，结果收效也不明显。12月4日又到143团医院做经疗，效果还是不佳，且食欲逐渐下降，病情开始恶化。最后完全不能进食，入喉即吐，医院已无法医治，只得回家靠输葡萄糖、氨基酸、人血蛋白等维持生命，先后检查治疗共耗资3.5万元。我在2002年2月2日听说患者已有1个多月没有吃东西，快不行了，医院已不接收治疗。于是，我主动找到她家，用本条方并结合壁虎酒（守宫酒）为其治疗。我让她女儿先找来只大白鹅，然后揪下5条守宫尾巴（因为尾巴的药力强）研成细末，准备给给患者冲服，再用7～10条守宫泡成药酒，准备7天后给患者服用，以继续打开食道。准备工作做好后，给患者服守宫尾散剂，喝白鹅鲜血。开始用注射器输送量小，后来干脆不用注射器了，让患者迅速喝下半小碗，约有120毫升。过了约16个小时后，食道就打通了，反胃呕吐现象明显好转，并能饮入全流质食物了，如米汤、白面糊、肉汤等，效果明显。以后一天比一天好转，全家人都非常高兴。

按语： 用鹅血治食道癌在许多医书中均有记载，《本草求原》中言："白鹅血，能吐胸膈诸虫血积。"为证实鹅血的抗肿瘤作用，哈尔滨医科大学肿瘤研究所进行了抑瘤实验研究。结果表明，生鹅血及干冻鹅血粉均有抑瘤效果，且后者的作用更佳。其对升高病人白细胞、改善症状及延长生存期也有一定的疗效。由此可知，百姓验证中新疆的汪义林用鹅血并结合守宫酒使一位完全不进食的食道癌病人能够起死回生，其主要原因：守宫酒能打开食道，鹅血能消瘤抑癌，二法相结合，而使病人的症状很快得到好转。

注： 本方经许许多多患者自疗验证，疗效较好，大多数病人得到了缓解或治愈，因此本方堪称良方。另外，关于壁虎酒（守宫酒）方可见本书3963条。

3961. 鹅血可防癌抗癌

鹅血是鹅的鲜血。鹅又名家鹅、舒雁，有白鹅、苍鹅两类。我国养鹅已有5000多年历史。

鹅的全身皆可入药，但其血的作用最大。

鹅血的药用功效主要有二：

一是解毒。陶弘景说："鹅血中射工毒者饮血，又以涂身。"《本草纲目》说："鹅血解药毒。"《本草逢原》也记载："鹅血能涌吐胃中淤结，开血膈吐逆，食不得入，趁热恣饮，即能吐出病根。中射工毒者饮之，并涂其身即解，以其能食此虫也。"

二是防癌抗癌。动物实验表明，鹅血可使小鼠EC癌性腹水形成减慢，液量减

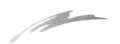

少,而且能使癌细胞核发生质的改变。实验动物用灌胃方式给药,仍能达到抑制癌细胞的作用,充分表明,鹅血中抗癌因子不受胃肠中酸、碱、酶的破坏。同时,鹅血能抑制小鼠艾氏腹水癌的形成,使癌细胞数量减少,色变浅、发生溶解,失去固体病灶。上海某医院通过形态学和生化分析证明,鹅的免疫器官比较完善。体内外的试验均表明鹅血有抗癌的作用。祖国医学认为:鹅血具有抗癌的作用,同时还有益气补虚和胃止渴的作用。《张氏医通》中有这样一段记载:"王仲君患噎膈虽极糜烂之稀饭,入喉即呕出……用生鹅血饮之,一服便安,是夜小试糜粥,竟不呕出。其后从少至多,能食米谷,遂安。"《本草求原》也记载:"苍鹅血治噎膈反胃,白鹅血能吐胸膜诸虫血积。"根据这些记载,后人用生鹅血来治疗胃癌、淋巴癌、肺癌、鼻咽癌等取得了一定疗效。广东汕头有一老农患胃癌已至晚期,以鹅血治疗,半月后,癌块缩小,4个月后,肿瘤消失。

上海市某医院取全鹅血喷雾干燥,制成片剂,治疗上述癌症334例,经治疗后,其肿块缩小或消失、症状缓解、白细胞回升,能接受放疗、化疗,胃纳增加及精神好转者217例。

上海还将鲜鹅血制成"721"糖浆、片剂。经临床验证,可用于治疗胃癌、食管癌、肠癌、淋巴癌、肺癌、鼻咽癌等。浙江医科大学对小白鼠的艾氏腹水癌用该药治疗,发现癌细胞核发生质的变化,抑制率为40%。

用鹅血治癌,一般是将白鹅一只,将鹅头切掉,口含鹅颈,吮吸其热血至完为止。可能有的因血淤食滞,会移时吐出,也有的至次日吐出一点血块,这是治疗反应,无妨。

还有一种方法是:将白鹅毛全毛取来,烧成灰,研细,用米汤调服,并将鹅肉炖汤服食。3~7日服用一鹅。

鹅血服法很多,据江苏科技出版社《饮食治疗指南》及天津科技出版社《家庭食疗手册》载:"治食道癌,抽鹅翅下血,每次5~10毫升,趁热服,宜连续服用。"陕西人民出版社出版的《常见药用食物》载:"噎膈,鹅血每次调黄酒一盅或两盅服,还有用鲜韭菜250克捣汁约11毫升,与新鲜鹅血100~200毫升混合,每日或隔日饭前服。取鹅血不便者也可购鹅血糖衣片服用,效果相同。"

引自:《现代生活》

3962. 复方壁虎酒治食道癌有效

配方及用法: 黄酒1000毫升,泽漆100克,壁虎50克,蟾皮50克,锡块50克。将泽漆、壁虎、锡块、蟾皮装入消毒的容器内(禁用铁铝制品),再将黄酒加入,每日搅动2次,注意密封,浸泡5~7天,滤过药渣,静置2天即可服用。1日3次,1次25~50毫升,饭前半小时服。天冷时可温服。能进食后,每次再调服壁虎粉2克及蟾皮粉1克。

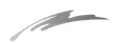

疗效：共治42例，治愈13例，临床治愈19例，显效7例，无效3例。

百姓验证：许某，男，46岁。1979年10月因吞咽困难加重，经当地医院X线拍片及胃镜细胞学检查，确诊为食管下段癌。患者接受复方壁虎酒治疗1周后，饮食明显好转，自觉症状消失。拍片复查：食管未见异常，此后健康如常，一直参加体力劳动。

引自：《北京中医杂志》（1986年第3期）、《癌症秘方验方偏方大全》

3963. 用壁虎酒治全梗阻食道癌10例，其中9例食道开通

主治：食道癌全梗阻。

配方及用法：活壁虎5条，白酒500克，以锡壶盛酒，将壁虎泡入，2天后即可服用。每次服10毫升（慢慢吮之），早、中、晚饭前半小时服。

疗效：观察10多例食道部全梗阻患者，除1例不能饮酒外，其余病例均在服酒后20分钟达到开通食道的效果，立即饮水无阻，部分病例第二天可吃米粑、面包、半流汁。壁虎酒开道的效果肯定，但不能根治肿瘤。

引自：《中草药单方验方新医疗法选编》（湖南省卫生局编）、《癌症秘方验方偏方大全》

3964. 用壁虎酒治愈一位中晚期食道癌患者

某男，47岁，诊断为中晚期食道癌。经放疗后吞咽困难稍减轻，3个月后复发并加重。内服壁虎酒每日10毫升，每天2次，服1年多，症状全部改善。食道钡餐复查结果：食道边缘整齐光滑，钡餐通过顺利。

壁虎酒制法：500毫升酒加入30条左右活壁虎，浸泡7天即可服用。

引自：《湖北中医杂志》（1985年第1期）、《单味中药治病大全》

3965. 单用鲜半夏治食管贲门癌梗阻有效果

主治：食管贲门癌梗阻。

配方及用法：鲜半夏。取鲜品剥去外皮，捣成糊状制丸，每次用2克，置于舌根部咽下，日服3～4次。若能使梗阻缓解可继续用药，但一般不超过30天。食管黏膜有炎症反应时用10%链霉素液口服，痉挛者用1%～2%的奴夫卡因液治疗。同时可用支持疗法及中西医抗癌法。

疗效：30例患者，有26例梗阻患者获得近期缓解。

百姓验证：赵某，食管中段癌患者，1982年2月确诊，8月出现滴水难入，吐黏液症状。予鲜半夏丸每次2克，每日3次。5天后能进半流食物，19天后能进普食。

引自：《新中医》（1985年第1期）、《癌症秘方验方偏方大全》

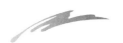

胃　癌

3966. 本方对胃癌有很好疗效

　　黎克忠，63岁，患胃癌几年，经过几家医院治疗无效而回家。多方打听后，从山西亲戚家传来个验方，说是对胃癌有效。初不信，通过亲友劝说，服5剂药试试，药后病情好转，又续服10多剂药，病渐愈。后把此方传给了30名患者，疗效很好。

　　配方及用法：台党、云苓、鸡宝、白芨、酒白芍、黄奉天各10克，甘草、藿香、干白各6克，砂仁、炮姜各5克，生苡仁、白花蛇舌草、孩儿喜食草、红糖各30克。上药清水煎，每日分2次，每隔6小时1次，饮前温服，每日1剂，一般3剂见效。

　　荐方人：江苏沭阳县韩山镇柴庄村　宋成宽

　　引自：广西科技情报研究所《老病号治病绝招》

3967. 我用本方验证治胃瘤有效

　　配方用法：人参9克，全蝎25克，蜈蚣5条，丹皮25克，桔梗15克，没药6克，乳香6克，硫黄6克，穿山甲25克。以上各药共研细面，日服2次，每次6克，用白开水送服。

　　此方经过本人亲自验证有效。

　　荐方人：辽宁凤城县爱阳镇富国村七组　于占恒

3968. 魏金花吃癞蛤蟆炸鸡蛋治自己的胃癌有效

　　用炸过癞蛤蟆的油再炸去了壳的鸡蛋，只吃蛋就可治愈晚期胃癌。

　　荐方人叫魏金花，她是辽宁抚顺市人。早年下乡，扎根落户到黑山县，后在县食品厂当了一名工人。在17年前她患上了胃癌，经沈阳医科大和202部队医院确诊为胃癌。医生当时告诉她已没有继续在医院治疗的必要，回家去多吃些好的吧！当时，她已深知自己剩下的日子不多，索性对医院也不抱有什么希望。在这绝望之际，有位朋友告诉了上述偏方，她只吃了几次胃癌就好转了，并逐渐恢复正常，至今已17年未复发。为了巩固疗效，每年春秋季她都要吃一次此油炸的蛋。

　　她治病的方法是：寻找体壮的大癞蛤蟆，把全头切下，身体部分弃之不用。但蛙头两眼上边的蟾酥包要饱满的，不可碰坏（包内是蟾酥汁）。锅中放好豆油或香油，用火烧沸，然后把全蛙头下入油锅中，待把全头炸酥（一碰就碎），即可

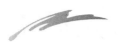

捞出扔掉。紧接着拿2个鸡蛋去壳后，把蛋清蛋黄下到油里炸（不加盐和其他作料），炸熟炸透（目的是让油中的蟾酥成分浸到蛋里去），然后一次吃掉。为了巩固疗效，用此方治好胃癌后，每年春秋两季还要各吃一次这种油炸蛋，以确保不复发。

百姓验证：广东阳山县青莲镇政府潘就来信说："本县江佐村陈什龙，男，68岁。患胃病，在青莲镇卫生院动手术治疗花掉2850元，发现是胃癌，后又经县人民医院确诊，说还能活20多天，于是出院回家准备后事。此时，我用本条方为他治疗，花费不到80元钱就把胃癌治好了。"

3969. 蔡老用僵蚕末和白马尿治胃癌有效

蔡老今年74岁，依然精神抖擞，红光满面，在家啥活都干。而4年前，医生却判了他"死刑"。那时，他的整个腹部硬得像石块，动不得，一动疼痛难忍，当地一家大医院切片化验后诊断为胃癌。他不相信，立即到省城大医院检查，也同样判定是胃癌。

"怎么办，等死吗"？他反复思索着，忽然他想起了李时珍的《本草纲目》。深夜，一行醒目的字句出现在他的眼帘里："腹内龟病不堪言，肚内生成硬石砖，僵蚕末纯白马尿送下，即时软如绵。"又找《本草纲目》看后，蔡老高兴地叫起来："我有救了，我可能是腹内龟病。"僵蚕末有售，可纯白马尿难找，听说当地有一马场，于是他请朋友帮忙，终于弄到了纯白马尿。按上法服用后，果真"即时软如绵"，7天后有了效果。

百姓验证：四川马边县委办公室喻学翰、陈金英夫妇，均68岁。他们来信说："马边县国土局干部宋质柏患胃癌，去年底到四川乐山做手术，未能取得预期的疗效。回来后不愿吃任何药，就准备等死。我们建议他用本条方试试看。他服药2个月后，由便血转为大便正常，病情稳定有好转。"

荐方人：安徽淮南市　刘其才

引自：1995年11月29日《安徽老年报》

3970. 张德培患胃癌服向日葵秆芯汤百日使瘤体消失

张德培系西北耐火器材厂副总工程师，于1974年4月初觉胃内不适，继而发现大便发黑。起先医院按胃病治疗，经拍片发现十二指肠球部有一肿物，因而赴津求医。他在火车上听到有人谈及一位胃癌患者康复经过：患者采用偏方，即单以向日葵秆芯（剂量：干者10克或湿者20克）煎汤一杯内服，每日1剂，连服百日胃瘤体消失。他到天津市一中心医院诊治，发现在十二指肠球部有拳头大小的恶性肿瘤。院方虑及摘除会伤到小肠导致扩散，征询其亲属意见，其亲属希望保守治疗。张德培想起途中有人说起向日葵秆芯治胃癌的事，愿以身一试。并觅得向日

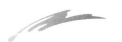

葵秆，取芯晾干，以每日10克煎服，汤呈茶色，味如泔水。治疗期间除曾服用过中医的有限数剂汤药外，日日服此汤，服百日后，病情转轻。后经医院拍片，癌瘤消失。张德培康复后又投入了工作。

百姓验证：湖北黄石市花湖区4号赵前根，男，50岁。他来信说："我十二指肠球部有一肿物，用本条方治愈。"

引自：1995年7月27日《黑龙江老年报》

3971. 用向日葵秆芯治胃癌有效

配方及用法：向日葵秆芯（向日葵秆剥去外皮之白芯）5～6克。加水适量煎汤，日饮1次。

疗效：据杭州第二医院治验资料，某女患胃癌，病理检查为胃腺癌转移。用此方1年，自觉症状消失，饮食好转，经7年后钡餐检查，无器官性病变。（马英）

引自：1996年7月2日《黑龙江老年报》

3972. 饮鹅血4个月治好一位胃幽门窦部癌患者

一胃幽门窦部癌患者，瘦削如柴。进食后胃部撑胀疼痛，甚则呕吐夹有血液的食物。经服用白鹅血，7日1次，治疗4个多月，饮食每餐能进93克，肌肤日渐润泽，面有喜色，症状逐步消失。观察2年一如常人，仍参加农业劳动。

引自：《长江医话》、《中医单药奇效真传》

3973. 用燕窝羊肉治胃癌有效

张某，男，45岁。1988年7月当地医院诊断为胃癌，又经省医院确诊为浸润型胃癌。医生动员患者回家，每日用支持疗法及止痛药维持。其亲友得一单方：用燕窝（五年者佳）1个，羊肉2.5千克。先将燕窝煎取水，再用水煮羊肉至烂，每次喝汤适量，随意服。另用伏天蛇（无毒者）1条焙干研末，与等量鸡蛋壳粉混合，每次服1小匙（约5克），每日2次。服药期间患者逐渐好转，服至3个月，症状已基本消失，又服3个月停药。至今已7年，身体健康。

荐方人：宁夏固原地区中医院　孙希圣

3974. 马蜂窝散治胃癌有效

配方及用法：马钱子、活蜗牛、带子露蜂房、全蝎、山豆根各0.5克，蜈蚣1.5克，乳香0.1克。马钱子在开水中浸泡10天，每天换1次水，再去皮晒干。用麻油炒黄，去毒，再用麻纸去油。将药研细末与全蝎、蜈蚣、露蜂房均炒黄研末，蜗牛捣烂晒干研末。诸药末和乳香调和散剂，装12个胶囊。一天服2次，每次服3粒，隔3天服1剂。

百姓验证：徐某，男，68岁，山西省曲沃人。素有胃病史，胃肠造影印象为胃

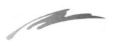

癌，上腹胀满而痛，泛吐酸水，嗳气频频，呃逆，纳呆。投以马蜂窝散胶囊，每日6粒，服药2天后，食欲增加，痛感减轻。连服5剂后，再次拍片，胃部不规则充盈缺损缩小尚不明显。由于患者求愈心切，另延医诊治，改服它药，原来症状又出现，造影提示癌肿进一步发展。遂又服马蜂窝散，症状逐渐好转，再度拍片，胃壁柔软，蠕动正常，瘤体缩小虽然不大，却已趋向稳定。

引自：《偏方治大病》

3975. 六神丸治疗上消化道肿瘤20例皆有效

河南温县人民医院陆保磊等医师应用六神丸治疗上消化道肿瘤20例（贲门癌15例，食管癌5例），经4个疗程后，临床症状消失者19例，缓解者1例（系食管癌胸骨后疼痛），近期效果满意。

用法：口服六神丸，每次10~15粒，空腹温开水送服，每日4次。服药后卧床休息1小时，7天为1疗程，连用4个疗程。服药期间停止化疗、放疗。（张志辉）

引自：1989年10月21日《中医药信息报》、1990年4月第2期广西科技情报研究所《医学文选》

3976. 六君子汤加味治疗胃癌有效

主治：胃癌。

配方及用法：人参10克，白术20克，茯苓10克，甘草5克，陈皮10克，半夏5克，三棱15克，莪术15克，枳实10克。每剂加水适量煎2次，药液合一，分2次口服。早饭后、午饭后停一个半小时各服半剂药液，如不能口服可一次直肠灌注。每疗程1个月，每天1剂，一般需3个疗程以上。

加减：肿块消失减去三棱、莪术，再加以巩固。脾肾阳虚加干姜5克，肉桂3克；胃阴不足加百合10克，沙参10克，枸杞子10克；肝郁脾虚加柴胡6克，香附6克，山药10克；余毒盛加半枝莲30克，肿块难消加天龙5克，鸡内金15克。

疗效：本组22例胃癌患者，年龄35~67岁，经服上药3个疗程，1年生存率占26.3%，3年生存率50.2%，5年以上生存率占23.5%。

荐方人：山东省海阳县高家乡黑兰卫生所中医师　姜华南

引自：《当代中医师灵验奇方真传》

3977. 胃癌止血效验方

配方及用法：单味大黄粉或片，每日2~4次，每次3克，温开水送服。

疗效：治疗31例胃癌病人，坚持服用单味大黄止血，平均止血时间是49小时，大黄平均用量为21克。止血失败者2例。服大黄后，平均5小时排便，腹泻6~7次后大便隐血试验转为阴性。

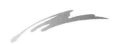

引自:《肿瘤》(1983年第4期)、《癌症秘方验方偏方大全》

膀胱癌

3978. 用大剂量卡介苗可治膀胱癌

膀胱癌是泌尿系统发病率最高,且易复发的恶性肿瘤。如何提高其治愈率,降低复发率是国内外学者着重攻克的难题。大连医科大学宋希双等人用大剂量卡介苗(600毫克)灌注治疗浅表膀胱癌16例,均在灌注后出现瘤坏死、脱落、消失,有效率达100%。随访时间最长者达8年多,至今无一复发。应用卡介苗(150毫克)灌注预防复发,治疗186例,复发率由12.6%下降到7.2%。"膀胱癌免疫疗法与术后复发预防的研究"属国内外首次提出卡介苗的新用法,开辟了一条膀胱癌治疗的新途径。

引自: 1995年11月14日《生活与健康》

3979. 饮服蜀葵对多次开刀复发的膀胱癌病人有效

于某,男,54岁。1983年2月5日来诊。1975年2月出现尿频、尿痛(刀割样疼痛)、血尿淋漓不止,经某医院诊断为膀胱癌。曾先后做过4次肿瘤切除手术(青岛医学院附院3次,北京陆军总医院1次),术后经常复发。1979年在北京解放军301医院先后做过5次枯痔疗法,3个月后,又出现尿痛、尿频、血尿等症状。1982年6月5日因在某医院膀胱检查又发展有新的肿瘤,遂行手术。2个月后,症状又相继出现。1983年1月30日在某医院发现膀胱红肿并有增生物。1983年2月5日来我处求治,遂以蜀葵(取蜀葵干品40克,或鲜品全株100克,煎汤口服,日服2次)试用。连服2个月后,血尿消失,症状减轻,尿量增加。继服2个月后,症状基本消失,3个月后身体复原。为巩固疗效,改用蜀葵花10~20个泡茶饮,每日3次。1983年9月2日某医院膀胱镜检查示:膀胱清晰,无溃疡,无炎症。1984年3月复查,结果与上次同。现已年余未复发。

按语: 蜀葵为锦葵科植物,各地均有栽培。根、茎叶、种子、花朵均可供作药用,具有清热凉血、利水通淋的作用。

引自:《山东中医学院学报》(1985年第2期)、《中医单药奇效真传》

3980. 用扶正抗癌汤治膀胱癌有效果

配方及用法:①党参15克,黄芪、茯苓、女贞子、寄生、白花蛇舌草各30克。②沙苑子、山慈姑各15克,寄生、猪苓、白花蛇舌草各30克。水煎服,每日1剂。可

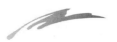

交替服用。

《中医文摘》1981年2期报告：以广豆根片剂和喜树碱注射剂配合上2方，治疗膀胱肿瘤53例，有效46例。此法在复发时可重复使用。

引自：《实用抗癌验方》

3981. 本方治膀胱癌多例均有效

配方及用法：龙葵、白英、土茯苓、灯芯草各30克，蛇莓15克，海金砂9克。水煎服，每日1剂。

疗效：北京医学院附属第一医院用于治疗膀胱癌多例，均有效。

百姓验证：张某，男，40岁。确诊为膀胱乳头状移行细胞癌，分化Ⅱ级。服本方7剂后，食欲改善，体质增强，膀胱刺激症状消失。连服3个月后膀胱镜检查：癌块基本消失，膀胱黏膜恢复正常。随访1年多无复发。

引自：《抗癌中草药制剂》（人民卫生出版社）、《癌症秘方验方偏方大全》

胰脏癌

3982. 日本一患者饮尿使胰脏癌缓解

日本广岛县60岁藤岛整骨院院长藤岛敏宣博士：去年6月我接受检查，发现有糖尿病。9月份昏倒住院，经胃镜检查，发现患了胰脏癌。10月中旬我下决心试用饮尿法，每次都喝200毫升，每天饮用3～4次。到11月份，健康状况有所改善，医师准予出院。其后我身体情况惊人地好转，医院检查数值转好，体态轻盈，充满活力。

今年2月再赴医院，医师告知我，不必再到医院检查了。其后，原本掉落的头发，亦逐渐长出来。4月份检查时，询问胰脏癌的情形，医师惊讶地说："现在病灶范围小许多了。"

肠 癌

3983. 阿司匹林是治疗肠癌的良药

肠癌是西方最常见和最难治的癌症之一。《癌症》杂志载文称，英国科学家

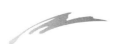

发现,阿司匹林可通过使癌细胞自行毁灭来抵抗肠癌。

过去医生知道定期使用阿司匹林可使患肠癌的危险减少5%。为了弄清阿司匹林对癌细胞究竟产生了什么样的作用,英国布里斯托大学从事癌症研究的研究人员为此做了一系列实验。

他们在一种特殊的塑料上培养结肠癌细胞,然后把阿司匹林的主要成分——水杨酸盐放在上面。结果发现这种成分可使癌细胞自行分解,而目前癌细胞尚未能产生这种"自杀"功能。另外,水杨酸还可阻碍肿瘤生长,使其生长缓慢。

该研究小组的主任麦克威尹尔说:"在过去40年中,结肠癌的发病率无明显下降,上述发现就显得特别重要,这是有望治好大肠癌取得的重大一步。"(宋佩华)

引自:1997年第1期《中老年保健报》

3984. 我用此方治直肠癌疗效很好

辽宁凤城县杨木乡敖家村伊文宽朋友转抄给我此方,我经过临床验证,发现其对直肠癌疗效很好。

配方及用法:白花蛇舌草150克,半枝莲80克,甘草100克,每天1剂,水煎,分早、晚2次服用。

百姓验证:辽宁清原县湾甸子镇二道湾村王安才,男,53岁。他来信说:"我的内嫂患直肠癌已到中期,因家贫无钱治。我抱着试试看的想法,用本条方为其治疗。她服药4剂后,癌痛症状减轻;又连服6剂,病痛消失;再继续服用5剂,进食正常,身体康复,已能从事一切家务劳动了,经医院拍片检查证实癌细胞消失。"

荐方人:辽宁省清原县 王安才

3985. 本方治肠癌有效

配方及用法:半枝莲50克,白花蛇舌草100克,共为1剂,用适量水煎2小时,日夜当茶饮。

此药不分男女老幼,坚持服3~4个月能见效。服后大小便常带有脓血排出,这是病消除后良好的反映,不要恐惧。

荐方人:湖南汨罗市白水镇邓家村马家组 马伟军

3986. 一位日本直肠癌患者饮自尿治愈

日本千叶县56岁的主妇高桥治子:5年前我的肛门出血,这是直肠癌的症状,经CT检查,医生认为是癌症。经瓜生先生建议,去年12月末起,每天早晨起

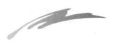

来，我都喝下300毫升尿液，此后，脸色逐渐好转，元气大增。今年2月，我赴医院检查，医生把X线片加以比较，惊讶地说："你恢复得很快嘛!"X线片显示直肠已恢复健康。

3987. 牡蛎半枝莲治肠癌有效

主治：直肠癌。

配方及用法：牡蛎、半枝莲、白花蛇舌草、贯众炭各30克，夏枯草、昆布、海藻、露蜂房、天花粉、玄参、川楝子各15克，丹参20克，生枳实、白术、白芍、白头翁各12克，甘草10克。每日1剂，水煎3次后合并药液，分早、晚2次服。2个月为1疗程。

加减：若大便秘结者，加火麻仁30克；若便中带血者，加蒲黄炭、侧柏炭各10克。

百姓验证：用此方治疗直肠癌患者29例，存活1年者15例，2～3年者8例，3年以上者6例。

引自：《中医验方大全》

3988. 半枝莲当茶饮治3例直肠癌患者均获良效

配方及用法：鲜半枝莲120克（或干品30克）。煎水当茶饮，致病愈为止。

疗效：治疗3例，均获良效。一般4～5个月可愈。

引自：《湖南中草药单方验方选编》、《癌症秘方验方偏方大全》

骨肉瘤

3989. 服食天麻鸭蛋治骨肉瘤有效

配方及用法：取天麻9克，鸭蛋1个。先将天麻压极细末。鸭蛋放盐水中浸泡7日后，开一小孔，倒出适量（相当于9克天麻面的容积）蛋清，放器皿内，再把天麻面装入鸭蛋内（如鸭蛋不充盈，可把倒出的蛋清重新装进鸭蛋内至鸭蛋充盈为度），用麦面和饼将鸭蛋封固，外用麦面饼包裹，置火炭中煨熟，备用。早晨空腹服1个，每日1次，开水送下。

百姓验证：赵某，男，42岁，农民，沂源泉县徐家庄西徐家庄人。1959年1月发现右侧第四肋骨有一粒桃大结块，紧贴于骨，质地坚硬，推之不移。起初隐隐酸痛，某医院诊为肋骨结核，用链霉素、异烟肼及中药治疗1年余无效。1960年3

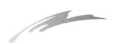

月，因胸痛剧增，住某专科医院做手术切除，节除肋骨2根，经活检病理报告为肋骨肉瘤。术后刀口愈合良好，症状消失。6个月后，胸痛复发，伴有低烧，并在刀口部位溃破一孔。患者遍地求医诊治，服中药百余剂，罔效，1963年2月4日来诊。诊见羸瘦气短，卧床不敢翻身，精神萎靡，面色晦暗，两目无光，面部肌肉时而搐动；胸骨右缘三四肋间有一孔洞，约2厘米×2厘米，边缘外翻高起，很像山岩；溃疡底部凹凸不平，渗沥水液，闻有臭味，局部疼痛难忍；舌质红，无苔，脉细数。证属岩体破溃，元气虚损，阴液暗耗，阴虚风动。治则填精补髓，养阴益气，除"蛊毒恶风"。嘱其早晨口服蛋抗痨蛋1个，晚服四君子汤。治疗7天后，纳谷增加，精神亦振，胸疼减轻。35天后，疮口平复，诸症悉平。为巩固疗效，停用四君子汤，继服抗痨蛋2个月。随访21年未复发，至今康健。（《山东中医学院学报》1985年第2期）

按语：天麻性平味甘，质润可补养阴液，治"蛊毒恶风"。张隐庵谓："赤箭气味辛温，其根名天麻者，气味甘平。盖赤箭辛温属金，金能制风，而有弧矢之威，故主杀鬼精物。天麻甘平属土，土能胜湿，而居五运之中，故能治蛊毒恶风。天麻形如芋魁，有游子十二枚周环之，以仿二十辰十二子。在外应元气之司天，天麻如皇极之居中，得气运之全。故功同五芝，力倍五参……是以久服益气力，长阴肥健。"抗痨蛋为作者治疗淋巴结核之家传验方，适当配用四君子汤，功在调节机体抵抗力，而对病灶起作用者当为抗痨蛋，故录于此。鸭蛋甘凉，可滋阴、填精、清肺，盐水浸之能软坚散结，与天麻相配而煨，效果卓著。

引自：《中医单药奇效真传》

皮肤癌

3990. 大蒜可治疗皮肤癌

美国有一位叫柯尔比·阿伦的男子在手指甲受感染溃烂时，采用大蒜头治疗，发现效果极好。当他患皮肤癌时，就决定用大蒜头与癌魔对抗。他把大蒜头捣烂，放在纱布上，然后把包了蒜头的纱布包在患处。一天之后，患处流出水来，气味难闻。2~3天后患处便结了小疤。在10天内，共换了4次蒜头药料，那个疤就好了，患处不痛了。再用大蒜头包扎7天便愈。他又用大蒜头捣烂敷其他患处，也全部治愈。

引自：广西民族出版社《农村致富技术精选》

3991. 此家传方治皮肤癌有效

配方及用法：①白砒条。白砒10克，淀粉50克。②一效膏。朱砂50克，炙甘石150克，冰片50克，滑石粉500克，淀粉100克。将白砒条方加水适量，揉成面团，捻成线条状，待自然干燥备用。将一效膏方加麻油适量，调成糊状。局部常规消毒后，于肿瘤周围，间隔0.5～1.0厘米处刺入白砒条，深达肿瘤基底部，在肿物周围形成环状，外敷一效膏。

百姓验证：金某，男，61岁，农民。1970年11月19日初诊。口唇右上方生一肿物40余年，近年来经常碰破出血，肿物逐渐增大，无痒痛。查体：一般状态好，上唇右上方见有一肿物2.5厘米×4厘米，高2厘米，触之坚硬。伴有触痛，剥去痂皮，见有凹凸不平的粉红色糜烂面，有臭味，右侧下颌淋巴结肿大，血尿常规正常，心肺未见异常。病理诊断和临床诊断均为基底细胞癌。局部常规消毒，沿肿瘤边缘插入白砒条，中心插入2支，露出部分折去，外敷一效膏。每日换药1次。5天后复诊，肿瘤变软变黑，坏死组织与健康组织分离。局部清洗，剪除坏死组织，露出新鲜创面，外敷一效膏。12月21日复诊：伤口愈合平坦，肿大的下颌淋巴结消退而告愈。1980年7月随访，自诉身体健康，患处无不适感，已参加劳动，查看患处瘢痕恢复平坦，无复发。

按语：白砒条是辽宁中医学院外科已故老中医王品三主任的家传方，主要是白砒条对肿瘤的腐蚀作用，再配合一效膏的祛腐生肌作用，使毒邪不致外散。曾报道应用此法共治疗22例皮肤癌，均在7～90天内获愈。本法较适用于皮肤癌初期无转移者。

荐方人：辽宁　田素琴

引自：《中国当代名医秘验方精粹》

3992. 五虎丹治皮肤癌有效

配方及用法：水银、白矾、青矾、牙硝各186克，食盐93克。共放乳钵内研至不见水银珠止，再放炼铜砂罐内加温，蒸发水分，使成"丹胎"，再将罐倒置于瓷碗内。盐水石膏封口，盛放入荷叶水坛口上，坛内盛水5千克，罐上放炭火约2小时，冷却瓷碗后取丹，以白色结晶为佳。将丹研末，散点局部，或调糯糊用，或用米饭搓成长2～3厘米，直径2～3毫米钉剂，视癌大小分次粘涂在上面，或嵌入其中1～6根，褥癌坏死脱落后，创面改撒红升丹（市上有售），2日换1次。用五虎丹、红升丹时应加贴普通膏药或服菊藻丸。其制法为：菊花、海藻、三棱、蚤休、制马钱子各1千克，银花、漏芦、马蔺子、山慈姑各1.5千克，蜈蚣0.5千克，首乌1千克，黄连0.25千克。共研末，水泛为丸。每次3克（约30丸），每日3次。

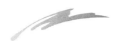

疗效：15例均经病检确诊，其中有鳞状上皮细胞癌、基底细胞癌和恶性黑色素瘤。临床治愈13例，2例正在治疗。最短34日，最长330日治愈。

百姓验证：聂某，女，74岁，农民。患者头顶部患珠状肿块已10多年，经当地治疗不效。肿块日增，并发生凹陷性溃疡，边缘呈鼠咬状菜花样外翻，病变范围达8厘米×7厘米，渗出黑色水样物，腥臭难闻。经湖南医学院病检为头顶部基底细胞癌。1971年8月14日入院治疗180天，外用五虎丹糊剂和钉剂局部粘涂、嵌插，交替上药7次，癌性溃疡先后全部坏死脱落，创面愈后毛发生长。出院后8个月随访无异常。

说明：五虎丹为汞制剂，用药过多、过久，少数人出现头痛、头昏、失眠、恶心呕吐、腹痛腹泻、牙齿浮动或脱落等中毒症状，个别还有肾功能损害。轻者服生绿豆粉，重者应停药，对症处理。上药24~30小时有剧痛，应给吗啡类止痛剂。

引自：《常见病特效疗法荟萃》

3993. 余红散可治疗皮肤癌

主治：皮肤癌。

配方及用法：红砒石30克，指甲15克，头发15克，大枣10枚，碱发面310克。先将红砒石做成细粉，再将指甲、头发、红砒粉混合一处，分别放入10个去核的大刺内，外用碱发面包好，放入桑木炭火上烧，少冒白烟成炭为度。大约烧1小时左右，要存性，千万不可烧成灰，成灰就失去作用了。制好后香油调药粉成糊状，视癌肿大小涂于患处，千万不可涂在好肉处，以防砒中毒，每日1次外用，不可内服。

百姓验证：冯某，男，64岁，河北省元氏县沟北乡上庄村人。1974年6月，患者右大拇趾上长一肿物，如馒头大菜花状，像冻萝卜经常流血水，右下腿肿如象腿，全身无力，行动困难。经河北省二院、赞皇县医院、元氏县医院确诊为皮肤癌。经多方求医，久治不愈后找我治疗。我用余红散给他外用3日后消肿，表皮发干，瘤体缩小。治疗1个月后瘤体萎缩像个枣，坚硬如铁球，3个月后瘤体脱落痊愈，未用其他任何方法治疗。

荐方人：河北省石家庄市正定路36号工厂医院　高书辰

引自：《当代中医师灵验奇方真传》

3994. 五烟丹合生肌象皮膏可治头部皮肤癌

配方及用法：五烟丹：胆矾、丹砂、雄黄、白矾、磁石各30克。

生肌象皮膏：象皮90克，头发、全当归各60克，生地、生龟板各120克，生石膏150克，煅炉甘石250克，黄蜡、白蜡各180克，芝麻油2500克。用麻油先炸生地、龟板、象皮等药，后加入头发、当归等药，待各药炸枯后捞出，再入黄蜡、白蜡、离火调匀，瓷器封存。同时加入纱条制成油纱条备用。

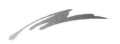

各药共研碎后，置大砂锅内，上面覆盖瓷碗，以熟石膏粉调成糊剂封固，再用黄沙掩埋（仅露出碗底），炭火先文后武，煅烧48小时以上，取丹研末，即得。

肿瘤呈溃疡型者，先以生肌象皮膏涂抹于肿瘤四周，以保护正常皮肤，然后用五烟丹均匀地撒在肿瘤表面上（其用量视肿瘤大小而定），外敷生肌象皮膏纱条并包扎，每日或3天换药1次。肿瘤呈菜花状者，先以75%酒精将五烟丹调成糊状，然后将其抹于肿瘤上，外敷生肌象皮膏条并包扎。3天后改用棉捻蘸药粉插入瘤体内，其深度为距肿瘤基底部0.5~1厘米，然后外敷生肌象皮膏条，隔日或3天换药1次。一般换药3次后，停药观察1周左右，如瘤体尚未坏死脱落，或全部分离，可按上法继续治疗。两型肿瘤患者，均于瘤体脱落或蚀掉后，继续外敷生肌象皮膏纱条直至创面痊愈为止。

疗效： 治疗4例头部皮肤癌患者，均全部治愈。治愈时间最短者74天，最长者133天，平均99.7天。存活时间最长1例已达4年，2例已达3年，1例于治愈2年后因患脑溢血而死亡。

百姓验证： 郭某，男，82岁。患者因头顶部生一肿块于1979年7月7日入院治疗。肿块位于头顶百会穴处，约5厘米×5厘米×2厘米，呈菜花状。病理检查诊断为头部鳞状上皮癌。即用五烟丹涂抹瘤体1次，正常皮肤外敷生肌象皮膏，内服益气养阴、活血化淤、散结解毒之剂。每日1剂，3天后换药，用棉捻法插入瘤体内，共换药3次，13天后瘤体全部脱落，颅骨外露，创面约3.5厘米×3厘米。外敷生肌象皮膏，隔日换药1次，11月13日创面愈合。患者于1981年10月因患脑溢血死亡，死前创面一直愈合很好。

备注： 五烟丹虽然腐蚀力较强，但是疼痛较轻，无明显副作用。在用药量上，应据肿瘤大小定之。若用棉捻插入瘤体，不可过深，以免过度损伤骨皮质，影响愈合。一般2~3天换药1次，换药3次后，应停药观察1周，直到肿瘤全部坏死脱落为止。如瘤体已坏死或分离后仍不脱离者，可用剪刀剪掉，瘤体脱落后就不必再用五烟丹；如尚残留少量坏死未脱落，仅用生肌象皮膏外敷即可，一直用至坏死脱落，创面愈合时为止。

肿瘤脱落后颅骨外露，肉芽一般仍可生长。如瘤体脱落2周肉芽不长者，应注意是否骨皮质已破坏，可用镊子轻轻敲击外露颅骨，如呈空洞声示骨皮质已分离，可用镊子在其四周轻轻撬起取下，肉芽即可生长。

引自：《中医杂志》（1982年第10期）、《癌症秘方验方偏方大全》

3995.大枣信石可治颜面皮肤癌

配方及用法： 大枣、信石。取大枣10枚，去核后将信石置于大枣内，于恒温箱内烤干，研细混匀（以含信石0.2克为宜）密封于瓶中备用。同时与麻油调成糊

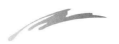

状外敷。根据肿瘤直径大小，采用分次敷药、依次递减的方法。肿瘤直径2厘米内者，第一次用药0.2~0.3克可治愈；2~5厘米者可酌情分次用药，第一次用0.5克，间隔2~3周（最好待第二次药痂脱落后）再涂0.25~0.3克；5厘米以上第一次用药1克，2~3周后再涂0.1~0.5克；如药痂脱落，边缘尚有肿瘤残留，可第三次用药0.1~0.25克。若肿瘤组织脱落疮面较大者，可采用游离植皮覆盖创面，以缩短疗程和避免感染。敷药范围应达癌面外缘健康组织0.5厘米。

疗效：22例敷药后，癌肿组织脱落时间为20~60天不等，20例创面愈合良好，局部无复发。其中，获得5年以上治愈者7例，4年以上者3例，3年以上者3例，2年以上者5例，1年以上者2例（均死于其他疾病），2例失败。

备注：本药同样适于经其他治疗而复发的病例。根据临床实践结果，肿瘤直径3厘米以上者疗效最好，5厘米以上者疗程较长，肿瘤面积大者须辅以外科手术缩短疗程。有消化、泌尿系统疾患或肝肾功能不良者禁用本药。癌肿累及骨质者慎用。

引自：《中西医结合杂志》（1986年第3期）、《癌症秘方验方偏方大全》

3996. 蟾酥软膏治皮肤癌13例均痊愈

配方及用法：取蟾酥10克，溶于30毫升清洗液中，再加入40克磺胺软膏。上药调匀，每次适量外敷癌瘤处。

疗效：13例病人获治愈，一般用药3天后癌组织开始坏死脱落，约18天左右创面可基本愈合。

引自：《千家妙方》（解放军出版社）、《癌症秘方验方偏方大全》

3997. 用三品一条枪粉治皮肤癌1~3个月获愈

配方及用法：三品一条枪粉。三品一条枪用白砒及明矾煅制成白块状物，经药化检验合格后，研细加雄黄、没药，混合成粉剂，用紫外线消毒即成。运用时用呋喃西林液棉球清擦局部，将三品粉0.3~0.6克撒布于癌灶，用凡士林布覆盖，加盖纱布后固定，每天换敷料1次，3~5天上药1次。上药3~5次可将癌组织全部腐蚀，待坏死组织全部脱落后，改用四环素软膏涂布，使肉芽组织形成。

疗效：14例皮肤癌患者，治疗1~3个月后治愈。随访5年者3例，1~2年者8例，均未见复发。

引自：《中国肿瘤临床》（1988年第1期）、《癌症秘方验方偏方大全》

3998. 用鸦胆子仁治鳞状上皮癌有效

配方及用法：鸦胆子仁。第一周内服鸦胆子仁每次9粒，第2周每次10粒，第3周每次11粒，第四周每次12粒，第五周每次15粒。均每日3次，用桂圆肉包裹，饭

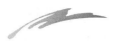

后吞服。外搽鸦胆子仁凡士林膏。将鸦胆子仁捣碎，与凡士林混合，拌匀，外敷患处，每日1次。

百姓验证：王某，男，68岁。1966年3月15日入院。自诉左耳发现肿物1年，初为黄豆大，不痛不痒，最近3个月肿物生长迅速，局部疼痛，头痛。皮肤科查：左外耳道及耳郭内侧被菜花状肿物占满，分泌物极臭，触之易出血。经某医院活体病理检查，确诊为鳞状上皮癌。按上述方法治疗80天，癌组织全部脱落，治疗过程中未见不良反应。治愈后活检3次，均未找到癌细胞。

引自：《广西中医药》（1979年第3期）、《癌症秘方验方偏方大全》

假黄色素瘤

3999. 用壁虎粉敷治假黄色素瘤1个月后痊愈

孙某，女，67岁。1986年4月26日诊。十几年前患者耳前长一肿块，大如黄豆，皮色如常，不痛不痒。1985年冬，肿块始发疼痛，肌注青霉素、链霉素无效。继而高凸，大如核桃，最后溃破。病理活体组织检查，诊断为假黄色素瘤。肌注龙葵注射液及口服抗癌药物亦未见效果。用壁虎粉直接撒于创面，外用纱布包扎，隔日换药。换药5次痛减，血水渐变为稀脓，7次痛消。15次后瘤体消失大半，22次瘤体全部脱落，继敷半月余而愈，随访半年未见复发。

按语：壁虎为壁虎科动物无蹼壁虎或多疣壁虎、无疣壁虎的全体。《本草纲目》记载："咸寒，有小毒。"本品具有散结解毒之功效，以其治癌正所谓"以毒攻毒"之法。

引自：《浙江中医杂志》（1988年第8期）、《中医单药奇效真传》

恶性黑色素瘤

4000. 本方治恶性黑色素瘤6例均临床治愈

配方及用法：

五虎丹糊剂：五虎丹结晶1.2克，蟾酥、红娘、斑蝥（去头足）各0.5克，洋金花1克。五虎丹由水银、白矾、牙硝各180克，食盐90克，按降丹法炼制，炼成白色

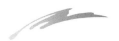

结晶。

五虎丹钉剂：又名拔毒钉，药物组成及量同五虎丹。

红升丹：水银30克，白矾24克，火硝21克，按升丹炼制，研末待用。

菊藻丸：菊花、海藻、山棱、莪术、党参、黄芪、银花、山豆根、山慈姑、漏芦、黄连各100克，蚤休、马蔺子各75克，制马钱子、制蜈蚣各50克，紫草25克，熟大黄15克，共研末，用紫石英1000克，煅红置于黄醋水中，冷却后将其过滤，以此醋为丸，如梧桐子大。

五虎丹糊剂涂于溃疡面，以普通膏药覆盖之。

五虎丹钉剂以五虎丹用米饭赋形，搓成两头尖的菱形钉剂，阴干备用，每支长4厘米，中间直径为0.3厘米，重约0.72克。多用于突出皮肤的癌肿，在肿部基底部插入癌肿的中央，视癌肿的大小可一次插入2~5个半支。瘤肿大的分期插药，待第一次插药处肿块组织坏死后再上第二次，然后用外科膏药覆盖之。

红升丹则按丹法炼制，研末待用。癌瘤组织上五虎丹坏死脱落后，改用此丹，每次以少许撒于疮面，外贴普通膏药保护，每2天换药1次，直至疮面愈合。

菊藻丸每日2~3次，每次25~30粒，饭后1小时温开水送服，禁食刺激性食物。

疗效：共治6例，均临床治愈出院。

百姓验证：欧阳某，男，58岁。1973年5月入院。前一年，右足跟长一新生物，小而色黑。继则溃烂，久不愈合，经某医院切片诊为右足跟黑素瘤。查溃疡面3.5厘米×2.5厘米，有少量黑色分泌物，右侧腹股沟淋巴结肿大。共用五虎丹糊剂6次，3周后肿瘤组织全部坏死脱落，继上红升丹，切片2次，均未见黑色素瘤细胞。临床治愈出院。

引自：《湖北中医杂志》（1982年第4期）、《癌症秘方验方偏方大全》

血管瘤

4001. 我用水晶膏治好一位老人的血管瘤

配方及用法：石灰末15克，白碱6克，糯米50粒。将石灰末放入干净杯内，白碱以适量开水溶化倒入，高于石灰两指为度，再将糯米撒于灰上，以碱水渗之，陆续添加，泡一昼夜。将糯米取出，捣烂成膏，装瓶备用。使用时先将局部洗净，以75%酒精消毒，然后取胶布一块，视瘤体大小，将胶布中间剪一小孔，贴于患处，使瘤体暴露于外。胶布周围要贴牢，避免水晶膏侵蚀周围组织。将水晶膏涂

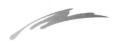

抹于瘤体上成1~2毫米厚薄层，上面再用胶布固定。2天后取下，可见血管瘤体成凹形黑色创面，再以消毒敷料包扎即可。结痂后不宜过早揭去，待创面平复自行脱落，不留疤痕。

疗效：此方治疗小儿血管瘤9例，1次治愈7例，2次治愈2例。

百姓验证：贵州习水县官店镇王俊书，男，60岁，会计。他来信说："我用本条方治好李登德老人的血管瘤病。"

引自：《新中医》（1993年第10期）、《单方偏方精选》

4002. 本方治血管瘤简便有效

配方及用法：蜥蝎7个，香油60克，蜡6克。将上药捣烂，外涂，每日2~3次。

疗效：治疗多例，均愈。

引自：《实用民间土单验秘方一千首》

小腿乳头状癌

4003. 用仙人掌全蝎3个月治愈小腿乳头状癌

配方及用法：仙人掌、全蝎。刮去仙人掌皮刺，捣如泥，摊于纱布之上，敷患处，复以绷带包扎固定。敷药同时取全蝎7只，黄泥封煅，研细，黄酒冲服，每周1次。

百姓验证：王某，男，60岁。1个月前小腿内侧甚痒，遂搔之出血结痂。几天后长一栗状物，但痒不痛，日后迅速增大。经病理检查，确诊为乳头状癌肿。以上方治疗，约3个月，肿物消失，皮肤平坦，遂告愈。

引自：《内蒙古中医药》（1987年第1期）、《癌症秘方验方偏方大全》

阴茎癌

4004. 治疗阴茎癌有效方

主治：阴茎癌。

配方及用法：

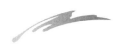

抗癌一号：鸦胆子（肉）、硇砂、砒石、草乌各6克，雄黄、轻粉各10克，硼砂、枯矾各30克，麝香15克，冰片3克，合霉素10克。

抗癌二号：白芨、象皮、紫草各15克，炉甘石30克，合霉素5克。

八湿膏：樟丹10克，梅片1克，煅石膏、硼砂各30克，密陀僧6克。

中药汤剂内服：体质较弱病人给予八珍汤辅以半枝莲、蚤休、土茯苓、山豆根等药物加减治疗，每日1剂，连续服用1~3个月。

抗癌一号，此方有解毒祛腐，消除肿瘤的作用。将此药粉均布在癌瘤局部，敷以凡士林纱条，每日或隔日1次。待癌瘤枯萎脱落，癌瘤局部可用盐水纱条敷盖。视癌瘤脱落是否彻底，酌情再次应用抗癌一号治疗，直至癌瘤部病理检查阴性。抗癌二号，制法同上。取其粉剂洒布于癌瘤消失后的创面，有生肌收敛，促使创面愈合的作用。八湿膏方中，将各药物混合，研为细末，用凡士林调和消毒应用。用于肿瘤消失后顽固不愈之创面，有生肌和抗感染作用。涂在凡士林纱布或纱条上，局部敷盖。中药汤剂每日1剂，水煎服。

疗效：治疗23例，自肿瘤脱落至创面病理检查无癌细胞的时间，最短为10天，最长达57天，平均22天。肿瘤脱落后至创面愈合平均时间为37天。本组病例治疗后，随访5年以上的11例，随访4~5年7例，随访3~4年4例，另1例治疗后10个月死于脑溢血。

百姓验证：贾某，男，48岁。阴茎肿物5个月，检查于冠状沟左侧有3厘米×4厘米大小肿物。病理诊断为阴茎鳞状上皮癌。做包皮环切，肿瘤局部用抗癌一号，内服中药汤剂及化疗1个疗程。29天后取组织做病理检查为阴性，改用抗癌二号。以后发现有尿道瘘，创面经游离植皮而愈。随诊复查阴茎外形完整。随访5年以上局部无复发。

备注：治疗时在癌基部注射癌敌8~12毫克或博来霉素3~5毫克，一般用生理盐水稀释至2~4毫升，根据肿瘤基底大小酌情应用。全身辅以化疗。治疗过程中必须连续，不能中断。

引自：《新医药学杂志》（1978年第2期）、《癌症秘方验方偏方大全》

乳腺癌

4005. 我女儿患乳腺癌用本方治疗1年痊愈

配方及用法：山慈姑200克，蟹壳100克，蟹爪（带爪尖）100克。上药共研细末，以蜜为丸，每丸重10克，每次1~2丸，每日3次，温开水送下，饭后服用。

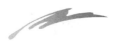

疗效： 治疗27例曾确诊为乳腺癌的患者，收效甚为理想。

百姓验证： 新疆塔城市花园街诊所谌贻栋来信说："我女儿2000年经乌鲁木齐医院确诊为乳腺癌，并已转移，在医院做了手术，花费2万多元。医院说还须做放疗1年，且不能保证完全康复。后来，我们放弃了去医院放疗，用本条方与尿疗法相结合治疗1年，于2001年7月去医院复查，癌细胞已消失了。现在身体一切正常。"

引自：《千家妙方》、《癌症秘方验方偏方大全》

子宫颈癌

4006. 一位日本子宫颈癌患者用尿疗法治愈

日本中尾内科医院院长中尾良一博士介绍利用尿疗法治愈子宫癌的T女士病例：T女士罹患子宫颈癌。医师劝导T女士接受手术，可是T女士希望进行尿疗，就请求医师将手术延期，然而，医生却不同意。结果手术摘除了子宫和卵巢等。手术后，医师感到百思不解：在手术前的检查，原本已证实子宫有癌细胞，但手术后，再也找不到癌细胞。T女士认为，子宫颈癌痊愈，应归功于尿疗法。

引自： 广西科技情报研究所《生命水治病100例》

4007. 一位患者饮尿后癌细胞消失

日本48岁主妇山田洋子说："我姐患子宫癌，将于10天后手术，我劝她将所排出来的尿全数饮用，饮尿二三天后，她身体状况稍好转，我建议她手术延期，但遭到医生斥责。然而，按照预定的计划进行手术后，却在子宫内找不到癌细胞，连医生也觉得不可思议。"

引自： 广西科技情报研究所《生命水治病100例》

4008. 本方治子宫颈癌有效

配方及用法： 枯矾18克，砒霜9克，麝香0.9克。将上药共研细末，加入适量江米粉，用水调匀，制成"T"字形栓剂，每枚药钉长1～1.5厘米，直径为0.2厘米，晾干备用。

疗效： 治疗宫颈癌11例，全部达到临床治愈的标准。

引自：《中药新用》、《癌症秘方验方偏方大全》

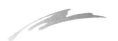

4009. 用蝮蛇粉冲服治子宫颈癌有效

配方及用法：土蚖蛇（即蝮蛇，约尺余长）12条。将蛇去内脏及头尾，焙干，研为细末，备用。每1剂量含半条蛇，开水冲服。服1次，停药4天，再服第二次。服完12条蛇为1个疗程。

疗效：经治2例，1例治愈，1例好转。

备注：服药期间腹部有坠疼感，故每服第一次须停药4天再服第二次。

引自：《安徽单验方选集》（安徽人民出版社）、《癌症秘方验方偏方大全》

4010. 本方治子宫颈癌有效

配方及用法：

催脱钉：山慈姑18克，砒霜9克，枯矾18克，麝香0.9克。

玉红膏：当归身60克，白芷90克，紫草9克，甘草30克。

新11号粉：漳丹15克，儿茶15克，蛤粉30克，乳香9克，没药3克，冰片1.8克，雄黄15克，硼砂0.9克。

催脱钉方中各药共研细末，加入适量江米粉，用水调匀，制成"T字形或圆钉形"的栓剂，每枚长1~1.5mm，直径为0.2mm，晾干备用。玉红膏制成油膏剂。新11号粉制成粉剂。在治疗时，采用宫颈管及瘤体插钉法，即向宫颈管内或瘤体上直接插入催脱钉，每次1~3枚，一般3~5天上药1次，连续上药3~4次。待瘤组织凝固坏死，自行脱落后，改用玉红膏，每日1次，以促进新生上皮增生。如宫颈癌合并局部感染时，可先用新11号粉，待感染控制后再用催脱钉治疗。

疗效：治疗11例患者，全部达到近期临床治愈的标准。随访1~5年，尚无一例复发。

百姓验证：刘某，女，53岁。绝经10年后，白带增多，色黄有味，1975年在某医院被确诊为鳞状上皮癌（宫颈癌Ⅱ期结节型）。于1975年10月来我院入院治疗，局部上催脱钉10次，治疗5个月，细胞学检查连续3次阴性，病理学检查阴性。妇科检查：宫颈光滑，结节消失。于1976年3月痊愈出院。1981年3月门诊复查，阴道细胞学检查，未见癌细胞。病理学检查宫颈为正常鳞状上皮。患者出院后5年来，一直坚持全日工作。

备注：一般在上药后24小时内，个别病人可出现轻度恶心，头晕，胃脘部不适，小腹下坠及阴道水样分泌物增多，严重者可出现时心慌心跳，全身不适等症状。以上反应，一般在48小时内自行消失，可以不作处理。

引自：《中医杂志》（1981年第11期）、《癌症秘方验方偏方大全》

4011. 本方治早期子宫颈癌有效

主治：早期子宫颈癌。

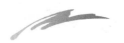

配方及用法：

三品饼、杆：白砒、明矾、雄黄、没药。

双紫粉：紫草、紫花地丁、草河车、黄柏、旱莲草各30克，冰片3克。

鹤酱粉：仙鹤草、败酱草、金银花、黄柏、苦参各30克，冰片3克。

将白砒与明矾混合煅制（即炼丹法），经药化检验合格，加雄黄、没药压制成饼、杆型，用紫外线消毒后备用。治疗时将饼或杆敷贴于宫颈或插入宫颈管。双紫粉和鹤酱粉共研细末，高压消毒后外用。

疗效：190例患者，除2例死于脑溢血、尿毒症外，188例均健在，未见复发。

备注：9天左右使用1次三品饼、杆是安全的。本疗法主要适用于宫颈原位癌（包括累及腺体）、鳞癌Ⅰ期（浸润深度在3mm内）的患者。此外对宫颈重度间变（非典型增生）、宫颈赘生物、多发性宫颈息肉、久治不愈的肥大性宫颈炎等也收到良好的效果。禁忌证有早期浸润灶汇合或融合者；淋巴管、血管内有癌栓存在者；宫颈高度萎缩，单纯颈管癌，伴有急性传染病或严重内脏疾患者。

引自：《中西医结合杂志》（1983年第3期）、《癌症秘方验方偏方大全》

4012. 本方对子宫体腺癌术后阴道出血很有效

配方及用法：毛花猕猴桃根250克，瘦猪肉200克或鸡蛋3个。上药配瘦肉或鸡蛋炖汤服，每天1次。

疗效：此方治疗子宫体腺癌术后阴道出血有效。

百姓验证：黄某，女，66岁。6个月前起常感下腹部疼痛，断断续续阴道流血，有时咳嗽咯血或鼻腔出血。经医院病理检查诊断为子宫体腺癌，做子宫切除术。术后下部仍时有疼痛及阴道少量流血。以上方治疗，经服15次后，下腹疼痛及出血基本消除。陆续用药约5个月，共服药约30000克，诸症悉除。随访至1984年4月，黄某已74岁，健康如常人。

注：毛花猕猴桃（属猕猴桃科）别名毛花杨桃、接骨仙桃等，生于山谷、溪边及路旁灌木丛中。其性味甘寒无毒，功能消肿解毒，活血祛淤，止血止痛。

引自：《福建中医药》（1985年第1期）、《单方偏方精选》

4013. 日本一位子宫肿瘤患者自饮尿后肿物明显缩小

日本东京主妇小泉幸子，57岁。10年前因十二指肠溃疡几度住院。6~7年前，发现体内长了一个如拳头大的子宫肿瘤，同时，还患有低血压。从去冬开始实行尿疗法，一次喝半杯尿，一天4~5次，效果佳。手脚发冷、头重和头晕目眩消失，子宫肿瘤出血也几乎不再出现，腰痛和下腹部的刺痛消失。一个半月后做超声波检查，子宫肿瘤明显缩小。

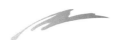

绒毛膜癌

4014. 用紫草根粉治子宫绒毛膜上皮癌有效

范某，女，19岁。流产后一年中阴道血不断，极度贫血，全身浮肿，确诊为子宫绒毛膜上皮癌。用紫草根粉末加蒸馏水500毫升，浸泡30分钟，再用砂锅煮沸，过滤。每日100毫升，分4次服。治疗后流血停止，食欲增进，痊愈出院。

注：必须用蒸馏水，煮沸后立即取下，不可煮得过久，煮成豆汁色最好，如为咖啡或蓝墨水色，则效果差。当天煮当天用。

按语：紫草根苦寒，有凉血活血，清热解毒之效。用治绒毛膜癌虽系单案报道，但用药后临床症状全部消失，小便妊娠反应阴性，且副作用小，因此疗效可靠，颇值进一步研究和应用。

引自：《山东中医验方集锦》、《中医单药奇效真传》

4015. 此方已治愈2例绒毛膜癌患者

主治：绒毛膜癌。

配方及用法：用凤尾草60克，水杨梅60克，向日葵盘1个。水煎服，每日1剂，连用6个月。

疗效：2例患者治疗后获愈。

引自：《千家妙方》（解放军出版社）、《癌症秘方验方偏方大全》

恶性葡萄胎

4016. 用本方治恶性葡萄胎患者有效

主治：恶性葡萄胎。

配方及用法：龙葵30克，半支莲60克，紫草15克。水煎服，每日1剂。1~3个月为1疗程，继服龙葵1个月以巩固疗效。

疗效：江西南昌市第一人民医院用于治疗恶性葡萄胎患者4例，均短期治愈。服药2个月尿妊娠试验转阴，一般情况良好。

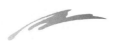

引自：《抗癌中草药制剂》（人民卫生出版社）、《癌症秘方验方偏方大全》

4017. 坚持手脚穴位按摩治卵巢肿物可获良效

卵巢肿物是一种较常见的女性生殖器肿瘤，可一侧或双侧，有生理性、良性和恶性之分。由于卵巢肿物分类众多，良恶性一时难分，且还有生理性卵巢囊肿混淆在内，故遇患有此症者，除建议其请医生确诊外，及早采取手脚穴位按摩，可获良效。

脚部选穴：39，40，13，4，12，36-1，36-2。（见4017条图1）

按摩方法：39，40两穴同时按摩，用拇指和食、中指从踝骨前两侧凹处捏住，向上推按，双脚取穴，每次每脚每两穴推按5~10分钟。13，4两穴均分别用按摩棒小头自上向下点按，双脚取穴，每次每脚每穴点按5分钟。12穴用按摩棒大头自上向下推按，双脚取穴，每次每脚每穴推按5分钟。36-1穴用按摩棒大头定点按压，双脚取穴，每次每脚每穴按压10分钟。36-2穴用食指关节角自下向上推按，双脚取穴，每次每脚每穴推按10分钟。每日按摩2次。

手部选穴：74，77，15。（见4017条图2）

按摩方法：以上三穴均用艾灸，74，77在每只手有2处穴点，三穴共10处穴点，每穴点用艾条灸2分钟。

注：有关穴位名称及按摩工具制作法，详见本书4145的《手脚穴位按摩疗法》。

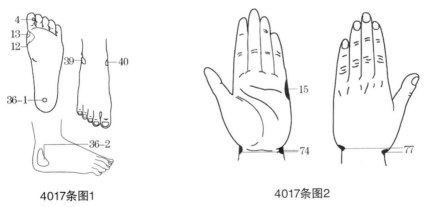

4017条图1　　　　4017条图2

白血病（血癌）

4018. 白血汤可治急性淋巴性白血病

主治：急性淋巴性白血病。

配方及用法：半枝莲、夏枯草、白花蛇舌草、天门冬、鳖甲、蒲公英、紫花地丁、生地、熟地、太子参、玉竹、旱莲草、猫爪草各30克，龙葵、丹参、地骨皮各15克，胡黄连、全蝎各10克，三七粉2克。上药水煎2次，早、中、晚分3次服。

疗效：30例治愈26例，有效控制4例，治愈率87%。

百姓验证：张建军，男，27岁，已婚，蔚县农民。1990年8月20日主诉发烧10天，1个月前出现血衄不止，压迫止血及安络血、止血敏用后停止，12天后又复发高烧，体温常在39℃左右，伴有两肋疼痛、头晕、饮食差、呕恶。锁骨窝及腋下淋巴结明显肿大，用同位素扫描：肝脏位置正常，形态完整。血象WBC55600立方毫米，成熟淋巴48%，幼淋巴50%，当地医院诊断为急性淋巴性白血病。注射青霉素、庆大霉素等治疗效果不佳，仍有高烧、头晕、肋疼，生活已不能自理，家人用车推来我处就诊。观察患者面色灰暗，神情萎靡，少气无力。自述头晕、两肋疼痛不畅，易怒，性情急躁，大便干结2日一行。睡眠不安，时有鼻衄，脉弦数，舌质淡红、苔薄白，诊断血痹虚劳。辨证：热毒内蕴、肝郁化火、邪正交争、迫血妄行。治宜清热解毒，益气养阴，凉血止血。服新白血汤8剂后饮食增加，精神大有好转肋疼减轻，自来就诊。1990年9月18日诊脉弦细无力，舌质红、苔黄腻，效不改方去胡黄连、丹参，加滑石12克，再服22剂后，肿大淋巴结消失，已不发烧。淋巴幼稚型3%，成熟型97%，嗜中性料细胞约200个白细胞中可明显发现1个，心率110次／分，血压14.6／12.8千帕（110／96毫米汞柱），舌质淡红、苔白。守前方：龙葵、夏枯草、半枝莲、白花蛇舌草，加青黛15克，服药2个月后，改为丸剂，每丸10克，日服3次。间断服药10个月后，1992年3月10日复查，未见不适，现在能参加劳动了。

按语：现代医学认为本病是一种恶性增生性疾病。

荐方人：河北蔚县邮电局中医师　金芝玉

引自：《当代中医师灵验奇方真传》

4019. 石膏人参汤治急性白血病高烧有效

主治：急性白血病高烧。

配方及用法：生石膏（先煎）45克，知母12克，甘草10克，粳米15克，人参6克，双花30克，连翘15克，蛇舌草30克。上药煎15~30分钟，取汁约300毫升，日服3次。伴有头痛者加菊花15克，咽痛者加牛蒡子10克，周身疼痛者加葛根12克，鼻衄牙龈或其他部位出血者加三七参（捣）6克，生地炭1.5克，丹皮10克。

疗效：治疗患者27例。6例高烧患者在3小时内体温降为正常；20例高烧者在3天内体温降至正常，临床症状消失，出血渐止；1例高烧者在4天内降至正常。

荐方人：山东省临沂地区人民医院　颜丽　梁茂芬

引自：《当代中医师灵验奇方真传》

4020. 本方治急性白血病有效

主治：急性白血病。

配方及用法：夏枯草、生地、紫草、出豆根各12~18克，白花蛇舌草20~30克，重楼9克，金银花15~24克，土茯苓30克，山慈菇9克，半边莲18~24克。水煎服，每日1剂。

疗效：辽宁省朝阳地区人民医院用本方配合化疗治急性白血病18例，完全缓解10例，部分缓解4例，进步2例，无效2例。

引自：《抗癌中草药制剂》（人民卫生出版社）、《癌症秘方验方偏方大全》

4021. 用蟾蜍酒治白血病有效

配方及用法：蟾蜍15只（每只重125克），黄酒1500毫升。将蟾蜍剖腹去内脏洗净，与黄酒放入瓷罐中封闭，置入铝锅内加水蒸2小时，将药液过滤即得。每天服3次，成人每次服15~30毫升，儿童酌减，饭后服。一般服药15天，间隔15天，连续用药直至症状完全缓解。其后维持缓解治疗。在治疗过程中不用其他抗白血病药，但需配合抗感染、输血、补液、纠正电解质紊乱等支持疗法。

疗效：此方治疗白血病32例，总缓解率为75%，完全缓解率为25%，以急性淋巴细胞白血病疗效最好。早幼粒白血病及急性单核细胞白血病疗效较差。

备注：本品正常剂量对肝肾无损害，仅有心悸及胃肠道反应，配用维生素B₆或半夏，反应可减轻或消失。

引自：《辽宁中医杂志》（1984年第4期）、《单方偏方精选》

4022. 壁虎治急性淋巴细胞性白血病均得缓解

配方及用法：壁虎适量。焙干研末为散，每服2~3只，日服3次，开水送服。

疗效：治疗急性淋巴细胞性白血病2例，服药3周，食欲增加，疼痛减轻，精神好转，面色红润，1个月后肿大的淋巴结消失，复查骨髓象3次均正常。随访1年，不见复发。

引自：《辽宁中医杂志》（1984年第8期）、《单味中药治病大全》

4023. 加味牛黄丸治急慢性白血病效果较佳

主治：急慢性白血病。

配方及用法：牛黄、麝香、雄黄各6克，天竺黄、牵牛粉各12克。共为细面，荞麦面为丸，分做30丸，每次服1丸，每日2次，用薄荷30克，煎水送服。可根据辨证施治，急性辅以清热凉血之犀角地黄汤加紫草茸、贯众；慢性辅以补气养血之归脾丸；肝脾肿大者辅以秦艽鳖甲煎或当归龙荟丸；白细胞高者加大牛黄雄黄用量；红细胞、血色素偏低，幼稚细胞多见者，加大麝香用量。

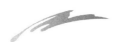

疗效： 20余年来，本方治疗急慢性白血病58例。其中，急性白血病22例，完全缓解者8例，部分缓解14例；治疗慢性粒细胞白血病36例，完全缓解25例，部分缓解11例；存活时间最长达19年之久。

荐方人： 河南省淅川县中医院　王进平

引自：《当代中医师灵验奇方真传》

4024. 白血回生汤救生丸治白血病2例全部康复

主治： 白血病。

配方及用法： 当归、白芍、桑葚、枸杞子、五味子、菟丝子、狗脊、山楂各15克，首乌14克，杜仲、巴戟、槐花（炒）、木通各12克，内金、血余炭、人参各6克，红枣9个，龟板、鳖甲各18克，茯苓2克。上药水煎2次，每次20~30分钟，取汁300毫升，分早、晚2次服用，24剂为1个疗程。病情好转后改服白血救生丸：海参干品60克，豹骨100克，牛骨髓100克，当归、牛膝、白芍、女贞子、熟地黄、鹿角胶、紫河车、黄精、黄芪、菟丝子、五味子各50克，红枣肉500克，白鸽2只取血。上药研成细面，制成丸剂，每丸重12克，日服2~3次，每次1丸。

疗效： 治疗2例，完全康复。

荐方人： 陕西佳县金明寺中医诊疗所中医师　顾其生

引自：《当代中医师灵验奇方真传》

4025. 本方治急性粒细胞性淋巴性白血病有效

主治： 急性粒细胞性淋巴性白血病。

配方及用法： 羚羊骨18克，水牛角30克，白花蛇舌草30克，半枝莲30克，山慈姑30克，玄参15克，紫草根30克，细叶蛇泡30克，土鳖虫12克，青黛末15克。加减：骨疼痛者加料刁竹30克，枫香寄生24克，石上柏30克；齿衄、皮下出血者加三七9克，白茅根30克，白芨15克；心悸头昏者加九节菖蒲18克，珍珠母30克，辰砂3克。水煎服。

疗效： 治疗2例，1例痊愈，1例缓解。

百姓验证： 男，51岁，1981年9月18就诊。因发热，头昏，牙龈出血，全身无力月余就诊，经临床及实验室检查，诊断为急性淋巴性白血病前期。服上方25剂后，病者症状显著缓解。继服130余剂，于1982年10月随访时患者一切正常，已能胜任日常工作。

引自：《奇难杂证》（广东科技出版社）、《癌症秘方验方偏方大全》

4026. 我运用六神丸治急性白血病有缓解效果

配方及用法： 六神丸，每日180粒，分3~4次口服。不能耐受者，由小剂量每日

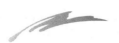

30粒开始，能耐受后迅速增至每日180粒。如有出血、感染时配合止血剂、抗生素及支持疗法等。

疗效： 6例急性白血病中1例AML和2例APL患者完全缓解，其余3例未缓解。完全缓解所需时间为71～118天，维持时间为81～188天。

百姓验证： 刘某，男，28岁，1986年9月因AML。入院，住院后给予六神丸每日150粒，分3次口服及抗感染、支持疗法等。住院期间突然肛门排出稀水样便，无尿，经从尿道推入造影剂诊断为尿道直肠瘘。考虑为白血病浸润所致，六神丸加量每日180粒，分3次口服。17日后患者每天排尿量为50～100毫升，以后尿量逐渐增加到1000毫升，从肛门仍有少量尿液排出。服六神丸118天，于1987年1月24日经骨髓细胞检查发现AML完全缓解。

引自：《中西医结合杂志》（1989年第12期）、《癌症秘方验方偏方大全》

4027. 三尖杉可治血癌

取三尖杉20克煎汤饮服。三尖杉为我国珍稀树种之一，它是血癌的最大克星。但它本身具有毒性，为减轻它对人体的副作用，可随服保健汤。即取太子参、麦冬、胡桃夹、云母石、枸杞根、生熟地、羊蹄根各15～20克，共煎汤服之。白血病患者如有出血症状，则加紫草根30克；有发热者加板蓝根30克；便秘者则吞服当归龙荟丸3克，可增强疗效。

在服用三尖杉治癌过程中，亦可配之以狗舌草（又名铜盆一柱香），用量视病状轻重，酌取40～80克，共与三尖杉煎汤服用。此外，用60～80克白花蛇舌草煎汤服用，以汤代茶，亦能抑制白血病（血癌）。

引自：《神医奇功秘方录》

艾滋病

4028. 甘草是艾滋病的克星

甘草是艾滋病的克星。日本山口大学医学系和福岛医科大学教授组成的科研小组，在研究中发现：中药甘草是既能预防又能治疗艾滋病的药物。甘草中的主要成分——甘草甜素，就是治疗艾滋病的有效成分。应用甘草甜素治疗艾滋病，不论实验室实验还是临床实验，都已取得了显著效果。在实验室内，加入0.25毫克甘草甜素，细胞就全部死亡，而对照组不加入甘草甜素的感染艾滋病毒的细胞即全部成活生存。临床实验的治疗效果也十分显著，艾滋病患者服用

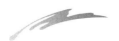

甘草甜素后，免疫力增强，免疫功能很快恢复，病情明显好转。

甘草不要多服、久服或让儿童当甜味剂嚼食，否则会产生类似肾上腺皮脂激素样的副作用，使血钠排出减少，钾排出增多，导致高血压、低血钾症，出现浮肿、软瘫等临床表现。久服甘草，还会引起低血钙，出现缺钙性抽搐等症状，还可能引起肾上腺皮质小球带萎缩，导致肾上腺皮质机能减退。如果发生肾上腺皮质机能减退症，治疗是比较困难的，需长期服用强的松之类的肾上腺皮质激素才能维持生命。

引自：《百草药用趣话》

4029. 苦瓜治疗艾滋病有效

武汉职工医院副教授李湘云和同事们经过3年研究证实：苦瓜中一些成分治疗艾滋病有效。

李湘云从苦瓜中提取出一种物质，提供给中国预防医学科学院艾滋病研究与检测中心进行实验研究。结果表明：这种苦瓜提取物对HIV-1型病毒具有灭活作用，并能增强巨噬细胞和T淋巴细胞功能，而这两种细胞都是人体自身免疫系统的"卫士"。（怡勇）

引自：1997年12月19日《生活与健康》

癌性腹水

4030. 马蹄草敷脐治晚期癌症腹水有效

配方及用法：马蹄草250克。脐部常规消毒后，将麝香0.3克置于脐窍中，用胶布贴盖，再将马蹄草洗净切碎，加白酒少许，炒至不烫手为度，敷于其外，或日敷夜去均可。

疗效：本法治2例晚期癌症腹水少尿，腹胀如鼓病例，利尿消肿迅捷，疗效佳。

引自：《四川中医》（1989（12）：14）、《单味中药治病大全》

4031. 治癌性胸腹水效方

配方及用法：龙葵500克（鲜品），干品要用120克。水煎口服，每日1剂。
疗效：4例癌性胸腹水病人，用以上方法治疗后，其胸腹水明显减少。
引自：《千家妙方》

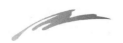

各种癌性疼痛

4032. 用消炎痛治癌性发热有效

消炎痛是非激素类消炎、镇痛、解热药，对癌性发热有特效。用法：每次1片（25毫克），每日3次，饭后即服，用3～4天可见效。巩固2周后逐渐减量，一般先改早、晚半片，之后再减中午半片，服半片后须巩固数月后逐渐停药。如每次服1片无效，则中午服1片半；如上午发热高，则早饭后服1片半，个别须加量至2片方能控制体温。因消炎痛有刺激胃黏膜的副作用，且宜饭后即服。如每次服用2片不能耐受者，可改用消炎痛栓，每粒100毫克，塞入肛门，每日1次，必要时早、晚各1次，可避免胃脘不适之弊。用栓剂时，口服消炎痛暂停，将体温控制后，再口服小剂量消炎痛，随后逐渐停用栓剂。（潘摘）

4033. 我将消炎痛与阿米替林合用治癌痛有效

癌症晚期，使病人最为痛苦的莫过于疼痛了。有的病人，甚至用度冷丁、吗啡都不能解除疼痛。最近有研究证实，消炎痛与阿米替林合用治疗癌症疼痛有较好疗效。

武汉同济医科大学杨今祥用此两种药物治疗癌症疼痛，用法为每日消炎痛、阿米替林各25毫克，分2次口服。个别病例开始时如止痛效果不明显，可每日剂量各用50毫克，分2～3次口服，疼痛缓解后即减小剂量或采用间隔用药。治疗52例，总有效率达100%，尤其对肺癌与肝癌的镇痛效果最为显著，对胃肠道癌症的镇痛效果稍差。

百姓验证：上海市殷行路殷行一屯吕德芳来信说："我老伴患晚期肝癌与卵巢肿瘤，医生都认为没必要治了。为了减少老伴的疼痛，我用本条方给予止痛，其效果确实很好。原来，老伴一痛就用杜冷丁维持，过2个小时又开始疼。因杜冷丁止痛时间短，又改用昂贵的吗啡止痛药，但也是难以奏效。后来试用本条方，结果真是出乎意料，服后半小时开始见效，止痛时间也延长了。"

荐方人：河南焦作矿务局　是明启

4034. 我用甲鱼胆汁止癌痛效果很好

配方及用法：鳖（即甲鱼）胆汁。将活鳖投入沸水中煮5～10分钟后，取出胆汁。鳖在500克以下，胆汁为1次量，500克以上为2次量。每日1次，空腹服。

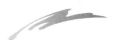

百姓验证： 大连市中山区武汉街58号二楼邹永花的爱人用此方给一位37岁肝癌患者治疗，患者肝区疼痛明显好转。

荐方人： 江苏淮阴县　耿汉顺

引自：《江苏中医杂志》（1983年第6期）、《中医单药奇效真传》

4035. 用甲鱼胆汁止癌痛确实有效

王某，女，68岁，家庭妇女。1981年12月诊为肺癌（骨转移）。癌肿压迫神经，臀部出现电击样疼痛。其家属自用杜冷丁20支肌注，患者仍疼痛呻吟不止，彻夜不眠。遂用活鳖洗净后投入砂锅或铝锅沸水中煮5~10分钟，取出胆囊挤出胆汁。每日1次，空腹内服。治疗10天后疼痛明显减轻，停止使用杜冷丁治疗。

引自：《江苏中医杂志》（1983年第6期）、《中医单药奇效真传》

4036. 用止痛饮治疗各种癌症疼痛效果明显

疼痛为中晚期癌肿患者常见症状之一，主要是由于癌肿的局部浸润、扩散转移，引起神经受累或骨转移所致。我依据中医学理论，研制出止痛饮，临床应用证明有明显的镇痛效果。观察40例，年龄最大67岁，最小42岁。其中，男28例，女12例。原发性肝癌11例，支气管肺癌8例，食管癌5例，乳腺癌4例，胰腺癌2例，直肠癌10例。按疼痛四级分级标准，40例中2级疼痛22例，3级疼痛18例。

配方及用法： 罂粟壳100克，威灵仙、元胡各50克，五味子、灵芝、首乌、五灵脂各30克，马钱子、天仙子各7克。制成口服液100毫升。痛时口服10毫升，每日1~2次，若疼痛剧烈者可服15毫升。

疗效： 2级疼痛22例，完全缓解20例，部分缓解2例；3级疼痛18例，完全缓解8例，部分缓解6例，轻微缓解1例，无效3例。一般用药后25分钟左右即可见效，止痛效果持续12小时以上。

按语： 我们根据中医理论，深入挖掘前人经验，经过长期摸索研制出止痛饮，不仅有明显的止痛效果，也无以往内服中药之副作用。止痛饮中罂粟壳酸平镇痛力强为主药；马钱子、天仙子麻醉止痛以助主药之力为辅；威灵仙、五灵脂活血通络止痛，元胡理气止痛，灵芝、五味子、首乌补虚止痛共为佐药。诸药合用共达理气活血通络止痛之功，契中癌痛之病机，故有较好的治疗效果。临床应用亦表明本药镇痛起效快，服药后部分病人15分钟即可见到明显的止痛效应，疼痛缓解持久，最长可达24小时之久。临床亦未发现明显的毒副作用，患者服用亦较方便。

荐方人： 河南郑州市中医院　赵建成　刘秉昭

　　　　　江苏陵浦中医肿瘤医院　孙国发

引自： 1997年第6期《河南中医》

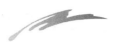

4037. 用本方可治各种癌症疼痛

配方及用法： 天仙子、冰片各20克，研末混匀，密封备用。取药末适量，温开水调成稠糊状，凉后摊于纱布上，外敷痛处。敷药面积需大于疼痛面积，厚0.2~0.3厘米，塑料薄膜覆盖，胶布固定，1~2天换药1次。

疗效： 本方治疗因患癌症引起疼痛病人30例，显效（用本方后停用其他镇痛药均无明显疼痛）16例，有效11例，无效3例。起效时间在用药后10~20分钟。

引自： 1995年9月16日《广西科技报》

4038. 用中药散剂控制晚期肿瘤疼痛效果很好

使用自拟中药散剂用于控制晚期肿瘤疼痛，效果良好。以中药散剂治疗9例肿瘤患者，达到止痛的目的。其中肝癌2例，肺癌骨转移3例，胃癌3例，乳腺癌1例。全部病例均经市级以上医院确诊为晚期肿瘤且失去手术或再次手术机会者，长期依赖用杜冷丁等药物镇痛。

配方及用法： 三棱45克，莪术30克，蚤休30克，川芎45克，冬虫夏草45克，白芷30克，太子参60克，蜈蚣15克，陈皮30克，术通45克。以上药味共研末混匀，制成散剂贮存备用。每次用20克加开水100毫升。每日3次，餐前服。

疗效： 9例经治疗后，结果2例完全缓解，5例部分缓解，2例轻度缓解。

百姓验证： 患者男性，63岁，因右肺门癌术后2年，咳嗽、胸闷、腰部剧痛伴双下肢瘫痪1个月而入院，每日需服二氢埃托啡片4~5次。诊断为肺癌腰椎转移，腰3，4椎体损坏。即投予上述自拟中药散剂20克加开水100毫升冲服，每日3次，24小时后疼痛明显缓解，48小时后能自行翻身，下肢能伸缩，睡眠良好。

体会： 大部分肿瘤患者都有疼痛症状，控制疼痛是肿瘤治疗中的重要问题。WHO提倡肿瘤镇痛用药的三阶梯原则，但使用后晚期患者中有相当部分对吗啡类镇痛剂成瘾。

我们自拟的中药散剂，其主要功效是清热解毒、活血破淤散结、行气止痛。其中，莪术、蚤休、白芷、蜈蚣还具有抗肿瘤作用。本组9例应用后说明其效果良好，其中，有3例用二氢埃托啡镇痛无效的病人改用本散剂后都显示良好的效果。

荐方人： 广东韶关市第一人民医院　李远东　张连新

4039. 肝癌止痛膏可治肝癌疼痛

主治： 晚期肝癌引起的疼痛。

配方及用法： 柴胡、生白芍各100克，生鳖甲150克，麝香5克，白芷、三棱各20克，青皮50克，干蟾皮、乳香、没药、川芎、莪术、穿山甲、光慈姑、半枝莲、白

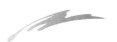

花蛇舌草各30克。将乳香、没药、麝香、白芷研细末，其他药物用麻油浸泡，然后慢火将药物炸至焦黄捞出，再将药油过滤加热至300~320℃，直到熬至滴水成珠，而后加樟丹搅拌至不粘手，软硬适合，置凉水中去火毒。用时将膏药化开加入乳香、没药、麝香、白芷粉，拌匀后贴敷痛处，每7天换药1次。

疗效： 11例均为晚期肝癌病人，疼痛难忍，经贴敷本膏后疼痛基本消失。

荐方人： 山东省烟台芝罘区肺科医院　胡中苏

引自：《当代中医师灵验奇方真传》

4040. 癞蛤蟆雄黄外敷治肝癌疼痛效果好

主治： 肝癌外敷镇痛。

配方及用法： 活癞蛤蟆1只（去内脏），雄黄30克，将雄黄放入癞蛤蟆腹内加温水少许调成糊状，敷在肝区疼痛最明显处（癞蛤蟆腹部贴至痛处），然后固定。夏天敷6~8小时换1次，冬天可24小时换1次，敷2小时后癞蛤蟆变绿色，无不良反应。

疗效： 一般敷15~20分钟后可产生镇痛作用，并可持续12~24小时。

荐方人： 湖南湘潭县　付丹

引自： 广西医学情报研究所《医学文选》

4041. 苦菜汤止肝癌痛疗效较佳

配方及用法： 鲜苦菜（带根）100克，白糖10克。上药洗净，加白糖共捣烂取汁，将药渣加水适量煎煮15~20分钟，过滤去渣，取药液与药汁共煎后服用，每天服2~3次。忌葱。

疗效： 此方治疗9例晚期癌肿患者疼痛，连服3~10天均有明显的止痛作用。同时全身症状亦好转，尤其对肝癌、肺癌疗效更佳。本方无任何毒副作用，能抑制癌症的迅速恶化，从而延长寿命。

百姓验证： 潘某，女，37岁。经某医院确诊为肝癌，多方医治疼痛难忍。用杜冷丁止痛时间亦短暂。连服苦菜汤3天，疼痛基本缓解。

引自：《山东中医杂志》（1990年第3期）、《单方偏方精选》

4042. 鼠妇汤止肝癌痛效果好

配方及用法： 鼠妇60克。将干燥鼠妇加水适量，水煎2次，共取药液240毫升，混合后每天分4次口服，每次60毫升。服药期间禁食酸、辣、辛食物。

疗效： 此方治疗肝癌剧痛6例，均收到明显效果。

百姓验证： 周某，男，57岁。10年前曾患过肝炎〔HBsAg（＋）〕。近来自觉上腹部不适，食则作胀，肝区稍有隐痛，形体逐渐消瘦。经某医院肝脏触诊，质地偏

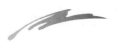

硬，边缘不光滑，肝大肋下8厘米，又经B超检查确诊为肝癌。经中西药治疗病情未见好转，继而出现腹水，肝区疼痛加剧。疼痛发作时，每天上午肌肉注射1次杜冷丁100毫克后，疼痛才稍见缓解。后因杜冷丁已不能满足其要求，就改用大剂量鼠妇煎汁口服，药后30分钟，肝区疼痛明显减轻。每次药后止痛可维持2小时左右，病人自觉肝区尚有轻松感，尿量增多，腹水亦见减少。

引自：《陕西中医》（1986年第11期）、《单方偏方精选》

4043. 用蒲公英汁治肺癌胸痛效果好

配方及用法：新鲜蒲公英适量。将蒲公英捣碎绞汁，取药汁直接敷于痛处皮肤，外盖3层纱布，中夹一层凡士林纱布，以减缓药汁蒸发。

疗效：此方治疗肺癌胸痛20例，敷后30分钟左右疼痛减轻，止痛时间可达8小时左右。

引自：《浙江中医杂志》（1986年第11期）、《单方偏方精选》

4044. 养血升白汤有利于化疗后白细胞的回升

主治：化疗后所引起的血液、消化道毒副反应。

配方及用法：黄芪、鸡血藤各30克，白人参、陈皮、广香各5克，何首乌、阿胶（蒸对服）各15克，当归6克，枸杞子、菟丝子、天冬、女贞、藿香、白豆蔻各10克。水煎服。恶心、呕吐甚者加代赭石，纳食差者加砂仁，湿热征象明显、口腔溃烂者加淡竹叶、莲心、栀仁，心悸者加枣仁、珍珠母，皮肤淤斑或轻度出血者加仙鹤草、紫草，无恶心、呕吐者可去藿香、白豆蔻。一般情况下在化疗后第二周用上方5～7天，多次化疗或者消化道反应较大者可于化疗后即服上方5～7剂。上药先浸泡15分钟后，再用文武火煎20～30分钟取汁250毫升，第二次加水400毫升，取汁200毫升，二煎混合分3～4次口服。

疗效：治疗60例肿瘤化疗后患者，临床白细胞下降一、二、三、四级者均可服用本方。达四级者辅以输入同型白细胞或同型全血。特别是对骨髓抵制较重的化疗药如卞铂、足叶乙甙（VP16—213）白细胞回升明显优于单用本西药升白细胞的对照组。本方使白细胞迅速回升，有效率100％。

荐方人：湖南省衡阳市城南中医院　欧建国

引自：《当代中医师灵验奇方真传》

4045. 本验方治放疗反应性疾病有效

主治：喉癌、鼻咽癌、肺癌、食道癌经钴60放疗后所致的反应性疾病。

配方及用法：党参、北沙参、天门冬、麦冬、川石斛、生白术各15克，生苡仁、猪苓、银花藤、蛇舌草各30克，法半夏、玄参、生地各10克，陈皮6克。上药以

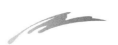

冷水浸泡1小时，煎沸15分钟，文火煨20分钟，取其汁约200毫升，上午9时服头煎，晚饭后1小时服2煎。

疗效：治疗患者350例，其中，鼻咽癌放疗反应治愈85例（7剂为1疗程，1周后症状明显改善，1个月后鼻咽部干燥基本消失），肺癌放疗反应好转229例（经治疗2个月后干咳、气短、乏力等症状明显减轻，食欲、体力有增），喉癌36例好转（1周后咽喉部干燥痛痒减轻，唾液分泌增加，10疗程后发音逐渐增强），有效率100%。

荐方人：江苏省苏州市振亚集团公司职工医院　汪正利

引自：《当代中医灵验奇方真传》

防治癌病综合资料

4046. 我用本方治各种癌瘤均有效

配方及用法：生五灵脂10克，生黑牵牛20克，生香附子10克，生广木香10克。上4味共研末，白米醋糊为丸，绿豆大，阴干收藏。每服10克，生姜汁送服，每天3~4次，小儿减半。

疗效：一般病例30分钟见效，经千余例患者使用验证，有效率100%。

按语：该方前3味属家传方，后1味为作者本人创研所加；孕妇禁服；忌与人参同用。

百姓验证：江苏响水县灌东小区蒯本贵，男，65岁，医生。他来信说："福玉小区王瑞才的伯母腹腔患脂肉瘤，动过4次手术，瘤体最大的4000克重，最后医院也没办法了。后来我用本条方为其治疗，仅服药2剂病状就得到控制。此外，我在2年前曾用此条方治好滨海通榆一小孩脑肿瘤。"

荐方人：广东省饶平县三饶镇　李清岩

引自：《当代中医师灵验奇方真传》

4047. 我用本方治愈一位胰腺癌病人

配方及用法：莪术120克，当归120克，白芥子120克，急性子120克，皮硝250克，海粉250克，大核桃100枚。将以上各味药共煎煮一昼夜后，过滤取药水备用。每日3次，饭前服用，每次服10毫升。

按语：此方在本地区被民间誉为"天下扶正抗癌第一方"，经多年临床应用，对鼻咽癌、乳腺癌、肝癌、宫颈癌、肺癌、结肠直肠癌、胰腺癌、肾癌、膀胱

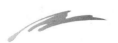

癌、阴茎癌、前列腺癌、输卵管癌、血癌、甲状腺癌、色痣癌、皮肤癌、食道癌、喉癌等18种癌症均有抑制作用。主要需及早发现，诊断准确，及时治疗，并施以营养食物，活血正气，再进行体育锻炼，练治癌气功，以促使正常细胞的强壮、活跃，从而战胜癌细胞，扶正祛邪，达到本质上根治癌症的效果。

注： 原方没有具体的熬制方法，放水多少没有数量规定，用者请自己酌量放水。如果用急火熬制应适当多添些水，用慢火熬应少添些水。总之，放水多少由自己酌量去办。

《中药大辞典》中有关海粉的记述如下：

异名：红海粉（《纲目拾遗》）

基原：为海兔科动物蓝斑背肛海兔卵群带。

原动物：蓝斑背肛海兔，又名"海珠"。

全体略成纺锤形，长9～12厘米，色黄褐至青绿；背面和过缘散布青绿或蓝色的斑点，斑点外围有褐色线圈围绕。头颈部明显，有触角2对，前一对粗大，称为头粗角，外侧有一耳状深沟，表面着生树枝状绒毛突起。眼小，黑色，无眼柄，位于嗅角基部的前方两侧。胴部非常膨大，向前后两端削尖。足宽大平滑，前端呈截状，两侧扩张，末端呈短尾状。侧足发达，位于体中部，两侧的前端分离，后端愈合，构成一特殊的腔。本鳃大，呈扇形。有紫汁腺。肛门位于鳃的直后方，呈管状突起。体背面被多数大小不同的突起，长圆锥形，散布于足背边缘的较密，小形，呈触手状；散布于头部和胴部者大形，有多数分歧。（见4047条图1）

生活于暖海地区。常栖息在潮下带的海藻上，食泥沙、藻类及小型软体动物等。遇刺激时能分泌紫色液体，使海水混浊而借以掩护。产卵时先爬行到海藻或石块等附着物上，然后排出卵群带附于附着物上。卵群带青绿色，细索状如挂面，扭曲呈不规则形。分布在我国东南沿海。厦门附近有大量养殖。（见4047条图2）

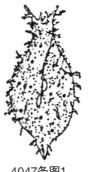 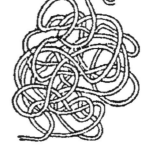

4047条图1　　　　4047条图2

采集： 2～3月及9～10月海兔产卵期间，于海中插入竹竿或投入石块等附着物，使产卵于上，收取后晒干。

性味： 甘咸，寒。

归经： 入肺、肝经。

功能主治： 清热养阴，软坚消痰。治肺燥喘咳，瘰疬，瘰疬。

宜忌： 《本经逢原》中载，性寒滑，脾虚人勿食"。

备考：《纲目拾遗》中载，"《虫语》：海珠，生岭南，状如蛞蝓。大如臂，所茹海菜，于海滨浅水吐丝，是为海粉。鲜时或红或绿，随海菜之色而成，或晒晾不得法则黄，有五色者。或曰此物名海珠，母如墨鱼，大三四寸，海人冬养于家，春种之濒湖田中，遍插竹枝，其母上竹枝吐出，是为海粉，趁湿舒展之，始不成结，以点羹汤佳。"

摘自：《中草药大辞典》1931页

百姓验证：上海南汇区新港镇中学唐新官，男，61岁，门卫。他来信说："患者朱丹红，家住上海市南汇区新港镇黄华术6组。该病人经上海市中山医院确诊为胰腺癌，已属晚期，最多能活2个月。后经朋友介绍找到我，我抱着试试看的想法，用本条方并结合土方（用活蟾蜍20只，去掉内脏，放在锅内煮烂后去掉骨头，用面粉做成黄豆粒大小的丸药，每次4料，每味药隔1小时服用）为其治疗，3天后止痛，半个月就能下床了，1个月后就可以到处走了，2个月后患者康复。原来患者瘦得皮包骨，现在也胖了，又恢复了健康时的体重。此次治疗仅花药费100余元。"

荐方人：广西武鸣县两江中医诊所中医师　韦文宜

引自：《当代中医师灵验奇方真传》

4048. 我用本家传方治食道癌有效

我应用家传方治疗原发性食道癌218例，经过多年的临床观察，有较高的疗效。

配方及用法：炙华蟾皮、炙守宫、生全蝎、土元、三七、人参各9克，泽漆、炒白术、炙黄芪、熟地、半枝莲、白芍各10克，鳖甲、炙莪术、炙三棱、川芎、当归尾、金不换、生大黄、茯苓、重楼、炙元胡、姜南星、天花粉、生甘草各15克，八月扎、八角莲、蒲公英、赤芍各20克，蜈蚣、白花蛇各2条。加水约1千克煎服，每日早、晚各服1次，饭后服用，每剂药可煎3次，20天为1个疗程。

疗效：218例患者，治愈108例，基本治愈39例，显效41例，无效30例。该方经观察应用，对胃癌也有一定的效果。

荐方人：安徽寿县丰庄东街28号乙肝肿瘤研究所　马斌

引自：1998年第7期《农村百事通》

4049. 治肿瘤的有效方

1995年5月2日，《中国日报》报道了中医专家韦海（音）在过去10年中，应用中药成功地治疗肿瘤2000余例，其中30%的患者康复痊愈，其余均有明显好转。韦医师认为中药可以制服肿瘤。

我在几十年的中医临床实践中，探索出应用中草药（包括植物和动物）治疗

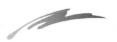

肿瘤，也取得了显著的疗效。永川市寒坡乡铜梁村九社张杰，右手腋窝生一硬结，经重庆二医院确诊为骨瘤。1986、1987年二次切除后均复发长成鸡蛋大一个硬结，后来我处治疗，服用中草药而愈。

配方及用法：药用皂角根、黄瓜根、白毛藤、蒜盘根、苦瓜藤、铁围城等根疙瘩各15克，黄锁刺根、红锁梅根、箭头草根、磨盘根、念莲根、白药根、瘤见愁各18克，芦荟花1克，蟾蜍、天龙、蝌蚪各5克，共为细末，分为20份，日服1份，20天为1疗程。血瘤，加血见愁、血竭树、小血藤节；骨瘤，加川石破、骨碎补、骨接筒。气血盛衰，六淫所浸，随症变化加减。

本方对囊肿、肿瘤、肺结核等有疗效。

荐方人：四川永川市西外老街219号　王元树

4050. 海藻玉壶汤30剂可使全身各部位良性肿瘤消失

主治：全身各部位的良性肿瘤。

配方及用法：海藻、陈皮、贝母、连翘、昆布、半夏、青皮、独活、川芎、海带各10克，生甘草3克。上药水煎15~30分钟后服，每日1剂，分3次服。质硬者加牡蛎10克，血淤者加桃仁10克，红花6克。

疗效：根据瘤的大小和临床观察，服药7~15剂时，瘤可逐渐缩小；服20~30剂时，肿瘤全部消失，无复发。

按语：瘤的形成，多由内伤七情，怒气或湿痰凝滞使营卫气血淤滞而成。海藻玉壶汤有理发解郁，化痰软坚，散强消淤的功效，故有治癌效果。运用本方应注意与海藻同用的反作用，故去甘草。

荐方人：四川省中江县万福中心卫生院　戴明文

引自：《当代中医师灵验奇方真传》

4051. 芦笋对多种癌症有效

生化学家卡尔·卢茨以及芦笋可能治癌的发现者理查德·文塞尔共同研究用芦笋治癌多年，积累了不少芦笋在治癌效果方面有效的范例。

百姓验证一：一个几乎宣布无救的霍奇金氏病（又称淋巴肉芽肿或淋巴腺癌）患者，已无法工作，在服用芦笋1年后经医生检查已无任何癌症之迹象，并开始积极地工作了。

百姓验证二：一位今年68岁在事业上成功的人，饱受膀胱癌之苦达16年之久，经药物治疗（包括钴60照射）多年无任何起色。在他服用芦笋3个月后，经医院检查，医师宣布其膀胱肿瘤已消失，并且肾脏正常。现在他已恢复了健康。

百姓验证三：一个肺癌患者，在1971年3月于手术台上医生发现其癌细胞严

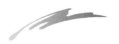

重地蔓延至其他部位而无法开刀，宣布其已无望。同年4月他听说芦笋疗法后立刻开始使用，至同年8月经X线检查，癌症迹象完全消失，他现在仍在工作岗位上正常工作。

食用芦笋方法：芦笋在食用前必须煮熟，因此罐头芦笋与新鲜芦笋一样好。食用时打开罐头，倒入果汁机中以高速打成泥状，在冰箱中贮存。每天给患者食用2次，每次4汤匙，患者通常在2～4星期后就有起色。也可以加水稀释后冷饮或热饮，这只是一般经验所得，当然多一点对人体并无害。

为何芦笋会治癌？卢茨认为芦笋含丰富组织蛋白，长久以来，生化学家们相信组织蛋白能有效地控制细胞生长，因此可以说芦笋是含有一种"使细胞生长正常化"之物质，它说明了为何芦笋可以治癌。芦笋治癌的奥秘，不仅在于芦笋含有丰富的组织蛋白物质，它还含有丰富的叶酸，含量仅次于肝，更含有丰富的核酸。

据致力于推动以芦笋治疗癌症的国际癌症病友协会通报：有60位病人因接受芦笋治疗而恢复了健康。病人一般在2～4周感到好转。研究证明，芦笋对所有类型的癌症都有疗效，只有接受芥子气化疗的病人例外。国际癌症病友协会提醒人们：在食用芦笋治癌过程中不得中断，直至医学上确诊患者的癌瘤已消除时方可停食。

引自：《参考消息》（1985年12月9日译自美国《癌新闻月刊》）

4052. 我应用手脚穴位按摩法治癌瘤有疗效

肿瘤可分为良性、恶性两种。良性肿瘤特点是发育缓慢、不向周围组织浸润、不转移、不呈全身症状；恶性肿瘤特点是发育迅速、出现压迫症状，常形成转移，患者陷于恶病质。

手脚穴位按摩对良性肿瘤有较好治疗效果，对恶性肿瘤有辅助治疗作用。

脚部选穴：34，39，40，41，70穴，再酌加发病器官反射区穴位。（见4052条图1）

按摩方法：34穴用按摩棒大头由上向下推按，左脚取穴，每次推按5分钟。39，40两穴要同按，用拇指和食、中指从踝骨两侧凹处捏住，向上推按，双脚取穴，每次每脚每两穴推按5～10分钟。41穴用拇指点按、推揉，双脚取穴，每次每脚每穴点按5分钟。70穴用拇指逐穴捏揉，双脚取穴，每穴捏揉2～3分钟。每日按摩2次。

手部选穴：1，2，3，4，5，42穴，加发病反射区穴位。（见4052条图2）

按摩方法：1，2，3，4，5按摩穴均用单根牙签刺激，42穴用手指捏揉，每穴每次2分钟，每日数次。

注：手脚穴位按摩治病法与按摩工具，请见本书4145条。

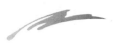

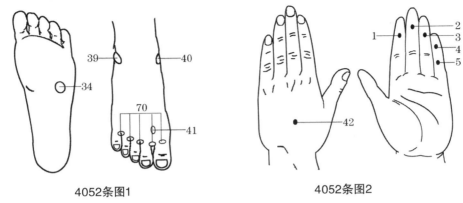

4052条图1   4052条图2

百姓验证：黑龙江省新华书店冯慧敏说："我是一个癌症患者，1989年接受了乳腺癌切除根治手术。1990年9月，复查时经几次拍片检查，发现肺部正侧位均有大面积阴影，在哈尔滨市几家大医院确诊为癌转移。又去北京中日友好医院检查，也确诊为癌转移。在此期间，我没采用药物治疗，而是让我爱人按照本条方为我按摩脚部有关穴位，每次坚持按摩1小时左右，每天按摩2次。按摩3个多月后，自感症状明显好转，年底再次去北京中日友好医院检查，竟出现肺部正常X线片。我真高兴！往返途中及在旅馆，都坚持按摩。我爱人仔细研究此方，治疗中逐步增加按摩的穴位，使我身体的不适症状明显减轻，收到意想不到的治疗效果。"

4053. 百草煮鸡蛋对各种癌病有效

"百草煮鸡蛋，连吃200个"。即每天清早去农田、山边扯20~30种无毒的青草（草药）1.5~2.5千克，用清水洗干净加少量大米和米糖放入铁锅内，再加生鸡蛋3~4个连壳煮沸2~3小时后，将蛋取出（此时蛋壳黑青色），待冷后剥壳，供1天食用。在农村也可用潲煮鸡蛋（必须是扯猪草煮潲）坚持连吃2个月病可好转。结合中西医治疗效果更佳。

此方起源于1973年当地一名下乡知识青年，自己患癌无法治好的情况下，利用在农村煮猪潲的机会，把亲朋好友看望他所收到的200多个鸡蛋，每天放潲锅里煮几个吃，吃完200多个鸡蛋后身体康复了。

1年多来，我们将此方在全国公布，已有1000多位患者进行了试验，效果良好。

荐方人：湖南衡阳市祁东添加剂厂（祁东四方井52号）　　刘铁桥

4054. 我防癌症复发的两支土造"枪"

1973年1月，我因患晚期肾癌在上海市一医院由著名泌尿科专家谢桐医生主刀，手术切除了右肾。1978年恢复工作以后，繁忙的医务常使我超负荷运转，但是

我至今状况良好。在与癌魔较量的漫长20年中,我除了使用化疗和中药这些"常规武器"外,还备有两支土造"枪"呢!

一条"枪"是长期服用"食母生",每片0.3克,每次5片,每日3次,嚼细后温开水送服。这是已故著名胸外科专家吴善芳医师告诉我的。他认为,食母生即干酵母片,其不仅具有开胃助消化的功能,而且酵母菌的生化及新陈代谢过程与癌细胞的生化、新陈代谢过程相仿。人体大量长期服用食母生,体内的酵母菌便占了优势,同样性质的癌细胞在一定程度上被压抑,通过这样的机理达到一些抗癌效果。"食母生"长期使用无任何毒副反应,可谓有利无害。

第二条"枪"就更简便易行了,即每晚临睡前用热水浸泡双脚15分钟,其间轻轻揉搓。因为脚底血管及穴道丰富,这样做可以贯通气血、消除疲劳、提高睡眠质量。俗话说:夜间睡得香,白天精神旺。这不仅有利于工作学习,也有利于以坚强的斗志去迎战癌魔。

荐方人: 上海川沙县江镇卫生院　周生泉

4055. 干毛巾擦背可防癌

据报道,日本东京大学教授水野认为,用干毛巾擦背可以预防癌症,他指出在人的皮下存在着一种奇特的组织细胞,平时静息不动,当用干毛巾擦皮肤时,这些沉睡的细胞受到刺激就会活跃起来,并进入血液循环,发展成具有吞噬能力的网状细胞。在体内巡视过程中,一旦发现有癌细胞出现,它便加以围歼。所以,用干毛巾或干手摩擦背部和身体各部的皮肤,是一种简便的延年益寿的防癌健身法。

荐方人: 河南信阳地区农业局老干部科　王本立
引自: 1997年第7期《老人春秋》

4056. 抗癌蔬菜排座次

"嚼得菜根,百事可为",是说能甘淡泊的人可以成就大事。岂不知,常吃蔬菜还有更重要的作用——抗癌。

世界各地医学家共100多次的调查表明,凡是进食蔬菜、水果多的地区,癌症的发病率就低,进而证明蔬菜水果的防癌作用。

1990年美国国立癌症研究所耗资2000万美元,对植物化学物质的治癌作用进行研究,最后的结论是:几乎在癌症发展的每个阶段都可以从水果和蔬菜中找到一种或多种物质,来减缓甚至逆转其恶性发展。日本的调查结论表明,天天吃蔬菜的人,患肺癌的危险性比很少吃蔬菜的要少一半。

日本国立癌症预防研究所不久前对26万人饮食生活与癌的关系统计调查,证明了蔬菜的防癌作用。通过对40多种蔬菜抗癌成分及抑癌实验结果的分析,

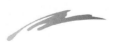

从高到低排出了20种对肿瘤有显著抑制效果的蔬菜名单：熟红薯（98.7%）、生红薯（94.4%）、芦笋（93.7%）、花椰菜（92.8%）、卷心菜（91.4%）、菜花（90.8%）、欧芹（83.7%）、茄子皮（74%）、甜椒（55.5%）、胡萝卜（46.5%）、金花菜（37.6%）、荠菜（35.4%）、苤蓝（34.7%）、芥菜（32.9%）、雪里红（29.8%）、番茄（23.8%）、大葱（16.3%）、大蒜（15.9%）、黄瓜（14.3%）、大白菜（7.4%）。

有一点应该指出：蔬菜的抗癌作用似乎在其生吃或榨汁喝时效果才更显著。美国的An-nwigmore50岁时患了癌症。她采取了吃生食的饮食疗法，像远古人类那样吃新鲜的蔬菜、植物、发芽的种子，她有15年没有用炉子做饭吃。23年后她治愈了癌症，身体健康，每周能工作7天。她认为未经加热的新鲜植物性食物含有特殊的营养物质，可以净化血液，促进机体康复。无独有偶，流行于墨西哥民间的果菜汁疗法与此有异曲同工之妙。其具体方法是每天按时给予患者10余种新鲜浓缩生果菜汁，外加三餐和水果，同时配合解毒疗法。所用果菜均为新鲜的，并有一定的配方原则。据介绍用这种疗法治疗癌症，早、中期患者有效率近90%，晚期患者能达到50%。

引自：辽宁科技出版社《癌症康复指南》

4057. 红薯抑癌作用居黄绿色植物之冠

美国科学家发现，红薯含有一种类似雌激素的成分，对保持人的皮肤细腻、延缓人衰老有作用。同时还发现一种名为"脱氢异雄固醇"的活性物质。动物实验证明，这种物质对乳腺癌、肠癌有特殊疗效；健康小白鼠注射该物质后，寿命比未注射的延长1/3。

日本专家发现，红薯中含有黏蛋白等多糖类物质，可提高人体免疫力，促进胆固醇排泄，防止动脉硬化，对降低心血管病的发病率，有不可低估的作用。

（辛克铭）

引自：1997年11月14日《中国食品报》

4058. 我利用胡萝卜汁治肺癌取得了显著效果

胡萝卜可能是再平常不过的蔬菜了。人们只知道它含有丰富的胡萝卜素，却不知道它还有神奇的抗癌功效。

美国国立癌症研究所的医学家们经过20多年的观察发现，经常吃胡萝卜的人，比不大吃这种食物的人得肺癌的机会少40%。前苏联有一位女性肺癌患者，手术时发现癌细胞已广泛转移，手术意义不大了，医生把刀口缝合起来，认为她活不了几天。可是她坚持喝胡萝卜汁，治愈了肺癌。她的治疗经过是：每天喝6茶杯胡萝卜汁，喝1个月后，食欲增加了，精神也好起来了，喝至半年，能做轻活了，喝

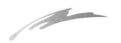

至6年后，经X线检查肺癌消失了。接着一家医院对300名肺癌病人做了试验，让他们每日喝2茶杯胡萝卜汁，3个月后大部分病人病情好转。

举世闻名的膳食疗法专家格尔森博士曾应用饮食疗法治愈了许多生命垂危的晚期癌症患者。如英国一个叫科德西的人，他患了晚期膀胱癌，格尔森博士当时给他开的处方是：每天喝13茶杯胡萝卜汁和苹果汁，连喝2年。从此以后，科德西就天天喝青绿色的蔬果汁液，身体逐渐好了起来。喝了2年之后，他的膀胱癌完全治愈了。

百姓验证："辽宁法库县五台子乡五井子村贾淑辉，女，37岁。2000年初在沈阳肿瘤医院确诊为肺癌。她的肺癌贴在肺管处无法手术，医院给她用电疗法治疗，1疗程医药费花掉4000多元未愈，后回家休养。我按本条方让她喝胡萝卜汁，每天3次。她服了4个多月，花费200元左右，再去沈阳肿瘤医院复查，肺癌已痊愈，未见任何异常。"

引自：辽宁科技出版社《癌症康复指南》

按语：胡萝卜又名黄萝卜、丁香萝卜。胡萝卜的主要营养成分有蛋白质、脂肪、碳水化合物、B族维生素、维生素C，以胡萝卜素含量最为丰富。胡萝卜素在人体内能迅速转化为维生素A，它对防治肺癌有一定的作用。

1999年11月26日《晚霞报》第3版发表的主治医师洪元康撰写的《胡萝卜有防癌抗癌作用》的文章里说："10多年前，美国一家医院的外科医生为一名60多岁的妇女做肺癌切除术，当打开胸腔后发现，癌细胞已广泛转移，根本无法下刀，只好缝合伤口。病人回家后，常感口渴，家人便给她服胡萝卜汁，病人感到十分可口，要求继续服。家人觉得病人已危在旦夕，就让她喝个痛快吧！每天给她喝四五杯。不料1周后，病人精神好转，面色红润，食量增加。继续服用半年后，病人竟能下床活动了。又坚持服用1年多，后来这位肺癌患者竟然奇迹般地生存了4年多。"

从本方"百姓验证"中3个肺癌病例和有关报道中可以看出，坚持不断地食用胡萝卜，肺癌完全治愈并不是什么神话；如若停用胡萝卜，就会复发或转移。

根据实践得知，胡萝卜对肺癌确有预防和治疗效果。如果一生中不间断食用胡萝卜，患肺癌的几率非常小。据一医学杂志报道，英国有一专门研究"胡萝卜与肺癌到底有多大关系"的小组，对一个公司职工（1954人）进行长达19年的追踪调查发现，其中有976人食用胡萝卜，但有的人食用较多，有的人食用较少。为了弄清楚食用胡萝卜多与少和发生肺癌之间的关系问题，又把976人分成两大组，每组488人中患肺癌的有15人。如此看来，胡萝卜这一营养蔬菜确实不可轻视。

最近，中央电视台在晚间新闻栏目里报道，国外的一篇有关保健的文章里说："终身食用胡萝卜的人，肺部就会保持年轻化，即使是经常吸烟的人，也很少患肺癌。"

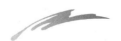

事实告诉我们，终生吃胡萝卜得肺癌的机会少；只要不间断食用胡萝卜，十有八九的肺癌患者都能治愈。

4059. 胡萝卜素能清除体内自由基

人体内肿瘤产生的重要原因之一是人体内所含的自由基过多，自由基可破坏人体免疫系统，进而诱发癌症。而胡萝卜中所含的天然β-胡萝卜素能发挥抗氧化剂作用，并能清除自由基。还有分解癌细胞再将其诱变为正常细胞的功能，而对人体正常细胞无任何副作用。目前，许多国家正用胡萝卜素制剂治疗各种癌症，已取得一定成效。

引自：1997年7月3日《晚霞报》

4060. 抗癌蔬菜——萝卜

中国预防科学院病毒学研究所的许兆祥研究员经10多年的研究得出结论：萝卜是一剂抗癌良药。

该项研究发现，萝卜中含有一种已为国际公认的具有抗肿瘤抗病毒的活性物质——干扰素诱生剂，其有效成分为dsRNA，由于人工合成的dsRNA在吞咽过程中极易被降解，静脉注射往往产生副作用，故很难应用。许兆祥等多年来致力于从蔬菜中寻找干扰素诱生剂的研究，发现有该物质的10余种蔬菜中，以萝卜含量最高。并且还发现，各种萝卜，如白萝卜、青萝卜、心里美萝卜、长萝卜及胡萝卜等，都具有相同的干扰素诱生剂的有效成分dsRNA，而且萝卜中的dsRNA对口腔中核糖核酸酶的耐受性相对较高，在吞咽过程中不易被降解，又无任何副作用。

资料表明，这项科研成果以众多的分子生物学科研数据为依据，向人们提供了便于运用而有效的防癌处方：选择各类萝卜，经常生吃细嚼（萝卜煮熟后其防癌成分被破坏），使萝卜细胞中的有效成分释放出来，并注意吃萝卜半小时后才进食其他食物，以防有效成分被其他食物稀释。服法：每日或隔日吃萝卜100～150克。（蒲昭和）

引自：1997年12月11日《晚霞报》

4061. 杏仁是防治癌病的一味天然妙药

杏仁在《妙药奇方》一书中多处做了介绍，后来，我国出版了名叫《癌的秘密武器》的介绍杏仁利用问题的书。去年7月22日，在《周刊中央》上刊登了以《癌及万病》为题目的介绍杏仁的文章，我为此感到欣慰。

但是，这些书和文章都未涉及到杏仁的实际使用问题。所以，在这里介绍天然妙药杏仁的具体利用法和杏仁中的B_{17}（苦杏仁甙）的药理作用。

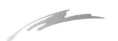

（1）对杏仁的理解。其实，杏仁在东方已经广泛用于疾病的治疗上。在《国药大辞典》（台湾版）介绍了50余条。在喜马拉雅山脉上的不丹王国，一年四季都用杏、杏仁、杏仁油。这个国家的平均寿命为85岁，过百岁还有担任参政治国主要职务者。在这个国家没有肿瘤医院，一般似乎年轻15岁，肤色也美。其秘诀在于他们每天服杏仁，皮肤涂杏仁油。

（2）杏仁能攻击细胞的异常皮膜。在《中国医药大辞典》中记载，杏仁功能是泻肺、解肌、润燥、去痰、镇咳，其性质苦、温、冷、利，有些毒性。简言之，杏仁主治肺和肌。由于肺和皮肤是一体，杏仁使周身皮肤和肌肉正常化，是可用于治疗所有肿疡的名药。

正常皮膜的保护，正是与非正常皮膜破坏连接着。包括癌在内的所有肿疡，都是非正常皮膜形成的。最近，美国的一个学派（主要是德波洛克博士）发表了癌的皮膜保护说，各报纸上都大篇幅地刊登他的学说。这对东方医学来说，只不过是对癌症的初步认识。

杏仁使肺气为正常，将浑身恶性皮膜趋于无力，因此，可得出它能抑制癌的结论。最近，美国、墨西哥等国家，从杏仁中提取抗癌剂，那是理所当然的。美国的克列普斯博士认为，杏仁所以有抗癌疗效，是由于杏仁中的B_{17}起作用的缘故。

（3）杏仁中的B_{17}的生化学机制。B_{17}在体内只被β葡萄糖甙酶分解酵素分解成氰化物和苯甲醛，这两种是毒性物质。而癌细胞周围集中的分解酵素比正常细胞周围的分解酵素多100倍，对身体的其他部位没有危险。B_{17}在癌细胞周围，集中分解后，变成氰化物和苯甲醛猛毒物，集中攻击癌细胞。在正常细胞周围也有一些β葡萄糖甙酚分解酵素，分解微量的B_{17}。但是，在正常细胞里有充足的硫氰酸酚分解酵素和氧气，使这两种物质变为对人体有益的物质。换言之，B_{17}只攻击癌细胞，却保护正常细胞。这的确是自然界的神秘现象。

（4）B_{17}在癌细胞周围集中分解后，主要攻击癌细胞。但是，其中少量的氰化物向着邻近正常细胞扩散时，被正常细胞的硫氰酶（即保护酶，只在正常细胞里有）中和成硫氰酸盐的有效物质。这硫氰酸盐是血压的自然调节剂，它使B_2可能在体内产生，又起着增加红血球的作用。

还有一种成分——苯甲醛是被正常细胞中的丰富的氧气氧化成有效物质的安息香酸，它起抗风湿、杀菌、镇痛的作用。B_{17}不仅直接攻击癌细胞，又能在二次性效果中，调节血压帮助B_{12}的生产，增加红血球，增进食欲和增加体重的同时，起到抑制晚期癌症患者的剧热疼痛的效果。

（5）晚期癌症患者的福音。根据上述B_{17}的疗效，以色列一个医学调查团（团长是D·鲁尔彬博士）对用B_{17}治疗癌症的世界各国的癌诊疗所做了调查后，向政府提出如下报告（1976年9月1日）：印象最深的是减轻了痛苦，从而在麻药

中毒中摆脱出来；接受B_{17}治疗2~3日后，增进食欲和增加体重；消除晚期癌患者的恶臭。一般晚期癌患者由于腐烂而散发出恶臭都被消除了。

这一调查报告是目击诊疗所的真实记录，没有提到晚期癌患者的治愈情况。但是，以理治得苏博士为首的开业医，用B_{17}疗法挽救的晚期癌症患者达4000多名。

由此可见，杏仁中B_{17}的天然药对晚期癌患者不能不说是个福音。

B_{17}疗法也要配合膳食疗法，维生素C和维生素E的大量服用，还要配合矿物质、胰脏酵素、必需氨基酸吸取等补助疗法。当然，健康人每天服杏仁10粒左右是不必请医生指导的，这是克列普斯博士的主张。

（6）癌症用杏仁。杏仁在德国、瑞士、墨西哥等国家被公认为是癌肿治疗剂而被应用。最近在美国被起名为L.eti1ear，引起很大反响。在中国，很早以前就当做治疗癌症的名药以使用，并似乎把它当做医药大名词。其服法如下：取杏仁去皮和尖，用榨油机干净地榨去其油，捣细放入40度酒精完全溶解，冷却使其沉淀，将此细末干燥后再次放入40度酒精（必须是乙醇），使其完全溶解、沉淀。如此精制3次后，制成粉剂，或制成丸剂，每日服3克。本方对各种癌症均有效。有许多国际性的临床病例。

现代医学认为，杏仁中含苦杏仁甙是药效的根本，把它加热时会变成剧毒的氢氰酸。但是，这个植物中含有氢氰酸只是微量，而能起治难治之症的作用。在枇杷叶中苦杏仁甙的含量较多，因此，被誉为万病通治药而受到重视。

这个植物中含有的微量氢氰酸和治疗难治之症的关系至今在科学上尚未阐明。但是，终究会被阐明的，那时，癌症恐惧也会随之消失。

（7）日本的情况。奇怪的是在日本几乎看不到关于杏仁的验方、学说和临床报道（也许是集中研究梅实的缘故）。杏仁中的B_{17}是苦杏仁甙，利用含有丰富的苦杏仁甙的枇杷叶治癌疗法，在民间广为应用。主要通过皮肤治病，还研制出良好的工具在市场上出售。据记载，寺庙里的长老用枇杷叶治愈腹痛、肝脏病、风湿症、神经痛、尿床病等多种病，创造了纪录。有的学者说："也许从枇杷叶产生的氰化物蒸汽渗到皮肤后，使血液为弱碱性，治愈万病。"由此可见，枇杷叶和杏仁的疗效几乎相似。B_{17}已在美国普及，日本也将对杏仁开始研究。

（8）中国的情况。中国对杏仁是大力利用的，虽然没有抗癌的文字上的报道，但有解除恶性肿瘤及对百病疗效的报道。使用得当，可以联系到抗癌。中国《中药大辞典》中介绍52种用法。归纳起来13种：酒制，密制，用童尿，水煎，生用，焙干，烧黑，粉剂，浸膏，口服，涂抹，单用，同其他药配合使用等，其用法实为多样。

注意事项：①忌用双仁（双仁毒死人）；②一般去皮和尖；③忌用半熟（有剧毒）；④忌用虫蛀和变质；⑤单用，不得超服5粒。笔者认为，这是最周到的科学

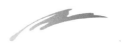

的安全措施。照此法用杏仁，绝对不能有任何副作用。

（9）为抗癌和肝脏、肾脏强化，明目、祛风、润五脏、强化呼吸器官而服用杏仁的方法。在这里，根据《中医大辞典》中的杏仁方，只介绍一种人人都可以用的方法。

将杏仁泡于水（约1天为宜），早、晚前（5～6点钟），把5粒杏仁一粒一粒放在嘴里，细嚼后，一起吞咽，这是中国的杏仁方。笔者也是一粒一粒地咀嚼，1日服10粒，服后见了效，宿醉、口疮、牙痛等症消失了。把杏仁中提取的B_{17}（苦杏仁甙）开始用于抗癌剂的克列斯博士也提倡，除了注射和口服外，坚持每天服10粒杏仁的方法。这与中国的杏仁方是一致的。感觉到患癌症者，呼吸器虚弱者，已患癌症者，易得皮肤病者，肝肾虚、血压不正常、贫血者，请用一下这一方。1天服5～10粒是谁都可以做到的。但是，一定要按上述的注意事项去做。笔者还认为，日服10粒杏仁的同时，再服2克左右的维生素C，疗效会更佳。

引自：《妙药奇方》

4062. 维生素C在防治癌病中的妙用

美国的莱夷诺斯·泡令博士和卡灭仑博士对100多名癌症病人进行维生素C治疗。开始时每日用10～20克静脉投药，后来改为口服，如此治疗后，同对照群比较，恢复和延命率提高好几倍。

维生素C的抗癌作用：原来认为维生素C只是坏血病的特效药，其实坏血病也是细胞的坏死，因此从防止细胞坏死这点上看，对抗癌是有效的。服用量要比标准量（60毫克）多20～30倍以上才能有效。当然，人与人不同，根据每个人的实际情况，确定合适的药量。

如果说维生素C对治癌有效，那就是因为维生素C的强化胶原酶作用之缘故。只要胶原酶得到强化，就能强化细胞间的组织，抑制癌细胞增殖。换句话说，正常细胞组织得到强化时，癌细胞就不易侵犯正常细胞。

对正常人来说，维生素C100毫克以下，可能是适用的剂量（世界卫生组织的规定），但在身患疾病的情况下，为增加抗病力和解毒，大量服用维生素C是必要的。

美国发行的《癌与维生素C》一书中报道，诺贝尔奖两次获得者（和爱因斯坦一样的著名科学家）莱夷诺斯·泡令博士，以大量服用维生素C的方法治愈了许多癌症患者，有的虽然未治愈，但比治疗以前，症状消退了好多。

因为世界著名科学家纷纷发表维生素C是治疗日益增多的癌肿特效药，在此不能不介绍。美国、加拿大、英国，以临床或家庭疗法治愈癌患者的病例很多，即使是晚期癌患者服用大量维生素C，也可控制癌症的扩散。尤其对屡治无效的癌症患者，有试用的价值。

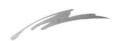

引自:《妙药奇方》

4063. 枇杷叶在防治癌病上的妙用

（1）食道癌,用枇杷叶、艾蒿

取鲜枇杷叶放于胸部（如没有鲜叶,将干叶浓煎,用纱布在其浓汁中浸湿,放于胸部）,再取艾蒿棒（用艾蒿卷成的棒,像卷烟,直径约2厘米）,点上火,离纱布上面5毫米处给纱布加温,如发烫,移开再加温,这样给患部均匀的加温20~30分钟,有效。本法不仅对食道癌、还对直肠癌、淋巴腺癌、腹膜癌有效。

（2）直肠癌用枇杷叶蒸汽

这个方法是用鲜枇杷叶搓擦患部65天,终于治愈夫人癌症的日本井上新郎发明的。将鲜枇杷叶细切,使其成分蒸汽化,用鼓风机熏蒸患部。他用这个方法治疗很多的癌症,获得了引人注目的效果。如没有鲜枇杷叶,可利用干叶浓煎之汁,也能获得同样的效果。

（3）肝癌及肝肿疡用枇杷叶浸膏

先取鲜枇杷叶（无鲜叶可用干叶）细切,浸泡于2倍的医用酒精内。放置1周时,酒精变黑褐色。将毛巾浸湿于热水中,然后拧干,折3叠,其上涂枇杷叶浸膏。将塑料布铺于炕上,其上放置涂有枇杷叶浸膏的毛巾,让患者躺于其上面,使肝脏后部对上毛巾,每次约20分钟,每天做将2~3次。与此同时,在浸膏中加其2倍的水稀释后,涂于腹部的肝脏部位,效果更佳。

（4）咽喉癌、肺癌用枇杷叶浸膏蒸汽吸入法

将枇杷叶浸膏装入蒸汽吸入器内,每日吸入2~4次,连续吸入,有效。

（5）胃癌、胃溃疡用枇杷叶坐垫

将枇杷叶细切装入棉布袋,制成坐垫,放于腹部上面,在其坐垫上面再放1个炒热的食盐袋加热腹部。在盐袋上面盖上塑料布,防止枇杷成分跑出,最好用鲜枇杷叶,但也可用干叶,用时将干叶细切,蘸些水,使其含有水分。上述枇杷叶坐垫能治疗癌症,对此,现代医学界最近开始研究,不管怎样,枇杷叶成分能使血液变成碱性,从而提高自然治愈力是不可动摇的事实。

（6）消除癌症疼痛用枇杷叶

对枇杷叶治愈癌症的许多经验,医学界还没有作出现代科学的证明,但是,将枇杷叶的成分作用于患部,并给予加温,首先能消除癌症的疼痛,这是众所周知的事实。不妨实践一下。

这里介绍的许多对癌症有效的民间经验个个都是很宝贵的,但并不是说所有的癌症都能治好,希望读者牢记这一点。对癌症的预防和治疗,还是绝对地听从医生或医院的指导。但对于医院都不能治的癌症不能抱绝望态度,上述许多治疗癌症实例中也许对你有合适的治疗法,也许能治愈你的病。因此,希望你坚

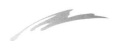

持不懈，敢于同病魔作斗争。

一切特效药的先驱是民间疗法的本身，这是从人类医学史上见到的事实。因此，希望医学界的人士要尊重经验，从科学的角度加以研究。

引自：《妙药奇书》

4064. 蘑菇茶、莼菜、猕猴桃根在防治癌病上的妙用

（1）胰腺癌用蘑菇茶

只要是食用蘑菇，用什么样的蘑菇都可以。从国外实例看，以梅花蘑菇，香菇等为最好的蘑菇被使用。但有的学者认为，它们同栎树蘑，或松茸，或茯苓都没有太大的差别。不管怎样，各种蘑菇中都含有治癌作用的神秘物质是不可否认的，其服法是，取20克蘑菇细切，装入布袋，加1.8升水用文火熬1个小时左右，代茶频频饮，有效。要注意的是用水熬时会产生泡沫，要熬到泡沫完全消失为止，这是秘诀。再则熬药时要用瓷器。

日本温知堂的院长矢数道明医学博士发表如下临床病例：

54岁的女性，胃癌，手术后患乙型肝炎，经用蘑菇成分治疗1年，恢复了健康。

36岁的女性，胃癌手术后食欲不振，用蘑菇茶治疗2年，恢复了健康。

40岁的男性，直肠癌手术后小便失禁，用蘑菇茶治疗5个月，康复。

香菇：香菇中含有一种叫1，3-β-葡萄糖苷酶"的物质，能增强人体免疫系统的功能。国外对香菇浸出液的研究发现，香菇浸出液中含有能阻止细胞过度繁殖的抗体，因而对已发生的癌细胞有显著的抑制作用。癌症患者手术后，每日服用香菇汤，可有效地防止癌细胞转移。

（2）食道、胃肠、肛门癌的特效药——莼菜

在民间医药文荟中必须要登场的是莼菜，癌症初期很有效。一个从事民间医药研究的学者，用莼菜服用法治好了患胃癌而卧床不起的夫人的病。

莼菜服用法：取莼菜叶，水煎成黏液状，冷却至适当温度，每次服半茶杯，隔2小时服1次。癌症患者，请不要低估这个民间疗法，不妨你试一试。莼菜在我国很多，长在湖边、池塘、水库等地。

（3）猕猴桃根之单方

对消化系统的癌症、子宫癌等，取鲜猕猴桃根80~200克，用文火煮3个小时左右，每日分2次服，有效。以15~20天为1个疗程，1个疗程结束后，休息几天，再进行第二疗程。如此进行4个疗程，获效。

（4）胃癌用猕猴桃根

取猕猴桃根80克和虎杖根茎40克，共水煎，每日分3次，每次饭前服180毫升，可在短时期内增进食欲，止呕吐和上腹的疼痛，以至缩小癌肿。

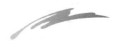

（5）乳房癌用猕猴桃根

取猕猴桃根90克，用3碗水煎3个小时以上，每日分多次服。以10～15天为1疗程，如此治疗几个疗程，很有效。

引自：《妙药奇方》

4065. 美味瓜果亦抗癌

瓜果梨桃都有益于人体，论起抗癌作用则有强弱之分。同样是吃水果，应注意选择抗癌作用明显的品种，下面推荐一些。

（1）大枣

李时珍说大枣治心腹邪气，安中，养脾气，平胃气，助十二经，是传统的补气药。含有多种营养物质，每100克中含维生素C达380～600毫克，比以富含维生素C而著称的柑橘高7倍，是苹果含量的70倍以上。维生素P的含量也非常丰富，比含维生素P丰富的柠檬还要高，故大枣亦有"活维生素丸"之美称。大枣还具有抗癌功效，动物实验表明，大枣有抑制癌细胞增殖的作用，其中桦木酸、山楂酸连续给药7日（25毫克／日）对5%～35%艾氏肉瘤增殖有抑制效果，比5-氟尿嘧啶的抑制率还强。大枣中的环磷酸腺苷具有调节细胞分裂繁殖的作用，可使癌细胞的分裂向正常细胞转化。大枣的热提取物，体外试验对ITC-26细胞生长的抑制率达90%以上，说明大枣具有较强的抗癌作用。因此大枣不仅是理想的补品，而且是癌患者理想的抗癌防癌食疗佳品。

（2）无花果

李时珍称其开胃，止泻痢，治五痔，咽喉痛。实验表明，无花果具有抗艾氏肉瘤、小鼠自发性乳癌、淋巴肉瘤之发展并使其退化作用，还可延缓移植性腺癌、骨髓性白血病、淋巴肉瘤的发展，既能抵抗癌细胞的生长，又能治疗淋巴肉瘤、乳腺癌、骨髓性白血病等。我国科学工作者从无花果中发现了丰富的维生素A和D，认为可阻断亚硝胺的形成并能分解人体中的亚硝胺，以预防癌变，起到防癌的作用。

（3）猕猴桃

棕色，形似土豆，其肉质碧绿如翡翠，甘酸可口，本是南方山区野果，今移栽全国各地，其果实富含糖、蛋白质、类脂、维生素E、有机酸及多种矿物质，每100克果中含维生素C 200毫克，几乎是西红柿的30倍，是名副其实的"天然维生素C片"。另外还含有丰富的具有保护血管功能的维生素P，其营养价值甚高，是著名的防癌水果。

（4）山楂

山楂是传统助消化中药，又是老幼皆喜欢的开胃果。已证实其中的黄酮类化合物、山楂酸、杜荆素等有显著的抑制癌功能。山楂中的维生素C和胡萝卜素含

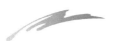

量均很高,位居水果中的第三位,钙和B族维生素占水果榜首。

其他如杏子、柑橘、桃、菠萝、草莓等也都有明确的抗癌防癌作用。

引自:辽宁科技出版社《癌症康复指南》

4066. 各种癌症饮食疗法

胃癌患者:此症在胃内,与饮食有直接关系。适宜粥养疗法,同时每次服鸡内金10克,并选用冲淡、缓解、抵制和破坏癌毒细胞的食物,如香菇、鲜菇、竹笋、草莓、芦笋等。取香菇(或鲜蘑菇20克亦可)15克,用新泉水(不可用苦水或咸水)以文火煮汤一中碗,早餐前40分钟服下,吃菇肉、喝菇汤,每日1剂。香菇或鲜菇含1,3-B葡萄糖苷酶,它可提高机体抑制癌瘤的能力,特别对手术后避免癌细胞转移有效。同时对宫颈癌也有防治作用,另外,每餐后吃草莓25克,口服生物素(维生素H)5毫克,每天1次。忌食一切难消化、有刺激性和助燥食物。

肝癌患者:除进补蛋白质、糖类主食外,在蔬菜方面可选用菜花、洋白菜等十字花科。上述鲜菜含有二硫酚硫酮,此化合物可提高人体组织内谷胱甘肽的水平,它有防止诱发癌症的实际作用。据有关资料报道,常食十字花科蔬菜可使肝癌发病率下降50%,对已患肝癌的人也有抑制的作用。另外,每天服首乌片15粒,分3次,嚼食枸杞子3次,每次4克,可增强肝功能,提高免疫力。忌食土豆、甘薯、白酒、啤酒等壅滞、产气食物,以防加重病情。

肠癌患者(包括直肠、大肠):宜吃海带、大米粥。取海带150克,大米100克。海带洗净切碎,取50克,大米50克,共煮熟烂,每日2次;另把海带50克加配料做菜吃。亦可调换十字花科蔬菜。日本北里大学教授山本一郎经试验证实海带含有一种特殊的物质多糖体可产生抗癌能力,对肠癌有疗效。餐后口服维生素A 2粒,每天3次,或吃熟胡萝卜,均有辅助疗效;同时适量增食些蔬菜和水果,增加纤维素,以利通便。忌食辛辣、干硬和黏性食物。

乳腺癌患者:此症多发生女性。因乳腺组织坚硬成结而致癌瘤。结合手术适宜吃香菇、昆布、紫菜、牡蛎、芦笋和海带等软坚散结食物。每日2~3次,最低量为200~250克。吃法可分四种:水煎代茶饮(如昆布),煮粥喝(海带、芦笋),当菜吃(紫菜),有条件的上述食物同时混餐,同时口服维生素E 100~150毫克,每日3次。忌食鱼、蟹,尤其是无鳞鱼。

血癌患者:白血病最适宜喝鲜鹅血,随杀随喝,每日1次,早晨空腹饮服,每天1只鹅。同时静注维生素B_6,每次50~100毫克。餐后吃草莓果50克,它含有一种叫做"草莓胺"的物质,对白血病有疗效。忌食糖类、花生等滞行物质。

食管和食道癌:这种癌症都是难下食物,或食后吐出来,古称噎食和倒食。适宜喝大米粥或苡仁粥,结合鸡蛋软糕和牛奶;在饮料上可饮中草药茯苓茶,1日5克冲泡随意饮,茯苓含有93%以上的β-茯苓聚糖,有抗癌作用;吃蔬菜选用蕈

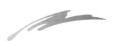

类；吃水果选用芦笋罐头代水果，对食管癌、食道癌和胃癌都有疗效。每餐后服维生素C 2片，每日3次。忌食有丝、带梗、半生不熟的食物以及羊、狗、驴肉等食物。

肺癌患者：此症适宜练气功（吐纳功），以吐浊纳氧，增强抵抗力，选用止咳化痰、养阴润肺、散淤、解毒、补气药物和食物。如党参、黄芪、白术、山药、橘红、杏仁、百合、荸荠、海蜇等。上述食物有机配合，对肺癌有疗效。忌食油腻、辛辣、等刺激性食物和避免炉烟、尘沙的污染。

引自：《蔬果治百病》

4067. 硒具有抗癌保健功能

硒参与人体新陈代谢，是生命必需的微量元素之一。它是机体自身稳定的中枢，它对维持肌肉及红细胞的完整起重要作用。微量元素硒在机体内是一种非特异性抗氧化剂。国内外科学家们多次实践证明，硒既是一种抗坏死因子，又是心脏和肝脏内重要氧化酶——谷脱甘肽过氧化酶的组成部分。此酶能防止毒性过氧化物在细胞内蓄积，保护细胞免受损伤。人体缺硒，会使这种酶的活性降低，造成心肌纤维化，发生变性坏死，丧失正常工作能力。人体内缺硒则会百病缠身。

硒是人体生命不可缺少的微量元素，它具有特殊的防癌抗癌保健康功能。人类有40多种疾病与缺硒有关，现代医学研究表明，硒为抗癌元素。近年来，国内外科学家们研究证明，当人体内某些元素缺乏时，易引发癌症，而补充这些元素后，便可有效地预防。硒、锌、镁、钼这四种必需微量元素，人体缺乏时就易患癌症。

国外不少资料证明，在美国、加拿大和新西兰等国的自然环境（土及植物）中，含硒丰富的地区，人类胃肠道癌症的发病率较低。因为胃肠道癌瘤患者，其血清中的硒浓度均低于正常人的数值。

在我国，浙江省嘉兴县是结肠癌高发地区，科学工作者近年来测定分析了这个县16个乡镇的粮食和土壤中硒的含量。结果发现，结肠癌发病率高的乡镇，其土壤和植物中硒的含量显著低于结肠癌发病率低的乡镇，而在饮水中补充一定量的硒后，即可明显降低癌的发病率。

国内外科学家们通过大量动物实验和大量临床治疗资料表明，硒可抑制多种化学致癌物质致癌。日本关西医科大学的科研人员通过动物试验，确认胰腺癌起因与体内缺硒有密切关系，人体内缺硒可使人患肝癌。中国科学院最近研究证明，硒可抑制肝癌细胞生长分裂。硒在人体内能够分解强致癌物质——黄曲霉素，阻滞癌细胞增殖，防止癌扩散。硒的抑制作用在于，一是它具有较强的抗氧化作用，可阻致癌物与宿主细胞内的DAN相结合；二是它能

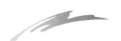

刺激细胞内的溶酶体的活力。因此，国内外不少专家认为，只要日常生活中注意摄入含硒食物，在一定程度上就能预防和降低胃肠道癌症和其他癌症的发生。

引自：《手部穴位病理按摩法》

4068. 防癌与肺癌术后宜服芪杞茶

黄芪又名独根，具有延缓人体衰老，增强和调节机体免疫功能的作用，尤其他富含微量元素硒，是一味治癌良药。黄芪和枸杞同用，有较强的提高机体抗病能力的作用。肺癌术后的患者，可坚持以芪、杞茶代茶饮，可提高机体免疫功能。方法如下：每日上午取黄芪、枸杞各15克入杯，入沸水冲泡或稍加煮沸更好，半小时后可饮用，每日数次。继续煮开或温喝都行，至晚上睡觉前，最好能将黄芪和枸杞子吃光，每日1剂，坚持服用，长期服用效果更好。（文满）

引自：1997年8月7日《老年报》

4069. 鸡蛋是防癌灵丹

香港《新报》曾报道，在车辆废气与工业污染充斥的今天，致癌物质无所不在，使人们寝食难安，但是，能够防癌解毒的灵丹不是昂贵的药物，而是廉价的鸡蛋。

台北医学院教授董大成指出，一般致癌毒素要在人体中氧化分解，需要维生素B_2的参与，然而中国人维生素B_2的摄取量普遍不高使得肝癌患者比外国多得多。

研究显示，缺乏维生素B_2的老鼠，每天食用添加一种有致癌性黄色素饮料，5个月后会患肝癌，但如果在饲料中加入维生素B_2，则癌症将不会发生，因为维生素B_2在人体内能帮助分解这种有致癌性黄色素。

董大成表示，食用鸡蛋供给维生素B_2来防癌，是非常有效的。

荐方人：山西太原市　李月潭

引自：1997年8月21日《益寿文摘》

4070. 经常喝绿茶能够防癌抗衰老

"柴、米、油、盐、酱、醋、茶"，一直被视为人们日常生活中的必备之品，茶虽位列末位，但它在防癌方面的作用却是不容低估的。

1996年新华社东京12月4日电：日本科学家经过调查研究确认，经常喝绿茶能够防癌。据日本新闻媒介报道，最新研究成果表明，每天喝绿茶的人同不喝绿茶的人相比，患癌的危险性要低四成左右。

时隔不久台湾媒体也报道：一项调查显示，每日饮用绿茶10杯以上者，其

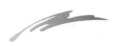

患癌症的危险降低四成左右。这项调查表明，胃癌的降低幅度尤其显著，可达八成，大肠癌降低五成，肺癌降低三成六。据研究人员说，对这次为期10年的调查分析，绿茶对多种内脏具有防癌作用，绿茶作为防癌物质应是可以肯定的。

其实绿茶的防癌作用早已经过多次证实，美国科学家曾经将茶叶拌于饲料中，喂给有癌的小白鼠，结果3周后小白鼠的癌瘤受到了抑制。日本静冈县盛产绿茶，饮茶习俗甚浓，大多数肿瘤发病率特别是骨、肺、肝癌等远低于日本全国平均发病率。因此日本科学家将茶叶称之为"日常生活中一种必不可少的癌症化学预防剂"。

新华社纽约5月16日电（记者是朱振国）：美国哥伦比亚大学医学院副研究员王志远最近以确凿的动物实验证明，茶叶对癌症有明显的抑制作用。全美肿瘤协会在今年4月举行的年会上公布了王志远的科研报告。王志远1985年来美国做肿瘤研究。十几年来他在美国各种学术杂志发表了数十篇论文，阐述中国茶叶对皮肤癌、食道癌、胃癌、肺癌等多种癌症均具有抑制作用。

中国医学科学院肿瘤研究所从1984年开始对绿茶抗突变、抗癌及机制的研究，发现绿茶提取物可以抑制黄曲霉素B1、苯并芘等致癌物诱导的细胞突变及细胞染色体损害，抑制多种致癌物及促癌物诱发的体外细胞恶性转化。研究还表明，一般茶叶对N—亚胡基吗啉（NMOR）的阻断率为55%～89%，而绿茶阻断率高达90%以上。倘若每人每日饮用绿茶3克就能完全抑制人体内源性亚硝化作用。因此，茶叶被誉为"饮料之王"。

在当代三大传统天然饮料中，茶叶的保健功能首屈一指，已被世界医学界公认为"原子时代的理想饮料"和当代"最佳健康饮料"，具有抗癌、抗辐射、防衰老、抗炎等多种功能。毫无疑问，肿瘤患者为战胜癌症应多饮绿茶。

引自：辽宁科技出版社《癌症康复指南》

4071. 杭州龙井绿茶防癌作用好

胃癌是导致人类死亡的主要疾病之一。不久前，在杭州召开的国际茶叶专题讨论会上，茶叶专家指出，喝茶可预防胃癌。现已证明，亚硝胺是诱发胃癌的重要物质。茶浸出液不仅能抑制亚硝胺的形成，且对其他致癌物质亦显示强烈的抑制作用。日本专家指出在产茶地区喝茶的人群中，其胃癌的发生率最低。动物实验也显示，接种了癌的老鼠，如给予饮大量的茶，则其恶性肿瘤亦较小。研究结果均显示，具防癌作用的主要是绿茶，杭州龙井绿茶的防癌作用最好。

引自：《蔬果治百病》

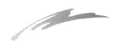

4072. 吃葡萄皮有高效抗癌效果

美国侯利诺斯药科大学的研究小组最近在美国《科学》杂志上发表论文指出，葡萄皮中含有高效抗癌物质，他们提醒大家"吃葡萄不吐葡萄皮"。

研究小组的约翰·裴兹特博士等在抗癌物质的研究中，从人类食用的植物里提取出数百种天然化合物，其中包括葡萄皮中含有的称为"雷斯贝拉葡劳鲁"的物质。他们对这些化合物进行了反复试验，终于发现并确定了这种物质的高效抗癌作用。他们对患有皮肤癌的实验鼠投喂了18周的"雷斯贝拉葡劳鲁"，然后与患有皮肤癌而未喂这种食物的实验鼠进行了比较。结果发现吃了这种物质的实验鼠的癌细胞减少了68%~98%。这种物质在花生米、葡萄等至少70多种植物中多少不等地存在着，而尤以葡萄皮中和红葡萄酒中最多。这种物质对人体没有毒副作用。（王寿斌）

引自： 1997年9月17日《晚晴报》

4073. 大蒜酒可预防癌症发生

生大蒜头0.5千克，去衣，浸纯粮食白酒2.5千克中，酒必高出蒜面1/3，浸约1年，愈陈愈佳。浸足1年后方可饮用，每日早、晚空腹各饮1小杯（约30毫升）。

此酒可预防癌症，浸泡多年陈酒可治疗胃癌。

引自：《手部穴位病理按摩法》

4074. 癌症病人慎补钙

补钙对于肿瘤病人极其危险，高钙食品会加速癌症病人的死亡。日本江藤澄教授研究发现，癌症病人高钙饮食极易引起高钙血症。

血钙浓度过高，可引起食欲不振、呕吐，还可引起中枢神经症状和记忆障碍，严重时可发生昏迷。为了避免高钙血症，延长肿瘤病人的存活期，专家强调，肿瘤病人应定期测定钙和磷的含量，注意避免食用如虾皮、海带、肉骨汤、牛奶、发菜、大豆及其制品等高钙食物。（庶人折）

引自： 1997年12月10日《晚晴报》

4075. 怎样预防癌症扩散与转移

恶性肿瘤一旦发生了扩散和转移，往往提示已进入了晚期阶段，这是恶性肿瘤引起死亡的原因之一。因此，预防恶性肿瘤发生扩散和转移，甚为重要。其措施有：

（1）早诊早治：恶性肿瘤在早期阶段生长缓慢，极少发生转移。因此，早期发现和早期诊断便是预防扩散和转移的最好途径。

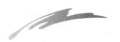

（2）消除促进扩散转移的因素：一旦发现可能是肿瘤的肿块，尤其是在明确其属于恶性肿瘤以后，患者应注意的事情有：①应当树立与癌症抗争的信念，不要因此一蹶不振而导致精神崩溃，因为这是对机体自身免疫机能的无形破坏；②不要经常触摸与挤压肿瘤；③不要随便对肿瘤进行热敷、理疗、拔火罐、贴膏药等。医生应该做到：不滥用止血药，不滥用激素等免疫抑制药。医学权威人士认为：治疗恶性肿瘤应采用手术、放疗、化疗及中医中药、气功等综合疗法，是确实有效的治疗途径。

荐方人：黑龙江哈尔滨市安康中医肿瘤研究所　岳群

引自：1997年12月4日《老年报》

4076. 癌症的25种诱因

近期出版美国《未来学家》杂志上的一篇文章称，有25种危险因素可诱发各种癌症：①感染乙肝病毒可诱发肝癌。②吸烟（每日超过2包，连续10年以上）可诱发肺癌。③感染人乳头状病毒（HPV16或HPV18）可诱发子宫颈癌。④摄入过多的饱和性脂肪可诱发肺癌。⑤食物中叶酸摄入量不足可诱发子宫颈癌。⑥酗酒（任何酒精）可诱发咽喉癌。⑦滥用杀虫剂（如DDT）可诱发乳腺癌。⑧食物中红肉（猪、牛、羊肉）消耗量过大可诱发结肠癌。⑨感染螺旋状细菌可诱发胃癌。⑩长期精神压力可诱发各种癌症。⑪食物中维生素E摄入不足可诱发结肠癌。⑫食物中维生素C摄入不足可诱发子宫颈癌。⑬长期口服避孕药（年龄在40～44岁）可诱发乳腺癌。⑭长期使用染发剂可诱发淋巴癌。⑮新鲜水果及蔬菜摄入量不足可诱发肺癌。⑯过度肥胖可诱发结肠癌。⑰碳水化合物摄入量不足可诱发结肠直肠癌。⑱被动吸烟（超过22年以上）可诱发肺癌。⑲长期摄入过多热量可诱发前列腺癌。⑳缺少锻炼（每周卡路里消耗少于1000大卡）可诱发结肠直肠癌。㉑硒元素摄入量不足可诱发肺癌。㉒纤维素摄入量不足可诱发结肠直肠癌。㉓从未生育过的妇女可诱发乳腺癌。㉔食物中豆制品摄入量不足可诱发肺癌。㉕高龄产妇（头胎年龄超过30岁）可诱发乳腺癌。

引自：1997年第11期《浙江中医杂志》

4077. 世界卫生组织防癌要则15条

（1）不吃发霉的粮食及其制品。花生、大豆、米、面粉、植物油等发霉后，可产生黄曲霉素，是一种强烈的致癌物质。

（2）少吃熏制或腌制的食物，如熏肉、熏鸡、咸肉、咸鱼、腌酸菜、腌咸菜等。因这些食物可产生一种致癌物质——亚硝胺。

（3）不饮酒，特别是不饮烈性酒。因为酒在制作过程中产生多种致癌物质，酒精又能直接刺激口、舌、食道、胃、肠黏膜，可能致癌。

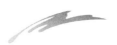

（4）不吸烟。烟尘吸入气管和肺中，危害比空气污染大5万倍，烟雾中有多种致癌物质。

（5）不接触或少接触大烟囱里冒出的煤烟，被它污染的空气含有小量的致癌物质。

（6）不吃被农药污染的蔬菜、水果和其他东西。吃前要充分洗净。

（7）不能用洗衣粉擦洗食具、茶具或洗食物，洗衣粉可促使癌瘤发展。

（8）不要用有毒塑料薄膜包装食品或用有毒的塑料制品盛食物。因聚氯乙烯是一种致癌物质。

（9）不要过度晒太阳，太阳光中有强烈的紫外线，久晒对皮肤有致癌作用。

（10）不吃过热、过硬、烧焦或太咸的食物，不喝过烫的水。因为它能刺激胃黏膜上皮细胞，破坏黏膜屏障的保护作用，给癌变以可乘之机。

（11）同时饮酒和吸烟，会大大增加致癌的机会。

（12）多吃新鲜蔬菜，吃饭不要过饱，控制肉类食物，体重不要过胖，这样可以减少癌症发病率。

（13）不要经常吃有可能致癌的药物，如激素类药物、大剂量的维生素E等。这些药物可降低人的免疫能力，给癌症发病造成机会。

（14）有子宫颈糜烂妇女，要定期检查并及时治疗，防止癌变。

（15）有阴茎包皮过长（包茎）的成人和儿童，要及时做切除手术，环状切除后，可以防止阴茎癌。

引自：辽宁科技出版社《癌症康复指南》

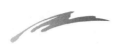

第二十一篇

各种杂症

水土不服症

4078. 因水土不服而生病的解救方

据少林寺方丈德禅法师的师傅贞俊生前所说，此方是历代僧兵行军作战中常用的良方。据原手抄秘本中记载，明代嘉靖年间，日军侵略我国东南方沿海一带。皇上下出战圣旨到少林，寺院当即派月空和尚率领僧兵南征拒敌。僧兵原居北方，偶转南方，气候炎热，又加行程千里，水土不服，僧兵多数病倒，甚至有的生命垂危。这时首领月空试制了这个药方，病僧服用后，效果很好，患者很快痊愈了。从此人们称其方为少林行军散。

攻效：清热解毒，生津止渴，健胃消食，祛痰醒神。主要用于治疗伤暑卒倒，不省人事，口干舌燥，咽喉肿痛，不思饮食，恶心呕吐，胸闷呃逆，牙关紧咬，口疮等。

配方及用法：薄荷冰0.3克，柿霜1克，枳壳3克，藿香30克，陈皮15克，制半夏9克，牛黄9克，广木香9克，神曲30克，干姜6克，桔梗30克，胖大海30克，安息香1克，麝香1克，山楂30克，生甘草9克。将上16味药按中药传统制法研成细粉，调匀后装入瓷瓶内密闭，置阴凉干燥处备用。成人每次0.3～0.4克，用黄酒或凉开水冲服。

引自：《佛门神奇示现录》

4079. 补骨脂治病的故事

有这样一个故事：唐朝元和年间，75岁高龄的郑相国出任海南节度使，那里雨水充足，空气潮湿，他不适应当地气候，水土不服而患上了伤于内、感于外、众疾俱作、气衰绝之症。他服用了许多种壮阳药物，丝毫不见好转。元和七年，来自河陵国舶主李摩诃知道郑相国的病情后，便主动到郑处向郑传授用补骨脂治此病的方法。郑相国得此方后疑虑重重，未服此药，摩诃了解郑不愿服此药的事后，便三登郑府，反复向郑介绍了补骨脂药用效果和治疗的病例。郑节度见摩诃讲的处处在理，感其诚意，消除了疑虑，按摩诃传授的方法试服了补骨脂。七八天后，郑渐觉精神好转，又过了半月，竟然众疾皆除，体健如初。郑离开海南，将此方传授他人。自己常服，得享高龄。

引自：《百草药用趣话》

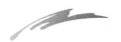

男女交欢遗患

4080. 我用本方治好一位28岁妇女的性交后腹痛病

配方及用法：章丹2.1克，明矾2.4克，胡椒7粒，火硝0.3克。上药共研细末，醋和为丸。令患者盘坐，将药丸放在脐上，男人以左手，女人以右手扶之，汗出即愈。

百姓验证：湖北黄石市花湖区明家墩赵前根，男，50岁。他来信说："有一位28岁的妇女，患性交后腹痛，在各个医院治疗均无效。后来我用本条方给她治好了。"

引自：《中药鼻脐疗法》

4081. 急救男人漏精不止（脱阳）而狂死的绝招

男女敦伦，为天赋食色本能，并非坏事。但是，男人则因情绪或体质的关系，有时会有脱阳的情形发生，也就是在交媾时，男人漏精不止，遇到这种情形，女方应在男人的人中处戳一针，漏精即可止住。如果女方不知应付，将男方推开不管，必会狂死。

过去的女人，头发都插有一根发针，就是备作此用，可挽救脱阳狂死冤魂。

引自：广西医学情报研究《医学文选》

4082. 男女交合精脱气绝救治绝招

男女交合，精脱而死，在这种情况下，切不可惊走下床，这是第一点。如何医法？首先夫妻二人在性交时需事先说明，如男脱则女救，女脱则男救。在性交时，突然有一人精脱气绝，另一人应即刻救人。救治方法是：救人者须闭口提丹田之气上来后，对着另一人的口，尽力呵入他的口中，并送下喉去，需连续呵十几口或二十口气，此时气绝者必阳气重回，这时再尽力呵几口气送至喉里，这样，脱精者即转醒如常。如有人精脱气绝后，救人者对着他（她）的口尽力呵气，气不能入喉时，应急打开门，叫人抱起坐在床中，换一条笔管（两头要通）插入脱精者的喉内，尽力向里呵气，此法也能起死回生。

注意：叫人来帮忙时，千万不可叫未嫁的女子呵气，已婚的男女均可来呵气。

荐方人：广东电白县小良区南塘乡　黄世藩

4083. 男女交欢之时给婴儿哺乳可致小儿重痨

凡是患有重痨之症者，一旦破其童体之时便发作其痨，且一旦发作，十死

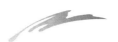

六七。其致病之因如下，在夫妇交欢之时，小儿有时会在旁啼哭，为求清静而发烦，其母往往以乳塞儿之嘴，继续性交之。当小儿食此乳之十几次后，便会中痨症之根，次数越多，病根越重。故欲不使小儿患此症，要切戒交欢时喂乳小儿。如实在无法脱身，也可用糕片奶嘴之类代替之。交欢之后，要挤出点奶汁过后再喂儿。最好在房事完后半个钟头之后再哺乳为宜。（童子痨一症如今少见，大概便是因为婴儿多食牛奶，不妨碍大人办事，但喂母乳者，须懂此节）

引自：陕西人民教育出版社《中国秘术大观》

腹中入异物

4084. 桂圆肉烟油治腹生水蛭有效

蚂蟥亦即水蛭，它可寄生于水族之体内，尤以鳖唇为最。如果洗鳖而不得其术，往往会误食于体内，它会在人体内吸血而繁殖，患者会因此而痛苦不堪，不仅面黄肌瘦，而且会致死。遇此可用桂圆肉或者荔枝肉包烟油（即烟杆中之烟油）吞服之，则腹中之蚂蟥必死无疑。另外还可每天多次频服白蜜，亦可治之，但如是体虚之人，此术便不宜用。

引自：陕西人民教育出版社《中国秘术大观》

4085. 癞蛤蟆活眼珠治吞针入腹有效

如果误吞断针于腹中，可急觅癞蛤蟆1只（红眼者不能用），取其活眼珠一对，用清水吞服之，约半天之后，其眼珠便自然会将针之两头套住，并随大便解出。

引自：陕西人民教育出版社《中国秘术大观》

中　暑

4086. 我用刘寄奴将邻居的重症中暑治愈了

严某，男，34岁。盛夏时在田间劳动，致发热、头昏、口渴、抽搐约半小时而入院。检查：体温40.5℃，血压9.3/7.4千帕（70/56毫米汞柱），神志不清，脸色苍白，心率120次/分，四肢肌群抽搐；未引出病理反射，化验血象正常。诊断：重

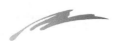

症中暑。入院后立即输液、物理及化学降温，经抢救6小时许，上述症情未获改善，改用刘寄奴100克，加水煎取500毫升口服。服药后1小时左右体温降至39℃，神志已清，四肢抽搐止；服药4小时后，体温降至38.2℃，血压上升到10.9／8.5千帕（82／64毫米汞柱）。次日，再予上药100克，服后病愈出院。

百姓验证：福建云霄县西园工农路93号方文魁，男，71岁，退休教师。他来信说："我用本条方治好了邻居严重的中暑症。"

引自：《江西中医药》（1982年第3期）、《中医单药奇效真传》

4087. 急救中暑三效方

方一：清凉油1盒。将清凉油适量填入患者脐孔中，用手指轻轻按之；再用清凉油涂于双侧太阳穴，并按揉穴位。

说明：本方适用于中暑。症见面赤头晕头痛，恶心欲呕，烦热口渴，倦怠嗜睡，肌肤灼热，舌苔黄腻，脉象濡数。通常用药后半小时症状即逐渐减轻而病愈。太阳穴位于眉外梢与目外眦之间向后约1寸凹陷处。

方二：毛巾2条，热水1盆。将毛巾蘸热水熨于患者的肚脐及下腹部，冷则更换。

说明：本方适用于中暑昏倒。遇到此类患者，应立即把病人抬到阴凉处，再运用此法。若配合掐人中穴，可促使病人尽快苏醒，醒后须忌饮冷水，否则病情加重。

方三：路边热土，人尿各适量。把病人急移阴凉处，掬路边热土在肚脐上做窝，令人溺满，暖气透脐，病人即苏醒。

说明：本方适用于中暑昏倒。林亿云：此法出自张仲景，其意殊绝，非常情所能及，实救急之大术也。盖脐乃命带，暑　伤气，温脐所以接其元气之意。

引自：《敷脐妙法治百病》

4088. 用鲜竹叶方治中暑很有效

取鲜竹叶10克，鲜薄荷叶2克，绿茶5克。将鲜竹叶、鲜薄荷叶、绿茶开水冲泡，代茶饮用。

4089. 治中暑一方——新鲜薄荷方

取新鲜薄荷30克，大米60克，冰糖20克。先将新鲜薄荷加水煎汤，待其冷却，再用大米煮粥，快熟时加入冰糖、薄荷汤，再煮一二沸即可。每日两次。此方治中暑很有效。

4090. 苦瓜绿茶治中暑效果好

取苦瓜1个，绿茶适量。将苦瓜上端切开，去瓤，装入绿茶，把苦瓜挂于通风

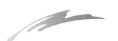

处阴干。阴干后取下洗净，连同茶叶切碎，混匀。每次取10克，以沸水冲泡，代茶频饮。每日一次。此法可治中暑发热、口渴烦躁、小便不利等症。

4091. 本方治中暑很常用

取绿豆100克，黄豆、白扁豆各30克。将三豆加水煮烂后，取浓汁加入白糖或其他调料饮用。本方防暑，清热解毒，和中健胃，是百姓常用方。

解酒醉（酒中毒）

4092. 食醋解酒法

①用食醋烧1碗酸汤，服下。②食醋1小杯（20~25毫升），徐徐服下。③食醋适量，白糖浸蘸过的萝卜丝一大碗，吃服。④食醋适量，白糖浸渍过的大白菜心一大碗，吃服。⑤食醋浸渍过的松花蛋2个，吃服。⑥食醋50克，红糖25克，生姜3片，煎水服。

4093. 枳椇子煎服确有醒酒及解酒毒效果

主治：止渴除烦，治疗醉酒及酒精中毒。

配方及用法：枳椇子50克，将上药洗净，用水250毫升煎20分钟左右，煎至100毫升左右，撇出药汁，温服。将药渣再煎再服，每日2次。

按语：枳椇子甘酸性平，有止渴除烦，润五脏，利大小便，去膈上热的功效，能治醉酒。《滇南本草》谓："治一切左瘫右痪，风湿麻木，能解酒毒。"由此看来，枳椇子确实有解酒作用。

相传苏东坡的同乡得了一种多饮多食多小便的疾病，许多医生都诊断为消渴症，久治不愈。苏东坡介绍一名叫张肱的医生替他诊治，张氏认为患的不是消渴症，而是酒中毒。因酒性燥热，喜饮善食，故而小便频多。症状像消渴却不是消渴，于是用枳椇醒酒方治疗，多年不愈的疾病竟痊愈了。

引自：《小偏方妙用》

4094. 此解酒汤治轻度酒精中毒200例，有效率100%

主治：轻度酒精中毒。

配方及用法：葛花、橘皮、云苓各12克，白扁豆花10克，生甘草、茶叶各15克，绿豆60克，白豆蔻（后下）6克，大黄（后下）9克，苏梗6克，灵芝菌9克。水煎

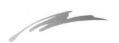

服，每日1剂，分3次服。怒气不减者加降香6克，茴香10克；哭闹无常者加番泻叶（后下）9克，牛膝12克；恶心呕吐者加藿香9克，半夏6克；食少纳呆者加神曲15克，谷芽10克。

疗效：治疗200例，服药最多者2剂，最少者半剂，平均1剂，总有效率100%。

按语：①酒精中毒是一种人为的常见病，解酒汤避免了西药催吐、洗胃等急救技术对人体胃气的损伤和精神折磨。②解酒汤着眼点在于治疗轻度酒精中毒，有昏睡和呼吸抑制症状者应当配合西药进行急救措施处理。③现代医学认为，酒精进入人体后，其浓度以肝、脾、肾为最高。排泄主要经肾脏，一部分随粪便排出。用解酒汤治疗，一是调整各个脏器的功能，使酒精浓度高的脏器恢复正常功能，利于毒邪排泄；二是加速人体内部的新陈代谢，增强肝脏疏泄解毒功能。

荐方人：陕西省勉县普济堂诊所　陈兆如　陈斌

引自：《当代中医师灵验奇方真传》

4095. 解救饮酒过量而醉死的五秘方

方一：立即将醉死者之发散开，浸于新汲之井水之中，并解开其衣，用豆腐在其全身遍贴。如果找不到豆腐，则可用布浸新汲之井水贴于身上也行，并且要频繁地换新豆腐（或新布）贴之。如此数次之后，便可使醉死者复苏，但此术在天寒地冻之时不宜施之。

方二：取12克樟树子，3杯酒放在一起煎熬至滚烫，放至温时灌服于酒醉之人，便可使其醒转。此外，用62克樟木煎水让其服之，也可有效。

方三：将水煮沸，用锅盖上所凝结之汽水半盏，给醉者灌服而下，过半小时后，醉死者便可苏醒。如果醉死者牙关紧咬，则可以用乌梅在其牙上摩擦，然后再用汤匙将其牙关撬开灌水。实在事出无奈，也可以将其牙敲断一颗，然后就齿孔而灌之，千万不可拖延到醉者身冷气绝之时，这样会让其不得救治而死。

方四：用0.1克麝香放入醉者之口中，也有救治效果。

方五：用1千克黑豆煮熬成汁，待其温时灌服之，3杯之后，便可使其醒转。

引自：陕西人民教育出版社《中国秘术大观》

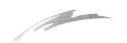

食物过敏

4096. 桂枝汤加山楂治疗食猪肉过敏症数例均有效

主治：食猪肉、猪脂后出现全身荨麻疹、腹泻腹痛等过敏反应。

配方及用法：桂枝、白芍、大枣各15克，炒山楂30克，生山楂30克，甘草6克，生姜3片。水煎服，每日1剂，分3次服。连服3～5剂，直至症状全部消失。服药2剂后，先进食少许瘦肉，后渐加量。

疗效：临床治疗病人数例，疗效确切。

荐方人：四川省剑阁县江口镇中心卫生院　张成生

引自：《当代中医师灵验奇方真传》

4097. 治吃猪肉过敏致病专方

症状：吃猪肉后腹内难受，身上起疙瘩，面红耳赤，干咳欲吐。

配方及用法：先备好秋天成熟的鲜山楂93～125克，洗净去核装碗内放锅蒸烂，吃时温凉皆可。先让患者吃猪肉，最好要多吃，吃完猪肉后立即吃山楂，吃完山楂马上盖被出透汗，以后再吃猪肉即无上述症状。

荐方人：辽宁大连市药品检验所　高森

4098. 祖母巧治伤食症

我的祖母虽不是医生，但她却会用一些土方法为别人治病。祖父生前是郎中，这也许是受他的影响吧！

祖母最拿手的是治伤食证。伤食，俗称"吃着了"。《素问·痹论篇》中的"饮食自倍肠胃乃伤"即是指此而言。此证的特征是：恶食胸闷，吞酸嗳腐，脘腹胀痛……对于此证，中医历来分上中下三脘论治，在上者宜吐之，在中者宜消之，在下者宜夺之。而祖母却以"对食散"一方统治之，且良效。

"对食散"的具体制作方法：被何物所伤，即将何物（如被面食所伤，即用面食；被肉食所伤，即用肉食）置于新瓦上放在炉边焙干研末，调于较稠的淡面汤内，空腹时1次服下，1次量为310克，小儿酌减。

祖母为何将药末调于较稠的淡面汤内令病人服下，而不用温开水冲服？祖母解释说："此种服法的特点是药末藉面汤稠黏之能，久久停留于肠胃，将滞留之物渐渐克化，故有如鼓应桴之效。"（山西　张天键）

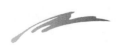

4099. 大葱可抗食鱼虾螺过敏症

不少人食鱼、虾、螺、蚌后往往有过敏现象，出现腹痛、腹泻，并诱发气管炎、荨麻疹、咳嗽，影响身体健康。怎样既抗过敏又可得到海产品的营养呢？

食鱼过敏者，可将大葱洗净纳入鱼腹中煎食；食虾过敏者，可将虾与大葱炒食；吃螺蚌过敏者，可将葱花放在锅里与螺蚌肉拌炒后煮食，这样食后会安然无恙。

西药过敏

4100. 用温阳风化饮方治青霉素过敏后遗症5例全部治愈

主治：青霉素过敏后遗症。

配方及用法：制附片25克，白术12克，桂枝、白芍各10克，茯苓20克，党参30克，生姜5片。制附片先煎2小时，再纳入余药后共煎20分钟取汁，约300毫升，日服2次。

疗效：治疗患者5例，全部治愈。其中，1例服药3剂，3例服药6剂，1例服药10剂，治愈率100%。

荐方人：江西省井冈山专附属医院　孟跃

引自：《当代中医师灵验奇方真传》

4101. 本方可治抗痨药所致副作用

主治：因抗痨药引起的副作用症状。

配方及用法：山海螺50克，分2次泡茶或1次煎煮分次饮服。主张治疗全程饮服，治疗过程中，不用维生素及肝太乐等药。

疗效：运用单味山海螺茶饮疗法，治疗1例肺结核（浸润型）患者因抗痨药引起的副作用症状，疗效颇佳。用抗痨药链霉素、利福平、雷米封者10例，加用吡嗪酰胺者2例。副作用症状：神经系统（头昏、嗜睡、疲乏、注意力不集中）合并胃肠道反应（上腹不舒、恶心、呕吐、口干）9例；单纯胃肠道反应3例，其中1例谷丙转氨酶轻度升高。

百姓验证：张某，男，28岁。因低热咳嗽，消瘦，夜间盗汗，经X线摄胸全片及痰检，诊为浸润型肺结核。经抗痨药（链霉素、利福平、雷米封）治疗1周，出现头

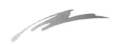

昏眩晕，全身乏力，口干，纳呆等症。查见舌干、苔黄燥、脉细数。嘱以山海螺为茶饮，3天后，症状全消失。

　　按语：山海螺，又名羊乳根，首载于赵学敏《本草纲目拾遗》，有益阴润肺，补虚通乳，排脓解毒之功。家父尝谓有补全身之气，益全身之阴之能。山海螺的功用，符合肺痨之病理机制，且山海螺味甘平，以单味茶饮疗法，十分方便。临床证明，对抗痨药治疗出现的神经系统及胃肠道反应有较好的疗效，对盗汗症状也有明显效果，对谷丙转氨酶增高者也有一定的降低作用。山海螺对抗痨药引起的皮疹、关节痛等症是否有效，尚有待临床进一步验证。

　　荐方人：江苏常熟市练塘中心卫生院　金曾亮

　　引自：《当代中医师灵验奇方真传》

4102. 生甘草能救治链霉素中毒

　　配方及用法：生甘草15克，煎汁代茶频饮。

　　百姓验证：男，53岁。1988年8月25日，因慢性支气管炎并感染肺气肿，在本院肌注链霉素，治疗1周后出现口唇发麻、耳鸣、耳闭症状。按本法服用2日后，上述症状均消失告愈。

　　引自：《四川中医》（1989年第4期）、《单味中药治病大全》

各种食物与药品中毒的解救

4103. 此二豆汤解百药中毒有效

　　主治：百药中毒。凡服药过多，致生疮毒，头肿如斗，唇破流血或心胸胀闷，或肚腹抽痛者。

　　配方及用法：小黑豆、绿豆各50克，煮浓汁冷服即解。

　　按语：此方出自光绪年间鲍氏所著《增广验方新编正集》一书中。方甘草熬膏，日服数次，解毒良好，虽泄泻亦无妨。

　　荐方人：黑龙江嫩江县伊拉哈镇中心卫生院　吕泽民

　　引自：《当代中医师灵验奇方真传》

4104. 甘草可解百毒

　　在"中药圣地"禹州市，流传着一位后生用甘草治愈药店掌柜的故事。相传禹州市有一颇具盛名的中药店，他的对门住着姓刘的一家人，老两口很穷，省下

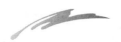

钱来让儿子外出学医。有一天，儿子回来看望二老，见对门药铺掌柜脸色发青，便走过来对掌柜说："大伯，你脸色不好，赶快治病吧!"老掌柜见一年轻人竟对干了一辈子药行的自己说这大话，没有答话。年轻人见他傲慢无礼，只好离去。不出年轻人所料，第二天，他果真有了病，连床也起不来了，尽管他开着药铺，儿子们又都是名医，就是不见病情好转。他这时才想起了那位好心的年轻人，知道他的医术一定很高，就真心让儿子拿着大礼去请。年轻人诊过老掌柜的脉后开了一个处方，即甘草200克，水煎服。第二天年轻人又把药量加大到250克，第三天加到500克，仅3剂不同分量的甘草，老掌柜的病就全好了。他又感激，又惊异，非要年轻人讲一讲这中间的道理。年轻人对他说："你的药名扬四海，主要是药物炮制的好，每炮制一种药，老掌柜就要亲自动手，亲口尝一尝。时间一久，就中了百药之毒。而甘草能解百药之毒，所以你的病非用甘草不可。"一席话，使他连连点头。

4105. 我用本方治愈了姨母因食用鱼胆引起的中毒症

配方及用法： 甘草60克，绿豆200克，加水煎煮15～20分钟，待冷后频频饮服。

按语： 甘草有和中缓急、调和诸药、解毒的作用，能解药毒及食物中毒。绿豆肉平，皮寒，解金石、砒霜、草木一切诸毒。

相传，明朝御医盛寅，医术高超，曾任仁、宣二宗两代皇帝的御医，在任宣宗帝御医时的一天早晨，盛寅刚走进御药房，就突然昏倒，不省人事，太医院的医生个个束手无策，不知他患的是何病，更无人敢开方下药。这事惊动了宣宗，皇帝赶到现场，十分着急，急令：凡懂医者均可荐计荐策，能治愈盛寅病者重赏。在这紧急关头，有位民间医生揭榜要给盛寅治病。宣宗见有人来给盛寅治病，自然高兴。那民间医生给盛御医作了检查之后，马上就在御药房配药，并煎汤给病人灌下，不到1小时，盛寅就苏醒了。皇帝见状，忙问民医配的是什么药，为何这般见效。那民医笑道："盛御医因没吃早饭就进了御药房，腹中空而胃气虚，抵不住各种药的气味熏蒸，一时中了诸药之毒，而能解百药之毒的唯有甘草。刚才，我煎了半斤甘草，给他频频灌下，并没有什么神奇妙方啊!"皇帝和御医们听了，个个点头佩服。皇帝命人厚赐这位民间医生。

百姓验证： 山东郓城师范学校尹逊田，男，57岁，教师。他来信说："我姨母为治病吞服了3个鱼苦胆，结果引起中毒，差点丧命。我使用本条方，只花2.5元钱，服药1剂，就治好了姨母的中毒症，挽救了她的生命。"

引自： 《小偏方妙用》

4106. 民间土方可解食物中毒

方法: 凡是食物中毒者, 均可用灶膛内的灰 (烧柴草) 适量, 放碗内冲些水, 稍沉淀一会, 可将灰水喝下, 即可解毒。

注: 沉积碗底的灰不要喝。

荐方人: 湖南城步县儒林镇东门街10号　王志坚

4107. 用生姜解鱼蟹中毒有特效

主治: 和胃解毒, 治疗食物中毒, 特别是对鱼蟹毒有特效。

配方及用法: 生姜15克, 紫苏15克。将上药加水适量煎煮10分钟左右, 去渣温服。

按语: 据《日用本草》载:"生姜……入肺开胃, 去腹中寒气, 解臭秽, 解菌草诸物毒。""紫苏性温味辛, 有发表散寒、理气、和营的功效, 能治心腹胀满, 并能解鱼蟹毒。"2味合用共达温中和胃, 解毒止痛的作用。

据记载, 唐代梁新曾用生姜汁给一富商治病。富商一天夜里突然人事不知, 昏迷不醒, 黎明时辰已奄奄一息, 将要断气。家人赶快请梁新诊治。梁氏诊脉后对其家人说:"你的主人是由于食物中毒引起, 他可吃了些什么?"仆人说:"主人吃了许多雏鸡。"梁氏说:"我知道了, 那一定是雏鸡吃了生半夏, 病人中的是生半夏毒。"于是, 他让仆人捣了许多姜滤出姜汁, 撬开富商紧闭的牙齿, 给他灌了些生姜汁, 半日之后, 富商就好了。

据记载, 宋代名医杨吉老曾用生姜给郡守治病。郡守病喉痹, 已成流注, 久治不愈。郡守请杨吉老诊治, 杨知其所嗜好, 单用生姜一味给郡守服之, 食姜至斤许, 始知辛辣而痹愈。郡守奇而问之, 杨氏说:"郡守好食鹌鹑, 鹌鹑好食半夏, 遗毒于喉间, 非姜不能解半夏毒。"

引自:《小偏方妙用》

4108. 生螃蟹可解食鳝鱼中毒

主治: 食鳝鱼中毒。

配方及用法: 生螃蟹1~2个, 将生螃蟹 (打碎) 食之即解。

荐方人: 广西　唐修文

引自: 广西医学情报研究所《医学文选》

4109. 食蓝靛汁治鳖中毒有效

鳖中凡其腹呈红色者, 头呈绿色者, 尾蜷缩尖小而有孔者, 都不可食之。若误食, 则会腹胀; 若患虫症, 疼痛欲死。其解救之方是: 急饮蓝靛汁, 或者用井水

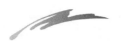

或冷水或清盐饮之，亦可解。但若中毒太深，此方则无益。如果有白马之尿，则饮之最宜。（如果遇将鳖与苋菜同食而中毒者，饮白马尿亦可治之）

引自：陕西人民教育出版社《中国秘术大观》

4110. 杏仁中毒急救法

辽宁阜新县沙拉乡桃花村有个十几岁的男孩，由于多食杏仁中毒，口吐白沫十分危急。家人急得团团转，有人提醒去请邻屯的舍乐合大夫。大夫听后，告诉家人说："你赶快回去扒几块杏树老皮，煮了给中毒人饮用，病即愈。"家人赶忙回来，照大夫吩咐做了，中毒者得救了。

引自：《蒙医妙诊》

4111. 鲜萝卜汁可解煤气中毒

李时珍在《本草纲目》中载有萝卜治烟熏欲死，并录有故事：李师逃难入窟中，贼以烟熏之垂死，摸得萝卜菜一束嚼汁咽下苏醒。此法备急，不可不知。我受此启发，救治煤气中毒7例，效果佳且速。

具体方法：凡遇煤气中毒者，首先开窗通风，或将患者搬离现场，然后立即用生萝卜捣烂取汁（可加少量白糖），用筷子将患者口一撬开，将萝卜汁徐徐灌入，可配合针刺或指掐揉按"人中"、"内关"穴位，神志尚清者，可将萝卜切成细条，令其嚼食即可。

引自：《中医药奇效180招》

4112. 茶醋液解煤气中毒

主治：煤气中毒。

配方及用法：茶、醋各1碗，混合，分3次服。

疗效：治愈多人，灌下即愈。

荐方人：天津　陈念芳

引自：广西医学情报研究所《医学文选》

4113. 此家传秘方治误食蜈蚣尿中毒

主治：误食蜈蚣尿中毒昏迷，口唇周围起蓝色圈，牙关紧闭者。

配方及用法：樟木子31克。用水半碗至1茶杯，用筷条将患者口撬开后，将药水慢慢灌入。如无樟木子者用皂角9克煎服亦可。

说明：鸡生平嗜食蜈蚣，但蜈蚣见了鸡肉也一样拉尿在鸡肉上，人误食之就会中毒。

荐方人：广西　邓林琨

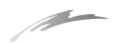

引自: 广西医学情报研究所《医学文选》

4114. 杏树根可治磷化锌中毒

配方及用法: 杏树根50克,洗净,加水500毫升煎煮30分钟后灌入患者口内。轻者1次,重者2~3次即愈。

百姓验证: 王某,女,23岁。因家庭不和,服磷化锌1袋(约1克)。服后4小时许,出现意识模糊,反应迟钝,面色苍白,手足发凉,呼吸困难,抽搐,脉搏微弱。急用本法治疗,1小时后患者意识清楚,面色红润,呼吸平稳,手足转温,抽搐基本消失,脉搏有力。观察2天,无其他不适。

引自:《山西中医》(1991年第4期)、《单味中药治病大全》

4115. 灌服生鸡蛋可解农药中毒

前年春季的一天,安徽安庆市郊区杨桥乡杨桥村村民王某(女),因夫妻吵架喝了农药而昏倒,人们用了一位老中医的"吃蛋吸毒法"抢救了她。其法是:当即打破两个生鸡蛋倒入碗中,用手拨开服毒患者的嘴,将蛋灌入嘴中,让其吞下。半个小时后,昏迷的服毒者将鸡蛋全部吐出来(农药全部吸入蛋内),神智就很快恢复了。(齐世英)

引自:《安徽老年报》

4116. 梁上土灶膛土柏树籽可解信石(砒)中毒

主治: 砒(信石)中毒。(在中毒后只要尚未腹泻,服之有效)。

配方及用法: 柏树籽外壳(炒黄)31克,伏龙肝(灶膛土)7克,梁上土6克,鸡子清8个。将上药共为细末,用鸡子清调匀服下。

荐方人: 河北　赵庆生

引自: 广西医学情报研究所《医学文选》

4117. 家传方百草霜解砒毒120例均获效

主治: 解砒毒。

配方及用法: 赤石脂186克,百草霜1捏,共为细末,凉水冲服。

疗效: 治疗120例。

荐方人: 天津　某大夫

引自: 广西医学情报研究所《医学文选》

4118. 解救砒霜中毒两条有效秘方

砒霜乃是毒品中之剧毒者,服之者百无一生,但也仍有救治之秘方。

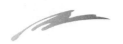

方一：用防风31克，研制成细末之后，用冷水调服之；或者用124克防风擂制为汁灌服之，便可立即救之。

方二：急杀白鸭1只，取其热血对服砒霜者之口急灌而下，便可救活之。但此方之动作一定要快捷，如果动作迟缓，鸭血一冷，便会无效。

注意：如果已经施行了第一种秘方（即已服食防风），就不要再施行第二种，否则因其相互混杂，反而会出错。

引自：陕西人民教育出版社《中国秘术大观》

各种危急重症救治法

4119. 冻僵后的急救法

40年前的一个冬天，辽宁阜新县大板乡衙门村有一人送亲独自归来，因饮酒过量，中途醉倒便冻僵了。善注米图大夫与两位徒弟正好由此经过，赶紧叫两个徒弟搀起那人走动，那人却大笑不止。大夫告诉徒弟赶快捂住其口鼻止笑，送到其家，然后找来生姜（带皮）和陈皮捣碎熬汤，给他灌下，此人喝下3碗便得救了。

事后，大夫告诉说："人冻僵致死之前，必笑不止，此时若有人赶上，捂住其口鼻止笑，搀起走动，但不得烤火取暖，如烤火取暖其笑不止，必死无疑。"

引自：《蒙医妙诊》

4120. 路遇冻死之人用本条秘法救之有效

如遇在寒天腊月冻死之人，则可以用下述秘法救其一命。寒冬中被冻死之人，虽然已到了人事不知的地步，但只要其心口还有一点余温，便皆属可以救活之类。要注意用以下之法：如果见冻死之人面露微笑，则一定要立即将其口鼻掩住，否则让他笑而不止，便不可救治了。切记的是：千万不可让其突然靠近火，一旦靠近火，将人必定会大笑而死。冻死者如果四肢伸直，说不出话而尚有一点气息者，则可以用如豆粒大小的半夏少许，将其吹入冻死者之鼻孔之中，并用锅中所炒过之灰，用布包起来之后在其心腹部位熨之，灰冷之后则再换上热灰。待其睁开眼睛之后，再用温酒及少许粥喂食之，但其温度万不可太高，否则所伤之齿定会脱落。救治其人之后，要用等量之生姜和陈皮捣烂泥状，加入3碗水于其中之后煎至1碗汤汁之量，趁其还温之时服下，便可以痊愈了。

此外，还另有一则秘法：用毡或草席将冻死者卷裹起来，用绳索将其捆好之后，放其于平坦之处，让两个人在其上相互来回地滚动不已，直到其四肢温暖为止。然后，再用等量之生姜和陈皮捣至烂泥状，加入3碗水之后煎至剩1碗汤汁之量，趁其还温之时服下，便可以痊愈了。

第三种秘法：用等量之雄黄、焰硝，将其研制成为细末之后，点于两眼之内眼角，亦可将冻死之人救活。

引自：陕西人民教育出版社《中国秘术大观》

4121. 遇自刎之人用此秘法可救活

要救自刎之人，其时间一点也不能有所延误，稍有延迟，便会额冷而气绝，到那时可就毫无希望了。具体而言，要救自刎者可用以下一些秘法：

第一种秘法：一定要乘其初割之时，将他轻轻扶住，使其仰卧，然后将其头部垫起，再将刀口合拢，然后用干净之物将血擦拭掉，取来大雄鸡1只，用快速的动作将毛拔去，然后生剥其鸡皮，趁热将伤口贴住，同时内服玉真散（中药铺里有售），便可救急免死。当伤口痊愈之后，鸡皮则会自己脱落。

第二种秘法：照前面所述之法将伤口合拢，然后用生热之松香各一半，也可在其中加入生半夏所研制之细末，再将伤口厚厚地涂敷一层，外面则紧紧地包扎之。如果事出之地无法找到上述之物，则可以用葱头和白蜜捣和融烂之后敷于伤口之上。外面用膏药（不管是何种膏药）连同周围之好皮一起粘贴上，然后再用布条将其围裹，用钩线将其缝好之后，每天内服玉真散9克，坚持每天服用，这样经过1个月之后，伤口会痊愈。

引自：陕西人民教育出版社《中国秘术大观》

4122. 遇溺水淹死之人采用本秘法救治可很快生还

如果要救溺死之人，则可以用以下之秘法：在捞起溺死之人时，要立即将其口撬开，使其口中横咬一根筷子，让其腹中之水得以流出，然后再用竹管吹其两个耳朵孔，将生半夏研制成如同豆子大小的小粒，将其吹入鼻孔之中，然后再用皂角末置于管中，将其吹入肛门。如果是在夏天，则要将被溺之人之肚子横俯于牛背之上，两边让人扶好，然后牵牛缓缓行之，则其腹中之水，便会从其人口中及尿道、肛门中流出，然后，再用生姜汤调入苏合丸（在中药铺有售）给其灌下，或者就用生姜汤灌下，并且用生姜在其牙上摩擦。如果找不到牛的话，也可以由一人俯于地上，将腰拱起来，然后将溺者横覆于该人之上轻轻摇动之，则其腹中之水也会流出。此外，亦可用大锅或其他的拱形之物放于地上，其原则是实用、有效，不可拘泥。如果是在冬天有人溺死，则要立即将其湿衣服更换下来，一面急速用盐炒热之后用布包裹之，用来熨其肚脐；一面用厚厚的被褥铺于床上，

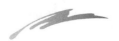

并在被褥之上多多铺上草灰，使溺者可以覆卧于被子之上，并在其肚脐之上垫上棉枕。然后再用草灰将其浑身上下厚厚地盖住，在草灰之上再加以被褥。但要注意的是，不可让草灰将其人之眼、口、鼻蒙住。撬开其人之口后，用一根筷子让其横衔，然后用苏合丸、生姜汤给其灌下，至于吹耳朵等法则与前面所叙述的相同。但此法所救之人苏醒之后，宜让其饮下少量汤酒（夏时是让其饮少量粥汤）。

引自： 陕西人民教育出版社《中国秘术大观》

4123. 遇摔跌者用此秘法救之可有效

凡是因摔跌而濒死之人，可用以下秘法治之：要立即将其扶起，让其膝盘起坐于地上，用手将其头发拎提起来。将生半夏研成豆粒大小之末，吹入其两个鼻孔之中，并且用生姜汁给其灌服而下。则虽然跌下之时间较长，却只要其心头还有余温，便可以救活之。此后，再用白糖所调之水让其服下，以散其淤血，也可以用童便给其灌服，或者用回生丹（中药铺里有售）灌服之，可痊愈。

如果是压死者，其救治之法同上。

引自： 陕西人民教育出版社《中国秘术大观》

4124. 对上吊之人可用如下方法解救

如果发现有人自缢，可用以下秘法抢救之：发现自缢之人后，千万不可鲁莽地割断其绳索，而是要立即用衣物将其脚裹住，并将自缢之人的肛门紧紧抵住。如果是妇人的话，则还要将其阴部紧紧地抵住，然后缓缓地将其抱住之后再解下绳索，并将其慢慢地放倒。放下自缢之人后，可让一人将其双肩踏住，用手紧提其头发，万万不可使其头垂下；另一人则轻轻地用手捻整其喉咙；第三人则擦按其心胸部，并同时轻轻按摩其肚腹；第四人则摩擦其手足，并缓缓地使其伸之屈之；用衣物裹其双足之人，此时仍需紧紧地将其肛口及阴户抵住，万不可使其泄气；另外，再由两个人用竹管在其两耳吹之，不可停止，也可以用鸡冠之血滴入其鼻子之中（男性滴其左边，女性滴其右边；男性用公鸡，女性用母鸡）。如此过约一顿饭的时间之后，死者便会有气从口中呼出，但此刻万不可停止施救，还要继续抢救一段时间，然后喂之淡姜汤或者清粥，让其咽喉湿润，等到其人渐渐可以活动之时，才算救治完成了。凡是自缢之人，只要身体还有些软，心口还略有一点温气，便意味着还有一线希望，便都要照上述之方法竭力救治之，千万不可随便放弃。（此法似乎玄妙了一些，但又似乎有一些道理，如果事出仓促，又没有别的法子，倒是可以一试）

引自： 陕西人民教育出版社《中国秘术大观》

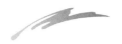

4125. 腹部伤用本法可救治

自杀或者被别人杀伤而致的腹破肠流，可以用以下秘方救之：立即用上好醋煮热（既不可太热，亦不可太冷），用其将所流出之肠洗干净，一边洗一边将其纳入腹腔之内。外面则用活剥下来的鸡皮，趁热之时而贴上，内服玉真散，便可以救治之。等伤口痊愈之后，鸡皮便自然会脱落。

引自：陕西人民教育出版社《中国秘术大观》

4126. 解救服盐卤自杀者秘方

第一种秘方：如果遇服盐卤自杀或误食之而垂死者，要急取生豆浆，让其人连服2~3碗，则可有效。如果一时事急难以弄到豆浆，则可以将黄豆捶碎，冲入冷水之后去其渣而服之，亦同样有效。此外，亦用活鹅之血尽量多灌服之，也可以将其人救活，但施此法后2年之内，此人应当戒食鸭、鹅。

第二种秘方：白砂糖156~186克，用冷水调服之，也同样有效。

第三种秘方：令其冷服淘米水3~4碗，也同样有效。

引自：陕西人民教育出版社《中国秘术大观》

4127. 解救吞金自杀一方法

如有人吞金自杀或误吞金器，会使其胸膈痛不可忍，可用羊颈骨煅焙成灰存性，研制为细末，每服9克，用米汤将其送下。经过一夜之后，便可以随着大便排出。如果急切之间无法寻得羊头，则可以用最好的麻油及韭菜，生嚼之后吞服之，亦可救治。

引自：陕西人民教育出版社《中国秘术大观》

4128. 灌萝卜汁治烟熏昏死有效

凡是因失火或其他原因被浓烟熏昏，或者被熏昏死后身体还有温者，应立即用萝卜榨汁灌入其口中，便可使其苏醒。

引自：陕西人民教育出版社《中国秘术大观》

4129. 鼻用半夏散可治多种疑难绝症

主治：喉痹肿塞，产后血晕，五绝，产后肠出不收，急性乳腺炎，冻死和诸暴绝证。

配方及用法：生半夏适量。烘干，研极细末，贮瓶备用。用药方法要因病而异，具体用法是：①五绝，用凉水调本散为丸塞鼻中；②急性乳腺炎，取本散以药棉裹药塞鼻中（对侧），或用生半夏1枚塞鼻中，每日换药1次；③冻死，取本散

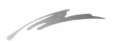

吹鼻（双）和耳（双）中，并用大锅炒灰包熨心腹，冷则换之再熨；④其余病症均取本散少许吹鼻中（交替吹之），每日吹1～3次，至愈为度。

附记：笔者祖传验方。本方治验甚多，疗效较好。

引自：《中药鼻脐疗法》

4130. 用"飞龙夺命丹"救急各种病症

主治：痧胀腹痛，霍乱转筋，厥冷脉伏，神志昏迷，感受温暑瘴疫隐恶阴晦诸邪所致的眩晕痞胀，瞀乱昏狂，卒倒身强，遗溺，谵语，小儿惊痫（角弓反张，牙关紧闭等）。

配方及用法：牛黄6克，飞辰砂60克，麻黄（去节）12克，冰片12克，煅人中白24克，月石9克，麝香、珍珠、牙皂各9克，腰黄、灯草灰各30克，飞青黛、明矾各15克，蟾酥4.5克，银硝4.5克，赤金箔300张。共研极细末，贮瓶备用，勿泄气。每用本散少许吹鼻（双）取嚏。得嚏则效，不应，再吹1次。若病情严重者再加用本散0.5～1.5克，用温开水送服，小儿减半，孕妇忌服。

附记：方出自《丸散膏丹集成》。笔者应用治验甚多，如法施治，无不立验。

引自：《中药鼻脐疗法》

4131. 鼻用皂角散可治口噤不开

主治：受暑头痛，霍乱，转筋，水肿，遍身肿，小便不通，产后肠出不收，口眼歪斜，中暑，喉风，口噤不开，五绝，鱼骨鲠喉，鼻腔异物等。

配方及用法：皂角适量。上药研极细末，贮瓶备用。用药方法多因病而异，如：①受暑头痛，令患者将鼻孔对准瓶口嗅（闻）其药气，每次深吸3～5下，每日嗅3次。②产后肠出不收，将皂角焙枯，研细末，吹入鼻中（双）、取嚏即效。同时用芝麻油煎熟入盆中坐浴，其肠必收。③口眼歪斜，取本散吹鼻（健侧鼻中），同时用陈醋调敷本散，敷于口角处（左歪敷右口角，右歪敷左口角），每日1～3次，至愈为止。④其余各病，均本散少许吹入鼻中（随左右或双鼻），每日1～3次，至愈为度。

附记：笔者家传验方。本方适用范围广泛，按法施治，疗效佳。

引自：《中药鼻脐疗法》

4132. 鼻用通关散可治昏迷不省人事

主治：中风口噤，昏迷不省人事。

配方及用法：细辛、薄荷、猪牙皂（去子）、雄黄（水飞）各等份，共研极细末，贮瓶备用，勿泄气。取本散少许，交替吹入两鼻中。得嚏即醒，无嚏难治。

疗效：一般取嚏即醒，转危为安，无嚏难治。醒后须内治，以求治愈。

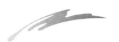

附记：本方出自《世医得效方》。《证治准绳》中的"通关散"：在上方的基础上加南星、半夏等份，研末，吹鼻中，效果亦佳。

引自：《中药鼻脐疗法》

4133. 皂荚能治病的故事

在禹州市二郎庙的村西头，有一棵很大很大的皂荚树，每到夏天，它枝繁叶茂，遮天蔽日。一天，有个外乡人来到树下乘凉，他讲了一段皂荚的故事。唐代有一位名医叫孙思邈，有一天他在禹州行医，来到一个村头，迎面看见抬来一口棺材，他听人说，死者是位年轻的产妇，死于难产。孙思邈发现棺材经过的地方滴有血迹，他判断产妇没有死，赶忙走上去说："你们怎么抬着个活人去埋？"众人一听十分惊讶，明明装的是一个死人，怎么是活人？孙思邈十分肯定地说："说是活人就是活人。死人流出的血不会凝结，这血滴出来就凝结了。不信打开看看。"人们一听，赶忙打开了棺木。孙思邈一看，原来这妇女怀的是"抱心生"，婴儿在腹内抱着母亲的心肝不放，使母亲痛昏了过去，众人见他说得有理，跪下求他医治。他即取出随身带的通关散，吹入产妇鼻腔，那"死人"立即打了一个响亮的喷嚏，接着睁开了双眼。孙思邈又用中药和针灸进行治疗，不一会婴儿也落地了。孙思邈接着说："你们知道吹入产妇鼻腔的"通关散"是什么制成的吗？那里面有一种成分，就是这树上的皂荚。"众人听了，都抬起头观看那长在树上的条状的皂荚。后来，人们便知道了皂荚能治病。

皂荚的药用功效，李时珍在《本草纲目》中有一段记载，公元1090年，蕲州、黄州一带白喉流行，死者颇多。有一个叫潘昌的人，以大皂荚为主熬成"黑龙膏"，治愈了几千人。祖国医学认为：皂荚辛温、有小毒，具有开窍、祛痰、通便、除湿毒的功效，可用于治疗卒然昏迷，口噤不开，中风口眼歪斜，头风头痛，喉中痰壅，支气管哮喘，便秘，颈淋巴结结核，痈肿便毒等。皂荚与细辛配伍、名曰通关散，其开窍功效更强；皂荚与细辛、蜂蜜制成药条，名"通便药条"，纳入直肠，可治疗便秘及蛔虫性肠梗阻；皂荚烧后，可外治疮疖，疥癣瘙痒，小儿头癣，蜂虫咬螫等；皂荚与蚤休、猪胆配制成"胆荚片"，是治疗老年慢性支气管炎的良药，疗效达90%以上。

4134. 金丝万应膏

主治：一切风寒湿热所致之手足拘挛，骨节疼痛，男子痞积，女子血症，腰痛，一切诸般疼痛，顽癣，顽疮积年不愈，肿毒初发，梅毒肿块未破者，肚腹疼痛，泻痢，疟疾，诸疝，小肠气，咳嗽，哮喘，受寒恶心，胸膈胀闷，面色萎黄，心痛（脾胃虚寒所致），负伤劳心，浑身拘痛等。

配方及用法：木香、牛膝、川芎、生地、细辛、白芷、枳壳、秦艽、独活、防

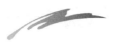

风、归尾、大枫子、黄芩、羌活、南星、半夏、赤芍、贝母、杏仁、蓖麻子、白蔹、苍术、艾叶、川乌、高良姜、肉桂、川续断、两头尖、连翘、甘草节、藁本、丁香、青皮、藿香、乌药、荆芥、苏木、元参、僵蚕、桃仁、山栀子、红花、牙皂、威灵仙、苦参、茅香、文蛤、蝉蜕、草乌、蜂房、金银花、鳖甲、全蝎、麻黄、白芨、大黄、青风藤各60克，蜈蚣2条，穿山甲、白藓皮、五加皮、真降香、骨碎补、苍耳头各30克，蛇蜕90克，桃、柳、榆、槐、桑、楝、楮七色树枝各70厘米，真麻油6000克。上药捣碎，入麻油中浸泡（夏浸3夜，春5夜，秋7夜，冬9夜）后，用火煮熬，以药枯为度，去药沥渣，取油汁贮缸内。另以片松香（不拘多少），先下净锅内熔化后，即按熔松香1000克，药油120克，试水软硬，仍倒入水缸内，令人抽扯，色如黄金即成药膏（每1料制膏约35千克）。

凡肚腹疼痛、泻痢、疟疾，均取本膏适量，摊在油纸上贴脐中；诸疝、小肠气贴脐及脐下；咳嗽、哮喘、恶心胸膈胀闷、面色萎黄、心痛俱贴前心（膻中）；负伤劳力，浑身拘痛，贴后心与腰眼；其余诸病均贴患处。每日换药1次。

附记：方出自《验方新编》。我临证30多年，用本方治疗，如法用之，每获良效。

引自：《中药鼻脐疗法》

4135. 观音救苦膏

主治：偏正头风，眼科七十二证，咽喉三十六证，噎膈，吐血，鼻衄，蛊胀，痨病，疟疾，伤寒，大小便不通，痢疾，肠风便血，梦遗白浊，痔漏，难产，逆生，胞衣不下，带下，血块痞疾，小儿惊风，疳积和中风等病。

配方及用法：大黄、甘遂、木鳖子、蓖麻子各60克，生地、川乌、草乌、三棱、莪术各30克，巴豆、羌活、黄柏、麻黄、皂角、肉桂、枳实、真红芽大戟、白芷各24克，香附、芫花、川厚朴、杏仁、穿山甲、防风、天花粉、独活、全蝎、槟榔、桃仁、细辛、五倍子、元参各21克，蛇蜕、川黄连各15克，当归45克，蜈蚣10条。将上药捣碎，用麻油2.5~3千克，入药浸泡5日后，用火熬，同时用柳枝不断拌匀，熬至滴水成珠，再加水飞黄丹1200克，密陀僧120克，不老不嫩，收入瓷缸内，放水中拔尽火毒，备用。

（1）塞鼻法：即取本膏适量，搓成一长圆柱状，塞入鼻中，每日换药1次，至愈为度。本法适用于偏正头风（同时加贴患处），星障翳膜，睫毛倒睫，迎风流泪，小儿惊风（同时加服0.5~1克，凉开水送服）。

（2）贴脐法：即取本膏适量，搓成圆饼状，贴敷脐中，按紧，外以纱布覆盖，胶布固定。本法适用于蛊胀者，且需加贴敷丹田，内服本膏5~7粒；疟疾者（一、二、三、四日发病不等）加服甘草汤；疟发过4~5次者加服本膏5~7粒，热酒送服；大小便不通者加饮甘草水，证危加服本膏5~7粒；痢疾者加贴胃口赤痢者加

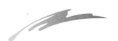

用龙眼煎水送服本膏5~7粒，白痢者加用荔枝壳核煎水送服本膏5~7粒，红白痢者加用龙眼、荔枝壳核煎水送服本膏5~7粒；肠风便血、梦遗白浊、疳积、赤白带下，贴肚脐下及丹田，常服甘草汤。

（3）其他用法：眼科疾病，用针刺耳上放血，再贴本膏；牙痛贴患处；喉科疾病贴喉上，并加服本膏5~7粒；咳嗽、哮喘、口痰贴前后心忌内服；噎膈贴胃心口，加服本膏5~7粒；吐血、鼻衄贴两足心（涌泉穴），加服甘草汤；痨病有虫贴背脊、尾闾、肚腹上；痔漏贴患处；口疳贴牙床上；血块痞积贴患处；中风、难产、逆生、胞衣不下均内服本膏。

附记：方出自《验方新编》。此膏能治各种疾病，或塞或贴或服均有效，可外贴或用布摊贴，也可做成如绿豆大的药丸内服，每服5~7粒。孕妇忌服。

引自：《中药鼻脐疗法》

4136. 陈建平荐出的妙方

毒龙丹是我国道家四大丹药之一，治疗病范围广，疗效高，见效快，价格低廉。我近年来应用此丹治疗了多种疾病，都获得满意的效果。

配方及用法：用马钱子1千克，五石（雄黄、曾青、朱砂、白矾、磁石）各50克，五豆（黄豆、黑豆、扁豆、赤小豆、绿豆）各50克，加童便淹没浸泡，春秋20日，夏14日，冬49日，捞出晒干，碾末制成萝卜子大的药丸备用。一次服0.3~0.9克（5~10粒），1天2次。功在钻筋透骨，活络搜风，兴奋补脑，改善血液循环，增强血液运行，产生治病疗效。

注意：服药后应避风1个小时，如不慎受风，发寒战或呕吐甚至痉挛、强直、失去自主，可服肉桂或生姜浓汤即止，服浓白糖开水亦可缓解。再则必须控制剂量，以免发生意外。服药期间，忌食鱼腥海味与辛辣，孕妇慎服。

百姓验证：本厂女职工邓少玉，54岁，患感冒头痛，鼻塞，颈强，嗜睡。我给其毒龙丹0.6克温开水送服，10多分钟感冒症状即消除。

荐方人：四川永川通用机械厂　　陈建平

4137. 忆母亲治病之琐事

我妈妈是一位普普通通的农村妇女，由于旧社会的贫穷和重男轻女的封建意识，她始终未能识字。虽说是文盲，却丝毫未能妨碍她用心去感悟世界认识世界，因此，她掌握了不少中医药知识，这就给我的童年生活增添了不少幸福和欢乐。记得小时候，我常闹肚子痛，每每一受寒就发病，那一阵一阵挛缩样疼痛煎熬着我。这时，妈妈就会来为我刮痧，直刮得颈部、胸、背几处血红，一般的疼痛也就慢慢地消失了。若还未好，妈妈便会爬上楼去，取来一把陈艾和白酒一阵搓揉成绒样物，敷到我的肚脐上，躺一阵子便霍然痊愈。是妈妈最早教给我刮痧

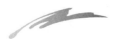

疗法，在日后的求学生活中，我多次仅凭刮痧疗法就治愈了腹痛。

在日常生活中，妈妈处处留心采集一些家常用药（其实都是些普普通通的东西）。一到秋天，瓜熟蒂落，南瓜就成为农家的小菜和杂粮。这时的南瓜子，妈妈是要一粒一粒地从废弃的瓜瓤里抠出来的。洗净晒干后，除留种以外剩下的炒成黄灿灿、香喷喷的熟瓜子，让我兄弟仨享用。过一两天，我们无一例外地在解大便时排出又长又粗的蛔虫来。黄瓜要留种了，妈妈让我去摘那早就想摘的又长又大、形体标致的留种黄瓜，不过这时已是皮色酱红，表面粗糙，肉质酸涩不能食用了。至今，我还为那些黄瓜错过了食用期而深深地惋惜。可是，妈妈丝毫不可惜，只见她拿出事先备好的瓦罐，把一条条黄瓜纵向切开，让我把瓜瓤里的汁水倒进那只干净瓦罐，留下种子后，肉质部分用来喂猪。就是这个瓦罐，从此便成了妈妈的宝葫芦，每当我们不小心被滚水、热粥烫伤，或村上有谁被烫着，她便会抱出这个瓦罐给你搽洗敷药。说来也挺灵效呢，有几次我被滚水烫伤，搽过黄瓜水后，还真的连水疱也没起。食用冬瓜是要削皮的，细心的妈妈就要找来做鞋用的麻绳，将冬瓜皮穿成一串一串的，挂到墙上晒干。妈妈说这个能治水肿病。我记得后村的大婶就因儿子得了肾炎四处配冬瓜皮入方，最终找到我家才如愿。

妈妈不仅收集能做药用的东西，每到盛夏时节，她还教我们在村前屋后采观音叶（一种植物的叶子，我至今不知其学名），制成晶莹的翡翠般的凉粉，盛夏时节吃，凉粉的那份清凉真是沁人心脾，回味无穷。每当看到现在的孩子吃着那掺有色素的"果冻"，不洁的冰袋，真的为他们捏着一把汗。秋天的毛蜡烛（蒲公英的俗称）既是我们的玩具，也是妈妈要采集的药材。我们从野外采得毛蜡烛稍事玩弄一阵，便丢弃一地，妈妈便会一支一支地拾起收藏，她说这是外用止血良药。

妈妈还掌握了好些健康谚语，"笑一笑，十年少""愁一愁，白了头""家宽不如心宽""双脚不能爬，请来八能麻（商陆）；双脚不能移，不离五加皮"等，都是颇含科学道理，符合医药理论的精辟之词。当我成为医生后，对妈妈的医药知识颇感惊奇，曾打听道："您的这些方法都是怎么学来的？"妈妈只是淡淡地说："你外公外婆、爷爷奶奶就是这么做的。"至此，我才体会到中医药文化那丰厚的历史积淀和潜移默化的能量，理解了中医药为何能深深地植根于华夏大地和炎黄子孙的心中。（江西　贝易）

引自：1997年第6期《家庭中医药》

4138. 每周服甘草2次既防癌又解毒还可减肥

甘草，应该是现代人必备的良药。因为甘草对空气中的毒素，或是食品中的毒素，以及对人体有害的种种毒素，都有解毒的作用。

尤其是生的甘草解毒作用更强，如果能够常喝甘草汁，就能够增强体质，不易罹患癌症。

假使在突然之间食物中毒，服下大量的甘草即可解毒。但并不是因为它具有解毒作用，便可天天用，相反的，天天服用反而有害。所以，只需1周饮上2~3次，1~2克即可。

甘草除了可以解毒之外，尚有强化肝脏机能，防止溃疡，预防动脉硬化，消除胆固醇等功用。此外胃痉挛、胃痛、胃溃疡时，或者是肌肉由于过度紧张而造成的疼痛，以及身体不舒服引起的呕吐时，都可以服用甘草，效果很不错的。

做法： 首先将1千克的大豆浸在水中，待它柔软后，再放入20克的甘草（将甘草放入布袋中）煮上2小时之后，加入酱油调味便可以了，十分香甜好吃。甘草是吃多也不会发胖的甜料，所以中年的肥胖者也可以安心食用绝对不会发胖的，且甘草本身具有如防腐剂的功能，做好之后，即使放置多久也不会坏掉。

遇有中毒或呕吐时要用甘草的粉末100克，给病人服下；如果是棒状的甘草，则可以用咬、嚼口香糖的方式来食用，最好是能将它吞下，效果更好。

由于甘草稍具甜味，所以生吃甘草1克时，便会有饱胀的感觉，吃不下饭，便可以达到减肥的效用。想减肥的女士们，试一下甘草吧！会有令你惊讶的成效出现。

引自： 广西民族出版社《强精回春秘诀》

4139. 粗粮中的保健食品——荞麦

荞麦在日本备受青睐，被人们视为理想的保健食品。这是因为荞麦有较高的营养价值，尤其是对高血压、冠心病、糖尿病、癌症等有特殊的保健作用。据报载，当年周恩来访问日本时，日本首相设宴就是在荞麦面馆里，可见荞麦这个食品是有一定地位的。当今，发达国家尝到了食物过分精细的苦头后，荞麦又已成了一种热门的保健食品。

荞麦有防治高血压、冠心病的作用。荞麦粉中含大量的黄酮类化合物，尤其富含芦丁，含量为0.5%~1.2%。芦丁具有多方面的生理功能，能维持毛细血管的抵抗力，降低其通透性及脆性，促进细胞增生和防止血细胞的凝集，还有降血脂，扩张冠状动脉，增强冠脉血流量等作用。荞麦粉中所含丰富的维生素PP有降低人体血脂和胆固醇的作用，是治疗高血压、心脑血管病的重要辅助药物。荞麦粉中含有一些微量元素，如镁、铁、铜、钾等，这些对心血管具有保护作用。

荞麦有防治糖尿病的作用。长期以来，医学界一直想寻求一种适合糖尿病人食疗而又没有副作用的食品用于临床，后来，人们找到了荞麦这一理想的降糖食品。临床观察发现糖尿病人食用荞麦后，血糖、尿糖都有不同程度的下降，总有效率93%，很多轻型患者单纯食用苦荞麦即可控制病情。同时发现合并高血脂

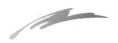

血症者食用苦荞麦后，胆固醇、甘油三酯均明显下降。进一步的研究发现，荞麦之所以能降血糖与荞麦中所含的铬元素有关，铬可促进胰岛素在人体内发挥作用。

荞麦的抗癌作用也为世界医学界所关注。科学家认为，荞麦中含有大量的镁，镁不但能抑制癌症的发展，还可帮助血管舒张，维持心肌正常功能，加强肠壁蠕动，增加胆汁，促进肌体排除废物。荞麦中还含有一种抗癌因子——谷胱甘肽。据研究，谷胱甘肽能用自身的化学"手铐"铐住致癌物质，使它失去毒性，然后再通过消化道把它驱出体外。荞麦中的谷胱甘肽过氧化酶含有硒，硒是一种极强的抗氧化剂，能加速体内过氧化物的分解，使肿瘤细胞得不到氧的供给，从而发挥抑制作用。荞麦中的大量纤维能刺激肠蠕动增加，加速粪便排泄，可以降低肠道内致癌物质的浓度，从而减少结肠癌和直肠癌的发病率。

然而，近年来人们片面求"食不厌精"，餐桌上几乎见不到荞麦等杂粮食品了。这不能不说是上述疾病发病率增高的原因之一。五谷杂粮，各有所长，只有杂食，才符合人体的生理需要。（陈继培）

引自： 1997年12月30日《生活与健康》

4140. 神奇蜘蛛全身宝

蜘蛛也叫萧蛸、网虫、盘丝仙。据文献记载，世界上的蜘蛛估计有3万多种，分属于66个科。在我国生存的有39个科，约3000种，最大的蜘蛛体长9厘米，最小的仅1毫米。生活在自然界的野生蜘蛛，被人们认为是不起眼又无用的小昆虫，从未被重视过。其实蜘蛛不但有用，而且非常神奇，其全身都是宝，药用价值和经济价值极高。蜘蛛入药，具有解毒、消肿之功，主治疔疮、疮疡、毒虫咬伤、中风口歪、小儿惊风、阳痿早泄等病症，对治疗脑溢血和癫痫的效果是目前世界上任何一种药物所无法比拟的。

蜘蛛吐丝拉网，其丝是一种胃蛋白，十分精细坚韧并富有弹性，丝吐出后遇空气而变硬。据《本草纲目》记载：蛛丝最毒，能缠断牛尾，主治健忘失眠等症，用蜘蛛丝生产的蛛网口服液对神经性疾病疗效显著。

引自： 1997年12月23日《生活与健康》

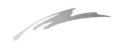

第二十二篇

五种治病疗法

五种治病疗法：

（1）第二掌骨侧全息穴位诊疗法；

（2）醋蛋液与醋豆治病疗法；

（3）尿疗法；

（4）艾灸治病疗法；

（5）手脚穴位按摩治病法与按摩工具。

这五种治病疗法，经济适用，简单易学，均不需打针吃药，很适合平民百姓自己操作治病。现将这五种治病疗法分述如下：

4141. 第二掌骨侧全息穴位诊疗法

1986年6月10日，新西兰专家考克丝女士患两脚浮肿麻木1周余，请山东大学的张颖清测其双手第二掌骨侧，有足穴压疼，便为其针刺双手第二掌骨侧足穴针刺约10分钟，她的双脚感觉到了微微发热。留针50分钟后，起针，脚就变得轻松多了。下午又针刺1次，双脚热感更明显，并从手臂到腿有针刺感传现象。6月11日、12日再针刺2次，原各种症状便基本消失。

一个简单而神秘的治疗方法解除了人的病痛，而解释这种疗法的一种崭新的理论又触动了千千万万学者的神经，这就是山东大学全息生物学教研室主任张颖清先生1980年发表的"生物全息疗法"。

崭新的理论

我国中医学的针灸疗法，只是在人体表面的某个局部进行刺激，便可治愈人体内部的各处疾患，实际上应用的便是人体局部能够反映整个身体的生理病理信息这个全息理论，中医历来把它叫做整体理念。它在我国至少已应用了3000年以上，只是一直未提出科学的理论依据。而1980年张颖清先生发明的"第二掌骨侧全息穴位诊疗法"首次提出了我国针灸穴位全息的科学依据——"穴位全息律"、"生物全息律"，这个新学说是在植物学家、动物学家及医学家所公认的泛胚论的基础上发展而来的。它指出：生物体（包括人）的每一个组成部分，甚至小到一个细胞分子，亦隐藏着整个生命最初形态的基本结构特征。也就是说，生物体（包括人）的每一个局部，小至肉眼不可见的细胞，都像是整体的缩形，它包含着全部整体各个部位的病理生理信息，能真实反映出整体的全部特征。因此，每一局部，实际上是一个缩小了的整体，它称为全息胚，是人体相对的独立部分，在结构和功能上都有相对的完整性，与周围部分有明显的界线，所以，医学家完全可以通过某个局部的观察来诊断和治疗全身疾患。这一学说成功地解释了中医学中的耳针、颅针、眼针、脉诊等传统疗法；并且用全息胚的重演性圆满地解释了2500年前绘制的经络图谱；用生物泛控论仔细

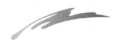

地阐明了针刺麻醉的机理；用全息胚的滞育论首次阐明了癌细胞的生长机制：癌细胞实际上是一个滞育于早期阶段的全息胚，因此提出可以用动物性全息胚分化催化剂来抗癌，从而肯定了甲状腺素、雌激素、糖皮质激素等会成为有前途的抗癌药物。"全息胚分化促进剂"将使人类从癌症的困扰中解脱出来，这是振奋人心的新战略。这一学说，不仅使中医学"道经千载更光辉"，而且为人类征服艾滋病及癌症提出了新的希望。这一论著已被日本、巴西等国家及港台地区翻译应用，将世界生物全息医学的研究推向了一个新的高潮。

人体可分为若干小人形

张先生认为：既然人体是符合生物全息律的，那么，人体的每一个相对独立的部分都可以代表人的整体。再根据中医针灸穴位分布规律及他多年的临床实践，他便把人体划分成若干个小人形。

这样的小人形称为"全穴位系统"。据张先生的划分，人体至少可以找到102个全息穴位系统。例如，手指节系统中，两手便有28个。所示的这些小人形只不过是众多全息穴位系统中最主要、最方便使用的小部分而已。（见4141条图1）

全身各部位全息穴位确定方法

每个全息部分的具体取穴方法是：先找到头穴和足穴，以后在这2穴的连线上逐次平分，即头穴与足穴的中点是胃穴，胃穴与头穴的中点是肺心穴，胃穴与肺心穴的中点是肝穴等等。当然按照全息穴位理论，这个区域的穴位是可以无限划分的，细微到可以找出人体各部位的对应点，但是为了切合临床实用，只以这7个定点穴为代表而已。每个全息穴系统的头穴足穴的确定方法是：面部头穴的神庭穴（发际与面正中线相交点），面部足穴在两嘴角正下方与承浆穴水平处。上臂头穴在尺泽穴上一横眉上处，上臂足穴有肩骨髃穴（肩峰与锁骨大结节间）。前臂头穴在经渠穴（桡骨茎突内桡侧凹陷处），前臂足穴在尺泽穴（肘横纹中，肱二头肌腱桡侧），腹部头穴在璇玑穴（锁骨内突之间胸骨柄中线上），腹部足穴在曲骨穴（腹正中线与耻骨联合交界处），大腿头穴在冲门穴（腹股沟股动脉外侧平耻骨），大腿足穴在犊鼻穴内侧（犊鼻穴在膝下正中），小腿头穴在商丘穴（足内踝骨前下方凹陷处），小腿足穴在阴陵泉（胫骨上端内侧凹陷处）。

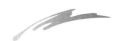

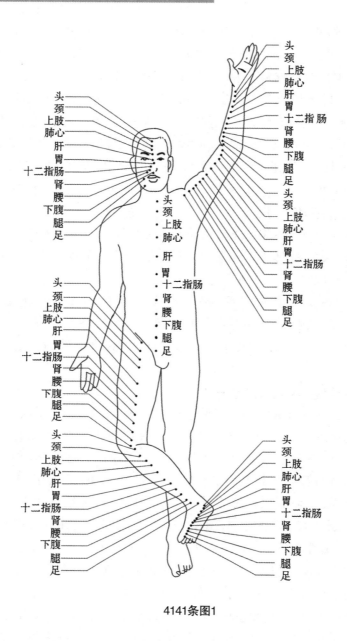

4141条图1

第二掌骨侧穴位确定法与速诊法

在全身102个"小人形"中，最方便使用、反应最为敏感的全息穴位系统是第二手掌骨的拇指侧弧形区域。根据穴位分布的全息律，在第二掌骨侧存在着一个新的有序穴位群，该掌骨远心端稍内与掌心横纹的交点是头穴，近心端稍内第一、二两掌骨的交点是足穴。头穴至足穴连线的中点为胃穴，胃穴与头穴连线的中点为肺心穴，肺心穴与胃穴连线的中点为肝穴，头穴与肺心穴分为三等分，其间两个分点依次为颈穴、上肢穴。胃穴与足穴之间分六等分，五个分点依次为十二指肠、肾、腰、下腹、腿。这是整体部位粗略的在第二掌骨侧划分的对应部位。整体上的部位可以更详细地划分，由此，我们可以把上述这些穴位看成是区域。比如，头穴这个区域就包含有眼、耳、口、鼻、牙等，而甲状腺、咽喉、气管上段、食道上段等则包含在颈穴区域之内。医生只需要在这些弧形区内触按，便可迅速诊断疾病，在这区域内针刺按摩，亦可迅速治疗疾病。具体做法是：

让患者手放松如握鸡蛋状，虎口朝上，食指尖与拇指尖相距约3厘米，医生用右手拇指尖顺着患者左手第二掌骨侧长轴方向（或用左手按右手）来回轻轻触摸，会感觉出有一个浅凹弧形槽，全息穴位便分布在这里。医生用拇指按（4141条图2）所示穴位顺时针方向逐次按压，按压时注意患者表情或询问病人感受，如果病人有明显的麻、胀、重、酸、痛感觉，或者按某穴时，病人会有不自觉的皱眉、咧嘴、抽手躲避等反应，就是找到了压痛点，就说明与此穴对应的内脏可能有病。正常人可以自己用自己的左右手互相按压，经常注意哪个穴位有异常感觉，以便早期发现疾病。

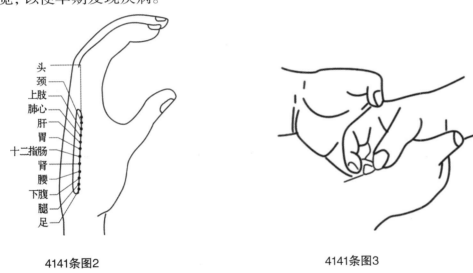

4141条图2   4141条图3

第二掌骨侧全息穴位诊病与治病具体实施方法

诊法：一般采用第二掌骨侧全息穴位诊疗，施诊手法见4141条图3。在待诊者掌骨侧按从头穴到足穴的顺序以大小适中的压力均匀揉压1次，若结果不明显，可重复1~2次。边揉边观察待诊者是否出现皱眉、咧嘴等表情或产生躲闪、抽手等反应，并询问待诊者有无明显的麻、胀、重、酸等感觉。如果某全息穴被揉时出现上述表情或感觉，那么，此穴所对应的部位、器官或邻近部位、器官有病。如果左手被揉之穴压痛比右手同一穴位感觉强，则表明左侧部位、器官病重或病在左侧，反之亦然。

治法：有针刺和按摩两种。一般用按摩法。在疾病相应的穴位上，用拇指尖

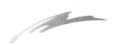

（或圆珠笔笔帽、钢笔笔帽、小圆木等，必须平滑）以穴位为圆心作小圆周运动（顺逆时针均可）。必须用力，以在穴位深层组织有较强的麻、胀、酸感为宜。揉压一小圈为一下，每分钟150下，每次3分钟，可操作400~450下。如果病程短或突发性疾病，往往按摩1次即愈。如1次不愈再揉压治疗几次（每天1次），病程长或慢性病需要多次治疗，每日1次，7天为1疗程。休息2~3天后再开始第二疗程。诊治时可请他人按摩，也可自我按摩或为他人治病按摩。

注意：①最好抹上凡士林或油脂，以免表层皮肤损伤；②部分患者按摩时可能出现恶心眩晕等，应立即停止按摩，躺下休息片刻可恢复，严重者可按压人中穴；③患者宜平卧、仰卧或侧卧，可避免"晕针"现象。

治疗一般使用针刺或按摩方法。针刺要求："少针"即一般用两根针在左右两手同一穴针刺，亦可在同侧肢肢选两穴，如右手第二掌骨的某穴与右手前臂的某穴同时进针，或左臂左腿选两穴等等，以"毫针"为准。穴准，即寻找压痛穴一定要准确。"强针感"指针刺按摩要有较强的酸、麻、胀、重的感觉，即中医所说的"得气"感，针刺补泻手法要掌握得体，务求得到"强针感"。

假若用按摩法，则在第二掌骨侧与疾病相关的穴位上按摩，用拇指尖以穴位为圆心作小圆周运动，每次3分钟。使用的工具，除用针灸毫针（1~1.5寸为宜）手指按压外，还可以选用棉花棒、圆珠笔尖等前方不太尖锐的部分为按摩工具。

全息穴位诊断疾病时必须掌握对应法则

（1）部分整体对应法：如果某一穴位是压痛点，就表示与此穴有关的脏腑或器官有病，如胃穴压痛明显，就提示胃、脾、胰等脏腑有病；若某穴无压痛，则表明相应部位器官状况良好；若双手第二掌骨侧都没有明显压痛，则表示全身无大的疾患。

（2）同侧对应法：若左手穴位较右手穴位压痛反应强，表示身体左侧器官的病变较严重；如左手肺穴压痛重，则提示左侧肺部病变等。

（3）脏腑与器官对应法：若某穴明显压痛，除说明对应脏腑有病外，还可推断与此脏腑相关联的其他组织、五官、情志等病变。如肝穴压痛，可诊断眼病、更年期综合征等，完全遵循中医学的脏腑经络学说的理论。

（4）全息穴位系统互参法：如果在第二掌骨穴群中发现在胃穴压痛，医生还可以继续在上臂前臂、大腿小腿、腹部足底等系统的胃穴依次按压，参照压痛点是否统一。如果几处胃穴全都明显压痛，确诊胃病便毫无疑问了。

具体穴位对应器官

①头穴：头、眼、耳、鼻、口、牙；②颈穴：颈、甲状腺、咽、气管上段、食道上段；③上肢穴：肩、上肢、肘、手腕、气管中段、食道中段；④肺心穴：肺、心、胸、乳腺、气管下段、支气管、食道下段、背；⑤肝穴：肝、胆；⑥胃穴：胃、脾、胰；⑦十二

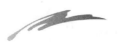

指肠穴：十二指肠、结肠右曲；⑧肾穴：肾、大肠、小肠；⑨腰穴：腰、脐周、大肠、小肠；⑩下腹穴：子宫、膀胱、直肠、阑尾、卵巢、阴道、尿道、肛门；⑪腿穴：腿、膝；⑫足穴：足、踝。

以上部位疾病，分别取各自对应穴位揉压即可。

按中医脏腑所主原则，神智、血脉、舌的疾病可取心穴，血液、筋、目、精神的疾病可取肝穴，肌肉及口唇疾病取胃穴，鼻、皮毛、牙齿的疾病取肺穴，耳、骨、腰的疾病取肾穴。

第二掌骨侧全息位诊疗法可治80余种疾病

用此法诊治疾病，总有效率达90%。它对以下80多种病有良效：神经官能症、面肌痉挛、暴发火眼、神经性头痛、感冒、牙痛、失眠、面神经麻痹、三叉神经痛、落枕、颈痛、肩周炎、美尼尔氏综合征、神经衰弱、扁桃体炎、高血压、心绞痛、胸病、肝区痛、腹痛、糖尿病、咽炎、嗜睡症、慢性口腔炎、神经性耳聋、鼻炎、颈淋巴肿痛、链霉素过敏性耳聋、癫痫、昏厥、气管炎、呃逆、荨麻疹、乳腺炎、心律失常、胆囊炎、胃溃疡、急慢性肠胃炎、痢疾、急性腰扭伤、风湿性腰痛、软组织挫伤、膝肘踝扭挫伤、腰腿痛、急性腹病、坐骨神经痛、运动中腹痛、骨瘤、胃炎、胃下垂、多发性神经炎、植物性神经紊乱、偏瘫、关节炎、腰肌劳损、遗尿症、遗精、痛经、闭经、月经不调等。凡针灸疗法的适应证均适用本法治疗。

百姓验证：

（1）河北邯郸纺织机械厂保卫处马同喜来信说：用此诊疗法1个疗程零2天，将长期食管狭窄（2.5厘米）疾病治好了。又用此法治好了一位女工达5年之久的头晕病，至今有8个月没再头晕。还有一位退休干部，因两腿酸胀而导致瘫痪，不能自理，4年来未离开过床铺，没有下过楼，每天只能凭借窗户向外张望，几乎与世隔绝。我抱着试试看的想法为他医治，用触按法检查病人"肺心"和"腿穴"时，其疼痛无法忍受，我开导病人要坚持6分钟。在揉完"肺心穴"后，病人的两脚微微抖动，我又着手按"腿穴"3分钟，采用了激将法让病人下床，并开始扶着楼扶手下楼，后来就能独立下楼，高兴得像个小孩似的喊叫着："我能走路了，我能下楼了！"

（2）新疆沙县邮电局张少辉转曾广才来信说：1994年1月27日，我儿子住院时认识一位患者小孙，他的左胸乳部上方处痛得很厉害，连气都不敢喘。按照"全息诊疗法"在其第二掌骨的全息穴位进行按揉，用钢笔冒进行顺、逆按摩各300次。之后，他疼痛随即减轻，喘气时疼痛消失。第二天他高兴地对我说："睡了一夜觉后患处完全不疼了。"又用此法治好了他的偏头痛。我还用此疗法治好了法院院长多年的颈椎骨质增生病。

（3）陕西西乡县私渡乡新路村七组陈恩学来信说：我左脚腕去冬开始疼痛，

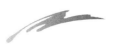

走一百米左右就得蹲一阵再走,否则胯骨也痛。在一家医院服中西药、针灸效果甚微,后用此诊疗法,按摩穴位,现差不多痊愈了。

4142. 醋蛋液及醋豆治病法

醋蛋液营养及食疗价值

鸡蛋有很高的营养价值。它含有丰富的蛋白质、矿物质和维生素。鸡蛋的蛋白质主要为卵蛋白和卵球蛋白,含有人体必需的氨基酸——安全蛋白质。其中蛋黄富含卵磷脂、蛋白质的生理价值居牛奶、牛肉等食物之上。

醋在医疗上也具有很重要的作用。明朝医药学家李时珍在《本草纲目》一书中指出:"醋能消肿、散水气、杀邪毒、理诸药。"日本东京大学名誉教授秋谷七郎博士科学地总结了饮服食醋的四大疗效:①食醋能防止和消除疲劳。人经过运动后,体液pH值由中性变为酸性,食用醋后,焦性葡萄糖、活性醋酸、柠檬酸可进入三羧酸循环,体力能较快地得以恢复。②食醋有降血压、防止动脉硬化之功效。③食醋对致病菌有杀伤作用。④食醋对人体皮肤有滋润美容作用。此外,食醋可促进人体对食物中钙、磷、铁等矿物质的溶解和吸收。

那么,醋和鸡蛋合成后,会不会改变它们原有的营养成分和食疗作用呢?不会。醋与鸡蛋合成后,会更好地发挥鸡蛋的营养食疗作用。用9度米醋浸泡鸡蛋,不仅能使污染的各种微生物处于pH很小的环境中,其生命活动很快抑制或死亡,还可使鸡蛋中的蛋白质在醋的浸泡分解下形成分散状态,与酶的接触表面积增大,从而更容易消化吸收。

醋蛋液之所以能够健体强身,对动脉硬化、脑血栓、高血压、心肌梗死、胃下垂、肝炎、糖尿病、神经痛、风湿病等多种疾病有很好的疗效,主要是因为鸡蛋中含有丰富的卵磷脂。据最新研究证实,卵磷脂内有一种成分——胆碱,当卵磷脂被人体消化以后,会释放出胆碱进入血液中,它们很快会到达脑部,从而防止人体脑功能的老化。如果有控制地供给足够的营养胆碱,可避免老年记忆衰退。另外,卵磷脂还可以将脂肪和胆固醇转化成乳状液,使血液循环系统畅通,从而能减少脂肪和胆固醇在血管壁内沉积,降低血管栓塞及心脑疾病的发生。醋蛋液所具有的活血化淤作用,可扶正固本,提高人体免疫功能,它不愧为强身健体的保健佳品。

据来信统计,醋蛋液对高血压、脑血栓后遗症、气管炎、风湿病、失眠、便秘、慢性胃炎等疗效明显,对结肠炎、肩周炎、痔疮、鼻窦炎、心脑供血不全、牙疼、粪液自流、坐骨神经痛、肋间神经痛、肛裂、趾端麻木、神经衰弱、动脉硬化、皮炎、绣球风、头屑、三叉神经痛、十二指肠溃疡、上呼吸道感染性咳嗽、尿频、手脚皲裂、盗汗、口臭、腹泻、肾炎等病有疗效。另外,有时对冠心病、类风湿、骨质增生、肺结核、面瘫、震颤麻痹、糖尿病、白内障、肺心病、花眼、癌症、

牛皮癣、老年斑等一些现代临床上棘手的病也有一定的效果。

醋蛋液制作与饮用方法

醋蛋液的制作十分简单。将新鲜鸡蛋一个用8度以上的米醋100毫升（约100克）浸泡一天半至两天，蛋壳软化后，用筷子戳破蛋膜，将流出液搅拌均匀，再放置一天后就可以用了。每天清晨起床后，用汤匙舀1～2匙醋蛋液（陶瓷汤匙），加2汤匙蜂蜜，4～8汤匙温开水，调匀，空腹一次服完。蛋膜在最后一天嚼碎吞服。

几点补充说明

（1）应选用优质米醋，如镇江白醋、上海香醋、山西老陈醋等。普通米醋酸度只有3～4度，浸泡时不仅蛋壳不易软化，蛋黄也不易溶化。

（2）用新鲜鸡蛋，尤以农家放养鸡所生深红色壳蛋营养丰富，浸时最好洗净。

（3）如果怕酸，可以适当增加蜂蜜和温开水的量，以使酸甜可口。早晨空腹或饭后或晚上临睡前服用，具有同样的效果。初服时如出现大便稀薄，不必惊慌，一般几天以后会正常。但如长期不适，不宜服用。小孩如有大便干燥、食欲不振等，也可服用，但用量要适当减少，可为成人用量的1/4～1/3。

（4）备两个瓶子，每隔三四天制作一瓶，交替使用。

（5）夏季服用时，因天气温度太高，可以将制好的醋蛋液放入冰箱冷藏备用。

（6）有些人会有顾虑，怕服用醋蛋液引起骨质疏松，这大可不必。恰恰相反，醋蛋液中含有醋酸钙，对人的骨骼大有裨益。尤其是蛋壳外层粉状物是对人体最适宜的钙粉。

医学科技人员认为，醋蛋液能调节人体免疫功能，调整饮食中营养不平衡状态，从而增强身体抗病能力。

每月4～6个鸡蛋，0.5千克蜂蜜，一瓶醋，所费不多却能强身健体，何乐而不为？醋蛋液是一种老少皆宜的大众保健饮料。

应该指出的是：贵在坚持，切勿半途而废。由于人体差异，有的人用了几个蛋之后，就有明显效果，而有的人用了几十个蛋才见效。长期服用，才能起到延年益寿，强身保健作用。

注意：醋蛋疗法对绝大多数人都是适用的，仅对少数不宜食鸡蛋或醋的人不大合适。例如，胃酸过多者和饮醋后胃部不适者，应该慎用。患有低血压病的老人饮用醋蛋液时也要注意，如不适应就不要强饮，以免导致胃部病变。肾炎病人在发病期间，胆囊切除的病人在手术后半年内，肝硬化患者，均应该慎用含蛋的各种配方。胆结石病人限用各种含有油脂配方的醋蛋液。

引自：1996年7月5日《生活与健康》

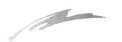

服用醋蛋液受益者实例

食醋、鸡蛋，只不过是人们日常饮食中两种极为普通的食品。然而当人们将鸡蛋浸入食醋，搅为"醋蛋液"之后，每天少量饮服，有益于老年保健，对某些老年病也有意想不到的疗效。现在"醋蛋液"已成为广大老年人的时尚话题和格外青睐的佳肴。

1988年5月，山东省招远县老干部局陈同柱在信中反映老干部郭奎患脑血栓，病情已严重到"腿不能行，手不能拿"的程度。在服用了大量药物久治无效的情况下，把各种药都停下来，试饮醋蛋液。不料，刚开始饮服，便有神爽腿轻之感，似乎这醋蛋液就是专为他研制的"新药"，服不久各种缠身的病症都消失了。当饮服到第16个醋蛋液的时候，老郭已能骑着自行车行驶10多千米。他的喜悦之情，自不必说。

辽宁省离休干部郭鹤龄，原来长时间肢体沉重，手脚麻木，心率过缓，经常头昏脑涨。服了4个醋蛋液，各种症状都有了缓解或消失，到医院去复查，医生告诉他这一好转现象与服醋蛋液有关。

黑龙江855农场王桂芝，患胃下垂5年有余，消化不良，胃堵得难受，每天大便2~3次，手脚浮肿，体格消瘦。一天老伴拿来醋蛋液劝她试试，服用后果然病情好转。试用到5个醋蛋液的时候，胸口不堵了，大便正常了，手脚消肿了。出现了几年来没有过的好胃口，一顿饭吃2个馒头，还能再吃5个包子。老伴开玩笑说："过去吃不下，现在成了大饭桶。"

哈尔滨百货批发公司的几名离休职工，自从饮服醋蛋液后，原来患有类风湿，手臂疼痛得抬不起来的，现在已能自己洗头、梳头了；原来卧床不起的，已扔下拐棍，自己下床走路了。

广西凌云县伶站供销社赵仙，患高血压11年，血压经常为25.3/20.0千帕（190/150毫米汞柱），不能坚持工作，提前退了休。饮服了3个醋蛋液，头痛感觉消失了；饮服到8个醋蛋液时，血压已降到21.3/16.0千帕（160/120毫米汞柱），身体也随之健壮起来，继而又产生了继续工作的愿望。

黑龙江省邮电局离休干部关玉坡，服用醋蛋液后，治好了多年的腿疼病。

醋豆治病法

长期食用醋豆对高血压病、心脏病、糖尿病和便秘有显著疗效，因而，醋豆被人们当作保健佳品。近几年，在日本及东南亚各国食用醋豆十分盛行。

大豆是一种营养丰富的食物。据测定，每100克大豆含蛋白质36.3克，脂肪13.4克，碳水化合物25克，热量1720千焦，钙367毫克，铁11毫克，胡萝卜素0.4毫克，硫胺素0.79毫克，维生素B_2 0.25毫克，烟酸2.1毫克。大豆不仅营养丰富，而且药用价值也很高。李时珍指出：大豆治肾病，利水下气，制诸风热，活血，解病毒。现代医学研究发现，常食大豆既能降低胆固醇，又可防止血管

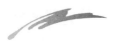

硬化。

醋是人们生活中的调味品，醋中含有20多种氨基酸，对人体保健具有独特的功效。

例如：醋中的有机酸能促进碳水化合物代谢及肌肉内乳酸和丙酮酸等疲劳物的分解，从而解除疲劳；醋能抑制和降低使人老化的过氧化脂质的形成，并有预防脂肪肝和降血压等作用。

醋豆不仅保留了大豆的营养成分，而且经过长时间的醋渍之后，大豆变得柔软可口。经专家调查证实，长期食用醋豆对心脏病、高血压病、便秘、肝炎、糖尿病均有明显的疗效。老年人服用，还能增强体质，延缓衰老。

陕西咸阳市渭城区教育局王融说："我是一名离休干部，69岁，身患高血压、糖尿病和冠心病。虽经治疗，病情未见好转，血压经常居高不下，尿糖三个加号，左半身沉重，心闷、心慌，走路吃力，心情很苦恼。从报上看到'小黑豆治大病'的方后，我就买了500克小黑豆，按讲述的方法炮制。服用5个月后，到医院检查，血糖和尿糖接近正常水平。目前服用小黑豆已近1年多，糖尿病药物已停服，高血压和冠心病药物用量也很少。血压基本正常，冠心病也好多了，胸闷、心慌等症也有很大改善。睡眠很好，面色红润，气管炎在冬天也未犯。醋泡小黑豆能治疗多种疾病，同时也是老年人的保健佳品。我体会到：在服用黑豆数量方面，应根据糖尿病的病情和尿糖多少，来选择比较合适的数量。"

醋泡黄豆的制作和用法

制作醋豆时，可把生黄豆洗净晾干（不要在日光下晒），炒熟了倒进清洁干燥的空瓶里，然后加入优质9度米醋或陈醋（每500克黄豆加入1000毫升醋），盖上瓶盖，将瓶子放在阴凉处，7天以后即可食用（浸泡时间越长越好）。一般每天吃15～20粒。若是怕酸，可以适量加点糖。

另外，还有一种制作醋豆的方法：先把生黄豆洗净沥干，放入洗烫消毒过的玻璃瓶或者搪瓷罐内，然后倒入优质米醋或陈醋（每500克黄豆倒入1000毫升醋），浸泡半年到1年后即可食用。生吃即可，无豆腥气，好吃且易嚼。一般每天吃15粒左右。

由于醋豆疗法的普及时间不长，以上两种制作醋豆的方法哪一种效果更好，目前尚无定论。老年朋友们可以在制作食用中加以总结。

醋豆食疗无毒副作用，每天清晨空腹和晚上睡觉前各服1次，每次10粒，咬嚼吞服。一般病情连续服用1～2个月可见效。

注意：有人食醋后呕吐，可用筷子夹着醋豆在开水中晃动几下，冲淡再服，但不能煮热，以免影响疗效。

醋豆疗效：在本书的各种病症中可见治愈病例。

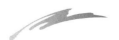

醋泡黑豆的制作和用法

（1）黑豆的泡制：将豆洗净、晾干，挑出杂质，每250克豆加入500毫升9度米醋（度数不够效果不好），用玻璃容器浸泡，将盖封严，放到阴凉处，待1个月后服用。

（2）服用方法：每天1次，早晨起床前空腹服。有胃病的饭后服。为了避免刺激口腔和长期吃豆使牙齿变黑，服用前后可喝口温开水。按病的轻重，轻者每次服20~25粒，重者每次服25~30粒，吃豆不喝醋。

（3）其他："醋豆"属补品，不是药，无副作用，可按1疗程3个月服用，长期服也可。如果病情严重可边服药边服豆，待病愈后逐渐撤药。

4143. 尿疗法

尿，古籍称为轮回酒、还元汤，在国外被称为"生命水"。饮尿疗法，源远流长，在印度有5000年历史，在欧洲有4000年历史，我国也有2400年历史。印度20世纪70年代任职的总理德赛，65岁开始饮尿，治愈了40年的顽疾便秘；到1994年99岁时，仍然老当益壮。他通过美联社记者向全世界宣称："我的健康秘诀是每天早晨饮自己的尿。"日本700年前从中国引入饮尿疗法。如今，饮尿疗法已在各国悄然兴起并迅速推广。据参加1996年2月世界首届尿疗大会的记者报道，实施这一疗法的，德国有700万人，日本至少有200万人，韩国有几万人，中国约有300万人。

饮尿疗法，古已有之。据医籍记载，2400年前中医就采用童尿治疗跌打、吐血、内热等症。唐代"药王"孙思邈，把人尿视为"伤科之仙药"。明代大药物学家李时珍，在《本草纲目》中盛赞人尿的药用价值，并列举了人尿能治的40多种病症。中国中医研究院著名老中医蒲辅周教授，1934年就将童尿应用于临床，疗效卓著。他倡导的"独参饮"就是以童尿为引。河北中医学院院长夏锦堂教授、原江苏中医学院院长张继泽主任医师等专家，均对尿疗法予以高度评价。广西《农村新技术》杂志1992年发表《神奇的妙药尿》一文后，百余位读者纷纷来信报喜，诉说实施饮尿疗法后，过去花了万余元也未治好的乙型肝炎，如今痊愈了："生命水（指尿）治好了40多年的顽疾……"感激之情，溢于言表。据报道，饮尿疗法能够治愈的病症有：肝炎、肝硬化、高血压、贫血、咯血、吐血、气管炎、哮喘、心脏病、中风、结石、胃溃疡、阳痿、性病、膀胱炎、痛经、前列腺疾病、风湿性关节炎、类风湿、甲亢症、糖尿病、皮肤病、不育症等，共80多种疾病。

饮尿疗法为什么有如此良效？据分析，尿中含有清热、解毒、滋阴、活血、化淤和抗癌等有效成分。美国哈佛大学研究发现，清晨第一泡尿含有一种名为SUP的特殊物质，能够增强人体免疫功能。尿中含有价格比黄金贵上百倍的珍稀药物尿激酶。一旦患病，尿中还会出现宝贵的抗体。通过饮尿，让上述有益成分特别

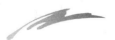

是抗体重新返回体内，从而可使疾病不药而愈。

在人们心目中，尿又脏又臊，不堪入口。其实，尿是血液经肾脏过滤之后的产物，比血液更清洁。刚排出的尿不但不脏不臊（只是在5分钟后因氧化才变臊），而且清澈无菌（除非患膀胱炎、尿道炎、性病等）。

（本文作者：广西南宁市星湖路24号广西科技情报研究所　亢霞生）

需要说明的是，尿疗法虽然是一种经多人验证且有效的疗病方法，但毕竟未经医学证实，因此我们建议在实施尿疗法之前应向有关专家咨询一下。

饮尿大王朱锦富自述

我是一位饮尿疗法的继承者，自从13岁那年（1943年）开始喝"回龙汤"，算起来到现已有50年了。在这个过程中，我受益匪浅。就以5年前发生的事为例吧，那时我在扬子石化公司驻北京办事处工作。1986年12月18日从北京首都机场乘坐日本海狮面包车回办事处的途中，因车速过快，与前方一辆中巴客车发生头尾相撞事故，车体撞烂，四轮朝天。我坐在司机旁边最不安全的位置上，身负重伤（当时休克），头部、面部、前胸、后背、腰部和腿部血迹斑斑，当即被送往医院抢救，从头部和面部取出玻璃残片20余片，缝了20多针。交警检查车祸现场时认定，"坐在司机旁边的人不死也要断腿"，但结果正好相反。我负伤后每日清晨和午睡起床后连服己尿7天，伤体痊愈，未留任何后遗症。

我从13岁起至今几乎年年都喝"回龙汤"1个疗程，每次在服用1周后就觉得食欲增进，体力增加，精力充沛。我在儿童时代体弱多病，2岁时坐在童车里被几个大小孩用竹竿抬着玩耍，不慎绊倒，碗片将头部面部割伤，流血不止。20世纪30年代初期的乡镇缺医少药，交通困难，只能靠土办法用香灰止血、吸血，用土布包扎。由于流血过多和伤口久炎不愈，造成缺血性贫血，至今头面部还有伤疤。

上学后爱"劳作"，做地龙（一种能转会响的玩具）没有胶水黏合，就用哭树浆代替。这种树砍一刀会流出白色浆液，有黏性，类似人的眼泪，俗称"哭树"。因为不慎将有毒浆液弄入眼里，造成眼睛长期发炎，如"哭树"一样流泪不止、红肿、局部化脓，多方治疗无效。11岁到13岁时又得了2年疟疾（疟疾是苏南水乡当时的流行病），使本来就很弱的身体雪上加霜。13岁那年冬天，到了该喝"回龙汤"的年龄，父亲动员我喝尿治病，促进生长发育。开始我坚决不喝，这时父亲给我讲了许多道理，可我还是下不了决心。最后在严父带有强制性的督导下服用了"回龙汤"，并再三恳求家人保密，不要往外讲，以免同学们知道了耻笑。大约服到1个月左右，我的眼疾痊愈了，疟疾也不知不觉地好了，觉得身体各处都很舒服，毫无病痛不适之感。人也养胖了，个头也长高了，精力特别充沛。附近十几个村子年龄和我相仿的小伙子，经常在一起挑担、推车、摔跤、耍龙灯，一致认为我的力气最大，没有一个能比得过。到16岁那年，我成了当地青年中的"大力

士"。

我第一次饮尿,从冬至头九喝到五九末立春,整整45天。我感到确实起了作用,喝尿能治病强身的思想深深地、牢牢地扎了根。

关于不同年龄段的饮用法,我父亲告诉说,青少年只需在每年冬季喝45天就可以,这样对助长发育是再好不过了。

我的家乡靠近武进县孟河城。1943年左右,老百姓饱受日本侵略军的清乡之苦,得了病无处求医,也无钱买药。记得有一位姓何的邻居,20岁得了痨病,不时咯血,病情很重。我父亲看其可怜,密授"回龙汤"秘方。此人为了治病保命,二话没说喝了1个疗程,后来痨病和干咳就全好了。此人感激不尽,为了答谢,经常来我家帮忙做事。

据我祖父讲,凡是在发育期喝过"回龙汤"者,大多数人的眼睛、耳朵、牙齿都很好。我的祖父、外祖母在发育年龄喝过此汤,年年冬天都喝,他们都活了80多岁。

祖父是因血吸虫大肚子病死的,当时无药可治;外祖母是过小木桥掉进沟里呛水得病死的,要不二位老人还可能再活些年哩。他们去世时都耳不聋、眼不花、牙未掉。我不光牙好,耳也聪,目亦明,精力体力都不减当年。

据现代医学研究发现,牙齿本身含钙量在96%以上。尿液中钙含量很高,在发育旺期喝过"回龙汤"1个疗程的人,牙齿和骨骼储足了钙,所以牙齿都特别好。

虽然年过花甲,我的体力和精力仍是"老小伙子"。和青年人赛自行车,在扬子石化公司下属二级公司3000余名职工中,大多数职工都比不过我。扬子石化公司每年大修期间干部参加劳动,总有装卸从美国进口的桶装催化剂任务,每净重50千克,别的人两人抬一桶,我是一人抱一桶,在同一时间内效率比别人高1倍。不知道我真实年龄的人,还真无法判断。

由于平时饮食状况一般,从来不吃什么补品,也不参加体育锻炼,又是一个脑力劳动者,可以说我的健康主要是得益于喝"回龙汤"。(引自朱锦富编的《回龙汤》)

治病健身药——尿

尿,来源于血,经生物场作用后排泄,是机体代谢的最终产物之一。尿,外敷治外伤,内服治内伤,有杀菌解毒、止血生肌、消滞化淤、扶正祛邪、平衡代谢、滋阴润阳、补血益气、养精育神等功效,对人体几乎无副作用,是既能治病,又能健身的良药。

古今中外都有用尿治病的,中医中药学经典著作记载了尿能医治的多种病症。50年前,我还是幼儿时,曾遵照医嘱屙尿给正在吐血的肺结核患者饮用。我

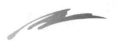

很早就学会了用尿治跌打损伤。1974年某日深夜，我的双眼突发流行性出血性血清性结膜炎，灼痛难忍，不能入眠。我急中生智，用新鲜尿液润湿眼睛，顿觉疼痛减轻，天亮醒来时已不见眼红。

1978年4月，我因患肝炎住院治疗1个多月，我从1978年12月2日起，即刚查出乙型肝炎表面抗原阳性后的第二天，就开始用自己那肿得又硬又大的、已经遭到了严重损害的肝脏做探索性试验，每天饮1~2次自己的尿，结果很快便恢复了健康。此后，凡仿效过此法的病毒性肝炎患者，预后都好。由于肝脏是解毒器官，且患肝病时解毒功能下降，饮尿治病毒性肝炎的成功，打开了尿治其他疾病的大门。一位腰疾久治不愈、整日躬腰成直角状的风湿性关节炎中年患者，依照我的建议，每天饮一次自己的尿，也渐渐伸直了腰杆，再未感到过腰疼。多年来，我用尿自疗感冒、痢疾、湿疹、胆囊炎、轻度烫伤、头晕头痛、耳鸣及由于空腹吃辣椒而引起的胃部剧痛，都一一见效。（本文作者：湖北荆门石油化工总厂动力分厂高级工程师　陈一文）

离休干部薛柏青对尿疗的解答

（1）尿疗有副作用吗？

日本三重大学泌尿科川村寿一教授说："尿是比血液更干净，比水更优秀的饮料。"我尿疗1年，一天也未中断，喝了400多次，60多千克尿液，治了病，无任何不良反应。目前还在饮用。

（2）为何要饮晨尿？

饭后的尿太咸，晨尿较淡。晨尿前段起冲洗尿道的作用，后段可能有沉淀物，故饮中段最佳。无论内服外用都要接后即用。有人问：晨尿可否放入冰箱备用？其实，取尿非常容易，饭前的尿也可饮用，完全不必备用。但血尿、脓尿或尿液不正常时可暂停。另外，别人的尿不能饮用，但健康儿童的尿，质量上乘，可饮用。

（3）关于用量：

尿疗应因人、因病而异，也不是越多越好。我的建议是：病重可多饮，如每天2~4次，每次150~300毫升；一般的病或慢性病可少饮，如每天分早晚2次，每次100~200毫升；无病保健饮，每天1次或2天1次，每次100~200毫升。饮尿后应注意观察效果，以便增减数量和次数。但饮后有不良反应时，应暂停或减量，甚至停用。

（4）尿疗与服药有矛盾吗？

我的感觉是不仅没有矛盾，而且有促进药效的作用。当然，必要时应遵医嘱。

（5）关于外用：

一是采用新鲜尿液；二是要用消毒棉球蘸擦，擦后无须再用清水冲掉。日本

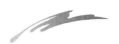

医学家新井说："每日用尿液漱口,可治乙型肝炎。"

我把尿液视为"咸味啤酒",觉得里面放一点冰块味道更佳。值得提醒的是,尿呈碱性,为保持体内酸碱平衡,我经常用一点醋。此外,应该保持乐观,起居饮食有度,并进行适当的体育锻炼。(解答人:山东章丘市体委离休干部 薛柏青)

4144. 艾灸治病疗法

艾灸疗法在我国已有数千年的历史,应用十分广泛,是祖国医学宝库中的重要组成部分。明代名医李梴在《医学入门》中说:"凡药之不及,针之不到,必须灸之。"说明灸法确有其独到之处。现代科学研究证明,艾灸疗法能提高脏腑机能,促进新陈代谢,对心血管、呼吸、消化、神经、内分泌、泌尿生殖等系统的功能均有明显的调整作用。灸法不仅可治病,且能防病保健,长期坚持艾灸,可强身健体,美容驻颜,延年益寿。

艾灸疗法操作简便、疗效显著、经济安全,是家庭防病保健的好方法,值得大力倡导推广。随着社会生活、文化水平的提高,人们已开始意识到药物给人体带来的危害,迫切期待用简便易行、有效安全的方法进行自我防治、养生保健。为此我们把艾灸疗法介绍给大家,使它走进千家万户,造福于人民。

(1)何为艾灸法

艾灸法是用艾叶制成的艾绒作为施灸材料而用于灸治的一种方法。

艾属多年生草本植物,形如菊叶,表面深绿色,背面灰色有茸毛,遍地皆生,五月采集,叶入药用,性温,能振扶元阳,用以烧灸,则热气内注,温通气血,调整机体功能。又因其气味辛苦,辛能通经理气,苦可燥湿逐邪,如之艾火温和,穿透力强,感觉舒快,是灸法的最佳施灸材料。由于其取材方便,操作简单,易燃力缓,药热并举,是它物所不能替代的。

艾炷灸:用艾绒制成的圆锥形小体称为艾炷。艾炷一般分大、中、小三种。大者高1厘米,炷底直径0.8厘米,重约0.1克;中者为大炷之半,如枣核大;小者如麦粒。其制作方法有两种。

手工制作:把适量的艾绒放在桌面上,用拇、食、中三指一边捏一边旋转,把艾绒捏紧即成规格大、中、小不同的艾炷。

艾灸时,用火柴或燃着的线香点燃艾炷顶部即可。艾炷燃烧一个,称为一壮。施灸的壮数,艾炷的大小,视疾病的性质、病情的轻重、体质的强弱、年龄的大小、治疗的部位以及是否化脓而定。大凡久病、体质虚弱者艾炷宜小,壮数宜少;初病、体质强壮的艾炷宜大,壮数宜多;肌肉浅薄的头、面、颈、项、四肢末端宜小壮少灸,肌肉深厚的腰、背、腹、股、肩宜大壮多灸。

(2)艾炷灸的操作方法(分直接灸与间接灸两类)

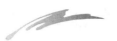

艾条灸：又称艾卷灸，是用纸包裹艾绒卷成圆筒形的艾卷，一端燃烧，在穴位或患处施灸的一种治疗方法。艾条分清艾条与药艾条两种（药店有售）。清艾条用薄绵纸（长28厘米、宽6厘米）像卷烟卷一样将艾绒卷成直径1.5厘米、长20厘米的艾卷。卷的松紧要适中，太紧不易燃烧，太松易掉火星，一般每支重量约10克，可燃烧约1小时左右。药艾条用肉桂、干姜、丁香、木香、独活、细辛、白芷、雄黄、苍术、乳香、没药、川椒等药，等份研末，每支艾条取6克药末掺入艾绒中，用三层厚绵纸卷制成药条，胶水封口，两头的纸拧个结即成。

（3）艾条灸法可分悬起灸与实按灸

悬起灸：是将点燃的艾条悬于施灸部位上的一种灸法。其中有悬于施灸部位之上，固定不移，直至皮肤稍有红晕的温和灸；有艾火距施灸部约3厘米，回旋或左右往返移动，使皮肤有温热感而不至于灼痛的回旋灸；还有点燃的艾条在施灸处上下移动，呈麻雀啄米似的雀啄灸，此法能温通经脉、散寒祛邪，适用于病位较浅、病灶局限的风寒湿痹及神经性麻痹、小儿疾患等。

灯火灸：又名灯草灸、油捻灸，是用灯芯草蘸油（香油、麻油、苏子油均可）点燃后快速按在穴位上进行焠烫的方法。根据疾病选定穴位后，用有色笔做一记号，取3～4厘米长的灯芯草，一端浸入油中约1厘米，点火前用软绵纸吸去灯草上的浮油，用右手拇、食指捏住灯草上1/3处，将燃火一端慢慢向穴位移动，待火焰稍变大时，立即垂直接触穴位标志点，随即发出"啪啪"清脆的爆焠声，火亦随之熄灭。灼灸次数因病而异，一般2～4次。灸后局部保持清洁，预防感染。

本法适用于小儿惊厥、小儿营养不良、流行性腮腺炎、胃痛、呕吐、呃逆、疔疮疖肿等病证。

直接灸：又称着肤灸，是把艾炷直接放在皮肤上施灸的一种方法。施灸前在皮肤上涂一点蒜汁或粥汤或凡士林或清水或酒精，以防艾炷倾倒。直接灸根据其对皮肤的刺激程度的不同分为无瘢痕灸、发泡灸、瘢痕灸三种。

间接灸：又称隔物灸，是在艾炷与皮肤之间隔垫上某种药物而施灸的一种方法，具有艾条与药物的双重作用，加之本法火力温和，患者易于接受，因而广泛应用于内、外、妇、儿、五官科疾病。隔物灸根据其衬隔物品的不同，可分为多种灸法。

隔盐灸：取纯净干燥的食盐适量研细或炒温，填平脐孔，上置艾炷灸之。如患者稍感灼痛，即更换艾炷。也可于盐上放置姜片而施灸，以免食盐受火爆起而致烫伤。如病人脐部凸出，可用湿面条围脐如井口，再填盐于其中灸之。临床一般施灸5～9壮，适用于急性腹痛、吐泻、痢疾、疝痛等。本法还有回阳、救逆、固脱之功，可用于肢冷脉伏之虚脱之证，但必须大艾炷连续施灸，不计壮数，直至

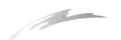

汗出脉起,体温回升,症状改善为度。

隔附子灸:取熟附子用水浸透后,切片厚0.3~0.5厘米,中间用针穿刺数孔,放于穴位或患处,上置艾炷点燃灸之。也可将附子切细研末,以黄酒调和做饼如硬币大,厚约0.4厘米,中间扎孔,放于穴位上置艾炷灸之。本法适宜治疗各种阳虚病症,如阳痿、早泄、遗精,以及疮疡久溃不敛或一些阴虚性病症。

隔姜灸:取新鲜生姜一块,切成厚3~4毫米的姜片(姜片大小根据施灸部位及所用艾炷的大小而定),用细针于中间穿刺数孔,放在施灸的穴位上,上置1个或数个艾炷点燃施灸。如初灸1~2壮,局部有热痛感时,可将姜片连同艾炷向上稍提起,然后重新放上,反复进行,直至艾炷烧完。一般每次每穴施灸3~5壮,至局部皮肤潮红湿润为度。本法适用于因寒所致的呕吐、腹痛、泄泻、胃痛、痛痹、痛经、面瘫等病症。

隔蒜灸:取新鲜独头大蒜,切成厚0.2~0.4厘米的蒜片,用细针于中间穿刺数孔,放于穴位或患处,上置艾炷点燃施灸。艾炷如黄豆大,每灸4~5壮更换蒜片,每穴1次,灸足7壮。也可取适量大蒜,捣如泥状,敷于穴上或患处,上置艾炷点燃灸之。本法适用于治疗痈、疽、疖、蛇咬、蝎蜇等外伤疾患。

艾灸法适应于70多种疾病治疗,凡是针灸法适合的穴位也都适合本疗法治疗。

4145. 手脚穴位按摩疗法

这种"手脚穴位按摩法"的最优秀之处:不花钱,不吃药,看后按图即可操作。

近几年,经过广大读者用于临床验证,"手脚穴位按摩法"确能治疗百余种疾病,而且还能对一些疑难病症治疗产生良效。为使本书广大读者能尽快掌握这一"手脚穴位按摩法",特分"手部穴位按摩法"与"脚部穴位按摩法"加以讲述。

一、手部穴位按摩法
(一)手部穴位病理反射区原理

手部穴位病理反射区和脚部穴位病理反射区相同,都是神经的聚集点。按照祖国医学经络学原理,我们可知经络是人体内部脏腑和外部体表相连的通路,经络在人体内外、上下、左右、前后互相连贯,并形成一个整体。

由于经络是内部脏腑和外部体表相连贯的通路,就能把外来的病邪从表传向里去,把内脏的病变从里反映到体表上来,并在所属经络循行的部位上出现症状。手三阳经(手阳明大肠经、手少阳三焦经、手太阳小肠经)是从手指沿上肢的阳面走向头部;手三阴经(手太阴肺经、手厥阴心包经、手少阴心经)是从胸部

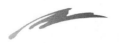

沿上肢的阴面走向手指。这六经和内脏息息相关，内脏的变化通过六经的经络可准确地反映到手上来，这就是验手可诊病的道理。因此，只要准确地、不断地按摩手部穴位病理反射点，就会使内脏不断受到良性刺激，从而逐渐强化其功能。这就是手部穴位病理按摩的简单原理。

人的一只手正反面有79个病理反射区和治疗穴位，适于手部穴位病理按摩。这79个穴点中，手中心部位有39个，手背部位有40个，双手穴点相同。用于祛病强身时，多需双手取穴，个别病可单手取穴（如牙痛）。至目前临床实践证明，双手这些穴区可治疗近百种疾病。

手部穴位病理按摩较之脚部穴位病理按摩的突出优点是方便易行。由于双手终日裸露在外，行走坐卧，任何场合皆可随时按摩。因此，这种方法非常有利于强身防病。以防治感冒为例，只要每天多摩擦几次双手大鱼际穴区，就可起到防病作用。手部穴位病理按摩法简单易学，绝大多数人均可按图索骥，自我按摩。

对个别较重的病、久药不愈的病，如果在按摩中能将手部按摩、脚部按摩和相关的病区阿是穴喷酒按摩结合运用，疗效会更好些。人的脚、踝部及小腿，有74个病理反射区和治疗穴位（双脚穴位大体相同，有几穴有差异）。

用于临床自我按摩祛病强身时，据实践体会，对于慢性病（陈年痼疾），应以脚穴为主，适当配以手穴辅助治疗；对于新发生的小疾病，可以手部穴位刺激按摩为主，必要时可配以脚部穴位。一般讲，如有条件可坚持手、脚病理反射穴位按摩并举，多可奏良效。

（二）手部病理反射点

（1）手心部位（39个穴点，见4145条图1）

1.大肠 2.心穴 3.肺穴 4.肾穴 5.命门 6.肝穴 7-①牙病反射区 7-②齿疼点 8.肩颈治疗区 9.眼点 10.少商穴 11.耳咽反射区 12.手掌区 13.咳喘点 14.心悸点（左手） 15.生殖反射区 16.手心穴 17.多汗点 18.胃肠点 19.三焦区 20.胸腔区 21.足腿区 22.太渊穴 23.大陵穴 24.神门穴 61.鼻反射区 62.鼻窦区（这一反射区双手有10个反射点） 63.眼反射区 64.耳反射区 65.扁桃腺反射区 66.肺反射区 67.肝胆反射区（右手） 68.胃反射区 69.肾反射区 70.输尿管 71.膀胱反射区 72.膝盖 73.胸口反射区 74.催眠穴（女性生殖器反射区）

（2）手背部位（40个穴点，见4145图2）

25.商阳穴 26.中冲穴 27.关冲穴 28.少泽穴 29.少冲穴 30.二明穴 31.后头点 32.会阴点 33.片头点 34.头顶点 35.前头点 36.二间 37.第2二间 38.大骨空 39.眼点穴 40.三间 41.落零五 42.合谷 43.鼻点 44.血压反应点 45.老年肩反射区 46.颈点 47.颈咽点 48.中渚穴 49.液门穴 50.肝点 51.后溪穴 52.胸腹区 53.脊椎反射区 54.下痢点 55.腰腿区 56.养老穴 57.阳谷穴 58.阳池穴 59.阳溪穴 60.虎边穴 75.三

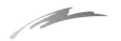

毛穴 76.肩反射区 77.男性生殖器反射区（双手共有4个穴点） 78.失眠

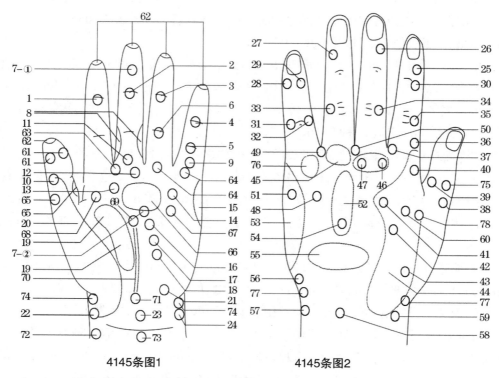

4145条图1　　　　　　　4145条图2

（三）手部穴位治百病取穴及配穴处方说明

手部穴位病理按摩必须掌握主次穴点搭配、辨证施治的原则。对同一种病，主穴虽可取相同的穴，但由于每个人的机体内因不同，致病原因不完全相同，在配辅助穴上就应因人而异，不求千篇一律。因此在施治处方上，要灵活运用。

下表所列的处方介绍了近百种各科疾病的基本取穴及配穴处方，但由于每个人致病原因和机体内因不完全相同，所列出的处方不一定适合每个人，在临床施治中还应根据每个人机体的情况，适当增减病理反射穴点。除本表中介绍的近百种疾病之外，也同样适用于其他疾病的治疗，只要在治疗时根据病因、病情、机体情况，在取准主穴的同时，再酌加辅助穴即可。

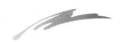

手部穴位治百病取穴、配穴处方表

病　区	病　名	穴位处方
消化系统疾病	慢性胃炎	35, 18, 68
	食欲不振	16, 18, 19, 40, 42
	胃酸过多	18, 52
	腹　泻	18, 54, 1, 4, 68, 12
	腹　胀	1, 36, 19
	便　秘	37, 19
	胃溃疡	18, 52, 41, 42
	嗝　气	1, 25, 50
	阑尾炎	25
	胆结石	33, 19
	胆囊炎	6, 19
	牙　痛	7–1
	齿髓炎	4, 7–2, 42
	牙齿过敏	4, 6, 42
	过敏性肠炎	18, 4, 12, 68
	肝　炎	67, 6, 19
	胰脏炎症	19, 16, 17
	神经性腹泻	18, 19, 42, 52
	胃　痛	18, 42, 68
	口　臭	19, 68
呼吸系统疾病	感　冒	20, 22, 1, 3, 43
	婴儿感冒	25
	哮　喘	13, 20, 40, 66
	气管炎	13, 10, 66, 42
	咽喉炎症	46, 47, 65
	浑身发冷	27, 58, 5, 16
	鼻　炎	42, 43, 1, 3, 22, 26, 61
	鼻溢液	19, 26, 42, 43
	肺　炎	3, 10, 66
	扁桃腺炎	65, 46, 47

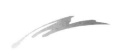

续表

病 区	病 名	穴位处方
循环系统疾病	心脏病	2, 14, 16, 42
	心 悸	14, 42, 73
	高血压	41, 42, 44, 59, 69, 70, 71
	耳 鸣	4, 27, 57
	低血压	23, 24, 48, 58, 16, 42
	贫 血	4, 23, 24, 16, 25, 26, 27, 28, 29
	心绞痛	14, 42
	悸动、气喘	24, 26, 29, 14, 16
	动脉硬化	69, 70, 71, 14, 42
	静脉曲张	69, 70, 71, 14, 42
	胸 闷	14, 73, 42
	中风后遗症	69, 70, 71, 14, 42
神经和骨骼系统疾病	足腰神经痛	55, 21
	失 眠	26, 12, 16, 78
	身体倦怠	48, 16, 18, 19
	焦虑不安	2, 12, 23, 26, 59
	头 痛	35, 34, 31, 33, 2, 23
	落 枕	3, 6, 28, 46
	关节痛	38, 58
	老年肩	22, 23, 24, 58, 26, 49, 51, 42, 45
	腰 痛	55, 21, 49
	坐骨神经痛	49
	肩胛酸痛	8, 42, 45
	肩 酸	13, 14, 42
	癫 痫	60
	眼睛疲劳	16, 25, 28, 39
	眩 晕	11, 27, 48, 49, 57
	植物神经功能紊乱	2, 4, 15, 16, 35, 58
	神经衰弱	17, 74, 77, 69, 70, 71
内分泌和免疫系统疾病	青春痘	19, 23, 24, 37, 42
	晕 车	16, 24, 27
	白 发	4, 5, 16, 26, 27, 58
	老花眼	9, 56, 5, 6
	更年期综合征	4, 15, 16, 27, 35, 58
	肥 胖	19, 52
	肌肤老化	3, 4, 27, 58
	头发损伤	2, 4, 23, 58

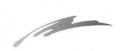

续表

病 区	病 名	穴位处方
内分泌和免疫系统疾病	糖尿病	中指基关节16点穴
	消 瘦	18, 19, 68, 67
	肿 瘤	1, 2, 3, 4, 5, 42加发病反射区
	感 染	69, 70, 71, 42
	迎风落泪	9, 56, 5, 6, 63
	过 敏	2, 12, 69, 70, 71
	蜂窝组织炎	42, 26, 2, 4, 6
泌尿系统疾病	尿 床	69, 70, 71, 75
	尿路感染	69, 70, 71, 4, 75
	尿失禁	69, 70, 71, 4
	前列腺病	5, 77, 69, 70, 71
	水 肿	69, 70, 71, 4, 75, 42
	泌尿结石	69, 70, 71
生殖系统疾病	阳 痿	15, 77
	月经障碍（闭经）	15, 77, 74
	痛 经	74, 42, 2, 23, 26, 29
	性冷淡	77, 15, 74
	赤白黄带	69, 70, 71, 74
	乳腺肿物	77, 42, 73, 52
五官科疾病	中耳炎	11, 26, 64
	眼 疾	38, 63
	白内障	5, 6, 9, 56, 63
	假性近视	6, 42, 56
皮肤科疾病	痤疮、粉刺	69, 70, 71, 67
	湿 疹	69, 70, 71, 42
	癣	69, 70, 71, 17, 18, 19, 42
	带状疱疹	69, 70, 71, 42
	荨麻疹	2, 3, 4, 6, 58
	痔 疮	32, 1, 42

　　按摩穴位处方拟定后，也可以在治疗进程中，根据患者病情变化，适当改变处方，增减按摩穴位，使患者身体经按摩后，不断向好的方向转化。

　　下面对症配穴处方仅就笔者接触到的介绍几十种病的配穴处方，供读者参考。还有许多病的配方需进一步摸索，读者在运用手部病理按摩时，可大胆选穴、配穴，结合临床创造出一套对症配方经验，以丰富这一行之有效的自我疗法。

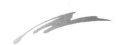

读者在操作中一定要选准病理反射点，无论采取何种手法、工具进行按摩，一定要先用单根牙签找准病理反射点。

梅花针制法：选择3根有尖锐头的竹牙签，将3尖找齐后，用胶布粘在一起，使之成为三角形，即可应用。有人把牙签剪成平头后再固定在一起，这就起不到刺激作用了。不要用木制牙签，因木制牙签多呈扁形，无锐利的尖头，不能制作理想的梅花针。

（四）手部穴位查找法及适应证

（1）大肠穴

此穴位于双手手掌食指第一指节与第二指节间横纹线上，基本上位于中间点，有的人可能偏左或偏右。从经络学讲，此穴位于手阳明大肠经的经络上，和大肠机能息息相关，取此穴可治疗肠道疾病。

找穴及按摩方法：找此穴宜先用单根圆牙签的锐利尖头，在穴位病理反射区轻轻扎刺，寻找刺痛点，找准刺痛点后就可在刺痛点用牙签不断地扎刺。欲强化疗效，也可用艾条灸刺痛点。

（2）心穴

此穴位于双手手掌中指第一指节与第二指节间横纹线上。从经络学讲，此穴位于手厥阴心包经经络上，具有强化神经系统功能的作用，刺激此穴可治疗神经疾病。穴点病理反射区基本在横纹中间，有的人可能偏左或偏右。

找穴及按摩方法：寻找此穴的病理反射点宜用单根圆牙签的尖头在穴区扎探，一经找到刺痛点，即可在刺痛点处反复扎刺。欲强化疗效也可采用艾条灸刺痛点。

（3）肺穴

此穴位于双手掌无名指第一指节与第二指节间的横纹线上，病理反射点基本位于横纹线中间，有的人可能偏左或偏右。从经络学讲，此穴位于手少阳三焦经经络上，具有强化脏腑功能的作用，配7穴可治疗牙齿过敏。

找穴及按摩方法：寻找此穴可用单根圆牙签的锐利尖头在病理反射区刺探，一经找到刺痛点，就可在刺痛点部位用牙签尖点反复扎刺痛点。欲强化疗效，也可加用艾条灸刺痛点。

（4）肾穴

此穴位于双手掌小指第一指节与第二指节间横纹线上，基本上位于中间点，有的人可能偏左或偏右。从经络学讲，此穴位于手少阴心经经络上，具有预防和治疗更年期综合征的作用。

找穴及按摩方法：可用单根圆牙签的锐利尖头在病理反射区部位刺探，一经找到刺痛点就可在刺痛点处用单根牙签的尖头反复扎刺。如欲强化疗效，也可在刺痛点处用艾条灸。

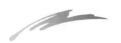

（5）命门穴

此穴位于双手掌小指第二指节与第三指节间的横纹线上，基本位于中间，有的人可能偏左或偏右。此穴是泌尿和生殖器官反应点，刺激此穴可治疗泌尿和生殖系统疾病。

找穴及按摩方法：寻找此穴的病理反射点可用单根牙签的锐利尖头，在病理反射区部位轻轻刺探，一经发现病理刺痛点，就可在该点用单根牙签反复扎刺。如欲强化疗效，也可在刺痛点用艾条灸。

（6）肝穴

此穴位于双手掌无名指第二指节与第三指节间横纹线上，基本位于中间，有的人可能偏左或偏右，此穴具有治疗肝胆疾病、消除疲劳作用。取此穴还可治疗胸痛、头痛、偏头痛、颈部痛。

找穴及按摩方法：寻找此穴宜用单根圆牙签的锐利尖头，在病理反射区内轻轻刺探，一经找到病理刺痛点即可在刺痛点处用单根牙签反复刺激，以不扎破表皮为度。如欲强化疗效，也可在刺痛点用艾条灸。

（7）–①牙病反射区

此穴位于双手掌中指第一指肚部位，具有治疗和预防各种牙病的作用。

找穴及按摩方法：此穴的病理反射区在中指指肚，指肚的范围较大，由于每个人患牙的部位不同，病理刺痛点的部位也截然不同，找病理反射点时一定要注意这点；本穴是单手同侧取穴（在患侧取手穴）。用单根圆牙签的锐利尖头在中指肚刺探，一经找准刺痛点，就可在刺痛点处反复刺激。

（7）–②齿疼点

此穴位于双手掌中指、无名指中线下行至手掌纹线的感情线下缘，是治疗牙病的辅助穴点。一般牙痛取7–①穴即可止痛，如牙痛不止，或有牙周炎症，应加配此穴。

找穴及按摩方法：根据前面介绍寻找此穴时，要用单根牙签的锐利尖头，在中指、无名指中间下划一垂直线至手掌上感情线上刺探，一经找到病理刺痛点，就要用梅花针在刺痛点反复刺激。欲强化疗效，也可加艾条灸。

（8）肩颈反射区

此穴位于双手中指第三指节两侧，从第二指节下缘横纹线起至指根止。此穴具有预防和治疗肩颈部各种疾病的作用。

找穴及按摩方法：寻找此穴可用梅花针在中指第三节两侧刺探，以查找病理反射点，一经找到刺痛点，即可用梅花针在刺痛点部位反复刺激；在穴点除用梅花针刺激外，还要用拇、中指捏揉、推按，方向是从中指第二指节下缘横纹线推按至指根。平日捏揉、推按此穴可预防肩颈疼痛。

（9）眼点穴

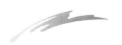

此穴位于双手掌小指指根横纹线上,刺痛点一般多在中间,有的人偏左或偏右。此穴具有预防和治疗眼部疾病,消除眼疲劳的作用,中老年人经常按摩、刺激此穴,可延缓视力老化。

找穴及按摩方法:此穴宜先用单根圆牙签的锐利尖头,在病理反射部位轻轻扎刺,寻找刺痛点,找准刺痛点后就可在刺痛点处用单根圆牙签反复扎刺,以达到治疗的目的。如欲强化疗效,也可加用艾条灸。

(10)少商穴

此穴位于双手掌拇指第一指节下缘横纹线外侧,从经络学讲,此穴是手太阴肺经的井穴。此穴具有预防和治疗消化、呼吸系统各种疾病,强化胰脏功能的作用。凡消化、呼吸系各种疾病在采用手部穴位病理按摩治疗时,均可加配此穴。

找穴及按摩方法:此穴宜先用单根圆牙签的锐利尖头,在病理反射区找刺痛点,找准刺痛点后,即可用单根圆牙签在该点反复扎刺。如欲强化疗效,也可加用艾条灸。

(11)耳、咽反射区

此穴位于双手掌中指指根靠近食指指根处,病理反射区呈一长圆形。此穴具有预防和治疗耳咽部各种疾病的作用,凡耳、咽部疾病的治疗,均可配用此穴。

找穴及按摩方法:先用单根圆牙签的锐利尖头在此穴的病理反射区内寻找刺痛点,找准刺痛点后,用梅花针在该点反复扎刺,也可用单根圆牙签扎刺。如欲强化疗效,用梅花针或单根圆牙签扎刺后,可再用艾条灸2分钟。

(12)手掌区

此穴位于双手掌中指根和无名指根接壤处,11穴旁。此穴具有预防和治疗神经衰弱和自主神经功能紊乱的作用,是治疗神经官能症的重要配穴,临床上也多用于治疗更年期综合征。经常刺激此穴有助于预防更年期综合征和松弛神经。

找穴及按摩方法:寻找此穴的病理反射点宜先用单根圆牙签的锐利尖头,在病理反射区刺探,找准刺痛点后可用梅花针反复刺激,也可用单根圆牙签刺激,也可加用艾条灸。

(13)咳喘点

此穴位于双手掌食、中指中线向下延伸至感情线交叉处。此穴具有预防和治疗呼吸道疾病的作用,凡老年人呼吸道疾病,如肺气肿、气管炎等症多配此穴。

找穴及按摩方法:寻找此穴的病理反射点宜先用单根圆牙签的锐利尖头,在此穴病理反射区刺探,找准刺痛点后,可用梅花针反复扎刺,也可用手指强

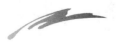

力捏按。临床上对于老年咳喘多采用艾条灸的方法,每次灸2~3分钟,每日数次。

（14）心悸点

此穴位于左手掌无名指、小指中线向下垂直延伸至感情线交叉处。此穴是手部病理穴位中强心要穴,具有预防和治疗心脏疾病的作用。有心悸症状出现时或心绞痛发作时,强力捏按此穴并配按合谷穴,可收良效。

找穴及按摩方法:寻找此穴的病理反射点可用单根圆牙签的锐利尖头在反射区内刺探,一经发现刺痛点即可用梅花针反复刺激,或用拇指着力捏按,按时要一松一紧。

（15）生殖区

此穴位于双手掌侧,小指下缘,成狭长带状。此穴具有强化生殖功能的作用,是手穴按摩治生殖器官疾病的主要穴点。手穴临床施治常用此穴和5穴点、77穴点互相组合,用以治疗阳痿、早泄、性冷淡等疾病。

找穴及按摩方法:寻找此穴的病理反射点可用梅花针在反射区内刺探,发现刺痛点后即用梅花针反复扎刺,扎刺2分钟后,再用拇指自上向下推按2分钟,欲强化疗效可加艾条灸2分钟。

（16）手心穴

此穴位于双手手掌手心正中部,一般多在手纹生命线旁侧。此穴是治疗眩晕和预防、治疗晕车船的主穴,一般逢有人发生晕车船时,最简单的办法是强力捏按此穴,即可奏效。

找穴和按摩方法:寻找此穴的病理反射点宜用梅花针在手心部位刺探,多数人的刺激点在手心正中,有的人可能偏上、偏下、偏左、偏右,按摩原则是用梅花针反复扎刺此穴的刺痛点,应急时也可用指甲捏按。

（17）多汗点

此穴位于双手手掌手心穴下缘,紧挨手心穴。此穴具有预防和治疗神经衰弱、减轻精神压力,松弛大脑、消除紧张作用,多用于治疗因职业性劳累所造成的精神紧张症状。

找穴及按摩方法:此穴病理反射区范围比较小,有时找不准易和手心穴、胃肠点混淆,找穴时要用单根圆牙签的锐利尖头在手心穴下缘刺探,一经找准刺痛点即可用单根牙签反复扎刺,一般扎刺2分钟,每日多次。

（18）胃肠点

此穴位于双手手掌多汗点穴下缘,宽度与无名指等宽,可从无名指指根处划两条垂直下行线,至多汗点穴下缘处即是此穴。此穴是胃肠机能反射区,按摩此穴可预防和治疗胃下垂、胃炎、胃痉挛、十二指肠溃疡等症。此穴是手穴处方中治疗胃肠道疾病的主穴之一。

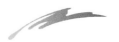

找穴及按摩方法：寻找此穴的方位可按前述无名指等宽垂直线方法，在反射区内用梅花针找准刺痛点后即可反复扎刺。

（19）三焦区

此穴位于双手手掌大鱼际部位的内侧，成狭长茄状。此穴具有治疗因内脏功能障碍引发的各种食欲不振、消化不良、不思饮食等各种症状。

找穴及按摩方法：此穴病理反射区范围较大，找穴时要用梅花针在反射区内刺探，发现刺痛点后用梅花针在刺痛点反复扎刺，约2分钟后用拇指自上向下推按整个病理反射区，自感此穴整个病理反射区已达发热、发火的程度为止。

（20）胸腔区

此穴位于双手手掌大鱼际外缘掌侧，上起自大拇指第一指节横纹线，下行至手腕部，是手部病理穴位中最大的穴区。此穴具有预防和治疗呼吸道疾病的作用，经常按摩此穴可起到防治感冒的极好效果。

找穴及按摩方法：此穴范围较大，不必用梅花针寻找刺痛点，最好是采用双手穴区相对，互相摩擦的方法，时间稍长些，以感到双手穴区均已发热发火为度；为他人按摩时，可用拇指推按。

（21）足腿区

此穴位于双手手掌小鱼际下缘、手腕横纹线上缘。此穴可治腰、足腿部疼痛，是中老年防治腰腿痛的常用保健穴。

找穴及按摩方法：此穴位置明显，找穴较容易，可用梅花针在穴点内刺探，一经找准刺痛点即可用梅花针在刺痛点上反复扎刺。对于突发性腰腿痛或走路过多、站立过久的腿痛，只用梅花针刺激，就可达到减缓痛感的疗效。对陈旧性腰腿痛，在治疗时除用梅花针扎刺外，还应加用艾条灸。

（22）太渊穴

此穴位于双手手腕部位，在掌后腕横纹桡侧端，桡动脉桡侧凹陷中。此穴既是手部病理反射区一要穴，也是经络上手太阴肺经上的一输穴、原穴。此穴具有预防和治疗上呼吸道各种炎症的作用，手穴临床上除用以治疗咳嗽、气喘、咯血、胸痛、咽喉肿痛外，还可治疗乳房痛、腕臂痛。

找穴及按摩方法：在双手掌腕部横纹线上凹陷处能很快找到此穴，经单根圆牙签刺探到刺痛点后，即可反复扎刺。

（23）大陵穴

此穴位于双手手掌侧手腕横纹线中间偏下处。此穴具有预防和治疗神经痛的作用，凡身体各部位神经性疼痛，在手穴临床治疗上均宜配用此穴。

找穴及按摩方法：此穴宜用单根圆牙签的锐利尖头刺探，刺痛点可能在手腕横纹线上，或偏上、偏下、偏左、偏右。一经找准刺痛点即用单根牙签的锐利尖

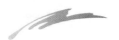

头反复扎刺，一般初发神经痛用牙签扎刺即可，如病程较长，则应加用艾条灸。

（24）神门穴

此穴位于双手手掌手腕横纹线下边小鱼际下侧，从经络学讲，是手少阴心经经络上的要穴，在腕横纹尺侧端，尺侧腕屈肌腱的桡凹陷中。此穴可预防和治疗低血压眩晕、失眠、心烦、心跳、神志不清等症。

找穴及按摩方法：寻找此穴可用单根圆牙签的锐利尖头，在病理的反射区内刺探，一经找到刺痛点即可在该点用单根圆牙签的锐利尖头反复扎刺，必要时也可用手指强力捏按。如欲强化疗效，也可加艾条灸。

（25）商阳穴

此穴位于双手手背食指指甲下外侧，从经络学讲，此穴是手阳明大肠经的井穴。此穴可治疗中风昏迷、高热不退、咽喉肿痛、痄腮、耳鸣、耳聋、齿痛、手指麻木等诸症。在手穴治疗配穴上，也可用此穴预防和治疗消化系疾病。

找穴及按摩方法：寻找此穴可用单根圆牙签在手指病理反射区刺探，一般多在食指指甲下外侧，找准病理刺痛点后即可用单根圆牙签反复扎刺。如欲强化疗效，也可加艾条灸。

（26）中冲穴

此穴位于双手手背中指指甲下靠食指一侧，从经络学讲，是手厥阴心包经井穴，在中指尖端取此穴，手部穴位病理按摩实践证实，可在指甲下取穴。此穴具有预防和治疗新陈代谢疾病的作用，在治疗范围和疗效上，与经络学上的中冲穴有不同，此点在施治、取穴时注意。

找穴及按摩方法：寻找此穴可用单根圆牙签在指甲下反射区刺探，一经发现病理反射点即可反复扎刺。欲强化疗，效也可加用艾灸。

（27）关冲穴

此穴位于双手手背无名指指甲下外侧，从经络学讲是手少阳三焦经井穴。此穴具有增强精力、平衡生理功能、治疗肝胆疾病的作用，但需和手部病理反射区诸穴综合处方运用。单穴点刺也可治疗头痛、目赤、咽喉肿痛、心烦、耳聋、耳鸣、肘臂疼痛等疾病。

找穴及按摩方法：寻找此穴要用单根圆牙签在病理反射区刺探，一经找准病理刺痛点后，即可用单根圆牙签反复扎刺。如欲加强疗效，也可加用艾条灸。

（28）少泽穴

此穴位于双手手背小指指甲下外侧，从经络学讲，此穴为手太阳小肠经井穴，在小指尺侧指甲角旁一分处。此穴具有促进内脏血液循环，治疗泌尿系疾病作用，但需和手部病理反射诸穴综合处方运用。单穴点刺也可治疗头痛、目翳、咽喉肿痛、乳肿、乳汁少、昏迷等疾病。

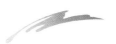

找穴及按摩方法：寻找此穴可用单根圆牙签在病理反射区刺探，一经找准病理刺痛点后即可反复扎刺。如欲强化疗效，也可加艾灸。

（29）少冲穴

此穴位于双手手背小指指甲下内侧，从经络学讲，是手少阴心经井穴。此穴具有强化内脏功能，促进血液循环作用，单穴点刺也可治疗心悸、心痛、胸肋痛、热病、昏迷等病。

找穴及按摩方法：寻找此穴可用单根圆牙签在病理反射区内刺探，一经发现病理刺痛点，即可用单根圆牙签反复扎刺，一般扎刺2分钟即可达到疗效。如欲强化疗效，也可加用艾灸，每次灸1~2分钟。

（30）二明穴

此穴位于双手手背食指第一指节与第二指节中间横纹外侧，多数人的穴区刺痛点位于横纹线边缘，有的人可能偏上或偏下。此穴具有治疗消化道疾病的作用，从经络学讲，此穴位于手阳明大肠经经络上。

找穴及按摩方法：寻找此穴要用单根圆牙签在病理反射区刺探，一经找到病理刺痛点，即可在该点反复扎刺。如欲强化疗效，也可加艾条。

（31）后头点穴

此穴位于双手手背小指第二指节与第三指节中间横纹外侧，具有治疗神经痛的效能，在临床上常用此穴侧重治疗后头痛。

找穴及按摩方法：寻找此穴要用单根圆牙签的锐利尖头在病理反射区刺探，一般病理刺痛点多在小指第二条横纹线外缘，有的人可能偏上、偏下或偏里。一经找准病理刺痛点，即用单根圆牙签在该点反复扎刺，约2分钟。如欲强化疗效，也可加艾灸。

（32）会阴点穴

此穴位于双手手背小指第二指节与第三指节间横纹里侧，与31穴点并列横纹线两侧。此穴具有治疗痔疮及其他肛门、直肠部位疾病的作用。

找穴及按摩方法：寻找此穴要用单根圆牙签的锐利尖头在病理反射区刺探，一般多在小指第二条横纹线里侧，有的人可能偏上、偏下或偏里。一经找准病理刺痛点，即用单根圆牙签在该点反复扎刺，约2分钟。

（33）偏头点穴

此穴位于双手手背无名指第二指节与第三指节间横纹线外侧，是治疗神经痛穴，临床上用此穴侧重治疗偏头痛。

找穴及按摩方法：寻找此穴要用单根圆牙签的锐利尖头在病理反射区刺探，一般多在横纹线边缘，有的人可能偏上、偏下或偏外。一经找准病理刺痛点即可在该点用单根圆牙签的锐利尖头反复扎刺，一般约2分钟。如头痛不解，也可再加艾灸。

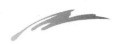

（34）头顶点穴

此穴位于双手手背中指第二指节与第三指节中间横纹线外侧，是治疗神经痛穴，临床上用此穴侧重治疗头心痛。

找穴及按摩方法：寻找此穴要用单根圆牙签的锐利尖头在病理反射区反复扎刺，一般多在中指第二条横纹外侧，有的人可能偏上、偏下或偏里。一经找准病理刺痛点即可在该点用单根圆牙签的锐利尖头反复扎刺，约2分钟。如欲强化疗效，也可用艾灸。

（35）前头点穴

此穴位于双手手背食指第二指与第三指节间横纹线外缘，也是治疗神经痛穴。此穴侧重治疗酒后头痛，凡酒后头痛者取此穴刺激多可收到较好疗效。

找穴及按摩方法：寻找此穴要用单根圆牙签的锐利尖头在病理反射区刺探，一般人刺痛点多在中指横纹线外缘，有的人可能偏上，偏下或偏里。一经找准病理刺痛点，即用单根圆牙签在该点反复扎刺，约2分钟。

（36）二间穴

此穴位于双手手背食指指根外侧，具有治疗和预防肠道消化功能紊乱的作用，多用此穴侧重治疗腹胀、消化不良等症。

找穴及按摩方法：寻找此穴要用单根圆牙签的锐利尖头在病理反射区刺探，一般人的病理刺痛点多在食指根外侧，有的人可能偏上、偏下或偏里。一经找准病理刺痛点，即用单根圆牙签的锐利尖头在刺痛点反复扎刺，约2分钟。为强化疗效，可再加艾灸2分钟。

（37）第2二间穴

此穴位于双手手背食指根里侧，具有治疗便秘和消除青春痘的疗效，多用此穴和19穴配伍治疗便秘；用此穴和24、37等穴配伍，治疗青春痘。

找穴及按摩方法：寻找此穴要用单根圆牙签的锐利尖头在病理反射区刺探，有的人病理刺痛点在食指根部里侧，有的人病理刺痛点在食、中指根部交界处。一经找到病理刺痛点，即用梅花针定点刺激。

（38）大骨空穴

此穴位于双手手背大拇指一指节横纹线外侧下部，具有预防、治疗风湿和关节酸痛的作用。可用此穴与69, 70, 71三穴配伍治疗风湿，也可与58穴配伍治疗各类关节疼痛。

找穴与按摩方法：寻找此穴要用单根圆牙签在病理反射区刺探，一经找准病理刺痛点，即用梅花针反复刺激，最好是用艾条灸，每次灸2~3分钟。

（39）眼点穴

此穴位于双手手背大拇指一指节横纹线里侧，一般人的病理刺痛点多在横纹线边缘，有的人可能偏上、偏下或偏外。此穴具有预防和治疗眼部疾病的作

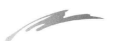

用，还有治疗眼进异物的作用。

找穴和按摩方法：寻找此穴要用单根圆牙签的锐利尖头刺探，一经找准病理刺痛点即可在该点按摩。如是预防眼疾病可用手指捏揉；如果治疗眼疾需用艾条灸，每次2分钟；如果眼进异物可用单根圆牙签扎刺。

（40）三间穴

此穴位于双手手背食指根部36穴点向下延伸至骨缝处，具有预防和治疗消化系疾病的作用，是手部穴位病理按摩临床施治中治疗消化系疾病的重要配穴，必须与其他穴位配伍，单穴点刺效果不太理想，此点请学用者注意。

找穴及按摩方法：寻找此穴要用单根圆牙签的锐利尖头在病理反射区刺探，一经找准病理刺痛点即可用梅花针反复刺激，为加强疗效，可用艾灸，每次2分钟。

（41）落零五穴

此穴位于双手手背食、中指中间向下延伸处，既具有治疗高血压的作用，又具有治疗胃痉挛的作用。

找穴及按摩方法：寻找此穴要用单根圆牙签的锐利尖头在病理反射区刺探，一经找准病理刺痛点即可分症施治。治疗高血压时需用拇指捏揉，不可强刺激；治疗胃痉挛时需用梅花针强刺激及加用艾条灸。

（42）合谷穴

此穴即经络学上的合谷穴，位于手阳明大肠经经络上。拇、食二指张开，虎口与第一、二掌骨结合部（一般又叫两叉骨）连线的中点，就是本穴。

合谷穴在手部穴位病理按摩临床上是个万能穴，具有止痛、退热、消炎等作用，按压可治疗感冒、发烧、咳嗽、呕吐、头痛、牙痛、喉痛、鼻渊、中暑、中风眩晕、暴发火眼、腹痛及肩酸、背痛、情绪紧张等多种疾病。

按摩方法：用拇指扣食、中指强力捏按。

（43）鼻痛点

此穴位于双手手背合谷穴向下延伸至一凹陷处，具有治疗各类鼻炎的作用，是鼻部疾病在手部的重要病理反射点，临床施治时必须和手部其他相关穴位配伍，方能收到较好疗效。

找穴及按摩方法：寻找此穴可先用手指点按到病现反射点的凹陷处，再用梅花针刺探，如有刺痛感，就是病理刺痛点，即可用梅花针反复扎刺，约2分钟。如欲强化疗效，可再加艾灸2分钟。

（44）血压反应区

此穴位于双手手背食指下方到腕部，呈一狭长带状，反应区内包括：40，41，42，43，44，60等诸病理反射区，是手背部最大反应区。

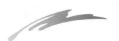

此穴主要作用是：平衡血压、调整内分泌功能，是人体保健的重要反应区。中老年人经常按摩此反应区，有助预防高低血压，强身健体。

找穴及按摩方法：此反应区不必寻找刺痛点，只用拇指从上向下推按至皮肤发热即可。

（45）老年肩反射区

此穴位于双手手背无名指根部，此反射区是肩部在手部的病理反射区，在手部穴位病理按摩临床组方上，多用此穴配治老年肩、肩周炎、其他肩部酸痛、肩部疾病。治疗老年肩时需和22，23，24，58，26，49，51等穴配伍，方能收到较好疗效。

找穴及按摩方法：寻找此穴可用梅花针在病理反射区刺探，一经找准病理刺痛点，即可用手指捏揉并配合艾条灸，一般每次捏揉2分钟，灸1~2分钟。

（46）颈项点　（47）颈咽点

此两穴位于双手手背中指根下部，具有治疗颈部疾病和咽喉疾病的作用，是手部穴位病理按摩临床中治疗颈咽部诸疾的主穴，疗效甚佳。

找穴及按摩方法：寻找此两穴可用梅花针在病理反射区刺探，一经找准病理刺痛点即可根据疾病采取不同按摩刺激方法。如是落枕或其他颈部酸痛疾病，可用梅花针反复扎刺；如是咽炎，则需在两个刺痛点分别各压一粒绿豆，上敷胶布固定，嘱患者自己按压。一般1次敷压绿豆可保留2天，患者在2天内应多次用手按压绿豆，一般咽炎即可奏效。

（48）中渚穴

此穴位于双手手背无名指、小指指缝间向下延伸至第四、第五掌指关节后方，此穴也是手少阳三焦经经络上一重要常用穴。临床上常用此穴与其他穴配伍治疗和预防神经衰弱症。单穴点刺也可治疗耳聋、耳鸣、头痛、咽喉肿痛、手指不能伸屈等症。

找穴及按摩方法：寻找此穴要用梅花针在病理反射区刺探，一经找准病理刺痛点，即可用梅花针在该点反复扎刺。

（49）腋门穴

此穴位于双手手背无名指与小指指缝间的后方，掌指关节的前方。此穴也是手少阳三焦经经络上一重要常用穴。临床上常用此穴与其他穴配伍治疗眩晕症，单穴点刺也可治疗头痛、咽喉肿痛等疾病。

找穴及按摩方法：寻找此穴可用梅花针在病理反射区内刺探寻找病理刺痛点，一经找准，即可用梅花针在刺痛点反复扎刺，如有必要也可加艾条灸1~2分钟。

（50）肝点穴

此穴位于双手手背中指与无名指指缝间的后方，掌指关节的前方。此穴具有

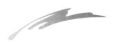

治疗消化疾病的作用,临床上常用此穴治疗消化不良、便秘等症,但在临床施治中需与其他相关穴位配伍。

找穴及按摩方法:寻找此穴要用梅花针在病理反射区刺探,一经找准刺痛点即可用梅花针在该点反复扎刺。在按摩手法上应注意:强刺激可抑制嗝气、畅通排泄,轻刺激或用手指捏揉可治疗消化不良。

（51）后溪穴

此穴位于双手手背小指外侧(尺侧)第五掌指关节后缘,握拳时,在第五掌指关节后的手掌横纹线头。此穴也是手太阳小肠经经络上一重要常用穴。临床上常用此穴和相关穴配伍治疗落枕、头顶痛、指麻木、痉挛、癫痫等证。

找穴及按摩方法:寻找此穴要用梅花针在患者握拳后刺探第五掌指关节后的手掌横纹线头处,一经找准病理刺痛点,即用梅花针在该点反复扎刺。

（52）胸腹区

此穴位于双手手背无名指指根老年肩反射区下方,呈长圆形。此区具有预防和治疗胃部各种疾病的作用,临床上常用此穴与其他相关穴配伍治疗急、慢胃炎,消化不良等症。经常按摩此穴有预防胃部疾病、增进食欲、强化胃蠕动功能等作用,是一处极好的保健穴区。

找穴及按摩方法:寻找此穴可用手指在病理反射区压按,出现酸痛感即是此穴,可用手指从上向下强力推按。

（53）脊椎反射区

此穴位于双手手背小指外侧(尺侧)掌骨外缘,具有预防和治疗脊椎部位疾病的作用。临床上可用此穴与其他相关穴位配伍治脊椎炎症、脊椎风湿痛、脊椎骨质增生等症。对于常年伏案工作的人经常按摩此穴可预防脊椎疾病,增强脊椎的适应力。

找穴和按摩方法:寻找此穴要用手指在病理反射区处压按,一经出现酸痛感即是此穴,用拇指自上而下强力推按。

（54）下痢点

此穴位于双手手背胸腹区的下缘。此穴虽在胸腹反射区内,但其临床效应与胸腹区不同,具有治疗腹泻、里急后重的疗效,强刺激可止住便意。临床上常用此穴与相关穴配伍治疗急、慢性肠炎,痢疾等证。

找穴及按摩方法:寻找此穴要用梅花针在胸腹反射区下侧刺探,一经发现病理刺痛点即是此穴。轻症可用梅花针在该点反复扎刺,如病情较重应加艾灸,每次2~3分钟。

（55）腰腿区

此穴位于双手手背下缘,略居中,呈现一扁长圆形。此穴具有预防和治疗腰腿疾病的作用。临床上常用此穴与其他相关穴配伍治疗各类腰腿痛,老年人经

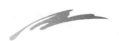

常按摩此穴可防止腰酸、腰痛和腿部过早老化。因此，此穴是保健养生穴。

找穴及按摩方法：寻找此穴可用拇指在病理反射区按压，如出现酸痛感，即是此穴。可用拇指着力在病理反射区横推按，如病情较重应加艾灸，每次灸2~3分钟。

（56）养老穴

此穴位于双手手背脊椎反射区下面凹陷处，具有预防和治疗老年人眼疾病的作用。临床上常用此穴与相关穴位配伍，治疗老年人各种眼疾。老年人经常按摩此穴可起到眼保健作用。

找穴及按摩方法：寻找此穴可用食指点按病理反射区之凹陷处，如有酸痛感即是病理刺痛点。治疗时需用梅花针反复刺激刺痛点，如欲强化疗效，应加艾条灸，每次灸2分钟；日常保健用食指或中指点揉即可。

（57）阳谷穴

此穴位于双手掌尺侧，由腕骨直上，相隔一骨（三角骨）的凹窝处（这个凹窝正好在三角与尺骨小头之间）。此穴也是手太阳小肠经经络上一重要常用穴，临床上可与相关穴位配伍治疗耳鸣、耳聋等症，单穴点刺可治疗手腕痛。

找穴及按摩方法：寻找此穴可用手指在病理反射区的凹窝处点按，如有酸痛感即是此穴，可用梅花针在穴点反复扎刺。

（58）阳池穴

此穴位于双手手背，同无名指直上到手腕上有个凹窝，靠腕部正中大筋（指总伸肌腱）的尺侧。此穴也是手少阳三焦经经络上一重要常用穴，具有支配血液循环及荷尔蒙分泌的功能，缓缓地、长长地刺激可治疗低血压和头部缺氧、突然起立眩晕等证；单穴强刺激也可治疗手腕疼痛。

找穴及按摩方法：寻找此穴要用梅花针在病理反射区的凹窝处刺探，一经发现病理刺痛点，即可用梅花针在该点反复扎刺。

（59）阳溪穴

此穴在双手手背拇指直上至手腕横纹处，当拇、食指叉开或拇指向上翘起时，在拇指直下的手腕部出现两条筋（一条叫拇短伸肌腱，一条叫拇长伸肌腱）与两骨（前面是腕骨部分，后面是桡骨茎突）所构成的凹窝，此穴就在这个凹窝的正当中。此穴具有治疗高血压的功能，单穴点刺也可治疗头痛、手腕痛。

找穴及按摩方法：寻找此穴用手指在病理反射区点按，找到酸痛点后可用梅花针刺激。

（60）虎边穴

此穴位于双手手背血压反应区内，中指直下尺侧凹窝处，具有治疗和预防癫痫病发病的效能。临床上用此穴治疗癫痫病有较好的疗效，轻刺激此穴也可治

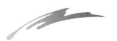

疗手部颤抖。

找穴及按摩方法：寻找此穴用手指在合谷穴外上侧的凹窝处点按，找到酸痛点即是此穴的病理刺痛点。治疗癫痫时可用梅花针在穴点反复强刺激，欲强化疗效也可加用艾条或香烟灸；治手颤抖也可用梅花针轻刺激。

（61）鼻穴

此穴至78穴是近年新发现的手部病理反射穴点。此穴位于双手手掌拇指头上内外两侧，具有预防和治疗鼻部诸疾病的疗效。临床上常用此穴与相关穴配伍治疗急、慢鼻炎及伤风鼻塞等。

找穴及按摩方法：寻找此穴要用单根圆牙签的锐利尖头在病理的反射区刺探，一经发现刺痛点即可用单根圆牙签反复扎刺。

（62）鼻窦穴

此穴位于双手手掌十指尖部，双手共10处穴点。此穴是预防和治疗鼻窦炎的穴点，既可治疗鼻窦炎，又可与其他相关穴位配伍，治疗其他鼻部疾病。

找穴和按摩方法：寻找此穴要用单根圆牙签的锐利尖头在双手十指指尖部病理反射区内刺探，一经找准病理刺痛点，即可用单根圆牙签逐指反复扎刺，每指每次扎刺1分钟，在扎刺时要双手十指取穴。

（63）眼穴

此穴位于双手手掌食指与中指指根中间，具有预防和治疗眼部疾病的疗效。临床使用上用此穴与其他治疗眼病穴配伍，才能收到较好疗效，不宜单穴使用。

找穴及按摩方法：寻找此穴可用单根圆牙签刺探，一经找准即可反复扎刺。

（64）耳穴

此穴位于双手手掌小指指根部、无名指指根部下方，每手两穴，呈两处扁圆形病理反射区。笔者在扎刺眼点穴治疗视力疲劳时，发现此处有刺痛点，当时误认为是眼点穴反射点，经1周反复刺激后，却意外地治好了耳疾，是故将此穴定为耳穴。临床施治中，应将此穴与治疗耳部疾病的相关穴位配伍应用。

找穴及按摩方法：寻找此穴可用单根圆牙签的锐利尖头刺探，并在刺痛点反复扎刺。

（65）扁桃反射区

此穴位于双手手掌大拇指第一指节横纹线下，分布于内外两侧，呈两个条状反射区。此穴具有治疗扁桃体疾病及咽喉部疾病的作用，在临床施治中，治扁桃体、咽喉部疾病应配46，47两穴。

找穴及按摩方法：寻找此穴要用单根圆牙签的锐利尖头在病理反射区刺

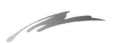

探，一经找准病理刺痛点后，要用梅花针在刺痛点反复扎刺，双手取穴，每手两穴点均应扎刺。

（66）肺反射区

此穴位于双手手掌中指、无名指指根下方，感情线上，穴点位于7-2穴点之上，呈扁圆形。此穴是预防和治疗肺部疾病的重要穴，手穴临床组方上可用此穴与其他相关穴配伍治疗肺部疾病。老年人经常按摩此穴可起到肺部保健作用。

找穴及按摩方法：寻找此穴要注意，此穴中心点在中指、无名指指缝下一直线处，可用梅花针在病理反射区刺探，一经找准病理刺痛点，即可用梅花针反复扎刺。

（67）肝胆反射区

此穴位于双手手掌无名指、小指中缝向下延伸至感情线交叉点下方，在心悸点穴下方。此穴具有预防和治疗肝胆疾病的作用。手穴临床配穴上，多用此穴与相关穴配伍治疗各种肝胆脏腑疾病；长期按摩此穴可起到清肝利胆，保护肝胆的保健作用。

找穴及按摩方法：寻找此穴要用单根圆牙签在感情线下、心悸点穴下刺探病理反射区。如发现病理刺痛点即可用单根圆牙签反复扎刺，日常保健可用手指捏揉。

（68）胃穴

此穴位于双手手掌食指下方、生命线起点处，具有预防和治疗胃部各种疾病的作用。临床上常用此穴与相关穴位配伍治疗各种胃炎、胃溃疡、胃酸过多、胃神经症等疾病。经常按摩此穴也可强化胃的消化功能，预防慢性胃炎。

找穴及按摩方法：寻找此穴要用梅花针在病理反射区内刺探，一经发现刺痛点即可用梅花针在刺痛点反复扎刺。日常保健按摩可用拇指或中指强力捏揉。

（69）肾穴

此穴位于双手手掌中指下16穴点与19穴点中间，寻找此穴时要注意：向外偏就易误成19穴，向里偏易误成16穴点。此穴具有预防和治疗肾脏疾病的作用，临床施治上常用此穴和70，71两穴配伍，治疗肾、泌尿疾病。

找穴及按摩方法：寻找此穴要用单根圆牙签的锐利尖头在16，19两穴中间寻找刺痛点，一经找准病理刺痛点即用食指关节角自69穴向下推按，经70穴推按至71穴。

（70）输尿管反射区

此穴位于双手手掌中指下方69至71两穴点的连接线，病理反射区呈狭长带状。此穴具有预防和治疗输尿管疾病的作用，临床上常用此穴和68，71配伍，治疗尿路各种疾病。

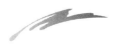

找穴及按摩方法：寻找此穴要用单根圆牙签的锐利尖头在病理反射区内刺探，一经查明病理反射区走向，即可用食指关节角从69穴点中经本穴推按至71穴。经常按摩此三穴也可对尿路起到保健作用。

（71）膀胱反射区

此穴位于双手手掌手腕横纹线上部中点，与69，70两穴点相连接，具有预防和治疗各种膀胱疾病的作用。按摩时要和69，70三穴同按，用食指关节角强推按，三穴连按，从69穴推至71穴。此三穴不仅可治疗泌尿疾病，还可起到排除体内毒素作用。

找穴及按摩方法：寻找此穴可用单根圆牙签在病理反射区刺探，找准即可按摩。

（72）膝盖穴

此穴位于双手手掌手腕部第二条横纹线外侧、拇指大鱼际下方，用手指点按手腕第二条横纹线外侧有一凹处，即是此穴。此穴具有预防和治疗膝关节痛的效能，临床施治中常用此穴与其他相关穴配伍，治疗风湿及其他原因引起的膝关节痛。

找穴及按摩方法：寻找此穴可用手指尖在横纹线外侧凹处点按，有酸痛感即是此穴，可用梅花针反复扎刺。

（73）胸口反射区

此穴位于双手手掌部、手腕第二道横纹线中点，具有治疗胸闷、气短的疗效。床上常用此穴与14穴、42穴配伍，治疗因心脏供血不足引发的胸闷、气短，与呼吸系病理反射区配伍治疗因呼吸系疾病引发的各种胸闷气短。

找穴及按摩方法：寻找此穴可用单根圆牙签的锐利尖头在病理反射区刺探，一经发现刺痛点即可用单根圆牙签反复扎刺。

（74）催眠穴

此穴位于双手手掌掌腕两侧凹陷处，主治失眠，并有预防和治疗神经衰弱的作用。此穴在每只手掌腕部有两处穴点，双手有四处穴点。此穴在临床上还治疗女性性冷及女性生殖器疾病，但需要和相关穴位配伍。

找穴及按摩方法：寻找此穴可用手指在掌腕部两侧凹陷处点按，一经发现酸痛感即是此穴，可用拇指、中指在两侧同时强力捏按，如力度不足亦可用梅花针刺激。

（75）三毛穴

此穴位于双手手背大拇指第一指节横纹线里侧，呈一长形病理反射点。此穴主治小儿尿床，兼治其他夜尿症。临床上也可用此穴与69，70，71三穴配伍，治疗尿急、尿频或排尿困难等症。

找穴及按摩方法：寻找此穴要用单根圆牙签的锐利尖头在病理反射区刺

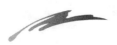

探，约2分钟。治疗液尿症可加用艾条灸，治小儿尿床可在睡前灸2分钟。

（76）肩点穴

此穴位于双手手背小指根下方，呈一椭圆形反射区。此穴具有预防和治疗肩部疾病的作用。临床上可用此穴与相关穴配伍治疗肩周炎及其他肩部疾病；老年人经常按摩此穴，可预防肩部疾病。

找穴及按摩方法：寻找此穴可用梅花针在病理反射区刺探，一经发现病理刺痛点即可用梅花针在该刺痛点反复扎刺。如欲强化疗效，也可加用艾灸。老年人保健按摩可用拇指在反射区处经常捏揉。

（77）生殖腺反射区

此穴位于双手手背背腕两侧凹陷处，每手有两处反射点，双手有四处穴点。此穴主治男性生殖系统各种疾病，对男性阳痿、早泄、性功能减退等症有一定疗效；对女性生殖系统疾病也有一定疗效，但需要和74穴点配伍。

找穴及按摩方法：寻找此穴用手指在手背背腕部两侧凹处点按，有酸痛感即是此穴。可用拇、中指同时捏按，也可加用艾灸。

（78）失眠穴

此穴位于双手手背食指下方，60穴点外侧，主治失眠，临床上与其他治疗失眠、神经衰弱穴配伍，可对失眠、神经衰弱、自主神经功能紊乱起到较好疗效。

找穴及按摩方法：寻找此穴可用单根牙签刺探，一经找到刺痛点，即可反复刺激。

二、脚部穴位按摩法

（一）脚部病理反射区原理

人的双脚、小腿，至目前经临床实践验证人的双脚、小腿共有74个病理反射区。脚穴既是神经的聚集点，又汇集着人体十二条正经中的六条，即足三阳经（足少阳胆经、足太阳膀胱经、足阳明胃经）、足三阴经（足厥阴肝经、足少阴肾经、足太阴脾经）。足三阳经是从头部起向下循行的三条经脉，足三阴经是从足部起向上循行的三条经脉。按照医学经络学原理，经络是人体内部脏腑和外部体表相连贯的通路，能把外来的病邪从表传向里，把内脏的病变从里反映到体表，并在所属经络循行的部位上出现表征。

双脚上的病理反射分布，极明显地反映出脏腑在人体内的分布，当将双手或双脚合并在一起时，即可明显地看到这一分布情况。（见4145条图3）人双脚这74点病理反射区可治疗泌尿、消化、呼吸、循环、神经、骨骼、生殖、五官、内分泌等各系统近200种疾病。

（二）脚部病理反射点

（1）左脚脚掌部位（38穴点）。（见4145条图4）

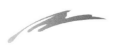

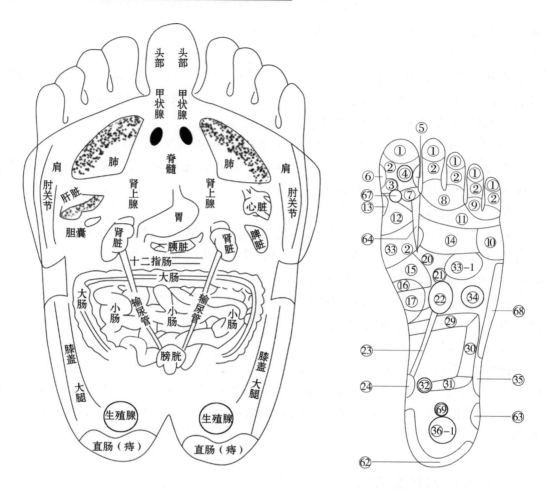

4145条图3 双脚掌反射区　　　　　　　　4145条4 左脚脚掌穴位

①大脑（右半球）；②额窦；③脑干（小脑）；④脑垂体；⑤颞叶（右三叉神经）；⑥鼻；⑦颈；⑧眼（右侧）；⑨耳（右侧）；⑩肩；⑪斜方肌（颈、肩部）；⑫甲状腺；⑬副甲状腺；⑭肺和支气管；⑮胃；⑯十二指肠；⑰胰脏；⑳腹腔神经丛；㉑肾上腺；㉒肾脏；㉓输尿管；㉔膀胱；㉙横结肠；㉚降结肠；㉛直肠；㉜肛门；㉝-1心脏；㉞脾脏；㉟膝；㊱-1生殖腺（卵巢或睾丸）；⑥坐骨神经；⑥臀部；⑥食道；⑥降血压点；⑥背腰反射点；⑥骨盆腔（失眠点）

注意：左脚脚掌有几个病理反射区是单一的，在右脚脚掌没有该病理反射区。这些单一病理反射区是：㉚降结肠；㉛直肠；㉜肛门；㉝-1心脏；㉞脾脏。

（2）右脚脚掌部位（38穴点）。（见4145条图5）。

①大脑（左半球）；②额窦（左半边）；④脑干（小脑）；④脑垂体；⑤颞叶（左三叉神经）；⑥鼻；⑦颈；⑧眼（左侧）；⑨耳（左侧）；⑩肩；⑪斜方肌（颈、肩部）；⑫甲状腺；⑬副甲状腺；⑭肺和支气管；⑮胃；⑯十二指肠；⑰胰脏；

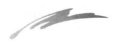

⑱肝脏；⑲胆脏；⑳腹腔神经丛；㉑肾上腺；㉒肾脏；㉓输尿管；㉔膀胱；㉖盲肠和阑尾；㉗回盲瓣；㉘升结肠；㉙横结肠；㉝–2心脏反射区；㉟膝；㊱–1生殖腺（卵巢或睾丸）；(62)坐骨神经；(63)臀部；(64)食道；(67)降血压点；(68)背腰反射点；(69)骨盆腔（失眠穴）。

注意：右脚脚掌有几个病理反射区是单一的，在左脚脚掌上没有该病理反射区。这些单一的病理反射区是：⑱肝脏；⑲胆囊；㉖盲肠和阑尾；㉗回盲瓣；㉘升结肠。

（3）脚内侧部位（17穴点）。（见4145条图6）

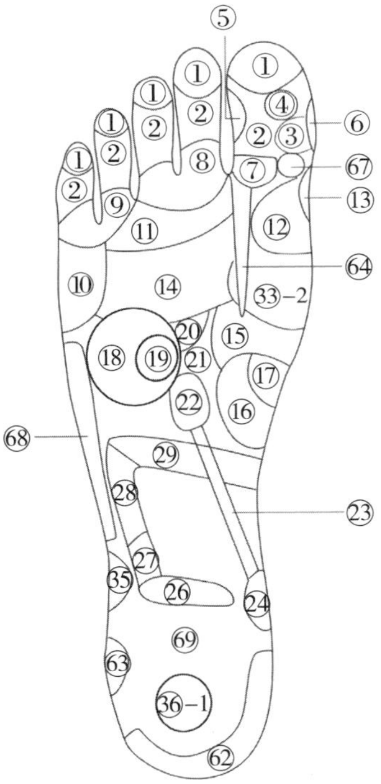

4145条图5 右脚脚掌穴位

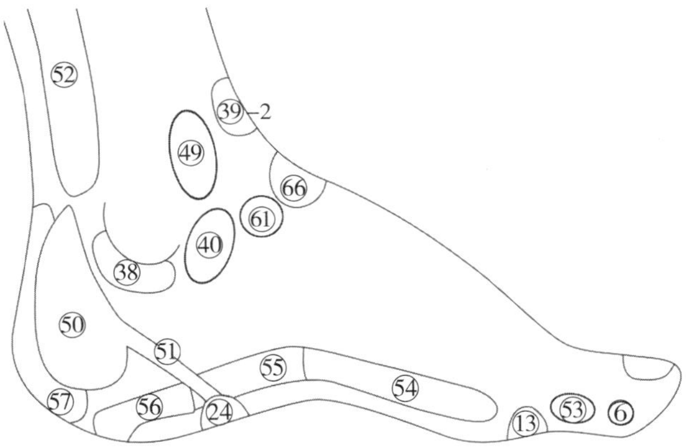

4145条图6 脚内侧穴位

⑥鼻；⑬副甲状腺；㉔膀胱；㊳髋关节；㊴–2躯体上部淋巴腺；㊵躯体下部淋巴腺；㊾腹股沟；㊿子宫（前列腺）；(51)阴茎、阴道、尿道；(52)肛门（痔疾）；(53)颈；(54)背椎；(55)腰椎；(56)荐骨；(57)内尾骨；(61)肋骨；(66)闪腰点。

注意：双脚内侧穴位相同。

（4）脚外侧部位（14穴点）。（见4145条图7）

⑤颞叶（三叉神经）；⑩肩；㉟膝；㊱–2生殖腺（卵巢、输卵管或睾丸、副睾丸）；㊲放松腹部（减轻痛经或经期紧张现象）；㊴–1躯体上部淋巴腺；㊷平衡器官；㊸胸；㊹横膈膜；(58)尾骨；(59)脊肩胛；(60)肘关节；(70)全身淋身腺。

注意：双脚外侧穴位相同。

（5）脚背部位（12穴点）。（见4145条图8）

㊴-1躯体上部淋巴腺；㊴-2躯体上部淋巴腺；㊵躯体下部淋巴腺；㊶胸部淋巴腺；㊷平衡器官；㊸胸；㊹横膈膜；㊺扁桃腺；㊻下腭；㊼上腭；㊽喉和气管；(65)肝经腺；(70)全身淋巴腺。

注意：双脚背穴位相同。

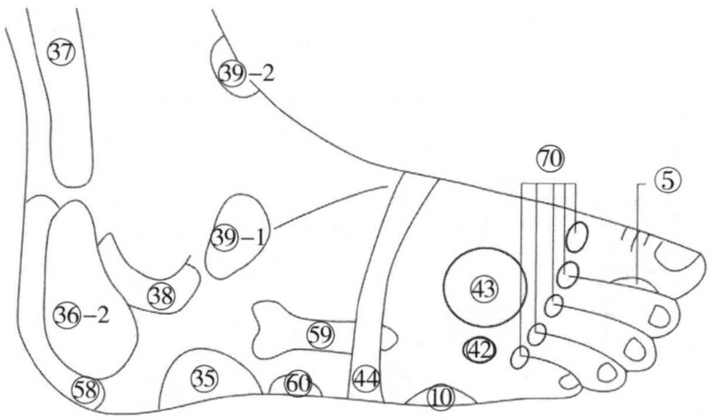

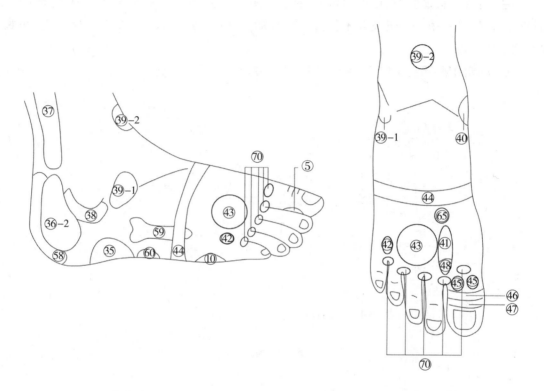

4145条图7　脚外侧穴位

4145条图8　脚背穴位图

（6）双小脚内外侧（2穴点）及上、下肢对应反射区。（见4145条图9）

①手—脚；②腕—踝；③前臂—小腿；④肘—膝；⑤上臂—大腿；⑥肩关节—髋关节；⑦肩带—骨盆带。

适应证：按摩上肢对应反射区可对下肢对应部位病变起辅助治疗作用，反之亦然，对黑红伤、烫伤、炎症，除按摩脚部病理反射区外，再辅以对应反射区按摩，会增强疗效。

按摩法：推握揉按5分钟。

（三）脚部按摩工具及按摩法

据笔者实践体会介绍两种按摩方法，即手指按摩和按摩棒按摩。

（1）手指按摩。病理反射区穴位如在脚上的皮肤柔软部位，术者宜用拇指肚进行按摩；反射区穴位如在脚的皮肤坚硬部位，术者要使用手指关节角处按摩，最好是用食指关节角。食指弯曲后用大拇指压住食指尖，其余三指捏住大拇

指，就会使食指关节角更突出、有力。按摩大穴位时也可采用握拳式，用食指、中指、无名指、小指四指关节角同时行动，会增强按摩效果。如泌尿路排毒，按摩双脚后跟穴位时，也可采取拇指与其余四指捏握推按法，以增强按摩力度。颈部以上左侧病按摩右脚穴位，右侧病按摩左脚穴位。

　　按摩时患者的脚部放在术者膝盖上，使术者能看清脚底部，以利于准确取穴。按摩脚趾和脚背部位，患者需曲双腿，将脚平放于术者膝盖上；按摩脚掌、脚跟、脚踝部穴位，患者应伸直腿，将脚内面或外面朝上，使术者能抓牢，推按有力。

　　（2）按摩棒按摩。术者如果单纯用手指按摩，手指会很快疲劳、酸软、达不到按摩力度，也影响按摩疗效，因此最好配置一根按摩棒。

　　过去曾用金属制造按摩棒，近几年实践证实，金属对人体有一定危害，因此改用硬木自制按摩棒。按摩棒可按以下尺码制作：长14厘米，中间直径1.4厘米，大头直径1.2厘米，磨成圆球形，小头直径0.4厘米，也要磨成圆球形。制成后用棒推摩一下皮肤表面，以不损伤皮肤为标准，如有毛刺必须用细砂纸打磨光滑。

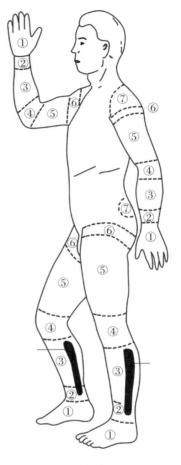

4145条图9

上下肢对应反射区及小腿反射区

　　脚部按摩注意事项：

　　（1）按摩前准备毛巾一块、凡士林油一小瓶、按摩棒一根；术者应剪短指甲，以免刮伤患者皮肤。按摩时应在选定穴位涂抹少量凡士林油，以润滑皮肤，防止擦伤。

　　（2）按摩时患者应先用热水洗脚，然后全身放松，情绪安定，仰卧床上，术者取坐势，在膝盖上置毛巾，将患者的脚放在自己膝盖上。

　　（3）按摩每个穴位前都应测定一下病理反射区的反射疼点。术者可用塑料棍自制一检查棒，尖端如圆珠笔尖端即可。用此尖端轻扎探测一下病理反射区，如患者有扎刺样疼感，即是病理穴点，即可在此着力按摩。

　　（4）按摩时手法应取轻一重一轻。如按3分钟，开始1分钟轻按，中间1分钟加重，然后再轻按1分钟。按摩进程中力量加大加强，以患者能忍受为佳。每次按摩结束都力求达到使患者感到口渴，按摩结束后让患者饮温开水500毫升以排毒。

　　（5）每次按摩以60分钟为度，每日1~2次，每半月为1疗程。每次按摩穴位

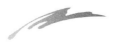

多时，每穴按摩时间酌减；穴位少时，每穴按摩时间酌增。但每个穴位按摩时间以5分钟为佳，按摩最佳时间以就寝前和两餐中间为佳，饱餐后和空腹不宜按摩。

（6）在介绍各病理反射区穴位时，有很多读者会问"由上向下"如何理解。因为被按摩者姿势是取卧位，躺下后脚趾朝上，"由上向下"既指从脚趾向脚面方向，也指从脚背、脚掌向脚跟方向和从脚跟向小腿方向。总之，多数穴位是从脚趾向心脏方向按摩（也有个别穴位横按和由下向上按、点压）。所有穴位按摩完后，最好再从脚踝部向上推按双小腿几分钟，使患者双小腿产生热感，可以强化疗效。

（7）按摩手法、力度的轻重以患者能忍受为度，过轻达不到治疗效果，过重患者又忍受不了。

（8）以下几种人不宜采用手脚穴位病理按摩法进行治疗：神志不清或精神错乱者、患法定传染病者、孕妇及严重心、肾衰竭者。

（9）患急性小病按摩时，以取手穴为主；患慢性陈年痼疾应以取脚穴为主。多数病可手脚同时取穴。

自我按摩法：

近几年我接待的咨询者中，有许多人提出在无人帮助按摩的情况下，自己如何为自己进行脚穴按摩。患者自身如果弓腰、探身、弯腿为自己按摩不仅有许多难处，还由于周身不能松弛下去，影响血液循环，相对而言，按摩效果就会大大下降。就此问题我曾反复研究、探讨，感到脚穴按摩既然是提倡自助、助人，首先应当解决自助问题。几经研究，反复筛选，终于选定几种脚掌按摩方法。

（1）赤脚踏河流石按摩。选河流石几十颗，细砂一小盆，将河流石与细砂装一布袋中，缝好口，平放地上，赤脚踩上，寻找病理反射区进行踩按。每天至少踩按2小时。黑龙江省一位农场女工用此法治愈过白内障。

（2）蹬椅腿横栏按摩。取坐位，眼前放一木椅，用双脚蹬木椅横栏刺激脚部穴位，此法适于治疗胃肠道疾病、泌尿系疾病。每次至少蹬按30分钟。

（3）踩竹竿按摩。取长1米、直径3厘米以上粗竹竿一根，平放地上，赤脚踩竹竿刺激脚部的病理反射区半小时。此法适于治疗肠道疾病和呼吸道疾病。

（4）踩玻璃球按摩。取儿童玩耍用玻璃球5枚，踩压到脚部有关病理反射区，身体站直不断踩压，约半小时。此法适于按压定点穴位进行有关疾病按摩，如33，34，19，20，21，69，36-1，2，3，4，7，67等穴点，也可踩压已定位的8，9，10，18等穴点。

（5）以上踩压法只适于脚掌部位诸穴，对于脚背部位诸穴，则应用手指按摩进行配合。操作程序是：踩按完脚掌穴位后，再按配穴处方按摩脚背穴位。

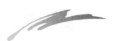

（四）脚部穴位查找法及适应证

（1）大脑：此穴分布十趾肉球尖部。主治高血压、脑中风、脑震荡、头晕、头痛、头重、失眠、脑性麻痹、视觉受损等症。按摩时用按摩棒小头逐趾点按，右侧病按左脚趾五穴，左侧病按右脚趾五穴。

（2）额窦：此穴分布十趾肉球下。主治脑中风，脑震荡，鼻窦炎，头痛，头晕，头重，失眠，发烧，眼、耳、鼻、口等疾病。按摩时用按摩棒小头点按，右侧病按左脚趾五穴，左侧病按右脚趾五穴。

（3）小脑（脑干）：此穴分布在双脚掌大拇趾下缘。主治脑震荡、脑肿瘤、高血压、失眠、头晕、不平衡感、头重、肌肉紧张、肌腱关节疾病等。按摩时用按摩小头由上向下点按。右侧小脑病按左脚，左侧小脑病按右脚。

（4）脑下垂体：此穴分布在双脚掌大拇趾肉球下缘。主治内分泌失衡（包括甲状腺、副甲、肾上腺、性腺、脾、胰等功能失调）。按摩时宜用按摩棒小头由上向下定点按压。

（5）颞叶（三叉神经）：此穴位于双脚大拇趾第一节内侧。主治偏头痛，面神经麻痹，腮腺炎，耳病，鼻咽癌，失眠，头重，脸颊、唇、鼻之诱发性神经痛等症。按摩时用拇指强力捏住，由上向下推按。右侧病按左脚，左侧病按右脚。

（6）鼻：此穴位于在双脚拇趾第一节外侧。主治急慢性鼻炎、鼻出血、各种鼻病。按摩时宜用按摩棒小头由上向下推按，左鼻病按右脚，右鼻病按左脚。

（7）颈部：此穴位于双脚拇趾第二节底部脚趾内侧。主治颈部酸痛、颈部酸硬、扭拉伤、高血压、落枕、颈部循环障碍等症。按摩时宜用按摩棒定点按压。

（8）眼睛：此穴位于双脚第二趾与第三趾中间根部。主治眼神经疾病、青光眼、白内障、结膜炎、角膜炎、近视、远视、花眼、眼底出血等症。按摩时宜用按摩棒在刺痛点处由上向下按压，左眼病按右脚，右眼病按左脚。

（9）耳：此穴位于双脚第四趾与第五趾中间根部。主治各种耳病、耳下腺炎、鼻咽癌。按摩时宜用按摩棒在刺痛点部位由上向下按压，右耳病按左脚，左耳病按右脚。

（10）肩：此穴位于双脚脚掌外侧、小趾骨外缘凸起趾骨关节处。主治老年肩、手臂无力、肩酸痛、手麻、肩外伤、习惯性肩关节脱臼。按摩时宜用按摩棒由上向下在其反射点按摩。

（11）斜方肌：此穴位于双脚脚底，在眼、耳反射区下方，自第一趾骨起至外侧，成带状，宽约一横指。主治颈肩酸痛、手无力、手酸麻。按摩时用按摩棒自内向外推按。

（12）甲状腺：此穴位于双脚脚底第一跖骨头部。主治甲亢、心悸、失眠、情绪不安、各种甲状腺病等，还可以用于减肥。按摩时用按摩棒自下向上推按。

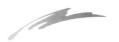

（13）副甲状腺：此穴位于双脚脚掌内缘第一跖骨与第一趾骨关节处。主治过敏、筋骨酸痛、痉挛、失眠、呕吐、恶心、副甲机能低下引起的病症、低钙症之手足麻痹及痉挛、指甲脆弱等症。按摩时用按摩棒小头自上向下按压。

（14）肺、支气管：此穴位于双脚斜方肌反射区下方，自甲状腺反射区向外成带状到脚底外侧肩下方，宽约一指。主治肺病、肺炎、支气管炎、肺气肿、胸闷等症。按摩时用按摩棒自内向外按压。

（15）胃：此穴位于双脚掌第一跖骨与趾骨关节下方约一拇指幅宽。主治胃病、胃胀、胃闷、消化不良、急慢性胃炎、胃下垂等症。按摩时用按摩棒自上向下按压。

（16）十二指肠：此穴位于双脚脚掌第一跖骨下方。主治腹部饱胀、消化不良、十二指肠溃疡等症。按摩时用按摩棒自上向下按压。

（17）胰脏：此穴位于双脚脚掌胃反射区与十二指肠反射区交连处。主治糖尿病、新陈代谢疾病、胰脏疾病。按摩时用按摩棒自上向下定点按压。

（18）肝脏：此穴位于右脚脚掌第四跖骨与第五跖之间，在肺反射区之下。此穴只在右脚有穴。主治肝病、肝硬化、肝功能不良、肝炎、肝肿大、肝脏功能失调造成之营养不良症、易疲劳等。按摩时用按摩棒自上向下按摩。

（19）胆囊：此穴位于右脚脚掌第三跖骨与第四跖骨间，存肺反射区之下，肝反射区之内。此穴只在右脚有穴，一般按摩时可肝、胆同按。主治胆结石、黄疸病、消化不良、胆发炎等症。按摩时用按摩棒自上向下按摩。

（20）腹腔神经丛：此穴位于双脚掌中心，肾脏反射区与胃反射区附近。主治神经性胃肠病（胀气、泻肚、胃肠紧张、气闷、烦恼等）。按摩时用按摩棒自上向下按压。

（21）肾上腺：此穴位于双脚脚掌第一跖骨与趾骨关节所形成"人"字交叉之一点下方。主治心律不齐、昏厥、气喘、风湿症、关节炎、慢性副肾不全等症。按摩时用按摩棒自上向下按压。

（22）肾脏：此穴位于双脚脚掌距脚趾约1/3中央凹处。主治肾功能不良、动脉硬化、静脉曲张、风湿症、关节炎、湿疹、肾结石、游走肾、肾脏不全、尿毒症、浮肿等症。按摩时用按摩棒自上向下推按。

（23）输尿管：此穴位于双脚脚掌自肾脏反射区至膀胱反射区成一斜线形区域。主治输尿管结石炎、风湿症、关节炎、高血压、动脉硬化、输尿管狭窄造成之肾积水等症。按摩时用按摩棒自上向下推按。

（24）膀胱：此穴位于双脚脚掌内侧舟骨下方边缘处。主治肾、输尿管病变，结石，膀胱炎，尿道炎，高血压，动脉硬化症。按摩时用按摩棒自上向下按压。多数情况下，22，23，24三穴同时按摩，自22斜推按至24。

（25）小肠：此穴位于双脚脚掌跖骨、楔骨至脚跟骨上凹入区域。主治胃肠胀

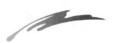

气、腹泻、腹部闷痛、疲倦、紧张、急慢性肠炎等症。按摩时用按摩棒自上向下按压。

（26）盲肠：此穴位于双脚脚掌跟骨前缘靠近外侧。主治上腹胀气、阑尾炎。按摩时用按摩棒自上向下定点按压。此穴只在右脚有穴。

（27）回盲瓣：此穴位于右脚脚掌跟骨前缘靠近外侧，位于盲肠之上方。此穴可促进回盲瓣之控制食糜功能。按摩时用按摩棒自上向下定点按压。此穴只在右脚有穴。

（28）升结肠：此穴位于右脚脚掌小肠反射区之外侧带状区域。主治便秘、腹泻、腹痛。按摩时用按摩棒自下向上推按。此穴只在右脚有穴。

（29）横结肠：此穴位于双脚脚掌中间横越脚掌之一带状区域。主治：便秘、腹泻、腹痛等症。按摩时用按摩棒自左向右推按摩。

（30）降结肠：此穴位于左脚脚掌跟前线，外侧带状区域。主治便秘、腹泻、腹痛等症。按摩时用按摩棒自上向下按摩。

（31）直肠：此穴位于左脚脚掌跟骨前缘之带状区域。主治直肠炎、便秘。按摩时用按摩棒由外向内推按。此穴只在左脚有穴。

（32）肛门：此穴位于左脚脚跟骨前缘直肠反射区的末端。主治痔疮、静脉曲张。按摩时用按摩棒由上向下定点按压。此穴只在左脚有穴。

（33）-1. 心脏：此穴位于左脚脚掌第四跖骨与第五跖骨间，在肺反射区下方。主治心脏痉挛、心绞痛、心力衰竭、心律不齐、心脏缺损、先天性或后天性心脏病、循环障碍等症。按摩时用按摩棒自下向上定点按压。此穴只在左脚有穴。

（33）-2. 心脏：此穴位于双脚脚掌第一跖骨下缘，甲状腺反射区之下。主治：与33-1相同。按摩时用按摩棒定点按压刺痛点。

（34）脾脏：此穴位于左脚脚掌心脏反射区之下约一指幅宽之区域。主治血红素不够引起的贫血、食欲不振、感冒、发炎、癌症等。按摩时用按摩棒自上向下定点按压。此穴只在左脚有穴。

（35）膝：此穴位于双脚外侧第五跖骨与跟骨所形成之凹下区域。主治膝外伤、膝关节炎、膝关节痛等症。按摩时用按摩棒自上向下按压。

（36）-1. 生殖腺：此穴位于双脚脚掌跟骨正中央。主治性功能衰退、不孕症、月经紧张、月经困难、白带、排卵时腹痛等症。按摩时用按摩棒定点按压。

（36）-2. 生殖腺：此穴位于双脚跟骨外侧。主治与（36）-1同。按摩时用拇指捏住穴点自下向上推按。

（37）下腹部（减轻痛经和经期紧张）：此穴位于双脚腓骨外侧后方，从脚踝骨起四指幅向上延伸区域。主治月经腹部疼痛、经期紧张、经期不规则、腹部疼痛等症。按摩时用拇指扣食、中指捏住穴区，自踝关节后方起向上推按。

（38）髋关节、股关节：此穴位于双脚脚踝骨之下方区域，脚外侧为髋关节，

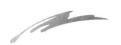

脚内侧为股关节。主治髋关节疼痛、坐骨神经痛等症。按摩时用拇指与食、中指对应捏住两穴，自下向上按压。

（39）-1. 上身淋巴腺：此穴位于双脚外侧踝骨前，由距骨、舟骨间构成之凹下部位。主治各种炎症、癌症、发烧、肿物、肌瘤、免疫功能低下、蜂窝组织炎、流行性耳下腺炎等症。按摩时用拇指、食指、中指与40穴点对应捏住，着力按压捏揉。

（39）-2. 上身淋巴腺：此穴位于双脚脚脖子处，舟骨与距骨结合处之凹下部分。主治与（39）-1相同，按摩时用按摩棒定点按压。

（40）下身淋巴腺：此穴位于双脚内侧脚踝骨前，由距骨、舟骨间构成之凹下部位。主治各种炎症、癌症、发烧、腿部充血、踝部肿胀、囊肿、免疫功能低下、蜂窝组织炎等症。按摩时与（39）-1相同，同时用拇指扣食、中指捏住揉按，力度要强。

（41）胸部淋巴腺：此穴位于双脚脚背第一跖骨与第二跖骨间缝处区域。主治各种炎症、癌症、发烧、囊肿、肌瘤、乳房及胸部肿瘤、免疫功能低下等症。按摩时用拇指或中指点住穴区着力推压。

（42）内耳迷路（平衡器官）：此穴位于双脚脚背第四跖骨与第五跖骨间。主治头晕、眼花、晕车、晕船、高低压、耳鸣、内耳机能衰退、平衡障碍等症。按摩时用拇指或中指自后向趾尖方向推按。

（43）胸：此穴位于双脚脚背第二、三、四跖骨所形成之区域。主治乳癌、胸部气闷、乳房充血、乳房肿物等症。按摩时用食指关节角自前向后推按。

（44）横膈膜：此穴位于双脚脚背跖骨、楔骨关节结合之区域，横跨脚背左右侧形成一带状。主治打嗝、横膈赫尼亚引起的腹部膨胀、腹痛、恶心、呕吐等症。按摩时用拇指或食指关节角自内向两侧横推按。

（45）扁桃腺：此穴位于双脚拇趾上面第二趾节肌腱的左右两边。主治感冒、扁桃腺疼痛、肿胀、化脓、肥大及扁桃腺引起之头痛等症。按摩时用拇指、食、中指自上而下捏揉。

（46）下腭：此穴位于双脚拇趾上面第一趾节骨横纹下方，成带状。主治下牙痛、下腭发炎、下腭感染、牙周病、打鼾、下腭化脓、下腭关节炎等症。按摩时用拇指由内向外捏揉。

（47）上腭：此穴位于双脚拇趾上第一趾节骨横纹上方，成带状。主治上牙痛、上腭发炎、上腭感染、上腭化脓、牙周病、打鼾、上腭关节炎等症。按摩时用拇指由内向外捏揉。

（48）喉与气管：此穴位于双脚脚背第一跖骨与第二跖骨间关节处，靠拇趾下方区域。主治喉痛、咳嗽、气喘、气管炎、感冒、声音微弱、嘶哑等症。按摩时用拇指自根部向趾尖方向按压。

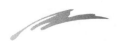

（49）腹股沟：此穴位于双脚脚背下身淋巴腺反射区上面约一横指处。主治生殖系统之各种疾病。按摩时用拇指由上向下按压。

（50）前列腺（子宫）：此穴位于双脚跟骨内侧，踝骨下方斜三角带。主治男性前列腺肥大尿频、排尿困难、尿里带血、尿道疼痛，女性子宫瘤、子宫发育异常、痛经、子宫下坠、子宫其他疾病。按摩时用食指关节角自下向上推按。

（51）尿道（阴道）：此穴位于双脚脚跟侧，自膀胱反射区向上延伸至距骨与舟骨间间缝处。主治尿道发炎、感染、因虚弱或发炎产生尿路排泄物。按摩时用食指关节角自下向上推按。

（52）直肠、肛门（痔疾）：此穴位于双小腿胫骨内侧后方，趾长屈肌腱间，从踝骨后方起约四指幅宽之长度。主治痔疮、便秘、直肠炎症、静脉曲张等症。按摩时用食、中、无名、小指关节角自踝骨后方向上推按。

（53）颈椎：此穴位于双脚拇趾内侧，第二节趾骨区域。主治颈项僵硬、酸痛等症。按摩时用按摩棒小头由上向下推按。

（54）背椎（胸椎）：此穴位于双脚脚弓内侧沿趾骨下方至楔骨关节。主治背椎酸痛、背椎骨刺、背椎各种病变。按摩时用食指关节角从脚趾向脚跟方向推按。

（55）腰椎：此穴位于双脚脚弓内侧沿楔骨至舟骨下方。主治腰椎酸痛、腰椎骨刺、腰椎各种病变。按摩时用食指关角自前向后推按。

（56）荐骨：此穴位于双脚脚弓内侧，沿距骨下方至跟骨上。主治荐椎骨刺、尾骨受损、坐骨神经痛等症。按摩时用食指关节角自距骨向跟骨方向推按。

（57）内尾骨：此穴位于双脚脚跟脚掌内侧，沿跟骨结节向后，成一带状区域。主治坐骨神经痛、内尾骨受伤之后遗症。按摩时用食指关节角自足跟向前推按至荐骨。

（58）外尾骨：此穴位于双脚外侧足跟韧带，沿跟结节向后，成一带状区域。主治坐骨神经痛、外尾骨受伤之后遗症等。按摩时用食指关节角自足跟向前推按。

（59）肩胛骨：此穴位于双脚脚背第四跖骨、第五跖骨与楔骨间一带状。主治肩胛酸痛、肩关节障碍、老年肩、举手与转动困难。按摩时用食指关节角自前向后推按。

（60）肘关节：此穴位于双脚外侧第五楔骨与跖骨之关节凸起范围。主治肘关节酸痛、受伤。按摩时用按摩棒自上向下按压。

（61）肋骨：此穴位有两处，双脚脚背第一跖骨与舟骨之间区域为内侧肋骨，第四楔骨与体干间区域为外侧肋骨。主治肋骨之各种病变、胸闷、胸紧、肋膜炎等症。按摩时用拇、中指同时点住两穴，自上向下推揉。

（62）坐骨神经：此穴位于双脚脚掌脚后跟跟骨外缘一马蹄形区域。主治坐

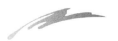

骨神经各种疾病。按摩时用按摩棒由脚内侧向外侧推按。

（63）臀部：此穴位于双脚脚掌脚后跟跟骨上缘外侧。主治臀部肌肉损伤、髋关节疼痛及臀部其他炎症。按摩时用按摩棒定点按压。

（64）食道：此穴位于双脚脚掌第一跖骨与第二跖骨中间缝隙处。主治食道癌、各种食道炎症。按摩时用按摩棒自上向下推按。

（65）肝经腺：此穴位于双脚脚部淋巴反射区（41穴点）后缘。主治各种肝病、肝郁气滞等症。按摩时用按摩棒或食指关节角定点按压。

（66）闪腰点：此穴位于双脚脚背肋骨反射区旁侧。主治闪腰岔气、腰肌劳损及各种腰痛。按摩时用按摩棒定点按压。

（67）降血压点：此穴位于双脚脚掌大拇趾下缘外侧脑干反射区（3穴点）之下。主治高血压和由高血压引发的头晕、脑涨、耳鸣等症。按摩时用按摩棒定点按压。

（68）背腰反射点：此穴位于双脚脚掌外缘，上接肩反射区（10穴点），下连膝反射区（35穴点）之带状区。主治腰背劳损、疼、痛，腰背扭挫伤等症。按摩时用按摩棒自上向下推按。

（69）骨盆腔：此穴位于双脚脚掌脚后跟生殖腺反射区［（36）-1穴点］之上。主治失眠、健忘、神经衰弱等症。按摩时用按摩棒定点按压。

（70）全身淋巴腺：此穴位于双脚脚背10趾第二节骨跟部间缝处。主治周身各种炎症、癌症、发烧、缺乏抗体等症。按摩时用拇指或中指逐穴点压。

（71）腿内侧坐骨神经反射区　（72）腿外侧坐骨神经反射区：此四穴位于双腿内外两侧，由双脚踝骨关节起沿胫骨和腓骨延伸至膝腘。主治坐骨神经痛、发炎。按摩时用双手自下向上推按。

（73）上下肢对应反射区：此反射区在上下肢共有7处对应反射穴区。主治对应区内的黑红伤、烫伤、炎症。按摩时用双手捏揉，上肢反射区部位有病，捏揉下肢对应反射区，下肢反射区部位有病，捏揉上肢对应反射区。

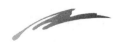

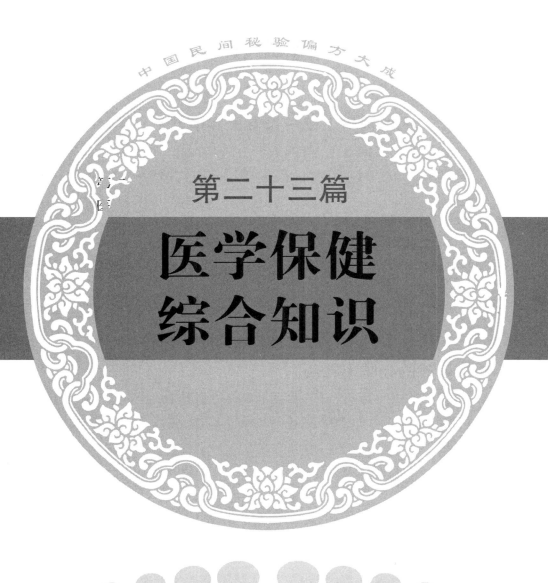

中国民间秘验偏方大成

第二十三篇

医学保健综合知识

中老年健康长寿方法

4146. 清代名医傅青主秘传长寿美容单方

明末清初山西名医傅青主，尝遍五台山诸药性味，研制延年益寿单方一剂，秘传五台山闲目寺方丈木清和尚。传说闲目寺历代僧皆高寿，与此秘方不无关系。

现将秘方公布如下：

将五台山产野鸡头黄精，不拘多少，分别贮于两瓷罐内。一半用糖渍：将红糖在砂锅内熬化，倒入瓷罐，淹过黄精；另一部分用蜜渍：取生白蜜（没有炼制的纯天然蜂蜜）腌泡，腌渍1周可食用，愈陈愈佳。

服法： 每日晨起服食糖渍黄精两头，临睡服食蜜渍黄精两头，连服百日见效。

4147. 天然的亮肤丰乳药

王不流行又称王不留行、王不留等，为石竹科植物麦蓝菜的干燥成熟种子，其味苦甘，性平，其性走而不停故名。功能与主治：通经下乳、消肿，用于经闭、乳汁不通、痈肿疮毒。

多少年来，民间流行着"穿山甲、王不留，妇人吃了乳长流"的谚语。许多医药名家也认为王不留功擅下乳，所以多用于妇科。其实，通经下乳只是王不留行功能的一个方面，其重要的一面是独特的健美亮肤丰乳效用，目前尚未被人们所认识和利用。

我有姓付的朋友，其家庭中的人，无论男女均皮肤白皙，很有光泽，其家庭中年过八九十岁的老人较多，但极少患有老年斑等皮肤病；至于女人，不论老妇少女，一个个胸脯高高耸起，非常健美。开始，我并未在意，认为是遗传而已。在长期的交往之中，发现其家人都服用一种特殊的茶，留心观察，其物乃王不留行。具体服法：每日中午，取一小撮王不留行（3~5克）沸水冲泡，晚上睡前冷服。

姓付的朋友其祖上是由外地迁来，由于水土改变缘故，皮肤多生癣害疮，后得此秘方，长期饮用王不留行后，不但病症痊愈，而且皮肤亮泽，胸部突起。因其药性平和，没有毒副作用，便传下来当作茶饮。在以后的日子，我遇几例患有皮肤粗糙、瘙痒症的病人，让其饮用王不留行一段时间（约月余），其上述症状均

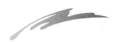

告消失，皮肤润滑有光泽。至于其丰乳的功效，我认为牵涉发育的问题，时间恐怕要长一点，或许还要受服药年龄的限制。（张世红）

引自：1996年第36期《健康向导》

4148. 我服用古代神医的返老还童健身丸收到了良好效果

人老则气血衰竭，肾精枯槁，面焦发白，筋骨无力，所谓"七八肝气衰，筋不能动，天癸竭，精少；八八则齿发去"。由此可见，人老则衰退是人生规律之必然。

如何延缓衰老，一直是人们关注的问题，中医认为采用一定措施如运动、气功或注意饮食、生活规律等可以延缓衰老，服用有益的药物也是起作用的。中医补药浩如烟海，据数十年的经验，我认为以孙思邈《备急千金要方》中的治诸虚劳丸方最佳，老人服用很有疗效，具有一定的"返老还童之功"。

配方及用法：生山药60克，肉苁蓉120克，五味子100克，菟丝子、杜仲各90克，牛膝、泽泻、生地、山茱萸、茯神、巴戟天、赤石脂各30克。将上药研细末，炼蜜为丸如梧桐子大，饭前以黄酒温服30丸，每日早、晚2次。

禁忌：醋、蒜、陈臭食物。

疗效：一般老人服1周后，四体润泽，唇口之色变红，手足温暖，面色光悦，消食，声音清明，10日后，其药通人脑。

百姓验证：四川洪雅县城关镇19号詹崇贵，男，67岁，中医。他来信说："我用本条方加大剂量后（请看下方）给8位60岁以上的老人服用，取得十分满意的效果。我自己买了1剂药，才花110元钱，服后四肢温和，唇口发红、润泽、面色光悦，饮食增加，声音洪亮，头脑清晰，精神好于从前。"

配方及用法：山药120克，肉苁蓉240克，五味子200克，菟丝子、杜仲各180克，牛膝、泽泻、生地、茯神、山茱萸、巴戟天、赤石脂各60克。上述剂量是在原方的基础上加大了一倍，同时，消化不良加山楂200克，脾虚加党参、白术各100克，头晕、血虚加鹿胶、阿胶、龟胶各50克，脾阴虚加干姜50克，肾阴虚加肉桂30克。制作时用蜂糖500克，白酒250毫升，熟清油250毫升为丸。每日早、晚各服1次，每次30克，饭后服用。

引自：1988年4月25日《健康咨询报》

4149. 抗衰老方剂"补阳还五汤"

"补阳还五汤"是活血化淤的代表方剂，临床预防及治疗疾病效果十分明显，且近年来临床上可用于治疗中风半身不遂、语言不利、头痛、腰腿痛、坐骨神经痛、肩周炎、风湿症及类风湿性关节炎、骨性关节炎。另对无症状性心肌缺血、心肌梗死、冠心病、腔隙性脑梗死、妇科的急慢性盆腔炎、痛经等均有治疗效果。

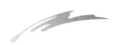

年过半百以上的男女，为防衰老，每年可在秋季及春季口服10～15剂，以延年益寿。该方剂由生黄芪、当归、川芎、赤芍、桃仁、红花、地龙等7味中药组成。关于该方的用量，应根据每个人的体重适当地加减：生黄芪40～60克，当归15～25克，川芎20～30克，赤芍15～25克，桃仁10～15克，红花4～10克，地龙10～15克。北方人用量比南方人略增加5克，女性比男人略减少5克。

凡患有心脑血管病者加枸杞子、山萸各20～30克，有高血脂、高血压者加泽泻、生地各15～25克，有慢性气管炎者加麦冬、款冬花各15～20克，有各种关节炎者加鸡血藤、何首乌各20～25克。

引自：1997年7月2日《卫生与生活》

4150. 延寿丹来历与效验

原方的组成： 何首乌372克，豨莶草与菟丝子各496克，杜仲、牛膝、女贞子各248克，忍冬花与生地各124克，桑葚子膏、金樱子膏、旱莲草膏、黑芝麻膏各500克。上述药物研末制成丸子，服用1～2个月。

本方系补阴药，适合下列几种人：①稍有劳动即感疲乏者；②用脑即觉头晕、耳鸣者；③脉搏和血压容易波动者；④步履乏力，多立膝酸软者；⑤四肢筋骨不舒，似风湿而实非风湿者；⑥无症状，经检查动脉硬化，或心律不齐，强弱不均者。对于阳虚为主者不适用本方。

百姓验证： 广东省从化县街口镇高步村邝锦新来信说："我母亲原来连家务也不能做，按延寿丹方配药口服，她老人家觉得很舒服，不但能做家务，还能干其他轻活。"

4151. 益寿丸配制法

功效： 补肝肾，强筋骨，治疗头目眩晕、视物昏花、腰膝酸软，久服健身强体、益寿延年。

配方及用法： 枸杞叶、枸杞花、枸杞子、枸杞根各适量。（春采枸杞叶，夏采枸杞花，秋采枸杞子，冬采枸杞根），将4味酒浸后焙干，炼蜜为丸，每丸6克，日服2次，每次1丸。

按语： 久服枸杞可以延缓衰老，防治须发早白。临床应用本方确实有祛病强身、延年益寿的功效。

引自：《小偏方妙用》

4152. 我父亲服用"百岁酒"取得了好效果

配方及用法： 党参、麦冬、白术、龟胶、枣皮、川芎、防风、广皮、枸杞、茯苓各30克，当归、熟地、生地各36克，羌活、五味子各24克，肉桂18克，蜜炙箭芪、

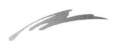

茯神各60克,红枣1000克,冰糖1000克。将以上药泡入白酒或黄酒10千克中,埋入土中7日,取出每服数杯。

百姓验证:上海市崇明县陈家镇滨江五队张卫国来信说:"我父亲服用百岁酒1个月后腰不痛了,皮肤发热现象也消失了。"

4153. 我服此"长寿丹"获得了极佳疗效

配方及用法:熟地、熟红枣各15克,川芎、秦艽、玉竹、羌活、灵仙、肉桂、前胡、甘草各6克,大枣5枚,陈皮、茯神、防风、杜仲、枸杞、牛膝、小茴、白芍、木瓜各10克,沙参13克。以上21味用白酒1千克浸泡七昼夜,沥去药渣,加入白糖500克即成。每日3次,每次15克。3次均宜饭前服下。

百姓验证:江苏铜山县拾屯乡吴屯村杜庆强的老师徐俊生老大夫对此方曾多次应用验证,效果很好。

4154. 百岁老僧长寿方

此方由寂勤老和尚三创成功,后传到民间,用后均有良好效果。

原料:小米1500克,大米500克。

辅料:花生仁250克,胡桃仁150克,松子仁50克,杏仁(浸泡7天,去皮、尖)15克,红枣10枚,山楂100克,豇豆30克,冰糖500克。

制法:把米淘洗干净备用。锅内加水5000克,放入豇豆、果仁等辅料(除大枣、山楂、冰糖外),煮40分钟,然后将米倒入锅内,用文火熬烂成粥,再加冰糖,待糖溶化时放入大枣(去核)、山楂,3分钟后离火即可。

每天中午吃。年老者半碗,身体强壮者可增至一碗半。一般在冬季、春季、秋季吃此饭更宜。

引自:《佛门神奇示现录》

4155. 强身益寿液的自我配制

强身益寿食品——大蒜酒精合成液,是一种保健营养剂。它具有清除体内过剩的脂肪,驱遣体内碱性食品的沉积物,极大地改善新陈代谢,增强机体的防病免疫能力,使血管变得富有弹性,达到预防冠心病、心肌梗死、血管硬化、中风偏瘫和种种癌症之效。此外,尚能改善视力。只要制作办法正确并遵守服用法,坚持2个疗程,整个机体必然改善。此液适用于不同年龄层次的人。

制法:取新鲜大蒜350克,去皮,洗净,置于容器内,捣成蒜泥,取出容器底部的含汁液较多的蒜泥200克,放入玻璃瓶内,加入96%的食用酒精200克,密封瓶口,置于阴凉暗处10天。10天后启封倒出合成物,用密纱布包裹,用手轻轻挤压,再将经过过滤的液体置于瓶内保存2~3天,即可服用。

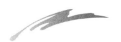

用法： 每天取牛奶62毫升，对入数滴强身益寿液，调匀，每日3次，饭前15～20分钟空腹饮下。

用量： 第一天早餐前2滴，午餐前2滴，晚餐前3滴；第二天三餐前各为4，5，6滴；第三天各为7，8，9滴；第四天各为10，11，12滴；第五天各为13，14，15滴；第六天各为15，14，13滴；第七天各为12，11，10滴；第八天各为9，8，7滴；第九天各为6，5，4滴；第十天各为3，2，1滴；第十一天各为25，25，25滴。

注意： 1疗程为11天。第二个疗程必须间隔6年后方可进行。

笔者注：《老年报》编辑部于1991年春接到此方后，曾了解其出处，据说是联合国教科文组织推荐的，但无法找到原始材料，发表后曾引起许多读者注目；哈尔滨《新晚报》等许多报刊也发了这一保健养生配方。

1991年夏，笔者全家老少及一些亲朋好友，均照方配制，服后感觉精力似较前充沛些，无一人有任何不良感觉，并且一些读者来信反映服后反应大多如此。因第二个疗程需6年后再服，故只能介绍至此。笔者认为，蒜液富含有机锗，是防癌健身佳品，大蒜酒自古即为健身佳品，故此液可以肯定有益无害。

引自：《手部穴位病理按摩法》

4156. 地骨皮（枸杞皮）的传说

有一天，慈禧太后突然病了。她老感到胸闷、心烦、多梦、头晕、腰酸、眼花、小便不畅、不思茶饭。这下可忙坏了众御医，尽管用尽了宫中的灵丹妙药，可就是治不好太后的病。

这时有一位张大人忽然想起：自己的母亲十多年前也曾患过这种病，到处求医问药，均不见效。后来还是一位江湖郎中，嘱咐用枸杞的根洗净后剥下皮煎汤喝，几天后，母亲的病果然痊愈了。于是这位张大人壮着胆子将这一方子荐给了太后。

太后一连服3天，病果然也好了。太后大喜，召见张大人问是什么药，张大人心里犯难：这本是家乡的一种野生植物，名叫枸杞，而"枸"与"狗"又同音，太后是最讲究忌讳的人，说得不好，脑袋就要搬家，这可不是闹着玩的。他灵机一动，于是便胡编了一个吉利的名字——地骨皮。从此，地骨皮身价百倍，竟成了一味名贵的中药材。（潘东曙）

引自：《生活与健康》

4157. 老年人服吴氏"精神药酒"方大有好处

吴棹仙（1892—1976）老师不仅是我国著名的医经、针灸学家，也是一位著名的中医养生学家。吴老养生，持之以恒，若非躲避地震，遭遇不测，客逝云南，他要"度百岁乃去"，那是毫无疑问的。我和吴老同在成都中医学院工作，尤其

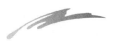

是1970、1971两年又在成都军区五七干校的同一连队朝夕相处，共同生活，特对吴老的养生方法中的"精神药酒"方介绍如下：

　　吴老在1935年创办"重庆国医药馆"时自制有一种"精神药酒"，不但自用，也时有出售。其处方是：人参15克，干地黄15克，枸杞子15克，淫羊藿10克，沙苑蒺藜10克，母丁香10克，黑沉香3克，远志3克，荔枝核7个。上药9味，以高粱白酒1千克浸泡45天后启用。一般每日早、晚各服1次，每次1小杯（约30毫升）。吴老说，此酒有温肾助阳，补气益血，益智安神，行气止痛功效。他怕我们记不住，曾写过这样一首方歌：参杞生地各五钱，羊藿沙苑母丁三，志香各一荔核七，日服两杯精神安。

　　我曾持吴老的处方到"五七干校"驻地的乡医院药房帮吴老配过药。当时他已70多岁了，我见他坚持每天服药酒后精神旺盛，筋骨不僵，鹤发童颜，神采奕奕，遂萌生了也服此酒的念头。孰知才服2天，就觉口干舌燥，鼻涕带血，继而面部及足趾上长了疮疖，苦不堪言。无奈，我只得向吴老求治。吴老为我治好病后，给我讲了一通"无病服药，易伤其正"的道理。他说："兵之设也以除暴，药之投也以攻疾，亦不得已而后用。"凡药皆有毒，非但乌头、附子有毒，就是人参、甘草等补药，也自有其偏性。这种偏性若与病之属性不合，亦可视为毒。久服之后，虽些微之毒也可蓄聚而为药邪，从而戕伤人体正气。此正如张子和所说："凡药皆有毒也，非止大毒、小毒谓之毒，虽甘草、人参不可不谓之毒，久服必有偏性，气增而久，天之由也。""精神药酒"乃谓补肾阳之品，专为50岁后阳气偏虚、腰膝酸软、手足不温、小便频数、夜寐不安之人而设，你才二十四五岁，血气方刚，服之岂有不"上火"之理！无病服药，不虚而补，无异于无事生非，引火烧身。吴老的教诲使我终生受益，以后再也不敢乱服补药了。（林森荣）

　　引自： 2004年第3期《家庭中医药》

4158. 自制抗老延寿滋补膏技术

　　取质量好的黄芪500克，黄精500克，仙灵脾400克，女贞子400克，拣去杂质备用。制法分以下四个步骤。

　　（1）煎煮：将上述拣净的药材置于砂锅或不锈钢锅内（忌用铁锅、铜锅），加冷水浸泡2小时。这些滋补药皆含有多量蛋白质和碳水化合物，浸泡可使水分渗透到药材组织内部，增加有效成分的浸出率。第一煎的水量应淹埋药材后再高出2~3指。先武火（大火）烧沸，然后转文火（小火）煎煮，持续1小时。1小时后滤出。再加水行第二煎，武火烧沸后，再文火半小时即可。剩下的药渣尚需用粗布包裹，放榨床上榨出药汁。将榨出的药汁与上述二次滤出的药汁对在一起。

　　（2）浓缩：将对在一起的药汁用干净纱布过滤，除去杂质，倒入锅内，先武火，再文火，加热浓缩。浓缩时有浮沫产生，俗称"膏花"，应掠去弃掉。在加热时需不断搅拌，以防结底焦化。浓缩至稠膏时，蘸取少许滴于滤纸上检视，以无渗润

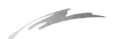

水迹为度，此时称为"清膏"。

（3）炼蜜：取清膏量1.5~2倍的蜂蜜置于锅内，文火加温，沸后用60目铜筛捞去死蜂和泡沫，炼至色转棕黄，有香气时为止。

（4）收膏：将上述清膏和炼好的蜂蜜对在一起，搅拌均匀，再加火微炼，去沫，此时仍需不断搅拌，以防糊底。根据经验，用膏板挑起锅内之浓缩膏成水平面5~10秒钟（室温不得低于5℃），再将膏板转成90度直角，膏若成小薄片状流下时，即为收膏成功，装入无菌瓶中密封即可。中药上称此为"拉大旗"。

口服时每次1汤匙，每天3次，滋补性强，味道甘美，久服可提高机体的免疫功能，增强抗病能力，延缓衰老。这种抗老滋补膏，一年四季皆可服用，尤以冬季服用更佳。（段振离）

引自：1996年第5期《家庭中医药》

4159. 我应用松针粉使原来患有的疾病都好转了

《神仙传》中记载了这样一段故事，有一个名叫赵瞿的人，患了一种很严重的病，家人害怕他再传染别人，就把他送到了深山老林中。有一天赵瞿遇见了三位鹤发童颜的老者，他们送给他松子和松柏脂各五升。赵瞿遵照这三位师傅的指点服之，服至一半，病果然痊愈，而且觉得身体强健，浑身有力了。于是弃林归家，到家后，又连服2年，面颜转少，肌肤光泽。赵瞿活了很多年后，复入山林，不知去向。

民间还流传这样一段传说，汉初，有人在终南山一带发现了一个身上长毛的"野人"，这"野人"能快步行走，能飞一般地在群山峻岭中奔跑。后来查明"野人"不是别人，正是秦王宫女周玉姜。她在秦朝末年，因受不了皇帝的打骂，逃入深山，以野果、野菜度日。大雪纷飞的冬天，没有东西可食时，她便采摘马尾松的松叶嚼食，一两年后，她便肌肤丰润，身体强壮。后来，一位好心的老猎人在秦朝灭亡之后，把她领回了家，她重新过上了人的生活。

（1）松（叶、子）的营养及药用

松，三月有花，花落时，洗净，调蜜，做成饼，食之风味俱佳。

关于松叶的药用，早在1200多年前梁代陶弘景编著的《本草经集注》中，就把它列为上等药物。中医学认为：松叶有祛燥湿、杀虫、止痒的功效，可治疗流行性感冒、风湿性关节痛、跌打肿痛、夜盲症、高血压病、神经衰弱等疾病，外用可治疗冻疮、湿疮、疥癣等，并可用于预防流行性脑脊髓膜炎、流行性感冒、钩虫病等。现代医学研究认为：松枝具有止血镇痛，明目安神，消炎杀菌，镇静的功效。

松子是一种良好的医疗保健食品。宋代时，我国食松子已非常普遍，当时，人们把它视为延年益寿的"长生果"。民间还设有机构，专门研究服食松子的方法。李时珍在《本草纲目》中曾对松子的食法进行了说明："七月取松实，去木

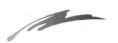

皮，捣为膏收之，每服鸡子大，酒调下，日三服。"据现代营养学家分析，松子含有人体必需的多种营养素，如蛋白质、脂肪、糖、多种维生素和微量元素等。松子中的脂肪，大部分为油酸、亚油酸等不饱和脂肪酸，对防治动脉硬化症、高血压病等有益。松子中的磷能保护大脑和神经，铁能防止缺铁性贫血等。

松子自古以来就是一种良好的食品和药物，它的医疗保健作用是：主治骨节风，头眩，去死肌……散风气，调五脏。松子对老年慢性支气管炎、支气管哮喘、便秘、风湿性关节炎、神经衰弱、头晕眼花等病，有辅助治疗作用。中医认为：松子性味甘、温，有润肺、滑肠之功，主治肺燥咳嗽、慢性便秘等。民间常用松子仁、核桃仁各30克，共捣成膏状，加蜂蜜15克蒸熟，每日服3次，每次6克，饭后米汤送下，用于治疗肺燥咳嗽。用松子仁、麻子仁、柏子仁各等份，研泥，溶白蜡和丸，成梧子大小，每服50丸，黄芪汤送下；或松子仁15克，大麻仁12克，瓜蒌仁15克，炒松壳10克，水煎服，每日1剂，治疗大便秘结。

（2）松香、松树皮

松香，为松树干中提取的油树脂，经蒸馏除去挥发油后的遗留物。《医学入门》曾记载它的药用功效：治关节酸痛，生津止渴固齿，聪耳明目；入滋补药和服，壮阳，实阴茎，令人有子。中医学认为：松香具有燥湿祛风、生肌止痛、排脓拔毒的功效，外用可治痈疖疮疡，活络止痛，主治风湿性关节炎、腰腿痛、大骨节病、跌打肿痛等。松树皮有收敛、生肌的功效，可治小儿湿疹、烧烫伤等。

百姓验证：广东英德市民主路灯笼桥巷8号梁尔清，男，40岁，教师。他来信说："我母亲背部长有一小孩拳头大似的肉瘤，不痛不痒，很硬，已有四五年了。由于年纪太大，加之本人又害怕手术，就一直打针、吃各种药治疗，而瘤子仍是越长越大。后来我就给母亲用松针粉、蚂蚁粉泡酒，并每天加服维生素C，当服到半个月后，就感到瘤子变软了，而且也缩小了。服到1个月后，瘤子已缩小到只有拇指头大了。另外，我本人有轻微的气管炎和肠胃炎，经服用松针粉酒1千克后，两种慢性病也好了。"

引自：《百草药用趣话》

4160. 李清云长寿秘诀

李清云（又名李庆远），是清末民国初年的中医中药学者，也是世界上著名的寿星。综合各家的报道，他的长寿之道：①坚持"慈、俭、和、静"养生；②从未吃过量之食，从未酣眠贪睡；③喜怒哀乐不过度；④远酒色，戒淫欲；⑤长期素食、常年将枸杞煮水当茶饮。据英、法等国的医学科研工作者的研究，发现枸杞中含有一种没见过的维生素，便取名为"维生素X"，亦称为"驻颜维生素"。经动物实验证实，枸杞具有抑制脂肪在纤维内蓄积，促进肝细胞的新生，降低血糖，降低胆固醇等作用。枸杞的"返老还童"作用是可刺激性腺及内分泌腺，

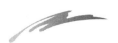

增强荷尔蒙的分泌，强化脑细胞和神经细胞的生理功能，可避免人随年龄增长而出现血中积存毒素的现象，从而维持体内各组织的正常功能。

引自：《百岁探秘》

4161. 张学良"什么都不放在心上"而轻度百岁

作为身陷囹圄57年的张学良为啥能寿臻101岁。用他自己的话说是"什么都不放在心上"，这就是他的"长寿秘诀"。他能如此的原因是：追求真理，热爱祖国，深信自己的行为是正义的。所以，他坚强地活了下来。宋美龄说："他搞西安事变，不要钱，也不要地盘，他要什么，他要的是牺牲。"张学良多次说："如果明天我被枪毙，今天晚上我仍能睡得又香又甜。"因为他襟怀坦白，事无不可对人言。他的长寿另一条是"过简单的生活"。他所说的简单生活，是指物质方面的，但是，他的精神生活是丰富多彩的。他坚持锻炼，接受大自然的洗礼。他说："我一生有三爱，爱打麻将，爱说笑话，爱唱老歌。"他还喜唱京剧。张学良凭着"两条"度过101岁。

引自：《百岁探秘》

4162. 百岁书法家苏局仙的长寿三字经

在上海市郊南汇县周浦乡牛济村曾居住过一位全国闻名的长寿老人——百岁的书法家苏局仙老先生。

苏局仙老先生，从小喜爱书法，从七岁开始练字，一直到他去世，有100多年时间，这在我国书法史上实属罕见。在1976年，苏老先生以资百之高龄，书写的《兰亭序》荣获了全国书法比赛的一等奖。

苏局仙老先生的长寿秘诀是什么？他有一道"长寿三字经"，是他自己在百岁大寿之际的经验之谈：

人长寿，并不难。要早起，须早眠。
节饮食，慎寒暑。戒烟酒，忌暴食。
勿过饱，勿过饥。饥即食，倦即眠。
休烦恼，抱乐观。勤工作，多运动。
透空气，避污浊。戒忧虑，忌暴躁。
常洗浴，勤换衣。讲卫生，病早医。
种花木，养虫鸟。明乎此，保长寿。

引自：《中医药奇效180招》

4163. 人怎样才能长寿

有些离退休的老同志常常流露出"夕阳无限好，只是近黄昏"的愁苦、凄凉

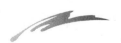

之感，有的甚至担心"人生即逝"而心神惶惶，消极悲观。这种心境于健康极为不利。

"虽是近黄昏，壮心犹不已"、"老骥伏枥，志在千里"，这是许多名人志士在晚年抒发的豪情壮志。革命老人吴玉章，终生孜孜不倦，为党为人民鞠躬尽瘁，81岁高龄时还书写了"东隅已逝，桑榆未晚"、"戒骄戒躁，毋怠毋荒"的座右铭，激励自己余热生辉。著名科学家严济慈，一生在崎岖的科学道路上攀登，80岁时光荣入党，他自豪地说："我虽然是80岁的老人了，并没有迟暮之感，而是精神焕发，壮心不已。"这些老人积极达观的精神状态堪称楷模。忧郁气闷是百病之源，乐观开朗是健康长寿的精神支柱，这是人人皆知的道理。古人就曾说过："畏老老转迫，忧病病弥缚。不畏复不忧，是除老病药。"这是很有道理的。树立起健康长寿的信心，就能驱散愁云。鼓起与疾病和虚弱作斗争的勇气，达到健康长寿的目的。这样的例子比比皆是：法国文学大师雨果40岁就患了心脏病，人们都担心"这颗巨星就要陨落了"。但是，雨果却毫不忧愁灰心，他积极进行散步、做操、跑步、游泳等体育活动，终于使身体强壮起来，并重新挥笔著书。他60岁创作了《悲惨世界》，70岁写成长篇小说《九三年》，80岁写出了戏剧《笃尔克玛》，一直活到84岁，给人们留下了许多宝贵的精神财富。德国大诗人歌德，年轻时患过咯血病，但他十分注意锻炼，爱好剑术、冬泳和滑冰，还喜欢登山，享年83岁。其代表作品《浮士德》成为跨越时代的不朽名著。信心和运动成全了雨果、歌德等人的身体，也成就了他们的事业。

马克思说："一种美好的心情，比十服良药更能解除生理上的疲惫和痛楚。"美好的心情有益于人体各种激素的正常分泌，有利于调节脑细胞的兴奋和血液循环，促进人的健康长寿。有了美好的心情，晚年生活会丰富充实，情趣盎然。

4164. 百岁神医——孙思邈

中国唐朝时，陕西有位名医孙思邈，擅长治疗各种疑难杂症，救活了很多垂危病人。他活到101岁，历史上称他为"百岁神医"。

孙思邈，生于公元581年，卒于682年，是我国在医药实践上最长的一位医药学家，被人们誉为"药王"。

孙思邈幼年体弱，因病学医。他读书非常用心、刻苦，7岁能诵经史。由于他博览群书，通晓诸子百家，青年时代便文才出众，医术高明。公元600年，他刚满19岁，隋文帝杨坚便下诏要他去做"国子博士"，但孙思邈无意仕途，淡于名利而婉言谢绝。

公元627年，孙思邈46岁，由于他医术高明，救死扶伤，名气越来越大了。这时隋朝已被唐朝所取代，唐太宗李世民很器重孙思邈，又派人把他接到长安，要孙

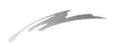

思邈做"谏议大夫",这一次又被他婉言谢绝了。他回到县后仍四处行医,为解除人民的疾苦而奔波各地。同时,他精心收集单、验、秘方,经过试验筛选,于公元652年写出了《千金要方》,共30卷,医药方剂4500多个,包括临症各科方面的知识,这是我国医药学的一次较大的总结和发展。

公元659年,孙思邈78岁,唐高宗李治又一次诏见他,并留他在朝做"陈御大夫",但孙思邈又以"年迈少才",不堪胜任为由回绝了。高宗不便强留,便赐他良马一匹,放他回归故里。

孙思邈回到家乡后,仍继续他的事业,并更加注意了晚年临床经验、心得和实用药物的积累。到公元681年孙思邈百岁高龄时,他又完成了第二部医药巨著《千金翼方》,也有30卷,对《千金要方》做了全面补充。这两部书是孙思邈的毕生心血,为我国医学宝库中的珍品。

在长期的医学实践中,孙思邈有过许许多多治病救人的动人故事。

一天,四个人抬着一口棺材,棺材底下不断滴着鲜血。孙思邈认为这个人还没有死,就请他们打开棺材,只见死者是个妇女。孙思邈给她切了脉,然后选了一个穴位扎针。一会儿,一个胖娃娃坠地了,妇女也活了过来。孙思邈一针救回了两条命,人们都称他为"神医"。

一次,有个病人撒不出尿来,哀求孙思邈救救他。孙思邈断定他是排尿口堵塞。这时正好有个小孩拿着葱管吹着玩,他要来葱管把尖头剪去,小心翼翼地插入病人的尿道,用力吹了吹,尿顺着葱管流出来了,这一大胆的试验,竟使他成了世界上第一个发明导尿术的人。

孙思邈不仅精于医术,还擅长营养学。他把脚气病和夜盲症对照起来思考,用调节饮食营养的办法治疗这两种病,都收到一定效果。他又成了世界上第一个治疗脚气病的人。

孙思邈还擅长针灸,创造了"以痛取穴"的针灸方法。一次,他给一位腿痛病人扎针,连扎几针不见效。他一面问病人哪里痛,一面用手沿着大腿轻轻往下掐,当掐到痛处时,病人不由得叫了一声"啊……是",孙思邈立即在这个地方扎了一针,病人的腿马上不痛了。这个穴位医书没有,孙思邈就叫它为"阿是穴"。

孙思邈年近百岁,身强体健,神采奕奕。因此,不断有人问他"长寿的奥秘",他总是笑笑说:"四体勤奋,每天劳动,行医看病,上山采药,节制饮食,细嚼慢咽,食不过饱,酒不过量,饭后盥漱,睡不张口,这就是我的养生之道。"

公元682年,这位古代伟大的医学家与世长辞了,终年101岁。人们把他安葬在五台山上,并修药王庙一座纪念。 (洪汪殿 送风)

引自:1997年12月12日《生活与健康》

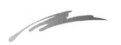

4165. 有七十三、八十四思想负担对健康长寿不利

"七十三、八十四，阎王不请自己去"。"能过七十三，难过八十四"，这种说法，使一些老年人产生思想负担，把73岁和84岁当成两道"难关"。

这种说法怎么来的？据记载，孔子活了73岁，孟子活了84岁。在长期的封建社会中，孔子被尊称为至圣先师，孟子被尊称为亚圣。一些人认为，圣贤之人在这个岁数都死了，一般人就很难超过，所以慢慢就形成了上面那种说法。时间长了，人们忘了它的由来，便认为73岁、84岁是老人的"关口"或"门槛"。其实，知道了缘由，就自然会觉得这种说法是毫无科学根据的了。 （胡光普）

引自：1997年第9期《老人春秋》

4166. 我想活100岁

今年，我73岁，我想活100岁的根据是：

《六十而立》的启示：毛泽东《六十而立》诗，自信六十尚年轻的豁达胸怀，鼓励我度过了 "五十年少，六十年轻，七十不稀"的生涯以后，又产生了"八十不老，九十年轻，百岁健旺"的希望。

追求振奋：写作开阔了我的视野，振奋了我的精神，把我的感情燃烧起来，因此，我把写作当成"健身丸"、"醒脑剂"、"开心果"。

榜样的鼓舞：唐代大医学家孙思邈百岁时完成30卷医学巨著《千金翼方》，明代养生学家冷谦活了150岁。他们的共同点是：勤于思索，勤于活动，手脑并用，心旷神怡，为我树立了良好的榜样。

经验的借鉴：欧洲名医佐治马德斯的长寿原则是乐观，树立一个目标，运动，睡眠，联系社会。我借鉴这些经验后，受益匪浅。

世界卫生组织曾宣布，每个人的健康与寿命，60%取决于自己，15%取决于遗传因素，10%取决于社会因素（如安定与动荡），8%取决于医疗条件，7%取决于气候影响（如酷暑、严寒）。根据以上条件衡量自己，我乐观地向"百岁健旺"的希望灯塔胜利前进！ （李开来）

引自：1997年9月18日《老年报》

4167. 人多情欲，寿至于百

始终和谐的性生活是维持人的身心健康的重要条件，也是人长寿百岁的诀窍之一。

据当代生理学专家统计，不结婚的男女比结婚的寿命短；丧偶的人如果能够再结婚，特别是男性，平均寿命大为提高。

百岁老人的例证也能印证这一事实。

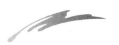

著名经济学家马寅初先生100岁时，他的夫人张桂君101岁（1982年）。

成都市陕西街居民汪廉清121岁时，他的妻子102岁（1985年）。

事实表明，长寿的往往是夫妻成双，尤其男性，丧偶之后很少有长寿到百岁的。

《论衡》中说道："草木无欲，寿不逾岁，人多情欲，寿至于百。此无情欲反夭，有情欲者寿也。"这里概括提示出生命的一条内在规律。

用现代话来解释这一意思即是：人的性生活从某种意义上，体现着生命的活力。性激素的代谢在人的一生中不停进行，纵欲固然有损于健康，但禁欲更危及寿命。正常的、和谐的性生活，顺其生理规律有益于人的身体健康。

性生活是什么？广义地说，性生活即指人由异性的身体上所得到快感和满足的过程。狭义地说，是指两性生殖器官接合的性动作的完成。它是正常人一生的生理活动。这种由两性器官接触而形成的性行为是人全身心的一种神经系统的运动，是人的生命活力的一种特有的表现。

从大量的科学资料中已经证实：人活一世，不能脱离性生活。除进深山老林修身养性出家之少数人，采取一种抛弃世间一切邪念，并修炼特殊养生法而高寿者外，则世间的普通百姓超过百岁之人极为少见。除社会环境和生活条件影响之外，其他的主要原因，就是当一个男人娶妻成家之后，不懂得性养生，不会过性生活。科学已经证实：男性多为短命，主要是因为中青年时期贪欲过火，一交即泄，过早地造成精液耗尽（制造精液的能力抵挡不住耗泄能力），为此，造成身体的免疫功能下降，使人提前衰老或多病缠身。甚至有的男人连60岁都没活过去便离世而去，这是男子汉不懂性养生的悲哀。当然，女性要想长寿，也需男子汉的陪伴。人们常常看到这种现象，老头刚死不久，老太太没活几个月也去了。因此说，不论男女，要想长寿，一必须要有异性相伴，二也必须要培养多情多欲心理活动，三要尽可能地把性生活延续到生命的终点。要做到这三点，男子汉是关键，必须把性的能力培养起来，有了性的激情，人才能精力倍增，只有这样，老年人才会青春再现，活过百岁。

4168. 凉开水是益寿神水

喝凉开水比喝温开水的效果要好。所谓凉开水，就是把一杯开水盖上茶杯盖，冷却到25℃至30℃。这种水被日本、美国、俄罗斯等国家的科学家称为"复活神水"。喝凉开水的奇妙之处是：水在沸腾后放置冷却的过程中，氯气比一般的自然水少了50％，水的表面张力、密度、黏滞度、导电率等理化特性也都发生了变化，近似生物活性。若经常饮用凉开水，有预防感冒、咽喉炎和某些皮肤病之效。每天清晨饮用一杯20℃左右的新鲜凉开水，并逐渐增加杯数，经过几年后，就会产生益寿效果。（潘云广）

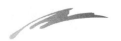

4169. 早起空腹喝水吃大枣有补益气血功效

在每晚临睡前，倒一杯白开水放在床头上。第二天早晨醒来后不要马上下地，坐在床上含一大口水，分三次咽下。第一个益处是将经过了一夜口中分泌出的许多唾液送入胃里帮助食物消化。第二个益处是因为空腹喝水，使水不能在胃里停留直入肠道，起到清洗肠道的作用，使肠中的毒气、浊气随之排出体外。另外，还有一个益处是空腹晨服凉开水能生血补体。每日所饮之水量，可因人而异。

喝完水稍停一会儿，空腹吃三四枚大枣。不要把枣核吐掉，应含在口里，然后用舌尖抵住上牙根部，闭唇勿语，待口中唾液即满，鼓漱几下分三次咽下送入小腹内，长服长补，久之强身健体。大枣的功效是补气补血，枣核也有同样的功效。清晨5：00～6：00时是人体阳气上升之时，对补益气血有事半功倍之效。（王若菊）

引自：1997年2月22日《新晚报》

4170. 我常吃"四宝"既健身又抗老

"常吃四宝健身抗老"是我在长期生活实践中亲身体验得出的结论。所谓"四宝"：一是红枣，补脾养胃、益气生津。二是花生，补中和胃、养血润肺。三是芝麻，补益精血、润燥滑肠。四是核桃，补肾固精、润肠通便。上述"四宝"对老年人生理保健大有裨益：可以增强肌体的抵抗力，降低血压和胆固醇，改善脑血管循环，预防和治疗心脏病，还可以增强记忆力，延缓衰老。

我今年70多岁了，10多年来一直坚持吃"四宝"。现在不仅身体硬实、头脑清晰，而且腿脚灵活、步履敏捷。我的吃法不是多吃，而是少食。每天在早餐中煮上5个大红枣，就餐时兼吃熟花生米30粒左右，熟芝麻一羹匙，生核桃1个。关键的是天天吃，养成习惯，长期坚持，才能获得效果。（李沛山）

百姓验证：辽宁本溪田师傅镇煤矿张明财，男，43岁。他来信说："我常吃本条方中的'四宝'，觉得其确实能增强肌体的抵抗力，降低血压和胆固醇，改善血液循环，预防和治疗心脏病，还可以增强记忆力，延缓衰老。"

引自：1997年12月3日《晚晴报》

4171. 红枣健脑、护肝、养血、润肺，人人可常年食用

每100克红枣含蛋白质1.2克，脂肪0.2克，粗纤维1.6克，并含钙、磷、铁等多种微量元素，这些都是人体所需要的营养。干红枣含维生素C高达380～700毫克；鲜红枣果肉含维生素C比等量的柑橘高7倍，超过苹果的60倍，故有天然维生素C丸之美称，它可使脑功能敏锐。干红枣含糖73克，比制糖的甜菜、甘蔗含糖量还高，可与哈密瓜干和葡萄干相媲美。它保护肝脏，增强肌力，特别是对气血

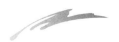

不足，肺虚咳嗽，倦怠乏力，神经衰弱者有较好的疗效。

红枣性味甘平，能够预防输血反应，降低转氨酶，治疗血小板减少性紫癜；还含有造血不可缺少的铁和磷，常将红枣和红糖煮成枣水喝，可治疗营养性贫血和产后贫血；红枣含有果糖、葡萄糖、苹果酸和氨基酸，可健脾养胃，益气生津，养血安神，从而抗衰老。（张明）

引自：1997年9月17日《晚晴报》

4172. 常喝骨头汤能延缓衰老

几年来，我根据报刊和友人介绍，1周至少喝1次骨头汤。我虽年已70岁，自觉身体健康，精力充沛，没有大病。既没有出现老年斑，也不轻易患伤风感冒，骨头汤起了一定的作用。

人到老年，由于骨髓的造血功能减弱，全身各器官也随之衰老。动物骨头里含有丰富的类黏朊（蛋白质）和骨胶原。把骨头砸碎，按骨1水5的比例，用温火煮1~2小时（煮沸时加少许姜片、葱段），使类黏朊和骨胶原充分地溶解到汤里，煮好后，滤去骨渣加适量酱油、味精。

骨头汤既是佐餐的佳汤，又能减缓衰老，老年朋友不妨试一试。（遇金源）

引自：1997年3月8日《晚晴报》

4173. 常喝一点醋防衰又延寿

日本雕塑第二人、文化勋章获得者北村西望，现已110多岁，仍刻刀在手。他能如此高寿的秘密在于每天喝一点醋，开始是为了避免肥胖，几十年喝下来也实现了初衷，衰老也大大推迟了。

试验证明，一般细菌在醋中10分钟死亡，30分钟杀死引起食物中毒的细菌（例如，痢疾、疟疾病及肉毒杆菌、沙门氏菌等）。用醋水溶液能洗净蔬菜水果上的残留农药和放射性尘埃。检测结果表明，醋可使蔬菜所含维生素C免遭碱性介质和氧气的破坏，所以在炒白色和红色蔬菜起锅前加点醋，不但能增加美味和色调，还能保住其中的维生素C。日本人龙野吉雄在他著的《醋与健康美容》一书中列举了醋的诸多奇效：使驼背者伸直了腰，使高血压、肝病、糖尿病、结石、冠心病和肾病患者恢复了健康，治愈了关节炎，肥胖者身段变苗条了，脱发者免除了忧愁，促进食物钙质吸收，能治打嗝、晕车、肿胀失眠等。

人们喝醋，可以直接饮用，每天以一小酒杯为限，也可以在食物中加醋制成各种菜肴用。读者可在家中自己制作。（琪茂）

引自：1997年6月12日《老年报》

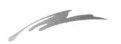

4174. 红薯是有益于长寿的食物

日本防癌研究部门把红薯列为防癌最有效的果蔬食品。现在又有信息表明，红薯是有益于长寿的食物。其科学根据是：美国、法国的科研人员先后从红薯中发现一种物质，叫做去氢表雄甾酮，其原名为DHEA。它所具有的生理活性，与人的健康密切相关。据测定，人在7岁时即开始产生这种物质，到25岁时达到高峰，此时人的身体处于最佳时期。以后，随着年龄的逐渐增长，这种物质也会逐渐减少，从而健康水平和抗病能力也逐渐降低。有研究认为，冠心病和阳痿病患者都是因为体内的这种物质比正常人少。法国的研究表明，有30名老年人经试用这种物质后，抵抗流感的能力增强，睡眠改善，关节痛也有所减轻。

去氢表雄甾酮本是人体内某种激素的代谢产物，现在居然在红薯中被发现，其对农业、保健品行业将会产生一定的影响。20世纪50年代后期，为增加粮食产量，我国农业部门曾大力提倡并创造出多种高产栽培方法，如压苗、倒插等等，对如何加工、贮藏也曾有所探讨，但对其保健价值无研究，所以未引起足够的重视。

红薯有减肥、通便、降低胆固醇和防止动脉硬化的作用，在我国早已被肯定。20世纪80年代，我国老年医学研究人员在广西、安徽等长寿地区研究也发现，以红薯为主食的人群平均寿命都较高。

引自：1997年第8期《农村百事通》

4175. 常年食决明，八十有双好眼睛

古时候有一位长寿老人，年过八旬，仍眼明体健，精力旺盛。有人问他养生之道，老人喜笑颜开，吟诗赞咏："愚翁八十目不瞑，日书蝇头放点星，并非生得好眼力，只缘长年食决明。"一语点破天机。

相传古代有位农妇，上山打柴时走失了年幼的儿子，终日悲泣，哭瞎了眼睛。数年后，儿子长大成人，偶然一次机会，母子相遇，抱头大哭。儿子见母亲眼睛已瞎，决心医治母亲的眼睛，次日，他便四处寻药求医。一晚路过一家农舍，见一古稀老妪在月光下穿针引线，觉得很奇怪，忙上前叩问。老妪听小伙子介绍情况后，笑着答曰："我以前因患眼疾失明，后来有人教我常用一种小豆种子浸水喝，能使眼睛重见光明。经治疗，眼睛果然得到复明，还能在夜里看清东西。"

说罢，老妪从家里取出一包种子，小如麦粒，形如马蹄，呈深褐色。小伙子连夜启程，赶回家后便用此种子天天泡茶给老母饮用。连服一年，母亲果然双眼复明。小伙子高兴地将此种子命名为"决明子"。

决明子为豆科植物决明的成熟种子。味甘而苦，性微寒，质油润，归肝、肾、大肠经。具有清肝明目、益肾通便之功。主要用于治疗肝火偏旺或肝经风热所致

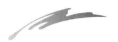

的目赤肿痛、羞明多泪及热结或肠燥便秘。其气禀轻扬而散风热，苦寒入肝经以清肝火，味甘补肾而润肠燥，能升能降，为临床常用之品，亦为眼科明目之要药。将决明子浸泡于75%酒精中约1周，然后外搽可治脚癣。

近代药理研究发现，决明子含决明子素、大黄酚、大黄素-6-甲醚，能保护视神经，对白内障、青光眼、角膜炎等有一定的治疗作用。此外，还能抑制葡萄球菌生长和收缩子宫。本品多生用或炒用，入汤剂煎服，用量为10～15克，也可单味开水泡服。据《广群芳谱》记载："决明子可做茶食，治目中诸病，助肝益精。"决明茶的做法是将干净的决明子用微火炒至嫩黄色，服时取20克置茶杯中，用开水泡30分钟后再饮。实验证明，老年人常饮决明子茶，可防治便秘、高血压和血管硬化，而这些病都是危害老年人健康的常见病和多发病。（江西万国栋）

4176. 讲究吃法有益健康

我曾有十几年高血压、心脏病史，5年前曾住过3次院。1年前，我在医生指导下，除坚持服药外，开始改变饮食结构。过去我们老两口1个月要吃7.5～10千克肉（包括牛肉、羊肉、猪肉、鸡肉），现在1个月只吃1.5～2千克；过去三餐以肉食为主，现在是以蔬菜、水果为主（一个冬天，我们两人仅苹果就吃了200多千克）。

我们还自制保健食品花生豆奶，每天早晨喝。具体做法介绍如下：

以两个人的用量计算，原料配比是：桃核1个，花生仁10～15粒，黄豆70～80粒，枸杞子10～15粒，胡萝卜若干片，前一天下午用250克水泡上。第二天早上，用切碎机搅半分钟，打成糊糊状，用纱布挤出汁，剩渣加上250克水，再次搅半分钟，再挤，将汁倒进锅里烧开，把事前准备好的250克牛奶加入豆汁中烧开后即可饮用。饮用时不用加糖。最后剩渣加点咸菜一起烧开，即可做成美味的早餐小菜。这样的饮食结构大大有利于我们的身体健康。我们现在是精力充沛，天天散步4千米以上，还经常骑自行车远游。（秀光）

引自：1997年4月14日《老年报》

4177. 80岁学画，101岁成名画家的故事

美国哈里·莱伯曼的长寿之道是："我不说我有101岁的年纪，而是说有101年的成熟。我要向那些到了60，70，80或90岁就自认上了年纪的人表明，这还不是生活的暮年。不要总去想还能活几年，而要想还能做些什么，着手干些事，这才是生活！"他的这一表明和劝告，正是他80岁学画，101岁成名画家的写照。他说"退休后的6年，是我一生中最忧郁的时光。没有什么比一个人等着走向坟墓更烦恼的了。从事一项活动，就会感到又开始了新的生活。"在友人的劝说下，从未

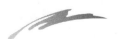

摸过画笔的他开始学画，他的作品竟参加了美国颇有名望的艺术品陈列馆举办的展览。专家评价他的作品说："许多评论家、艺术品收藏家，透过这种热情奔放、明快简洁的艺术，看到了一个大艺术家不凡手法。可以说，莱伯曼是带着原始眼光的夏加尔。"（夏加尔是俄国著名画家）

引自：《百岁探秘》

4178. 每周洗一次肠子是中老年人健康长寿之法

随着科学技术的发展，人类已从"食不充饥"进入到"饱享口福"的时代。然而，由于"食欲"作怪，人们在饮食方面最容易犯的过失往往就是饮食过量。饮食过量会引起包括"现代文明病"在内的一系列疾病，甚至会缩短一个人的寿命。近几年来，国外医学、营养学界还出现一个新名词——宿便。所谓宿便，就是粪便中的毒素累积而附着在肠壁皱褶中，原因是饮食不当或摄取方式不当时，造成胆汁分泌不足或肠的机能削弱所致。便秘是肠中粪便大量堆积不易排出。宿便则不同，排出的粪便细硬。由于环境污染、农药、除草剂及食品添加剂的滥用，以及人们摄入的过多高脂肪、高蛋白在肠内发酵产生毒素，故宿便中含有多种毒素，它们会通过肠道进入血液，危害人体的健康。

那么，该怎样来对待上述问题呢？从饮食角度来考虑，首先要做到膳食平衡，多吃新鲜蔬菜、水果和粗杂粮，控制动物性食品的摄入量，要经得起美味佳肴的诱惑。而对中年人来说，还应限制饮食总量。此外，坚持适度的体育锻炼，以促进肠蠕动，有利于大便排尽。在做到以上几方面的同时，不妨试一试国外专家们新推荐的中老年人健康长寿之法：每周洗一次肠子！

所谓"洗肠"，就是在断食的同时饮用较多的水，将肠道中各种残留物"冲刷"掉。瑜伽术早就推荐人们每周断食一天，来净化人们的身体。其方法是：第一天晚上晚餐开始至第三天早餐前禁食四餐。考虑到人体对饥饿的忍受能力，国外专家们推荐的每周洗一次肠子的具体方法是：七天中有一天不吃早、中饭，仅喝温开水或凉开水或淡茶，到晚餐才吃一点米饭、蔬菜和水果。实践证明，"洗肠"最难熬时刻是在中午11点至下午1点，过了下午2点，人们就不以为然了。如对饥饿的忍受能力较差，早餐时可喝点粥，吃点水果（不吃动物性食物），此后时而喝些水，直到晚上睡前2小时才适当吃些易消化的粥或面条。

早在1700年前，祖国医学就认为限食有益于健康长寿。西晋张华在《博物志》中说："所食愈少，心愈开，年愈寿；所食愈多，心愈寒，年愈损。"唐代马陪在《意林》中指出："欲得长生，腹中清；欲得不死，腹无屎。"可见人体的肠功能不仅不能负担过重，而且肠子需要经常"清洗"。"欲得长生，肠中常

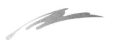

清"，肥胖者和"胃口"良好的人，不妨每周洗一洗肠子。（朱炳泉）

4179. 吃饱寿短，饥饿寿长

有科学家将刚断乳的小白鼠100只平均分成两组。一组任其需要供应充足的营养，另一组只供给第一组的60%的食物。饲养一段时间以后，研究人员惊讶地发现，供应充足营养的那组小鼠全部早逝，而半饥饿状态的那组皮毛油光，四肢灵敏，耳聪目明，到处觅食。接着又做了各种动物试验，也是节食者健康、长寿，饱食者早逝。这些试验都证明了祖国医学中早已提出的"要想长生，肠中常清"的理论是有其科学道理的。反之，如无节制地暴饮暴食，势必加重脏器负担，久之必然使人早衰早逝。（晓丹）

引自：1998年1月7日《辽宁老年报》

4180. 清洁血液可少生病，延年益寿

诸如癌症、过敏及若干导致身体机能衰退的疾病之所以缠身，在很大程度上是由于血液遭到污染造成的。要保持血液干净，就必须对体内进行"大扫除"，以下方法可供参考：

每天清晨或傍晚选择一处空气新鲜的地方主动咳嗽。方法是：先做深吸气，吸气时缓缓抬起双臂然后突然咳嗽，并迅即垂下双臂，迫使气流从口、鼻喷出，咳出痰液。如此反复做10次即够。每次咳嗽间歇期做几次正常呼吸，以防过度换气。此法的目的是借助咳嗽动作将侵入肺部的污染物以痰液的形式清除出来。

定时排便，每天至少1次，做到肠中常清，以减少有害物从肠道侵入血液，保证身体的健康。

借助于果蔬等食物清扫体内污染物及毒性成分。特别值得推荐的是畜禽血，大量血浆蛋白经消化酶分解后，即可与侵入的粉尘、有害金属微粒发生反应，生成一种难以溶解的新物质，沉淀下来排出体外，故常吃猪血或鸡血等可使血液成为一方"净土"。（严英）

引自：1997年3月22日《晚晴报》

4181. 控制寿斑才能长寿

"寿斑"，医学上称为"老年性色素斑"。它是一种叫脂褐质色素的化学物质，也是不饱和脂肪酸的氧化物。这种物质不仅聚集在体表细胞膜上，表现于外，而且还侵扰于内，大量存积于心脏、血管、肝脏以及脑细胞中。如果沉积在血管壁上，会使血管壁发生纤维性病变，导致动脉硬化、高血压、心肌梗死；大量存积于脑细胞内时，会引起老年人神经器官功能不全，导致记忆、智力障碍，抑郁症，甚至老年性痴呆等。所以，"寿斑"是细胞生理性衰老的一种表

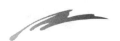

现。

　　人到老年为什么会长"寿斑"呢？原来在人体的代谢中，产生多种叫"自由基"的分子团与原子团，这些分子团与原子团活性很高，可氧化细胞内的不饱和脂肪酸，使它们生成多种过氧化脂质。现代生物学证明，人体代谢所产生的化学自由基，是造成人体衰老的重要因素之一。它除能生成"寿斑"外，还能使关节滑液中的一种黏多糖氧化，从而诱发关节炎；也能造成细胞微粒结构改变和蛋白质的慢性伤害，最终使细胞衰老和死亡。研究表明，某些癌症也是由这些化学自由基所诱发。本来一个健康的人，都从祖先那里遗传了一套非常完整的防御体系，其中也有化学自由基的防御功能。人在青壮年时期，体内有天然的抗氧化剂和抗氧化酶，这些抗氧化物质会使自由基变为惰性化合物，不能生成对细胞有破坏作用的过氧化脂质。然而，随着年龄的增长，体内的抗氧化功能逐渐减退，于是体内化学自由基便会起破坏作用了。

　　近年来，"寿斑"越来越引起医学家们的注意，他们希望控制它的产生，使人类的寿命延长。学者们采取添食各种抗氧化剂等办法试验，结论竟出乎意料得好。例如，有人报告，用1%半胱氨酸可以使小鼠平均寿命延长15%～20%；用1%的2－疏乙胺，加入断乳不久的雄性小鼠饮食中，结果使小鼠平均寿命延长了30%。这一增长量，相当于使人类寿命从73岁延长到95岁。成绩确实令人吃惊。美国长寿研究者哈曼则用0.5%乙氧基喹啉喂小鼠，结果使小鼠平均寿命延长25%。目前研究证明，维生素E是一种较为理想的抗氧化剂，它能阻止不饱和脂肪酸生成脂褐质色素。从60岁以上健康老人的血浆检查中发现，维生素E的含量随年龄的增长而降低，这说明维生素E与化学自由基的活跃有一定关系。动物实验证实，维生素E能阻止脂褐质生成，并有清除自由基与延长寿命的功效。因此，学者们认为，除遵医嘱服一定量的维生素E外，还可多吃含维生素E丰富的食物，如植物油、谷类食品、豆类食品和乳制品等。

　　除药物外，体育锻炼也是防止这种老年色素沉积，阻止血管变性的重要措施之一。（赵宝椿）

4182. 食生姜除"体锈"，可益寿延年

　　现代科学已证实，姜含有多种活性成分，其中的姜辣素有很强的作用，它比人们熟知的抗衰老能手——维生素E的抗衰作用还要强得多。故常食生姜可以清除人体内的致衰老因子自由基，从而延缓衰老。

　　李时珍的《本草纲目》也对生姜作如下评述：姜可除风邪、御寒热……可益寿，能延年。（商宣）

　　引自：1997年3月25日《老年报》

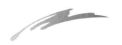

4183. 常吞漱玉泉能延年益寿

唾液,古称"玉泉",人皆有之,是取之不尽,不用花钱的天然补品,称为琼浆玉液,与生命有密切的关系。

为什么吞食玉泉能使人延年益寿呢? 近代科学证明,唾液包含了血浆中的各类成分,含有十多种酶,近十种维生素,多种矿物质、有机酸及激素等,其中有一种唾液腺激素,能促进细胞的生存和分裂,延缓人体机能衰退。经常有意识地吞食玉泉,可以促进唾液分泌,从而改善毛发、肌肉、筋骨、血液、腑脏的功能,达到祛病延年的目的。近年来,国外研究人员还发现,唾液还有解毒抗癌作用。据试验,将唾液加到致癌物亚硝基化合物、黄曲霉素、3,4-苯并芘以及可疑致癌物烷化剂、烟油、肉类烧焦物,热处理后的谷氨酸钠等中,这些物质对细胞的变异原性在30秒内完全丧失。此外,对化学合成和天然食品添加剂的"毒性",唾液也被证明有明显解毒作用。

吞咽玉泉的方法很多,常用的有两种:一是常食法,姿势坐、卧、站均可,平心静气,以舌舔上颌,或将舌伸到上颌牙齿,上下左右搅动,使其渐盈满口,然后分3次把唾液咽下,时间应以早、晚为好,每次三度九咽。二是配合气功服食法,以静功为宜,具体功法可按个人爱好选择。集中思想,意守丹田,双眼微闭,形松意紧。呼吸力求悠、缓、细、匀,吸气时,舌抵上颌,不断舔动,以促使唾液分泌,气从鼻腔吸入,慢慢引入丹田,小腹逐渐隆起。呼气时,舌尖放下,气从丹田上引,口微开,徐徐吐气,待唾液满口,有意识地送入丹田(事实上唾液是不可能送入丹田的,这里强调的是一个"意"字)。每日早、晚练功半小时,如此坚持不懈,就可收到精气充足、脸色红润、新陈代谢旺盛、保健延寿的效果。 (蒋惕吾)

引自:《体育天地》

4184. 早、晚洗脚赛吃补药

曾听人说:"早、晚洗脚,赛吃补药。"我退休5年来,遵循这个秘诀,坚持晚上睡觉前热水泡脚,感到身体舒适后上床,入睡快,睡得香;早上起床到室外活动半小时后,回到室内又用热水泡脚,使人感到精神振奋,有舒适感。退休几年坚持这样做,感到每日精力充沛,感冒次数也比以前大大减少。不久前,我又获得一个信息:热水泡脚可终止感冒发展,当发现自己有感冒症状时,每隔三四分钟加一次热水直至身体冒汗,这样可增强身体抵抗力,把感冒抑制于萌芽状态。老年朋友,你不妨试试看。(旭日)

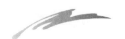

4185. 敬告中老年人晨醒后千万不要立即起床

过去，晨醒不起，常被人们斥之为"睡懒觉"，而现在，医学家们则称其符合"养生之道"。

辽宁中医学院附属医院61岁的主任医师黄国雄告诫人们，酣睡一夜醒来之际，恰是一天危险的三小时悄然而至之时。清晨，是容易发生心脑血管病的"魔鬼时间"，而最危险的时刻恰是刚醒的一刹那。

他认为，人在睡眠时，大脑皮层处于抑制状态，各项生理机能维持着"低速运转"，这时人体代谢降低，心跳减慢，血压下降，部分血液郁积于四肢。而早晨一觉醒来，呼吸、心跳、血压、肌张力等在大脑由抑制转为兴奋的刹那间要迅速恢复"常速运转"，会导致交感神经与肾上腺兴奋，释放大量儿茶酚胺，引起心跳加快、血管收缩、血压上升。由于经过一夜体内代谢，尿液和不显性失水会丢失水分，以致血液变稠，血流缓慢，循环阻力加大，心脏供血不足。所以，醒后如果立即下床，对本已负担过重的心脏来说，无疑是雪上加霜，很容易诱发心脑血管等疾病，甚至造成意外死亡。

这位从医30多年的专家说，他在临床过程中遇到过许多因为早晨睡醒就起床而导致心血管疾病的事例。为此，黄国雄主任医师建议，早晨一觉醒来第一件事不是急促起床穿衣，而是赖床5～10分钟。同时要采用仰卧姿势，稍过片刻，再缓缓地下床，从容不迫地穿衣，使刚从睡梦中醒来的身体功能逐步适应日常活动。但是，"赖床5分钟"并非为那些晨醒后不起床的孩子贪床的依据，因为这一养生之道主要是适用于中老年人。（新文）

4186. 肖老汉枕石25年返老还童似当年

今年71岁的肖存荫老汉面色红润，一头黑发，耳聪目明，牙齿牢固，究其原因，老人兴致勃勃地道出了秘诀——枕石。

肖老退休前是辽宁省交电公司仓库管理员，1966年他患上了严重的脑神经错乱、肝炎、气管炎，身体极度虚弱，整日头痛、耳鸣、眼花，脸部浮肿，夜不能眠。在住院期间，他曾用瓶子灌凉水当枕头。回家后，他这样坚持2年后，病情有所好转。后来，他觉得凉水瓶"凉度"不够，就干脆到河里捞取大河石当枕头，一枕就是20多年。现在，他一口气能将一筐苹果从一楼扛到四楼，并经常参加老年自行车队的旅行和冬泳锻炼，枕石头也成了肖老养生之必需了。

肖老枕的大石头都是些普通的石头，他从20多年的枕石经验中得到这样的体会，枕石对头部穴位和经络有直接按摩作用，从而刺激脑部神经，并对相应的脏器起到间接的治疗作用。另外，长期枕石头，还可对头部起到冷敷作用，使人头脑清醒，促进血液循环。（赵颖）

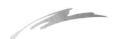

百姓验证：新疆塔城地区供销办事处陈全芳来信说："我有高血压病，头常昏眩胀痛，我用本条方治好了自己的病。"

引自：1996年11月16日《晚晴报》

4187. 枕石四载白发变成黑发

陈亚轩老汉白发变黑的消息，从辽宁黑山县农业银行不胫而走。

陈亚轩老汉是黑山县农业银行的离休干部，今年72岁。离休后，他在行里做些零活，常年坚持体育锻炼，身体健壮，很少有病。4年前，黑山县农业银行职工在去当地白厂门镇植树时，一位同志在一条小河里拾得了一块较为规整的石头，便拿回行里送给了陈老汉。听说枕石睡觉对人身体有好处，陈老汉便将石头进行了加工，制成了一个石枕。起初枕用时，他在石枕上垫条枕巾，时间一长，便将头直接枕在石头上。今年年初，他发现后脑处的白发开始变黑，并渐渐向头顶发展，现在，整个头部的白发已有近一半变黑，大家都说这是陈老汉枕石的结果。（李佐山）

引自：1997年7月30日《辽宁老年报》

4188. 人类健康长寿的佳品——蚂蚁

一亿多年前和蚂蚁同一时代的恐龙早已灭绝，然而小蚂蚁不仅生存了下来，而且越来越兴旺，形成全球性蚂蚁王国。在我国西北的原子弹试验场，地面上的生命基本灭绝，唯有蚂蚁能够生存下来。小小的蚂蚁能举起超过自身体重400倍的东西，能拉动是自身体重1700倍的物体；以蚂蚁为主要食物的狗熊、穿山甲，体质强壮而有力……研究结果表明，蚂蚁不仅是营养价值极高的营养源，并有很高的食用、药用价值，尤其能抗衰老和增强免疫机能，对类风湿关节炎、乙肝、丙肝有独特的疗效，无毒无害。

老年人长期服用能健康长寿，年轻人服用能强身健体，少年儿童服用能益智健脑，病人服用能早日康复。蚁粉是健身、美容、抗衰老、延年益寿的保健佳品。

蚂蚁是世界上三大社会昆虫之一，其种类之多为昆虫类之首。蚂蚁蛋白质含量占50%～60%，含28种氨基酸，其中包括人类必需的8种氨基酸和铁、锌、锰、硒多种微量元素及维生素，因此，蚂蚁被人们称为微型动物"营养宝库"。

据考证，我国食用蚂蚁和药用蚂蚁有3000多年历史。明永乐年间，山西清徐县一老翁将采集来的蚂蚁碾碎，佐以山药、枸杞、红枣等，制成"壮力长寿丸"，坚持长年食用，并将其给当地习武者及体弱者食用。他本人活到97岁，他所在的村被称为长寿村。后人为纪念他而立的石碑至今还在。

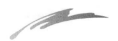

4189. 讲一个与蚂蚁有关的真实故事

回想20世纪70年代在农村插队落户的岁月，我常听到附近村寨的神医传闻，其中颇具传奇色彩的故事有那么几则。

一个年近古稀的老头，头发稀疏，牙齿漏风且所剩无几，老眼昏花，走路一摇三摆。当时相熟的几个知青给他编了一个顺口溜："人老气力衰，讲话口水来，一步摆三摆，屙尿淋湿鞋！"就是这么一个糟老头子，谁都以为他长寿不到哪去了，可谁知结论下得太早，意料不到奇迹在几个月后出现。老头突然变得精神抖擞、面色红润、头发黑且密，走起路来和年轻人一样有劲。

后来，在我插队的地方又传出几则令人瞠目结舌的奇闻：一个退休老干部，本已老眼昏花，读书看报都离不开老花镜，几日不见却神情大变，读书看报再也不戴老花镜了！

与我同时插队的队友、学友，后来也对这些产生了兴趣，经多方探访，终于破解了其中奥秘，说来也让我大吃一惊，原来竟与蚂蚁有关。

我这位队友真是雅兴勃发，后来居然依法学起了其中的制作技艺，他给我作了较为详细的叙述。

带上两只装米用的布袋上山，找一种野生的黑蚂蚁。这种蚂蚁最喜欢在大树枝丫上及长满蕨根、茅草的草间筑巢建窝。捕捉时，在一个布袋（也有用塑料袋的）上捅戳几个洞孔，装入另一只完好无损的口袋里，上山去将成窝的蚂蚁连巢一并包入口袋内带回家。被包入口袋的蚂蚁常因透不过气、寻不到食，争先恐后地从内袋的洞孔钻出来，被密封在外层的口袋边上。经过几天几夜，习惯上称为七天七夜或七七四十九天后，蚂蚁便全部闷死、饿死在口袋里，而那些连窝端回的树枝、叶草等杂物，则被分离在里层的破口袋里。

将黑蚂蚁采集回来处理好以后，就开始炮制药方。常用的办法是：用一个铝锅或锑锅，（切不可用铁锅，这一点非常讲究，把锅烧热，再将蚂蚁倒入锅内，即使蚂蚁在口袋里没被闷死，也会死于热锅。还得注意一点，热死蚂蚁时，既不能灶火炒干，也没被用开水烫，只能随热锅烘干，否则将会失掉药效。也有的为了保持药效，根本不用锅烤灼蚂蚁，而是纯粹闷死，再放在太阳下晒干，压碾成粉。

蚂蚁妙方的服法有二：一是用筛子过细出粉末，放稀饭或汤水中服食，成年人每天早、中、晚服3次，每次服用2~3克。二是将碾碎的蚂蚁粉取50克浸泡在500克50度以上的白酒中，四十九天后成为蚂蚁酒，成年人早、中、晚服饮，每次饮酒20~30毫升；也有的将蚂蚁碾粉后，每1000克蚂蚁粉泡入1000克三花酒中，1个月后可饮用蚂蚁酒，每天早上睡前，各取10~15毫升酒饮之。

蚂蚁粉为何有如此神奇的妙用呢？它除了具有延年益寿，强身健体，助长新牙的作用外，还有其他什么功效呢？且让我来细细叙说。

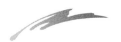

科学工作者们发现，蜂类可治疑难杂症，功效也很好，但蜂类常易染病。而蚁类却极少患病，真正是"永远健康的动物"。

澳大利亚医学专家曾对蚁类少病之谜进行过多年的研究，从而得知，蚁类胸部都长有能分泌某种抗生素的腺体。经检验，这种抗生素能抵御金黄色葡萄球菌及多种有害病菌。在这种"天然抗生素"的保护下，蚁类自然也就安然无恙了。

科学家们还发现，在这种抗生素的作用下，阴暗潮湿的蚁窝中贮放的粮食从不会霉变。美国的科学家们也对此产生了极其浓厚的兴趣，他们计划从蚂蚁身上提取抗生素，以制成中成药，帮助患者们治疗相应的疾病。

蚂蚁对治疗类风湿性关节炎和乙肝病毒也具有很好的效果，因为类风湿性关节炎和乙肝病毒携带者都属于虚损，主要是"肝肾"虚损，肾属于水而肝属木，从五行学说肝肾是母子关系。中医有肝肾同源之说，肝肾阴阳息息相关，协同平衡，故在病理上也常常互相影响。为此，从中医角度看蚂蚁对类风湿性关节炎及乙肝可异病同治，关键在于补肾养肝，扶正祛邪。

现代科学分析蚂蚁有抗炎、镇静、解痉等药理作用。免疫功能实验证明，蚂蚁是一种免疫增强剂、抗衰老药和促进剂，尤其有奇妙的双相调节作用，可多方面纠正个体免疫低能、失调的紊乱状态，有助于清除体内免疫复合物，起到较好的护肝作用。

南京金陵蚂蚁治疗类风湿病中心主任吴志成教授，就用蚂蚁治愈过不少疑难杂症。他介绍说，从营养学角度分析，蚂蚁是一个微型动物营养宝库，它含有人体必需的20多种营养成分，同时蚂蚁又是一所天然的药物加工厂，具有消炎、抑菌、抗癌、抗风湿、护肝、平喘、解痉、镇静、镇痛等药理作用。他治疗过的类风湿关节炎与虚损性疾病患者，都是以纯蚂蚁为主药，辅以当归、川芎、鸡血藤等中草药医治，效果非常好。

蚂蚁的强身健体、抗衰老作用，更为国内外人们所证实。早在前苏联的卫国战争时期，一位著名的无脚飞行将军华西利耶夫就是一例。他曾驾驶战斗机与德军作战，不幸被德军击落，他只得爬回莫斯科。一路上，他忍饥挨饿，唯一的办法是不断挖食蚂蚁，就这样爬行了3个月终于回到首都。

前不久，英国探险家苏尔在巴黎森林中发现了一位妇女，有文件证明她已经超过100岁了，她一直以蚂蚁为生。在她的食谱中，唯一的动物食品就是蚂蚁。

我国辽宁省的一位80多岁的老人姜长文和黑龙江省的一位97岁老人闫中山，因长期食蚁后长出了一副整齐的新牙齿，而且身体健壮，精神抖擞。

当然，食用蚂蚁还得讲究方法，否则也会适得其反，尤其对阴虚阳亢（虚不受补）的人特别要慎用。从一些食蚁的老人效果上看，以入冬后食用为宜，每天食量以2~3克为宜。特殊情况、特殊病例的食用量应遵医嘱。凡受环境污染、农

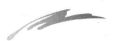

药污染等的蚂蚁不能食用。城镇家中的蚂蚁属家蚁，还有一种奔跑时尾部翘高且有特殊臭味的举尾蚁，也是不宜食用的。此类蚂蚁食用后易引起恶心、呕吐、腹胀、腹泻、皮肤过敏等症。小时候，我常听大人们说，蚂蚁是不能吃的，吃了会肚子肿大的，并以某人为例加以说明，这指的就是不能吃这种家蚁。为此，我们食用蚂蚁，应该选择无环境和药物污染的、人迹罕至处的野生蚂蚁及大山里的黑蚂蚁。有条件的地方，对那些食品及医疗所用的蚂蚁，事前还应进行品种鉴定，分析它是否含有害金属如铅、砷等，至少应做急性毒性试验，以及营养成分分析后，方才正式食用，这样就能减少误差，不会食用后出麻烦。

引自：《神医奇功秘方录》

4190. 食蚂蚁有益健康

著名蚂蚁治疗类风湿专家吴志成先生，是解放军南京政治学院的教授，他研究蚂蚁已有40多年的历史。当年，他这个12岁的小猪倌，离开给地主扛活的庄园，毅然参加了东北民主联军，在部队医院当上了卫生员，进行战地救护工作。

1948年，震惊中外的辽沈战役打响了。我军连连攻克锦州、四平等地，歼敌10多万人，然后大批伤员转向后方。战争年代，药品奇缺，伤员的伤口一天天化脓，有的来不及治疗就牺牲了。

一天，他遇见了一位年过半百的王大夫，并向他密传了自己的家传秘方：用蚂蚁熬水洗伤口，伤口可愈。将蚂蚁粉搓碎成丸服下可强身。

吴志成用老人传授的蚂蚁药，为一批又一批伤员治好了伤，使众多的将士们重返战场。

后来，他在解放军某部医院门诊部任蚂蚁治疗类风湿病专科主任。他自制的"蚂蚁丸"、"蚂蚁粉"以及用蚂蚁制作的"山蚁壮骨酒"、"山蚁强力补酒"等滋补药品，为数以万计的类风湿患者解除了痛苦。为了更多地获得第一手资料，他不辞辛苦走访了许多食蚁老人。

一日，走访食蚁老人姜长文。老人80高龄笑声朗朗，红光满面，腰背挺直，看上去像一位50多岁的人。

老人回忆起15年前的故事。

15年前，姜长文老人得了高血压、关节炎，一病就在炕上躺上十天半个月。他听邻乡一位老人说吃蚂蚁能健身治病，于是去山中捕抓了许多蚂蚁晒干搓成碎面混于鸡蛋黄中，每日吃1丸。吃了几年后，身上的疾病全无。年近八旬时，居然长出新牙，老人实在惊讶不已。姜老说："我吃惯了蚂蚁，不吃就觉得身上少点什么。"自从以蚁为食后，姜老身上从未生过虱子，也未被臭虫咬过。

老人虽年龄已高，可力气绝不比小伙子差，铲地、播收样样农活都能干。他说："蚂蚁是个好东西，吃了长力气。"

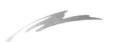

史料中记载，在明朝景泰年间，山西吕梁山麓清徐县东于村97岁的梁阴阳先生就是一位吃蚂蚁的长寿老人。一次偶然机会，老人发现蚂蚁能健身强体，他便弄了一些品质好的蚂蚁，搓成细面，加上山药、枸杞、红枣、雀脑等制成"壮力长寿丸"，每日服3丸，年久身壮如牛。他行善将此方传授给村中多病老人，至此，村中百寿者若干。老人故去时百岁有余，村人为念他的德性，特立碑记之。

4191. 食蚂蚁老人闫中山88岁那年被记者采访过

黑龙江省国营红星农场的闫中山老人，谁也看不出已是88岁的人了。72岁时掉牙，但不久又长出新牙，1980年满口新牙已长齐，除几个坏齿稍小外，其余均正常，无松动，能吃包米棒子。

与众不同之处是，他有吃蚂蚁的习惯。他从1964年开始吃蚂蚁，每年夏季捕捉蚂蚁，把捉到的蚂蚁用水冲洗晾干，在锅里炒，然后研成粉，加鸡蛋（起黏结作用），搅拌制成丸。入冬后，每日服。老人说，自以吃蚂蚁后，自觉整个身体轻松有力，10多年来没闹什么病。

4192. 三岁男孩吃蚂蚁力大无比

在黑龙江友谊农场四分场九队有个3岁的男孩叫王永刚，他有食蚂蚁的嗜好。每当他看到成群结队的蚂蚁时，无论手中拿着什么好吃的都要丢掉，趴在地上一边捉一边吃，一些大点的孩子也帮着抓给他吃。孩子的妈妈讲，王永刚从1周岁时就吃活蚂蚁，不让他吃，他嚷着要吃，哪有蚂蚁活动，他就到哪里等着抓。王永刚父母的个子并不高，可孩子却比同龄孩子高了10多厘米，力气也很大，2周岁就能推动重20千克的单轮车，而且车上还坐着一个比他小一岁重12千克的小孩，车和小孩重约30千克，推着行走不歪不斜，像大人推车一样轻松自如。据当地人讲，这孩子聪明、伶俐、力气大，大概与吃蚂蚁有关吧！

引自：1997年7月8日《生活报》

4193. 巴西有位吃蚂蚁长寿的人

巴西是世界上最热的国家之一，一年四季温度都在25℃以上，因此是蚂蚁生存、繁殖的好地方。在这里，蚂蚁的种类繁多，当地有很多靠吃蚁养生的人。

在巴西有一位叫哈桑的96岁的老人，不但喜吃蚂蚁，而且坚持常年吃。吃法不一，花样翻新。他或用油炸蚂蚁当菜肴，或将蚂蚁研成面掺肉末蒸丸子，做夹馅吃。

哈桑老人的另一爱好是长跑。人们发现他总是越跑越有劲，后劲十足，耐力持久，每次比赛小伙子们都甘拜下风。

那么，是什么原因使哈桑如此长寿呢？根本原因在于哈桑除正常饮食外，都

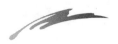

外加小灶——食蚂蚁。

现代免疫学认为,人衰老的原因很多,十分复杂,随着年龄的增加,人体健康的免疫功能在逐日减弱,以致丧失。从蚂蚁的分子细胞水平看,它含有长寿的机理。这是因为:①蚂蚁制剂是一种广谱免疫增效剂;②蚂蚁又是一种有效的免疫抗衰老剂;③蚂蚁还是一种性功能增强剂。 (杨卓舒)

4194. 我按此方法照做受益匪浅

我已经是76岁的老人了,耳不聋、眼不花、身体健康、精神愉快,原有的心脏病、高血压、风湿病均减轻了。

据记载,乾隆皇帝活了89岁,是中国封建帝王之中寿命最长的一位。据清代御医后裔谈,乾隆有十六字长寿秘诀:吐纳肺腑,活动筋骨,十常四勿,适时进补。"吐纳肺腑",就是每天黎明即起,不睡懒觉,早餐前做深呼吸运动。"活动筋骨",就是做锻炼,增强抗病能力。"十常"是身体的十个部位要经常活动,即齿常叩,津常咽,耳常弹,鼻常揉,睛常运,面常搓,足常摩,腹常旋,肢常伸,肛常提;"四勿",食勿言,卧勿语,饮勿醉,色勿迷。"适时进补",是要多吃一些营养丰富的滋养品,加强营养,延年益寿。

荐方人:河南师大退休干部 陈赞凯

4195. 八十起步犹未晚

1985年春,在我将满80周岁时,患了肺感染疾患。治愈后,健康状况明显下降,精神不振,走路无力。

这时,我巧遇一本谈"运动与心脏"的新书,其中提到人的体力发展到30岁时达到高峰,而到70岁时则下降30%。接着又指出,体质下降,多半是由于缺乏较大强度的体育锻炼,合理的运动可以改善人的健康状况。于是我开始走楼梯,进行适度锻炼。起初,我选用天津市中环线佟楼的过街桥阶梯,不久改到俱乐部燕园的弓桥,后者环境优美,污染少。在天气欠佳时我则利用住房的单元楼梯。每次上下楼梯20级,在30分钟内走完30次,共约600级。经过一段时间锻炼后,气不短,腿不酸,走路时感到腿部比以前轻松了!

现代运动生理学家认为,运动结尾时心率加快,代表着运动的生理效益:耗氧量(O_2)增加和血流量移位。当我在30分钟内完成600级梯上下时,我的心率从每分钟50~60次增加到90次上下。在耗氧量和血流量剧烈变化的情况下,心脏变得强壮;肌肉特别是腿部的肌腱获得发展,与此同时,腹部的肥大状况也有所改善。

现今,我每周坚持3次这样的活动。坚持了5年之后,我的健康状况有了明显的改善。在我将入85周岁高龄时,健康状况反而比80岁时更好一些,似乎年轻了5年,现在我能够在30多分钟内,挺直胸,走完2千米的路程而不觉累。现在有时

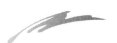

我会作报告,作报告时我经常是不看稿,站着讲1个小时,有些老朋友对我说,您越来越年轻了!

我由衷地希望具备条件的老年同志们,能够坚持进行体育锻炼,使自己的健康状况变得越来越好。

引自:《中国老年报》

4196. 我坚持练铁裆功,效果确实不一般

我于1909年出生,父亲是蒙古族,母亲是满族,现住在北京国家体委宿舍。

我18岁那年从中学毕业,当时张学良将军号召学生从军,我便考入了军事学校,学习骑兵科。"九一八"事变后,与日本侵略军浴血奋战,严格的军事训练给我的身体健康奠定了良好的基础。

新中国成立后,我曾回原籍探亲,见到了我幼时一位同学的父亲——张达三,他家是中医世家。他告诉我,要想健康长寿,永葆青春,必须坚持练铁裆功。从此我开始注意养生保健,不吸烟不喝酒,起居有时,每天早5点起床,进行晨练,晚9点前一定就寝,中午一般午休1小时,每晚临睡前必用热水烫脚,并搓脚心200次。脚是人的"第二心脏",按摩双脚,大有好处。同时我坚持每晚入睡前练"铁裆功",一般先左手揉搓睾丸150下,再右手揉搓睾丸150下,天天如此,从不间断。

经过不间断地锻炼保健,我精力充沛,颈头十足,头脑清醒,步履轻快,食欲大增。我的年龄很大,但未出现老年斑,皱纹也很少,睾丸不但未缩小,反而增大了。由于我的身体很健康,被评为北京市健康老人。

为什么练铁裆功能延缓衰老呢? 中医认为,人的衰老与肾气衰老有关。肾藏元气是"阴阳之根蒂,生命之门户,造化之枢纽"。肾气强则身强耐老,肾气弱则早衰多病。临床上曾经证实,肾虚患者往往内分泌系统功能衰退,免疫功能低下,早衰多病。例如,心脑血管病及呼吸系统疾病、癌症等,是由于不正常的免疫反应而引起,经补肾治疗后,随着肾虚症候的消失,免疫功能也恢复正常。现代医学研究也证明,衰老与免疫系统的胸腺以及下丘脑-垂体-性腺系统功能衰退有关,这与中医所说的肾气衰是一致的。

我通过亲身经历认识到,进入老年期后,一定要做到饮食平衡、心态平衡、动静平衡、阴阳平衡,并要坚持始终,切勿三天打鱼,两天晒网,这样才能长寿而体不衰。

本文作者: 北京市崇文区体育馆路12号　李铁生

百姓验证: 云南建水县朝阳路153号普华,男,68岁,干部。他来信说:"我从1998年11月20日起至今,坚持按本条方法锻炼,2年多来,感觉此方对强肾健体确实好:第一,抗病力增强了,大病未患过,小毛病也很少见;第二,性功能加强了,性生活质量比未练习前提高了;第三,原来的长期便秘也不治而愈了。总体上看,我这2年多来身体很健康。"

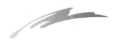

4197. 后弯腰有助回春

长期伏案工作或缺乏运动的男性及家庭主妇,坚持做后弯腰锻炼,可收到回春之良效。

方法: 将两手交叉在背后,然后身体尽量向后弯曲,弯至不能再弯为止,再抬起身体。弯不到90度的人,至少也要弯到45度。一天做10次,很快就会出现惊喜的效果。对于腰已弯曲的人也有效。(彭连举)

引自: 1997年8月19日《老年报》

4198. 坚持自我按摩及八段锦操锻炼有效果

我今年85岁,51岁时患有关节痛、神经衰弱等慢性病。自1961年始,我每天早晨练八段锦。3年后奇迹出现,上述各种慢性病逐渐好转。坚持锻炼35年来,不仅旧疾消除,新疾也没发生过,人们都说我85岁的人更像58岁的人,精神抖擞,丝毫未见老态。外出以自行车带步,骑30千米也不觉累。

10年前读报,看到介绍按摩保健的方法,又自觉从1984年起每天早晨五六点开始增加自我按摩。方法是:从头到脚全身按摩数到五千,约用50分钟,重要穴位可增加按摩次数。不知不觉地我渐渐感到精神饱满。

此外,我平时不吸烟,早晨五六点起床,晚上八九点睡觉,饮食定量定时,性情开朗。

坚持八段锦操锻炼及自我按摩保健是我的养生之道,我希望所有老年人都健康长寿。(无锡 陈毓钟)

4199. 八段锦操练法

八段锦有文武两种,本书所介绍的是后者。武八段锦源于晋,许逊所著的《灵剑子导引子午记》流行于清末及今。现基本定型之歌诀为:"两手托天理三焦,左右开弓似射雕,调理脾胃臂单举,五劳七伤往后瞧,摇头摆尾去心火,两手攀足固肾腰,攥拳怒目增气力,抱项七颠百病消。"其特点是招式简单易练,动作舒展大方,以调五脏为主,同时具有强健四肢,增加肌力之功效。适合推拿工作者及多种慢性病患者练习,中老年人操练最适宜。

(一)两手托天理三焦

(1)预备姿势:两脚开立,与肩同宽,舌抵上腭,两臂自然下垂于体侧,头正项直,目视前方,全身放松。

(2)动作:两臂缓缓自体侧上举,掌心朝上,至头顶时两手手指相交叉,翻掌朝上,举臂上托,如托天状,同时两脚跟提起离地(见4199条图1),然后放开交叉之双手,自体侧掌心朝下复原,同时两脚跟下放着地。两臂上举托天时吸气,手臂复原时呼

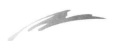

气。如此可反复多次,至厌腻则可停止。本式操作时动作宜舒缓自然,速度宜稍慢。

（3）要领：双手上托时,要注意塌腕、直肘,并且尽可能使两上臂靠近两耳。这样做,对胸椎、颈椎、胸骨、肋骨,以及上肢全部筋骨的拉伸扩展作用最佳,使胸腹背各大肌群得到合理全面的调理,从而起到防治颈肩疾病的作用。在双脚下蹬时,两脚跟应微离地面以防止因重心不稳而导致身体前倾,关键是用前脚掌和脚趾用力蹬地的同时,还要注意挺膝、收胯敛臀、收腹提肛提外肾（如忍大便似的）和直腰。这样做使盆腔、腰椎,以及整个腰腿部的筋骨血脉得到充分锻炼,从而起到防治腰腿疾病的良好作用。

（二）左右开弓似射雕

（1）预备姿势：立正。

（2）动作：左脚向左迈出一步,屈双膝下蹲呈骑马势。两臂自体侧上提交叉于胸前,右臂在外,左臂在里,左手握拳,食指翘起向上,拇指伸直与食指呈八字撑开,右手掌指卷曲,如拉弓状将左臂向左推出伸直,右手臂拉向右方,头左转,目视左手食指（见4199条图2）,然后正头收臂,起身收腿复原。左右同式,方向相反。可反复多次,至厌腻时则可停止。如配合呼吸,则拉弓时吸气,复原时呼气。

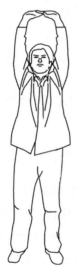

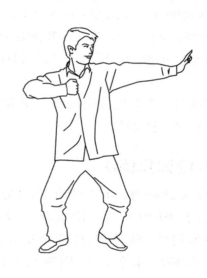

4199条图1　两手托天理三焦　　　　　　4199条图2　左右开弓似射雕

（3）要领：下盘的马步桩,要脚趾抓地,脚跟蹬地,双膝内扣,两脚平行。腰要塌,背要拔,使腹部充实起来,有气贯丹田之感。这样做,使下肢的筋骨得到良好的静力性力量锻炼。两手在做推弓背和拉弓弦时,应做到前推弓背之臂要送肩、直肘、坐腕和舒展手指,后拉弓弦之臂,要展胸、扩展肩部和端平肘部。与此同时,还要竖颈昂头,用锐利的目光虎视前方。在意念上,要有如箭上弦待机而发之思,这样做,可起到振奋精神、活跃气血的良好功效。另外,在蹲马步时，不要勉强用力把架势做得太低，应根据每个人的体质和素质水平去调整，不要怒气僵力勉强从事，否则就违反了"体松心静"的气功锻炼原则。

（三）调理脾胃臂单举

（1）预备姿势：同"两手托天理三焦"预备姿势。

（2）动作：两手掌心朝上自体侧经腹前提至心窝部。右手臂内旋，翻掌上举过头，掌心朝上，指尖朝左，同时左手臂内旋下按至右胯旁，掌心朝下，指尖朝向右前方（见4199条图3），然后右手翻掌下行，右手翻掌上行，至心窝部两掌相错，再左手旋臂翻掌上举，右手随势下按。上举时吸气，下落时呼气。左右同式，方向相反。反复多次为之。

（3）要领：上举之臂应做到挺肩、直肘屈腕和掌心向上，指尖向左（右）。下按之臂要做到沉肩、垂肘、坐腕和翘指。两手在上举下按时应协调运动，注意舒展手指和凸出手心，使胸腹肌群和体内脏腑的平滑肌都得到全面有益的牵拉，使体内的清气上升，浊气下降，故而做本节动作时，常有打呃放屁的练功反应发生。另外，在做本节动作时，极易犯头颈歪斜和身体向一侧倾斜的毛病，应在练功中注意克服和纠正。

（四）五劳七伤往后瞧

（1）预备姿势：立正。

（2）动作：转颈回头，瞧向左后方，稍停片刻，正头复原。然后再转颈回头，瞧向右后方，停片刻后再复原（见4199条图4）。转颈回头时吸气，复原时呼气。左右同式，方向相反，可反复多次为之，至厌腻时则可停止。

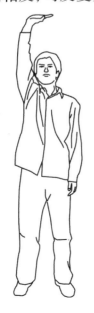
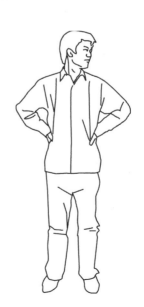

4199条图3　调理脾胃臂单举　　　　4199条图4　五劳七伤往后瞧

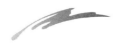

（3）要领：双眼先从身体一侧开始环视，与此同时，头颈部位跟着转移的目光做轻松柔和地转动。这样做，既有益于颈椎和头脑的保健，又有利于视力的锻炼与提高。另外，还需特别注意，头部向后时，两肩不要跟着向后扭摆晃动，以免影响功效。

（五）摇头摆尾去心火

（1）预备姿势：两腿大步开立，屈膝下蹲呈骑马势，两手掌心朝下扶按于大腿上，虎口朝向身侧。

（2）动作：上体屈俯向左前方，左膝和左臀可略舒展。上体与头部按顺逆时针方向各做圆形或弧形摇摆数次，同时要带动臀部摇摆（见4199条图5），然后复原，接着做右式。左右同式，方向相反。可反复多次为之，至厌腻时则可停止。

（3）要领：马步的要领同上，下盘的马步站稳用上劲之后，再做摇头摆尾，以保持重心的稳定。摇头摆尾是俯身而做的，要防止身体后仰的毛病。还应注意，血压不稳和体弱者，要把动作的速度放慢，做得尽量柔和些，以防止眩晕的发生。为了减轻动作难度，也可以双手叉腰立步站着做功，功效相同。

（六）两手攀足固肾腰

（1）预备姿势：立正。

（2）动作：缓缓屈体弯腰，两手臂下垂，两手尽力握住脚尖（如腰部活动功能差者，可慢慢练习，两手应尽力伸向足部，日久自可做到攀足），头略上抬，目视前方（见4199条图6），然后挺身直腰，用两手背侧抵住腰部脊柱两侧慢慢后仰至极度再复原。如此反复多次，至厌腻时则可停止。自然呼吸。本式操作于弯腰两手攀足时，注意切不可低头。

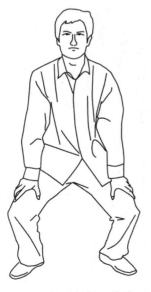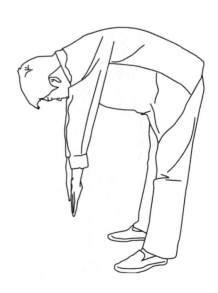

4199条图5　摇头摆尾去心火　　　　4199条图6　两手攀足固肾腰

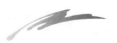

（3）要领：在上身前俯和后仰时，不要直身而动，应像蛇似的，使脊椎骨一节一节地卷屈和展开，这样做，不但起到了固肾腰的作用，而且颈椎、胸椎和腰椎都得到了锻炼，从而整个脊椎的伸缩性和灵活性都提高了。另外，动作的速度要适当慢些，以避免头部的血流量起伏波动太猛烈，而引起头晕、恶心等不良反应。还要注意俯腰时挺膝。

（七）攒拳怒目增气力

（1）预备姿势：两脚开立，屈膝下蹲，两手握拳，拳心朝上，提于腰际，呈马步腰拳势。

（2）动作：右拳向前方缓缓击出，右臂伸直，拳心朝下，两眼随即瞪圆，虎视前方（见4199条图7），然后将右拳收回腰际再出左拳。左右同式，方向相反。可反复多次为之，至厌腻时则可停止。若配合呼吸，于出拳时呼气，收拳复原时吸气。练习本式时马步要稳，出拳时宜微拧腰。

（3）要领：马步要领同上。马步蹲稳之后，先敛神聚气于小腹的下丹田，入静片刻，当下丹田有充实感后，用意想着把丹田的气力运往双手（不必想气力运行的具体路线），坚持着怒目挥拳，并要配合短促有力的呼气。做本节动作，要体现出排山倒海的意境，这样做，有鼓荡气血、通经活络的生理效应，故而做完本节动作后，全身温热有微汗。

（八）抱项七颠百病消

（1）预备姿势：立正，两手抱项。

（2）动作：两脚跟提起，离地面3～7厘米，同时头向上顶（见4199条图8），略停片刻后，两脚跟放下着地复原。如此可反复多次为之，至厌腻时则可停止。若配合呼吸，当于脚跟提起时吸气，脚跟放下复原时呼气。

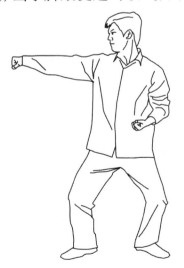 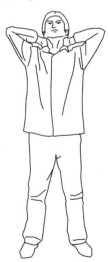

4199条图7　攒拳怒目增气力　　　　4199条图8　抱项七颠百病消

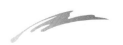

（3）要领：要把双脚跟一起一落所产生的抖颤感抖遍全身，使全身肌肉骨节松下来，深刻体味"松"的气感效应。通过放松周身骨肉血脉，使全身涌动起伏的气血平和下来，使人体逐渐从练功状态过渡到常态。因此，它虽动作简单，也应认真去做，才能发挥其应有的功效。

4200. 健身强肾术（铁裆功）

健身强肾术即"男练珠、女练乳"之法。"男练珠女练乳"、"铁裆功"等传之甚久，但很少见到系统的方法，因为人们误认为这类方法有碍大雅。百岁老翁张士心先生将古人的秘方和自己多年的体验加以系统的整理正式传播，这是大好的善事。

此法以内部材料印行时，全国政协委员、陕西省政协副主席傅道伸老先生为其题词：养身贵自助，老人宜研究。健肾强身术，躬行自益寿。

此法从健肾入手，肾藏精、主水脉、主骨、生髓、通脑，所以中医有"肾为先天之本"之说。这套方法的重要性也在于此。我们坚持十余年，传给数千人，大家都认为此方法虽简单但功效很大。

（一）概述

这种按摩方法是强化肾脏、培植元气、调节人体机能、治病强身、推迟衰老、延年益寿、简单易行之优良医术，理论与实践证明其为祖国医学之精粹。此法起于何时，创自何人，无从稽考。因其操作对象是生殖器官而遭到封建思想的摒弃，斥为不足以登大雅之堂，遂流于手抄、心传，未能见之于医籍。其理论根据，更无言及之者。练功方法亦传说各异，有些甚至难于理解。但从其练功方式及所生功效言之，多与《内经》相吻合。

运动睾丸以强男子之身，代远年深，今古皆效，略加宣解，便可欣然接受，推广易而收效宏；运动乳房以健妇女之身，不易取得信任，兼之，不少妇女家务缠身，子女拖累，工作繁忙，懒于抽出时间从事练功。有些人漠视之而不予理睬，或一笑置之；还有些人半信半疑犹豫观望；也有些人闻风而起，朝夕练功，坚持不懈，收到满意效果。

我们可作出如下结论：睾丸、乳房因性别其部位与形态不同，但通肾功能则无差异。只要予之适当运动，均能收到健肾强身之效。

（二）按摩方法

（1）"男练珠"法

凡是性功能显见衰退或丧失举阳能力之中老年人和被慢性病纠缠之患者均可采用运动睾丸法。唯阴囊、阴器、睾丸等处有炎症、疼痛、肿块或疝气者，应列为禁忌，俟恢复正常再练。

①准备工作：上床前先将两手洗净，并以温水清洗阴囊及其周围，用毛巾擦

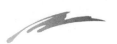

拭干净。上床后，采用全卧或半卧体位，两腿自然分开，采取拍、揉、搓、摩、兜、抓等不同形式运动，对外阴部位做出适合本人需要的各种运动。每次练功均可控制在10～15分钟之间。每个方式可照工间操记数，该做几遍，随意决定。练功中可以默念记数，如不记数也可。

②练功方式包括捋、抻、擦、打、兜、摩、攥、搓。

捋——将两睾丸置于腹股沟内，阴茎向上压倒，两手掌轮番从会阴部向上捋若干次。

抻——用手将两睾丸抓住向下抻若干次。换手再照上述抻若干次。

擦——用手将两睾丸挤到下端，另一手掌在睾丸上反复擦若干次，两手交换再擦若干次。

打——用手将阴茎向上压倒，另一手掌拍打睾丸若干次，两手交换，再拍打若干次。

兜——一手掌捂在肚脐上，另一手掌兜住睾丸和阴茎，用力向上兜提若干次，双手交换，再兜提若干次。

摩——一手将阴茎压在两睾丸中部，另一手从阴茎头至阴毛上沿，反复摩擦若干次，两手交换再摩擦若干次。

攥——两手各攥住一个睾丸，然后一手攥紧，另一手放松，反复攥、松若干次。

搓——左侧卧，右手以中指为主，食指、无名指并用，上下搓摩尾闾部位（尾骨）若干次；右侧位则换手再搓摩若干次。

③收功入静：每次练功完毕，静息片刻，收功。晚间练功，在操作中如睡意浓，任其睡去，不可练功；早晨练功毕，静息片刻起床。

（2）"女练乳"法

凡绝经后妇女或被慢性病纠缠之患者均可采用运动乳房法，以收健肾强身之效。但乳房和阴部有炎症、疼痛、肿块时，应列为禁忌，俟恢复正常再练功。

①准备工作：上床前先将两手洗净，以热毛巾擦拭乳房，然后温水清洗外阴。其他措施与男性相同，兹不赘述。

②练功方式为：捻、抖、压、打、揉、摩、搓。

捻——以右手拇指、食指、中指捏住左乳头，反复捻动若干次；同前法以左手对右乳头再捻动若干次。

抖——以右手拇指、食指、中指捏住左乳头，上下抖乳房若干次；同前法以左手对右乳头再抖动若干次。

压——以右手中指压在乳房中央，反复下压若干次；如上述，左手对右乳房再压若干次。

打——以右手掌对左乳房拍打若干次，再以左手掌对右乳房拍打若干次。

揉——以右手掌按在左乳房上，左右揉搓若干次，上下揉搓若干次；再以左

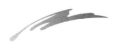

手对右乳房左右、上下揉搓若干次。

摩——以右手揭在外阴部位上,中指要达到会阴,上下摩擦若干次;再以左手按上述要领摩擦若干次。

搓——同"男练珠"法,搓尾闾部位。

③收功动作同男子。

(三)功效

健身强肾术是从强化肾脏入手,发挥其相生相克的作用,以促进各个脏腑之间的生态平衡,从根本上维护和改造整体,影响局部,以矫正各个部分之间的不正常现象,因而不具有针对某种疾病之特殊性,而是具有消除多种疾患之广泛性。实践证明,这是一种日积月累、潜移默化的功力,不能立竿见影,迅速收效。但其效验之出现,缓慢而柔和,稳定而持久。其作用有似效、微效、显效、大效,其间并无明显界限,也无固定时距,3个月见大效者亦有之,一年间始露微效者有之,一般见效于3~4个月。只要坚持不懈,持之以恒,多有效益。古人说:"或安而行之,或利而行之,或勉强而行之,及其成功一也。"自强不息,力行不怠,必有所得。凡事如此,养生也不例外。

人们在坚持练功后,多感到心身愉快,并减轻或消除了若干具体疾患,如常发性感冒、多年失眠、手足裂、皮肤干燥、畏寒怕热、手颤、头晕、头痛、牙痛、做噩梦、遗精、阳痿、尿频、便秘、气管炎、脱肛、鸡鸣泻、迎风泪、鼻流清涕、行走摇晃、食欲不振、高血压、冠心病等顽固疾患。盖本固则枝荣,肾强则元气充足,外邪不能侵入人体,七情(喜、怒、忧、思、悲、恐、惊)也能发而中节,身心自可免于灾难。

本文作者: 北京复兴路24号305原高炮兵宣传部副部长   范欣

北京中国人民大学林园9楼1号   薛文智

4201. 我坚持按摩三大穴位使身体获得健康

我今年71岁,退休后经常头痛、鼻子不通或肠胃不适,病情虽不严重,但总觉得身体不适。前几年从报上看到一篇《养生长寿三大穴》的文章,我就照此每天早、晚坚持按摩三大穴3~5分钟,至今已收到了良好的效果:头痛、鼻子不通和肠胃不适等现象已基本消除,身体很健康,牙齿均完好无损。而且,每年的定额门诊医疗费均用不完,也未住过医院。现在把我按摩养生长寿三大穴的情况介绍一下:一是合谷穴,位于食指与大拇指的虎口部位,对于头痛、牙痛、鼻子不通或颈部痛有特效。二是内关穴,位于手腕中央,主司心脏、肺等,经常按摩可以避免心脏病和气喘的发作。三是足三里,又称长寿穴,位于膝盖偏下方,主司肠胃消化系统。这三个穴位一般人若能每天按摩2次,每次各5分钟,则可保证五脏六腑健康运转。

荐方人: 四川江油市小溪坝中学   严润民

引自: 1997年9月11日《晚霞报》

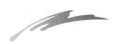

4202. 进行"三一二"经络锻炼可益寿延年

根据千百年来中医各科，尤其是针灸、推拿、气功和武术锻炼的丰富经验，我们提出并推荐一种人人都能够掌握的医疗保健长寿之法，即"三一二"经络锻炼法，具体如下：

第一，建议大家每天按摩三个穴位：合谷、内关和足三里，每天2次，每次5分钟，以激发有关经络，确保五脏六腑健康运转。第二，坚持一种最基本的气功锻炼，即内养功，意守丹田，腹式呼吸，每天2次。可以在入睡前和晨起后进行，每次5分钟。腹式呼吸就是在"调心"的基础上激发腹部的九条经脉，这样既可保证各个系统的稳定平衡，也有助于呼吸的调整。第三，采取一种以两腿为主的锻炼方式，以促进全身经络的新陈代谢，调整各系统器官。运动的方式可根据自己的体力和爱好进行选择，每天5分钟即可。这三种经络锻炼方式组成了一套较完整的经络锻炼法，其锻炼的关键是首先要提高意识，并持之以恒。

"三一二"经络锻炼法的原理和要领：

"三"就是按摩合谷、内关和足三里3个穴位。一般人每天早、晚2次，左右不拘，每次共5分钟。按摩时一定要达到酸、麻、胀，有时还有上下窜的得气感觉才是有效的按摩。按压的频率约为每分钟30次。

"一"就是一个以腹式呼吸为主的基本的气功锻炼。每天早、晚2次，每次5分钟。

"二"就是做一种以两腿为主的、力所能及的、自觉的体育锻炼，每天1次，每次5分钟。

（一）穴位按摩的方法和作用

（1）合谷

合谷穴是手阳明大肠经的一个重要穴位，位于第一、二掌骨之间，在第二掌骨的中点，桡侧边缘处；也可以用另一只手的拇指第一个关节横纹正对虎口边，拇指屈曲按下，指尖所指就是合谷穴。（见4202条图1）

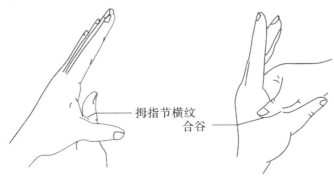

拇指节横纹
合谷

4202条图1　合谷取穴法

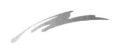

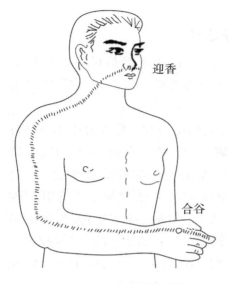

4202条图2　大肠经脉循行线

按摩合谷穴有什么作用？根据《黄帝内经》的经络理论以及几千年来的实践证明，只要按摩合谷穴，就可以使合谷穴所属的大肠经脉循行之处的组织和器官的疾病减轻或消除，健康可以保证。古典的图谱和我们的三种方法都证实大肠经的体表循行从食指端的桡侧商阳穴开始，经过合谷，然后沿着前臂、上臂的外侧上肩，再经过颈部到面颊，止于对侧鼻的外侧迎香穴。（见4202条图2）也就是说这条经脉从手发出后，沿着手臂外侧一直到头面部。现存中国的针灸书最早的是帛书，即马王堆汉墓出土的《阴阳十一脉灸经》，此书把这条经脉叫做齿脉，意思就是凡是牙齿有病，不管是牙龈炎或其他牙疼痛，按摩合谷穴都有效。较长而强烈地按摩这个穴位甚至可以达到面部麻醉而进行拔牙术。经常注意按摩合谷穴，就能保护牙齿，减少口腔科疾病的发生。

由于大肠经从手走头，凡是头、面上的病，像头痛、发热、口干、流鼻血、脖子肿、咽喉病以及其他五官疾病等都能治，而且效果相当好，甚至还可以用来做头、面手术的麻醉，所以古人有"面口合谷收"的说法。

除了头、面外，大肠经循行部位所发生的疾病，都和这条经的气血运转不正常有关。像关节炎、肩周炎、网球肘等都可以通过按摩合谷激发大肠经的气血而得到治疗。

正确按摩合谷穴的方法：如果是要按摩左手，最好是用自己的右手握住左手，右手的拇指屈曲垂直按在合谷穴上，做一紧一松的按压，频率约为每2秒一次，即每分钟30次左右。（见4202条图3）重要的是按压的力量要较强，穴位下面要求出现酸、麻、胀，甚至有窜到食指端和肘部以上的感觉，即"得气"现象为好，这样才能起到防病治病的作用。轻描淡写地按摩就不会起到很好的作用。但是经络的敏感程度因人、因病而异，所以也要辨证论治，恰到好处。稍加练习和传授是不难达到的。另外，要注意的是体质较差的病人，不宜给以较强刺激，孕妇一般不要按摩合谷穴。

（2）内关

内关穴属心包经，位于腕横纹上两寸，在掌长肌腱和桡侧屈腕肌腱之间，就是从手腕横纹向后量三横指，在两筋之间。（见4202条图4）

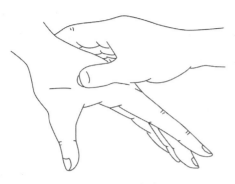

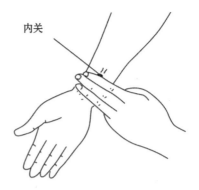

4202条图3　合谷按摩法　　　　　　　4202条图4　内关取穴法

心包经起于胸中，向下通过膈肌和三焦连络，另一支脉从胸内部走向肋间体表，自腋部上肩沿上臂内侧向下，走在手臂的中央，通过手掌直达中指的指端。从这条循行路线可以看出，所有手臂内侧的病，如手心热、肘臂疼痛、拘挛、腋下肿等症，按摩内关穴都能得到治疗。又因这条经脉直接和胸腔肺脏及心脏相通，所以，对心脏和肺脏疾病有特效。（见4202条图5）

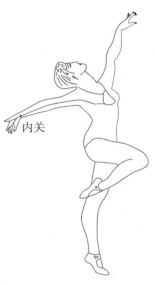

4202条图5　心包经脉

《黄帝内经·经脉》篇说："手心主之别，名曰内关，心实则心痛。"所以古典的经络学说早就把心脏病和心包经的内关穴联系起来，千百年来无数的例证证明针刺和按摩心包经的内关可以治疗和预防心脏病的发生。我们2年来治疗40例确诊为冠心病患者，心绞痛消失，近半数心电图有所好转。由于心包经起于胸中，所以针刺或按摩心包经的内关穴对呼吸系统的疾病，如哮喘、肺气肿、肺心病等疑难病有效。由延安市医院郝金凯教授首创，针刺仅有1毫米宽的心包经脉，配合吸氧有效率达90%以上，有70例长期久治不愈的哮喘病患者获得新生。41岁男性李某，经协和医院确诊为冠心病。心绞痛经常发作，严重时每日发作4～5次，每次持续近半分钟，浑身出冷汗，有恐惧感，长期服各种冠心病药物，上楼困难，无法工作。1991年开始用经络针灸疗法配合"三一二"经络锻炼，1个月后心绞痛完全控制，骑车上班。有时偶然发作，按压内关穴即可止痛，一切药物均已停止。今年10岁的小朋友邱某，从5岁就患过敏性哮喘，发作时大汗淋漓，口唇紫绀，不能平卧，痛苦万分，各种哮喘病药物不能根治，平时也不能参加体育课。1991年9月，用经络针灸疗法结合"三一二"经络锻炼法治疗1个月，哮喘完全控制，不再有大发作，能参加体育课了。1992年秋还爬上了香山，从此全家都开始用"三一二"经络锻炼法保健。可见心包经这一个内关穴的按摩就可以解决胸腔两个重要脏器疾病的防治。

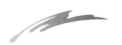

和按摩合谷一样，按摩内关穴也一定要得气才行，最好要使酸、麻、胀的感觉下窜到中指，上窜到肘部。所以我们建议按压内关的方法是：一只手的四个指头握住被按摩的前臂，使这只手的大拇指垂直按在内关穴上，指甲的方向要竖向，和两筋平行，指甲要短，指尖有节奏地按压并配合一些揉的动作，使这种传导性的窜感维持不断，这样就会有很好的效果。（见4202条图6）

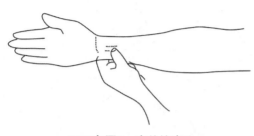

4202条图6　内关按摩法

（3）足三里

足三里属足阳明胃经，位于膝盖的膑骨下外侧凹陷的犊鼻穴下三寸，胫骨嵴外一横指处。取穴法：可以用除大拇指外的四指横放在犊鼻穴下，另一手的大拇指放在胫骨嵴的外侧，大拇指与小拇指的交点处就是此穴。（见4202条图7）

由于足三里循胃经直通胃脏，胃经与脾经互为表里，凡脾胃失调，运化失职的病，也就是消化系统的疾病，按摩或针灸足三里都有显效，因此针灸学主张"肚腹三里留"。

胃经起于鼻之两侧，下行环绕口唇，再沿面颊上行到额前。胃经下行支脉的体表循行线从颈部大迎向下，经锁骨（内行线从此进入腹腔胃脏）过乳头，向下在脐旁二寸到腹股沟，再下行经过大腿的伏兔和小腿的足三里直达第二趾的外侧。另一支脉从足三里别出到中趾的外侧。（见4202条图8）

由于足阳明胃经从头一直走到脚，所以除了对消化系统疾病有特效外，对从头到脚的病，如头痛、牙痛、精神失常、发热、疟疾、自汗、鼻炎、鼻出血、口唇生疮、颈肿、喉痹、胸满、哮喘、心悸、高血压、腹胀、黄疸、肠痈以及泌尿生殖系统、下肢和全身的关节痛等，针刺或按摩足三里都有效。中医认为脾胃为后天之本。人出生以后，成长和健康的维持与脾胃的消化营养功能密切相关，而胃经又属于多气多血的经脉，这条经脉受到激发，气血旺盛，势将影响五脏六腑与全身各器官的功能，从而达到保健长寿的效果，因此历来足三里穴被认为是一个医疗和保健的重要穴位。古籍中有关足三里的经络理论已被大量现代科学研究所证实，实验证明足三里对大脑皮层机能有调节作用，对心血管功能、胃肠蠕动和分泌功能及人体的免疫功能都有促进作用，所以我国和日本都有"若要安，三里常不干"的谚语。这里指的是灸法，灸法效果最好，但痛苦较大，故我们仍推荐按压法，只要能得气效果是一样的。

怎样按摩足三里才容易得气？这里我们推荐一种推拿按摩相结合的方法。如果按摩右侧足三里，就可以用左手的拇指放在足三里穴位上，其他四个手指

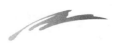

握住胫骨，然后以拇指垂直下按，频率和以上两穴相同，但力度要大，最好不仅出现酸、麻、胀感觉，还有些窜的感觉为好。（见4202条图9）

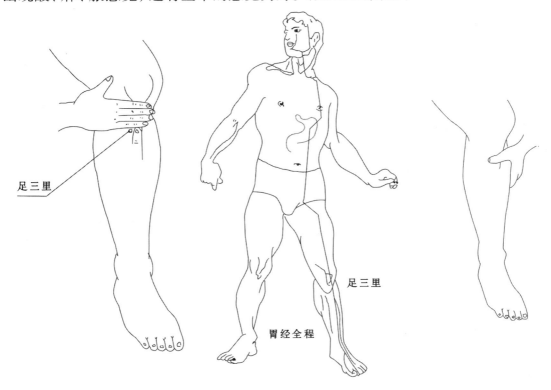

足三里

足三里

胃经全程

4202条图7　足三里取穴法　　　　4202条图8　胃经全程　　　　4202条图9　足三里按摩法

由于足三里下面肌肉较丰满，手力小的有时难以达到得气的效果，这时也不排除应用一些辅助器械和别人帮助按摩。

从以上的描述可见，我们推荐的这三个穴位，一个（合谷）管上肢和头面，一个（内关）管胸膛，一个（足三里）管下肢和全身，以及五脏（心、肝、脾、肺、肾）六腑（小肠、胆、胃、大肠、膀胱、三焦），结果使全身的气血通畅，自然有病治病，无病防病，有益于人体健康。

（二）腹式呼吸的方法和作用

做一种腹式呼吸就是坚持一种最基本的气功锻炼，即内养功。这种功法安全无副作用，可以平卧或端坐姿势进行，只是要求全身尽量放松，意念集中在丹田（脐下三寸即四横指），每天早、晚做2次，每次5分钟即可。做时要尽量消除杂念，保持胸部不动，使呼吸频率尽量放慢。开始练习可以每分钟10次，以后逐渐减到每分钟4~5次为好。

吸气时用鼻，慢慢地吸，意想所吸之气自然地达到丹田，这时腹部肌肉尽量放松，小腹慢慢地膨大起来，稍停片刻，再从口把气慢慢地呼出去。呼气时，腹肌

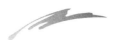

尽量收缩,小腹凹进去。呼、吸都要自然,不憋气,不紧张。开始时有时意念不易集中,但也无妨碍,只要坚持每天锻炼,自然会养成习惯。有时锻炼过程中自然入睡也无妨碍。

前面已经说过,小腹部至少有九条经脉通过,肝经可以调节情志,和神经系统、精神状态有关。脾经和胃经是后天之本,主管消化、营养。肾经是先天之本,主管人的精气、大脑的内分泌等。任脉总督一身之阴气。我们做腹式呼吸时随着腹肌的起伏,这九条经脉都受到激发,加强了气血的运行。先天和后天之气都得到加强,使人体各个系统都处于稳定平衡状态,也有助于大脑的调整和安静。所以做腹式呼吸很容易达到松静自然的人体最佳状态,也是经络运行的最佳状态。至于意守丹田的理由如下:第一,只有意守脐下三寸这个部位才容易消除杂念,保持胸部不动,小腹自然、慢速地呼吸。第二,中医认为丹田和人的肾气有密切关系,是储藏肾精的主要部位。肾精充实,人体自然健康。现代科学研究表明,丹田是人体磁场的中心,意守丹田可以抵抗太阳黑子爆炸对人体的危害。

腹式呼吸除了活跃小腹部的九条经络,充实先天后天之气外,也不能排除腹式呼吸过程对局部循环,包括淋巴循环、肺泡通气量的作用,以及直接对腹腔各个脏腑的自然按摩作用,从而促进这些脏器的经络气血活动,增强其功能。所以说腹式呼吸是锻炼经络的另一个重要手段,坚持锻炼能够为人体健康长寿奠定良好的基础。

(三)以两腿为主的体育锻炼

我们还建议,进入中老年后应采取一种以两条腿为主的、适合于个人体力的体育运动,以促使全身经络的活跃,从而对全身各个系统、器官进行一次全面调整,使人体维持健康平衡,如打太极拳,练各种健身武术,进行轻微的跑步、散步,以及各种室内健身运动(如中老年迪斯科、各种保健操等)。进行适当的运动,其时间不一定很长,每天有5~10分钟就可以了,但一定要坚持。练过之后,最好稍有些喘,而全身感到舒适才是最佳的运动量,并要养成习惯,使之成为每天不可缺少的一课。

什么形式的运动好呢?应当因人因时因地制宜,尤其是要根据个人爱好自由选择,例如打球、踢毽、跳绳、散步、跑步、练武术、打太极拳等。对于那些没有特殊爱好的人或年老体弱多病的人,我们仍然推荐以缓慢的跑步为好,因为这一运动不需要任何条件和练习,最简单易行,还可因人而确定活动量。实在不能跑步的人,可以做一些下蹲动作或原地踏步,总之要稍微感到喘和吃力为度,长此以往体力自然逐渐增强,精力旺盛。

坚持长期锻炼,先天的精气充沛,后天水谷、大气之精微不断补充,足以保证人体长期处于健康的状态,这正是"生命在于运动"的根本原理。因此每天坚

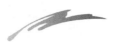

持必要的运动，就能为人活百岁健康创造第三个条件。

引自：《三一二经络锻炼法——中老年百岁健康之路》

4203. 我施行"长寿灸"尝到了甜头

过去，我经常腰腿酸痛，行走有困难，多处医治无效。1984年我看到"长寿灸"的有关资料后，就请针灸大夫指点穴位，按上述方法用艾在两腿足三里处轮换烤灸，每天15~20分钟，至局部发红，甚至下肢发麻方休。这样坚持了年余，腰痛腿酸的症状基本消失，并能在400米的场地上连跑3~4圈，也可做贴墙倒立等难度较大的形体动作。如今，我已精神饱满地回到了工作岗位。运城市还有其他几位老同志患腰脊肥大、坐骨神经痛等疾病，经我介绍也用此法后症状明显改善或消失。

"长寿灸"具体实施法。

长寿灸可用两种方法实施：一种是艾灸，另一种是香烟灸。

艾条灸：即点烧艾条，使火头停于距离穴位2厘米外，将温热传入穴位（艾条药店有售）。穴位选足三里。（见4203条图）每次穴灸5~10分钟，每天灸1次，坚持下去，必能延年益寿。

香烟灸：将点燃的香烟头朝前，用拇指和食指、中指横着捏住，由穴位上2厘米处慢慢接近，至距离5毫米时停下。等到皮肤灼热，感觉烧痛时立刻移开。然后再由2厘米处开始移近。此法用于保健时，每次灸10下，每3日灸1次，效果甚佳。

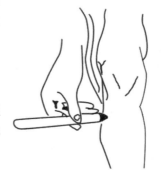

4203条图　灸足三里

我原以为"长寿灸"需从童年施治才可见效。实践证明：老年人只要善于坚持这种灸法，同样能收到增强体质、延年益寿的效果。

荐方人：山西运城行署科委　王自育

4204. 雍正皇帝与龟龄集酒

清代，自雍正以后，皇上均十分重视药饵的补益与调理。

历史上以严厉著称的雍正皇帝，一生之中自己最为中意的养生保健秘方，就是33味良药的龟龄集酒。龟龄集酒是我国明、清两朝皇帝的"御用圣酒"，至今已有数百年历史。龟龄集的命名，取之神龟长寿，自有"延年益寿"之意。

公元1733年，即雍正年间，雍正皇帝发现藏于雍和宫的龟龄集方，就命御医按方配制药酒供自己食用，视为至宝。据清宫档案记载：雍正八年，他曾下旨询问宫中有没有龟龄集药与龟龄集酒。当得知宫中只有方而无药与酒后，便下旨于

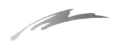

雍和宫取来药方与龟龄酒验看,并令宫中重新制作。雍正十一年,他又特命重新研究懋勤殿、雍和宫的不同药方,最终确定了宫中新方。

至乾隆年间,深谙养生之道的乾隆皇帝品尝后,欣然提笔御批:"甚好,足嘉也!"乾隆对龟龄集配方亲自过目,可见其重视之一斑。从此该酒备受推崇,确立了在清宫至高无上的尊贵地位。

配方及用法: 鹿茸、穿山甲、石燕子、小雀脑、海马、淫羊藿、炙甘草、当归、菟丝子、枸杞子、杜仲、肉苁蓉、锁阳、牛膝、补骨脂、茯苓、熟地、生地、菊花、青盐各3~6克(每剂用量),以好酒浸泡即成龟龄酒。用者可酌量饮之。亦可将上药研粉调匀制成龟龄散。宫中《龟龄方药原委》记载:"每次服0.15克,用老酒吞下服,后即全身发热,百窍通达,丹田温暖。"

功效: 有补阳益肾、益血强筋、健脾、明目、补虚养颜、延年益寿等功效,适于阳气虚弱、阳痿遗精、筋骨无力、行步艰难等症,对老年人尤为适用。

引自: 《皇帝的养生秘诀》

4205. 强身之穴——足三里

当人过度劳累或病后虚弱,耳内往往会有嗡嗡的蝉鸣声,此时如果针刺足三里穴,蝉鸣声就会消失。

中医认为,足三里穴是全身强壮穴之一。它不仅主治脾胃病,素有"肚腹三里留"之誉,而且能降气逆,补虚乏。现代医学研究发现,针灸足三里穴,使血中调理素增加,并促进白细胞的吞噬能力,对血压、心率、血糖都有良性双向调节作用。同时能提高机体内的免疫力,从而增强人体的抗病能力。

因此,针灸足三里穴不仅有补虚、行气、平喘、利尿等功效,而且还能预防疾病的发生。我国民间有"若要身体安,三里常不干"(针灸)、"三里灸不绝,一切灾病息"的忠告。

引自: 农村读物出版社《长寿养生小锦囊》

4206. 刘维钢今年八十一,平日就练丹田呼吸

11月14日上午,编辑部来了一位脸泛红光,看似70岁左右,身背一个洗得发白的黄帆布书包的老人。

交谈中得知老人已81岁高龄时,在场的编辑、记者们无不惊讶、赞叹。而后又得知他老伴和他同龄,身体状况一点也不比他差,每天上下6层楼、晨练、买菜、做饭洗衣一切家务事都做得有条不紊。老人的这种状态吸引了我们,于次日下午到他家中进行了采访。

老人刘维钢,老伴叫赵淑珍,家住哈尔滨市道里区安丰街54号。二老对记者的来访显得很激动,他们热情地把我们让进了客厅。二老的住房较宽敞,屋内陈设

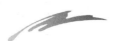

简洁而质朴，无论沙发或写字桌上，都布满了各种报刊。这是一个文化氛围很浓的家庭。刘老毕业于长春政法大学，精通俄文、日文等，当了一辈子人民教师。1982年离休后办了几年日语补习班，近几年又干起了翻译工作。他说他之所以能健康长寿，得益于三个方面：一是写作，写作使他精神充实；二是练气功，气功使他强身健体；三是他有一位关心、理解他的好老伴。一提起老伴，刘老笑得两眼眯成了一条缝。问起二老的生活方式，他老伴说，她和老刘每天大约5：00起床，洗漱完毕每人喝一杯牛奶，然后双双下楼晨练，7：30收功。回家的路上顺路买些蔬菜和日用品，大约8：00吃过早餐后，她开始读报，刘老则写作，中午大约午睡1小时，下午她忙家务，刘老要"打坐"，即练"丹田呼吸法"，这是刘老每天必练的一种功法。下午3：00吃晚饭，然后看电视或一起做些其他家务，大约8：30上床就寝。

　　知足常乐，互敬互爱，生活规律，锻炼有度，饮食不忌口，不动烟酒，大概这就是老人得以健康长寿的秘诀吧！

　　引自：1997年11月25日《老年报》

4207. 丹田呼吸法

　　丹田呼吸法可取各种姿势。（见4207条图1）

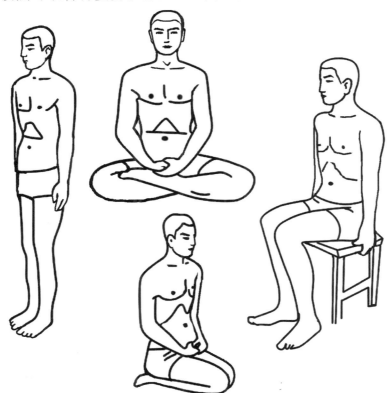

4207条图1　这种形式哪种都可以，但必须注意把心窝塌进去

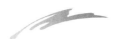

预备：全身放松，目微闭，先呼后吸。

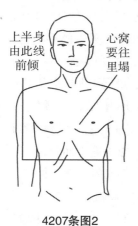

上半身由此线前倾　　心窝要往里塌

4207条图2

呼：鼻呼无声，心里数数，心窝往里塌，上半身前倾。这四个动作同时进行，呼的时间越长越好，但以不憋气为度，开始可数10～20个数，随做功时间，呼可逐渐延长至数6个数。（见4207条图2）

吸：一抬上身即可。呼和吸的关系是呼主吸从，先呼后吸，呼长吸短。

做功后感觉：①浑身发暖——证明血液循环良好；②头脑清爽舒适——证明头内血液循环良好；③身心稳定——证明植物神经正常，荷尔蒙分泌良好。

没有这种感觉或感觉轻的要天天做。（刘维刚）

引自：1997年11月29日《老年报》

4208. 有意识把呼吸放慢可健康长寿

印度一著名医生经过多年的观察和研究发现，呼吸慢的人长寿。

一般人每分钟呼吸15～16次，而长寿老人每分钟只呼吸10～12次。呼吸均匀、缓慢，全身肌肉就容易放松，即使上了年纪，也会身体硬朗，思维清晰。

这位医生建议人们勤于室外活动，勤于动脑，注意让呼吸节奏慢下来，每分钟比现在减少5次，这样就能既健康又长寿。（金继文）

引自：1997年10月25日《晚晴报》

4209. 呼吸到脐，寿与天齐

"呼吸到脐，寿与天齐"，这是人们对腹式呼吸法的高度评价。

腹式呼吸的基本要领是：思想专一，放松肩部；先呼后吸，吸鼓呼瘪；呼时经口，吸时经鼻；呼比吸长，不可用力。

具体锻炼方法：仰卧，按照每分钟5～6次进行，用鼻吸气时腹壁隆起，经口呼气时腹壁下陷。进行腹式呼吸锻炼要因人而异、量力而行，关键在于呼气吸气时腹部的隆陷幅度要尽各人的所能；由浅入深，每日早、晚各练习1次，每次10分钟即可。老年人5分钟左右为宜。（王春雨）

引自：1997年10月25日《老年报》

4210. 老年人练"抖动六字功"可增强身体素质

准备：两脚略宽于肩，全身松静，自然踏地，双手下垂，两眼微闭，面带微笑，心旷神怡。

动作：两腿膝关节有规律上下屈动，开始全身性地抖动，自然呼吸。自由抖动

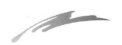

3~5分钟后，再配合呼吸抖，并逐字吐纳。吸气时，意想宇宙中的声、电、光能通过全身的毛细孔吸入下丹田；呼气时，从口中逐一呼念"嘘"（需）、"呵"（科）、"呼"（忽）、"泄"（懈）、"吹"（炊）、"嘻"（希）六字，每个字呼念九次（一吸一呼为一次）。六字的功用以下专述。呼念时意想身体内对应部位的病气从口中呼出去（如呼念"嘘"字，意想肝部的病气排出，依此类推）。六字各呼念九次完毕后，根据自己的五脏情况，有针对性地选一字或几字加念，加念时可不计次数，多于或少于九次都行。"抖动六字功"练完后，再自然抖动3~5分钟，身体慢慢停下来，自然松立，意想全身筋、皮、骨的病气、浊气、疲劳之气自上而下（从头到脚）由涌泉穴（不懂穴位的想脚心）排入地下。病气、浊气、疲劳之气排一阵后，放弃这一意念，再意守一会下丹田（似守非守），体会真气在下丹田运行的感觉。下丹田有感觉或无明显感觉都属正常现象，都有效果。

收功：意想我收功了，深呼吸三口，将气沉入下丹田。呼吸沉气入下丹田时要注意细、匀、慢、长，不宜过快、过急。在练抖动过程中的呼吸也要坚持这一原则。

时间：一般为30分钟，40分钟为最好。时间紧张可择字选练，以缩短练功时间。

功用：通过抖动理顺全身无序的经络，使脉络变得通畅，疼痛的地方将会慢慢消失。

呼念六字，调治五脏和三焦疾患。每一字的功效是："嘘"字养肝，"呵"字补心，"呼"字健脾，"泄"字润肺，"吹"字强肾，"嘻"字理三焦（简指肠胃）。内脏的强健，使得周身平衡，身体自然就会健壮。外部的变化时刻通过内部起作用。此功对各种慢性病有明显疗效，尤适合中老年人习练。习练后精力充沛，可大大提高自身健康素质。（戈涛）

引自：1997年10月29日《辽宁老年报》

4211. 谈谈练功中的意守与作用

意守是指练气功时对意念的锻炼，是通过练功者的意念活动影响人体生理活动的一种方法和手段。气功的意守方法很多，如意守自己身体的某一部位，意守空间的某一实物，意想某一事物，或意想某一词句的含义等。意守除了起到诱导入静作用外，由于意守内容的不同，还起着不同的作用。所以，意守内容要根据练功者的不同情况和练功的不同阶段加以运用。意守要在自然的前提下，似有意似无意，勿忘勿助，决不能强行意守，以免形成紧张乃至出偏。

意守对人体气息的运行还可产生不同的作用，这些作用可概括为"升、降、开、合"四个方面。以脐内即中丹田为中心点，意守脐以上的部位，例如"膻中"（在两乳之间），"印堂"、"百会"，均可引导气息上升。反之，意守脐以下的部

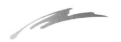

位，例如"气海"、"关元"、"会阴"、"涌泉"等，皆可引导气息下降。在练功实践中我们可以总结出，意守"涌泉"时可使血压下降，自觉舒畅。而意守"印堂"时，则血压上升，出现呼吸短浅，并感觉头昏胸闷。意守部位在上丹田穴位的，气息升的就高，意守下丹田穴位，气息降的就低。意守部位居中的，即中丹田，则可使气息中和。

因此，有的练功家把脐内看成人体的中心点，属"中央脾土"，意守此处，可补益中气，增强脾胃功能，使气脉中和，不致偏盛。因此，意守中丹田是练功打基础之法。所以"上盛下虚"的人多以意守下丹田为主，一般人以意守中下丹田为主，上丹田多不进行意守。

意守这一意念活动是由大脑主宰的。在大脑的相应部位上形成了比较集中的兴奋中心，使有关组织不断地发出良性冲动和能量代谢的变化，随着意守不断强化而越来越明显。这就是说，只要意念所到之处，有关组织的能量代谢也就随之产生变化。练功实践证明，"心到则意到"，"意到则气到"，"气到则力到"。"内气"就是在意守的不断作用下逐渐形成的。

意守是气功三个手段之一，不论练静功还是练动功都应保持"上虚下实"的状态，它是靠把意念活动转移到下体来实现的。所以，练功时不能把意念活动停留在身体上部，诸如印堂、百会穴等，收功时，通过放松，使意念稳定在中丹田或下丹田。"上虚下实"，在气功锻炼上极为重要，人在发育成长和衰老的过程中，不善于养生者，到老年多呈血压增高、头重脚轻、步行不稳等"上盛下虚"的征象。

养生家主张，通过意守锻炼，引气下行，息息归根，充实下元，可防止上盛下虚的早现。所以，练气功的关键是在于充实下元，下元充实，上体自能虚灵，头脑清醒，耳目聪明，步履稳健。（王德功）

引自：1997年10月25日《老年报》

各种西药品禁忌知识

4212. 心血管病患者服药须知

治疗老年人高血压和冠心病的药与青壮年服用的治疗药物大致一样，但因高龄有特殊性，所以，在服药时应注意以下几点：①治疗高血压应缓慢降血压，不要用大剂量使血压骤降，一般需经过数周将血压降至正常范围。达到理想血压后，要继续用维持量以保持血压的稳定，不能随意停药。②服用β-阻滞剂（如心得安、氨酰心安、倍他乐克等）应控制药量，不使心率减慢太多，一般以晨

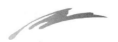

起时心率在每分钟50次左右较为理想。③有青光眼者服硝酸盐类药（如硝酸甘油、消心痛、长效心痛等）应谨慎，剂量宜小，以不引起眼压增高为宜。④服排钾利尿剂（如速尿等）应注意同时补充钾盐，防止出现低血钾。

引自：《保健报》

4213. 心绞痛患者服硝酸甘油小常识

（1）含服。在感到胸闷、胸痛时，应立即在舌下含1片。如果心绞痛来势迅猛，可用门牙把药片咬碎，用舌尖舔碰，使药物尽快吸收发挥作用。心绞痛解除后，再把口内残余药物吐掉，不要等到全部吸收。

（2）坐着服药好，最好是靠在沙发、藤椅上。

（3）服后发生头痛、眩晕、心跳加速，说明药量过大，以后发作时可适量减少。

（4）可长期服用，按规定服药。犯病再吃，不如长吃不犯。

（5）一般含服后3分钟可使心绞痛缓解，如果3分钟未缓解，可3分钟后再服1次。连服3次仍不见效，可能是心肌梗死，要就地抢救，尽快呼叫救护车。

4214. 药物与食物禁戒

服钙片忌吃菠菜，服异烟肼忌吃乳糖食物，服多酶片、胃蛋白酶合剂忌吃茶叶，服氨基比林忌吃腌制食物，服利福平、氯霉素、咖啡因忌喝牛奶，服苦味健胃药忌喝糖水，服抗凝血药少吃动物肝脏，服维生素K忌食猪肝、黑木耳，服人参忌吃萝卜。（智汝）

引自：1997年9月25日《老年报》

4215. 食疗禁忌歌

甘草鲤鱼性相反，
兼而食之定伤身。
羊肉滋补大有用，
若遇西瓜便相侵。
香蕉芋头本不和，
同时入胃疾病生。
黄鳝皮蛋皆佳肴，
同吃就会生疾病。
糖精鸡蛋毒性强，
误吃就会把命丧。
豆浆不可冲鸡蛋，

失去营养无价值。
芥菜味好须牢记，
若遇兔肉便伤人。
红薯柿子若同吃，
体内结石易形成。
鸡蛋若遇消炎片，
同室操戈两相争。
豆腐蜜糖拌着吃，
味道虽美毒攻心。
狗肉滋补需注意，
若遇绿豆反伤身。

菠菜勿做豆腐汤，
吃后人易结石生。
甜酒忌放香味精，
食后也会大中毒。
土豆烧牛肉好吃，
可使胃肠负担重。
葱烧豆腐是常菜，
需知钙难以吸收。
黄瓜生熟都可口，
进食之际忌花生。

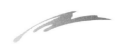

4216. 糖精炒鸡蛋有危害

据第366期《中药科技报》报道：相传某家妯娌俩相处得像一个人，嫂得一子，弟媳生一女，合家欢乐，村人羡慕。一日，嫂嫂下工早，先回家，小儿子直喊饿，她动手利索地做好了白糖炒鸡蛋。儿子正吃着，侄女回来了，看见哥哥吃炒鸡蛋也直喊要，她边哄侄女边炒鸡蛋，由于白糖已用完，出于爱心又加放了糖精，谁知花朵般的小女孩吃完糖精炒鸡蛋后，顿时脸色发青命绝归阴。

弟媳回来见状悲痛欲绝，说什么也不相信嫂子的解释。一日，趁嫂嫂外出未归，弟媳在面条里放糖精炒鸡蛋让侄儿吃，可怜一个天真活泼的小男孩也追随他的妹妹去了。弟媳后悔莫及，捶胸顿足地说："我不相信糖精炒鸡蛋能吃死人，以为是嫂嫂害死女儿，没想到却是真的。"

据《中国环境报》报道，如果大量同时食用鸡蛋与消炎片、皮蛋与黄糖、豆腐与蜂蜜、香蕉与芋头、狗肉与绿豆、柿子与螃蟹、羊肉与黄瓜、兔肉与芥菜、黄瓜与花生、甘草与鲤鱼也会发生中毒。（红艳）

4217. 高血压病人要注意大便姿势

血压骤升引起脑出血，是高血压病人的多见并发症。高血压病人如果在大便时不注意姿势，会使腹压增加，从而造成高血压性脑出血。据医学调查证明，蹲位增加腹压时的血压，比正常坐位时的血压升高1/4～1/3，这就很可能增加发生中风的危险。从现代医学角度来说，高血压病人在大便时应注意大便姿势，最好不要采取蹲位，应采取坐势大便为好，并尽量不要突然用力。此外，在饮食上应多吃富含纤维素的食物，以防便秘。

引自:《现代保健报》

4218. 糖尿病患者慎食豆制品

老年糖尿病患者，大多注意严格控制米、面等主食，于是有人就大量食用豆制品，以为这样助于控制糖尿病，其实这是误解。

临床实验研究证明，豆制品中含有大量植物蛋白，吃多了既可使肾小球滤过率增加，又对多种酶有抑制作用，从而加重肾脏负担，引起肾功能损害，诱发糖尿病肾病，甚至导致尿毒症而危及生命。因此，老年糖尿病患者在控制主食的同时，应适量食用牛奶、蛋黄、瘦肉、鱼类等及其他低胆固醇食品，慎吃豆制品。
（陈倩亮　程晓勤）

4219. 胆囊结石患者勿左侧睡眠

胆囊结石病人胆绞痛的发作，跟左侧睡眠有一定关系。道理如下：

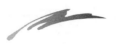

胆囊位于上腹部，形如一个小酒瓶。当人体向左侧睡时，胆囊"瓶口"朝下方，"瓶底"朝上，这样，胆结石在重力的作用下，很容易落入"瓶颈部"而发生嵌顿，引起胆绞痛发作。加上病人入睡后，迷走神经张力增强，胆道平滑肌兴奋性增高，胆囊颈管一旦发生痉挛，可使嵌顿更严重，进而加重疼痛，并引发急性胆囊炎，这也是胆结石病人往往夜间突发急症的原因之一。所以，胆囊结石病人应尽可能平卧或向右侧睡。（王尚伟）

4220. 肝炎病人不宜吃螃蟹

肝炎病人由于胃黏膜水肿、小肠绒毛变粗变短、胆汁分泌失常等原因，其消化吸收机能大大减弱。而螃蟹中含有丰富的蛋白质，肝炎病人往往难以消化吸收，易使食物在肠道中腐败，造成腹胀、恶心、呕吐和消化不良，严重者还会导致肝细胞大量坏死，使病情恶化。另外，螃蟹的胃、肠、心脏、腮等部位都藏有大量的有害菌和毒物，而肝炎病人肝脏的解毒能力又较差，很容易导致病情迅速恶化。因此，螃蟹味虽美，肝炎病人却不宜食用。

4221. 哮喘病人不可服心得安

小明从小患了支气管哮喘，常因受到煤烟刺激、屋尘飞扬等外因影响，引起支气管痉挛，发生哮喘，并且反复发作。一次小明突然感到明显心慌、胸闷、气急，于是他母亲给他服了1片心得安药，结果症状不但没有减轻，反而使哮喘发作严重，这是什么原因呢？

心得安是一种治疗心动过速的常用抗心律紊乱药，虽然心动过速的患者服用此药后可以明显地使心率减慢，但是药物的另外作用可使得支气管平滑肌收缩，从而增强呼吸道阻力。由于支气管哮喘是一种过敏性疾病，发病时细支气管平滑肌痉挛，伴有不同程度的黏膜水肿，并释放5-羟色胺、组织胺、慢反应物质和嗜酸性粒细胞趋化因子等多种生物活性物质，使气管内黏液腺分泌增加，造成呼气时支气管腔缩小。表现为呼气性呼吸困难，同时可出现心悸、胸闷、喘鸣等症状。哮喘发作时采取吸氧、平喘、祛痰、抗过敏、控制感染等治疗原则，均可改善上述症状。然而，哮喘病人服用心得安治疗心动过速不仅不能使症状得到改善，反而可诱发或加重哮喘的急性发作。（徐倩）

4222. 伤口勿敷云南白药

不少人遇到皮肤外伤出血时，常常将云南白药敷在伤口上进行止血，结果造成伤口感染者甚多。经药理研究表明，云南白药的止血作用需口服后经过体内一系列复杂的生理过程来完成，而不是将药粉简单地直接作用于伤口血管来达到止血目的。正确的外用白药方法应在皮肤红、肿、疮、毒脓破溃之前敷用。一旦

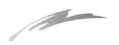

破溃,则不可再敷用。(王利)

4223. 肺气肿病人忌服催眠药

常用的催眠药,都是通过抑制中枢神经系统而产生催眠作用的。在催眠的同时,也抑制呼吸中枢,这对肺气肿病人危害很大,可使呼吸变浅且次数减少,加重缺氧和二氧化碳滞留,引起发绀,严重者可发生肺水肿,或导致呼吸麻痹而死亡。(孙福)

4224. 肾炎患者别吃香蕉

在水果中,香蕉被誉为"智慧之果",它不仅是名贵水果,还是治病的一味良药,有润肺、滑肠、降血压等作用。据临床发现,糖尿病患者食用香蕉,可使尿糖相对降低。

对肾炎病人来说,也强调多吃水果,因为水果中含有多种维生素,对肾功能恢复有重要作用。可是急性肾炎、慢性肾炎发作期患者,如果由于肾功能不佳或肾功能衰竭而引起高血钾症者,则不宜吃香蕉。香蕉中含有较多的钾盐,若患者食用很多香蕉,则等于吃进了大量钾盐,这样病人血液中钾的浓度迅速增高,造成或加重钾中毒,以致病情恶化。此外,有的肾炎病人尚有腹泻症状,而香蕉有滑肠作用,食用香蕉则使腹泻加重。因此,肾炎病人在病情发作期勿食香蕉。

4225. 白癜风病人忌服维生素C

白癜风是一种局限色素代谢障碍性皮肤病。开始表现为色素减淡的斑片,逐渐色素完全消失而成为白色斑片。维生素C在黑色代谢过程中,会使黑色素的生成中断,也就是使之合成不了黑色素,从而加重白癜风的病情。所以,白癜风病人不宜服维生素C,也应少吃或不吃含维生素C的食物,如柚子、橙子、柑橘、酸枣、柿子、猕猴桃、番茄等。

4226. 小儿感冒慎服感冒通

小儿感冒常常会伴有发热、头痛、流鼻涕等,家长总想给孩子选用些疗效好的药。目前治疗感冒的药物中,感冒通是后起之秀,这是一种小小的糖衣片,容易吞咽,不少家长不劳医生处方,就自作主张地给孩子服用。其实感冒通并非万无一失的良药,近年来,临床工作中发现不少人尤其是婴幼儿,服用后会出现肉眼血尿,尿液淡红色如洗肉水样。一般在服用2~3次后出现。但并不出现尿频、尿急、尿痛、浮肿、高血压等有别于泌尿系统感染或急性肾炎的症状。

感冒通系复方制剂,每片含双氯灭痛、人工牛黄各15毫克,扑尔敏2.5毫克。双氯灭痛是一种非固醇类解热镇痛药,常用于镇痛及各种原因引起的发热。据

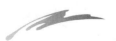

报道，感冒通引起血尿与这种药物成分有关，因其化学结构与消炎痛有相似之处，能够抑制前列腺素的合成，从而引起肾脏血流量和血容量减少，亦可引起肾小球病变和肾乳头的坏死；同时能抑制机体的环氧化酶，对血小板凝聚有抑制作用；还可能干扰肝脏合成凝血因子，从而影响机体的凝血机制等。因小儿肾功能尚未发育健全，排泄功能较差，加以服用感冒通往往过量，更容易导致肾脏的药物性损害，从而产生肉眼血尿。

小儿服感冒通产生血尿，家长不必惊慌，只要立即停药，多饮水，过1～2天，血尿就会自行消失。为此告诫家长：小儿患感冒时慎服感冒通，尤其不可过量服用，以免引起血尿而带来不必要的惊扰。

4227. 老年人慎用氯霉素眼药水

1995年的一份医学资料显示，长期连续使用氯霉素眼药水易出现严重的药物反应。一位老年人滴用2年发生了再生障碍性贫血；另一位老年人连用一年半引起血小板减少，全身出血而死亡。因此，老年人使用氯霉素眼药水要严遵医嘱。

4228. 老年人慎用痢特灵

痢特灵主要用来治疗痢疾和肠炎，其副作用较多。剂量过大会引起中毒性精神病，另有胃肠道反应，如恶心、呕吐等。近年来还发现，患有高血压的病人（老年人居多）应慎服痢特灵，因为痢特灵与降压药利血平、胍乙啶等合用，不但不能降压，反而可导致血压急剧上升，发生高血压危象或脑溢血。酒后也不宜服痢特灵，因为酒会增加痢特灵的毒性，促使病人关节疼痛或产生运动障碍。（敬海东）

4229. 孕妇忌用风油精

风油精具有消炎止痛、清凉止痒、祛风避蚊等功效，是夏季的必备用品。但因风油精的主要成分是樟脑，它可以通过胎盘，进入羊膜腔内，作用于胎儿，使用过量很容易引起流产，特别是孕妇期，还可能导致"胎儿风"。因此，孕妇不宜使用风油精。（徐厚发）

4230. 长期服用扑热息痛有损肾脏

一份新的研究报告显示，长期服用扑热息痛的患者会增加他们肾功能衰竭的机会。

扑热息痛是一种消炎镇痛药。美国马里兰州巴尔的摩约翰斯·霍普金斯大学和瑞士日内瓦大学的科学家，在新英格兰医学杂志上发表了他们的这一研究结果。他们发现，每天至少服用一次扑热息痛，连服1年或更长的患者，患肾脏病的机会要高

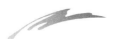

出1倍。然而，科学家表示，头痛或感冒时，偶尔服用扑热息痛不会有危险。

研究人员还发现，大量服用布洛芬的患者，患肾功能衰竭的机会也很高。然而，他们发现，阿司匹林能防止肾功能衰竭，在询问了1000多名患者的用药情况后，研究人员得出了以上这些结论。被调查的716人是肾功能衰竭患者，另外361人则身体健康。

威廉·享里克是一位肾脏病专家，他表示，这份新的研究报告应引起医生们对使用扑热息痛的重视。但是，享里克先生表示，这并不证明扑热息痛导致肾病。他表示，人们在服用任何药物时，切记服用期不能太长，每个人都应牢记，没有哪一种药是绝对安全的。

扑热息痛也许还有另一种危险，美国匹德堡大学的研究人员发表了他们对扑热息痛的研究结果，该报告认为肝脏损坏与扑热息痛有关。研究人员发现肝脏受损的患者是因为为他们在空腹时服用过量的扑热息痛。过去的研究报告已显示，扑热息痛会损坏酗酒者的肝脏。

引自：1995年2月15日《世界科技译报》

4231. 长期服安眠药会发生骨折

老年人长期服用安眠药或长效镇静剂易发生跌倒、骨折。

老年人常患骨质疏松，骨头的结构变得很脆弱，易引起骨折。加之老年人行动不便，对外界反应较迟钝，如果过多服用安眠药或长效镇静剂，头脑变得更加不清醒，所以，摔倒、骨折的概率将会大大增加。

为此，医学家们建议，老年人可用短效镇静剂代替安眠药，避免头脑长时间处于抑制状态。（冶飞）

4232. 服用雷米封应忌食鱼

异烟肼又名雷米封，是抗结核的药物。

异烟肼是组胺酶强有力的抑制剂。鱼类，尤其是不新鲜的鱼，含组胺较多，如果与异烟肼同时食用以后，组胺则不易得到氧化与分解，如果积蓄起来还会使人中毒，甚至危及生命。因此，服用异烟肼应忌食鱼。　（马宝山）

4233. 嗜食大蒜损眼睛

长期大量吃大蒜，对眼病患者有害无益。据资料记载，嗜食大蒜的人到五六十岁往往会出现视力下降、耳鸣、头重脚轻、记忆力明显减退情况。中医认为，长期大量食用大蒜，可伤人气血，损目伤脑。《本草纲目》认为："久食伤肝损眼。"因此，食用大蒜应有度，尤其眼病患者，应尽量少吃。（常魏）

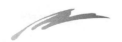

4234. 睡前不可服补品

人到中年，血液便呈高凝状态，血液黏稠度增高，因而中年人并不适宜常服食大量果糖、葡萄糖之类的补品。在入睡前服用也非常不妥，睡眠本身已经使人的心率减慢，若在入睡之前服用了糖浆类制品，势必会使原有的血液黏度更进一步增高，导致局部血液动力异常，造成微循环障碍，促发脑血栓。尤其患有高血脂、高血压、冠心病和脑缺血等循环系统疾病的病人，切忌入睡前服用糖浆类补品。

引自：《健康之友》

4235. 长期服用痢特灵可致手脚麻木

痢特灵服用后产生周围神经病变，如四肢麻木、趾或指关节疼痛，均为长期连续服药所致，停药后可消失。痢特灵引起神经症状系痢特灵干扰机体有关糖代谢的酶系统或影响糖代谢的其他环节。而神经系统代谢是以糖类为主的，当其糖代谢发生障碍时就会造成神经组织发生病变。（唐江）

4236. 服痢特灵期间莫饮酒

痢特灵，其化学名称为呋喃唑酮。临床上主要用于肠道感染，如细菌性痢疾、肠炎等。近年来又广泛用于治疗胃及十二指肠溃疡，亦有良好效果。如与呋喃肟合用，还有抗滴虫和真菌感染的作用。

近年来经临床研究表明，在服用痢特灵期间，如果饮用烈性酒，可引起"酒精硫样"反应，俗称酒精痢特灵反应。主要表现为颜面或全身皮肤潮红，偶见风团，有瘙痒感，眼结膜充血。全身症状可有发热、头痛、恶心、胸痛、心动过速、心悸、血压升高、胸闷、呼吸困难、烦躁不安等，此为痢特灵与酒精相互作用产生的不良反应。据研究认为，这种不良反应是由于呋喃唑酮的代谢产物——羟肼乙烷有抑制单胺氧化酶的作用，通常连续服用5天以上，对体内的单胺氧化酶抑制作用逐渐增强。此时如饮酒或食物中含有酪胺，则此类升压物质的前体在体内不能被单胺氧化酶分解而进入血液循环，引起血压升高、头痛、心悸、胸闷等升压反应。

因此，服用痢特灵期间或服药后4天内，应禁食富含酪胺的食物和饮酒。（王延兆）

4237. 服药后不宜吸烟

病人服药后，一般都知道忌吃生冷、辛辣、油腻等食物，却不知也应忌吸烟。医学专家进行的药效测试表明：服药半小时后，吸烟者药物在血液中的有效

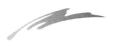

浓度只有1.2%～1.8%，不吸烟者药物在血液中的有效浓度为21%～24%。这是由于吸烟增加了肝脏醇素的活力，从而加快了药物的分解过程。

4238. 服用头孢菌素必须禁饮酒

先锋霉素又称头孢菌素，是当今治疗感染性疾病的抗生素类药物，疗效满意。然而在使用期间必须禁止饮酒，否则会发生"双流醒样反应"，即饮酒后5～10分钟，病人开始脸上发热、潮红，因全身血管紧张而感到头颈部剧烈搏动，并产生头疼。严重者会出汗，虚脱，血压下降，烦躁不安，视力模糊，呼吸困难，甚至发生休克。这种反应可持续30分钟至几小时。除了禁止饮酒或酒精接触皮肤，还应禁止服用酊剂、糖浆剂、人参、蜂王浆等，避免使用含乙醇的注射液，避免用酒精做皮肤消毒或用酒精擦浴，避免食用含酒精的食品和糖果。尤其是患有心脏病、脑血管病的病人，更应当引起警惕。

引自：1996年1月16日《医药时报》

4239. 青霉素外用也应做皮试

青霉素注射液的抗菌、消炎效果良好，在临床上深受患者欢迎。但有的人会对青霉素过敏，如不及时抢救会导致休克死亡。所以，注射青霉素，每次都应做过敏试验，就是通常所说的皮试，即使以前用过，只要停药3天，就必须再做皮试，这是一般医生和患者都懂的常识。但在一些农村，有人不经皮试就用青霉素溶液点滴，治疗中耳炎、眼角膜炎，还有人用青霉素粉直接撒在伤口或疮口上，因此在一些农村，外用青霉素过敏死亡的事例时有发生。要想不再出现这样的悲剧，千万要记住，青霉素外用也要做皮试，而且必须在医生指导下使用。

引自：1996年1月22日《家庭医生报》

4240. 心痛定不宜长期使用

心痛定（硝苯地平）长期以来一直被人们认为是一种治疗高血压、心脏病比较安全、副作用小的药物。最近，国外两项研究结果对此提出异议，认为心痛定长期使用可能威胁生命。

美国医药协会一项对高血压病人治疗的调查结果表明，凡服用短效硝苯地平的高血压病人患心脏病的危险性大大高于服用利尿药或乃受体阻滞剂的病人。

美国全国心脏、肺和血液研究所在对8350名心脏病人临床观察后提出警告：大剂量（每天80毫克或更多）地使用短效硝苯地平可增加患者死亡的危险。

他们提醒高血压病人最好不要长期、单一地使用心痛定。（金华）

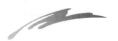

4241. 服用复方新诺明要慎重

复方新诺明是目前国内主要抗菌药物之一，临床应用较为普遍。过去一般认为这种药比较安全，毒副作用不大。但近年来国内都有报告，应用该药后可引起严重过敏反应，甚至死亡。前不久，英国药物安全委员会已收到因服用复方新诺明引起严重毒副反应而造成死亡的报告近百份。报告指出，随着病人年龄的增加，使用此药的危险性也明显增加，年龄在65岁以上的病人比40岁以下的尤为危险。据北京市宣武医院反映，平均每月有10多例，其中一例是64岁的男性患者，因下肢骨折合并肺部感染住院，服用复方新诺明后又服磺胺增效剂，皮疹加重，病情发展迅猛，转院后出现全身表皮剥脱，抢救无效。另一例女性21岁，因患扁桃体炎服用复方新诺明，2天后高烧不退，上身出现皮疹，继续服药1天后，高烧皮疹加重，住院后很快发生广泛大疱性表皮松解，随后出现全身表皮剥脱、低蛋白血症、电解质紊乱、肾功能衰竭，经多方尽力抢救无效而死亡。

因此，服用复方新诺明应注意以下三点：①对过敏体质的人，要慎用或不用；②服用此药引起皮疹（药物过敏症状），就要马上停药，并要服抗过敏药物（如扑尔敏、息斯敏等）；③肾功能不好的病人最好也不要用。（纪国安）

4242. 雷公藤有毒，服者应谨慎

近年，自行配制服用雷公藤酒引起中毒甚至死亡病例增多。据报道，永康市象珠镇雅吕村一位村民因过量误服自制雷公藤酒中毒死亡。

雷公藤为攀缘藤本，又名断肠草、菜虫药。药用其根，彻底去除内、外两层皮后方可入药。主要用于治疗腰带病、风湿性关节炎、皮肤发痒等。

雷公藤对人的心脏、肝脏、胃肠道的损害作用大。中毒症状为头昏眼花、恶心呕吐、胸闷、口腔黏膜及口唇溃疡、颜面出现丘疹，甚至大便自遗、呼吸急促、心力衰竭造成死亡。

雷公藤中毒的解救方法为洗胃、灌肠、导泻。中药以生甘草100克，金银花100克急煎服用。（方观杰）

4243. 胖大海防病虽好滥服却不妙

胖大海又名大海，性凉味甘淡，具有清热润肺、解毒利咽的功效，可治干咳无痰、喉痛音哑、骨蒸内热、吐衄下血、目赤、牙痛、痔疮瘘管之症。临床上常用于治疗突然嘶哑并伴有咳嗽、口渴咽痛和用嗓过度、高声喊叫而致的声音嘶哑。但现在有些人将其当做治疗音哑的特效药，甚至把它作为保健饮料，长期泡服，这样不仅造成药品浪费，更会带来脾胃虚寒、大便溏薄、饮食减少、胸闷、身体消瘦等副作用，而有损于身体健康。

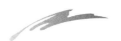

形成音哑的原因是多方面的。祖国医学认为，音哑有风寒、风热、肺肾阴虚、气滞血淤之分，而胖大海则主要适用于风热邪毒侵犯咽喉而导致的音哑，所以不可一遇音哑便服用胖大海。只有对症用药才有显著的疗效，至于因声带小结、声带息肉、声带闭合不全、烟酒刺激过度等声带病变引起的声音嘶哑，用胖大海是无效的。特别对于老年人突然失音，更应慎用。

荐方人：江苏如皋市中医院　黄河

4244. 不宜滥用康泰克

在治疗感冒的"药物大家庭"里，"康泰克"由于疗效显著，成了医治感冒必备常药，但有些人稍有头疼脑热就任意乱用，甚至提前预防性地服药，这样做是不妥的。

康泰克主要由盐酸苯丙醇胺和扑尔敏等成分所组成。盐酸苯丙醇胺系减充血剂，有缓解鼻黏膜充血、肿胀的作用，可使鼻塞症状减轻。但不可忽视的是盐酸苯丙醇胺还具有收缩全身微小血管而导致血压升高，诱发心脏早搏的副作用，故患有心血管疾患如冠心病、高血压、动脉硬化病人不宜服用康泰克。另外，盐酸苯丙醇胺具有致敏作用，有的患者用药6小时后出现全身瘙痒性红斑样皮疹；有的患者用药12小时后出现发热、全身乏力、四肢麻木，并有恶心、呕吐、腹痛、腹泻等副作用，故过敏体质者也应慎服康泰克。扑尔敏属于一种抗过敏药物，可以明显减轻感冒后打喷嚏、鼻腔堵塞、流清鼻涕等症候，发挥对症治疗的作用。但服用后能够产生困倦、头昏、思睡、口干，甚至眩晕等症状，并且能够显著地降低人脑的快速判断与及时反应的能力。

应该指出，康泰克仍不失为治疗感冒的良药，特别是早期治疗效果更佳，因而在英、美等十多个国家广泛使用，深受临床医生的青睐。但使用过程中应注意掌握剂量，用药后发现副作用应及时调整，以保障身体健康。

荐方人：湖北武汉市武东铁路医院　陈继培

4245. 老人慎用炎痛喜康

炎痛喜康是一种非甾体抗炎药，常用于风湿、类风湿关节痛和牙痛、神经痛等。

近年来国内外临床发现该药可引起严重不良反应，尤其是老年人，当剂量超过20毫克或与阿司匹林配伍时可诱发或加重消化道溃疡，其发生率高达15%～33%。此外，还可引起血尿、肾功能损害、亚急性中毒性肝炎和血液系统的不良反应等。国外发现，老年人服用该药一旦发生消化道出血，可导致全身状况恶化，引起多脏器功能衰竭，且抢救难度大，死亡率高。

因此，老人应尽量不服该药，必须服用时，每天剂量不要超过20毫克，疗程

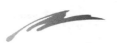

不超过3个月。服药期间注意观察，一旦发生不良反应须及早到医院处理。（怡勇）

引自：1997年10月10日《生活与健康》

4246. 参虽好莫滥服

（1）人参按品种和功效大致可分为偏热性、温性、偏凉性三类，服用前为慎重起见，最好请中医师诊断一下自己是否适合服用，否则会引起相反效果。

（2）服用人参的最佳时间是农历冬至到立春这段时间，服时不宜食萝卜、绿豆、螃蟹、豆制品及浓茶等，但服后2~3天，就可以不忌。

（3）服用人参的剂量，以每日3~9克为宜，如仅是为了进补，每天不宜超过3克。长期大剂量服参可出现高血压、神经过敏、易激怒、失眠、皮疹和晨泻等，甚至可引起精神错乱。

（4）人参的服法很多，如切片嚼服、隔水蒸服、泡茶服、浸酒服等，个人可根据自身体质、虚症特点选用，尤其应注意对症下药。

（5）"少不服参"，纯阳之体的小儿不宜服用人参；肝阳上亢、高血压、胃肠功能不全、失眠烦躁、阴虚火旺、感冒发烧、胸闷腹胀、腹痛便秘等患者均不宜服人参。（章钟）

4247. 提醒人们慎用紫药水

紫药水药是一种杀菌力很强的外用药水，常用于面疮、鹅口疮、嘴唇上的疱疹，也用于黏膜消毒与口腔溃疡等治疗。半个多世纪来，人们都确信它无刺激、无毒性，因此在涂抹口腔溃疡时，民间有"紫药水吃下去也不要紧"之说。

然而，近年来英国药理学家一项毒理试验却向世人宣告了一个令人难以置信的结果：紫药水是一种潜在的致癌剂。紫药水之所以有强烈的杀菌作用，其秘诀在于所用的原料龙胆紫可将病菌置于死地。可是，问题也恰恰出在龙胆紫身上。当英国药理学家将紫药水均匀地涂抹在动物皮肤上，让其全面吸收龙胆紫，结果发现这些动物全部诱发致癌。

那么，病人通过破损的皮肤或黏膜吸收一定量的紫药水后，是否也会致癌？为防止遭到类似情况，英国卫生部发了一则通报来限制紫药水的应用范围，明文规定只能用于局部未破损的皮肤治疗，而严禁涂抹于黏膜或开放性的伤口上。一些药水厂在紫药水的包装上，也增添了警告性标记，提醒人们慎用，以策安全。（山东　宝泉）

4248. 不可盲用酵母片助消化

酵母片（食母生）临床主要用于B族维生素缺乏时的辅助治疗，对消化不良、

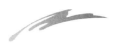

食欲不振者疗效甚微。但有不少人,包括一些医务人员认为酵母片是助消化药,这其实是一种误解。

若是蛋白类食物引起的消化不良,宜选用胃蛋白酶片、胰酶片、稀盐酸及中药山楂类;若是消化不良与淀粉、糖类食物有关,宜选用淀粉酶、乳酶生、炒二芽、神曲之类;若是消化不良与胃液缺乏、脾胃功能失调有关,宜选用稀盐酸、健脾糖浆类;若消化不良与饮食积滞有关,宜选用保和丸、内金、山楂类。因此,对消化不良的治疗应分清病因,有针对性地治疗,不可盲目地选用酵母片类助消化。(益民)

4249. 服西药禁忌十条

(1)服四环素忌豆腐。

(2)服多酶片、胃蛋白酶忌茶叶。

(3)服钙片忌菠菜。

(4)服异烟肼片忌乳糖食品。

(5)服利福平、氯霉素、咖啡因忌牛奶。

(6)服氨基比林忌腌制食物。

(7)服抗凝血药忌动物肝及含维生素K的食物。

(8)服维生素K忌猪肝、黑木耳。

(9)服苦味健胃药忌喝糖水。

(10)服人参类药忌食萝卜。

4250. 速效胶囊只有速用才有效

速效伤风胶囊是治疗伤风感冒的"热门药",它的特点是生效时间快,一般服药后4分钟以内,药物的释放率可达90%。但是,在实际使用中,有人服后很快奏效,而有的人却无效。其原因,速效伤风胶囊主要是解热镇痛,很有抗菌作用。所以当感冒的初期,仅出现流涕、鼻塞、打喷嚏、轻微喉痛等症状时,服用速效胶囊,确有速效之功。但当感冒合并扁桃腺炎、急性支气管炎时再服,则收效甚微了,而必须同时使用抗生素等消炎药,才能药到病除,故速效伤风胶囊一定要速用。(商孝来)

引自:1997年8月14日《老年报》

4251. 有些药物不可研末服用

有些老人或孩子为了好吞常常将取回的药片,盲目研末服用,殊不知,有些药品是不可研末服用的。

普通糖衣片与肠溶衣片或肠溶胶囊,它们在外观和色泽上,完全没有什么区

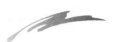

别，可它们"穿的外衣"作用各不相同。普通糖衣的作用在于掩盖药物苦味，或难闻味，或使人厌恶的色泽；而肠溶衣除具有普通糖衣的作用外，更主要的是能使药片进入胃后遇到胃酸不会溶解，直至进入小肠接触到碱性的肠液后才会溶解，让药物在小肠中吸收或直接发挥作用。这样做的目的是为避免有一些药物进入胃后容易被胃酸所破坏，起不到治疗的作用。平时较常用的如麦迪霉素肠溶片、红霉素肠溶片等，如果将它们研末服用就会完全失去肠溶衣的保护作用，以致降低或失去治疗作用。不宜研末的药物如果研末后服下，当进入胃时会迅速溶解，达到高浓度，增加对胃黏膜的刺激，导致消化系统的不良反应。因此无论老人或小孩，对这些药物都不宜研末服用。（何多炯）

4252. 要正确使用维生素C

维生素是维持机体正常生长和健康所必需的一类低分子有机化合物。维生素C易溶于水、有酸性，是一种较强的氧化剂。它能促进食物中的铁在肠道吸收，促进叶酸还原为四氢叶酸，促进高铁血红蛋白还原成血红蛋白。

服用维生素C时应避免与几种药物同用。磺胺类药物与大剂量的维生素C同用能使体内尿液酸性化而降低磺胺类药物在肾内的溶解度，使肾小管内析出结晶，引起血尿、尿闭、尿痛等症。在使用异烟肼治疗结核时应停止使用维生素C，以避免维生素C使异烟肼抗菌作用降低或失效。阿司匹林、氨茶碱、碳酸氢钠、复合维生素B、链霉素、维生素B等与维生素C同服会降低各自的疗效。

维生素C不易长期储存，变黄、过期的不宜服用，避免空腹服用。

据药理学专家研究，若将维生素C长期暴露于空气或潮湿中，有可能降解成为可导致糖尿病及形成肾石的不同的化合物，并且在温度和湿度增高的地方降解速度越快。

由此可见，服用大剂量的维生素C片前，一定要认真查看批号，时间过长的不宜服用。对于需要长期服用维生素C的病人，最好是上医院现开现用，倘若购置大量维生素C，只宜将部分装入小瓶内为每日服用，而将其余的密封贮存。

引自：1996年7月2日《老年报》

4253. 不要滥用维生素

长期大量服用维生素E，易引起血小板聚集，各种血栓形成，部分病人可出现恶心、头痛、疲乏以及免疫功能低下。尽管维生素E毒性很小，但若长期大量服用，仍可损害健康，并引起多种毒副反应。按我国药典规定，维生素E的口服剂量，一次为10～100毫克，每日2～3次。连续应用一般以6个月以内为宜。

维生素E应呈金色而透明的胶丸，需贮放在避光阴凉干燥处。虽无有效期，但如果发现胶丸颜色变深，或内有絮状物，或胶丸破裂内液外溢等现象，均不

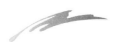

宜再使用。

过量的维生素D,可导致高钙血症,引起头痛、厌食等胃肠道症状,甚至引起肾功能衰竭;过量服用维生素A,可引起四肢疼痛和瘙痒等皮肤症状,反而加速老年人的骨质丢失;长期大量用维生素B_6,可引起严重的外周神经病变;大量服用维生素C,可引起胃酸增多、泌尿结石,使静脉血栓形成;维生素C可加快奎尼丁排泄,与磺胺合用,可出现尿中结晶,损害肾脏。在特别情况下应适量补充维生素者,如年老体弱者、消化吸收功能不良者,应在医生指导下服用。(林茂)

引自:1997年7月8日《老年报》

4254. 对服用阿司匹林的疑虑答复

我请教一个问题:即长期服用小剂量阿司匹林到底是对人体有利无害,还利害相当,或最终损害身体。我曾在一省级医院听一教授说,预防高血压和心脑血管疾病而开始服用该药,此后即坚持每日1片,每片50毫克,至今已达3年之久。最近我听说长期服用该药可使血管变脆,容易发生脑意外,甚至说连续服该药5年以上者,其发病率比不服此药的人高出30%以上,同时还会诱发消化道出血,引发疾病。孰是孰非,敬请赐教。湖南省一读者问。

要回答你信中提出的问题,应先了解急性心肌梗死是怎么发生的。急性心肌梗死是指供应心肌的血流突然明显地减少或中断,使心肌缺血坏死。这一现象绝大部分发生于较为严重的冠状动脉粥样硬化基础上的血栓形成,因为血栓的形成使本已狭窄的血管闭塞,导致血流明显减少或中断,而引发血栓形成的罪魁祸首之一是血小板。如果抑制了血小板的功能,血栓就不容易形成,这样就减少了急性心肌梗死发生的可能性。即使是发生了急性心肌梗死,其程度也会有所减轻(此即冠心病的二级预防)。而阿司匹林作为冠心病二级预防的首选药物,在全世界范围内广泛应用。因为脑血栓的形成与急性心肌梗死相似,因此人们也用阿司匹林预防脑血栓的形成。

信中说阿司匹林可预防高血压和心脑血管疾病,这一提法不正确。阿司匹林根本不能预防高血压病,而心脑血管病的范围又广,并不是任何心脑血管病患者服用阿司匹林均有益。

那么,什么人应服用阿司匹林呢? 一般来说,年龄在50岁以上,患有冠心病、小中风(短暂脑缺血发作)者。另外,高血压病、糖尿病、高血脂症患者(这些均是冠心病及中风危险因素),以及心肌梗死、脑血栓形成患者均可服用阿斯匹林。而有出血倾向、凝血功能障碍及对阿司匹林过敏的人应禁用。

大多数医生认为每天50～100毫克(一次服用)即可达到抑制血小板功能的作用,长期服用如此小剂量阿司匹林可以说没有什么副作用。信中提到的忧虑几乎不可能发生。因为就脑血管意外的两个常见分型脑血栓形成及脑出血来说,

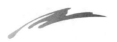

前者服用阿司匹林绝对有益,而后者发生的主要原因是血压升高,这与血小板功能并没有什么直接的关系。因此,阿司匹林增加脑血管意外的说法难以成立,况且对于一个高血压病人来说,假定他将来会得脑血管意外,人们根本无法事先预知他将得何种类型的脑血管意外。

目前市售的小剂量阿司匹林大都是肠溶剂,药物到肠腔内才会溶化,因此引起消化道出血的可能性非常小。当然,在消化性溃疡发作期应慎用阿司匹林。

答复者: 北京针灸骨伤学院附院　雷正一博士

引自: 1997年第3期《中国保健》

4255. 服用阿司匹林的剂量

阿司匹林是临床上常用的解热镇痛药,因具有较强的解热镇痛及良好的抗风湿作用,被广泛用于治疗感冒发热、头痛、肌肉痛、神经痛、关节痛等及各种风湿性疾病。

服用阿司匹林,剂量多少为宜? 专家认为,只要每天不超过1片,胃就不会感到不适。对阿司匹林敏感的人可在饭后服用或服用肠溶片;对于凝血有障碍,肠胃有问题的人,则不宜服用阿司匹林。没有医生的同意,20岁以下的青年人也不宜服用阿司匹林。但是,对一般的老年人而言,阿司匹林则是一种特效药。正如美国心脏病专家皮帕恩斯所说:"一片阿司匹林带来的危险是非常微小的,但如果你有心脏病,它却可以救你的命。"(陈万庚)

4256. 长期服用阿司匹林有脑出血危险

国外有人发现,连续服用阿司匹林5年以上者,约15%的人发生了脑出血。这是因为脑部血管较细,弹性较差,阿司匹林稀释了血液,增加了脑血管的血流量,从而使脑出血的危险性增加。因此,长期服用者应引起注意。　(杜晶国)

引自: 1997年8月16日《老年报》

4257. 警惕阿司匹林的不良反应

阿司匹林具有解热、镇痛、消炎、抗风湿的作用,是临床上的常用药,但其不良反应也被人们逐渐认识。

(1)损害胃黏膜。阿司匹林是酸性药物,大剂量(每日3克以上)应用会引起糜烂性胃炎、溃疡及因胃黏膜脱落而出血。通常的副作用表现为食欲不振、胃痛、恶心、呕吐等刺激胃黏膜的症状。

因此,阿司匹林除必要时一般不要长期大剂量使用;如果作为抗风湿药长期使用时,应与制酸药同时配伍应用,如同时服用复方胃舒平等。

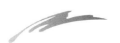

（2）过敏反应。阿司匹林在体内可使蛋白质乙酰化而形成抗原，具有致敏作用，并用还能促使组织胺等的释放，从而导致过敏。主要表现为皮疹、荨麻疹、血管神经性水肿及哮喘等。

因此，哮喘及有过敏体质的患者禁用阿司匹林，曾因服用或注射解热镇痛药而诱发哮喘的患者禁用阿司匹林，伴有慢性鼻炎、鼻窦炎、鼻息肉者要谨慎使用阿司匹林。

（3）雷耶综合征。病毒或病毒样感染后的患儿，应用阿司匹林后可能并发雷耶综合征。其症状表现为在流感恢复期，当体温下降一天后，又出现原因不明的发烧，体温高达40℃以上，伴有频繁呕吐、烦躁不安，甚至可能导致严重后果。

因此，医生和家长切莫给16岁以下的患儿服阿司匹林和含阿司匹林的制剂。对患有病毒性疾病如水痘、麻疹等的患儿禁用阿司匹林。

（4）损害肝。长期大量地使用阿司匹林可引起肝损害，表现为体倦乏力、肝肿大及转氨酶增高，肝损害的程度与阿司匹林用药量成正比关系。

因此，急性肝炎、肝硬化等肝损害患者，须谨慎使用阿司匹林。长期使用阿司匹林者，应定期检查肝功能。

（5）损害肾。阿司匹林可影响肾血流量，减少肾小球滤过率，减少钠、水排泄，对肾脏有不良影响。

因此，肾功能不好者应慎用阿司匹林，红斑狼疮患者应禁用阿司匹林。

（6）影响胎儿及分娩。长期服用阿司匹林的孕妇，分娩的婴儿体重减轻，并能引起妊娠期或分娩前后阴道出血及妊娠期延长。

因此，孕妇应避免使用阿司匹林。另外，在服用阿司匹林期间，饮酒会增加胃肠道出血的可能，吸烟可能引起非心源性水肿，从而导致严重后果。（薛济洲）

4258. 阿司匹林与消炎痛合用十分有害

为了加强治疗风湿痛的效果，有的人常将阿司匹林与消炎痛两味药合用，这种做法是十分有害的。

因为阿司匹林是酸性药，对胃黏膜有一定的刺激性，可引起溃疡出血，且它又可抑制凝血酶原及阻碍血小板集聚凝血功能，如大量或长期应用，可以引起较难控制的胃出血。久服消炎痛亦可引起肠胃出血及穿孔，如两药合用便增加肠胃出血和穿孔的危险。同时两药均有对人体的致敏性和破坏白细胞的作用，故两药合用可引起哮喘、荨麻疹、血小板减少性或过敏性紫癜、白细胞减少、再生障碍性贫血。（王书鸿）

引自：1997年7月17日《老年报》

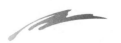

4259. 高龄人勿滥用阿司匹林

前不久，有人向我咨询：家中八旬的祖母患有冠心病，曾在2年前服过一段时间的小剂量阿司匹林，没有发生不良反应。可是在最近，她又连服了26天的阿司匹林，突然出现皮下出血、鼻眼出血、牙龈出血等症状，停药后出血现象已完全消失，不知是否还可服阿司匹林？

目前像这样的病人并不罕见，主要是因为阿司匹林加重了抗凝血作用的缘故。调查资料表明，老年人适量用些阿司匹林，是有助于预防血栓形成的。然而，高龄老人中，其血液的高凝固状态业已改变，这是生理性退化演变。因这部分人的毛细血管脆性很高，盲目滥用阿司匹林，可以引起出血险候。

总而言之，高龄人不可以滥用阿司匹林是毋庸置疑的。

在此同时，希望高龄人不要采用白木耳、黑木耳作为进补佳品，因为木耳同样也具有较强凝血作用。

荐方人：黑龙江哈尔滨市第八医院　于洪军

4260. 感冒药不能混用

感冒药的品种繁多，除中医按寒热虚实、阴阳表里理论制的标本兼治的中成药，市面上常用的西药品种就不下几十种。这些药多数成分构成相类似，作用也差异不大。所以，服用时一定要慎重，切不可超量服用或多药混用。所谓成分构成相类似，就是这些药多由解热镇痛药（或抗炎镇痛药）和抗组织胺药两大类为主组成，对胃肠、肝、肾都有一定程度的不良反应。有些人认为患了病用药量大些或多吃几种会好得快些，这是不对的。有的药用量大毒性也大；几种药同时服用，反而出现副作用。　（刘茹馥）

4261. 去痛片不治胃痛

不少患胃病的人，在胃痛发病期间喜服止痛片用以止痛，其实这样做很不妥当。

我们知道止痛片所含的成分是阿司匹林、非那西汀、咖啡因，适用于神经痛、牙痛、肌肉痛、关节痛等症。止痛片之所以能止痛，因为它能对抗体内神经末梢所释放的致痛因子，并能消除致痛因子对痛觉神经的刺激。

胃病是怎么回事呢？是由于胃酸刺激胃壁，引起胃肠平滑肌痉挛，所以，胃痛服止痛片不仅没有效果，而且还会对胃黏膜直接刺激和损伤。长期服用会引起恶心、食欲减退，严重的会引起胃出血。

老张有胃溃疡病，有次胃病发作吃了去痛片，吃后不但无效，相反痛得更厉害。他去问邻居林大夫，林大夫告诉他，去痛片系作用于神经系统的镇痛药，主

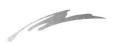

治由于神经紧张、损伤、炎症，以及功能失调所引起的头痛、肌肉痛、牙痛、月经痛、关节痛、神经痛等，而胃痛（或其他平滑肌管道形内脏，如胆道、肠道、泌尿生殖道等）是由于平滑肌紧张，或痉挛性收缩所引起需要服用解痉药，如阿托平、654-2、普鲁本辛等，才能起到止痛效果，所以服去痛片无效。并且必须注意，去痛片一类解热镇痛药（包括安乃近、氨基匹林、阿司匹林等）对胃黏膜具有明显的刺激作用，服用不但会使胃痛病情加重，甚至还可以引起泛酸、出血的不良后果。因此，胃痛或腹痛病人不宜服去痛片，尤其溃疡病人应禁服。

老张听了林医生的解释，才恍然大悟。（刘传芳）

4262. 服六神丸三忌

盛名于世的六神丸，具有清心透窍、解毒消炎的功效。主治烂喉痧、乳蛾、疔毒、痈疖等。然而，六神丸并非万能药，若使用不当，效果适得其反。必须注意以下三忌：

（1）忌婴幼儿超剂量服用：小儿正在生长发育时期，有许多生理特点与成人不同。六神丸的治疗剂量对成年人无不良反应，但对小儿却易引起中毒。小儿因超量服用经抢救脱险和抢救无效致死的病例时有报道，应引起高度重视。

（2）忌心脏病患者误服：六神丸其主要成分蟾酥系一种具有强心作用的固醇混合物，其成分水解产物结构类似强心甙，会引起心律紊乱。有效成分蟾酥精的药理作用与地高辛相似，两者合用对心脏的作用大大增强，可出现洋地黄中毒症状。故接受强心甙治疗的老年患者不用或慎用六神丸，切勿过分迷信六神丸的药效而误服。

（3）忌久服六神丸：由于六神丸药物成分大多气味芳香、辛散走窜，易于耗气伤津。其中蟾酥系毒性药物，而雄黄主要成分是三硫化二砷，毒性较大，服后可使人出现精神萎靡、神志不清的症状。故临床只能暂用，不可久服，以免导致积蓄而发生中毒。

4263. 不要轻率摘除扁桃体

有些人的扁桃体经常发炎，患者和一些头脑简单的医生便动了手术摘除的念头，以为割了扁桃体便不会再有麻烦。殊不知，这是一种"自毁长城"的想法。

（1）生理学告诉我们，扁桃体属淋巴组织，是肌体的防卫系统之一。切除它，便是主动撤销了身体的"前卫岗哨"。

（2）人在10岁左右时扁桃体最大，随年龄增长体积逐渐缩小。只要不是太大，不会妨碍呼吸道和消化道通畅，便没有理由割掉它。

（3）有些儿童经常用口呼吸或鼻鼾声太大，或因咽鼓管阻塞引起慢性中耳炎，是由于咽扁桃体过大或感染所致。应该割掉的是咽扁桃体，而不是腭扁桃

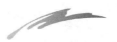

体。

（4）临床扁桃体摘除术中，约有10%的手术并发症，如出血、感染及麻醉意外等，会给病人带来更大痛苦。

（5）国外临床资料表明，许多切掉腭扁桃体的儿童，每年上呼吸道感染、咽炎等病症照患不误，并无明显减少。

患了扁桃体炎，又坚持不割怎么办？

（1）注意休息，多喝开水，加强营养，吃流食或半流食。保持口腔清洁，用复方硼酸漱口液、洗必汰漱口液或盐水经常漱口或含喉症丸、碘喉片或服磺胺类等抗菌药物。如果发烧且体温较高，或扁桃体化脓感染，要及时送医院治疗。

（2）以预防为主。扁桃体属于"感染—变应性状态"组织，平素可用免疫疗法，如使用球蛋白等免疫增强剂增加肌体的抗体。最根本的方法是锻炼身体，尤其在冬季寒冷时加强锻炼，以提高身体的适应性和抗病能力。（王云采）

4264. 阑尾是人体卫士

阑尾真的是无用之物吗？

近年来我国医务工作者对此进行详细调查，发现阑尾切除后患胃癌、大肠癌、乳腺癌的危险性明显增加。研究者发现，在阑尾的黏膜中秘藏着淋巴小结，内含有大量的T淋巴细胞和B淋巴细胞。与有"人体的卫士"之称的胸腺具有同等的地位。据研究，T细胞能认识、清除细胞分裂过程中的异常畸形细胞，杀死清除生长过程中衰老有病的细胞，它还能鉴别出入侵人体内的细菌、病毒，并能监视人体发育、细胞生长的全过程，还能杀死恶变细胞。B淋巴细胞受抗原刺激后可转化为浆细胞，产生免疫球蛋白，从而可预防某些病原微生物对人体的侵袭。另外，人的阑尾具有丰富的淋巴组织，这种淋巴组织能够合成、储存、释放具有抗病能力的抗体，对疾病特别是肠道传染病有明显的抗病作用。可见，阑尾是具有重要免疫功能的器官，如轻易切除，只能会造成免疫功能低下，引起各种疾病。为此，医学家认为，阑尾切除应在不得已的情况下进行，如能有一丝保留价值，就要千方百计保留它。（杨相国）

引自：《现代保健报》

4265. 食味精过量易患高血压

高血压，特别是原发性高血压的发生与人们平时的饮食关系十分密切。略有医学知识的人都会知道，食盐过多会使血压过高，日久造成高血压。所以，不少中老年人很注意饮食的咸淡。其实在调味品中，除食盐以外，过食味精同样也可引起血压高。

味精的主要成分谷氨酸钠。谷氨酸是脑组织氧化代谢的氨基酸之一，所以，

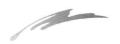

谷氨酸对改进和维持丘脑的机能是十分重要的。它还有降低血液中氨含量的作用，可作为精神病人的中枢及大脑皮层的补剂，可改善神经有缺陷的儿童的智力。另外，常吃味精的人会有这样的体会：味精吃多了会口渴。这就是因为味精中含钠的原因，而这恰恰就是对血压不利的一面，与食盐的弊端近似。

正常成人每日1～2克便可满足生理的需要，如过食则可造成体内水钠潴留，导致血管平滑肌肿胀，管腔变细，血管阻力升高。同时血容量增多，加重心、肾负担，进一步使血压升高。调查表明：我们平均食盐每增加1克，收缩压（高压）就增加2毫米汞柱，舒张压（低压）就增加1.7毫米汞柱。而60岁以上的人对钠的摄入尤为敏感，所以，老年人对味精的摄入应该与食盐一样慎重。患有高血压、肾炎、水肿等疾病的病人更是如此。（佟彤）

引自：1997年2月7日《老年报》

4266. 降压过度也会中风

年过六旬的刘老汉，以往身体很健康，前不久，出现了头痛、头昏、耳鸣，总觉脑部发涨，他急忙去医院诊疗。经医生检查老人患了高血压病，让他买回一瓶降压灵服用。按照医嘱服药1周后，症状却无明显好转，这时性情急躁的刘老汉认为是药量不足，于是就自作主张加大服药剂量，增加服药次数。两天过后，没料到发生了悲剧。他嘴歪眼斜，全身麻木，半面身子不能动弹，连话也说不出来，呆呆地躺在床上。家人见此情景，急将刘老汉送进医院。医生检查诊断老人患的是脑卒中，询问病史方知，病根乃是超量服用降压灵所致。

脑卒中又称为脑中风，发病原因大多是由高血脂、动脉硬化所引起，但有资料报道，降压药物应用不当也会诱发脑缺血中风。这是因为脑组织的血流量主要是靠血压来维持，若服用降压药物过强或过量时，就会使血压突然下降，导致脑部血流缓慢，血液黏度增高。血液中的血小板与纤维蛋白容易沉积而形成血栓，阻塞脑血管而发生脑中风。人体的血压在每天不同的时间内也有不同，故降压药物也不能一概而论。一般上午血压值最高，而晚上和夜间最低，所以晚间降压药物的用量要相对减少，以免诱发脑中风。

因此，中老年高血压病人应用降压药物时，应遵循降压宜缓不宜急的原则，最好是在医生的指导下严格掌握用药剂量，切莫自作主张滥用药，避免酿成不良后果。

荐方人：山东省东平县老湖卫生院　　陈继敏

4267. 病人出现脑出血时如何进行紧急处理

脑出血是中老年人的多发病，它是因血压突然升高，致使脑内微血管破裂而引起的出血。在出血灶的部位，血液能直接压迫脑组织，使其周围发生脑水肿，

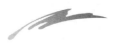

重则继发脑移位甚至脑干出血。

脑出血较为典型的表现有：一侧的肢体突然麻木、无力或瘫痪，这时病人常会在毫无防备的情况下跌倒，或手中的物品突然掉地；同时，病人还会口角歪斜，流口水，语言含糊不清或失语，有的还有头痛、呕吐、视觉模糊、意识障碍、大小便失禁现象。患者发生脑出血后，家属应进行紧急救护。

（1）保持镇静，并立即将患者平卧。尽量减少搬动，避免振荡，加重病情。为使患者气道通畅，可将其头偏向一侧，以防痰液、呕吐物吸入气管。

（2）迅速松解患者衣领和腰带，保持室内空气流通，天冷时注意保暖，天热时注意降温。

（3）如果患者昏迷并发出强烈鼾声，表示其舌根已经下坠，可用手帕或纱布包住患者舌头，轻轻向外拉出。

（4）可用冷毛巾覆盖患者头部，血管在遇冷时收缩，可减少出血量。

（5）患者大小便失禁时，应就地处理，不可随意移动患者身体，以防脑出血加重。

（6）在患者病情稳定，送往医院途中车辆应尽量平稳行驶，以减少颠簸震动；同时将患者头部稍稍抬高，与地面保持20度角，并随时注意病情变化。（陈继培）

引自：1997年7月30日《辽宁老年报》

4268. 舌下含药最有效

许多人将药片含在口腔中，并不知将药片置于舌下，有些人甚至将药片放在舌头上面。殊不知，舌头表面有舌苔和角化层，很难吸收药物。正确的舌下含药法是将药片咬碎后，置于舌的下方。口腔干燥时，可少许饮水，以利药物的吸收。因此，心绞痛发作时，要采取舌下含药而不是舌上面含药。（庚民）

4269. 服药不宜加糖

为了矫正苦味或辛辣味，以便顺利地服下药，有的人喜欢加点糖同服，其实这样做是不科学的。

（1）有些健胃药是靠苦味来刺激消化腺以达到促进消化液分泌的目的，用糖服药势必会降低应有的刺激作用。

（2）高血脂、糖尿病、化脓性疾病等病人，服药吃糖对疾病本身不利。

（3）药物化学成分复杂，其中的蛋白质、鞣酸可与糖起化学反应，不但会影响药效，而且还可能危害健康。

"良药苦口利于病"。无论是小孩还是成人，服药时都不宜加糖。当然，遵

医嘱，有的在服驱虫药前加糖例外。

引自：1996年3月28日《中国医药报》

4270. 服药用水有讲究

（1）服用治疗一般性疾病的药物时，多用温开水送服。治疗跌打损伤、风寒湿痹或气血淤滞等症，可用能活血通络、祛风逐寒、有直达之功的黄酒或酒与水的对合液服药。

（2）服用治疗气血两虚、身体衰弱等症的滋补性药物时，用具有较高营养价值的肉汤或米汤送服。

（3）服用治疗肾亏、肾虚的补肾药物时，应用淡盐水送服。

（4）服用治疗风寒感冒等症的解表发汗药物时，应用热开水或红糖姜汁汤送服。相反，如服用清热解毒药物时，则应用凉开水送服。

（5）对于服药怕苦、喜用糖水送服药物的患者，对糖也应有所选择。治腹泻腹痛应用饴糖，治血淤气滞应用红糖，治便秘可用蜜糖。（王赵成）

4271. 服错药后如何进行家庭急救

病人因种种原因服错药后，家属千万别慌张，首先要弄清错服的什么药，以便采取相应的急救措施。

如果错服的是大量安眠药、解痛药，可用手指、筷子、家禽的羽毛等刺激咽喉，引起呕吐，使药物尽快排出体外。如果错服的是"敌敌畏"等有机磷农药，除就地催吐外，必须立刻洗胃。可用5%的肥皂水或2%~5%的小苏打水冲洗。方法是强令病人喝下去，再刺激咽喉，引起呕吐。

如果错服的是外用的高锰酸钾颗粒，可用浓茶水洗胃。

如果错服了碘酒，应赶紧喝浓米汤、面汤或其他含淀粉的流质，然后催吐。淀粉与碘结合后能生成一种蓝黑色的化合物，错服后反复喝，反复吐，直到吐出物不再呈蓝黑色，这就表明胃中的碘已基本吐尽。

如果错服的是腐蚀性很强的来苏水或石炭酸，应尽快让病人喝牛奶、豆浆、生蛋清、稠米汤等。这些饮料可以附着在食道和胃黏膜上，起到保护作用。

待急救处理后，要尽快将病人送往医院，并带上错服药瓶、药袋等，供医生参考。（金晓锋）

引自：1997年2月24日《老年报》

4272. 当人血糖低时喝糖水和吃饼干最管用

很多人都有过这样的经历，没吃早餐，一上午都会觉得头昏昏沉沉，或者走在炎炎烈日下，忽然觉得眼前一黑……其实，这些都有可能是低血糖在

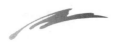

作怪。不吃早餐，节食或运动过量、长期暴露于高温下，都可能造成血糖过低。需要注意的是，低血糖的一个特定"易感人群"就是孕妇，原因主要是妊娠剧吐导致的进食不足。不管何种原因造成血糖过低，立即"升糖"都是当务之急。

其实，最简单有效的办法，就是冲一杯白糖水或蜂蜜水饮用，其中的葡萄糖不需经过分解，能直接进入血液，起到迅速缓解低血糖的作用。同时，一些精制过的糖块、口服葡萄糖也同样有很好的效果。

这里也许有人会问，是不是所有甜食都能起到"升糖"的作用呢？其实不然，比如巧克力，虽然是甜食，但其实只是一种高脂肪高热的食物，含糖量并不是很高，因而缓解低血糖的效果也不是那么明显。相反，没有甜味的面包、馒头、饼干等主食，因为其中含有大量碳水化合物，进入人体后能分解释放葡萄糖，能起到"升糖"的作用。此外，如果条件有限，水果也可以作为"升糖"的选择，尤其是葡萄、西瓜等甜味水果。（摘自《生活与健康》2008年7月25日洪忠新／文）

各种疾病简易自测法

4273. 冠心病患者的外耳体征

20世纪70年代中期，美国医学家从尸体解剖中偶然发现，凡死于冠心病者耳垂皮肤几乎都可找到一条皱褶，他们从这一意外发现中得到启示，对有耳垂皱纹者做心脏冠状动脉造影检查，结果发现其中90％患有冠心病。日本东京的病理学家做了134例男性尸体解剖，发现耳垂皱纹与主动脉、冠状动脉粥样硬化密切相关；对其中年龄为50～69岁的100具尸体进行解剖，结果发现，随着年龄的增长，冠状动脉粥样硬化的程度加深，耳垂皱纹深者，冠状动脉粥样硬化比皱纹浅者要重得多。美国芝加哥大学医疗中心一位学者研究表明，耳垂上有皱纹74％患有冠心病，与无皱纹者相比，发病率高8倍，死亡率高3倍。

由此可见，耳垂皱纹对冠心病的诊断有一定的参考价值，值得我们注意。

典型的耳垂皱纹是一条自上而下有明显皱褶的斜线纹，可以单耳或双耳同时出现，研究资料表明，两侧耳垂都有皱纹者，冠状动脉阻塞情况更严重，其产生原因可能由全身动脉包括心脏冠状硬化，微循环发生障碍所致。我们知道，耳垂为身体末端部位，由结缔组织构成，对缺血相当敏感，机体发生冠状动脉硬化时，耳垂和心肌也同样会发生微循环障碍，耳垂皮肤便出现皱纹。血管造影检查

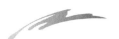

发现,耳垂皱纹深浅与冠状动脉损害程度密切相关。

英国医学家还发现,冠心病患者具有另一种外耳体征:患冠心病的男性约有3/4外耳道带毛,女性冠心病患者则没有这个体征。

国外统计资料表明,耳垂皮肤皱纹和外耳道长毛,对预测男性冠心病有90%的准确率,因此是一项有价值的自我诊断依据。中年以上的人,不妨对着镜子自我检查一番,如果存在上述外耳体征,就应当提高警惕,最好去一趟医院,通过测血压、听诊心脏、查心电图、化验血脂等项目检查,可以早期发现冠心病,进行及时有效的治疗。(谢基立)

4274. 心脏功能简易测定法

方法:仰卧在床上,安静5分钟后,测出1分钟的脉搏次数,然后起立,站1分钟后,再测出1分钟的脉搏次数,最后,将两次测得的次数进行比较。如果站立后的脉搏次数比仰卧时的多6~11次,说明心脏功能良好;如果多12~19次,说明心脏功能一般;如果超过20次,就说明心脏功能较差。

引自:《陕西老年报》

4275. 自己检查是否患上了糖尿病

对每一位中年男子来说,糖尿病实在是很可怕的三种疾病之一。糖尿病,病如其名,便是指在尿液中含有糖分的一种病。目前为止,不论中医、西药,都没有把握可以治好此病,因此,如何预防及提早发现便成了重要的课题,尤其是预防。

为你介绍两种从尿中判断有没有罹患糖尿病的方法,不妨试一试。

若排尿时,泡沫过多且不易消失,此时便要注意自己是否患有糖尿病了。因为一般健康的人,所排的尿液中的泡沫在小便完后,便会立即消失,但若尿中含有糖分,则泡沫便不容易消失。此外,也可在小便后观察一下小便器上的尿液,若迅速地由上往下流,则是健康的人;如果黏黏地,不容易由上往下流,则必定是含有糖分,便要注意。

按照这种检查的要领,就能够及早地测出自己是否患有糖尿病。

另一种自我检查法:是将小便尿在一块新砖上,立即放到有蚂蚁活动的地方。如果尿里有糖,蚂蚁就会爬上来群集觅食。倘然尿里没糖,则蚂蚁一般不会光顾。怀疑自己有糖尿病的人不妨一试。

引自:广西民族出版社《强精回春秘诀》

4276. 腰椎间盘突出症的自我诊断

腰椎间盘突出症是一种常见病,多发生于35~50岁的壮年人中,男性较多。

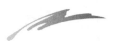

往往有急性腰部扭伤或慢性劳损的经历，有的起病突然，有的缓慢。

通常表现为单侧腰腿疼痛，从一侧下腰部经臀部向下肢后方放射，直至踝关节、足背或足底，并有同侧小腿及足部的皮肤感觉减退，感到麻木、咳嗽、打喷嚏或用力排便时更为明显，平卧休息后症状可减轻，行走、站立时加重。病情较轻的，仍能从事中等程度的体力劳动；病情较重的，连轻工作也不能坚持，甚至终日卧床，生活不能自理，许多人症状常有变化，反复发作，不能"住根"，可达数月、几年甚至十几年之久。症状重的病人，因为疼痛，自然而然地采取一种保护性姿势，样子很特别：一侧肩部耸起，臀部上撅，患侧下肢跛行。脱去衣服，观察病人的背腰部，可见正中的脊柱沟不像正常人一样呈一条直线，而是带有弯曲。病人向前，向两侧弯腰的活动幅度变小，或几乎不能做这些活动，活动即会引起症状加重。

疼痛一侧的腰部，常有明显的压痛点。最常见的位置在相当于大肠俞和关元俞的穴位。根据突出的部位不同而局限于其中一点或两点。用拇指按压这个点，可引起下肢窜痛和麻木。

病的时间长了，疼痛一侧的小腿肌肉萎缩，周径变细。如果仔细检查，用大头针尖轻刺或用棉签轻触患侧小腿及足部的皮肤，并与对侧相对照，可以发现痛觉或触觉减退。

另外一个比较简单常用，又颇有价值的检查方法叫直腿抬高试验。病人平卧在床上，膝关节保持伸直位慢慢抬高，一般人能抬高到与床面成80°～90°的位置。如抬高不到这个角度而发生坐骨神经痛，就是阳性，提示腰椎间盘突出压迫到坐骨神经的根部。需要说明的是，其他抬高就不一定能达到80°～90°。所以，要与对侧相对照。

以上介绍的是比较典型的腰椎间盘突出症。发病早期，有些病人则仅有腰痛，一直没有腿痛症状。也有少数病人，发病突然，表现为大小便困难和双足麻痹、瘫痪，需要立即手术。

此外需要指出的是，坐骨神经痛绝大部分由腰椎间盘突出症所引起，但腰椎滑脱、腰椎管狭窄、强直性脊柱炎、骨盆及椎管内肿瘤、糖尿病、酒精中毒等其他疾病，有时也会发生坐骨神经痛。因此，还必须到医院拍摄腰椎X线片、验血，必要时还要做椎管造影、CT（电子计算机X线断层扫描）、核磁共振等检查。诊断明确后，便可采取适当的方法进行治疗。（徐栋华）

4277. 动脉硬化简易自我检查法

人到中年、老年，往往易患动脉硬化症。据介绍，有以下8种情况一旦出现其中一种，应及时医治。①头晕头痛：时轻时重，常有发作。②手指哆嗦：当拿筷子吃饭或握笔写字时，手指轻微哆嗦。③记忆力衰退：想做的事转身即忘。④性格

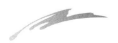

变得古怪：遇事易激动，情绪不稳定，喜怒哀乐变化快而分明，说话颠三倒四、语无伦次。⑤局部皮肤常感到有蚂蚁行走的感觉。⑥行动缓慢，思维反应迟钝。⑦男子阳痿。⑧耳垂皱褶变深、变长。（徐敬党）

4278. 观察眼耳可发现动脉硬化的信号

眼皮：患有动脉硬化的中老年人，常在上眼皮眦处出现黄色斑块，即黄色瘤。它的出现与脂质沉积有关，据检查表明，各种类型的高脂血症患者均会有此现象。

角膜：中老年人如在角膜边缘出现灰白色圆环，1~2毫米宽（角膜环），表明体内有变性脂肪沉着，十有八九患有动脉硬化、冠心病、高脂血症等。

耳垂：耳垂是耳郭最下部分。皮下组织柔软，中老年人如患有动脉硬化，其耳垂多会出现皱褶。特点是从耳屏间切迹处斜向后下方，但不一定贯穿耳垂全部，如从耳屏间切迹开始则意义较大，这多是冠心病、动脉硬化的征象。据调查，耳垂出现皱褶的45岁的男子，90%以上患有冠心病和动脉硬化。

4279. 脑血栓形成的信号

脑血栓形成后，轻者出现一侧肢体活动不灵、感觉迟钝、失语，重者可以出现昏迷、大小便失禁甚至死亡。脑血栓发生的部位不同，其症状也不一样，如发生于大脑半球，便会出现偏瘫、偏盲、偏感觉障碍。如发生在小脑或脑干，可出现剧烈眩晕、呕吐、呃逆、喝水发呛、声音嘶哑、走路不稳、四肢瘫痪等症状。

据专家调查大量脑血栓病例，有半数以上的患者，在发生血栓前是有先兆的，常见的表现为：①眼前经常似有蚊子飞过。有此征兆者约50%~70%的人会在3~6个月内发生脑血栓。②一过性黑蒙。即由坐位突然站立时双眼发黑，数秒钟恢复。此为早期表现，预示可能会发生脑供血不足。③一过性意识丧失。病人突然昏迷，各种反应消失，短者数秒钟，长者数小时，这种情况发生脑血栓的约占70%。④血压突然过高或过低。50岁以上的人血压多数在140/90毫米汞柱左右，若无任何外因影响而血压突然超过或低于上述指标，则说明脑血管的调节功能紊乱，有可能发生脑血栓。⑤原因不明性眩晕、恶心、眼球震颤、饮水发呛。出现这种情况，很有可能发生脑干、小脑及桥脑部位的血栓。

其他如突发一侧肢体麻木，语言不流利，记忆力减退，脉搏减弱，走路不稳等，也可能是发生脑血栓前的信号，切不可忽视。

预防脑血栓有效的措施有：①50岁以上的人至少1~3个月量血压1次，有条件者可做脑血流图，了解脑部的供血情况。②有动脉硬化的人，可口服血管软化剂和扩张剂。如口服肠溶阿司匹林片，每晚1片，长期服用。③脑血栓一般多数发生在早、晚，原因是这段时间机体应激性差，激素分泌处于低潮。最近，国外有报道，

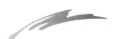

于夜间零点后饮服一杯凉开水并长期坚持下去,可预防血栓的发生。(谭加荣)

引自:1997年7月1日《家庭保健报》

4280. 老人舌痛应警惕脑血栓病发生

如果老年人无明显原因地出现舌痛,即舌头表面无破损也无溃疡,舌根或两侧出现疼痛,此时要特别注意预防脑血栓形成。

医学上称舌痛为舌灼痛症,也称舌微血管炎,这种病多见于50岁以上的人,尤以60岁左右的女性为多见。医学研究表明,微血管炎的发生与全身动脉硬化、血脂增高和血黏度增加密切相关。临床医生为舌痛的老年人检查时,发现大部分患有动脉硬化和血脂增高症,100%的患者有血黏度增高。这些舌痛的老年人存在微循环障碍,血液供应不足,以致舌体局部静脉淤血,产生丙酮酸和多肽类代谢产物,刺激舌神经产生舌痛。

因此,老年人舌头出现疼痛、麻木、肿胀、活动不便时,应进行口腔和全身检查,并及时治疗,防止脑血栓形成。(冯进伦)

4281. 癌症有先兆,面部生白毛

国外医疗专家发现一个人脸上忽然长出许多白色柔软细毛,可能是患癌症的先兆。共有29位脸上忽然长出许多白色柔软细毛的人,以后被确认患有癌症(肺癌、淋巴肉瘤、肝癌、结肠癌等)。由于脸上长细毛不易被发现,所以许多癌症患者在确诊前也许没有注意到这个癌症的先兆。

引自:《老年报》

4282. 嗅觉丧失是脑肿瘤的第一个信号

当脑内长肿瘤时,肿瘤首先压迫的是嗅觉中枢及嗅神经,使嗅觉信息不能正常地传入或传出,从而导致嗅觉障碍以至丧失。继而肿瘤增大压迫视神经交叉,使视觉减退,以及出现头痛、思维减退等现象。因此嗅觉的减退比发生视觉障碍和出现头痛要早得多,所以说嗅觉减退是脑肿瘤最早的先兆。

脑肿瘤是一种很难确诊和治疗的肿瘤,当人们发现时,常常是肿瘤长得很大,临床症状表现很明显时,治疗效果常常是很不理想的。因此,人到中年后,若出现无明显原因的嗅觉逐渐减退,以至丧失时,应引起高度的重视,千万不可掉以轻心。(王廷超)

引自:1996年12月13日《老年康乐报》

4283. 自己也可以发现癌肿的蛛丝马迹

多数癌肿的早期发现,需依赖于病人的自我感觉。尽管肿瘤初起,病人没有

明显的不舒适，但总会有这样那样的蛛丝马迹。诸如短期内体重剧减、贫血、乏力、长期发热等，都是不可忽视的重要线索。当然，不同部位的肿瘤，症状和体征也不尽相同，但却都可以通过细心体察和简便的检查方法得以发觉。

例如，在洗澡之时，莫忘摸摸自己两侧腋窝、颈部，女同志还特别要摸摸乳房，看是否有肿块，因为这些往往是淋巴肿瘤、甲状腺癌或乳腺癌的征象。对于皮肤或颜面部过大的黑痣，尤其男同志刮脸常要碰及的面痣，应请医生检查，必要时手术或激光切除，这样做有利于防止黑色素瘤的形成。久治无效的所谓气管炎、肺炎，频繁的呛咳或痰中带血，要警惕是否患有肺癌。当吞咽食物出现梗阻感时，要想到食道癌。鼻涕中常带血丝，要考虑鼻咽癌。大便外形变细或便血，并有排不尽的感觉时，这常常是直肠癌的表现。老胃病患者如果食欲减退，逐渐消瘦、疼痛，或伴黑便，服药效果不佳，则很可能是胃癌。肝脏大、疼痛剧烈、腹胀、食少等是肝癌症状。尿血而不伴有疼痛，可能是膀胱癌或肾癌。贫血、周身骨痛、皮肤易引起淤斑，又常是血液肿瘤的特点。头痛、恶心、呕吐、视物不清晰，莫忘脑肿瘤。妇女不规则阴道流血或性交出血要防宫颈癌。胖得出奇、红光满面和多毛，可能患内分泌的癌肿等。

癌肿虽顽恶，但只要发现早、小，是完全可以治愈的。因此，我们每个人既不要谈癌色变，也不要放松对癌肿的防范，尤其人过中年，要学会察觉自身体内癌肿的方法和防癌知识，做到留心体察，早期发现，及时治疗。（杨海手）

引自：1997年12月26日《生活与健康》

4284. 老人"缠腰龙"莫忘查肿瘤

据日本山形县立新庄医院皮肤科安斋真一报道，该科对50岁以上患带状疱疹，在发病近期没有检查过内脏疾病者进行内脏恶性肿瘤检查，受检查66例，其中，男性27例，女性39例，平均年龄59岁。结果检出恶性肿瘤3例，为胃癌全为男性，年龄分别为57，68，74岁。另外，查出良性直肠瘤、大肠息肉、糜烂性胃炎、胆结石各1例，胃溃疡2例。他强调，由此而发现的恶性肿瘤全为早期癌，如及时治疗可达到治愈水平。

据我国有关资料报道，在接受过放、化疗的骨髓移植者中，带状疱疹的发病率高达50%以上。（洪世德）

引自：1997年12月4日《健康报》

4285. 幼儿蛔虫病可自测

夜间睡眠时有磨牙现象，舌面有散在圆形成边缘乳头状红色丘疹，白眼球有三角形、圆形或半月形蓝斑点，发生在肚脐周围的反复肚痛，下唇接近龈缘处有密集白色小颗粒，反复出现不明诱因的荨麻疹，脸上有指头大小的圆形白癣

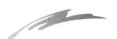

块，进食多却消瘦，看东西注意力不集中。出现此类情况，可以考虑幼儿是否患有蛔虫病。

引自：《中国人口报》

4286. 阑尾炎的自我诊断

阑尾炎的自我诊断方法：吊提脚跟震动试验。当你患有腹痛时，不妨双脚并拢，双手自然下垂，腰部挺直，提起脚跟，以前脚掌着地，直立几秒钟后，双脚跟同时突然着地。如果此时你感到右下腹部痛，即为阳性，可能是患阑尾炎。该试验的诊断机理是：由于脚跟在落地时，腹壁运动突然中止，而内脏由于惯性的作用，继续向下运动，阑尾冲击腹壁而产生疼痛。

据报道，这项试验在急性阑尾炎发病7～12小时，其阳性率占90%，发病12小时后可达100%。因此该项试验具有较高的诊断意义。在诊断慢性阑尾炎或非典型性阑尾炎时，这项试验更具有一定的特殊意义。因为非典型阑尾炎或慢性阑尾炎发作时，腹痛位置往往不固定，右下腹压痛不明显，体征不典型，化验血象也不一定有明显改变，而用提脚跟震动试验则往往可以做出诊断。（张福奎）

4287. 自测骨质疏松症

由于目前对已形成的骨质疏松症缺少有效的治疗手段，故特别强调早期发现和及时预防。下面推荐一套用积分来判断是否有骨质疏松的方法，人们可以对照自测。

积分内容分别是：男性50岁以上和女性40岁以上，各计1分；缺少活动计3分；长期卧床计4分；妇女停经2年以内计1分，2～5年计3分，5～10年计4分，10年以上计5分；有骨质疏松症家族史计3分；骨骼短小计3分；常用甲状腺激素或肾上腺皮质激素计5分；生长期钙摄取不足计2分；嗜酒、吸烟计1分。从这份骨质疏松自测积分表中可以看出，骨质疏松症的发生与营养状态、生活习惯、用药情况、遗传因素等有关。当各项积分累计8～10分时，说明已有一定程度的骨质疏松；如果累计分数达到10分或10分以上，则提示已患有骨质疏松了。（小春）

4288. 观手断病

手掌发热发干：甲状腺机能亢进。手掌上出现红色斑点：肝炎或糖尿病。指关节肿胀：高尿酸、痛风。指尖苍白：血流障碍。手背上起小的白色丘疹：胆固醇过高。指尖纹线出现股沟：有心肌梗死或中风的危险。指尖呈乳白色：肾脏或肝脏有病。指甲发青：循环障碍。指甲发黄：支气管炎。指甲呈毛玻璃样：肝萎缩、肾结核。指甲出现横沟：劳累、紧张、忧虑过度、营养不良。指甲向里凹陷：甲亢或肾上腺亢进、风湿热、贫血。手上出现红线：高血压、风湿病或心脏病。指甲上

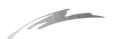

出现小白点：缺钙。杵状指：多见于心脏病、肺病、结肠炎等。

手指震颤或颤抖：原因较多，程度不同，一般可分以下三种。

（1）小的震颤：可见于酒后、性情激动、甲状腺机能亢进、震颤性麻痹、多发性硬化症、小脑疾患、偏瘫、神经衰弱、绝经期后等。

震颤性麻痹者在运动时减轻或消失，在静止时出现；多发性硬化症或小脑疾患者，在运动之后反而加强，做细动作时最明显。

（2）中等度震颤：多见于老年人情绪激动、惊吓、寒冷、剧烈运动之后。

（3）粗大震颤：多见于慢性酒精中毒者。

正常的指甲，红润含蓄，坚韧而呈弧形，压其尖端放开后血色立即恢复，这说明气血充足，运行流畅。

若压指甲颜色深红，是气分有热；色黄是有黄疸，多为湿热重蒸之故；色淡白是血虚，或为气血两虚；色苍白为虚寒，多为脾肾阳虚；色紫黑，是血淤，或血凝危症；色青者，多为寒证。

按压指甲变白，血色缓慢者，是血淤或血滞；不复红者，多是血亏。指甲扁平反而凹者，称为"反甲"，多为肝血不足，为痹病骨痛；色苍而枯者，是肝热。

手掌发红，特别是大鱼际、小鱼际及指尖斑状发红，多见于肝病重症。

总之，不论出现上述哪一症状，必须趁早去医院请医生诊治。（发和）

引自：《科学晚报》

4289. 拔罐痕迹可辨病

拔罐疗法是我国医学遗产之一，是中华民族的传统医学。

拔罐的痕迹有明显的个体差异。不同的疾病能反映出不同的罐痕颜色，对诊断常见病有一定的参考价值。

（1）紫色为痹证（风湿证），风寒湿三气杂至而合为"痹"（风湿），因邪气入络，使气血运行不畅，经络闭阻，不痛则痛。经络不通淤滞，反应在体表。所以罐痕为暗紫、深紫、淡紫。根据病情，心血淤阻（冠心病）也为深紫色。

（2）红色为感冒（伤风、小伤寒）。无论是细菌加病毒感染，还是外感风寒风热感冒，都有周身不适发热症状。血液循环加快，毛细血管扩张，血管壁的渗透压增强。在背部拔罐加之火罐的负压作用，罐痕明显为红色，根据病情轻重可分暗红、深红、淡红色。

（3）皮肤本色（无色）是脾胃病，消化功能不良。根据中医理论，脾不健运肺就无以濡养，肺主白色、脾主黄色，尽管皮肤受到罐子的负压刺激作用，罐痕很难反映出颜色。

上述方法是个人多年经验积累，有兴趣您不妨在患者背部拔罐以尝试。

作者：黑龙江哈尔滨林机厂医院针灸科　曹桂芳

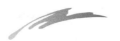

4290. 看唇色知病情

唇色苍白：多为血虚贫血。唇色深红焦干：多为急性热病。唇色鲜红：多属阴虚火旺。嘴唇发紫：多见于心肺功能不全等疾病。唇红伴呕吐为胃热。嘴唇呈樱桃红：应怀疑是否煤气中毒。唇黑焦干：为病情危重。唇色暗黑发浊：为消化系统有病。唇上出现黑色斑块：见于慢性肾上腺皮质功能减退。唇、口角及口腔黏膜褐、黑斑点：提示消化道有息肉。唇肿：食物过敏、外伤或局部发炎所致。唇歪：多系颜面神经麻痹所致。（杨维杰）

4291. 眼睛会告诉您有什么病

文学家常说"眼睛是心灵的窗户"，而医学家则认为"眼睛是身体的镜子"。事实正是如此。直视自己的双眼，发现眼结膜发红，可能是你饮酒过度的表现，因酒精会扩张眼睛的血管，提示你要减少饮酒量。游泳也会出现这种情况，因为冷水的持续刺激会引起结膜充血。如果眼睛呈慢性充血，你最好请医生看看，这意味发炎或其他毛病。严重贫血的人，眼皮内侧表现颜色苍白。对妇女来说，可能是月经失血过多造成的，应注意饮食平衡，多吃些含铁丰富的食物。

如果你消化不良，你的眼睛会表现出来：眼白部分会转为淡灰色，且目光呆滞。假如你过夜生活太多的话，眼球会出现粉红色的红丝，因为微细血管突出而转红，眼皮看起来疲惫不堪。

患有胆结石的人，也可以从眼睛看出来。因为胆结石阻碍了胆汁的排泄，使胆汁被吸收入血，全眼白转黄。当然，眼白转黄也可因黄疸病或肝炎所致。患有肝豆状核变性的人，角膜边缘可以看到一个黄色或棕褐色的色素环。

睡眠过多引起眼周肿胀，可以是水肿或甲状腺疾病所致。因为夜间平卧入睡，多余的水分就聚集在皮肤最薄的眼眶周围形成眼睑水肿，睁着眼睛睡觉，就要考虑是否患了甲状腺机能亢进；如果是睁只眼闭只眼，则有可能是面神经麻痹。

眼内闪烁不定，跳得厉害，可能是你用功太多，担心太多。因此你要注意休息，劳逸结合，同时适当进补。（叶瑾玉）

4292. 从指甲颜色初识疾病

一个健康人，其十个手指甲应该是平滑、光洁、半透明，并呈均匀的淡红色。但有时指甲也会出现其他颜色，这就预示着身体可能要出故障了。

指甲由淡红色变为黄色：有局部原因，则甲癣可能会引起黄指甲；也有全身原因的，如黄疸性肝炎，甲状腺功能减退，肾病综合征等均可引起黄指甲。此外

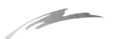

吸烟者也因香烟熏黄指甲，或者过食胡萝卜、南瓜等也能使指甲染黄，但此不属疾病，停食后不久，指甲即可退黄。

指甲由淡红变白：指甲的表面出现一个或多个点状或线状白色，这种情况除了外伤引起之外，可能因指甲本身含有气泡，指甲角化不全等；如果全部指甲变白，除了低血色素贫血外，不能排除肝硬化或肝炎的可能性。

指甲呈紫色：大多数是体内缺氧所致。如先天性心脏病、慢性肺部疾病等均可引起缺氧使指甲变紫。但是也有因多食不新鲜的蔬菜或蚕豆等引起肠源性青紫症，造成体内血红蛋白输氧能力降低，因体内缺氧，使指甲变紫。

黑色指甲：常因全身色素沉着的病症如肾上腺皮质功能减退、维生素B$_{12}$缺乏等均可造成黑色指甲。（王奔）

引自：1997年10月24日《上海大众卫生报》

4293. 尿色可辨病

尿液呈红色：应考虑是否患有急性肾炎或肾结石、膀胱结石、尿道结石和泌尿器官结核、肿瘤以及是否有外伤。女性则有可能患子宫、卵巢、输卵管等器官疾病。

尿液呈白色：应首先考虑是否患有严重的泌尿系统化脓性疾病。若经一段时间的放置后尿液不出现白色沉淀，应考虑是乳糜尿。

尿液呈深黄色：经常性的深黄色尿或棕黄色尿，常伴有眼睛巩膜及皮肤黄染，很可能患有胆结石、胆囊炎、胆管阻塞以及黄疸型肝炎等疾病。

尿液呈黑色或褐色：应考虑患有溶血性疾病或恶性病变等，如出现在输血过程中，很可能是因血型不合发生溶血现象所致。（一丁）

4294. 便后看一看，有病早发现

提起粪便，许多人都不屑一顾，其实大便就像镜子，反映着消化道各个脏器的功能状况，便后看一看，能使你获得许多疾病的信息，甚至可以早期发现疾病。

（一）大便的颜色

健康人的大便呈棕黄色，这是因为健康人的大便中含有粪胆原之故。大便颜色变化，与疾病关系十分密切。

（1）白色或灰白色：说明胆汁的排泄受阻，大便中不含粪胆原，这提示胆道梗阻，有患胆结石、胆道肿瘤和胰头癌的可能，若同时伴有皮肤黄染，应及时去医院检查。此外，灰白色大便还可见于钡餐透视之后，属药物引起。

（2）白色淘米水样：粪便若呈米泔水样无粪质的白色混浊液体，量特多，见于霍乱。

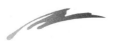

（3）白色油脂状：量多，有恶臭，常见于胰源性腹泻或吸收不良综合征。

（4）白色黏液样：若长期出现这种大便，提示可能患了慢性肠炎、肠息肉和肿瘤。

（5）深黄色：多见于溶血性黄疸，即红细胞大量破坏所产生的黄疸。常伴有溶血性贫血，可由红细胞先天性缺陷、溶血性细菌感染、恶性疟疾、配错血型的输血、某些化学药品或毒素的中毒、各类免疫反应引起的溶血出现。此外，某些出血性疾病，如血小板减少性紫癜、再生障碍性贫血、白血病、流行性出血热等，由于凝血机制障碍，亦可导致便血。这种便血一般呈暗红色，有时也呈鲜红色，且常伴有皮肤及其他器官出血。

（6）黑色：因黑如马路上的柏油，又称柏油样便，是上消化道出血病人排出的大便。它包括十二指肠溃疡、胃溃疡、胃窦炎的出血及肝硬化时的食道胃底静脉曲张破裂出血等；患胃癌时癌细胞浸润血管，也可引起上消化道大出血。但是食过多的肉类、动物血、口服铁剂等，粪便也可呈黑色，应注意鉴别。方法：将黑便用水冲散，若显血色，为消化道出血；食物或药物所致黑便，黑而不亮，用水冲散不见血色，素食或停止服药2～3天后，大便转为黄褐色。

（二）大便形状

患肠道疾病时，大便形状也会发生变化，这可帮助诊断疾病。

（1）呈稀水样：是消化不良或肠滴虫所致腹泻的表现，或同时还伴有黏液、脓血则应考虑急性肠炎。若大便似米汤，多为霍乱或砷中毒。

（2）大便溏薄：慢性结肠炎患者大便多为溏薄。受寒、食冷食及油腻滑肠食物过多，也可使大便稀薄。若大便稀薄，每日天未亮时泄泻，为肾阳虚，肾阳虚俗称"五更泻"。

4295. 自我判断缺少哪些维生素

缺少维生素A：皮肤粗糙干燥，呼吸道易感染，眼部有干燥感，畏光、多泪，视觉逐渐模糊。

缺少维生素B：会引起消化不良，气色不佳，有时手脚发麻，患多发性神经炎和脚气病。

缺少维生素B_3：容易口臭、失眠、头痛、精神倦怠。

缺少维生素B_{12}：皮肤变得苍白，毛发稀黄，精神不振，食欲不佳，呕吐，腹泻。

缺少维生素C：齿龈紫肿，容易流血，眼膜、皮肤易出血，伤口不易愈合。

缺少维生素D：头部多汗，儿童易患软骨病，成人易患骨质软化病。

缺少维生素E：四肢无力，易出汗，头发分叉，精神易紧张。

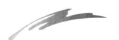

4296. 体能自我检测法

近来，国外流行一套简便易行的体能自我检测法。具体如下：

（1）弯腰练习：在90秒内连续做弯腰练习（弯腰时呼气，直立时吸气）20次。记下练习开始前和结束后脉搏在1分钟内各跳动的次数，将二者相加后减去200，再除以10。计算一下结果：得数在0～3之间最好，在6～9之间的也可以，在9～12之间的则欠佳，大于12的，你就必须马上就医了。

（2）呼吸气练习：做一分钟呼气和吸气练习，记下呼气和吸气次数，然后，将总数与下面标准大致对比一下：20岁的人最好是35～40次，30岁的人最好是30～25次，60岁的人最好10～20次。

（3）屏气练习：做一次深90～120秒吸气，然后屏气，时间尽量拖长，随后慢慢呼气，最后再最大限度地屏气，在规定时间内情况最佳。

综合以上练习，您就可以准确地了解自己的体能状况。（陈英涛）

4297. 人体老化测定法

怎样能测知人体的老化程度呢？日本京都府立医科大学的山日教授根据自己30年对人体的研究，提出一个简易可行的测定方法：受检查者双手紧贴大腿两侧，闭上双眼用一只脚站立，然后根据其稳定不移的站立时间来判断老化程度。其年龄与测量的时间标准是：0～39岁：9.9秒；40～49岁：8.4秒；50～59岁：7.4秒；60～69岁：5.8秒；70～79岁：3.3秒。

如未达到标准者，表明老化程度偏快；达到标准或超过标准者，表明正常。女性比男性要推迟10岁计算。（南康）

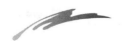

第二十四篇

附　录

附录一

西医小常识

一、还是学点医学好

我曾因不懂医学知识吃了一次不小的苦头。1976年，因患甲状腺机能亢进导致下肢瘫痪，经省人民医院治疗好转，便带药回家疗养。药服完后，我到当地医院就诊，医生问我曾服啥药，我说："他巴唑。"他说："这药我们没有，开点地巴唑给你吃吧！"我因缺少医药常识，便盲目地服了1个多月。结果病情加重，原先拄着拐杖尚可在厂内外散步，后来竟连家门都不能出。到昆明复查，省人民医院医生看了我的病历和症状，问我是否停了药？我说："药没停，吃的是'地巴唑'。"医生听后，拍着医案说："你乱弹琴，两种药只一字之差，性质和用途大不一样，谁叫你吃的？"我将情况向他述说后，他立即叫我住院治疗。

回忆这段往事，我深感日常生活中，学点医药知识的重要。（马龙　姚如一）

二、一些医学名词

血液循环系统：是由心脏、动脉、静脉、毛细血管组成。

循环状态：血液由心输出，通过动脉向组织、器官输入氧气等各种营养物质；通过静脉运走组织中蓄积的二氧化碳和其他代谢产物，从而保持机体器官、组织的新陈代谢和机体活动的正常进行。

淤　血：器官和局部组织中的静脉回流受阻，使血液淤积在小静脉及毛细血管中，引起局部组织中静脉血流增多，称淤血。

缺　血：局部组织的动脉中，血流量小于正常流量，称为局部贫血，也称缺血。

出　血：血液从血管或心脏外出，称为出血。

中　风：脑出血，或称脑溢血。

血　栓：在活体的心血管内，血液的某些成分形成固体物的过程称为血栓形成，所形成的固体物称血栓。

栓　塞：血液中出现不易溶解的异物，随血液流动堵塞血管的现象称栓塞，引起栓塞的异物称栓子，如血栓子、气栓子、脂肪栓子、肿瘤细胞栓子等。

萎　缩：发育正常的器官、组织或细胞，由于某种原因体积缩小称为萎缩，如萎缩性胃炎、脑萎缩等。

变　形：是在致病因素的作用下，组织细胞的物质代谢发生障碍，此时在细

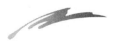

胞内或间质中出现各种异常物质，使之发生形态结构的变化称为变形，如关节变形。

坏　死：人体局部组织、细胞的死亡称为坏死。坏死是由物质代谢的停止、生理功能的丧失与形态结构的解体三种改变组成的一种不可恢复的改变。

炎　症：是机体对各种致炎因素引起的损伤所发生的一种应答性反应。在病理上表现为生炎组织的变质渗出和增生三种基本病变；在临床上除局部组织出现红、肿、热、痛及机能障碍五大基本症状外，还伴有不同程度的全身性反应，如发热、白细胞增多等。

作者：甘肃省武威市文化馆　王生海

三、一些中西药物名称解说

药物是指具有预防、治疗、诊断疾病和保健作用的一大类物质的总称。病人能够直接使用的药物称为药剂。药物名称可分为化学名、正名、法定名、商品（专利）名、流通名和别名等多种。化学名是以药物的化学结构命名的，因临床使用不方便，故少用。国家医药主管部门对每种药都要命名一个适宜的正式名称，其中收载于《国家药典》或《国家基本药物目录》中的名称为法定名，有法定名的只是部分药物。市场上流通的药名除部分采用正名外，大多是生产厂家为其产品自定的名称，即商品名，它常带有广告意义。

以青霉素为例，分钠、钾两种，化学名为6-苯乙酰胺基青霉烷酸钠（钾），正名为青霉素G、氨苄青霉素，法定名为青霉素钠（钾），流通名、商品名为青霉素、盘尼西林。阿司匹林原是外文译音成为流通名，其化学名和正名是乙酰水杨酸，别名醋柳酸。常用抗心绞痛药硝苯啶又叫硝苯吡啶、硝苯地平、心痛定、利心平。麻醉止痛药度冷丁是临床较通用的名称，别名又叫唛啶、地美露，实际这些是外国的商品名，其正名和法定名是哌替啶。值得注意的是，国外进口药的包装均采用商品名，这常会迷惑人，因为不少进口药国内早已生产使用，只是名称不同而已。购买或使用时，应查阅说明书，以所载化学名或正式拉丁名为准。

中药的名称相对单一，只有少数药材有别名，如延胡索又称元胡、玄参称元参、麦冬称寸冬或麦门冬等。中药用名随医师习惯有的加上产地，如川（黄）连、潞党（参）、淮山药等，这些都不会引起问题。但是中成药常有同名异方的情况，即名称相同但处方组成略有差别或用药数量不同。如差异不大，则对疗效影响也不大；如差异大则会影响疗效，比如大活络丸有4种处方，最多含51味药，最少的含22味。凡是药典已收载的丸剂其处方是明确、统一的，但收入药典成药所占比例并不大，所以购买或使用中成药时也应注意这个问题。

综上所述，西药常有一药多名，而中药丸剂则会出现一名多方，这就提示大家在看病、购药时不能只认准一个名称，以避免不应有的误会或造成差错。

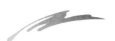

（晓岩）

四、家庭护理换药小知识

（1）在换药时，禁忌扫地、掸床，防止尘埃四处飞扬，污染伤口。

（2）敷料倘若粘在创面上，可先用3％双氧水或生理盐水浸湿松软后再轻轻揭除，以免损伤新生的表皮，引起出血，影响伤口愈合。

（3）揭胶布时，应顺着毛发方向轻轻地揭下，以避免或减少疼痛以及皮毛脱落。

（4）必须严格无菌操作，换药的镊子在使用前要煮沸15～20分钟，或用酒精灯火焚烧1分钟，用后要以清水冲洗干净、擦干。换药的敷料等必须经过蒸煮消毒才能使用。

（5）换药时需要用两把镊子，一把用于取药及敷料，另一把专门用来接触伤口及夹除污染物，防止两把镊子混合使用导致交叉感染。

（6）换药过程尽量减少创口暴露时间，以免其他病菌侵入造成混合感染。

（7）忌用碘酒或酒精涂伤口，以免引起剧烈疼痛，损伤组织细胞，延缓创口愈合。

（8）口腔上药，忌涂红汞，因红汞内含有毒的汞，如果误食进口容易导致汞中毒。

（9）对于化脓的创口最好不用紫药水，但溃破的脓疱疮和溃疡除外。因紫药水对化脓的创面很快会形成痂盖，极易造成痂下积脓。如果已用紫药水，则需每天检查创口，发现异常变化时，应立即改用雷佛奴尔液。

（10）倘若出现创面不断扩展或腐烂，或身体恶寒发烧等，应停止在家庭换药，及早到医院妥善治疗。

本文作者：国防科工委兴城疗养院　王鸿歌

五、常见外用药水的用法

碘　酒：是碘化钾和碘的酒精溶液，具有消肿、止痒、杀菌和消炎的作用。适用于没有破皮的疮面，不宜涂抹在疮面、口腔黏膜上。

红药水：是红汞的水溶液，具有消毒防腐的作用，适用于涂抹小面积的表皮创伤。不宜与碘酒同用，否则会引起碘化汞中毒。

双氧水：是过氧化氢（H_2O_2）的水溶液，杀菌作用很强，主要用于清洗创伤、溃疡等。

酒　精：是75％的乙醇溶液，具有表皮消毒作用，常用于皮肤及器械的消毒。此外，用酒精涂擦卧床不起病人的皮肤，可防止褥疮发生。

家庭中使用外用药水，要用干净的棉花球涂抹，切忌用瓶塞直接在伤口上涂

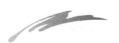

抹，以防交叉感染。使用完毕后，要盖好瓶塞，放在阴凉处待用。（张富）

六、要学会看化验结果报告单

到医院看病时，医生为了节约病人开支要制订初步检查计划和进一步检查计划，然后分析判断。但是病人自己看到化验结果报告单后，由于不懂医学检查程序和人体生理的正常和异常指标，往往看到报告单后在头脑中犯疑，甚至加重思想负担。所以，在此将化验结果表示方法介绍如下：

（1）阳性"＋"、阴性"－"：阳性"＋"表示"有"的意思，根据数量的多少以"＋"、"＋＋"、"＋＋＋"、"＋＋＋＋"表示；阴性"－"就是"没有"的意思。

（2）以数字表示某种物质的量，如细胞数及某种化学元素的量等，其单位为克、毫升、摩尔，表示重量单位有的克（g）、公斤（kg）、皮克（pg），表示容量单位有的毫升（ml）、升（l）、飞升（fl），化学物质的浓度用摩尔（mol／L）、毫摩尔（mmol／L）、纳摩尔（nmol／L）表示，酶的活性是以单位（u／l）表示等。

（3）以文字叙述方式描述的主要有形态、颜色、大小等。

（4）参考值：这个词代替了过去的所谓"正常值"，参考值的含意是由正常参考人群中测得的数值，经统计学处理而制定的。如果病人测得的数值落在参考值范围之内的话，则约95%应是属于正常情况。下面再把最常见的几个检验结果介绍如下：

便常规：

（1）外观：一般都由病人在主诉时告诉医生，如颜色、形状、软硬、有没有黏液、血液等。

（2）显微镜观察：主要看是否有异常物质。如红细胞、脓球虫亚滴虫、原虫等。

（3）化学试验，主要有隐血试验，在检查此项时患者应在检查前两天禁食含血液的食品，因为这是检查上消化道出血的指标，有少量含铁物质即可造成假的阳性反应。

尿常规：尿液检查诊断价值很大，许多疾病其尿液都有一定变化。它主要分为化学检查项目和尿沉渣镜检。而肉眼观察尿的颜色和浊度也很有帮助。另外应指出的是化验时尿越新鲜、无污染的尿最好，以免出现误导。

现在尿液的化学检查大多采用多联试纸带法，一次少则4项，多则10多个项目，可作为健康检查或对肾脏疾患、尿路感染、肝胆系统疾病、糖尿病、循环系统疾病的筛选试验。

这些验尿的试纸带上的化验项目包括有：尿液的pH值，以掌握人体的酸碱平衡状态；蛋白质（PRO），肾脏等患有疾病时呈阳性反应；葡萄

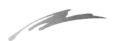

糖（GLU），患糖尿病时呈阳性；隐血（BLD），如患肾脏疾病呈阳性；酮体（KET），有重症糖尿病或严重妊娠呕吐等为阳性；胆红素（BIL）、尿胆原（URO），肝脏疾患或有溶血性疾患时为阳性；亚硝酸盐（NIT），患肾盂肾炎或革兰阴性菌败血症时为阳性。有的试纸带还可检查尿比重、白细胞及管型等，但不常见故不多述。

尿沉渣镜检：是将尿液高速离心沉淀后用显微镜观察沉渣中的有形成分。

如红细胞、白细胞、上皮细胞等。一般情况下除可见少数扁平上皮细胞外，很少见到红细胞、白细胞。当出现管型时即表示肾脏可能有不同程度的损伤，应立即采取医疗处理措施。

本文作者：阜新矿总院　赵忠元

七、关于肝功能检查知识

目前最常用的肝功能试验，主要有：

（1）黄疸指数和胆红素。正常人的黄疸指数为2～6单位，胆红素为1%毫克以下。如果由肝炎发生黄疸即黄疸性肝炎，那么上述数值就要增高。不过产生黄疸的原因很多，胆管阻塞及血液中红细胞的异常破坏都可引起黄疸。

（2）蛋白质代谢试验。肝脏是人体合成血浆蛋白的主要器官之一。抽血测定血清总蛋白量以及白蛋白和球蛋白两者的比例，可以了解肝脏合成蛋白质的功能是否失常。由于肝细胞的损害，血清蛋白量和质都发生改变，此时不仅血浆中的总蛋白含量发生改变，而且白蛋白和球蛋白的比例失常，当血清遇到不同的试药，就产生了絮状沉淀和混浊现象，这就是各种絮状和浊度试验的基本原理。目前最常用的有脑磷脂胆固醇絮状试验（CCFT，正常时为阳性），麝香草酚浊度试验（TTT，正常为0～6单位）等。

（3）测定血清中的酶活力。肝脏在合成蛋白质时，可把一种氨基酸转换为另一种氨基酸，转换过程中主要是依靠转氨酶的作用。

肝细胞中存在各种转氨酶，当肝细胞遭到损害或坏死时，大量转氨酶就被释放到血液中去，所以血清中的转氨酶活力增高。目前常测定的是谷丙转氨酶（S、G、P、T）。由于各医院测定的方法不同，因此正常值的标准也不尽相同。（秦采）

八、化验单上阴性与阳性

一般来说，阳性"+"表示经试验后，存在或出现了某种结果；阴性"−"，则表示不存在或没有发现某种结果。

检验结果的阳性反应，一般有两种表示法。一种仅代表定性，如乙型肝炎表面抗原（HBSAG）、甲胎蛋白（AFP）等试验，一般只报告阳性，不表示量的变

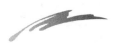

化。另一种检验的阳性反应，则必须报告量的变化，如尿糖"++++"、大便潜血"++++"等等。

检验结果的阳性反应，一般来说，表示不正常，可能是患了某种疾病。（庶人）

引自： 1996年5月10日《市场早报》

九、西医处方上的符号含义

当你去医院看病时，医生检查后，根据病情给病人开了处方。西药处方上的药物剂型、剂量及用药方法等常用拉丁文缩写的符号，以指示药房发药时告诉病人如何用药。现将这些符号简介如下：符号RP表示请取药，P.O表示此药口服，inj表示注射剂，nist表示合剂，Tab表示片剂，SoL表示溶液，Co表示复方，Pr表示灌肠，i.d表示皮内注射，V/gtt表示静脉点滴，M表示肌肉注射，o.m表示每晨，o.n表示每晚，hs表示睡时用，A.m表示上午，P.m表示下午，A.C表示饭前，P.C表示饭后，s.o.s表示需要时用一次，St表示立即，p.b表示每日1次，B.i.d表示每日2次，T.i.d表示每日3次，q.i.d表示每日4次，q.h表示每小时1次，q.4h表示每4小时1次，qs表示适量，aa表示各等份，mg表示毫克，g表示克，ml表示毫升，No表示数量。

只要认识了以上符号，你也会正确使用医生开的药方。 （王延芬）

十、怎样正确使用血压计

我们常用的血压计，有水银柱式和表型两种，是间接测定动脉血压的诊察工具之一。中老年人要定期测定血压，对自己的血压心中有数，及早发现高血压病。患高血压的病人经常测定血压，可以观察降压药的效果，更好地指导使用降压药物，提高治疗效果。发生其他疾病，测试一下血压，也可从一个侧面了解病情，有利于治疗。因此，有条件的家庭备上一个血压计，并学会使用方法，是家庭保健工作的重要内容之一。

测量血压的方法：病人取坐位或卧位，将橡皮袖囊松紧适度地缚在被检查者的上臂，在肘关节上3~5厘米处，用听诊器轻压在搏动明显的肱动脉上，边听边挤压橡皮球。当气囊内气压上升到超过收缩压的压强时，被测肢体内血管压瘪，血液不能通过，此时脉搏消失，听诊器听不到声音了，再将橡皮球上的螺丝拧松，将气体慢慢放出，在听诊器中开始听到随着每次心跳而发出的第一个"咯"的声音，此时血压计上的读数即收缩压。囊内气体继续排出，当囊内压力降到舒张压时，血管不再受压变形，血液在血管内涡流减弱，听诊器内的声音逐渐变钝，此时血压计上的读数为舒张压。

血压的正常值是，收缩压为11.9~18.6千帕（90~140毫米汞柱），舒张压为

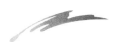

7.9~11.9千帕（60~90毫米汞柱）。血压的记录常用分数表示，收缩压为分子，舒张压为分母，例如140/90毫米汞柱。

在使用血压计时，还应注意以下几点：

（1）被测者全身肌肉放松，精神不要紧张，肢体应自然平放，不要握拳。如进行了较剧烈的活动，要休息15分钟后再测，以免影响结果的准确性。

（2）缚在上臂的橡皮囊，应与心脏在同一水平面上，过低测出来的血压偏高，如手臂高于心脏，则血压偏低。

（3）橡皮球打气时，水银柱的高度不应超过玻璃管的最上端，以防水银溢出；表型血压计勿超过300毫米汞柱，以免损坏表内弹簧，影响血压计的准确性。

（4）被测者衣袖过长或过窄，会影响血压值的准确性，故测量前应脱掉一只衣袖再测。（陈佑坤）

十一、怎样看血压计

过去测量血压，都是以毫米汞柱为计量单位，而现在则用帕斯卡作为计量单位。

帕斯卡（1623—1662年）法国著名科学家、物理学家，他研究了气体压力和液体压力学，提出了密闭流转体传递压强定律，是第一个用气压计对海拔高度进行测量的人。

这种计量单位，是国际计量大会通过的，为世界所公认。目前的血压计有的仍为毫米汞柱，有的两种计数同时存在，按要求，应以帕斯卡计量为准。

帕斯卡国际符号为"Pa"，中文符号为"帕"。

计算方法：1毫米汞柱等于0.133千帕，如果收缩压为120毫米汞柱，那么用0.133乘120就等于15.96千帕；舒张压为80毫米汞柱，就用0.133乘80则等于10.64千帕，可是，血压计中零点零几的血压，很难测准。因此，只能采取四舍五入的办法。比如：15.96千帕为16千帕，10.64千帕为10.6千帕，依此类推。（崔阳开）

十二、血压概念
（一）血压概念

血压：血液流经动脉血管时，血液对管壁所产生的压力。

收缩压（高压）：心脏收缩时，血管壁所承受的压力。

平均压：血管壁扩张到最大时，即血管内血液流量最大时，血管壁所承受的压力。

舒张压（低压）：心脏舒张时，血管壁所承受的压力。

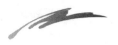

（二）血压数值判定标准

世界卫生组织（WHO）所规定的高血压诊断标准：

高血压：血压高于21.3／12.6千帕（160／95毫米汞柱）。

可疑性高血压：血压低于18.6～21.3／12.0～12.6千帕（140～160／90～95毫米汞柱）。

正常血压：血压低于18.6／12.0千帕（140／90毫米汞柱），而又非低血压者。

一般地，血压有随着年龄增大而增高的趋势，故（WHO）标准对某些年龄层并不适用，只能作为参考基准，具体判定应请教医生。

（三）如何正确量血压

人的血压时时刻刻在变化，影响血压变化的原因很多，如饮食环境、情绪、气候、时间、地点等等，因此测量血压不像测量身高、体重，测一次便知，必须长期一日数次定时测量并做记录观察，方可掌握自己的真实血压状况并提供给医生参考诊断。

（四）在家量血压有什么好处

在医院或诊所进行量血压时，面对医生量血压，易产生紧张，而使血压略为升高。血压会因环境状况不同而有变化，不能以一次的测量作为诊断的根据。事实上观察血压需要长期每天数次定时测量记录，因此您可以借助自己的血压表每天定时在家测量，及时掌握自己血压状况，控制药量和活动。

（五）为什么在家与在医院测量的血压值不同

在家测量血压，测量者只要按照操作步骤去做就能测量准确，同时在家测量无拘无束，精神放松。而在医院测量时，因为是看病，不知不觉中就会产生某种程度的不安、紧张等，引起血压升高。

医学常识告诉我们，人的血压值每时每刻都在波动，两次测量值完全一样的情况很罕见。医生们用传统水银柱测量时，常忽略两次之间较小的波动及每次测量的零头，给人们一种血压一成不变的错觉。

我国正常人动脉血压平均值

单位：千帕（毫米汞柱）（上海112419人调查统计）

年龄（岁）	男性		女性	
	收缩压	舒张压	收缩压	舒张压
11～15	15.2（114）	9.6（72）	14.5（109）	9.3（70）
16～20	15.3（115）	9.7（73）	14.7（110）	9.3（70）
21～25	15.3（115）	9.7（73）	14.7（110）	9.4（71）
26～30	15.3（115）	10.0（75）	14.9（112）	9.7（73）
31～35	15.6（117）	10.1（76）	15.2（114）	9.9（74）

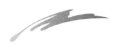

续表

	男性		女性	
36~40	16.0（120）	10.7（80）	15.5（116）	10.3（77）
41~45	16.5（124）	10.8（81）	16.3（122）	10.4（78）
46~50	17.1（128）	10.9（82）	17.1（128）	10.5（79）
51~55	17.9（134）	11.2（84）	17.9（134）	10.7（80）
56~60	18.3（137）	11.2（84）	18.5（139）	10.9（82）
61~65	19.7（148）	11.5（86）	19.3（145）	11.1（83）

引自： 金盾出版社《高血压防治200问》

十三、人体每天活动情况

心脏：收缩跳动10万次左右。

血液：血液循环的路程长达264000千米。

呼吸：23000次，约有500升空气进出，其中呼出的二氧化碳，可供给50平方米草坪植物所用。

眨眼：每12小时14400次。把泪水涂布于眼球表面，保持眼球湿润。

皮脂腺：分泌皮脂30克，以滋润皮肤。

胃：可消化1.68千克的食物，保证人体热能，维持生命。

引自：《健康咨询报》

十四、人体体温各不相同

平常我们常说人的正常体温为37℃，这是用口表测得的口内温度。

大脑温度为38℃左右，肝脏的温度也为38℃，肾的温度为37.6℃，直肠的温度为37.5℃，肛门的温度为36.3~37.5℃。

体温在一天24小时中也在变化，清晨4~6点时最低，下午4~6点最高。

体表温度也不相同。离躯干部位越近，其温度就越高，头皮为33℃，腋下为36.5℃，躯干部位为32℃，手心为30℃，脚掌为27℃。

引自： 1996年5月24日《今晚报》

附录二

中医诊疗小常识

一、脏腑知识

人体的主要脏器有五脏六腑。

五脏：心、肝、脾、肺、肾。它们的主要作用是储藏、维持生命活动的精气。

六腑：胃、小肠、大肠、膀胱、胆及三焦。它们的主要作用是传送、消化、吸收与排泄等等。除五脏以外，在心的外围还有心包络，它协助心脏工作。

五脏六腑各有不同的生理功能，彼此间互相联系、互相依存、互相制约。人体生命活动是以五脏为主体，在心的统一支配下进行的。不仅如此，脏腑还凭借气、血、津通过经络与眼、耳、鼻、口，以及皮肤、肌肉、筋、骨等彼此贯通，组成协调而严密的整体，以维持正常心理活动。

祖国医学中五脏六腑的概念，不完全相同于现代解剖学所指的脏器，它除了指实质脏器之外，更重要的是包括生理病理的种种反应和相应的功能活动。

（一）心（附心包络）

（1）心主人体精神意识、思维活动。人体的视力、听力、语言和运动，都是在心的支配下进行的，如失眠、精神错乱、昏迷等，都属于心的病变。

（2）心主血脉：食物经过脾胃的运化，将所吸收的精微输送到心，以充血脉；而血液又在心脏的推动下，沿着脉管经过肺脏，再流送周身，循环不已，不断地滋养着人体各部分组织器官。因此，心慌、心跳、出血等都属于心的病变。

（3）舌为心之苗：舌的功能活动及舌质的变化与心的病变有关。如心病可有舌体蜷缩、语言障碍等；又如心火炽盛，则舌质深红或溃裂。

附：心包络是心的外膜，有保护心脏的作用。如温病出现谵语、高热、烦躁不安、舌质深红，叫做"邪传心包"。

（二）肝

（1）肝藏血：肝具有贮藏血液、调节血量的作用。活动时，肝把储存的血液释出，输送到全身；静卧时，血液又储存于肝。若肝失去藏血的作用，就会发生出血性疾病。此外，肝脏本身也需要血液滋养。如肝血不足，便可能发生肝火上扰的病症。

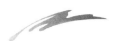

（2）肝主筋：筋有约束骨骼和连接关节的作用。肝血充盈则筋能得养，四肢关节活动自如；若肝血不足，就可发生各种筋病，如抽搐、角弓反张、舌卷及阴囊上缩等。

（3）肝喜疏泄：肝气的活动与情绪变化有密切关系。心胸开朗，多肝气畅达；谋虑过度，易使肝气郁结。

（4）肝开窍于目：眼睛能看清东西，主要是肝血的滋养。肝血不足，则会视物不清，或发生夜盲症；又如肝火上炎，可使眼结膜充血等。

（三）脾

（1）脾主运化：脾有消化吸收和输送食物精微的功能。此外，脾与体内水分的吸收、排泄有关。如果脾虚气血不足，可导致饮食减少、腹胀腹泻，以及水湿停留出现浮肿等病变。

（2）脾统血：血液循行于脉管，不致溢于脉外，有赖于脾气的统摄，如果脾阳不足，就容易发生出血，如便血、吐血、衄血、月经过多等。

（3）脾主肌肉四肢，其华在唇：肌肉的生长和口唇的润泽，有赖于脾所运化的食物精微的滋养。脾脏健运，则四肢肌肉丰满结实，口唇红润光泽；脾虚失运，则形体消瘦，四肢无力，口唇淡白。

（四）肺

（1）肺主气：肺的主要功能是主呼吸。吸进新鲜空气，呼出秽浊之气。在正常情况下，肺气是向下通降的，有病时便可能发生肺气上逆，出现气喘、咳嗽等症。

（2）肺主通调水道：水谷经脾胃消化吸收之后，输送到肺，再经肺气调节作用，输注于脏腑及全身，其余部分则随肺气下降，经水道而渗入膀胱。若肺的通调发生障碍，就会导致水液潴留、小便不利，甚至发生浮肿。

（3）肺主皮毛：皮肤调节体温，排泄汗液的作用与肺气有关。肺气足则皮毛润泽，能适应外界气候的变化；肺气不足则外邪容易从毛孔侵入，或体虚自汗。

（4）肺开窍于鼻：鼻通于肺，肺受风寒则鼻塞流涕，甚至不闻香臭；肺有热邪，则可出现鼻翼翕动。

（五）肾

（1）肾藏精：精，一是指人体生长发育、生殖功能的基本物质，称为"先天之精"，又叫肾气；二是指饮食经脾胃消化吸收后化生的精液，称为"后天之精"。二者均藏于肾。故肾与人体的生长发育生殖机能有密切关系。

（2）肾为水脏：肾有管理水液调节和排泄的作用。体内的水液由脾胃吸收输送到肺，经水道而下渗膀胱，再经肾的气化作用，一部分水液和废物由尿排出，另一部分又参与上述的体液循环。各种水肿病的发生，多与肺、脾、肾三脏功能

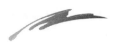

的失调有关,而与脾肾阳气的关系尤为密切。

(3)肾主骨,生髓:肾的精气有营养骨骼的作用。骨骼(包括牙齿)的生长发育、坚固脆弱,均与肾的机能关系密切。肾气旺盛,则牙齿坚固、筋骨坚强、腰膝有力;肾气虚弱,则齿松骨脆、腰膝软弱。

(4)肾开窍于耳:听力的强弱和肾气有关。如肾虚则听觉不敏或耳鸣。

(六)胆

胆的功能主要为贮藏胆汁,帮助人体消化食物。如胆汁外泄,可使皮肤黄染,称为黄疸。此外,尚与精神活动有关。

(七)胃

脾和胃具有消化水谷的功能,但胃主要是受纳和腐熟,脾主要是吸收运化。它们彼此分工,共同完成消化吸收作用。

(八)小 肠

小肠的功能是将胃所腐熟的食物进行分清别浊,即将食物精微经脾胃送于全身,营养脏腑组织,并将水液通过肾脏渗入膀胱,将残渣糟粕传送大肠。若小肠功能紊乱,便可发生水液糟粕混染,出现小便减少、腹泻等症。

(九)大 肠

大肠的功能是将小肠传来的糟粕吸干水分,形成大便,并排出体外。故大肠的病变主要为大便异常。

(十)膀 胱

膀胱有储存尿液和排泄小便的功能。小便的排泄有赖于气化作用,膀胱的气化作用又与肾气有密切关系。若肾气不足,则膀胱气化不利,可产生小便不通。

附:三焦为水道,属六腑之一。中医一般所称的"三焦",还有其他两种含义:①划分脏腑,通常上焦指心、肺,中焦指脾、胃,下焦指肝、肾;②划分疾病的浅深,在温病中,初期称上焦病,中期称中焦病,末期称下焦病。

(十一)脏腑的关系

人体是一个对立统一的整体,各部分之间保持着密切的联系,彼此互相依存,互相制约。人体某部分发生的局部病理变化,可以影响到整个机体,而全身的状况又可以影响局部病变。

脏腑是人体的主要器官,正常时,脏腑的平衡是整个机体平衡的基础;反常时,脏腑失调又是机体内外失调的关键。因此,了解脏腑之间的关系,对于辨证施治有着重要意义。

五脏的关系主要是互相滋生和互相制约的关系。互相滋生即两脏的功能互相推动,互相促进;互相制约即两脏的功能互相牵制,互相约束。依靠这样的联系,脏与脏之间才能保持动态平衡。临床意义较大的例子有以下

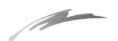

几种：

肝—脾　　互相制约的关系。如肝的机能偏亢，脾的运化就会受到过度抑制而产生胁痛。

脾—肺　　互相滋生的关系。如肺气虚，治疗除直接补肺外，尚可通过补脾以间接滋养肺气，叫"补脾益肺"。

肾—肝　　互相滋生的关系。如治疗肝阴虚，常配合滋肾阴的方法，以间接养肝，叫"滋肾养肝"。

肾—心　　互相制约的关系。如肾阳虚的病人，往往因肾阳虚不能正常地制约心，引起心火上亢，出现心烦失眠等症。治疗应滋补肾阴以降心火。

肾—脾　　互相滋生的关系。如治疗脾虚所致的慢性腹泻，若单用补脾法效果不佳，可使用温补肾阳的治法，往往收效，叫"补肾暖脾"。

脏与腑之间的关系也很密切，主要为一脏配一腑的表里关系。包括：心与小肠相表里，如心受暑热可移热于小肠，使小便短赤涩痛；肝与胆相表里，肝胆有病可互相影响，治疗时亦常相提并论；脾与胃相表里，胃主受纳和腐熟，脾主吸收运化，共同完成后天给养任务；肺与大肠相表里，肺有病常可影响大肠，用降肺气药往往能通利大便；肾与膀胱相表里，膀胱的气化作用，有赖于肾阳的推动等等。

二、病因知识

凡能引起疾病的原因均称为病因。祖国医学认为风、寒、暑、湿、燥、火（六因），喜、怒、忧、思、悲、恐、惊（七情），以及饮食失调、创伤、虫兽咬伤等因素，在一定条件下均能致病，属于病邪的范围。

（一）六　因

风、寒、暑、湿、燥、火，在正常情况下有利于生物的生长发育；如有反常变化，就可侵害万物，包括人体，这时就叫"六因"。

风：它的特点是发病急，变化快，致病范围广。风四时常有，故常和其他五因结合伤害人体，如风寒、风湿、风热等。风病多发于春季。

寒：是一种寒冷之气。它的特点是易伤人的阳气和使经脉拘急。寒邪多见于冬季。

暑：是夏季的主气，常于炎热之时，曝晒于烈日下而发病。它的特点是耗气伤津，且因夏日常食生冷瓜果，往往暑病挟湿。

湿：是一种重浊带腻的阴邪。因外感雾露、久居湿地而发病者，称为外湿；由于贪食生冷、嗜酒以致脾失常、水湿停留的，叫做内湿。

燥：常见于气候干燥的秋末冬初。如气寒而干燥，叫凉燥；若久晴无雨，秋阳曝晒，则为湿燥。燥邪伤人的特点为耗损津液。

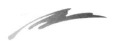

火（热）：火与热只有程度上的不同，除了气候酷热外，六因中风、寒、湿、燥邪伤人后，均可郁而化火。火（热）的特点是使人体津气大量消耗。

（二）七　情

喜、怒、忧、思、悲、恐、惊七种情绪变化，在正常范围内并不致病，但超过了限度，就会影响脏腑正常的生理活动而致病。

（三）其　他

包括饮食失调，如嗜食生冷、腐败变质的食物及暴饮暴食，以及刀枪创伤、跌仆损伤、虫兽咬伤等。

三、诊断知识

望、闻、问、切四诊，是中医调查病情的主要手段。运用四诊，应互相合参，力求全面，防止出现只凭一望一脉就决定病情的错误倾向。

（一）望　诊

1. 神色：包括精神与面色

（1）神：目光奕奕、面色红润、神志清醒、呼吸均匀、肌肉结实等为有神的表现；反之，目无神采、活动迟滞、神志不清、面色晦暗是无神的表现。

（2）色：包括色和泽。色指颜色，泽指润泽。望色主要观察面部色泽。正常人面色红润而有光泽。面色发红见于热证，午后颧红见于阴虚，面色发黄见于湿证或黄疸，面色苍白见于寒证、阳虚证或大失血者，面色发青见于风证、痛证、寒证，面色黧黑见于寒证或肾虚。

2. 形态：包括形体和动态

一般骨骼粗大、胸廓宽厚、肌肉充实、皮肤润泽等是强壮的表现，骨骼细小、胸廓狭窄、皮肤枯燥等是衰弱的表现，过于肥胖者多气虚而有痰湿，过于消瘦者多血虚火旺。患者的动静姿态和疾病亦有密切关系，四肢抽搐见于风病；半身瘫痪见于中风后遗症；卧时仰面舒足见于阳证热盛；卧时欲多盖被者，见于里寒或表寒证；卧时头身蜷屈者，多为阳虚畏寒或有剧痛。

3. 舌：舌诊为望诊的重要部位，包括舌质和舌苔

舌质，指舌的本体；舌苔，指敷布于舌面的苔垢。正常人的舌质为淡红色，不胖不瘦，柔软灵活，舌面上敷布一层薄白而润泽的苔垢。舌诊一般适宜在自然光线下进行。其次病人吸烟、进食有色食物等容易染污苔色，如食枇杷会使舌苔变黄，食橄榄会使舌苔变黑等，应予注意。

（1）舌质

①舌体的分部

一般以舌尖候心肺，舌中候脾胃，舌之两旁候肝胆，舌根候肾。这种以舌的部位来观察脏腑的病变，在诊断上有一定价值。如肝有热，舌之两旁有黄苔；心

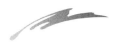

有热,舌尖部见深红等。但亦不应孤立机械地看待。

②舌质颜色

淡白色:苔润兼有声低、唇淡、脉虚者,多为气血两虚;舌质淡白,舌体胖嫩,舌边有齿痕而润湿,兼怕冷、大便稀薄、浮肿者,是为脾阳不振、痰湿内停。

鲜红色:为热证。红而干是胃津已伤,如无苔是津液更伤的表现;舌质鲜红,在外感是气分热盛,在内伤为阴虚内热。

深红色(绛色):热入营分则舌质深红;若入血分,舌质深红带紫色;舌质初现深红仍有黄白苔者,是邪在气分,未尽入营。舌深红而中心干是胃火伤津,舌尖深红是心火盛,深红而光亮是胃阴枯竭,若深红不鲜而干枯是肾阴已涸。

紫色:有寒热之分。色浅润泽属寒,色深而干属热,全舌呈深紫色是脏腑热极的征象,全舌淡紫而滑是寒甚的表现,舌紫暗为有淤血。

③舌体的形态和运动

舌头强硬,说话时口齿不清,在外感热痛是热入心包,在内伤病见于中风;舌上起芒刺是热邪内结;舌质肿胀为痰湿内蕴;吐舌弄舌多为心脾有热,病情较重。

(2)舌苔

①苔的形态

厚薄:苔薄多属表证,苔厚多为里证。

润燥:苔润是津液未伤,也见于湿证,苔燥是津液耗损,也见于热证。

腐腻:腐如腐渣,揩之可去,是阳气有余,能化胃中浊腐之气,见于肺痈、胃痈;腻是黏腻,揩之不去,见于湿浊痰饮、食积等症。

②苔的颜色

白苔:主表证。苔薄白而滑,多属外感风寒;苔薄白而干,多属外感风热;苔白腻而滑,多为寒湿、痰饮;苔白厚而燥,多为实热。

黄苔:主里证。苔白自渐变微黄,舌边淡红,表示病将由表入里,或寒邪渐次化热;苔黄燥起刺或夹寒证。

苔色变化:苔由白变黄,黄退而又生白苔,表示病情好转;若苔由白变黄,又由黄变黑,表示寒已化热,病情恶化。舌苔聚退而尽,应注意病情有急剧恶化之可能。

4. 其他

巩膜及皮肤发黄是黄疸病,如黄色鲜明呈橘子色者,属于"阳黄";黄色晦暗如烟熏状者,属于"阴黄"。肿从下起,发病较慢,皮肤呈青白色者,为"阴水";肿从上起,发病较急,皮肤发黄,为"阳水"。大便色黄如粥状,奇臭,是肠

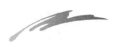

中有热；泻下如水，夹有消化食物者，是肠中有寒。鼻寒涕清者，属肺寒；鼻涕黄稠者，属肺热。

（二）闻　诊

闻诊是应用听觉和嗅觉观察病情的方法。

声音：包括语言、呼吸、咳嗽、呕吐、呃逆、嗳气、呻吟等。一般声音高亢有力的多为实证、热证，反之则为虚证、寒证。

气味：包括汗液、痰、口气、呕吐物、大小便及月经白带等的气味。一般特点是气味大而浓的多属实证、热证，气味清淡的多属虚证、寒证。

（三）问　诊

1. 围绕主诉询问

患者的主诉往往是我们认识疾病的向导，必须围绕主诉详细询问。如以发热为主诉时，就要弄清发热的性质、程度、时间、特点及热势在一天中的升降情况，发热与神智、出汗、口渴、头痛、身痛、大小便及其他症状的关系等。再结合脉象、舌苔加以归纳，就能确定表里、寒热、虚实的属性。

2. 围绕辨证的需要询问

（1）寒热：一般新起发热、怕冷是表证，发热、不怕冷、口渴是里证。怕热，遇热病重为有热或有火；怕冷，遇冷病重为虚寒。邪轻正盛者怕冷发热皆轻，正盛邪亦盛者怕冷发热皆重，邪盛正虚者怕冷重于发热。白昼发热而夜间安静者病在阳，反之则病在阴。午后潮热迁延不停者为阴虚，怕冷出汗四肢觉冷者为阳虚。

（2）汗：发热、怕冷、有汗是表虚，发热、怕冷、无汗是表实。不发热而出汗叫自汗，是阳虚；睡着出汗叫盗汗，是阴虚。

（3）饮食口味：病程中如能进食，是有"胃气"，有利于治疗。饮食喜温者多属寒证，喜凉者多属热证，能食善饥者多为胃热，食欲不振者多为脾胃气虚。口湿、谵语、便秘者属实热证，口渴而不喜饮水者多有痰内停，欲饮水而不能多饮者多为虚证。口苦多是热证，口淡、口甜、口腻多有内湿。

（4）大小便：小便黄赤而短，或大便秘结多属热证；小便清长，或大便稀溏多属寒证。

（5）月经：月经提前、量多、色鲜者多属热证，月经周期延长、量少、色淡者多属血虚，经前下腹硬痛而胀满者多为气滞血淤，经后下腹痛而不硬满者多为血虚有寒。白带黄稠而臭多为湿热，白带清稀多为脾虚有湿。

（四）切　诊

1. 基本方法与脏腑分部

切脉多采用两手"寸口"法，即取腕部桡动脉，以其正对桡侧桡骨茎突高起处定为"关脉"，关前为"寸脉"，关后为"尺脉"。切脉时医生用食、中、无名指

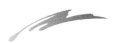

分别切按患者的寸、关、尺三部。最初,轻按称为浮取,所得脉象为"浮候";稍加指力切按称为中取,所得脉象为"中候";施加较大指力,推筋至骨地切按为沉取,所得脉象为"沉候"。这样,寸关尺三部各有浮中沉三候,故合称为寸口脉的"三部九候"。切脉时,应以右手测患者之左手脉,以左手测患者之右手脉。脏腑切脉分部如表1所示,供临证参考。

2. 正常脉象

正常人的脉象应是均匀和缓、不急不慢、不硬不软,医生的一呼一吸之间,受检者脉搏跳动4~5次。由于年龄、性别、饮食、运动、情绪变化等产生的脉象变动,不应看成病态。如儿童的脉较快较软,女子的脉象较男子为软,肥胖者脉较沉。

3. 常见病理脉象

浮脉:手指轻按即得,重按脉稍减弱,但无空虚感,见于表证。脉浮紧为风寒,浮数为风热。

迟脉:脉来迟缓,一呼一吸搏动不足4次,见于寒证。迟而有力为冷痛,迟而无力为虚寒,浮迟为表寒,沉迟为里寒。

沉脉:手指轻按感觉不明显,必重按才能测得脉地跳动,见于里证。沉而有力为里实,沉而无力为里虚;沉迟为里寒,沉弦为肝气郁结,沉滑为痰饮证。

实脉:手指轻按感觉不明显,必重按才能测得脉的跳动,见于表证。脉浮紧为风寒,浮数为风热。

沉脉:浮中沉三候均充实有力,见于实证,如食积、热性便秘等。

虚脉:浮中沉三候均虚弱无力,见于气虚、血虚。

洪脉:脉浮大而有充满的感觉,见于火热证。

细脉:脉来细直而软,如丝线,见于气血不足者。

弦脉:切脉时,像按在紧张的琴弦或弓弦上,见于肝气郁结、各种痛证、痰饮、疟疾等。

紧脉:脉来弹指,紧张有力,见于寒证、痛证。浮紧为表寒,沉紧为里寒。

滑脉:脉来去流利圆滑,如珠在盘中滚动,见于妊娠、痰、食证。

涩脉:脉来沉细而不流利,见于气血淤滞,血少津伤的病症。

濡脉:脉浮而细软,浮取较明显,沉取则难以测得,见于气虚或痰湿证。

缓脉:一呼一吸脉来4次,且均匀和缓,见于正常人或有痰湿证的人。浮缓为风,沉缓为湿,缓而兼滑为痰饮,缓而无力为气虚。

结脉:脉搏慢,时有歇止,但无一定节律者,见于阴寒凝结、积聚肿块等。

代脉:脉搏跳动有较长的歇止,且具有一定节律者,见于气血两虚。

数脉:脉搏快,一呼一吸间多于6次,见于热证。数而有力为实热,数而无力

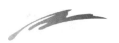

为虚热；细数为阴虚火旺，弦数为肝火盛。

表1　脏腑切脉部分

三部 手　脏腑	寸	关	尺
左	心　心包	肝胆	肾　膀胱　小肠
右	肺	脾　胃	肾（命门）　大肠

四、辨证纲要

将四诊得到的症状与体征连贯起来思索，进行分析归纳认识疾病的过程，叫做辨证。常用的有八纲辨证、脏腑辨证与六因辨证，此外还有卫气营血辨证和六经辨证。

（一）八纲辨证

八纲，就是阴、阳、表、里、寒、热、虚、实，它概括了一切疾病的症候。各种病症，均可运用八纲加以分析归纳。按疾病的浅深可分表、里，按疾病的属性可分寒、热，按邪正的盛衰可分虚、实，其中里、寒、虚属阴，表、热、实属阳，因此阴阳两纲又是八纲中的总纲。

疾病的过程即是正气与邪气的矛盾斗争过程。邪正双方经常处于消长变化中。因此，学习和运用八纲辨证不应把上述八种证候孤立来看，而应把它们看成是互相联系的，又可在一定条件下互相转化。以表里与寒热虚实的联系为例：表证，有表寒证、表热证、表虚证、表实证之分，还有表热里寒、表寒里热、表虚里实、表实里虚等错综复杂的关系。此外，又可因机体抵抗力的改变而互相转化。一般地说，阳证转为阴证，实证转为虚证，都表明病情恶化；阴证转为阳证，虚证转为实证，说明病情好转；由表入里表示病情加重，由里出表为症情好转。总之，对于八纲运用，既要有分纲的分析，又要有综合的归纳。

（1）阴阳辨证：阴与阳，是八纲辨证的总纲。在诊断时可根据临床证候所呈现的性质，将一切症候归纳为阴、阳两个方面。其辨证要点见表2。

（2）表里辨证：表里辨证是区别疾病浅深的一种方法。表证，病变部位在体表（皮毛、肌肉、经脉）；里证，病变部位在脏腹，其辨证要点见表3。

（3）寒热辨证：寒和热是分辨疾病性质的一种方法。属寒或属热可单独出现，也可寒热错杂，甚至出现各种假象，如热极似寒、寒极似热。寒热辨证要点见表4。

（4）虚实辨证：虚指正气不足，实指邪气有余。辨虚实，即辨别正气与邪气斗争力量强弱对比的关系。一般地说，内伤病、久病、寒证者及年老体弱病者多为虚证，外感病、急性病者多为实证。虚实辨证要点见表5。

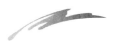

表2　阴阳辨证要点

辨证	证状	脉象	舌
阴证	面色苍白,四肢无力,精神萎靡,语声低微,呼吸气短而弱,喜安静,不口渴,食欲不振,大便稀,四肢不温,腹痛喜按	沉迟无力	舌质胖嫩,苔润滑
阳证	面色潮红,身热足暖,烦躁不安,呼吸气粗,语声高亢或谵语,口渴喜冷饮,便秘,尿黄,腹痛拒按	浮洪滑实而有力	舌质深红,苔黄或焦黑而燥,或有裂纹

表3　表里辨证要点

辨证		证状	脉象	舌
表证	表寒	畏寒,发热,无汗,头痛,身痛,关节痛	浮或浮紧	苔薄白而润
	表热	发热,恶风,有汗,口渴	浮数	苔薄白,舌尖红
	表虚	自汗,恶风或有发热	浮缓	无力舌质淡
里证	里寒	畏寒,腹痛腹泻,恶心呕吐,肢冷,尿清长	沉迟	苔白润
	里热	发热,口渴,烦躁,便秘,尿黄	沉数	舌红,苔黄
	里虚	气弱,四肢无力而不温,心悸,头昏,大便稀溏	沉弱	舌胖嫩,苔淡白
	里实	呼吸气粗,谵语,手足出汗,便秘,腹胀	沉实	苔黄燥

表4　寒热辨证要点

辨证	证状	脉象	舌
寒证	面色苍白,沉静,喜蜷缩而卧,身寒肢冷大便稀,小便清,口不渴,喜热饮	沉细迟缓无力	苔白滑,舌质胖嫩
热证	发热,不畏寒,烦躁,面红目赤,喜伸足仰卧,口渴喜冷饮,唇干齿燥,便秘,小便黄	洪数有力	舌干黄或干黑或起刺

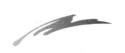

表5　虚实辨证要点

辨证		证状	脉象	舌
虚证	虚寒	面色苍白,畏寒,手足冰冷,大便稀	沉迟无力	苔白润
	虚热	心烦,咽干,潮热,盗汗	细数	舌深红
	气虚	气短,自汗,言语无力,四肢末梢发凉,不思饮食,痛而喜按,大便稀,倦乏	濡弱	苔薄白,舌胖嫩
	血虚	头昏眼花,心悸失眠,夜热盗汗,面色苍白或萎黄,口唇色淡	细数无力	舌质淡红
实证	气实	胸闷头胀,痰多气促,上腹胀满,嗳腐吞酸,便秘,发热,谵语,痛而拒按	弦实	苔黄厚或黄腻
	血淤	胸腹刺痛而固定,胸腹肿块,面色青紫,经闭腹痛,跌打淤肿	沉涩	舌紫

(二)脏腑辨证

　　脏腑辨证是按照各个脏腑有病时所表现出来的一些症状,加以分析归纳的一种方法。它是在八纲辨证基础上的深入,广泛地应用于各科疾病的辨证。在运用脏腑辨证时,应注意脏腑之间的病理联系,故往往应用一脏以上的综合辨证。

　　心的辨证: 心的病理是血液运行障碍和精神意识、思维活动的异常。

　　(1)心阴虚:心悸而烦,多梦失眠,心中热,舌质淡红,苔少,或舌尖红而干,脉细数。

　　(2)心阳虚:心悸气喘,有时突然心绞痛,舌苔淡白,脉细弱,或见唇指发绀,面色苍白,出汗,甚至可有四肢冰冷,脉数而散乱。

　　(3)心火:心悸烦热,失眠,面色发红,口渴喜冷饮,衄血,吐血,尿血,舌质红而干裂,少苔,脉滑数。

　　(4)心血淤阻:心悸不宁,胸痛或涉及肩背,唇指发绀,舌质暗红并见紫色斑点,苔少,脉涩。

　　肝的辨证: 肝病以实证居多,虚证常与肾阴亏虚有关。

　　(1)肝郁证:呕吐酸水或胆汁,两肋气闷不舒,并流窜作痛,腹痛腹泻,泻后不爽,苔薄,脉弦。

　　(2)肝火证(包括胆热证):呕吐黄苦水,头昏头痛,耳鸣耳聋,眼结膜充血,吐血或衄血,舌边红,苔黄或干腻,脉弦数。

　　(3)肝阳证:头昏头痛,四肢麻木,肌肉跳动,舌质红,苔薄黄,脉弦。如突

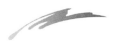

然昏倒，口眼歪斜，半身不遂，叫做"中风"。

（4）肝阴虚证：眩晕头痛，耳鸣耳聋，两眼干涩，甚则夜盲，舌红少津，脉弦细而数。

脾的辨证：脾病多为阳虚湿盛，与饮食或病后失调有关。

（1）脾阳虚衰：面色萎黄，消化不良，腹胀喜热饮，口吐清水，便稀，小便清长，四肢消瘦乏力，舌淡苍白，脉濡弱。

（2）中气不足：多因病久耗伤脾胃所致，表现说话气短，四肢无力，食欲不振，肠鸣腹胀，或见脱肛，子宫脱垂，舌淡苔薄白，脉缓或濡细。

（3）寒湿困脾：食欲不振，上腹胀满，头身沉重，或有腹泻，苔白腻，脉濡细。

（4）湿热内蕴：食欲不振，恶心，上腹胀满，身重体困，黄疸，皮肤瘙痒，小便黄少，或有发热，口渴，大便溏臭，苔黄腻，脉濡数。

肺的辨证：肺的病理主要为气机升降失调，表现为气喘、咳嗽等。

（1）肺寒证：胃寒或轻度发热，不出汗，咳嗽声重，痰多稀薄，苔薄白而润，脉浮紧。

（2）肺热证：轻者发热，咳嗽，胸痛，吐稠痰或痰中带血，咽干口燥；重者咳吐脓痰，舌红，苔黄燥，脉数。

（3）痰饮阻肺：咳嗽，痰多，气喘，甚则不能平卧，喉中痰鸣，胸闷胀，苔腻，脉滑。

（4）肺阴虚证：咳嗽，气促，痰少黏稠，不易咳出或痰中带血，潮热盗汗，两颧发红，口燥咽干，舌红少苔，脉细数。

（5）肺气虚证：气短，咳嗽无力，痰液清稀，面色苍白，自汗，怕风，舌淡苔白，脉虚弱。

肾的辨证：肾病多虚，分肾阴虚与肾阳虚两类。

（1）肾阴虚证：腰酸耳鸣，手足心热，遗精、盗汗，大便秘结，尿黄，舌红有裂纹，无苔或少苔，脉细数。

（2）肾阳虚证：腰酸耳鸣，夜尿多，阳痿滑精，白带清稀，胃寒肢冷，大便稀薄，小便清长或不利而浮肿，舌淡而润滑，脉沉细而迟。

胃的辨证：胃病主要与饮食不调有关。

（1）胃寒证：上腹胀痛，喜热喜按，泛吐清水，或嗳气呃逆，苔白滑，脉迟。

（2）胃热证：进食后即吐，口臭，牙龈肿痛或溃烂，口渴思冷饮，舌红苔黄，脉滑数。

（3）胃虚证：嗳气腹胀，消化不良，大便稀软，苔少，脉弱。

（4）胃实证：食积胃脘而胀痛，嗳腐吞酸，恶心欲吐，大便不畅，苔薄黄，脉滑。

小肠辨证：常见实热证，表现为心烦，口舌溃烂，咽痛，小便黄少或尿道作痛，舌红、苔黄，脉滑数。

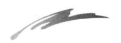

大肠辨证：常见为实证、热证，主要为大便异常。

（1）大肠热证：大便秘结或腐臭，肛门灼痛，小便黄少，口燥唇焦，苔黄燥，脉数。兼湿者有发热身重，腹痛，里急后重，泻下脓血，苔黄腻，脉滑数。

（2）大肠实证：腹痛，拒按，便秘或大便不畅，苔黄，脉沉实。

膀胱辨证：常为湿热证。表现尿色黄赤不利，或混浊不清，小便时尿道热痛，甚则淋漓不尽，或见脓血砂石，舌红，苔黄，脉数。

（三）六因辨证

风、寒、暑、湿、燥、火，除暑邪之外均有内外之分。外源性的风、寒、湿、燥、火，是指病邪从外侵袭机体；内源性的风、寒、湿、燥、火，多为脏腑阴精或阳气不足所致，如肝血不足则可生内风，脾阳不足易生内湿等等。

风：风病多起病骤急，变化很快，易侵犯人体上部。如见到怕风，出汗，风疹，瘙痒，游走性疼痛，眩晕，抽搐，摇头，震颤，口眼歪斜，突然仆倒，脉浮或弦时，应考虑风病的存在。

（1）风寒证：发热，畏寒，头痛，无汗，身痛，鼻塞，咽痒，咳嗽，苔薄白，脉浮紧。

（2）风热证：发热，头痛，咽痛，咳嗽，眼结膜充血，流黄涕，口渴，小便黄或大便结，苔薄黄，脉浮数。

（3）风湿证：头痛而重，关节游走性疼痛，发热，出汗，怕风，小便少，苔薄滑，脉浮缓。

（4）风痰证：体质多肥胖，眩晕，恶心，呕吐，四肢麻木，喉中痰鸣，吐痰多，抽搐。

（5）热极生风：高热，谵语，昏迷，抽搐，眼直视或上翻，小便失禁，舌质深红，苔黄燥或焦黑。

（6）血虚生风：眩晕，四肢麻木，步履沉重，甚则口眼歪斜，半身不遂，舌质淡红，脉弦细。

寒：寒为阴邪，伤人阳气。其性凝滞，侵犯人体后常使经脉拘急，气血流通不畅。如出现畏寒战，发热，无汗，肢冷，关节疼痛，腹痛腹泻，呕吐清水，喜热饮，苔白润，脉紧或沉迟，应考虑寒邪的存在。

暑：暑邪耗气伤津，又常挟湿。暑夏见身热，烦渴，呕恶，疲乏无力者，应考虑暑病的存在。

（1）伤暑证：发热头痛，怕热汗出，呕吐腹泻，气促，四肢无力，脉浮数而滑。

（2）中暑证：突然晕倒，发热气促，无汗，脉洪大无力。

（3）暑湿证：发热汗出，胸闷腹胀，呕吐腹泻，食欲不振，苔淡黄而腻，脉濡数。

湿：湿邪重浊。临床多见头重而闷，身重，胸闷腹胀，恶心呕吐，肢体浮肿，白带，疮疡流水或流稀脓液，食欲不振，腹泻尿少，口不渴，苔滑腻，脉濡。

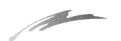

（1）寒湿证：关节疼痛，身痛无汗，四肢浮肿，大便稀，尿清而少，苔白腻，脉迟。

（2）湿热证：发热，热势午后较重，头痛，身重，胸闷，食欲不振，热重则口渴，便秘，黄疸，苔黄腻，脉濡缓或濡数。

痰湿证：眩晕心悸，肢体困倦，痰易吐出，胸腹胀闷，恶心，食欲不振，苔厚腻，脉滑或濡缓。

燥：燥邪致病，主要表现为干燥，如见到皮肤干燥或开裂，口唇干枯，鼻干，咽干，干咳或痰中带血，大便秘结等症，即为燥病。

火：包括外感之邪化火及阴虚内热证。

实火证：高热，心烦，口渴，面红，目赤，便秘，尿黄，甚至吐血，衄血，便血，舌红苔黄，脉数。

虚火证：潮热盗汗，心烦失眠，口燥咽痛，两颧发红，咳血，手足心热，舌深红少苔，脉细数。

（四）卫气营血辨证

卫气营血辨证是瘟病（一般指急性传染病）辨证的一种方法。卫、气、营、血，各表示疾病浅深演变的不同阶段。瘟病的一般转变规律是由卫—气—营—血，是一个由表及里，由浅入深，由实转虚的过程。相应脏腑受累的顺序是由肺—胃—心包—肝—肾，然而，这种转变的规律不是一成不变的。如病之初期表现卫分证候（在肺），可不经气分迅速表现高热，口渴，烦躁，谵语，四肢冰冷及昏迷等营分证候（在心包），这就叫"逆转心包"。此外，各种不同类型的证候亦可混合出现，如既有卫分又有气分症状，既有气分又有营分症状等。卫气营血辨证要点见表6。

表6 卫气营血辨证要点

	辩证	热象	其他症状	脉象	舌
卫分	发热，稍怕冷	头痛，咳嗽，口渴或不渴，无汗或少汗	浮数	苔薄白，舌尖红	
气分	经热（在肌表）	发热，不怕冷	汗出口渴，尿黄，恶心，呕吐	洪大而数	苔黄或黄白相间
	腑热（在胃肠）	同上	腹胀便秘，灼肛，谵语	数实	苔黄燥
营分	高　热	烦躁不安，失眠，谵语，昏迷，肢体冰冷，口干不甚渴	细数	舌深红	
血分	虚证	潮热	神倦，四肢抽搐斑疹（吐血、衄血、便血），烦燥，谵语，昏迷，抽搐	虚热	舌紫暗而干
	实证	高热		细数或弦数舌	紫红

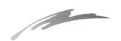

（五）六经辨证

六经辨证是由寒邪所致的外感病的辨证方法，用来说明外感病的转变规律和浅深程度。

六经病证：太阳病、少阳病、阳明病（合称为三阳病证），太阴病、少阴病、厥阴病（合称为三阴病证）。人体抗病力强，病势亢奋的热性证候，叫阳证；抗病力弱，病势衰萎的寒性证候，叫阴证。由阳转阴是病在发展，由阴出阳是病在向愈。

（1）太阳病：外感病初期，邪在皮毛肌表。见发热，恶寒，头痛身痛，有汗或无汗，脉浮。其中汗出脉浮缓者，称为"中风"，属表虚证；无汗脉浮紧者，称为"伤寒"，属表里证。治以解表法，"中风"用桂枝汤（桂枝、白芍、甘草、生姜、大枣），"伤寒"用麻黄汤（麻黄、桂枝、杏仁、甘草）。

（2）少阳病：太阳病在表，少阳病则在半表半里之间，见寒热往来，胸胁苦满，心烦喜呕，不欲饮食，口苦，咽干，目眩，脉弦。治以和解法，代表方是小柴胡汤（柴胡、黄芩、党参、姜半夏、甘草、生姜、大枣）。

（3）阳明病：病已入里。见发热不恶寒，反恶热，汗出，口渴，脉洪大，舌苔干燥者，叫阳明经证。治以清热法，代表方是白虎汤（生石膏、知母、粳米、甘草）。如见高热汗多，腹胀痛拒按，便秘，苔黄厚，脉沉数者，是阳明俯证。治以通下，用大小承气汤（大承气汤：大黄、芒硝、厚朴、枳实。去芒硝即为小承气汤）。

（4）太阴病：即脾胃虚寒证。见腹满而痛，喜温喜按，呕吐泄泻，食欲不振，口不渴，舌淡苔白，脉缓弱。治以温中散寒，常用理中汤（党参、干姜、白术、甘草）。

（5）少阴病：即肾阳不足的全身虚寒证。见无热恶寒，四肢冷，身倦思睡，下利清谷，脉迟微细，治以回阳救逆，常用四逆汤（附片、干姜、甘草）。

（6）厥阳病：是正邪斗争的最后阶段。表现为寒热错杂，或交替出现，心中烦热，气逆上冲，甚至昏厥，呕吐蛔虫，泄泻等。治宜辛温苦寒并用，如乌梅丸（乌梅、川椒、附片、干姜、桂枝、细辛、黄连、黄柏、党参、当归）。

五、治疗原则和方法

在完成"辨证"之后，接着就是"施治"。前者是认识矛盾的过程，后者是解决矛盾的过程。在进行治疗时，既有原则性，又有灵活运用的不同治法。

（一）审因论治

既不能孤立地针对某个症状对症治疗，而应找到引起症状的原因进行病因治疗。如发热是一个症状，若对症治疗，就都用凉药，但发热可由风、寒、暑、食滞、阴虚、气郁等引起，治疗方法应各不相同。阴虚发热的病人用了寒凉药，不但不能退热，反而会引起不良反应。

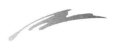

（二）正治反治

正治法，就是针对病情，采用与病的性质相反的药物进行治疗。临床最常用的治疗原则：即热证用寒凉药物治疗，寒证用温热药物治疗，实证用攻泻药物治疗，虚证用滋补药物治疗。反治法与正治法恰好相反，故名"反治"：即治疗用药的性质与疾病的假象的性质相一致。如虽见热象仍用温热药，虽见寒象仍用寒凉药等，但实质上它仍是针对疾病的本质进行治疗的，只是表面上看起来"相反"罢了。如急性热病有时出现四肢冰冷，肤色发青，脉微欲绝，为真热假寒，这时不用温热药而仍用寒凉药治疗，就是一例。

（三）标本缓急

标本，一般地说，"标"指疾病的现象，"本"指疾病的本质。但标本的概念在实际应用中随具体情况又有所不同，以发病时间而言，先病、旧病为本，后病、新病为标；以病位来说，病在脏腑为本，病在肌表为标等等。由于标本缓急不同，治疗上应有先后主次之分。一般情况下，是先治本而后治标，但在特殊情况下，又有急则治其标和标本同治。

急则治其标，是指疾病出现了紧急危重证候，应首先加以解决。如脾虚所致的腹水，脾虚为本，腹水为标，当病人出现大小便不通时，应先攻水利尿，待病情缓解，再健脾固本。

缓则治其本，多适用于病情和缓或慢性疾病。如脾虚腹泻，则腹泻为标，脾虚为本，用健脾法治其本，则腹泻自愈。

标本同治，适用于标本均急的情况。如先有腰痛，小便不利，浮肿等肾病，后双肺感风寒，出现喘促胸闷，当此标本均急之时，宜采用发汗，利小便的治法，表里双解。

六、治疗的基本方法

常用的治疗方法有汗、吐、下、和、温、清、消、补八种，称为"八法"。

（一）汗法（解表法）

此法是利用药物的发散作用，以驱除体表病邪的治法。适用于表证，如外感热性病，疖肿初期，水肿初起以及痘疹将透未透之时。发汗一般不宜过多，以免影响心脏或脱水伤津。严重呕吐，腹泻，失血，结核病及痈疖等，应慎用。

（1）辛温解表法：用于畏寒重，发热轻的表寒证。方如三拗汤（麻黄、杏仁、甘草）。

（2）辛凉解表法：用于发热重，畏寒轻的表热证。方如银翘散（银花、连翘、芦根、薄荷、牛蒡子、荆芥、桔梗、淡豆豉、竹叶、甘草）。

（二）催吐法

催吐法适用于中毒、痰涎、食积等的清除。妇女妊娠、产后，年老体弱者一

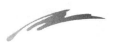

般不宜使用。催吐法多用于实证，偶用于虚证病人。实证吐方如瓜蒂散（瓜蒂、赤小豆、豆豉），虚证吐方如参芦饮（即人参的干燥芦头）。

（三）下　法

本法是运用泻下药物，达到通便、泻火、逐饮、行淤等作用的一种治法，适用于里实证。凡表证未解，里证不实者禁用。阳虚体弱、年老津亏及产后便秘者，宜缓下。妇女月经期及妊娠慎用。

泻下剂分两类：一类是峻下，另一类是缓下。前者用于实热证，后者用于虚性便秘。

（1）润肠通便法：用于体虚或产后便秘。方如麻仁丸（麻仁、白芍、枳实、杏仁、厚朴、大黄）。

（2）清热通便法：用于里热盛的便秘。方如大小承气汤。

（3）行淤通便法：用于高热，谵语，腹胀，下腹刺痛拒按而便秘者。方用桃仁承气汤（桃仁、大黄、芒硝、桂枝、甘草）。

（4）攻下逐水法：用于胸腔积液，腹水等实证。方如十枣汤（大戟、芫花、甘遂、大枣）。

（四）和解法

适用于邪在半表半里的少阳证，肝胃不和及肝气郁结所致的月经失调等。

（1）和解表里法：用于少阳证。方如小柴胡汤。

（2）和解兼清法：用于胆热证。方如蒿芩清胆汤（青蒿、黄芩、枳壳、竹茹、茯苓、姜半夏、陈皮、碧玉散）。

（3）和解兼下法：用于少阳病兼有阳明腑实证。方如大柴胡汤（柴胡、枳实、黄芩、姜半夏、白芍、大黄、生姜、大枣）。

（4）调理肝脾法：用于肝郁脾虚证。病见腹胀，胁痛，食欲不振等。方如逍遥散（柴胡、当归、自芍、白术、茯苓、薄荷、生姜、甘草）。

（五）温　法

此法是利用温热药物以驱除寒邪、振奋阳气的治法。实热证禁用，阴虚者慎用。

（1）温中祛寒法：用于胃虚实证。方如理中汤。

（2）回阳救逆法：用于里寒甚阳气暴脱、病情急重者。方如参附汤（人参、附片）。

（六）清热法

此法是运用寒凉药物治疗热证、火证的方法。适用于表邪已解，里热炽盛的病人。凡表邪未解或体虚内寒者，不宜使用。清热法应用很广。实热证多用苦寒清热法，虚热证多用甘寒清热法。根据热在气分、营分、血分以及脏腑的不同，常用以下清热方法：

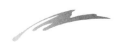

（1）清热生津法：用于邪在气分的经热证。症见发热，汗出，口渴，脉洪大等。方如白虎汤。

（2）荡涤实热法：用于邪在气分的腑实证。症见潮热，谵语，手足出汗，便秘，腹满拒按等。方如大承气汤。

（3）透营清热法：用于热在营分。症见烦躁，口干，舌深红者。方如清营汤（犀角、黄连、银花、连翘、淡竹叶、丹参、玄参、麦冬、生地）。

（4）凉血清热法：用于热在血分。症见吐衄便血，皮肤淤斑，舌紫红等。方如犀角地黄汤（犀角、生地、白芍、丹皮）。

（5）养血熄风法：用于温病后期，伤津耗血之证。病见低热，抽搐，舌深红而干少苔。方如大定风珠（白芍、阿胶、生龟板、生鳖甲、生地、麻仁、五味子、牡蛎、麦冬、甘草、鸡子黄）。

（6）清热开窍法：用于高热昏迷、抽搐者。方如安宫牛黄丸（成药）。

（7）清泄肝火法：用于肝热证。方如龙胆泻肝汤（龙胆草、栀子、黄芩、柴胡、生地、车前子、泽泻、木通、当归、甘草）。

（8）泻肺清热法：用于肺热证。方如泻白散（桑白皮、地骨皮、粳米、甘草）。

（9）清热止痢法：用于热痢。方如白头翁汤（白头翁、黄连、黄柏、秦皮）。

（10）清热解毒法：用于痈疖等。方如五味消毒饮（银花、野菊花、蒲公英、紫花地丁、天葵子）

（七）消　法

消法具有消导和消散的意义。包括理气、消食、化痰、利湿、软坚破淤等方法。

1. 理气法

（1）理气解郁：用于胸腹胀痛，嗳气吞酸的气郁证。方如越鞠丸（川芎、苍术、香附、栀子、神曲）。

（2）理气平喘：用于咳喘痰多胸闷者。方如苏子降气汤（苏子、陈皮、姜半夏、当归、前胡、厚朴、肉桂、生姜、甘草）。

（3）理气止呕：用于嗳气，腹胀，呕吐者。方如旋覆代赭汤（旋覆花、代赭石、党参、生姜、姜半夏、甘草、大枣）。

2. 消食法

运用消导药物，以促进积食的消化。方如保和丸（神曲、山楂、麦芽、莱菔子、茯苓、陈皮、姜半夏、连翘）。

3. 化痰法

（1）疏风化痰：用于兼有表证的咳嗽。方如止嗽散（柴菀、荆芥、百部、陈皮、白前、桔梗、生姜、甘草）。

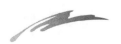

（2）燥湿化痰：用于脾阳不振，痰湿内停，咳嗽，呕吐，眩晕者。方如二陈汤（姜半夏、陈皮、茯苓、甘草）。

（3）温化寒痰：用于肺部寒痰证。方如射干麻黄汤（射干、麻黄、生姜、细辛、紫菀、款冬花、五味子、大枣、姜半夏）。

（4）清化热痰：用于热痰证，痰多黄稠，发热，口干，脉数等。方如小陷胸汤（黄连、姜半夏、瓜蒌实）。

（5）润燥化痰：用于呛咳气促，吐痰不利者。方如桑杏汤（桑叶、杏仁、沙参、贝母、豆豉、栀皮、梨皮）。

4. 分利法

凡运用利尿药物以渗湿利尿者叫做分利。

（1）清热利湿：用于湿热下注，下腹胀痛，尿频，尿痛，小便混浊发红，口渴，脉数者。方如八正散（车前子、木通、萹蓄、大黄、滑石、瞿麦、甘草梢、灯芯、栀子）。

（2）利水化湿：用于水肿，尿少或尿闭者。方如五苓散（茯苓、猪苓、泽泻、白术、桂枝）。

（3）温化水湿：用于脾肾阳虚所致的寒湿，痰饮，阴水等。方如实脾饮（附片、干姜、厚朴、茯苓、白术、草果、生姜、甘草、木香、大腹皮、木瓜）。

消淤法：是应用活血通经的药物祛除淤血，消散肿块的方法。症见胸腹刺痛而固定，肿块，经闭，舌青紫等。方如失笑散（蒲黄、五灵脂）。

（八）补　法

本法是利用药物的补养作用，以补益人体气血阴阳的治法。补法分峻补、平补和缓补。峻补多用于危急病证，缓补多用于一般慢性虚弱证候。阳虚者宜温补；阴虚者宜清补；一般虚证则多用平补，即用性味平和、不凉不热的强壮药物进行治疗。凡实热证禁用补法，虚实夹杂者亦不可单行补法。

（1）补气法：用于脾肺气虚，表现为气短，四肢无力，自汗，脉虚大，脱肛，子宫脱垂或大失血等。方如补中益气汤（黄芪、白术、党参、陈皮、当归、升麻、柴胡、甘草）。

（2）补血法：用于血虚证，表现为面色苍白或萎黄，头昏，心悸，月经延期色淡不鲜，舌质淡白等。方如四物汤（熟地、当归、白芍、川芎）。

（3）补阴法：用于阴虚证，表现为虚烦失眠，口干咽燥，盗汗，遗精，带下，呛咳咯血，消渴等。方如六味地黄丸（熟地、山茱萸、山药、丹皮、泽泻、茯苓）。

（4）补阳法：用于脾肾阳虚证，表现为腰膝冷痛，下肢软弱，阳痿早泄，腹痛腹泻，小便频数等。方如肾气丸（即六味地黄丸加肉桂、附片）。

（九）案　例

本节通过几个具体病例，简要介绍如何运用辨证论治的基本知识以诊疗疾

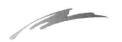

病。

1. 例一

问诊：患儿王某，男，3岁。急骤起病已3天，高热，咳嗽气促，恶风出汗，口渴喜饮冷。

望诊：呈急性病容，烦躁不安，神志清醒，呼吸急促，鼻翼扇动，嘴唇发绀，眼结膜充血，咽部充血，小便深黄，苔薄黄。

闻诊：咳嗽不爽，喉中有痰声。

切诊：脉浮数有力。

辨证要点：一般临床辨证的基本要求是要找出疾病的病因及病位。根据患儿上述的临床表现具有下面几个特点：起病急骤，恶风出汗，脉浮等是风邪的特征；高热口渴，烦躁，眼结膜充血，苔薄黄，脉数等是热邪表现。可见，风热是引起本证的原因。再根据咳嗽，气促，鼻翼翕动等肺脏气机升降失调所引起的临床表现，就不难理解其发病部位是在肺。

治法：本证为风热之邪侵袭于肺所致的风热咳嗽，故用辛凉解表法以疏风清热，宣肺化痰。

方药：桑菊饮。桑叶、菊花、连翘、桔梗各3克，杏仁2.4克，薄荷1.8克，甘草1.5克，芦根6克，煎服。

2. 例二

问诊：患者张某，男，32岁。近两日来发热口渴，心烦，腹痛，腹泻，日达10多次，大便时伴有里急后重，肛门灼痛。

望诊：苔黄带腻，大便脓血，小便短赤。

闻诊：大便无特殊臭味。

切诊：腹痛拒按，脉数而滑。

辨证要点：发热口渴，小便短赤，脉数，苔黄等为热的征象；苔腻，脉滑，是湿的表现。湿热积滞肠中，以致肠之传导机能失调而腹痛，里急后重；由于湿热熏灼，以致伤害气血，便可大便脓血。综上所述，本证为偏于热重之痢疾。

治法：宜苦寒清热解毒，并佐以化湿。

方药：加味白头翁汤。白头翁、黄柏、秦皮、茯苓各9克，黄连、槟榔、苍术各6克，木香3克，煎服。

3. 例三

问诊：患者何某，女，26岁，已婚。素体健壮。近3个月来月经仍按时而至，但经量过多，行经时间延长，经色深红，夹有小血块，腰腹胀痛，心烦口渴，小便短黄。

望诊：面红唇干，舌红苔黄。

闻诊：经行之时，其气秽臭。

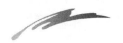

切诊：腹痛拒按，脉滑数。

辨证要点：月经过多有虚实之分。一般量多色淡质清，心悸气短者多属气虚，而患者经水多色深红，并夹有血块，面赤心烦，舌红苔黄，脉滑数，是为血热表现。血热则迫血妄行，流溢失常，以致月经过多。由于血去过多，气无所依，故腰腹胀痛。

治法：清热凉血。

方药：先期汤。生地18克，当归、白芍、黄柏、知母、阿胶珠、黄芩各9克，黄连6克，川芎、艾叶、甘草各3克，香附4克，煎服。

4. 例四

李某，男，20岁，未婚，学生，因高热3天而急诊入院。

患者于3天前洗冷水澡1次，随后觉项背恶寒，当晚即卧床休息。次晨感神疲肢倦，恶寒，发热，鼻塞声重，但不出汗，未休息而坚持上学。至下午发热38.5℃，头痛，体痛加剧，曾自服阿司匹林。第二天病势加重，发热达40℃，不恶寒反恶热，大汗出，口渴喜冷饮，小便短赤。

望诊：神清呈急性病容，唇干面红，眼结膜充血，苔黄。

闻诊：语声壮厉，息粗。

切诊：脉洪大。

辨证要点：根据六经辨证，恶寒，发热，身痛，无汗等是表实寒证，病在太阳经。由于治疗欠妥，故病由表入里，由太阳经传入阳明经，而表现高热，口大渴喜冷饮，大汗出，脉洪大，苔黄等症。

治则：阳明胃热盛，则应清气泄热。

方药：白虎汤。生石膏31克，知母12克，粳米9克，甘草3克，煎服。

5. 例五

徐某，男，20岁，农民，因高热4天，急诊入院。

患者4天来壮热不退，心烦口渴，出汗，神倦嗜睡，食欲明显减退。发病后曾服用中药，但病情未见好转，自昨晚起神志恍惚，今送来急诊。

望诊：急性病容，唇干面红，扁桃体红肿，舌深红，苔黄燥，尿液深黄。

闻诊：呼吸气粗，无特殊病气。

切诊：脉象弦滑而数。

辨证要点：暑夏发热，而不畏寒是属暑温范畴。患者身热息高，心烦溺黄，苔黄，是里有邪热；口渴汗出是为津液已伤；神倦嗜睡为元气虚衰。由于病情的进展，暑邪内干心营，临床表现谵语，神志时昏时清，脉象弦滑数，舌深红苔燥等。

治则：清心凉营。

方药：清营汤加减。板蓝根31克，鲜生地25克，银花、茯神各12克，连翘、栀仁、郁金、玄参、益元散各9克，川贝、石菖蒲根各6克，牛黄清心丸1粒，煎服。

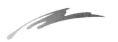

二诊：神志转清，但发热未退，汗多口渴，面红目赤，脉滑数，苔黄燥。表明暑邪虽已由心营外透，但气分热势未平，拟人参白虎汤加味。

生石膏、板蓝根各31克，知母、生地、天花粉、益元散各12克，党参、连翘、玄参、黑栀各9克，川贝6克，煎服。

三诊：高热渐退，苔黄燥转润，脉弦数，拟养阴泄热。

芦根31克，生地15克，连翘、天花粉、知母各12克，党参、玄参、银花、茯苓、六一散各9克。

四诊：2天后体温正常，脉象转缓，苔薄黄，继以养阴，以清余热。

生地、苡仁各15克，石斛、知母、天花粉、茯苓、麦芽各9克，淡竹叶6克，煎服。

引自：《乡村医生手册》

（十）再论切脉

脉诊中常见的脉象有28种，近代多以浮、沉、迟、数、虚、实六脉为纲领脉。如手指轻轻地按在桡动脉上，就感到脉搏在跳动，犹如水中漂木，这叫浮脉，一般是比较轻浅的外感症；如果必须用力按压，才能触知脉搏的跳动，称为沉脉，表示病变部位较深，已经涉及脏腑。正常成年人的脉搏每分钟跳70次左右，若每分钟超过90次上，这是数脉，就得考虑是热证；脉搏每分钟不足60次，这是迟脉，就要考虑是寒证。脉搏跳动有力，称为弦脉，表示正气尚强；脉搏跳动无力，称为弦脉，说明正气不足。

有些脉象，对某些疾病有比较重要的参考价值。比如脉象不柔和，绷得较紧，好像按在弓弦上一样，称为弦脉，往往揭示病人可能患有动脉硬化症或高血压病。脉搏跳动不规则，常有停顿，或时强时弱，称为结代脉，大多见于心脏病人。脉搏往来流利，应指圆滑，"如珠走盘"，称为滑脉，常见于正常的妊娠妇女。

中医的诊法望、闻、问、切四诊合参是一个互相联系的统一整体，在临床上必须把它们有机地结合起来。有的人片面地追求以切脉说病，来衡量一个医生的水平高低，这是不对的。如《冷庐医话》中就记载了这样一则故事：苏州一医曹某，给一富翁之女诊病，其将手从床帏中伸出，曹切脉后说是已怀身孕，富翁甚疑。次日，以其兄冒充，又延请曹某，曹切脉后仍云是有孕。富翁则命其佣人将曹某殴打一顿，灌了一嘴粪，推出门外。可见"病家不开口，便知百病根"的说法，无非是故弄玄虚，骗取病人的信任而已。电影《李时珍》中，引一长线于床帏外切脉，那就更是无稽之谈了。 （福建　张万诒）

引自：1996年《家庭中医药杂志》

（十一）何为脉搏

心脏搏动所引起的压力变化使主动脉管壁发生振动，沿着动脉壁向外周传

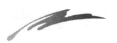

递即成脉搏。通常所称的脉搏系指在手腕桡侧扪到的脉搏,脉搏亦用仪器描记。正常人脉搏频率与心跳频率一致,健康成年人安静时每分钟平均70~75次,儿童较快。脉搏反映血液循环系统和机体的功能状态,故按脉为诊查疾病的方法之一。

荐方人: 黑龙江哈尔滨市　晨龙

(十二)诊脉为何男左女右

中医药是我国的国宝,古今中医会脉,常"男取左,女取右"而不反之,是有科学道理的。

我国古代哲学家认为:宇宙中万事万物和人是两大对立面的贯通,靠的就是阴阳二字。"阴阳者,天地之通也,万物之纲纪,变化之父母"。自然界的大小、长短、上下、左右等,先人就将大、长、上、左分属为阳,小、短、下、右分属为阴。阳者——刚强,男性特点;阴者——柔弱,女性特点。其次,圣贤造字时,将"人"字分为左右两划,左撇居上刚劲有力,亦意男性;右捺居下细曲柔弱,亦意女性。阴阳结合,构成千姿百态世界;男女交合,繁衍后代,产生人类。二者互为依属,缺一不可。再次,从生理角度讲,男性气脉强盛,显行左手;女性四脉旺盛,显行右手,人体左右并不对称。难怪,诊脉时男取左女取右,道理就在于此,就连诊断小孩肛内有没有虫时,也是观察男左女右手纹,这与男女心理差异分不开。

(王玉奎)

(十三)怎样看中药处方

在中药处方中,除了药名药量以外,有的药名前后有些字相连,有的药名左上方也有些字,这是什么意思呢?

写在药名前后的字,常见到有生、炒、炙、煅、炭等。生是指这味药只经过净选后就可用了。炒是指这味药经过清炒或加固体辅料炒过,清炒是不加辅料炒。一般又分为炒黄、炒焦、炒炭。如加辅料炒时常用的辅料有米、麦、土、蛤粉、滑石粉、河沙等。炙是指药物加液体辅料拌炒,有降低毒性,提高疗效,矫臭矫味,有效成分易于煎出等作用。一般常用的液体辅料有酒、醋、盐、蜂蜜等。煅是将药物直接置于炉火之上,或放在适当的容器内进行煅烧,可以增强药物的收敛作用,减少副作用或改变药物的性质。

写在药方右上角的字,是药物的煎服方法。一般常用的有以下几种:先煎是将该药煮沸10分钟左右,再加入其他药物共煮。常用于矿物类、动物的甲壳、骨骼、贝壳等有效成分不容易煎出的药材,还可以降低药的毒性。后下是在其他药物煎好前5分钟左右,将这味药加入共煮。主要是防止挥发油损失过多,降低药效,也可以加强一些药物的作用。布包煎:可以避免某些药物煎后使药液混浊,也可以防止某些药物有毛或细刺,对咽喉或食道产生刺激。另炖(另煎):适用于贵重药。为了充分煎出其有效成分,尽量减少损失,把该药单独煎煮2小时左

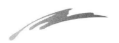

右，如人参等。溶化（烊化）：胶类药如和其他药同煮，容易粘锅或与其他药粘在一起，影响有效成分的煎出，所以可以用其他药的煎汁，趁热将胶类药加入搅拌，溶解后服。泡服：含有挥发油，有效成分容易浸出、用量又少的药物，可以用开水浸泡后服。冲服：药物的粉末或汁，可直接用温开水冲服。

处方上的这些内容，患者及家属了解后可以更准确地掌握医生要求的煎煮方法，也可以纠正一些偏误，保证用药安全。（王辑）

（十四）中药配伍及禁忌

配伍的原则：两个方面。一是协同关系，指将两种性能近似的药物同用，以互相促进提高疗效。二是制约关系，指一种药物抑制或缓和另一种药物的副作用或毒性；或是两种药物同用后有互相牵制性能，减低偏胜的作用。

禁忌：有药物配伍禁忌、妊娠用药禁忌等，当分别掌握。

配伍禁忌：是指两种药物同用后，可能发生严重的副作用（称为十八反），或减低甚至丧失原有的功效（称为十九畏）。

十八反：甘草反大戟、芫花、甘遂、海藻，乌头反贝母、瓜蒌、半夏、白蔹、白芨，黎芦反人参、丹参、沙参、玄参、苦参、细辛、芍药。

十八反歌：本草明言十八反，半蒌贝蔹芨攻乌，藻戟遂芫俱反草，诸参辛芍叛黎芦。

十九畏歌：

硫黄原是火中精，朴硝一见便相争。水银莫与砒霜见，狼毒最怕密陀僧。

巴豆性烈最为上，偏与牵牛不顺情。丁香莫与郁金见，牙硝难合京三棱。

川乌草乌不顺犀，人参最怕五灵脂。官桂善能调冷气，若逢石脂便相欺。

（十五）中药反、畏、恶的研究

近年来中医内科临床中时有违背"反"、"畏"者，甚至有人提出十八反、十九畏有所非，"十八反不是绝对配伍禁忌"。

据不完全统计，附子配半夏，乌头配半夏，附子配瓜蒌，甘草配甘遂，甘草配海藻，官桂配赤石脂，丁香配郁金，人参配五灵脂，这几对配伍禁忌药物在中医内科临床中用得很多。例如，乌头配半夏治风寒湿痹和中风瘫痪有效；甘草配海藻治瘰疬、瘿瘤、乳癖、甲状腺癌、前列腺肥大等有效，且甘草能缓减海藻之腥，合奏软坚消痰、疏通气血之功；官桂配赤石脂治寒湿久滑的腹泻或带下颇有效；丁香配郁金治胃脘痛、呃逆、带状疱疹等，取得非常满意的效果。

相恶，在中药配伍中一般被视为配伍禁忌。近年来有人认为，相恶是广泛存在的一种配伍关系，是一种相对的配伍禁忌，是一种可以利用的配伍关系。相恶的出现有其特定的条件，有的是双方同时降低疗效，有的是相得益彰（如黄芩与生姜），有的是某些病症中不宜同用（如人参与莱菔子，对于脾虚食积气滞或肺虚喘咳而痰气阻塞，终非所宜）。因而过分强调"勿用相恶者"是与临床用药实

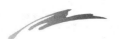

际相悖的。

然而也有人认为"反"、"畏"药合用，有可能产生不良反应，仍以慎重为宜，不宜把它们作为常用中药对待。

（十六）中医配伍的畏反定律有待重新认识

据统计，在古籍《普济方》和现代《全国中药成药处方集》中就有反佐配伍的方剂782首。在临床上，也有用丁香配郁金治食道癌，肉桂配赤石脂治慢性肠炎，人参配五灵脂治声带癌，海藻配甘草治乳腺癌的相反相成之例。动物实验亦表明，甘草反甘遂、大戟、海藻、芫花的定论并不是绝对的。如用小剂量甘草可以降低甘遂的毒性，大剂量则反而使甘遂的毒性增强。又如，用相反的"海藻甘草合剂"、"海甘消瘰汤"等方剂治疗瘰疬、肿瘤，不但比单用海藻疗效显著，且无大的中毒反应。党参与五灵脂共伍，疗效还比较满意。而朱砂不宜与海藻、昆布配伍，地榆、虎杖、五倍子等含有大量鞣质的药物不能与酶制品同用之药理，古籍和畏反定律却又没有阐明。

药物配伍有禁忌，是客观存在，不可改变的。人体机能的差异，药物产地的不同，炮制方法的简繁，季节气候的变化，给药途径的区别，饮食质量的影响及妇女妊娠的内在变化又与配伍有着直接或间接的关系，所以，合理用药，严谨配伍，是使中草药产生理想疗效的关键。

对于传统的畏反定律，既不能全盘否定，也不能墨守成规，只有加深对复杂病情的诊察，众多药物的了解，不断地探索，才能使纷繁、奇妙的中药配伍科学释放出更加夺目的光彩。（王文安）

引自： 1996年9月28日《中医药信息报》

（十七）对药的适用

对药的应用，有利加强药物的效能，扩大治疗范围，对临床辨证施治，有其重要意义。

对药的组成大致有：

相须配对，如石膏与知母。　　　相使配对，如附子与茯苓。

相畏配对，如半夏与生姜。　　　相杀配对，如乌头与大枣。

相反配对，如甘遂与甘草。　　　寒热配对，如栀子与干姜。

辛苦配对，如半夏与黄连。　　　辛甘配对，如桂枝与甘草。

辛酸配对，如干姜与五味子。　　酸甘配对，如乌梅与麦冬。

气血配对，如当归与香附。　　　升降配对，如柴胡与前胡。

动静配对，如当归与白芍。　　　补泻配对，如白术与枳实。

引经配对，如柴胡与黄芩。　　　刚柔配对，如附子与熟地。

润燥配对，如厚朴与石斛。

这些配对的对药，相互起着协同作用，或相辅作用，或兼治作用，或相制作

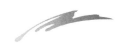

用，或调节作用，或引经作用。

（十八）中药配伍的艺术

中医在长期的医疗实践中认识到，各种性质的中药经过配合后，会产生复杂的药理变化。有些药物配合后可加强药效，有些药物配合则可使药效减弱，有些药物相配后会产生剧烈的毒性作用。因此，多味药同用，不是把药物进行简单的堆砌，也不是单纯将药效相加，而是在辨证立法的基础上，对药物进行适当配伍，规定必要的剂量，按一定的组织原则配合而成。这些组织原则的基本要点，即是中医常说的"君、臣、佐、使"。

如何识别中医处方中药物的"君、臣、佐、使"关系呢？主要是根据药在方中所起作用的主次来区别的，只要有一些中药方剂的粗浅知识，识别起来并不困难。其次，可根据用药次序、药量的轻重、药力的大小等来区分，如中医治疗风寒感冒的麻黄汤，处方为麻黄9克，桂枝、杏仁、甘草各6克。麻黄辛温发汗，祛风驱寒，在方中起主要作用，用药顺序列前，药量独重，药力亦大，是为君药；桂枝辛温，次序在后，药量稍轻，药力稍缓，协助麻黄发汗以祛风寒，便是臣药；风寒感冒多兼有咳喘，故以杏仁宣肺平喘，是为佐药；甘草列最后，药量轻，药力缓，在方中起调和诸药的作用（亦称药引），则系使药。

在中药的配合应用上，还必须注意"七情合和"的规律。所谓"七情合和"就是：单行、相须、相使、相畏、相恶、相杀、相反。以上七种情况，除单行是药物独自发挥作用外，相须、相使是药物相互促进作用，相畏、相恶、相杀、相反是不同程度的对抗和抑制作用。临床配药时，相须、相使多用，相畏、相恶、相杀少用，相反一般不用。尤其是中医的十八反（如乌头反贝母、瓜蒌、半夏，甘草反海藻），十九畏（如人参畏五灵脂，丁香畏郁金），应视为禁忌。

中药配合应用，虽有比较严格的规律，但临床应用之时，还须根据病情的缓急以及病人的体质、年龄、生活习惯等灵活运用。如每个人的先天禀赋和后天调养不同，个人体质强弱不同，而且还有偏寒偏热以及素有某种慢性疾病等不同情况。老年人气血衰少，生机减退，患病多虚证或正虚邪实，治疗时虚证宜补，而邪实须攻者亦应慎重，以免损伤正气。小儿生机旺盛，但气阴未充，脏腑娇嫩，而生活不能自理，多病于饥饱不匀，寒温失调。故小儿用药，忌投峻剂，尤其慎用补剂。我国西北地区，地势高且寒冷少雨，其病多燥寒，用药宜辛润；东南地区，地势低且温热多雨，其病多温热，用药宜清化。只有这样，才能做到"用药如用兵"，才能切合病情，收到预期的效果。（纪国安）

（十九）中西药配伍应用艺术

有识之士在中西医结合道路上已奋斗多年，中西医在治疗上的结合已经从简单的相加或互相取代，逐渐走向有机的结合。这就是指有目的地把中西医疗法或中西医药物结合在一起，使之互相配合，互相补充，获得单独用一种方法所不

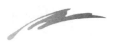

能取得的良好效果，为许多顽固性疾病探索新的治疗方法，开辟了广阔的途径。例如治疗糖尿病的消渴丸，治疗慢性肝炎的复方迁肝片，治疗感冒的维生素银翘片等。尤其在减轻激素、链霉素、化疗、抗结核药物等的毒副作用方面更有其独特的贡献。

许多用激素为主治疗的疾病，如肾炎、系统性红斑狼疮、类风湿关节炎等，加用六味地黄丸或中药黄芪、白术、仙灵脾、菟丝子、丹参、白茅根等水煎服，强的松以递减规律进行直到停药为止，治疗效果好，副作用明显减轻。在用西药化疗时，同服中药党参、炒白术、茯苓、山药、陈皮、生甘草、神曲，不仅能减轻化疗的副作用，而且能加速和保护机体的抗病能力，提高远期疗效。在用最新抗肿瘤药——生物制剂时，同时加用中药黄芪，既可抑制生物制剂引起的高热反应，又可促使胸、腹水的吸收。

在用西药链霉素、利福平、雷米封、氨基水杨酸钠抗结核的同时，应用中药葶苈子、百部、石榴皮、旋覆花、丝瓜络、茯苓、苏子治疗结核性渗出性胸膜炎，治愈率明显提高，并消除或改善西药副作用。当用抗结核药治疗结核过程中出现肝功能异常时，应用中药茵陈、半边莲、半枝莲、杭白芍、茯苓、丹参或小柴胡汤治疗，总有效率达90%以上。中药能抑制抗结核西药对肝脏的损害，促使损伤的肝细胞恢复。另外也可减轻链霉素的副作用，提高机体免疫力，加快结核病的恢复。

中西药两者合理配制，可充分发挥各自的优势，扬长避短，相互调节，增加疗效，减少药物的用量，减轻毒副作用。

作者：安徽中医学院附属医院　陈晓雯

（二十）中西药不能同时服

中药与西药来源不同，中药材的来源比较复杂，有植物药如黄连、甘草等，有动物药如地龙、全蝎等，也有矿物药如石膏、滑石等。它们的成分则更为复杂，例如植物类和动物类药材中含蛋白质、生物碱、鞣酸、甙类、黄酮素、无机盐、淀粉、酶等多种物质，药物有效成分有的是已知的，很多尚未研究清楚。西药成分比较明确，含量有标示。这些药物与中药的成分是否会产生不良反应或改变药物的性质，弄清众多药物的相互关系，目前还不够明了，有的还不能办到，所以最好不要同时服用。

中西药不能同时服用，但它们可以联合应用，由于疾病的病程复杂多变，用药时往往适当配合，利用其相互间的协同作用，提高疗效以适应复杂的病情治疗。例如病人感冒发烧，往往先服西药如阿司匹林等，以达到迅速退烧的目的，再加以清热、解毒的中药进行调理，这样病会好得彻底一些。

中西药之间也是有一定协同作用的，但应注意一定要遵医嘱，不可以自己滥用，还应注意中药与西药在服用时应以相隔1小时为宜，这样既减少了药物浪

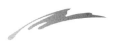

费，又得到应有的疗效，达到好的治疗效果。

（二十一）煎中药新方法

传统的中药煎煮方法是一次药煎2次，早、晚分服。最近国内有关中医药专家提出了一次药"3，3，3"新的煎服方法，即一次药煎3次，先将药物用冷水浸泡半小时，而后煎煮，每次30分钟，连煎3次。每次留取药液3次，即每隔10分钟留取药液适量，共留取3次。这样做的目的是使易溶成分少受热，难溶成分有足够的时间溶出。每日服用3次，将上述一次药煎3次，共留取9次的药液混匀，1日内分3次温服（每隔8小时服1次）。

专家认为，这种煎服方法较传统方法有效成分溶出完全，且缩短了每次服药间隔时间，更有利于药效的发挥。（艾辅仁）

（二十二）煎中药要用陶瓷罐，忌用铁器

煎煮中草药一般以陶瓷罐为宜，铜、铝制品也可用，忌用铁器。因为陶瓷化学性质稳定，在药物水煎复杂的化学反应中，不会"干扰"药物的合成和分解，影响药效。而铁质容器在药物煎煮过程中，极易同中草药内所含的鞣质、甙类等成分起反应（如大黄、首乌等），而使汤液变色，甚至改变药物性能，造成药物的疗效降低或失效，以致发生反作用。所以不宜使用铁器。

（二十三）煎中草药时药罐一定要加盖

煎中草药时，为了使中药煎透，最好是加盖煎。尤其是含有挥发性成分的中草药，如薄荷、苏叶、藿香、佩兰等，更要盖好盖，并要在短时间内煎好，以减少有效成分的挥发。有些贵重药物，如人参、鹿茸、枸杞子等也要盖住，并要用文火细煎。但是，也有一些中草药，如夏枯草、丝瓜络、通草、金钱草等用全草及叶子的药物，由于它们体积大，质地较轻，煎时往往容易溢出，只好采取开盖的煎法，并要随时搅拌，使它们煎透。

（二十四）中药煎后可分服也可同服

中药头煎和二煎最好分开吃，这样可以使药物在体内所起的作用较均匀些。如果头煎、二煎一起吃，可能在一段时间内体内药物浓度较高，而以后则迅速降低以至消失，在一定程度上影响治疗效果。但也不是绝对禁忌，例如以含有挥发性物质的药物，如藿香、薄荷、桂枝等为主药的煎剂，它们的有效成分大部分是在头煎内，所以头煎和二煎也可以一起吃。

（二十五）中药冷服或热服各有讲究

解表药一般宜温服。为了达到发汗目的，服后可加被覆盖或喝热稀粥以助之。

祛寒药宜热服，以更好地发挥作用。

解毒药、止吐药、清热药应该冷服。

止吐药应少量多次服，以免吐出。

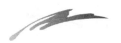

但在复杂的病理过程变化中，要有特殊的服药方法，才能适应病情的需要。如伤寒的假热真寒证，应以"热药冷服"的方法来适应病情转化。反之，如属真热假寒，则应以"凉药热服"的方法，来适应病情的转化，否则往往会发生药汁下咽而呕吐的抗药现象，达不到治疗效果。这在中医治疗法则中属于反佐法的一种。祖国医学有"治热以寒，温而行之；治寒以热，凉而行之"，以及"姜附（指干姜、附子）寒饮，承气（指大、小承气汤）热服"。均指此而言。

（二十六）中药的先煎、后下、布包煎、烊化等方法

为了充分发挥药效，常对汤剂内某些药物采取先煎、后下、布包煎、烊化、冲服、泡服等办法。

先煎：磁石、代赭石、龙骨、牡蛎、龟板等金石、贝壳类药物，因质重难煎，应打碎先煮数沸，然而再下他药。生半夏、生附子等有毒药物，应先煎数小时，以降低其毒性。

后下：薄荷、藿香、香薷、木香等芳香药物及大黄、钩藤等，不宜久煎，应在一般药物即将煎好前再下，煎二三沸即可，以防有效成分逸散。

包煎：青黛、赤石脂、旋覆花等药，可用纱布将药包好，再放入锅内煎煮，以防煎后药液混浊。

烊（熔）化：阿胶、鹿角胶、饴糖之类，久煎易粘锅煮焦且附着他药，影响有效成分溶解。用时应在他药煎好后，置去渣之药液中溶解，趁热服用。

冲服：三七末、琥珀末、朱砂等可以不煎，用药液冲服。

泡服：肉桂等药，常用沸水或药汁泡服。

（二十七）服汤药有十种方法

汤药是服用中药中最常见的一种形式。一般服法是每天2次，每天早、晚各1次，或每天3次，早、中、晚各1次。但根据治疗需要具体的方法还可分为10种：

饭前服：病位在下，一般应饭前服。如肝肾虚损或腰以下疾病，以便使药性容易下达。治疗肠道疾病也宜在饭前服药，因这时胃是空的，药服下后能直接与消化道黏膜接触，可以较快地起作用。

饭后服：病位在上，一般应在饭后服。如治疗心肺胸膈、胃脘以上的病症，或对消化道有刺激作用的药，宜在饭后服用，可使药性上行；毒性较大的药，也宜在饭后服用，避免吸收太快，容易引起中毒。

冷服：解毒药、止吐药、清热药，均宜冷服。冷服有两种含义：一是指寒性药剂冷后服，如治疗大热实证；二是指热性药剂冷后服，如治疗真寒假热病症。

温服：凡平和的药、补益药均宜温服。

热服：凡解表药宜趁热服下，以达到发汗目的；祛寒、通血脉的药也宜热服。

顿服：是指用药性峻烈的药剂制成的小剂量汤药，要一次服完，目的在于使

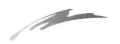

药物在不伤正气的情况下，集中药力，发挥其最大效应，如通便、活血化淤等。

频服：凡治疗咽喉病、呕吐病，宜采用多次频饮，缓缓服用，使汤药充分接触患部，能较快见效。

空腹服：凡滋补的汤药，宜早晨空腹服用，以利充分吸收。

睡前服：安眠镇静的药，宜睡前服用。此外，有积滞、胸膈病等，服药后宜仰卧；有头、耳、目病等，服药后宜去枕而卧；有左右两肋病等，服药后向左右侧卧。

隔夜服：主要是指驱虫药，在睡前服1次后，第二天早晨空腹再服用1次，以便将虫杀死并排出体外。（秋风）

引自：《采风报》

（二十八）治病与服药最佳时间

拔牙最佳时间：牙痛在夜间最厉害，下午6时左右感觉最迟钝，所以，最好在这段时间拔牙。

打针最佳时间：一般宜选择在上午9时左右，因为这时人体的痛觉最不敏感。

人工流产最佳时间：妇女受孕后45~50天的子宫，约有鸭蛋那么大，而且变得柔软，故做人工流产手术应选在停经2个月左右进行最合适。

治癌最佳时间：癌细胞生长在上午10时生长最快，第二个生长高峰在晚上10~11时，而正常细胞的生长高峰是下午4时。因此，癌症的最佳治疗时间是在上午10时前后，可最大限度地杀伤癌细胞，又不伤害正常细胞。

服用中药最佳时间：升提外气透阳的药物，宜于午前服用；温阳补气的药物，宜于清晨至午前服用；滋养阴血的药物，宜于入夜服用；祛阳气之邪的药物，宜于清晨服用；清泄阴火的药物，宜于入夜服之，如古人用六味地黄丸养阴温调，入夜时进药。

服用西药最佳时间：早晨7点服用消炎痛可使关节炎患者得到满意疗效，若晚上再加1片，效果更佳；早晨服用阿司匹林药效高。

胃肠病服药最佳时间：如健胃药在饮食前10分钟服，才能促进胃液分泌，增加食欲；胃舒平、氢氧化铝等抗酸药最好在饭后1小时服用。

呼吸病治疗最佳时间：哮喘病人易于在凌晨发病，因此临睡前给予稍大剂量药物可减轻和预防哮喘发作。

心血管病治疗最佳时间：心脏病患者早晨服用洋地黄效果最好；高血压患者的血压在傍晚最高，早晨最低，在使用胍乙啶降压药时，早晨宜小剂量，下午及晚上应增加剂量。贫血病人晚上7点钟服用铁剂较上午7点服用剂量增加一倍，所以下午适当多用一点。

病在四肢血脉，宜清晨空腹服药，此时四肢血脉充盈，利于药物吸收及输

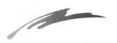

达病所。

补（肾）阳药宜清晨服，清晨5～7时为肾脏所主，补阳最当。

行水利湿药宜清晨服，此刻人体阳气生发，有助于升腾气体水湿，增强药物疗效。

催吐药宜清晨服，痰浊等清晨多聚于咽喉，易于排出体外。

发汗解表药宜午前服，午前为阳之分，当发汗；午后为阴之分，过汗损伤正气。

滋阴养血药宜入夜空腹服，晚上9～11时为肾脏最为虚衰之际，利用药物及时配补。

安神药宜睡前服，以利于尽快过渡到睡眠状态。（水清）

（二十九）服中药呕吐怎么办

有些人在服用中药汤剂时，会出现恶心不适，甚至呕吐等现象，给继续用药带来困难。根据中医临床经验，使用下列方法可起到一定的止吐作用。

验方一：临服药前取甘草10克，水煎服，不吐时再服汤药，但药物中如有大戟、甘遂、海藻等时，不可用该法止吐。

验方二：灶心土50克，煎汤代水加入中药汤剂中服用。

验方三：绿豆100克，加水适量煎汤，服药后立即饮用该汤，也有止吐效果。

验方四：鲜生姜适量，绞取其汁加入药汁中，或服药后再服些生姜汤。在服药前，让病人口嚼几片新切的生姜片，或者用鲜姜片在病人的舌苔上来回划几下，也能避免病人在服药后产生恶心呕吐现象。但在划时一定要将鲜姜的切面接触舌苔，否则就起不到止吐作用。

验方五：用热毛巾围于颈项部，此时再服药汁。这是一山东名医的经验方，有效率在90%以上。

验方六：服药方法也很有讲究，药汁要凉温适口。吐后再服时，可先喝一小口，不吐时再喝第二口，若不再吐时，表示胃已适应，可慢慢饮服。

验方七：有些病人一闻到药味就会恶心呕吐，对这种病人可在服药前在其鼻孔涂上一点醋，这样能避免恶心呕吐。

（三十）如何让小儿服中药

中药对于儿科疾病（特别是汗证、疳积、泄泻、遗尿、咳嗽等）具有疗效显著、无副反应的独特功能，然而给小儿喂服中药，却是病儿家长普遍感到头痛的事。许多小儿患病不愿服中药，或家长喂服后吐掉，甚至打骂也无济于事，故一些家长无可奈何地说："小儿不会喝中药。"

实际上事实并非如此，凡有经验的儿科名医运用中药汤剂为大量病儿治疗的实践证明，只要按照小儿不同时期的特点，药物不同的性质，采用不同的方法喂服中药，往往可以起到事半功倍的效果。现择要介绍如下：

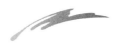

一般1~3岁的婴幼儿，每天中药量是100毫升左右，可分6~7次服完。由于这一阶段的婴幼儿对味觉非常敏感，故对苦味药特别反感，往往入口即吐，所以喂药的方法尤需注意。在不影响药效的前提下，可以先在药汤中放少量的牛奶、冰糖、砂糖等调味食品来减轻药的苦味。又因3岁以下的婴儿好动，故应采用被动喂药法。要将病儿抱成半卧位，头部抬高，颈部垫上小毛巾，固定手足，取塑料软管（可用祛痰灵或竹沥油的软管）吸满中药，将管口放在病儿口腔中，若呛咳则停止挤滴。由于体位的原因，这时药液可慢慢从舌下入口。如果小儿不肯咽下时，则可用拇指和食指捏小儿两颊，使之吞咽。切记不可采用捏鼻子灌药的粗暴动作，以防药液呛入气管，导致窒息。

3~7岁的幼童，每天中药量一般是300毫升左右，可分3~4次服完。由于幼童的思维较成熟，大多数具有自己服药的能力，因此对这类幼童主要是诱导、劝说，不要轻易威逼，使病儿产生对抗情绪。可以将中药汤说成是幼童喜爱的"雀巢咖啡"、"可口可乐"等，同时还可以服药后给小儿吃一些平时喜爱的食品，从小养成良好的服药习惯。对于极个别不愿服药的幼童，亦可采用以上的被动喂药法。

另外因病情需要，对30天内的新生儿喂药，可以将中药汤放在奶瓶中，让患儿自己吮吸，因新生儿味觉尚未完全形成，故对中药苦味不在乎。但有些新生儿体质差，则可用鱼肝油滴管慢慢滴入，喂时要多观察面色呼吸，防止呛喉。新生儿中药量每天30~50毫升。

最后需要指出，具有滋补性质的药宜在饭前服；健脾开胃消食药和对胃肠道有刺激的药宜饭后服；驱虫药宜早晨空腹服；止咳平喘、安神定惊药宜睡前服；中药散剂，如婴儿素、鸡内金粉等则可掺少许食糖，加水调和，或混入乳汁与米粥内服用；对丸剂如归脾丸、杞菊地黄丸等可取一小盅（约70~30粒），放入药中同煎；某些特殊丸剂，如王氏保赤丸宜放入面包或水果中吞服。

（三十一）妊娠用药禁忌

中草药具有价廉、方便、疗效好等优点，但孕妇服用中草药要特别谨慎小心，因为某些中药有堕胎作用，可造成流产等严重后果。如遂水、行气、活血、化淤的药物巴豆、牵牛子、斑蝥、大戟、商陆、麝香、水蛭、莪术、虻虫、蜈蚣等应禁服，通经去淤、行气、破滞以及辛热、滑利药物附子、乌头、生大黄、芒硝、甘遂、芫花、三棱、生南星、刘寄奴、雄黄、皂角刺、生五灵脂、穿山甲等应慎用。所以凡含有上述一种或数种成分的方剂，孕妇应禁用或慎用。

总之，凡含重镇、滑利、功破、峻泻、辛香走窜、大毒大热之成分的中草药均属禁忌之列。

（三十二）中药讲究忌口

禁忌：即人们平常所说的忌口。忌口是根据疾病的不同而决定的，如患温热

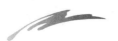

病而邪热正盛时，医生常嘱不可服油腻厚味以及辛热香燥等食物，痰湿阻滞及泄泻者忌服生冷生果，经常头晕、心悸、性情急躁者忌服胡椒、辣、酒等，疗肿疮疡者及某些皮肤病忌食鱼虾。另外文献中还有桔梗、乌梅、黄连等药忌猪肉，薄荷忌鳖肉，茯苓忌醋，蜂蜜忌葱等记载。

（三十三）用药需讲疗程

笔者近日参加下乡巡回医疗，发现在农村地区普遍存在治疗不彻底现象，需引起重视。一位因腹痛、黏液血便被诊断为"菌痢"的患者，经治疗症状有些缓解，即自行停药。3天后症状复发，并出现高热、脱水、休克等严重中毒症状，经过积极抢救才脱离危险。

病人未彻底治愈即自行停药，究其原因：一是少数医务人员缺乏耐心细致的宣教，开了处方就万事了结；二是许多农村患者交通不便、经济拮据等具体困难所致。但最根本的原因是病人不了解病的发生发展都有其规律性，用药治疗亦需讲疗程。一般如肺炎、菌痢等急性感染的抗菌治疗要待体温正常后3~5天方可停药，疗程约为1周。伤寒需治疗2周，肺结核短程化疗方案疗程为6~9月，溃疡病抗酸治疗疗程为6~8周，维持1~2年。这类病人如果不按疗程过早停药，势必导致疾病复发。临床上疾病复发，其中一个重要原因就是急性期治疗不彻底，许多疾病如哮喘、支气管炎、消化性溃疡等都有急性期及反复发作期，坚持正规治疗能增强急性期治疗的疗效，并可大大减少复发率。据观察，临床上一次有效的抗菌治疗，能杀灭90％以上的细菌，但是细菌易繁殖与生长，需维持用药才能彻底治愈感染。

另一种现象是长期使用一种或几种药物。有一位肺结核患者服异烟肼和利福平达5年之久而未去医院复查，以致出现了四肢麻木、行走无力等周围神经损害症状（异烟肼的常见副作用）。长期用药不但造成浪费，还将严重损害身体，这也是用药不讲疗程的另一种偏向。

要改变这种不正规用药、不掌握用药疗程的现象：一是医护人员提高责任心；二是患者要严格遵守医嘱，既不可过早停药，亦不可无限期用药。（王发明）

（三十四）用药"每日3次"的涵义

许多人服药，常把1日3次的1日，理解为白天这段时间，把用药时间定在上午、中午和下午。其实不然，1日3次的日是针对24小时而言。1日3次是医生根据24小时内药物在人体血液中的浓度变化制定出来的。因此，正确的服药时间是每隔8小时服药1次，考虑到人体的作息规律，1日3次时间应该这样安排：早上8时、下午3时、晚上9时。同理，每日2次、4次等，都应以24小时安排服药时间。

（三十五）中药药量的运用

中药药量的运用应根据药性、患者的体重和体质、病情而定。科学、准确地掌握药量，对临床辨证施治有着重要意义。近年来，中医内科临床用药药量有愈

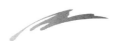

来愈大的趋势。药量增大的原因有多方面的因素。有的因为药物质量下降,有的因为加大药量效果更明显,有的因为药量之大小作用则不相同等等。例如:

蔻仁,因质量下降,过去仅用2克左右,现在用量往往在3克以上。

乌头、附片,因久煎能去除毒性,为了增强散寒镇痛之功,用量时有用30克左右者。

丹参,因活血之功效较好,又无明显副作用,用量也比过去增大。

细辛,过去有不过"钱"(3克)之说,多用可使呼吸麻痹而致死。因久煎能减少或消除毒性反应,而对镇痛镇咳作用影响不大,故近年水煎治疗头痛有用至30克者。但对细辛作为散剂服用,则应在3克以内。对肾脏功能明显减退者,应控制用量,以免发生肾脏中毒。

白术,近年来明确发现,小量能止泻,大量则能通便。用于治疗便秘时,生白术用量多30~60克。

甘草,一般调和诸药用量不宜大,但如起激素类作用时用量则宜大。

生地,一般用量在9~15克。近年来发现生地含有对心脏有益的微量元素,重用生地30~90克,治疗心律失常、慢性风湿性关节炎有一定疗效。

药量的变化,应该以病情需要为要。切忌盲目地增大药量,徒然浪费药材,产生药物副作用,造成不必要的弊病。

(三十六)服中药汤剂的剂量与温度

《医学源流论》曰:"方虽中病,而服之不得其法,则非特无功,而反有害。"因此,正确掌握中药汤剂的服法是保证药效的重要环节。

关于服药剂量,《汤液本草》指出:病在上,不厌频而少;病在下,不厌频而多;少服则滋荣于上,多服则峻补于下。所以服药应根据不同病位、病情,选择一定的服药剂量。

将一次药液少量多次服用,适用于婴儿以及呕吐频繁的患者。

将药液一次服完,使药液在体内迅速达到有效浓度,适用于急症、重症。

将一次药液总量分几次服用,使药液在体内保持一定的浓度,适用于慢性病。

将药液在较短的时间内连续服用数剂,使药液在体内迅速达到有效浓度以上,并持续较高水平,适用于高热、中风等症。

对于使用峻热或毒性药,宜先进少量,逐渐增加至有效剂量为止,不宜过量,以免中毒。至于服药温度,一般汤剂宜温服,尤其是对胃肠道有刺激的药物。但下列情形应由实际情况决定。

呕吐或中毒病人以及婴幼儿宜冷服。

热证用寒药宜冷服;真寒假热者,宜热药冷服。

急症用药、解表药宜热服。

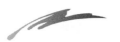

寒证用热药宜热服；真热假寒者，宜寒药热服。（王平）

（三十七）药引谱

药引，《简明中医辞典》释云："中药方剂中称所谓引药或起调和作用的药为引子。引药，也就是使药。"中医方剂是按作用主次以"君、臣、佐、使"四个部分组成，药引子则为使药，其中虽然是"配角"，但临床只要用得巧妙，却能起画龙点睛之效。药引不仅可以矫味，而且还能缓解药物的烈性，提高疗效。

生姜：性味辛温。具有发汗解表、温肺止咳、暖肠胃、止呕逆等作用。治疗风寒感冒、胃寒呕吐及腹痛，常以此为引，一般用3~5片入药。

葱白：性味辛温。能通阳散寒，对感冒轻症、腹痛腹泻、膀胱气化失司引起小便不通，可用葱白3~5棵为引。

蜂蜜：性味甘平。含有多种营养成分，有滋肺止咳、滋养补中、润肠通便的作用。治疗肺燥干咳、虚劳咳嗽、肠燥便秘时，用蜂蜜1~2汤匙调服为引。

红糖：即赤砂糖，性味甘温。对妇科血虚血寒诸症，如产后恶露不停、小便不通、小腹疼痛、体虚胃寒及赤白痢下，可用红糖10~30克作引。

大枣：性味甘平。既能补脾胃、益气生津、调和营卫，又能调和药性，常配入峻烈药物，以缓解药性，扶持正气。如治痰饮咳喘、胁下肋满的十枣汤，以大枣为引，既扶正气，又减轻了甘遂、大戟、芫花的毒性，保证用药安全。一般用5~10枚入药。

醋：性味酸、苦、温。具有散淤止痛、收敛固涩等功效，常用于妇女赤白带下、血崩便血、腹痛等症。取醋两汤匙，冲开水半杯即可作引。

黄酒：性味辛温。具有行药势、通血脉、厚肠胃、散湿气等功能，与寒性药同服可缓解其寒；与滞性药同服，可助其走窜。加强通调气血、舒筋活络的作用。此外某些苦涩臭味的药如龟板、阿胶、紫河车等，以黄酒为引，可达到去腥之目的。黄酒还可以直接引药入经，提高药效。（马强）

（三十八）家庭治病要慎用中药针剂

中药的片剂、煎剂、中成药和外用、肌注、静脉注射均可发生过敏反应。其临床症状可分为两大类：

全身性过敏反应。如有的患者口服牛黄解毒丸，肌注板蓝根注射液、穿心莲注射液或柴胡注射液，静滴复方丹参，外敷鸦胆子等，都可引起全身过敏反应。患者往往出现四肢麻木、大汗淋漓、面色苍白、胸闷气短、血压下降等症状，甚至引起休克，若抢救不及时，可造成严重后果。

局部过敏反应。如煎服蒲公英、熟地、木香、砂仁、金钱草、瓦楞子、土鳖虫、天竺黄等，冲服生蜈蚣粉，口服复方丹参片、牛黄解毒丸、犀黄丸、回天再造丸、六味地黄丸、小活络丹等，外敷五虎丹或石膏粉，肌注板蓝根、柴胡注射液，可出现荨麻疹、猩红热样皮疹、麻疹样皮疹、多形红斑、湿疹样皮疹。口服六

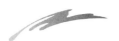

神丸、枇杷叶可引起喉头水肿，肌注菌栀黄注射液，轻者可致血管神经性水肿和哮喘，重者可引起血清样反应。

因此，使用中药前，特别是家庭自购用药，应详细了解药物成分、性能及可能发生的反应。使用中药出现过敏反应后，应立即停药，马上采用抗过敏治疗，症状较重者应及时到医院就诊治疗。这里应特别强调的是，使用中药针剂出现过敏较多，并且症状较重，因此一般不要家庭自用，使用前最好做皮下试验，并在医生指导下使用。

（三十九）家庭应急的解毒方法

这里所介绍的解毒方法，是利用家庭中随时能找到的急救物品，如豆浆、牛乳、人乳、蛋清、苏打、米汤等进行解毒的简便方法。其中，蛋清、豆浆、人乳、牛乳能缓解金属中毒。下面介绍几种解毒方法。

（1）误食强碱（如苛性钾、苛性钠、氨等），可立即服用较大量的稀酸溶液，如食醋、柠檬汁等。1小时后，再服生蛋清、橄榄油、面糊等，以保护消化道黏膜。

（2）误服强酸（如硫酸、硝酸、盐酸等），应立即给患者喝牛乳、生蛋清、橄榄油或食用植物油，但忌用苏打，以防产生大量气体而造成胃穿孔。

（3）误服石炭酸、脚气药水等腐蚀剂，可迅速服用橄榄油、鱼肝油、生蛋清等解毒。（倪力）

（四十）容易读错的中医药学名词

临床上常有一些医学名词被错读，为便于临床、科研、教学与交流，故特重辑匡正，以免贻笑大方。

1. 医学通用名词

名词	易错字	正读	误读
妊娠	娠	申	辰
肱骨	肱	弓	红
踝骨	踝	怀	果
蹠骨	蹠	职	蔗
造诣	诣	义	指
荨麻疹	荨	寻	钱
龋齿	龋	取	榆
茜草	茜	欠	西
川芎	芎	兄	弓
荜拨	拨	拨	拨
牛蒡	蒡	棒	旁
桎柳	桎	撑	圣

2. 中药名

名词	易错字	正读	误读
白术	术	竹	树
大黄	大	带	大
阿胶	阿	阿	啊
芫荽	芫	延	无
薤白	薤	谢	韭
黄伯	伯	勃	摆
秦艽	艽	交	九
豆豉	豉	耻	支
山柰	柰	耐	茶
天竺	竺	竹	兰

3. 穴位名

名词	易错字	正读	误读
臂臑	臑	闹	需
髀关	髀	币	脾

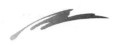

楮实	楮	楚	者	攒竹	攒	审	赞
茨梨	茨	慈	次	曲差	差	叉	差
苁蓉	苁	聪	从	大杼	杼	住	舒
诃子	诃	喝	柯	肺俞	俞	数	愈
粳米	粳	京	梗	厥阴俞	厥	决	缺
豨莶	莶	仙	千	膀胱	俞	胱	眈
苋菜	苋	现	见	上髎	髎	疗	妙
沙苑	苑	愿	宛	浮郄	郄	系	却
苎麻	苎	住	宣	膏肓	肓	荒	盲
人参	参	申	掺	肓门	肓	荒	盲
鹿茸	茸	容	耳	大赫	赫	贺	赤
白蔹	蔹	脸	剑	天牖	牖	友	拥
胡荽	荽	虽	委	瘛脉	瘛	赤	契
榧子	榧	匪	非	颔厌	颔	汉	含
大蓟	蓟	技	侧				

（四十一）中医药对联

下面三副对联，每句开头都是药名，每句意思都是药的功效，既是对联，也是治病单方。

横联：药到病除
白头翁疗毒痢立竿见影
何首乌固真阴名副其实

横联：单方治大病
刘寄奴敷创伤屡用屡效
徐长卿医肿痛随服随消

横联：祖传验方
王不留炖猪蹄众说缺乳神效
马钱子配蚯蚓医称行痹仙丹
注：行痹即今游走性疼痛。

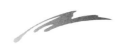

附录三

经络学说

络络学说，是研究人体经络系统的生理、病理变化及其与脏腑相互关系的学说，是祖国医学理论的重要组成部分，是针灸学的理论核心。有关经络学说的论述，在最早医著《内经》中记述特别详细。经络内属于脏腑，外络于肢节，沟通内外，贯穿上下，将人体各部的组织器官联系成一个有机的整体。经络的实践意义，不仅是针灸学的理论基础，而且对指导中医临床各科有着极重要的意义。

（一）经络、俞穴的有关概念

经络，是经脉和络脉的总称，是人体运行气血，联络脏腑肢节，沟通上下内外，调节体内各部分的通道。

经脉："经"，有经过、路径的含义，它是经络系统中的主干，呈纵行走向。经脉主要有十二经脉、奇经八脉和十二经别三类。

络脉："络"，有联络、网络的意思，它是经脉的分支，分布于较浅表的部位，纵横交错，网络全身，无所不至。络脉主要有十五别络、孙络和浮络。

经络是气血的通道，它遍及全身，有规律地进行联络交会，把人体的五脏六腑、四肢百骸、五官九窍、皮肉筋脉等组织器官联结成一个有机的统一整体，并借以运行气血，营养全身，使人体各部的功能活动得以保持协调和相对的平衡。

俞穴：脏腑、经络之气输注于体表的部位，称作"俞穴"。"俞"与"输"通，有转运输送的含义。"穴"有孔隙的意思。俞穴是针灸施术的部位。刺激俞穴能起到调节机能、防治疾病的作用。

（二）经络的组成

经络包括经脉和络脉，其中经脉分为正经（经络系统主体之意）和奇经两大类，是经络系统的主要部分。正经有十二条，即手、足三阴经和手、足三阳经，合称为"十二经脉"，各自分属于一个脏或一个腑。奇经有八条，即冲、任、督、带、阴跷、阳跷、阴维、阳维、合称"奇经八脉"。络脉有别络、浮络、孙络。别络由十二经脉和任督二脉各别出一络，加上脾之大络，共计十五条，称为"十五络"。所谓别络是别走邻经之意，它们的作用是沟通各组表里的经脉，加强十二经脉的循环输注。络脉的分支称为孙络与浮络，浮现在皮肤表层能看到的称为"浮络"，络脉最细小的分支称"孙络"。

（三）经络的分类、走向、分布规律

经络系统具有其完整性和规律性，它遍布整个机体，在分类上经与络有其

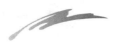

差异, 在走向上都各有其区别, 在分布上亦有其各自的规律, 功能上有各自的特点。下面是经络系统表。

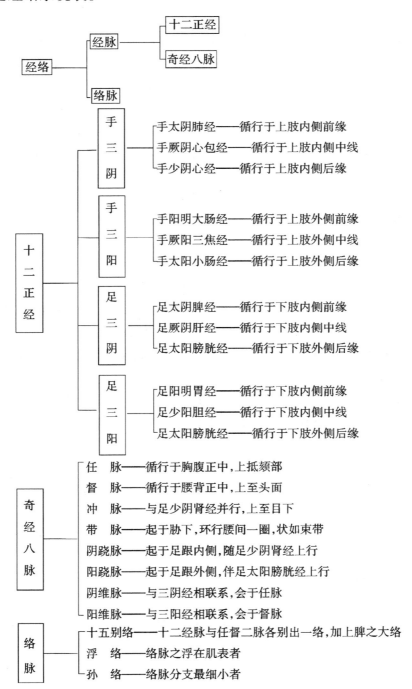

从上表中我们可以领会到经络的分类和分布, 以下就主要经脉作详细介绍。

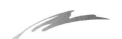

一、十二经脉

（一）十二经脉的命名

十二经脉，又叫十二正经，是人体十二条主要经脉，其命名是根据各经所联系脏腑的阴阳属性及其在肢体的循行位置而定的。例如：与肺相连属的叫肺经，与胃相连属的叫胃经等等。这十二条经脉，凡与脏相连属，循行在肢体内侧的为阴经，并根据经脉循行部位的前、中、后分别命名为太阴、厥阴、少阴。位于膈以上的脏如心、肺、心包，归属于手；膈以下的脏如肝、脾、肾，归属于足。凡与腑相连属，循行在肢体外侧的为阳经，又根据循行部位的前、中、后分别以阳明、少阳、太阳来命名。与膈以上的脏相为表里的小肠、大肠、三焦，归属于手；与膈以下的脏相表里的胆、胃、膀胱，归属于足。例如：肺经内属于肺脏，循行于上肢内侧前缘，故称手太阴肺经。胃经内属于胃脏，循行于下肢外侧前缘，故称为足阳明胃经。

（二）十二经脉的分布概况

四肢：十二经脉中，分布于四肢内侧的称阴经，循行于上肢的称手三阴经，循行于下肢的称足三阴经。其中分布在前缘的称太阴经，在中线的称厥阴经，在后缘的称少阴经。分布于四肢外侧的称阳经，在上肢的称手三阳经，在下肢的称足三阳经。其中分布在前缘的称阳明经，在中线的称少阳经，在后缘的称太阳经（如经络系统表所示）。

头面部："头为诸阳之部"，大意是手足三阳经脉皆会集于头。经络分布大致是：手、足阳明经分布在面部；手、足少阳经分布在头的侧面；足太阳经分布于头后及头顶；手太阳经分布在颊部；足厥阴经由喉咙上连目系，至头顶与督脉经的百会穴相交会。

躯干：肩背部分布手三阳，肩上有手阳明经，肩中有手少阳经，肩胛有手太阳经。腰背部有足太阳经分布，胸腹侧部有足少阳经分布，前胸部有手三阴分布，胸腹部有足三阴分布。但足阳明胃经分布较特殊，它虽属阴经，却行于腹部。

（三）十二经脉的流注规律

十二经脉的循行流注有一定规律，流注起始于肺经，周流全身1周后，又复注于肺经。其特点是：通过手足阴阳表里经的连接而逐经相传，如环无端，周而复始。（见下表）

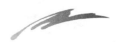

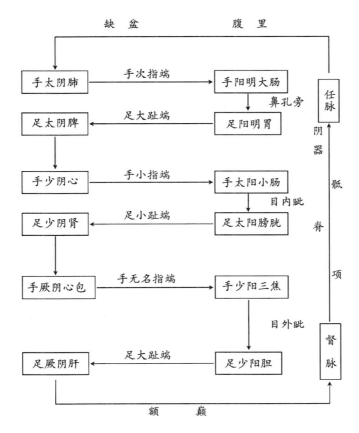

（四）十二经脉的走向

手三阴经从胸走手（交手三阳），手三阳经从手走头（交足三阳经），足三阳经从头走足（交足三阴经），足三阴经从足走腹、胸（交于手三阴经）。（见下图）

（五）十二经脉交接规律

十二经脉不但在循环、分布上有一定的规律，而且各经脉之间的流注也有着密切的联系。①阴经与阳经多在四肢部衔接，如手太阴肺经在腕后与手阳明大肠经交接，手少阴心经在小指与手太阳小肠经交接，足阳明胃经从足跗上与足太阴脾经交接，足太阳膀胱经从足小趾斜趋足心与足少阴肾经交接，足少阳胆经从足跗上与足厥阴肝以

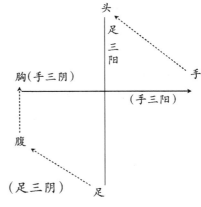

交接。②阳经与阳经（指同名经）在头面部相接。如手阳明大肠经和足阳明胃经都通于鼻旁，手太阳小肠经和足太阳膀胱经均通于目内眦，手太阳三焦经和足少阳胆经均通于目外眦。③阴经与阴经（三阴经）在胸部交接。如足太阴脾经与手少阴心经交接于心中，足少阴肾经与手厥阴心包经交接于胸中，足厥阴肝经与手

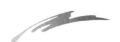

太阴肺经交接于肺中。

（六）十二经的表里相配规律

十二经脉有互为表里的关系，并有一定的相配规律。总的说来，阴经与阳经为表里。其中又分为太阴经与阳明经相表里，厥阴经与少阳经相表里，少阴经与少阳经相表里，手的阴经与手的阳经相配，足的阴经与足的阳经相配。具体相配是：手太阴肺经与手阳明大肠经，手厥阴心包经与手少阳三焦经，手少阴心经与手太阳小肠经，足太阴经与足阳明胃经，足厥阴肝经与足少阳胆经，足少阴肾经与足太阳膀胱经。

二、奇经八脉

奇经为任、督、冲、带、阴维、阳维、阴跷、阳跷八脉的总称。由于它们与脏腑没有直接相互络属的关系，相互之间也没有表里配合，与十二正经不同，故称为奇经。

奇经八脉交叉贯穿于十二经脉之间，具有加强经脉之间的联系，调整正经气血的作用。凡十二经脉中气血满溢时，则流注于奇经八脉，蓄以备用，不足时也可由奇经给予补充。奇经与肝、肾等脏及女子胞、脑髓等奇恒之府的联系较为密切。

任脉循行于胸腹正中，上抵颏部，诸阴经脉均来交会，故有"阴脉之海"之称，具有调节全身诸阴经经气的作用。

督脉循行于腰背正中，上至心面，诸阳经均来交会，故有"阳脉之海"之称，具有调节全身诸阳经经气的作用。

任督二脉是气功锻炼的主要运气路线，循任督二脉周流一圈称为小周天循环，其效应也与"任为诸阴脉之海"、"督为诸阳脉之海"密切相关。阴阳二脉交会流通更有利于重新平衡、调和，使气血和畅。

冲脉与足少阴经并行，上至目下，十二经脉均来汇聚，故有"十经之海"之称，亦称"血海，具有含蓄十二经气血的作用。

带脉起于胁下，环行腰间1周，状如束带，有约束诸经之功能。

阴维脉与六阴经相联系，会合于任脉（主一身之里）。

阳维脉与六阳经相联系，会合于督脉（主一身之表）。

阴维脉与阳维脉分别调节六阴经与六阳经的经气，以维持阴阳之间的协调和平衡。

阴跷脉起于足跟内侧，随足阴经上行。

阳跷脉起于足跟外侧，伴足太阳经上行。

阴跷脉与阳跷脉分别循行，交会于目内眦，共同调节肢体的运动和眼睑的开合功能。

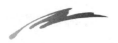

奇经八脉是气运行的重要通道之一，这主要和它们的生理功能、统属关系密切相关。奇经八脉中的俞穴大多附于十二经脉之中，唯任、督二脉各有其专属的俞穴，故与十二经相提并论，合称十四经。

三、经络的生理

经络有沟通表里上下，联系脏腑器官与通行气血的作用，经络的功能活动称为"经气"。人体的五脏六腑、四肢百骸、五官九窍、皮肉脉筋等组织器官，虽各有不同的生理功能，但又共同进行着有机的整体活动，使机体内外、上下保持着协调统一，构成一个有机的整体。而这种有机的配合、互相联络，主要是依靠经络系统的沟通、联系作用实现的。归纳而言，经络的生理作用主要表现在以下几方面：

（1）沟通内外，联系肢体。《内经》："夫十二经脉者，内属于脏腑，外络于肢节。"指出了脏腑能沟通表里，联络上下，将人体各部的组织、器官联结成一个有机的整体。

（2）运行气血，营养周身。《内经》："经脉者，所以行血气而营阴阳，濡筋骨、利关节者也。"指明了经络能输布营养到周身，保证了全身各器官组织的正常功能，为组织器官的功能活动提供了必要的物质基础。

（3）抗御外邪，保卫机体。经络能"行气血营阴阳"，营行脉中，卫行脉外，使卫气密布于皮肤之中，加强了皮肤的卫外作用。

四、经络的循行路线

（一）手太阴肺经

手太阴肺经起于中焦，向下联络大肠，属于肺脏。

体表循行路线从肺与喉咙相联系的部位横行出来（中府穴），沿着上臂内侧到肘窝中，沿着臂内侧桡侧前缘，进入寸口（掌腕桡动脉处），经过鱼际，沿着鱼际边缘，到拇指内侧端（少商穴）。

主要病候：咳嗽，气喘，少气不足以息，咳血，咽喉肿痛，伤风，胸部胀痛，手臂内侧前缘痛，肩背部寒冷疼痛等。

（二）手阳明大肠经

体表循行，起于食指桡侧商阳穴，沿食指桡侧通过第一、二掌骨之间，行于上肢外侧前缘，上肩，经第七颈椎棘突下，下由缺盆经颈、上颊入下齿，在人中交叉，止于迎香穴。

手阳明大肠经的支脉从缺盆（锁骨上窝）进入体内，联络肺脏、属于大肠。

主要病候：腹痛、肠鸣、泄泻、便秘、痢疾、咽喉肿痛、齿痛、鼻涕清稀或出血、本经循行部位痛。

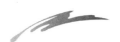

（三）足阳明胃经

体表循行，起于鼻翼旁，上行至鼻根部左、右交叉，下沿鼻外，进入上齿龈，环绕口唇，出口角外侧，至下颌角前分支，一支上耳前，至额角。另一支从颈经缺盆入胸（距前正中线四寸），经过乳头，至腹部（距前正中线二寸），挟脐旁走下肢外侧前缘，至足背，止于第二趾外侧的历兑穴。

进入缺盒的支脉属于胃，联络脾脏。

主要病候：肠鸣、腹胀、胃痛、呕吐、咽喉肿痛、鼻衄、本经循行部位痛。

（四）足太阴脾经

体表循行，起于大趾内侧端（隐白穴），沿大趾内侧赤白肉际，走内踝前缘、胫骨后缘，在内踝上八寸处交足厥阴肝经而走在前面，沿大腿内侧前缘，上腹（距前正中线四寸）、至胸（距前正中线六寸），止于腋中线第六肋间的大包穴。

经脉入腹属脾，络胃。

主要病候：胃脘痛，腹胀，食则呕，嗳气，溏便，黄疸，身体沉重无力，下肢瘫痪等。

（五）手少阴心经

手少阴心经起于心中，通过横膈联络小肠。其体表循行，从心系盲行的经脉上行至肺部而出于腋窝（极泉穴），循上于小指内侧端的少冲穴。

主要病候：心痛（如心绞痛），胁痛，以及肘臂痛，掌中热痛等。

（六）手太阳小肠经

体表循行，起于小指迟侧端（少泽穴），沿手背上肢外侧后缘，上行绕肩胛，交肩上（大椎穴），沿颈上面颊，止于耳前（听宫穴）。

支脉在肩上（大椎穴），进入缺盆联络心，下行属于小肠。

主要病候：小腹痛，耳鸣耳聋，咽喉肿痛，肩臂外侧后缘痛。

（七）足太阳膀胱经

体表循行，起于目内眦（睛明穴），上额，交于颠顶，夹督脉到颈顶，挟行于脊柱两旁，每旁两侧线（第一线距后正中线一点五寸，第二线距后正中线三寸），至于肢腘窝合，继行下肢外侧后缘，止于第五小趾外侧（至阴穴）。

支脉从脊旁进入内腔，联络肾脏，属于膀胱。

主要病候：小便不通、遗尿、头痛、眼痛、项背痛、腰痛、下肢瘫痪、坐骨神经痛、风湿关节痛、麻痹后遗症等。

（八）足少阴肾经

体表循行，起于足小趾下，斜行于足心（涌泉穴），出于舟骨粗隆下的然谷穴，经内踝之后，循下肢内侧后缘，上腹（距前正中线五分）、至胸（距前正中线二寸），止于锁骨下的俞府穴。

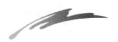

支脉在股部内缘通向脊柱，属于肾脏、联络膀胱。

主要病候：阳痿、遗精、水肿、腰痛、月经不调、痛经、胎位不正，以及耳鸣耳聋、牙痛、咽喉痛、本经循行部位痛等。

（九）手厥阴心包经

手厥阴心包之脉起于胸中，属于心包，依次络于上、中、下三焦。其体表循行，从胸中分出的支脉横行出腋下，自乳头外一寸（天池穴）起，沿上肢内侧中线，经肘、腕、掌中，止于中指端的中冲穴。

主要病候：心痛、胸闷、心悸、心烦、癫狂、神经衰弱、胁间痛、肘臂拘急等。

（十）手少阳三焦经

体表循行，起于无名指尺侧端（关冲穴），经腕背沿上肢外侧中线上行（桡骨和尺骨之间），经肘，上达肩部，循颈侧至耳后，上行出耳前，止于眉梢（丝竹空穴）。

支脉在肩部进入缺盆，分布于胸中，联络心包，从胸至腹，属于上、中、下三焦。

主要病候：偏头痛、耳鸣耳聋、腹胀、水肿、遗尿、颊肿，以及身后、肩、臂、肘部外侧疼痛等。

（十一）足少阳胆经

体表循行，起于眼外角，绕行颞耳前、面颊至颈、至肩，进入缺盆部，沿胸腹侧部通过胸、胁、腹侧，至髀厌（股骨大转子）向下沿下肢外侧正中，经膝外侧，外踝前，止于第四趾外侧端（足窍阴穴）。

支脉自缺盆中进入胸中，联络肝脏，属于胆。

主要病候：耳鸣耳聋、牙痛、咽喉肿痛、偏头痛、口苦、目眩、胸胁及下肢痛等。

（十二）足厥阴肝经

体表循行，起于足大趾外侧平角度的大敦穴，经足背沿小腿内侧前缘，至内踝上八寸处交足太阴脾经，出膝内侧，行大腿内侧正中，沿股部内侧，绕过阴部上达小腹，止于胁部的期门穴。

支脉在上腹上挟胃旁，属于肝脏，联络胆腑。肝的支脉从肝分出，通过横膈，向上流注于肺。

主要病候：月经不调、痛经、崩漏、阳痿、遗尿、癃闭、疝气、肝炎、呕吐气逆、高血压、中风、目赤肿痛、癫痫等。

（十三）任 脉

经脉循行，起于小腹内，下出于会阴部，向前上行于阴毛部，沿着腹内正中线上行，通过胸部、颈部，到达咽喉部，再上行环绕唇，上至龈交，经过面部，分行

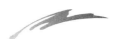

至两目下。

主要病候：疝气、带下、腹中结块等。

（十四）督　脉

经脉循行，起于小腹内，下出于会阴部，后向行于腰背正中，经颈部，进入脑内，属脑，并由颈沿头部正中线，经头顶、额部、鼻部、上唇，到下唇系带处，支脉络肾，贯心。

主要症候：脊柱强直，角弓反张，肩背疼痛。

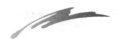

附录四

中草药制剂知识

一、中药炮制歌诀

炮制药物的目的：一是消除和降低药物的毒性或副作用；二是改变药物的性能，使之符合临床的需要；三是使药物纯净，又便于制剂和贮藏。现录药物炮制歌诀如下：

芫花本利水，非醋不能通。绿豆本解毒，带壳不见功。

草果消膨效，连壳反胀胸。黑丑生利水，远志苗毒逢。

蒲黄生通血，熟补血运通。地榆医血药，连梢不住红。

陈皮专理气，留白补胃中。附子救阴证，生用走皮风。

草乌解风痹，生用使人蒙。人言烧煅用，诸石火煅红。

入醋堪研末，制度必须工。川芎炒去油，生用痹痛攻。

炮制当依法，方能专化工。

知母、桑皮、天麦门，首乌、生熟地黄分，

偏宜竹片铜刀切，铁器临之便不驯。

乌药、门冬、巴戟天，莲心、远志五般全，

并宜剔去心方妙，否则令人烦躁添。

厚朴、猪苓与茯苓，桑皮更有外皮生，

四般最忌连皮用，去净方能不耗神。

益智、麻仁、柏子仁，更加草果四般论。

并宜去壳方为效，不去令人心痞增。

何物还须汤泡之，苍术、半夏与陈皮。

更宜酒洗亦三味，苁蓉、地黄及当归。

二、胎盘炮制法

胎盘内含有多种酶、激素及抗体。由于炮制方法不当，有效成分损失较大。现介绍一下这种有效成分损失少的方法。

取健康产妇新鲜胎盘剪去脐带和周边的胎膜，用手轻轻挤净血管内的污血，再用清水反复冲洗，使胎盘呈粉红色。用刀切成花生米大小的方块，锅内加

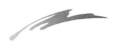

入清水（铁铝锅不限），以淹没肉块为度，放少许食盐，以及数粒花椒，水开后2~3分钟，见胎盘块变成白色，捞出漓尽水待用。

取滑石粉2~3克放入锅内，在火上翻炒，待滑石粉炒至由白色成灰白色，速将胎盘块倒入滑石粉内，继续炒至胎盘块变成灰黄色，呈不规则的鼓胀酥脆的小块，并有烤肉的香味即可。筛去滑石粉，放凉。用手一捏即碎，口尝无硬心，无异味。

实践证明，这种炮制方法加热时间短，受热均匀，有效成分损失少。由于胎盘蓬松酥脆，肉质粉细，服后容易吸收，不论是直接口服或配方服都很方便。更便于家庭中保存，装入瓶内放在干燥处，2~3年不霉变，不虫蛀。（锦州　郎国玉）

三、丸剂制备法

将药物研成细粉，加适当的黏合剂制成。常用的有蜜丸、水丸。

蜜丸：制备步骤分为炼蜜、合药、搓条、成丸、包衣（上衣）和封存。

炼蜜：蜜的选择和炼制程度是制备蜜丸的关键。蜜的质量以稠如凝脂、气味纯正含杂质少者为佳。炼蜜的目的在于除去杂质，蒸去部分水分，适当地加强其黏合力。将蜂蜜置铜锅或瓦罐内，溶化，过筛，再置铜锅中用小火煮沸，随时捞去漂浮杂质，炼至中间翻起金黄色泡沫，手捻之有黏性，将蜜挑起见黄丝即可。炼蜜需根据经验，少炼则嫩，久炼则老。一般冬季炼蜜和用于含多量糖分或油脂丰富的药物时可较嫩，夏季炼蜜和用于含多量矿物性或纤维特多的药物时可较老。

合药：将炼蜜趁沸加入药粉搅拌混至全部滋润、色泽一致，形成软硬适度的丸块即可。一般用蜜量约为药物重量的50%~150%，含糖分或油脂丰富的药物，如生地、熟地、阿胶等用蜜较少；质松而纤维特多的药物，如泽泻、益母草等则用蜜较多。若处方中含有乳香、没药、冰片、薄荷等芳香药物时，应先将其他药物与蜜和匀后，再加香味药。加香味药时，蜜不能过冷或过热，若过热则香味散失；若过冷则蜜易成硬块，混合不匀。

搓条：将丸块搓成长条状，粗细按所制丸剂的大小而定，比例按需要重量分割。一般大丸每丸重3~9克。若制小丸，则需加少量水（每斤药粉加水31~62克），否则蜜丸烤干后，易胶结成硬块。

成丸：用手工搓成丸，为避免丸块黏附，可在手上涂擦润滑剂少许（麻油500克，烧开，加石蜡93克）。

包衣：若需朱砂包衣，可先将蜜丸烤至半干，再将朱砂撒布丸上，并在适当的容器中滚动，使表面匀滑。若蜜丸太湿，则滚动时会互相粘在一起。上衣后应烤干，装入塑料袋中封存。如百合固金丸：百合、白芍、当归、川贝母、玄参、桔

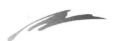

梗、甘草各31克，生地62克，熟地93克，麦冬46克。烘干后，共研细末，过筛，混合均匀，炼蜜为丸，每丸重9克。用于肺虚喘咳、阴虚潮热、咽痛咯血等。每次1丸，每日1~2次。

水丸：亦称水泛丸。用筛轻轻将药粉筛一薄层于药匾中，以刷帚蘸冷开水（或按处方规定用黄酒、醋、药物鲜汁或煎出液）将药粉洒湿，簸转药匾使药粉成颗粒状。先将符合要求的大颗粒拣出，剩下的小颗粒可再洒水润湿，然后再筛入一薄层药粉，簸转药匾，使颗粒加大滚圆。如此反复进行，直到药粒均匀一致且符合所需大小为止。干燥后，封存备用。若需包衣者，则将干透的丸剂用冷开水湿润，加入包衣用药料，仍用药匾旋转，使包衣均匀，晾干即得。如保和丸：陈皮、麦芽、连翘、莱菔子各31克，姜半夏、茯苓各93克，山楂186克，神曲62克。共研细粉，过筛，混合均匀，用冷开水泛为小丸，晒干即得。用于宿食不消，嗳气吐酸，不思饮食。每次服6克，每日1~2次，开水送下。

四、散剂制备法

本法分为内服及外用两种。一般性药物，如无特殊的胶质、黏性或挥发性者，即可将各药混在一起共研。若有冰片、薄荷特芳香药物，则应分开另研。油脂较多的药物如柏子仁、火麻仁等或颗粒较小的药物如车前子、葶苈子等，则可将其他药物研成细粉，取一部分与其掺和共研。黏性较强的药物如熟地、龙眼肉等，则可先将其他药物研细，取一部分与其共研，使其成不规则的碎块，在60℃以下充分干燥，然后再共研成粉。如加味三黄散：黄芩、黄柏、黄连、大黄各500克，生栀子250克。共研细末，过筛，密封贮存。用于各种肿毒初起，有消炎作用。每次服6~9克，每日3次。亦可配成70％的软膏外用。如制剂系用于点眼或吹喉，则必须研成无杂质的极细末，方可使用。如朱砂、雄黄、炉甘石、滑石等矿物药，需用水飞法。即将药加水擂成乳状，取上层乳汁留用，其沉淀再加水擂研后，再将上层乳汁倒出留用，如此反复进行，直到沉淀加水不浑，则沉渣中药物已全部析出。弃去沉渣，将各次所得乳汁静置沉淀，去水干燥后，研细，即得纯净药粉。

五、汤剂制备法

汤剂，亦叫煎剂，系将中草药加水煎煮后去渣所得的药液。它是我国应用极为广泛的古老剂型，具有操作简便，吸收迅速，并可随症加减药物等优点。但因药液中含有糖类等成分，易发霉变质，故须在临用前煎煮，在常温下不宜放置过久。

汤剂一般供内服，亦偶有作外用。

制备方法：中草药原料应按饮片加工要求，进行必要的粉碎（切成薄片、小段块，捣碎等）与炮制，以利有效成分的煎出，充分发挥其治疗效果。将药物放

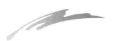

入煎药容器内，加水搅拌后，可先浸泡20~30分钟，补充水分使其盖过药面或高出药面2~3厘米为宜。

为使药材中有效成分充分煎出，一般均煎煮2次，第二煎时间比头煎可相应减少5~10分钟（加热时间以开始沸腾时计算）。含解表药及芳香性药多的处方，煎15~20分钟；调理滋补药煎40~60分钟；一般药煎20~30分钟。沸腾前可用武火，沸后火力不宜太猛。煎药容器以陶制罐、砂锅最好，因其性质稳定，不会与药物起化学作用，也可用搪瓷器皿、铝锅、铜锅等，但不宜用铁锅，因铁常与中草药某些成分（如鞣质等）发生反应而使药液变质，影响疗效。

注意事项：

先煎：处方中含有某些难溶性的矿石及贝壳类质地坚硬的药物，如生石膏、牡蛎、磁石、自然铜、石决明、鳖甲、龟板等，其中所含成分难于煎出，应先煎15分钟后，再放入其他药物共煎至规定时间。

后下：处方中含有挥发性成分的药物，如薄荷、紫苏、藿香、佩兰、荆芥等，可在其他药物煎煮15分钟后再下，以减少挥发损失，保证疗效。

包煎：处方中某些含黏性成分的药物，如乳香、没药、车前子、葶苈子等；带绒毛及粉性药物，如旋覆花、滑石粉、青黛等。这些药物应用时用纱布袋将其装好，扎紧口后再和其他药物共煎。主要是防止黏性成分受热糊化，使锅底焦煳；或带有绒毛及粉性药性，因煎煮后药液中的绒毛及细粉不易除去，影响服用。

对服：一些贵重、量小的药物，不宜煎煮者，可研粉后随汤药对服，如麝香、犀角、羚羊角、牛黄、沉香、三七、白胡椒、朱砂等。

烊化：某些药物，如阿胶、龟板胶、鳖甲胶等，可先用少量水或药汁炖烊，再加其余药汁使其溶解后服用。

六、胶囊剂制备法

胶囊剂系将中草药细粉盛装于明胶与甘油等制成的胶囊中所成的制剂。其优点是药物装入胶囊后掩盖不良气味和刺激性，较散剂易服用，缺点是制法较为麻烦困难，仍为目前常用的剂型。

制备方法：将要装入胶囊的药粉放在纸或玻璃板上，用药刀铺平，使其厚度约为下部胶囊高度的1/4~1/3。取空胶囊，口朝下垂直插入药粉中，使药粉嵌进胶囊内，反复数次，直至下部胶囊充满为止，然后盖上上部胶囊。装好后胶囊用消毒过的白毛巾或纱布包起，用手轻轻搓滚，以拭净胶囊外壁黏着的药粉。若胶囊外壳不光亮，可在白毛巾上喷以小量液状石蜡滚搓胶囊而达光亮，最后置干燥容器内密封保存。

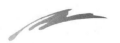

胶囊剂填充时使用的工具应清洁卫生，双手须洗干净，最好戴上手指套。填充过程中压力应均匀，以保证每粒胶囊的准确重量。装入的药粉必须完全干燥，尤其是中草药浸膏粉一定要保持干燥，否则装入胶囊后会软化变形。小剂量的药物可先用适当稀释剂稀释后装入胶囊。

质量要求： 胶囊剂外表应整洁，不得有黏结、变形或破裂现象，并不得有异臭。装量差异限度应符合规定。

检查方法： 取胶囊10粒，分别精密称定重量，倾出内容物并用小刷拭净后，再分别精密称定重量，算出每个胶囊的装量与10个胶囊的平均装量，每个胶囊的装量与平均装量比较。除另有规定外，其差异应在±10%以内，超过装量差异限度的胶囊，不得多于2个，并不得超过平均装量的±15%。

引自： 中国传统医学研究会风湿病研究所内刊

七、药酒制备法

将药材洗净，研成粗末，装入布袋中，用50℃以上的白酒浸泡，使整个药材都能浸到。浸泡7～10日，将布袋提出，另放白酒中再浸7～10日。混合2次酒液即可，一般每斤药约需用酒2.5千克。另法则将药材切片或研成粗末，置锅中大火蒸2小时，再按上法泡浸，则药性更易浸出。现举两例如下：枸骨根62克，寮刁竹、牛膝、木瓜各31克，白酒1.5千克，按上法泡酒。用于周围神经损伤足下垂者，每晚服9～31克。外用如四生酒：取生川乌、生草乌、生南星、生半夏各31克，共研粗末，加酒500克浸泡。用于风湿性关节痛，擦局部。本品有毒，禁止内服。

八、膏剂制备法

有内服膏和外贴膏两种，具体为：

内服膏： 将药材切片或捣碎，加水至略超出药面，小火煎煮，每次2～3小时，倾出药液，加水再煎，一般煎取2～3次。分次过滤，合并滤液，用小火浓缩成清膏。取少许清膏置于易吸水的纸上，以其周围不显水迹或药液冷后能拉丝为度。加入与清膏等重的老蜜即得。芳香性药物不适合煎熬，可将其研末，加入熔化的膏中搅拌混匀，如益母膏：取益母草3千克，洗净，切碎，分次水煎，取煎出液去渣。将煎出液过滤，合并，用小火浓缩成清膏。加糖1千克，化开静置即可，用于妇女痛经及产生淤血腹痛。每次20～40毫升，每日1～2次，开水冲服。

外贴膏： 熬外用膏需要一定的经验，过老贴不上身，过嫩则易流散，粘衣。关键在熬油和下丹两个环节，先将药料洗净切碎或捣烂，放在麻油或其他植物油中浸泡一夜。置铁锅中（不要装得过满），将药物煎至呈深黄色、易脆为度。趁热滤去残渣（用皮纸或棕皮过滤），残渣必须滤净，否则膏药粗糙不平。将滤出的油，放入原锅内，用小火煎熬，同时用去皮的鲜桑枝、桃树枝或柳树枝不断搅

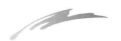

拌。煎至将油滴于水面成珠状，用嘴吹之，油珠不散即可下丹。常用者为黄丹。每斤油夏季加黄丹201.5~217克，冬季加黄丹155~186克，下丹时可产生大量泡沫，泡沫太多时，可用扇子扇去泡沫，切不可将锅盖上。若火大，油将溢出锅外，甚至因油被烧燃而失败，故下丹时一定要小火或离火再下。也可先将黄丹炒成紫红色，均匀筛入油中，边加边搅拌，可以减少发泡。下丹后，需再用小火煎熬至不断续发生泡沫，膏成黑色，滴入水中时沉于水底，用手捻之不粘手即成。药膏熬成后，宜移放水中浸泡，以去火毒，待临用前取出用文火熔化，按需要摊布于纸上或面上。若配方中有芳香性药或矿物类、树脂类及其他贵重药物如麝香、冰片、樟脑、朱砂、肉桂等，可另研细末于摊布前加入熔化的药膏中，搅匀后，再摊布之。常用的补贴膏如黑膏药：取生地、大黄各62克，当归32克，羌活、防风、白芷各15克，麻油1000克，按上法炼制。临用时小火溶化，摊贴。

炼膏时若油炼的过老，则贴不上身。补救法是另取麻油（按原用油量，每斤油加取31克）煎至滴水成珠时，倒入已熔化的膏中，搅匀即可。

某些外贴膏，如红色消毒膏，还可按下法配制：取蓖麻仁124克，充分捣碎成泥状；朱砂31克研细末；松香372克，樟脑124克，银朱62克，共研细末，五朱砂拌匀后，倒入蓖麻仁中，拌匀。装入瓷缸内加盖并扎紧，放锅中大火蒸2小时，取出半冷后，加入研细的乳香、没药、冰片各9克。临用时小火熔化摊布于纸上。用于各种疔肿，无论已溃、未溃或溃后伤口不收者，均可使用。

引自：《农村医生手册》

九、新法制作黑膏药

黑膏药是我国传统的治病剂型之一，历史悠久。外治可消肿、拔毒、生肌，内治可驱风寒、和气血、通经活络。黑膏药疗效肯定，使用方便。但传统的制作工艺复杂，需时长，又不易掌握。我经3年多实践，对传统方法做了许多改进，现介绍如下：

（一）新制法流程

中药的提取：把中药事先用煎煮法提纯，待加丹后温度降至60℃时加入。用量为生油的15%。

炼油：用武火熬炼，并不断撩油，约一个半小时见油烟变白，蘸油少许滴入水中不散，油珠色黑发亮，手捻成丝后离火。

下丹：将黄丹事先炒干后，用手撒入锅中，快速搅拌，见产生大量浓烟，下丹速度以油不溢出锅为度。此时易着火，如着火用盖盖上即可。

去火毒：成膏后冷却，放置2~3周即可摊膏使用。

（二）传统制法的问题

传统的黑膏药制作，先把中药放入锅中油炸以提取有效成分。但植物油为

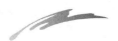

非极性溶媒，对生物碱盐类、某些甙类等极性成分是不溶的；对游离生物碱等成分虽溶，但在高温下也被大量破坏。树脂、香脂及挥发性成分遇高温也易分解和挥发，这些成分一般不能耐受30℃的熬炼。我曾测试下丹时的温度高达360℃，极易破坏药物有效成分。

（三）新方法要点分析

我们用煎煮法提纯中药后，待成膏后温度降至60℃时加入，使用时并加少许细料药，即两次加药法，既提高了药物浓度，又保持了有效成分不被高温破坏，从而提高了疗效。

用武火快速加热炼油，只需一个半小时左右即可成膏，大大缩短了时间。

下丹时机，看"滴水成珠"固然重要，但我认为看"珠"后的色泽是关键，即油珠乌黑发亮，手捻成丝。因刚"成珠"时色淡，距乌黑发亮还有一段时间，下丹过早膏药易嫩。

油、丹在高温下氧化、分解产生的醛、酮等"火毒"，我们认为用水浸泡很难除去，因成膏质密，水很难进入膏内而除去"火毒"。我们把成膏置阴凉处放2~3周后摊膏使用。用于800例患者，有过敏反应者仅占12%。

荐方人: 黑龙江省黑河市中医院　　肖明书　曹国明

附录五

82种常用中草药中毒与解救

中草药过敏、中毒反应在临床上并不少见，严重者可以发生中毒死亡。现将近几年各地报道的中草药过敏、中毒反应的临床表现，以及引起反应的药物种类进行如下简述：

过敏反应：临床症状较轻，皮肤常见麻疹或疮疹。此外，常见胸气短、咳喘、烦躁不安，部分患者有恶心呕吐、呃逆、腹泻腹痛等症状。

中毒反应：以起病急、病情重、发展迅速为特征。

临床表现：

（1）消化系统症状：恶心呕吐，上腹部闷胀不适或烧灼样感，腹痛，肠鸣，腹泻，上消化道出血。

（2）中枢神经系统症状：头晕，头痛，神志模糊，躁动不安，狂躁，谵妄，口麻，肢麻，下肢强直或瘫痪等。

（3）循环系统症状：胸闷心悸，严重心律不齐，血压下降，急性心力衰竭，心搏骤停。

（4）泌尿系统症状：尿频，尿急，尿道疼痛，血尿，少尿或无尿，急性肾功能衰竭。

（5）中毒性休克：昏迷，发热，不省人事，呼吸不规则，脉搏细弱。

引起过敏反应的单味中药：夏枯草、红花、穿心莲、柞蚕蛹、黄芩、生黄芪、青蒿、旋覆花、人参、马勃、柴胡、白芍、木香、川芎、牡蛎、瓦楞子、黄药子、乳香、没药等。

致中毒反应的中药：含雷公藤碱的雷公藤，含乌头碱的附子、乌头、草乌、雪上一枝蒿等，含钩吻碱的钩吻和断肠草的根叶，含莨菪碱的洋金花，含藜芦碱的藜胡，含闹洋花毒素的闹洋花，含马兜铃碱的马兜铃，含晴甙类的苦杏仁、杏仁、桃仁、白果等，含木通皂甙的木通，含毒蛋白类的苍耳子，含白头翁素和白头翁醇的威灵仙，含斑蝥素的斑蝥，含三氧化二砷的信石，含番木鳖碱的马钱子等。

中草药过敏、中毒反应的预防及抢救措施：中草药过敏、中毒反应要防患于未然，对已有记载有毒性的药物要慎用，且剂量不宜过大，服用时间不宜过长，煎煮方法应得当，注意观察药后反应（包括继发反应），对记载性的药物，亦应注意。

一般过敏反应，临床症状较轻，停药或采用抗过敏处理，对症处理即可。

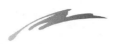

中毒反应一旦确诊，应迅速采取抢救措施如洗胃、催吐、导泻、利尿、输液等，由于机体、病理、生理变化、药物中毒状况是多种多样的，它可由早期系统的损害转向或合并为其他系统的损害，故应引起注意。此外，中草药在抢救过程中也起到了较好的作用。如甘草、绿豆、银花、生姜、蜂蜜等。

一般认为，除大戟中毒外，解救方法之一均为煎服甘草或绿豆或再合用它药。甘草用量一般为15～125克。另外，将一些中草药中毒和解救方法逐一分述如下：

大　戟

【中毒量】9～15克。

【解救法】西药：早期以0.2‰高锰酸钾洗胃，再服蛋清、牛乳等。中药：菖蒲30克，黑豆15克，水煎服；或芦根120克，白茅根30克，金银花15克，水煎服。

大风子

【中毒量】3克左右（口服）。

【解救法】西药：洗胃，导泻，口服药用炭等。中药：绿豆60克，黑豆、赤小豆、白菜根、车前子（布包）各30克，甘草9克，水煎服。

巴　豆

【中毒量】巴豆油致死量约1克（20滴）。巴豆致死量15～20粒。

【解救法】6小时内应立即用温水洗胃，并给服蛋清、冷米汤、牛奶、药用炭等保护消化道黏膜。中药：黄连、黄柏适量，或以菖蒲煎汤冷服。

石菖蒲

【中毒方式】石菖蒲中的挥发油能兴奋脊髓神经，大剂量易致人抽搐加剧，严重死亡。

【解救法】①早期洗胃，催吐，导泻；②静滴5％葡萄糖生理盐水2000～2500毫升。

北鹤虱

【中毒量】小鼠腹腔注射天名精内酯，半数致死量（LD50）100毫克／千克。

【中毒原理】天名精内酯有中枢麻痹作用，大剂量时能引起阵发性痉挛而死亡。

【解救法】西药：早期催吐，洗胃。中药：甘草30克，绿豆30克，煎汤代茶饮。

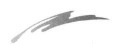

白 果

【中毒量】20~200枚,个别7枚即中毒致死。

【解救法】本品中毒无特殊解毒法。根据病情,使用镇静剂、强心剂,必要时给氧,做人工呼吸,给予呼吸兴奋剂。中药:甘草30克,半夏、防风各9克,加水煎成约150毫升,顿服。

白附子

白附子毒性较大,安全范围窄,用药不慎可引起中毒,甚至死亡。有关白附子的中毒及解救,禹白附参照半夏、天南星,关白附参照附子、乌头。

瓜 蒂

【中毒量】20~60克可引起中毒死亡。

【解救法】西药:0.4‰高锰酸钾溶液洗胃。中药:半夏10克,甘草6克。水煎2次,合在一起,2次服完。

半 夏

【中毒量】30~90克,生半夏0.1~0.8克。

【解救法】西药:立即用0.5‰高锰酸钾溶液或3%~5%鞣酸溶液或浓茶洗胃。中药:用生姜汁5毫升,白矾末9克,调匀服。

地 龙

【中毒量】60~120克。

【解救法】西药:用0.5‰的高锰酸钾溶液洗胃。中药:绿豆60克,甘草30克,金银花15克,连翘15克,茯苓9克,水煎2次,合在一起,早、晚分服。

千金子

【中毒量】9~15克。

【解救法】西药:用0.5‰高锰酸钾或温开水反复洗胃,口服硫酸镁导泻。中药:板蓝根30克,生绿豆30克,黄豆15克,水煎服。

天南星

【中毒量】15~30克。生品中毒量10~15克/日,致死量30克/日。

【解救法】西药:迅速洗胃,导泻,服稀醋、鞣酸、浓茶、蛋清等。忌用吐法。中药:生姜30克,防风60克,甘草15克,煎至300毫升,含漱、内服各一半。

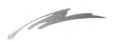

全 蝎

【中毒量】30～60克。

【解救法】西药：肌肉注射阿托品，并补充钙剂。中药：①口服玄明粉18克，促使毒物排出；②金银花30克，半边莲9克，土茯苓、绿豆各15克，甘草9克，水煎服。

芫 花

【中毒量】15～30克。

【解救法】西药：口服药用炭、鞣酸蛋白。中药：黄连、山栀各9克，甘草15克，黄豆30克，加水煎至400毫升，每2～3小时服200毫升，连服2～4剂。

皂 荚

【中毒量】内服9克即出现溶血等中毒症状，200克可致死亡。

【解救法】西药：早期催吐、洗胃，并口服牛乳、蛋清等。中药：玄参30克，甘草15克，蜜糖60克，水煎频服。

附子 川乌 草乌

【中毒量】川乌3～9克，草乌0.9～4.5克，附子为30～60克。口服乌头碱0.2毫克即可中毒，2～5毫克可致死。

【解救法】西药：0.5‰高锰酸钾溶液洗胃，再用20克硫酸钠导泻或2%盐水高位灌肠。中药：①生姜、甘草、金银花各15克，水煎，分2次服，每6小时1次；②心律失常，用苦参30克，水煎温服。

苦楝皮 苦楝子

【中毒量】根皮煎剂超出常用量3～4倍。果实6～8个。

【解救法】西药：0.4‰高锰酸钾溶液洗胃。中药：灌甘草绿豆汤或菖蒲汁。

鱼 胆

【中毒量】1个以上。

【解救法】西药：4%碳酸氢钠或0.5‰高锰酸钾溶液洗胃，50%硫酸镁50～100毫升导泻。中药：①胃肠道反应：金银花、生甘草、苏叶、生姜、枳实、厚朴、半夏、陈皮，解毒温中和胃；②肝肾功能损害伴休克：人参15克、麦冬10克、五味子5克，煎服。中药保留灌肠：丹参、黄芪、当归、生大黄各30克，加水250毫升，煎至100毫升，每4～8小时保留灌肠1次，连续3天。

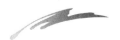

马钱子

【中毒量】成人口服番木鳖碱5~10毫克可致中毒，30毫克可致死亡。

【解救法】西药：①输氧；②惊厥控制后，可用0.2‰高锰酸钾或1%~2%鞣酸水溶液洗胃。中药：甘草125克，煎汤服，每4小时1次，连服2~4剂。

细 辛

【中毒量】内服不超过9克。

【解救法】西药：立即用0.4‰高锰酸钾溶液洗胃，并导泻。中药：生石膏12克，生地10克，丹皮10克，生甘草30克，双花15克，连翘15克，水煎服。

砒 霜

【中毒量】砒霜中毒量为5~10毫克，致死量为100~200毫克。

【解救法】西药：立即催吐，洗胃，口服氢氧化铁解毒剂，使之与三氧化二砷结合成不溶性砷化铁。中药：①防风、大青叶、甘草、绿豆煎服；②即服生萝卜自然汁约400毫升，2小时后再服1次。

牵牛子

【中毒量】30克。

【解救法】西药：催吐，洗胃，再服蛋清、牛乳、药用炭等。中药：绿豆120克，煎汤代茶饮。

轻粉 升药 朱砂

【中毒量】升汞中毒量为0.1~0.2克，致死量0.5克；甘汞致死量2~3克；氧化汞中毒量0.5~0.8克，致死量1~15克。

【解救法】西药：立即洗胃，洗胃后灌入蛋清或牛奶以沉淀未吸收的汞，但禁用生理盐水，以防形成毒性更大的升汞。中药：解毒活血利尿。土茯苓30克，金银花30克，甘草9克。水煎服。

鸦胆子

【中毒量】成人服12粒有中毒危险。

【解救法】西药：迅速催吐，洗胃，导泻。中药：甘草9克，水煎服。

洋金花

【中毒量】1~30克。

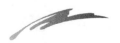

【解救法】西药：0.4‰高锰酸钾溶液或1‰鞣酸溶液洗胃，再用50％硫酸镁40～60毫升导泻。中药：金银花30克，连翘12克，甘草20克，绿豆50克，水煎服。

狼 毒

【中毒量】6～15克。

【解救法】西药：服药在8小时内用0.5‰高锰酸钾溶液洗胃，可口服蛋清或浓茶。中药：甘草9克，绿豆15克，干姜9克，水煎服。

常 山

【中毒量】15～45克。

【解救法】西药：用0.2‰～0.5‰高锰酸钾溶液洗胃。中药：防己、防风、桂皮、甘草煎汤服。

商 陆

【中毒量】小鼠半数致死量26克／千克（水浸剂），28克／千克（煎剂）。

【解救法】西药：早期中毒，立即催吐，洗胃，导泻，并给药用炭、蛋清等，减少毒物吸收，保护胃黏膜，并输液以促进毒物排泄。中药：生甘草、生绿豆各30毫升，捣烂开水泡服或煎服。

斑 蝥

【中毒量】0.6克可中毒，1.5～3克可致死。

【解救法】西药：中毒者应立即洗胃，口服鸡蛋清或10％氢氧化铝凝胶5～10毫升等。忌服油类及脂肪。中药：甘草30克，大青叶15克，水煎冷饮；或板蓝根30克，黄连3克，甘草9克，水煎分2次服。

雷公藤

【中毒量】嫩芽7个，根粉30克以上。

【解救法】西药：彻底洗胃，及时导泻，洗胃液可用0.2‰～0.5‰高锰酸钾溶液，导泻可用硫酸钠15～30克或硫酸镁20～30克，溶于150～200毫升水中，并可口服药用炭30～50克。中药：鲜萝卜汁120毫升口服，或莱菔子250克，炖服。

蜈 蚣

【中毒量】15～30克。

【解救法】西药：2％～3％碳酸氢钠洗胃，继则硫酸钠导泻。中药：①迅速服

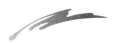

制马钱子末0.6克，以对抗毒素，以后根据病情，3小时后重复给药1次；②凤尾草120克，金银花90克，甘草60克，水煎服。

赭 石

含砷盐的量约在1／10万以上，中毒原理及解救同砒霜。

樟 脑

【中毒量】内服0.5~1.0克，可轻度中毒；内服2.0克以上，导致癫痫样痉挛，甚至呼吸衰竭而死亡；内服7~15克或肌注4克，为致死量。

【解救法】西药：早期（服药2~3小时内），立即注射盐酸去水吗啡5毫克催吐，服鸡蛋清。中药：当归、大黄（后下）、玄明粉（冲服）、龙骨各9克，滑石15克，甘草6克，水煎服。

藜 芦

【中毒量】常用量煎汤1.5~3克；研末0.3~0.6克，此剂量极不安全。

【解救法】西药：0.2‰高锰酸钾溶液洗胃，导泻，服用药用炭。中药：紫草60克煎服或鲜生地250克榨汁冲服。

藤 黄

【中毒量】误服4克即可中毒，过大剂量，可以致死。

【解救法】西药：催吐，用硫酸锌1~2克，以0.2‰~0.5‰高锰酸钾溶液洗胃。中药：①喝浓茶、豆浆、牛奶、蛋清水；②多吃海蜇。

蟾 酥

【中毒量】135毫克。

【解救法】西药：催吐、洗胃、导泻，可行高位灌肠。中药：①鲜芦根120克，捣汁服解毒；②生大黄15克泡茶代饮，可减轻副作用。

马兜铃

【中毒量】马兜铃碱0.02克皮下注射即可有严重肾脏损害。

【解救法】①中毒常规处理：洗胃，饮浓茶或稀醋，视肾脏损害程度而输液；②对症处理：呼吸困难者给予咖啡因、尼可刹米等。维生素B_1肌注。

山豆根

【中毒量】据报道，有口服60克而中毒死亡者。

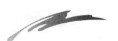

【解救法】①中毒常规处理：清水洗胃，输液；②中草药治疗：甘草30克，急煎口服。

山慈姑

【中毒量】提纯的秋水仙碱口服致死量为8毫克。

【解救法】①洗胃，可用5％碳酸氢钠液或0.5％药用炭混浊液，禁服高锰酸钾等氧化剂；②用5％鞣酸蛋白保留灌肠，并少量多次口服蛋清、牛奶等。

龙 葵

【中毒量】超过12克以上可产生中毒症状。

【解救法】①催吐、洗胃、导泻、输液；②中药：口服绿豆汤。

半边莲

【中毒量】半边莲碱中毒量为20毫克。

【解救法】①洗胃、导泻、饮浓茶或、输液；②中药：黄豆汁、甜桔梗煎水服，或甘草煎水内服，或饮盐水，或榨姜汁口服。

延胡索

【中毒量】大剂量可中毒。

【解救法】①洗胃、导泻；②吸氧，静注毒毛旋花子甙K，予兴奋剂，或用升压药物等对症治疗。

石 蒜

【中毒量】石蒜碱中毒剂量，皮下注射30毫克／千克。

【解救法】①中毒常规处理：洗胃、导泻、输液；②其他对症治疗。

百 部

【中毒量】内服超过10克以上可引起中枢麻痹。

【解救法】①中毒常规处理：洗胃、导泻；②中药民间方：生姜汁、白米醋，共饮服。

苦 参

【中毒量】有报道口服苦参子20粒引起中毒者。

【解救法】①洗胃、导泻，内服蛋清或浓茶；②中药：大黄、枳实、银花各10克，甘草6克，煎水后并加芒硝6克冲服。

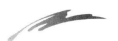

益母草

【中毒量】多为1次服食30克左右。

【解救法】①洗胃、催吐、输液；②中药：赤小豆、绿豆各30克，甘草10克煎服。

麻　黄

【中毒量】口服麻黄素775毫克可使心律变慢、心脏抑制。其致死量较大，故临床中毒死亡者少见。

【解救法】①中毒早期，及早给予催吐、洗胃、导泻；②立即皮下注射阿托品1毫克，20分钟后，视病情需要可重复使用；③苯巴比妥及鲁米那镇静安神，对症治疗，同时予以吸氧、补液。

罂粟壳

【中毒量】超过10克产生中毒症状。

【解救法】①中毒常规处理：洗胃、导泻、输液；②注意保暖、镇静、吸氧，适当应用呼吸兴奋剂，对症治疗。

万年青

【中毒量】有报道1次服万年青叶4克煎汤而死亡者。

【解救法】①中毒早期：洗胃、导泻等，并予鞣酸蛋白以防进一步吸收；②心律失常者，若伴低钾或有频发多源性室性早搏等，可适当补钾，10%氯化钾10~20毫升口服，每日3~4次。若中毒所致房室传导阻滞不伴有低钾，并有窦性停搏、肾衰等，不得补钾。其他还可用抗心律失常药，如苯妥英钠、利多卡因等。

夹竹桃

【中毒量】口服干燥叶3克即可中毒死亡。

【解救法】中毒常规处理：洗胃、导泻、灌肠、输液并注意补钾。中药治疗：①浓茶加适量白糖，频饮；②甘草15克，绿豆30克，水煎服。

八角枫

【中毒量】须根一般不超过3克，超过有中毒可能。

【解救法】①洗胃、导泻；②民间以莱菔子20克煎服。

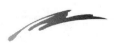

猫 豆

【中毒量】超过15克有中毒可能。

【解救法】①常规急救措施：催吐、洗胃、导泻、补液等；②对症治疗：如镇静、缓解平滑肌痉挛等。

人 参

【中毒量】超过9克有可能产生中毒症状。

【解救法】①轻者予甘草、蔗糖水代茶饮，或萝卜水频饮；②重者对症治疗，静脉补糖以纠正低血糖；呼吸抑制可肌注可拉明、洛贝林、吸氧；抽搐者，给苯巴比妥钠等；出血者，予维生素K_3、安络血等。

七叶一枝花

【中毒量】超过9克对肝功能有损害。

【解救法】①中毒一般处理：洗胃、导泻之后可内服一定量稀醋；②民间方：甘草15克，煎水，再与白醋、生姜汁60克混合，一半含漱，一半内服。

木 通

【中毒量】约多于60克。

【解救法】①中毒常规处理：及时洗胃、导泻、灌肠；②对症处理。

白头翁

【中毒量】超过15克可产生中毒症状。

【解救法】①催吐、洗胃或内服蛋清、牛乳或用4%碳酸氢钠溶液含漱口腔。②对症处理：血压下降时，用升压药，如可拉明；心衰时，可用西地兰或毒毛旋花子甙K。

黄药子

【中毒量】超过9克可产生中毒症状。

【解救法】饮大量绿豆汤或生姜30克榨汁；用白醋60克，甘草10克，煎汤服用；或用岗梅250克煎水服用。

相思子

【中毒量】多外用，一般不内服，有记载咀嚼半粒种子即中毒，2~3粒可致死。

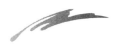

【解救法】①口服小苏打每日10～15克，以防血红蛋白或其产物在肾中沉淀；②对症处理：输液，必要时输血、给氧及中枢兴奋剂；③口服元明粉18克，以促使毒物排出。甘草30克，金银花、防风各15克，黄连6克，黄柏12克，水煎服，连服4～6剂。

苍 耳

【中毒量】用量超过30克易中毒。

【解救法】①轻者，应暂停饮食数小时至1天，并大量喝糖水，以利尿，保护肝脏，加快毒物的排泄。②重者予催吐、洗胃、导泻、灌肠、输液。有胃出血者慎服。③中药治疗：板蓝根200克，水煎服；或甘草50克，绿豆200克，水煎服。

艾 叶

【中毒量】本品致死量，据有关文献记载为100克。

【解救法】①早期予催吐、洗胃、导泻、输液并服药用炭等；②置病人于安静及光线暗之处，避免外界刺激，并根据症状给予镇静剂及保肝药等。

吴茱萸

【中毒量】有报道口服30克引起中毒者。

【解救法】早期要洗胃、导泻、输液以及对症处理。

威灵仙

【中毒量】超过30克可产生中毒症状。

【解救法】①腹痛剧烈者，予颠茄酊或阿托品处理，并补液、止血、镇静，对症治疗。②口腔糜烂，可用碳酸氢钠溶液漱口；皮肤发疱溃疡，可用3%硼酸湿敷或以中药黄柏、生地榆煎水湿敷。

土荆芥

【中毒量】超过6克可有中毒症状产生。

【解救法】尽早洗胃、导泻、补液。合理使用呼吸兴奋剂、肾上腺皮质激素、阿托品等。

天 麻

【中毒量】超过10克有可能产生中毒症状。

【解救法】一般急救处理措施，静滴葡萄糖生理盐水，维生素C、B，能量合剂以及对症处理。

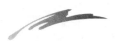

火麻仁

【中毒量】60克以上。

【解救法】早期按一般中毒常规处理。中药治疗：甘草30克，沙参、金银花各15克，黄连、茯苓各3克，水煎，早、晚2次服。

白 芷

【中毒量】为30～60克。

【解救法】常规急救处理措施：催吐、导泻、输液，对症治疗。

肉 桂

【中毒量】30克以上。

【解救法】①中毒常规处理；②输液及对症治疗；③中药治疗：水牛角、寒水石、黄连、生地，水煎服。

芦 荟

【中毒量】不要超过3克，否则易过敏。

【解救法】洗胃、口服蛋清及药用炭；运用镇静剂时，禁用吗啡；其他对症处理。

贯 众

【中毒量】超过15克会产生中毒症状。

【解救法】①服盐类泻剂，禁服油类泻剂，因油脂类可增进其有毒成分的吸收；②惊厥时，静注巴比妥盐类控制痉挛；③呼吸抑制时，给予吸氧、呼吸兴奋剂或人工呼吸。补液，对症处理。

藏红花

【中毒量】大于10克。

【解救法】①以高锰酸钾液洗胃；②服解毒剂：药用炭4份（烧焦的馒头亦可），氧化镁2份，水100份。

侧 柏

【中毒量】超过12克易产生中毒症状。

【解救法】①惊厥者，选用安定、阿米妥钠、水合氯醛等镇静剂；②惊厥控制后，予洗胃，服解毒粉（活性炭2份，鞣酸1份，氧化镁1份），导泻；③对症处理：

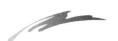

输液，抢救循环衰竭，抢救急性肾功能衰竭。

白 矾

【中毒量】口服2克以上可产生中毒症状。

【解救法】①中毒后立即洗胃，服用牛奶、蛋清、米汤，可用镁盐作为抗酸剂；②脱水者补液，纠正酸碱平衡紊乱，对症处理。

雄 黄

【中毒量】内服量不得超过0.3~1.2克／日。

【解救法】中毒常规处理：催吐、洗胃、导泻并给解毒剂氢氧化铁（12％硫酸亚铁溶液与20％氧化镁，用时等量混合、摇匀）口服。中药：防己煎浓汁服。

樟丹 铅粉 密陀僧

【中毒量】三药均为外用药，内服较少用。古方中应用均少于1.5克，且不可久服。近代极少内服使用。一般认为口服中毒量为2~3克，致死量为50克。

【解救法】急性口服中毒者，以1％硫酸钠或硫酸镁溶液口服，以形成不溶性硫化铅，再以清水洗胃、硫酸导泻；或服枸橼酸钠，使血液中铅结合成枸橼酸铅由尿中排出。中药治疗：①铅粉中毒，要单用白蜜和芝麻多量解毒；②昆布、海藻蒸汤频饮；③金钱草30克，菊花、甘草各15克水煎服；④万能解毒汤：香附子9克，大小血藤、青广大香各15克，田七粉（冲）、冰片末（冲）各0.6克，金粉蕨240克，水煎服。

杏仁 桃仁

【中毒量】据报道成人1次服生苦杏仁40~60粒可中毒，50~120粒致死，食炒桃仁数十粒中毒死亡。

【解救法】中毒一般抢救措施：催吐，5％~10％硫代硫酸钠溶液洗胃。中药治疗：①杏树皮一块，约60克，削去外皮，留中间纤维部分，加水200毫升，煮沸20分钟，取汁温服，一般服后2小时见效；②生萝卜或白菜1000~1500克，捣烂取自然汁加糖适量调匀，频服之。中药：甘草、黑大枣各120克，水煎即服；或绿豆60克水煎，加砂糖内服。

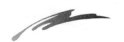

附录六

中草药别名用量解说

一　画

一枝黄花

【用量用法】生用。内服：煎汤，9~15克。外用：适量，捣烂敷。

【功能主治】疏风清热，消肿解毒。治疗感冒头痛、咽喉肿痛、黄疸、百日咳、小儿惊风、跌打损伤、痈肿发背、鹅掌风。

【注意事项】孕妇禁服。本品有溶血作用，长期大量服用，可引起胃肠道出血。有小毒。

二　画

丁　香

【别名】雄丁香、公丁香、丁子香。

【功能主治】温中、降逆、暖肾。治疗呃逆、呕吐、反胃、泻痢、心腹冷痛、疝气、癣疾。

【用量用法】生用。内服：煎汤，2~5克；研末，0.5~1克。外用：适量，研末敷。

【注意事项】①证属实热，虚热者禁服；②畏郁金。

丁公藤

【别名】包公藤、麻辣仔。

【功能主治】解表发汗，祛风除湿，消肿止痛。治疗风湿痹痛、半身不遂、跌打肿痛。

【用量用法】生用。内服：煎汤，3~6克。

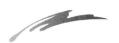

【注意事项】本品有小毒，具有强烈的发汗作用，过量服用可出现汗出不止、四肢麻痹等中毒反应，故体弱者慎服，孕妇禁服。

人 参

【别名】红参、白参、野山参、吉林参、高丽参、园参。

【功能主治】大补元气，固脱生津，安神。治疗劳伤虚损、食少倦怠、反胃吐食、大便滑泄、虚咳喘促、自汗暴脱、惊悸、健忘、眩晕、头痛、阳痿、尿频、消渴、妇女崩漏、小儿慢惊风、一切气血津液不足之证。

【用量用法】内服：煎汤，3~9克；挽救虚脱者可用大剂量15~30克；研末，每次1~3克。

【注意事项】①实证、热证，正气不虚者禁服；②不宜与藜芦同用。

人工牛黄

【别名】牛黄、西黄、犀黄。

【功能主治】与牛黄作用相同，但其化学成分及含量不如天然牛黄，功效稍逊色于天然牛黄。

【用量用法】不入煎剂，研极细末用。内服：入丸、散，0.2~0.5克，小儿酌减。外用：适量，调敷患处。

【注意事项】①无实热者禁热。孕妇慎服；②本品几乎无毒性，但内服用量过大对神经系统及心脏有抑制作用，严重时可致死亡。

九香虫

【别名】屁巴虫、打屁虫、蜣螂虫。

【功能主治】理气止痛，温中壮阳。治疗胸膈气滞、脘痛痞闷、脾肾亏损、腰膝酸楚、阳痿。

【用量用法】内服：煎汤，3~5克；或入丸、散。

【注意事项】阴虚内热者禁服。

石菖蒲

【别名】小菖蒲、水剑草、香菖蒲、药菖蒲、九节菖蒲。

【功能主治】豁痰开窍，理气活血，散风祛湿。治疗癫痫、痰厥、热病神昏、健忘、气闭耳聋、心胸烦闷、胃痛、腹痛、风寒湿痹、痈疽疮毒、跌打损伤。

【用量用法】生用。治热病神昏用鲜品。内服：煎汤，5~10克，鲜品加倍。外用：适量。

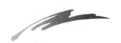

【注意事项】①阴虚阳亢者慎服；②石菖蒲中挥发油能兴奋脊髓神经，引起抽搐等证，外界刺激可诱发和加剧，可因强直性惊厥而死亡。

十大功劳叶

【别名】十大功劳、功劳叶。

【功能主治】清热补虚，止咳化痰。治疗肺痨咳血、骨蒸潮热、头晕耳鸣、腰膝肢软、心烦目赤。

【用量用法】内服：煎汤6～9克。

七叶一枝花

【别名】重楼、蚤休、草河生、白河车、枝头。

【功能主治】清热解毒，消肿散淤。治疗毒蛇咬伤、痈疽疔疮、腮腺炎、淋巴结核、肺结核、咽喉肿痛、中暑、胃痛、小儿惊风。

【用量用法】汤剂：6～15克。散剂：3克冲服。外用适量，捣敷或酊剂或磨水或研末，醋调外搽。本品有小毒。

八仙草

【别名】拉拉藤、锯子草、小茜草、血见愁、红丝线、猪殃殃。

【功能主治】清利湿热，散淤消肿。治疗淋浊、尿血、跌打损伤、肠痈、疖肿、中耳炎。

【用量用法】口服：煎汤，6～15克；或捣汁饮。外用：捣敷或捣汁滴耳。

八角莲

【别名】八角连、金魁莲、旱八角、八角盘、独脚莲。

【功能主治】清热解毒，化痰散结，祛淤消肿。治疗痈肿、疔疮、瘰疬、喉蛾、跌打损伤、蛇咬伤。

【用量用法】内服：煎汤6～12克，或研末冲服。外用：研末调敷，捣敷或浸酒涂敷。

人中白

【别名】溺白垽、白秋霜、秋白霜、尿壶垢、尿干子、尿白碱。

【功能主治】清热、降火、消淤。治疗劳热、肺痿、衄血、吐血、喉痹、口舌生疮。

【用量用法】内服：入散剂3～6克。外用：研末吹或调敷患处。

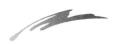

人中黄

【别名】甘草黄、甘中黄、马子碱。

【功能主治】清热、凉血、解毒。治疗伤寒热病、大热烦渴、热毒斑疹、丹毒、疮疡。

【用量用法】内服：煎汤（布包）6~9克，或入丸、散。

人指甲

【别名】手爪甲、人退、筋退。

【功能主治】止血、消翳。治疗鼻衄、尿血、喉蛾、目生翳障。

【用量用法】内服：入丸、散。外用：研末点目、搐鼻、吹耳。

入地蜈蚣

【别名】水蜈蚣、蜈蚣草。

【功能主治】除热、祛淤、止痛。治疗痨热咳嗽、痢疾、跌打内伤、淤血疼痛。

【用量用法】内服：研末服3~6克。

九龙吐珠

【别名】伞莎草。

【功能主治】行气活血，退黄解毒。治疗淤血作痛、蛇虫咬伤。

【用量用法】内服：酒炒或浸酒服。

九头狮子草

【别名】接骨草、土细辛、万年青、竹叶青。

【功能主治】祛风化痰，清热解毒。治疗风热咳嗽、小儿惊风、喉痛、疔毒、乳痈

【用量用法】内服：煎汤，3~15克。外用：捣敷患处。

了哥王

【别名】九信菜、山黄皮、桐皮子、山雁皮、子哥麻、铁乌散、铁骨伞、小叶金。

【功能主治】清热解毒，消肿散结，止痛。治疗瘰疬、痈肿、风湿痛、跌打损伤。

【用量用法】内服：煎汤（宜久煎4小时以上），6~9克。外用：捣敷，研末调敷或煎水洗。

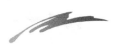

三　画

三　七

【别名】参三七、田三七、三七粉。

【功能主治】止血散淤，消肿定痛。治疗吐血、咳血、衄血、血崩、便血、血痢、产后血晕、恶露不下、跌打淤血、外伤出血、痛肿疼痛。

【用量用法】生用。内服：煎汤，3～10克；研末，每次1～1.5克，1日1～3次；失血重者，可用至3～6克；或入丸、散。外用：适量，研末掺或调涂。

【注意事项】孕妇慎服。

三　棱

【别名】荆三棱、京三棱。

【功能主治】破血行气，消积止痛。治疗气血凝滞、心腹疼痛、胁下胀疼、经闭、产后淤血腹痛、跌打损伤、疮肿坚硬。

【用量用法】内服：煎汤，3～10克；或入丸、散。

【注意事项】孕妇及血枯经闭者禁服。

干　姜

【别名】淡干姜。

【功能主治】温中逐寒，回阳通脉。治疗心腹冷痛、吐泻、肢冷、喘咳、风寒湿痹、阳虚吐、衄、下血。

【用量用法】内服：煎汤，3～10克；或入丸、散。

【注意事项】阴虚有热及血热妄行者禁服。

土牛膝

【别名】牛膝、怀牛膝、川牛膝。

【功能主治】活血散淤，祛湿利尿，清热解毒。治疗淋病、尿血、妇女经闭、结块淤血、风湿关节痛、脚气、水肿、痢疾、疟疾、白喉、痈肿、跌打损伤。

【用量用法】炒用。内服：煎汤，10～15克。外用：适量，捣敷。

【注意事项】本品性善下行，故凡中气下陷、遗精、脾虚泄泻、月经过多及孕妇等禁服。

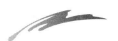

土茯苓

【别名】过山龙、过岗龙、红土苓、刺猪苓。

【功能主治】解毒,除湿,利关节。治疗梅毒、淋浊、筋骨挛痛、脚气、疔疮、痈肿、瘰疬。

【用量用法】生用。内服:煎汤,10～60克。治钩端螺旋体病可用至250克。

【注意事项】本品渗利作用较强,故肝肾阴虚者慎服。忌铁器,服时忌茶。

土槿皮

【别名】木槿皮、白槿皮、川槿皮。

【功能主治】清热解毒,利湿止痒。治疗肠风泻血、痢疾、脱肛、白带、疥癣、痔疮。

【用量用法】内服:煎汤,3～10克。

大 枣

【别名】红枣。

【功能主治】补脾和胃,益气生津,调和营卫。治疗胃虚食少、脾弱便溏、气血津液不足、营卫不和、心悸、妇人脏燥。

【用量用法】内服:煎汤,9～15克;如丸服,去皮核捣烂用;或去核包裹药性峻烈的药物吞服,如枣肉包鸦胆子服等。

【注意事项】本品味甘能助温生痰,令人中满,故有痰湿,积滞者禁服。

大 黄

【别名】川军、将军、北大黄、南大黄、黄良。

【功能主治】泻热毒,破积滞,行淤血。治疗实热便秘、谵语发狂、食积痞满、痢疾初起、里急后重、淤停经闭、淤血积聚、时行热疫、暴眼赤痛、吐血、衄血、阳黄、水肿、淋浊、痈疡肿毒、疔疮、烧伤。

【用量用法】内服:煎汤,5～10克,热结重证需急下者加倍;研末,1～3克,用于止血可5～10克;或入丸、散。外用:适量,磨涂或研末调敷。

【注意事项】①妇女月经期、怀孕以及体弱者应慎服,或禁服;②本品大苦大寒,易伤胃气,胃弱者服之可致食欲减退、泛恶等症。

大 戟

【别名】穿山虎、将军草、千层塔、一盘棋。

【功能主治】逐水饮,利二便。治疗水肿、水臌、痰饮、痈疽肿毒。

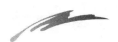

【用量用法】醋制用。内服：煎汤，1.5～5克；研末，0.5～1克。外用：适量，煎水洗。

【注意事项】①体虚及孕妇禁服，肾功能不良者慎服；②不宜与甘草同用，否则会增强其毒性。本品有毒。

大 蓟

【别名】茨芥、马刺草、老虎刺、鸡脚刺。

【功能主治】凉血止血，祛淤消肿。治疗吐血、衄血、尿血、血淋、血崩、带下、肠风、肠痈、痈疡肿毒、疔疮。

【用量用法】内服：煎汤，10～15克，鲜品加倍；或捣绞汁饮。外用：适量，捣敷，或绞汁涂擦。

【注意事项】脾胃虚寒无热者慎服。

大青叶

【别名】大青、路也青、马兰叶。

【功能主治】清热解毒，凉血止血。治疗热病烦渴、流行性感冒、急性传染性肝炎、菌痢、急性肠胃炎、急性肺炎、丹毒、吐血、衄血、黄疸、痢疾、喉痹、口疮、痈疽肿毒。

【用量用法】生用。内服：煎汤，10～15克，鲜品加倍；或捣汁服。外用：适量，捣敷。

【注意事项】脾胃虚寒，大便溏泄者禁服。

大腹皮

【别名】槟榔、大腹子、海南子。

【功能主治】下气，宽中，行水。治疗脘腹痞胀、脚气、水肿。

【用量用法】生用杀虫、行不消肿力胜，炒用下气散满力强。内服：煎汤，6～15克；驱绦虫、姜片虫，单用60～120克；或入丸、散。外用：适量，煎水洗或研末敷。

【注意事项】①脾虚便溏者慎服，气虚下陷者禁服；②槟榔含槟榔碱有毒。过量槟榔碱能引起流涎、呕吐、利尿、昏睡及惊厥等证。

大豆黄卷

【别名】夏卷、黄卷皮。

【功能主治】清解表邪，分利湿热。治疗湿温初起、湿热不化、少汗、胸痞、水肿胀满、小便不利、湿痹、痉挛。

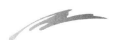

【用量用法】生用。内服：煎汤，6~12克。

大风子仁

【别名】大风子、大枫子。

【功能主治】祛风燥湿，攻毒杀虫。治疗麻风、疥癣、杨梅疮。

【用量用法】内服制霜用，外用炒炭存性。生用作用强，但毒性大。外用：适量，捣敷，或炒炭去油研末调敷，或制成膏剂用。内服：入丸、散，每次0.3~1.0克。

【注意事项】①本品有毒，内服宜慎；②孕妇、阴虚血热及肝肾功能不全者禁服用。

万年青

【别名】九节莲、状元红、铁扁担。

【功能主治】强心利尿，清热解毒，止血疗疮。治疗心力衰竭、咽喉肿痛、白喉、水肿、疗疮、丹毒等。

【用量用法】生用。内服：煎汤，3~10克，鲜品15~30克；或捣汁服。外用：适量。

【注意事项】本品内服可产生头昏、恶心呕吐、肠鸣腹泻等副作用，剂量过大可致中毒，故不可过量或久服。孕妇禁服。有毒。

山 药

【别名】怀山药、淮山药。

【功能主治】健脾补肺，益肾固精。治疗脾虚泄泻、久痢、虚劳咳嗽、遗精、带下等。

【用量用法】内服：煎汤10~30克，单用或大剂量可用60~100克。

【注意事项】湿热性腹泻禁服，脾虚泄泻而湿盛胀满或积滞内停者亦不宜服。

山 楂

【别名】焦山楂、山楂炭、楂肉。

【功能主治】清积滞，散淤血，驱绦虫。治疗痞满，产后恶露不尽，绦虫症等。

【用量用法】内服：煎汤，10~15克，大剂30克；或入丸、散。

【注意事项】胃酸过多，胃、十二指肠溃疡，龋齿患者及孕妇慎服。

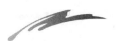

山芝麻

【别名】岗油麻、山油麻、狗屎树。

【功能主治】解表清热，消肿解毒。治疗感冒发热、疟腮、麻疹、痈肿、疮毒等。

【用量用法】生用。内服：煎汤，9～15克，鲜品15～30克。

【注意事项】本品内服过量可引起头晕、恶心、呕吐、腹泻等。虚寒患者及孕妇禁服。本品有小毒。

山豆根

【别名】苦豆根、黄结。

【功能主治】清热解毒，消肿止痛。治疗喉痛、喉痹、喉风、黄疸、下痢、痔疾。

【用量用法】生用。内服：煎汤，3～6克；或磨汁含咽；或入丸、散。外用：适量，研末敷。

【注意事项】脾胃虚寒、泄泻及虚火喉痛者禁服。本品有毒。

山茱萸

【别名】山萸肉、枣皮、药枣、肉枣。

【功能主治】补肝胃，涩精气，固虚脱。治疗腰膝酸痛、眩晕耳鸣、阳痿遗精、心摇脉散。

【用量用法】内服：煎汤，6～15克，敛汗救脱可用至30克；或入丸、散。

【注意事项】小便湿热而淋涩者慎服。本品有小毒。

山慈姑

【别名】毛姑、山茨姑、毛慈姑、鹿蹄草。

【功能主治】消肿、散结、化痰、解毒。治疗痈疽疔肿、瘰疬等。

【用量用法】内服：煎汤，3～6克；或入丸、散。

【注意事项】本品有毒，不可多服、久服。体虚者慎服。

千年健

【别名】千年见、一包针。

【功能主治】祛风湿，壮筋骨，消痈肿。治疗风湿痹痛、筋骨痿软、痈疽疮肿。

【用量用法】生用。内服：煎汤，5～10克，重症可用至30克；或为散，浸酒

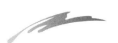

服。

【注意事项】阴虚火旺，口苦舌干者慎服。

千里光

【别名】一扫光、九里明。

【功能主治】清热、解毒、杀虫、明目。治疗风火赤眼、目翳、黄疸、丹毒、湿疹等。

【用量用法】生用。内服：煎汤，9~15克，鲜品加倍。外用：适量，捣敷，煎液洗，熬膏搽，或制成滴眼液滴眼。

【注意事项】脾胃虚寒泄泻者禁服。

川　乌

【别名】乌头。

【功能主治】搜风除湿，散寒止痛。治疗阴疽、瘰疬等。外用溃坚祛腐。

【用量用法】入汤剂宜久煎30~60分钟减其毒性。内服：煎汤，2~10克；研末服，1~2克；或为丸服。外用：适量，研末调敷。

【注意事项】①本品毒性较烈，服用宜慎。②孕妇禁服。实热证及阴虚火旺者慎服。③反半夏、瓜蒌、天花粉、贝母、白及、白蔹，畏犀角。本品有大毒。

【备考】川乌与附子属同一植物的不同药用部位，川乌用母根，附子用子根。川乌长于祛风散寒止痛，因主要成分乌头碱含量比附子多，故镇痛作用强于附子，但强心作用则不及附子，毒性较烈。附子善于补火助阳，用它治疗亡阳厥逆和心力衰竭。

川　芎

【别名】西芎、蛇休草。

【功能主治】行气开郁，祛风燥湿，活血止痛。治疗风冷头痛眩晕、胁痛腹疼、经闭、难产、产后淤阻块痛，痈疽疮疡。

【用量用法】内服：煎汤，3~10克；研末，每次1~1.5克；或入丸、散。

【注意事项】阴虚火旺及妇女妊娠、月经过多者禁服。

川木通

【别名】淮木通、油木通、白木通。

【功能主治】清热利水，活血通乳。治疗湿热癃闭、水肿、淋病、妇女乳汁难下、月经闭止。

【用量用法】内服：煎汤，3~9克。

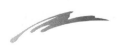

【注意事项】孕妇忌用。药性、功能与关木通相同。

川贝母

【别名】川贝、贝母。

【功能主治】润肺散结，止嗽化痰。治疗虚劳咳嗽、吐痰咯血、心胸郁结等。

【用量用法】内服：煎汤，3~10克；研末，1~1.5克。

【注意事项】不宜与乌头同用。

川楝子

【别名】金铃子、仁枣、苦楝子。

【功能主治】除湿热，清肝火，行郁气。治疗急慢性肝炎、腹胀疼痛、胸胁胀痛等。

【用量用法】内服：煎汤，5~10克；或入丸、散。外用：适量，研末调敷。

【注意事项】脾胃虚寒者忌用。有小毒，不宜过量使用。

广东金钱草

【别名】广金钱草、金钱草。

【功能主治】清热祛湿，利尿通淋。治疗泌尿系结石、胆囊结石、肾炎浮肿、黄疸、痈肿。

【用量用法】生用。内服：煎汤，10~30克，鲜品倍用；或捣汁饮。外用：适量，捣烂敷，或煎水洗。

女贞子

【别名】女贞实、冬青子。

【功能主治】补肝肾，强腰膝。治疗阴虚发热、腰膝酸软等。

【用量用法】内服：煎汤，9~15克；或熬膏，为丸服。外用：熬膏点眼。

【注意事项】虚寒泄泻及阳虚者慎服。

女贞叶

【别名】冬青叶、土金刚叶。

【功能主治】补肝胃，强壮筋骨，明目乌发，滋阴清热。治疗头昏目眩、腰膝酸软、遗精、耳鸣、毛发早白早落、视力减退、中心性视网膜炎、视神经炎、小便频赤痛、瘰疬、便秘。

【用量用法】内服：煎汤，9~15克。

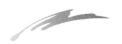

小 蓟

【别名】青青菜、刺儿菜、千针草、荠荠菜。

【功能主治】凉血、祛淤、止血。治疗吐血、衄血、尿血、便血、血崩、创伤出血等。

【用量用法】内服：煎汤，10～15克。外用：适量，捣敷。

小茴香

【别名】谷茴香。

【功能主治】祛寒行散，温肝暖肾，理气开胃。治疗寒疝腹痛、睾丸偏坠痛、脘腹冷痛、呕吐食少。

【用量用法】生用和胃力强，多用于呕吐、食少、呃逆；炒用散寒温阳力强，用于寒疝腹痛等症。内服：煎汤，3～9克；或入丸、散。外用：适量，研末调敷，或炒热温熨。

【注意事项】阴虚有热者禁服。

马 勃

【别名】轻马勃、净马勃。

【功能主治】清热利咽，解毒止血。治疗喉痹咽痛、咳嗽失音、吐血、衄血、外伤出血。

【用量用法】生用。内服：煎汤，2～6克；或入丸、散；重症可用至15克。外用：适量，因本品质轻，入水上浮，故多用蜜、醋调敷，或制成马勃絮垫、绷带外用。

马齿苋

【别名】马蛇子菜、九头狮子草、长寿菜。

【功能主治】清热解毒，散血消肿。治疗热痢脓血、热淋、血淋、痈肿恶疮、丹毒、瘰疬。

【用量用法】生用。内服：煎汤，30～60克，鲜品加倍。外用：适量。鲜品作用优于干品。

【注意事项】因本品能收缩子宫，故孕妇慎服。

马钱子

【别名】番木鳖、马前、大方八、苦实。

【功能主治】散血热，消肿痛。治疗咽喉痹痛、痈疽肿毒、风痹疼痛等。

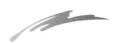

【用量用法】内服：炮制后入丸、散，0.3～0.5克。外用：适量，研末调涂或吹喉。

【注意事项】本品有大毒，中毒量为1.5～3克。因此，本品内服宜制过，且不可多服久服；体虚及孕妇禁服；有毒成分亦能被皮肤黏膜吸收，故外用也不宜大面积涂敷。

马兜铃

【别名】臭铃铛、葫芦罐、兜铃。

【功能主治】清肺降气，化痰止咳。治疗肺热咳喘、咯血、失音。

【用量用法】内服：煎汤，3～10克。

【注意事项】①虚寒咳嗽，脾弱便溏者禁服；②大剂量可致恶心呕吐，故应严格掌握剂量。

马鞭草

【别名】马鞭梢、白马鞭、铁扫把。

【功能主治】清热解毒，利水消肿，活血散淤。治疗外感发热、湿热黄疸、水肿、痢疾、淋病、经闭、痈肿疮毒。

【用量用法】生用。内服：煎汤，15～30克，大剂量可用至60克；或入丸、散。外用：适量，捣敷，或捣汁涂，或煎水洗。

【注意事项】孕妇慎服。

土人参

【别名】土高丽参、土红参、飞来参、瓦参、申时花。

【功能主治】健脾止泻，润肺止咳，调经止带。治疗脾虚劳倦、泄泻、肺劳咳痰带血、眩晕潮热、盗汗自汗、月经不调、带下。

【用量用法】内服：煎汤50～100克。外用：捣敷。

土三七

【别名】菊三七、天青地红。

【功能主治】活血，消肿。治疗跌打损伤、淤积肿痛、痈疮肿疡、乳痈。

【用量用法】内服：煎汤，3～9克。

土大黄

【别名】吐血草、铁蒲扇、血三七、鲜大青。

【功能主治】清热，行淤，杀虫，解毒。治疗咳血、肺痈、腮腺炎、大便秘结、

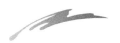

痈疡肿毒、湿疹、疥癣、跌打损伤、烫伤。

【用量用法】内服：煎汤，9～15克。外用：捣敷或磨汁涂。

土木香

【别名】青木香、玛奴（藏名）。

【功能主治】健脾和胃，行气止痛。治疗胸腹胀满疼痛、呕吐泄泻、痢疾、疟疾。

【用量用法】内服：煎汤，3～9克；或入丸：散。

大　蒜

【别名】独头蒜、蒜、蒜头。

【功能主治】行滞气，暖脾胃，消积，解毒，杀虫。治疗饮食积滞、脘腹冷痛、水肿胀满、泄泻、痢疾、百日咳、痈疽肿毒、白秃肿毒、白秃癣疮、蛇虫咬伤。

【用量用法】内服：煎汤，4.5～9克；生食、煨食或捣泥为丸。外用：捣敷，做栓剂或切片灸。

大驳骨

【别名】大还魂、接骨木、大接骨。

【功能主治】活血散淤。治疗风湿痹痛、跌打损伤、血淤肿痛、月经不调。

【用量用法】内服，煎汤，15～50克；或浸酒。外用：捣敷。

飞燕草

【别名】鸡爪莲、土黄连。

【功能主治】根治疗腹痛，种子内服有类似乌头作用。治疗喘息、水肿。

【用量用法】内服：煎汤，6～9克。

四　　画

天　麻

【别名】明天麻、定风草、赤箭脂、白龙皮。

【功能主治】息风定惊。治疗眩晕眼黑、头风头痛、肢体麻木、半身不遂、语言謇涩、小儿惊厥。

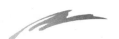

【用量用法】内服：煎汤，3~10克；研末吞服，每次1~1.5克。

天门冬

【别名】明天冬、万岁藤、大当门根。

【功能主治】滋阳润燥，清肺降水。治疗阴虚发热、咳嗽吐血、肺痿、肺痈、咽喉肿痛、消渴、便秘。

【用量用法】生用。内服：煎汤，6~12克；熬膏或入丸、散。

【注意事项】脾胃虚寒和便溏者慎服。

天仙子

【别名】莨菪子。

【功能主治】定痫、止痛。治疗癫狂、风痹厥痛、胃痛、牙痛、痈肿、恶疮。

【用量用法】内服：入丸、散，0.4~1.0克。外用：适量，烧烟熏。

【注意事项】本品有毒，内服宜慎。热嗽痰稠、青光眼患者，孕妇，体虚者均禁服。过量易至中毒，令人烦闷不安，狂惑迷乱，产生幻觉。

天竺黄

【别名】竹黄、竺黄。

【功能主治】善清心凉肝而定惊息风，清热豁痰而利气通窍。治疗痰热惊风、抽搐、神昏谵语、烦躁不安、咳喘气急、胸膈满闷。

【用量用法】内服：煎汤，3~9克；研末，0.6~0.9克。

天名精

【别名】天门精。

【功能主治】祛痰清热，破血止血，解毒杀虫。治疗乳蛾、喉痹、疟疾、急性肝炎、急慢惊风、虫积、血淤结块、衄血、血淋、疔肿疮毒、皮肤痒疮。

【用量用法】内服：煎汤，10~15克；研末，3~5克。

【注意事项】血亏体弱及脾胃虚寒便泄者禁服。

天花粉

【别名】栝楼粉、药葫芦、瓜蒌粉、瓜蒌仁。

【功能主治】生精止渴，降水润燥，排脓消肿。治疗热病口渴、消渴、黄疸、肺燥咳血、痈肿、痔漏。

【用量用法】内服：煎汤，10~15克，治消渴可用至30克；或入丸、散。外用：适量，研末，水或醋调敷。

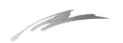

【注意事项】忌与乌头、附子同用。脾胃虚寒，大便滑泄者禁用。

天南星

【别名】虎掌、南星、三棒子、山包米。

【功能主治】燥湿化痰，祛风定惊，消肿散结。治疗中风痰壅、口眼歪斜、半身不遂、癫痫、惊风、破伤风、风痰眩晕、喉痹、瘰疬、痈肿、跌打损伤、蛇虫咬伤。

【用量用法】内服：煎汤，3～9克。外用：适量，捣敷，磨涂或制成栓剂。

【注意事项】①阴虚燥咳者禁服。孕妇、小儿慎服；②生品内服宜慎，误食生南星可致中毒，严重者窒息，呼吸停止而死亡。

天葵子

【别名】千年老鼠屎。

【功能主治】消肿、解毒、利水。治疗瘰疬、疝气、小便不利。

【用量用法】生用。内服：煎汤，3～10克；或入丸剂。外用：适量，研末调敷。

【注意事项】脾胃虚寒者禁服。本品有小毒。

木　瓜

【别名】宣木瓜、川木瓜。

【功能主治】平肝舒筋，和中祛湿。治疗吐泻、转筋、湿痹、脚气、水肿、痢疾。

【用量用法】内服：煎汤，5～10克。

【注意事项】多食损齿，伤食积滞吐泻者慎服。

木　香

【别名】广木香、川木香、煨木香。

【功能主治】行气止痛，温中和胃。治疗中寒气滞、胸腹胀痛、呕吐、泄泻、下痢、里急后重、寒疝。

【用量用法】内服：煎汤，3～6克；或入丸、散。

【注意事项】阴虚、津亏、火旺者慎服。

木　贼

【别名】通草、张翁。

【功能主治】疏风散热，解肌退翳。治疗目生云翳、迎风流泪、肠风下血、血

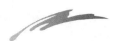

淋、脱肛、疟疾、喉痛、痈肿。

【用量用法】生用。内服：煎汤，3~9克。

木蝴蝶

【别名】云故纸、白玉纸、洋故纸。

【功能主治】润肺生肌，舒肝和胃。治疗咳嗽、喉痹、音哑、肝胃气痛、疮口不敛。

【用量用法】内服：煎汤，1.5~3克。外用：适量，贴敷或研末敷。

木芙蓉叶

【别名】铁箍散。

【功能主治】凉血解毒，消肿止痛。治疗痈疽壅肿、缠身蛇丹、烫伤、目赤肿痛、跌打损伤。

【用量用法】外用：适量，研末调敷或鲜品捣敷。

【注意事项】阴疽不红不肿者禁用。

木芙蓉花

【别名】七星花、地芙蓉花、九头花。

【功能主治】清热凉血，消肿解毒。治疗痈肿、疔疮、烫伤、肺热咳嗽、吐血、崩漏、白带。

【用量用法】单味煎服或配鱼腥草同煎，或研末用熟百合蘸食。

王不留行

【别名】王留行、道灌草、木麦牛、王牡牛、王不留。

【功能主治】行血通经，催生下乳，消肿敛疮。治疗经闭、乳汁不通、难产、血淋、痈肿。

【用量用法】下浮消痈生用，余皆炒用。内服：煎汤，5~15克；或入丸散。

【注意事项】孕妇禁服。

五加皮

【别名】南五加、北五加、香五加。

【功能主治】祛风湿，壮筋骨，祛淤血。治疗风寒湿痹、腰痛、阳痿、脚弱、小儿行迟、水肿、脚气、疮疽肿毒、跌打损伤。

【用量用法】生用。内服：煎汤，6~12克；或浸酒服。外用；适量，煎汤熏洗或研末敷。

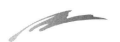

【注意事项】本品辛温，阴虚火旺者慎服。

五灵脂

【别名】灵脂。

【功能主治】生用行血止痛，炒用止血。治疗心腹血气诸痛、经闭、产后淤血作痛、血崩、经血过多、赤带不绝、蛇蝎蜈蚣咬伤。

【用量用法】解毒散淤生用，止血炒用，醋炒行血止痛力强。内服：煎汤，5～10克；或入丸、散。

【注意事项】本品煎服有不良气味，胃弱者慎服，孕妇禁服，血虚而无淤滞者不宜用。

五味子

【别名】北五味。

【功能主治】敛肺止咳定喘，滋肾涩精止泻，益气生津敛汗。治疗肺肾两虚喘咳、梦遗滑精五更泻、泻疾、心悸气短、口渴心烦、失眠多梦、劳伤羸瘦、自汗盗汗。

【用量用法】内服：煎汤，3～10克；研末服，1～3克。外用：适量，煎水洗，或研末敷。

【注意事项】表邪未解，内有实热及胃酸过多者慎服。

五倍子

【别名】木附子、百药煎。

【功能主治】敛肺降火，涩肠固精，固崩止血，敛汗解毒。治疗肺虚久咳、泻痢、脱肛、遗精、便血、衄血、崩漏、外伤出血、自汗、盗汗、肿毒、疮疖。

【用量用法】内服：研末炒用，1.5～5克；或煎汤，3～10克。外用：适量，煎汤熏洗或研末掺敷。

【注意事项】①本品酸涩、收敛，凡外感风寒，有湿热积滞者慎用；②内服过量，特别在空腹时可致腹痛、呕吐等。

车前子

【别名】车前实、凤眼前仁、猪耳朵穗子。

【功能主治】清热利湿，祛淤明目。治疗小便不利、淋浊、带下、尿血、暑湿泻痢、咳嗽多痰、湿痹、目赤、障翳。

【用量用法】生用，多治水肿、淋病；炒用，多用于渗湿止泻、祛痰止咳；盐水炒，治眼目昏暗、不育。入汤剂宜布包煎。内服：煎汤，5～10克。

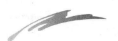

【注意事项】肾虚精滑及无湿热之象者慎服。

车前草

【功能主治】利水、清热、明目、祛痰。治疗小便不通、淋浊、带下、尿血、黄疸、水肿、热痢、泄泻、目赤肿痛、喉痹、乳蛾。

【用量用法】内服：煎汤，10~15克，鲜品加倍；或捣汁饮。外用：适量，鲜草捣烂外敷。

太子参

【别名】童参。

【功能主治】补肾、健脾。治疗肺虚咳嗽、脾虚食少、心悸、自汗、精神疲乏。

【用量用法】内服：煎汤，15~30克。

【注意事项】一般不宜与藜芦配伍。

化橘红

【功能主治】化痰理气，健胃消食。治疗胸中痰滞、咳嗽气喘、呕吐呃逆、饮食积滞。

【用量用法】内服：煎汤，2~6克；或入丸、散。

【注意事项】本品苦燥性温，内有实热或阴虚燥咳、吐血者慎服。

毛冬青

【别名】细叶冬青、六月霜、山冬青。

【功能主治】清热解毒，活血通脉。治疗风热感冒咳喘、喉头水肿、丹毒、烫伤、中风偏瘫、脉管炎等。

【用量用法】生用。内服：煎汤，15~60克。外用：适量，鲜品捣敷或煎汤浸洗。

【注意事项】有出血性疾患或肝功能异常者慎服。孕妇禁服。

牛　黄

【别名】西黄、犀黄。

【功能主治】清心化痰，利胆镇惊。治疗热病神昏谵语、癫痫发狂、小儿惊风抽搐、牙疳喉肿、口舌生疮、痈疽疔毒。

【用量用法】不入煎剂，研极细末用。内服：入丸、散，0.2~0.5克，小儿酌减。外用：适量，调敷患处。

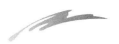

【注意事项】①无实热者禁服。孕妇慎服；②本品几乎无毒性，但内服用量过大对神经系统及心脏有抑制作用，严重时可致死亡。

牛 膝

【别名】怀牛膝、川牛膝。

【功能主治】生用散淤血、消痈肿，熟用补肝肾、强筋骨。治疗经闭、淤血结块、尿血、淋病、难产、胞衣不下、产后淤血腹痛、喉痹、痈肿、跌打损伤、腰膝骨痛、四肢拘挛、痿痹。

【用量用法】炒用。内服：煎汤，10～15克。外用：适量，捣敷。

【注意事项】本品性善下行，故凡中气下陷、遗精、脾虚泄泻、月经过多者及孕妇等禁服。

牛蒡子

【别名】大力子、鼠黏子。

【功能主治】疏散风热，宣肺透疹，消肿解毒。治疗风热咳嗽、咽喉肿痛、斑疹不透、风疹作痒、痈肿疮毒。

【用量用法】内服：煎汤，生用，5～10克，捣碎；炒用，6～12克。

【注意事项】本品性寒滑利，脾虚便溏及痘疹虚寒、气血虚弱者均禁服。

升 麻

【别名】周麻、周升麻、绿升麻、鸡骨升麻。

【功能主治】升阳发表，透疹解毒。治疗斑疹不透、泻痢、崩漏、带下、子宫下坠、痈肿疮毒等。

【用量用法】内服：煎汤，生用3～6克，蜜炙用6～12克。

【注意事项】①上盛下虚，阴虚火旺及麻疹已见点的患者禁服；②大剂量应用本品可出现头痛，震颤。升麻碱有刺激性，能使皮肤充血，内服可引起胃肠炎，严重时可发生呼吸困难、谵妄等。

乌 药

【别名】台乌药。

【功能主治】温中散寒，理气止痛。治疗心胃气痛、吐泻腹痛、痛经、疝痛。

【用量用法】生用。内服：煎汤，3～10克；或入丸、散。

【注意事项】气血虚而有内热者不宜服用。

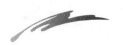

乌 梅

【别名】春梅、梅实、乌梅肉、大乌梅。

【功能主治】生津止渴,敛肺止咳,涩肠止泻,固崩止血,安蛔驱虫。治疗虚热烦渴、疟疾、外泻、便血、尿血、血崩、蛔厥腹痛呕吐、钩虫病等。

【用量用法】内服:煎汤,5~15克;或入丸、散。外用:适量,研末调敷。

【注意事项】本品味酸涩收敛,凡外有表邪或内有实热积滞者慎服。

乌梢蛇

【功能主治】祛风湿,通经络。治疗风湿顽痹、肌肤不仁、骨关节结核、疥癣、麻风、破伤风、小儿麻痹症。

【用量用法】常人煎剂,煎服6~12克,研末服2~3克,或浸酒服。功效同蕲蛇。

乌蛇胆(乌梢蛇的胆)

【功能主治】清热豁痰,顺气化痰,祛风健胃,镇惊解毒。治疗肺热咳嗽、风寒咳嗽、痰多呕逆。

【用量用法】内服:多入丸、散,干品研末,0.05~0.1克,亦可对黄酒服。

丹 参

【别名】山参、赤参、紫丹参、靠山红。

【功能主治】活血祛淤,安神宁心,排脓止痛。治疗胸痹心痛、月经不调、痛经、经闭、血崩带下、淤血腹痛、惊悸不眠、恶疮肿毒。

【用量用法】内服:煎汤,5~15克;研末,2~3克。

【注意事项】①反藜芦;②丹参注射液临床有致过敏性哮喘、皮疹、月经过多及肝损害等报道,使用时应予以注意。

凤仙花

【别名】好女儿花、指甲花。

【功能主治】祛风活血,消肿止痛。治疗经闭腹痛、腰膝疼痛、产后淤血未尽、跌打损伤、痈疽、疔疮、鹅掌风、灰指甲。

【用量用法】可内服或捣敷。内服:煎汤,3~6克。外用:鲜品适量。

【注意事项】凤仙花的种子叫急性子,有小毒。

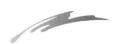

凤眼草

【别名】凤眼子、樗荚。

【功能主治】清热利湿,凉血止血。治疗痢疾、肠风、便血、尿血、崩漏、白带。

【用量用法】内服:煎汤,6~10克。

凤仙透骨草

【功能主治】祛风活血,消肿止痛。治疗风湿关节痛、跌打损伤、瘰疬、痈疽、疔疮。

【用量用法】内服:煎汤,6~9克。外用:适量,煎水洗,研末调搽。

【注意事项】孕妇禁服。

火麻仁

【别名】大麻仁、大麻子。

【功能主治】润燥滑肠,通淋活血。治疗肠燥便秘、消渴、热淋、风痹、月经不调等。

【用量用法】入汤剂应打碎先煎。内服:煎汤,10~15克;或入丸、散。外用:适量,研末调涂。

【注意事项】内服过量可产生毒副反应。

巴 豆

【别名】江子、刚子、猛子仁。

【功能主治】泻寒积,通关窍,逐痰水。治疗冷积凝滞、胸腹胀满急痛、痰癖、泻痢、水肿、喉风、喉痹、恶疮疥癣。

【用量用法】本品大多制成巴豆霜用,以缓和药性,降低毒性,制霜用于急下,炒炭用于寒凝泄泻。内服:多入丸散或装入胶囊服,0.1~0.3克。外用:适量,研如泥调涂。

【注意事项】①服巴豆时不宜同时食热粥、开水等热物及饮酒,以免加剧泻下;若服巴豆后泻下不止者,可用黄连、黄柏等煎冷服,或食冷粥以缓解;若服后欲泻不泻者,可服热粥以助药力。②体虚、肝肾功能不良者及妇女怀孕、月经期禁服用。③本品有大毒,尤以巴豆油为甚,人内服20滴致死。若内服过量可产生严重中毒反应,外用可产生急性接触性皮炎样改变。

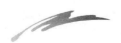

巴豆霜

【功能主治】峻下积滞，逐水消肿，豁痰利咽。治疗寒积便秘、乳食停滞、大腹水肿、二便不通、喉风、喉痹。有大毒。

【用量用法】0.1～0.3克，多入丸、散用。

巴戟天

【别名】巴戟、巴戟肉、鸡肠风。

【功能主治】补肾阳，壮筋骨，祛风湿。治疗阳痿、小腹冷痛、小便不禁、子宫虚冷、风寒湿痹、腰膝酸痛。

【用量用法】内服：煎汤，9～15克；或入丸剂。

【注意事项】阴虚火旺者不宜单用，有湿热者禁服。

巴旦杏仁（甜杏仁）

【功能主治】润喉止咳，化痰下气。治疗虚劳咳嗽、润肠通便。

【用量用法】内服：煎汤，5～10克。

【注意事项】脾虚肠滑，肺虚寒痰喘咳者禁服。

水牛角

【功能主治】可代替犀牛角，药理作用与犀牛角相似。治疗温热病及小儿热证。

【用量用法】水牛角的药理作用与犀角类似，用量宜大。镑片煎服15～30克，大剂量可用至60～120克，且宜先煎久煮3小时以上；若锉末或烧灰研末冲服，用3～9克。

【注意事项】内服剂量过大有胃脘不适、恶心等副作用。

无名异

【别名】铁砂。

【功能主治】去淤止痛，消肿生肌。治疗跌打损伤、金疮、痈肿。

【用量用法】内服：入丸、散2.4～4.5克。外用：研末调敷。

无花果

【别名】文仙果、密果、明目果、树地瓜。

【功能主治】健胃清肠，消肿解毒。治疗肠炎、痢疾、便秘、痔疮、喉痛、痈疮疥癣。

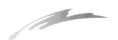

【用量用法】内服：煎汤，50~100克；或生食1~2枚。外用：煎水洗，研末调敷或吹喉。

云　母

【别名】云英、云粉石、云母实、千层玻。

【功能主治】纳气坠痰，止血敛疮。治疗虚喘、眩晕、惊悸、癫痫、寒疟、久痢、金疮出血、痈疽毒。

【用量用法】内服：煎汤，9~15克；或入丸、散。外用：研末撒或调敷。

木　耳

【别名】黑木耳、木蛾、云耳。

【功能主治】凉血、止血。治疗肠风、血痢、血淋、崩漏、痔疮。

【用量用法】内服：煎汤，15~50克；或研末服。

木　通

【别名】通草、万年藤。

【功能主治】泻火行水，通利血脉。治疗小便赤涩、淋浊、水肿、胸中烦热、喉痹咽痛、遍身拘痛、经闭、乳汁不通。

【用量用法】内服：煎汤，3~6克；或入丸、散。

木鳖子

【别名】土木鳖、壳木鳖、漏苓子、木别子。

【功能主治】消肿、散结、解毒。治疗痈肿、疔疮、瘰疬、痔疮、无名肿毒、癣疮、风湿痹痛、筋脉拘挛。

【用量用法】内服：多入丸、散；煎汤，0.6~1.2克。外用：研末调敷，磨汁或煎水熏洗。

瓦　松

【别名】天蓬草、狼爪子、酸溜溜、狗指甲。

【功能主治】清热解毒，止血利温。治疗吐血、血痢、鼻衄、疟疾、热淋、湿疹、痈毒、疔疮。

【用量用法】内服：煎汤，3~9克；捣汁或入丸剂。外用：捣敷，煎水洗或烧存性研末调敷。

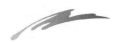

瓦楞子

【别名】蚶壳、蚶子壳、瓦垄、毛蛤。

【功能主治】化痰软坚，散淤消积。治疗痰积、胃痛、嘈杂、吐酸、瘰疬、牙疳。

【用量用法】内服：煎汤（宜久煎），9～15克；或入丸、散。外用：研末调敷。

乌 鸦

【别名】巨喙乌、大嘴乌、黑老鸦、老鸦。

【功能主治】祛风定痫，补虚止血。治疗头风、眩晕、小儿风痫、虚劳咳嗽吐血、骨蒸潮热。

【用量用法】内服：煎汤，9～18克；或炖服。

乌骨鸡

【别名】乌鸡、药鸡、黑脚鸡。

【功能主治】养阳退热，健脾止泻。治疗虚劳骨蒸羸瘦、消渴、脾虚滑泻、下痢口噤等。

【用量用法】内服：煮食，烧存性研末；或入丸、散。

乌贼骨

【别名】海螵蛸、墨鱼盖、乌贼鱼骨、乌鲗骨。

【功能主治】除温制酸，止血敛疮，补虚散寒。治疗胃痛吞酸、吐血、衄血、呕血、便血、崩漏、带下、血枯经闭、腹痛、虚疟、泻痢、阴浊烂疮。

【用量用法】口服：煎汤，4.5～9克；或入丸、散。外用研末撒或调敷。

水 银

【别名】流珠、灵液、汞。

【功能主治】杀虫，攻毒。治疗疥癣、梅毒、恶疮、痔瘘。

【用量用法】外用：和其他药研末调敷。

水 蛭

【别名】蚂蟥、肉钻子。

【功能主治】破血，逐淤，通经。治疗蓄血、淤血结块、经闭、干血成痨、跌打损伤等。

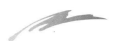

【用量用法】内服：入丸、散，1.5~3克。外用：置病外吮吸，或浸取液滴。

五　画

艾　叶

【别名】香艾、甜艾、家艾、艾蒿、灸草。

【功能主治】理气血，逐寒湿，温经，止血安胎。治疗心腹冷痛、泄泻转筋、久痢、吐衄、下血、月经不调、崩漏、带下、胎动不安、痈疡、疥癣。

【用量用法】炒炭用温经止血，生用散寒止痛。内服：煎汤，5~10克；或入丸、散。外用：适量，煎水熏洗或研末外敷。

玉　竹

【别名】山玉竹、竹节黄、竹七根。

【功能主治】益气，止渴。治疗气虚烦渴、风疹等症。

【用量用法】内服：煎汤，6~18克，大剂量可用至30克；熬膏或入丸、散。

【注意事项】心动过速或血压偏高者慎服；痰湿内蕴，中寒便溏者不宜服。

玉米须

【别名】棒子毛、玉麦须、包米胡子。

【功能主治】利湿泄热，平胆利胆。治疗肾炎水肿、脚气、黄疸肝炎、高血压、胆囊炎、胆结石、糖尿病、吐血、衄血、乳痈。

【用量用法】生用。内服：煎汤，15~30克；或泡水饮服，适量。

甘　草

【别名】蜜草、灵通、甜根子、粉草。

【功能主治】和中缓急，润肺益气，解毒，调和诸药。治疗脾胃虚弱、食少、腹痛便溏、劳倦发热、肺痿咳嗽、心悸、惊痫，宜炙用；咽喉肿痛、消化性溃疡、痈疽疮疡、解药毒及食物中毒，入汤剂调和诸药，宜生用。

【用量用法】内服：煎汤，3~6克；做主药时可用9~30克。

【注意事项】①不宜与甘遂、大戟、芫花、海藻同用；②脾胃湿困，中满呕恶者禁服；③长期大量服用可引起水肿、高血压等。

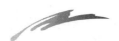

甘　遂

【别名】化骨丹、肿手花。

【功能主治】泻水饮，破积聚，通二便。治疗水肿胀满、留饮、结胸、癫痫、二便不通。

【用量用法】本品有效成分不溶于水，故不入汤剂。内服：多入丸、散；研末吞，每次0.5~1克，枣汤送服或装入胶囊服。外用：适量，研末调敷。

【注意事项】①本品有毒，应严格控制剂量。治腹水证不宜连续使用，可与补脾扶正药交替应用；②孕妇，虚证、体虚者，以及有严重心脏病、肾功能不全、溃疡病或伴出血倾向者均禁服；③用量过大，或用法不当可产生剧烈的毒副反应。

石　韦

【别名】小石韦、石茶、小尖刀、独叶草。

【功能主治】利水通淋，清肺泄热。治疗淋病、尿血、尿路结石、肾炎、崩漏、痢疾、肺热咳嗽、慢性气管炎、金疮、痈疽。

【用量用法】内服：煎汤，5~10克。

石　斛

【别名】吊兰、吊兰花、金钗花。

【功能主治】生津益胃，清热养阴。治疗热病伤津、口干烦渴、病后虚弱、阴伤目暗。

【用量用法】生用，温病热渴多用鲜品，干品宜外煎。内服：煎汤，6~12克，鲜品15~30克；或入丸、散。

【注意事项】湿温病无化燥伤津者不用；杂病脾胃虚寒，苔厚腻，便溏水亦不宜用。

石　膏

【别名】白虎、细石、寒水石、软石膏。

【功能主治】生用解肌清热，除烦止渴；煅敷生肌敛疮。治疗热病壮热不退，心烦神昏、谵语发狂、口渴咽干、肺热喘急、中暑自汗、胃火头痛、牙痛、热毒壅盛、口舌生疮、痈疽疮疡、火烫伤。

【用量用法】内服：煎汤，18~30克，热病可用30~120克；多用生石膏，宜打碎，先煎20分钟。外用：适量。

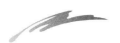

【注意事项】脾胃虚寒,大便溏泄,以及血虚阴虚发热,脉微细者禁服。

石决明

【别名】鲍鱼壳、九孔石决明。

【功能主治】平肝潜阳,除热明目。治疗风阳上扰、头痛眩晕、惊搐、骨蒸劳热、青盲内障。

【用量用法】入汤剂应打碎先煎。内服:煎汤,15~30克;研末服,3~5克;或入丸、散。外用:适量。

石菖蒲

【别名】阳春雪、石蜈蚣、山菖蒲、水蜈蚣。

【功能主治】豁痰开窍,理气活血,散风祛湿。治疗癫痫、痰厥、热病神昏、健忘、气闭耳聋、心胸烦闷、胃痛、风寒湿痹、痈疽疮毒、跌打损伤。

【用量用法】生用。治热病神昏用鲜品。内服:煎汤,5~10克,鲜品加倍。外用:适量。

【注意事项】①阴虚阳亢者慎服;②石菖蒲中挥发油能兴奋脊髓神经,引起抽搐等证,外界刺激可诱发和加剧,可因强直性惊厥而死亡。

石榴皮

【别名】丹若、钟石榴、石榴壳、金罂。

【功能主治】涩肠、固精、止血、驱虫。治疗久泻、外痢、便血、脱肛、滑精、崩漏、带下、虫积腹痛、疥癣。

【用量用法】内服:煎汤,3~10克;或入丸、散。外用:适量,研末敷或煎水洗。

龙　齿

【别名】同龙骨。

【功能主治】与龙骨作用相同,但龙齿以镇惊安神为胜;而龙骨则以收敛神气见长,且又能潜阳固涩敛疮。

【用量用法】内服:煎汤,10~15克。

龙　骨

【别名】白龙骨、花龙骨、青化龙骨。

【功能主治】镇惊安神,敛汗固精,止血涩肠,生肌敛疮。治疗惊痫癫狂、失眠多梦、自汗盗汗、遗精淋浊、吐衄便血、崩漏、带下、泻痢脱肛、溃疡久不收

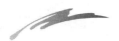

口。

　　【用量用法】入汤剂宜先煎。内服：煎汤，10～15克，大剂量可用至30克；或入丸、散。外用：适量，研末撒或调敷。

　　【注意事项】有湿热、实邪者禁服。

龙　葵

　　【别名】天茄子、天泡果、黑天天、苦葵、黑星星、野葡萄。

　　【功能主治】清热解毒，活血消肿。治疗慢性气管炎、急性肾炎、疮疡肿毒、丹毒、跌打损伤。

　　【用量用法】生用。内服：煎汤，9～15克；或入丸剂。外用：适量，捣敷，或煎水洗。

　　【注意事项】本品有小毒，用量过大，能刺激胃肠道黏膜，出现恶心、呕吐、腹痛、腹泻等，严重者可产生感觉过敏、嗜睡、呼吸困难、心悸、昏迷。煎煮之后可减轻其毒性。孕妇禁服。

龙胆草

　　【别名】苦胆草、胆草。

　　【功能主治】泻肝胆实火，除下焦湿热。治疗肝胆湿热、惊痫狂躁、乙型脑炎、头痛、目赤、咽痛、黄疸、热痢、痈肿疮疡、阴囊肿痛、阴部湿痒。

　　【用量用法】内服：煎汤，3～10克；或入丸、散；健胃，1～3克。外用：适量。煎汤洗，研末敷。

　　【注意事项】脾胃虚寒者禁服。本品味苦，大寒，不宜过服、久服，免伤胃中生发之气。

龙眼肉

　　【别名】桂圆肉、圆眼、龙眼、元肉。

　　【功能主治】益心肺，补气血，安神。治疗虚劳羸弱、失眠、健忘、惊悸。

　　【用量用法】煎服或嚼服，9～15克，大剂量煎服可用至30～60克；亦常熬膏服。

　　【注意事项】素体有痰火或湿滞中满者慎服。

北沙参

　　【功能主治】养阴清肺，祛痰止咳。治疗肺热燥咳、虚劳久咳、阴伤、口渴、咽干。

　　【用量用法】生用。内服：煎汤，9～15克；研末吞服，3～6克。

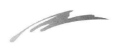

【注意事项】①不宜与藜芦同用；②实热咳嗽，脉实苔腻者慎服。

田基黄

【功能主治】清热利湿，解毒消肿，散淤止痛。治疗黄疸或无黄疸肝炎、肠痛腹痛、肺痈、疔疮、目赤肿痛、咽喉肿痛、毒蛇咬伤、跌打损伤。

【用量用法】生用。内服：煎汤，15～30克，鲜品30～60克；或捣汁饮。外用：适量，捣烂敷，或煎水熏洗。

【功能主治】发表散寒，降逆止呕，化痰饮，解毒。治疗感冒风寒、呕吐、痰饮、喘咳、胀满、泄泻，解半夏、天南星及鱼鳖、鸟兽肉毒。

【用量用法】生用。内服：煎汤，3～10克（或2～6片）；单用或解毒用，15～30克；捣汁冲服，开痰，3～10滴；中毒急救可用5～10毫升。

【注意事项】本品辛温走散。多食易耗气血，且助火邪，阴虚火旺之体不宜服用。

生姜皮（姜的根茎栓皮）

【功能主治】温中止泻，活血调经，利水消肿。治疗脘腹冷痛、泄泻、月经不调、痛经、水肿、小便不利。

【用量用法】用量1～4.5克，煎服。

白　芨

【别名】白芨、白根、羊角七、鞭口药。

【功能主治】补益肺气，止血消肿，生肌敛疮。治疗肺伤咳血、衄血、金疮出血、痈疽肿毒、溃疡疼痛、汤火灼伤、手足皲裂。

【用量用法】生用。内服：煎汤，每次5～10克；研末服，每次1.5～3克。外用：适量，研末敷或鲜品捣敷。

【注意事项】外感咳血慎服。不宜与乌头同用。

白　术

【别名】山姜、冬白术、山蓟、种术、浙术。

【功能主治】补脾益骨，燥湿和中。治疗脾胃气弱、不思饮食、倦怠少气、虚胀、泄泻、痰饮、水肿、黄疸、湿痹、小便不利、头晕、自汗、胎气不安。

【用量用法】内服：煎汤，6～12克；或入丸、散。

【注意事项】阴虚烦渴，气滞胀满者慎服。

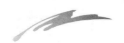

白 芍

【别名】生白芍、杭白芍。

【功能主治】养血柔肝，缓中止痛，敛阴收汗。治疗胸腹胁肋疼痛、泻痢腹痛、自汗盗汗、阴虚发热、月经不调、崩漏、带下。

【用量用法】内服：煎汤，生药10~30克；酒炒成炭药615克。

【注意事项】不宜与藜芦同用。

白 芷

【别名】香白芷。

【功能主治】祛风燥湿，散寒止痛，排脓消肿。治疗头痛、眉棱骨痛、齿痛、鼻渊、寒湿腹痛、肠风痔漏、赤白带下、痈疽疮疡、皮肤瘙痒、疥癣。

【用量用法】生用。内服：煎汤，3~10克；或入丸、散。外用：可配制成多种剂型，研为散做掺敷药，水煎为洗渍药，酒浸或酒、醋煎膏做敷涂药，或做油蜡膏等。治头痛、鼻渊等，也可研末鼻吸。

【注意事项】本品性燥，阴虚火旺及痈肿溃后则禁服用。

白 英

【别名】白毛藤、毛凤藤、白草、金钱绿毛龟。

【功能主治】清热利湿，祛风解毒。治疗疟疾、黄疸、水肿、淋病、风湿关节痛、丹毒、疔疮。

【用量用法】生用。内服：煎汤，9~15克，大剂量可达30克。外用：适量，鲜品捣敷或煎水洗。

白 果

【别名】银杏、白果仁、灵眼、佛指甲。

【功能主治】敛肺气，定喘嗽，止带浊，缩小便。治疗哮喘痰嗽、白带、白浊、遗精、淋病、小便频数。

【用量用法】生用。内服：煎汤，3~10克；或入散剂；或熟用嚼食。外用：适量，生品捣敷或涂擦。

【注意事项】本品有小毒，不宜多服，小儿及体虚者尤当慎之。

四季青

【功能主治】清热解毒，凉血敛疮。治疗烧烫伤、皮肤溃疡、湿疹、疮疖、咳嗽、咽喉肿痛。

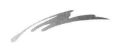

【用量用法】生用。内服：煎汤，15~30克，重症可用至60克。外用：适量，捣烂敷，或制成水剂、乳剂涂布或喷雾。

冬瓜子

【别名】白瓜子。

【功能主治】润肺，化痰，消痈，利水。治疗痰热咳嗽、肺痈、肠痈、淋病、水肿、脚气、痔疮、鼻面酒渣。

【用量用法】内服：煎汤，10~15克。

冬瓜皮

【别名】白冬瓜皮。

【功能主治】利水消肿。治疗水肿、腹泻、痈肿。

【用量用法】生用。内服：煎汤，10~30克。

冬凌草

【功能主治】清热解毒，活血止痛。治疗感冒发热、咽炎、扁桃体炎、腮腺炎、气管炎、风湿关节红肿疼痛、食道癌、贲门癌、乳腺癌、肝癌。

【用量用法】生用。内服：煎汤，30~60克；或浸酒饮。

【注意事项】服药后偶有轻度恶心、腹胀、腹痛、腹泻等症状。

冬葵子

【别名】向日葵子、葵子。

【功能主治】利水，滑肠，下乳。治疗二便不通、淋痛、水肿、妇女乳汁不利。

【用量用法】生用。内服：煎汤，6~15克；或入丸、散。

【注意事项】本品滑利，脾虚气陷者禁服，孕妇慎服。

冬虫夏草

【别名】冬虫草、虫草。

【功能主治】止咳化痰，补虚损，益精气。治疗痰饮喘咳、虚咳、痨嗽、咯血、自汗盗汗、阳痿遗精、腰膝酸痛、病后久虚不复。

【用量用法】内服：煎汤，9~15克；或与其他营养食品炖服；或入丸、散。

【注意事项】外感咳嗽禁服。肺炎痰喘咯血者不能单用本品。

白　前

【别名】嫩白前。

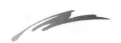

【功能主治】泻肺降气，消痰止嗽。治疗肺实喘满、咳嗽多痰。

【用量用法】内服：煎汤，6～10克。

【注意事项】肾不纳气之虚喘者禁服。

白　蔹

【别名】五爪藤、野红薯。

【功能主治】清热解毒，散结止痛，生肌敛疮。治疗痈肿疔疮、瘰疬、烫伤、温疟、惊痫、肠风、血痢、痔漏。

【用量用法】生用。外用：适量，研末调敷，煎水洗。内服：煎汤，6～15克。

【注意事项】外科阴证者禁用。反乌头。

白　薇

【别名】香白薇、嫩白薇、白马尾。

【功能主治】清热养阴，凉血止血。治疗阴虚内热、风湿灼热、肺热咳血、温疟、产后虚烦血厥、热淋、血淋。

【用量用法】内服：煎汤，6～12克；或入丸、散。外用：适量，捣敷或研末敷。

【注意事项】脾虚便溏者慎服。

白头翁

【别名】白头草、粉草、老翁花、奈何草、老公花。

【功能主治】清热，凉血，解毒。治疗热毒血痢、温疟寒热、鼻衄、血痔。

【用量用法】生用。内服：煎汤，10～15克；研末1～3克。外用：适量。

【注意事项】久痢元气已衰，脾胃虚弱及寒湿泻痢者禁服。

白豆蔻

【别名】白蔻仁。

【功能主治】行气暖胃，消食宽中。治疗气滞、食滞、胸闷、腹胀、吐逆、反胃、疟疾。

【用量用法】生用。入汤剂宜打碎、后下。内服：煎汤，3～6克；或入丸、散。

【注意事项】因其辛香温燥，故阴虚血燥者禁服。

白附子

【别名】禹白附、关白附、制白附。

【功能主治】祛风豁痰，解毒散结。治疗中风痰塞、口眼歪斜、半身不遂、小

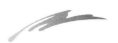

儿惊风、破伤风、偏正头痛、三叉神经痛、瘰疬、毒蛇咬伤、雀斑、粉刺、白癜风、皮肤瘙痒、阴囊湿疹。

【用量用法】内服：煎汤，3~6克；研末，0.5~1克。

【注意事项】阴虚风动、内热生惊者及孕妇禁服。本品有毒。

白茅根

【别名】白茅草、丝茅草、茅草。

【功能主治】凉血止血，清热利湿。治疗热病烦渴、吐血、衄血、肺热喘急、淋病、小便不利、水肿、黄疸。

【用量用法】内服：煎汤，10~30克，鲜品加倍。

白药子

【别名】白药脂、金钱吊乌龟。

【功能主治】清热消痰，凉血解毒。治疗咽痛喉痹、咳嗽、吐衄、衄血、金疮出血、热毒痈肿、瘰疬。

【用量用法】生用。内服：煎汤，6~9克；研末，0.6克。外用：适量。

【注意事项】因本品有毒，用量过大致恶心呕吐，肠鸣腹泻。脾胃素虚、易于便泄者，禁服。

白首乌

【别名】山东何首乌、和尚乌。

【功能主治】滋补气血，收敛精气，乌须黑发。治疗气血两虚、遗精滑泄、腰膝酸软、发白脱发、崩漏、带下。

【用量用法】研粉服，2~3克；煎服，10~15克。外用：捣烂敷，或干粉调敷。

白扁豆

【功能主治】健脾和中，消暑化湿。治疗暑湿吐泻、脾虚呕逆、食少久泄、水停消渴、赤白带下、小儿疳积。

【用量用法】内服：煎汤，10~20克；或入丸、散。

白菖蒲

【功能主治】化痰开窍，健脾利温。治疗癫痫、惊悸健忘、神志不清、湿滞痞胀、泄泻痢疾、风湿疼痛、痈肿疥疮。

【用量用法】内服：煎汤，5~10克；研末或装胶囊，每次1~2克。

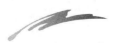

【注意事项】入煎剂用量过大，易引起恶心。阴虚阳亢者慎服。

白鲜皮

【别名】八股牛、山牡丹、北鲜皮。

【功能主治】祛风燥湿，清热解毒。治疗疥癣、皮肤痒疹、风湿痹痛、黄疸、风热疮毒。

【用量用法】内服：煎汤，6～15克；或入丸、散。外用：适量，煎水洗。

【注意事项】本品苦寒，虚寒之证者禁服。

白花蛇舌草

【别名】蛇针草、白花十字草、龙舌草。

【功能主治】清热、利湿、解毒。治疗肺热喘咳、扁桃体炎、咽喉炎、阑尾炎、痢疾、黄疸、盆腔炎、附件炎、痈肿疔疮、毒蛇咬伤。

【用量用法】生用。内服：煎汤，1.5～60克。外用：适量，捣敷。

瓜　蒌

【别名】瓜蒌皮、瓜蒌仁、全瓜蒌、瓜蒌霜。

【功能主治】清热化痰，降浊宽胸，润燥清肠，散结消肿。治疗咳嗽、胸闷不舒、口鼻火灼、大便秘结、乳痈初起、时疾黄疸。

【用量用法】内服：煎汤，9～15克。

【注意事项】寒痰咳嗽及脾虚便溏者慎服。不宜与乌头同用。

瓜　蒂

【别名】香瓜蒂、瓜丁、苦丁香。

【功能主治】吐风痰宿食，泻水湿停饮。治疗痰涎宿食、壅塞上脘、胸中痞满、风痰癫痫、湿热黄疸、四肢浮肿、鼻塞、喉痹。

【用量用法】内服：煎汤，2.5～5克；入丸、散，0.3～1.5克。外用：适量，小量。研末吸鼻，待鼻中流出黄水即停药。

【注意事项】体虚者，孕妇及心脏病、失血患者禁服。本品有毒。

玄　参

【别名】乌元参、元参、黑元参。

【功能主治】滋阴、降火、除烦、解毒。治疗热病烦渴、发斑、骨蒸劳热、寐不宁、自汗盗汗、津伤便秘、吐血衄血、咽喉肿痛、痈肿、瘰疬。

【用量用法】生用。内服：煎汤，10～15克。

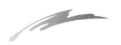

【注意事项】脾胃虚寒，食少便溏者慎服。不宜与藜芦同用。

半　夏

【别名】三叶半夏、生半夏、姜半夏、法半夏、清半夏。

【功能主治】燥湿化痰，降逆止呕，消痞散结。治疗湿痰冷饮、呕吐、反胃、咳喘痰多、痰厥头痛、头晕不眠、外消痈肿。

【用量用法】内服：煎汤，3~9克；或入丸、散。外用：鲜品或生品适量，捣敷或研末敷。

【注意事项】①一切虚证及阴伤燥咳、津伤口渴者禁服。②本品辛温燥烈，不可久服。有报道长期应用姜半夏出现肝功能异常和血尿者。③不宜与乌头同用。④生半夏对口腔、消化道黏膜有强烈刺激性，并具有毒性，误服可致中毒，甚至窒息而死。

半边莲

【别名】长虫草、急解索、细米草、蛇草。

【功能主治】利水、消肿、解毒。治疗黄疸、水肿、膨胀、泄泻、痢疾、蛇伤、疔疮、肿毒、湿疹、癣疾、跌打扭伤肿痛。

【用量用法】生用。内服：煎汤，15~30克，鲜品加倍；捣汁饮。外用：适量，捣敷。

【注意事项】虚证水肿者禁服。

半枝莲

【别名】金丝杜鹃、牙刷草。

【功能主治】清热解毒。治疗咽喉肿痛、烫伤、跌打损伤、湿疮。

【用量用法】生用。内服：煎汤，15~30克，鲜品加倍；或捣汁服。外用：适量，捣敷。

【注意事项】孕妇慎服。

丝瓜络

【别名】天罗线、丝瓜网、丝瓜壳、丝瓜筋。

【功能主治】通经活络，清热化痰。治疗胸胁疼痛、腹痛、腰痛、睾丸肿痛、肺热痰咳、经闭、乳汁不通、痈肿、痔漏，炭能止血、治便血、血崩。

【用量用法】热痹、暑湿、肺热咳嗽多生用，理气活血多炒用，凉血止血制炭用。内服：煎汤，生、炒用6~1.5克；炭药5~10克。外用：适量。

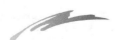

母丁香

【别名】雌丁香、鸡舌香。

【功能主治】温中、散寒。治疗暴心气痛、胃寒呕逆、风冷齿痛、牙宣、口臭、女人阴冷、小儿疝气。

【用量用法】2~5克。

石硫黄

【别名】硫黄、黄硇砂。

【功能主治】壮阳、杀虫。治疗阳痿、虚寒泻痢、大便冷秘、疥癣、湿疹、癫疮。

【用量用法】内服：研末，1.5~3克；或入丸、散。外用：研末撒，调敷或磨汁涂。

龙　胆

【别名】草龙胆、苦龙胆、观音草。

【功能主治】同龙胆草。

【用量用法】内服：煎汤3~9克；或入丸、散。外用：研末捣敷。

田　螺

【别名】黄螺。

【功能主治】清热利水。治疗热结小便不利、黄疸、脚气、水肿、消渴、痔疮、便血、目赤肿痛、疔疮肿毒。

【用量用法】外用：取涎涂或捣敷。

仙人掌

【别名】老鸦舌、神仙掌、玉芙蓉、仙巴掌、霸王树。

【功能主治】行气活血，清热解毒。治疗心胃气痛、痞块、痢疾、痔疮、咳嗽、喉痛、肺痈、乳痈、疔疮、烧伤、蛇咬伤。

【用量用法】内服：煎汤，鲜者30~60克；研末或浸酒。外用：捣敷或研末调敷。

仙鹤草

【别名】龙牙草、老鹳嘴、子母草、地仙草、狼牙草。

【功能主治】止血、健胃。治疗咯血、吐血、尿血、便血、赤白痢疾、崩漏、带

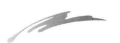

下、痈肿、跌打、创伤出血、劳伤乏力、纳呆食少。

【用量用法】内服：煎汤，9~15克，鲜者15~30克；捣汁或入散剂。外用：捣敷。

白　矾

【别名】明矾、矾石、生矾、云母矾。

【功能主治】消痰燥湿，清热止血，解毒杀虫。治疗癫痫、喉痹、痰涎壅甚、肝炎、黄疸、黄肿、胃及十二指肠溃疡、子宫脱垂、白带、泻痢、衄血、口舌生疮、疮痔疥癣、虫伤。

【用量用法】口服：入丸、散，0.6~3克。外用：研末撒或调敷。

白芥子

【别名】辣菜子。

【功能主治】理气豁痰，温中散寒，通络止痛。治疗痰饮咳喘、胸胁胀满疼痛、反胃呕吐、中风不语、肢体痹痛、麻木、脚气、阴疽、肿毒、跌打肿痛。

【用量用法】内服：煎汤，3~9克；或入丸、散。外用：研末调敷。

玄明粉

【别名】白龙粉、风化硝。

【功能主治】泻热、润燥、软坚。治疗实热积滞、大便不通、目赤肿痛、咽肿口疮、痈疽肿毒。

【用量用法】内服：溶入汤剂，4.5~9克。外用：化水涂洗或研细吹喉。

六　画

地　龙

【别名】坚蚕、广地龙、蚯蚓、土龙、地龙子、曲虫。

【功能主治】清热平肝，平喘，活血通络，利尿。治疗壮热狂躁、癫痫、狂躁型精神分裂症、头痛、风热眼赤、咳喘、经闭、淤血肿痛、风湿痹痛、中风、半身不遂、高血压、腮腺炎、烫伤、下肢溃疡、鼻息肉。

【用量用法】内服：煎汤，5~10克；捣绞汁服，活地龙适量；研末吞服，每次1~2克。外用：适量，鲜品捣敷，或干品研末调敷。

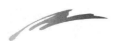

【注意事项】①脾胃素虚及血虚无淤或出血者慎服；②地龙有毒，有溶血作用。内服过量可产生毒副反应。

地 黄

【功能主治】清热凉血，养阴生津。治疗身热烦渴、谵语发狂、高热吐血、衄血、尿血、便血、崩漏、荨麻疹、湿疹、发热不退、夜热早凉、口干便秘、肝炎、肝硬化、失眠、虚劳咳嗽、关节肿痛、痈疽溃烂等。

【用量用法】生用。内服：煎汤，15～30克；出血者宜捣汁服，可用至60克。外用：适量，捣汁，或熬膏涂搽。

【注意事项】脾胃虚寒、腹胀便溏者慎服，痰浊、暑湿中阻、胸闷纳呆者禁服。

地 榆

【别名】玉札、山枣参、紫地榆、山枣子、黄瓜香。

【功能主治】凉血止血，清热解毒。治疗吐血、衄血、血痢、崩漏、肠风、痔漏、痈肿、湿疹、金疮、烧伤。

【用量用法】内服：煎汤，10～15克；或入丸、散；研末服，2～3克。外用：适量，煎水洗，研末调敷。

【注意事项】本品酸涩性凉，虚寒性出血及出挟淤者慎服。大面积烧、烫伤，不宜大量以地榆外涂，以免引起药物性肝炎。

地肤子

【别名】扫帚苗、地葵、地麦。

【功能主治】利小便，清湿热。治疗小便不利、淋病、带下、疝气、风疹、疮毒、疥毒、阴部湿疹。

【用量用法】内服：煎汤，10～15克。外用：适量。

骨皮

【别名】枸杞根、地骨、山杞子根、枸杞。

【功能主治】清热、凉血。治疗肺热咳喘、消渴、吐血、血淋、痈肿、恶疮。

【用量用法】生用。内服：煎汤，10～15克；或入丸、散。外用：适量。

【注意事项】脾虚便溏者慎服。

地骷髅

【别名】地枯萝、仙人骨、老萝卜头。

【功能主治】宣肺化痰，消食利水。治疗咳嗽多痰、食积多滞、脘腹痞闷胀

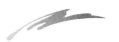

痛、水肿喘满等。

【用量用法】内服：煎汤，10~30克。

地鳖虫

【别名】土元。

【功能主治】破血逐淤，续筋接骨。治疗产后腹痛经闭或经行疼痛、肝脾肿大、跌打损伤、接骨止痛、猩红热、丹毒。

【用量用法】内服：煎汤，3~10克；研末服，1~15克；或入丸、散。

【注意事项】孕妇禁服。本品有小毒。

芒　硝

【别名】朴硝、皮硝、玄明粉、盆消。

【功能主治】泻热、润燥、软坚。治疗实热积滞、腹胀便秘、停痰积聚、目赤障翳、丹毒、痈肿。

【用量用法】不入煎剂。内服：用药汁或开水冲服，6~15克。外用：适量，敷布或冲水涂擦患处。

【注意事项】脾胃短寒及孕妇禁服用，水肿患者慎服用。

西洋参

【功能主治】益肺生津，清热除烦。治疗肺虚久咳、失血、咽干口渴、虚热烦倦。

【用量用法】内服：另煎单服或对入其他药汁内服，3~6克；或含服。

百　部

【别名】山百根、野天门冬、九丛根。

【功能主治】温润肺气，止咳平喘，祛湿杀虫。治疗风寒咳嗽、百日咳、肺结核、老年咳喘、皮肤疥癣、湿疹、蛔虫、蛲虫病。

【用量用法】内服：煎汤，3~0.5克；或入丸、散。外用：适量，煎汤洗或灌肠，或研末调涂，或酒浸搽。

【注意事项】易伤胃滑肠，脾虚便溏者慎服。本品有小毒，服用过量，可引起呼吸中枢麻痹。

当　归

【别名】全当归、干归、酒当归、西当归。

【功能主治】补血和血，调经止血，润燥滑肠。治疗月经不调、经闭腹痛、崩漏、血虚头痛、眩晕、痿痹、肠燥便难、赤痢后重、痈疽疮疡、跌打损伤。

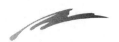

【用量用法】内服：煎汤，6～15克。

【注意事项】大便滑泄者慎服。

肉 桂

【别名】官桂、桂心、桂皮、菌桂、丹桂。

【功能主治】补元阳，暖脾胃，除积冷，通血脉。治疗命门火衰、肢冷脉微、亡阳虚弱、腹痛泄泻、腰膝冷痛、经闭、阴疽、上热下寒等。

【用量用法】生用。内服：煎汤，2～5克。

【注意事项】肉桂辛热动血，故阴虚火旺、实热证及血热妄行者禁服。孕妇慎服。

肉豆蔻

【别名】玉果、顶头肉、肉果。

【功能主治】温中，下气，消食，固肠。治疗心腹胀痛、虚泻冷痢、呕吐、宿食不消。

【用量用法】内服：煎汤，3～10克；或入丸、散。

【注意事项】①湿热泻痢者禁服；②生肉豆蔻有滑泄作用。

肉苁蓉

【别名】苁蓉、寸芸、淡大芸。

【功能主治】补肾益精，润燥滑肠。治疗男子阳痿、妇女不孕、带下、血崩、腰膝冷痛、阳虚血枯之便秘。

【用量用法】内服：煎汤，6～13克；或入丸剂。

【注意事项】胃弱便溏者慎服；相火旺，精关失固的遗精者禁服。

竹 沥

【别名】竹汁、竹油、淡竹沥。

【功能主治】清热滑痰，镇惊利窍。治疗壮热烦渴、心烦、中风痰厥、肺热痰壅、惊风癫痫、破伤风。

【用量用法】内服：冲服，20～30毫升；煎汤，60～200毫升；或入膏、丸。外用：适量，涂搽或煎水洗。

【注意事项】寒嗽及脾虚便溏者禁服。

竹 茹

【别名】淡竹茹、姜竹茹、鲜竹茹、青竹茹。

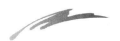

【功能主治】清热凉血，降逆化痰，止血安胎。治疗烦热、惊痫、呕吐、呃逆、痰热咳喘、吐血、衄血、崩漏、恶阴、胎动。

【用量用法】生用清肺化痰力胜，姜汁炒和胃止呕除烦力强。内服：煎汤，6～10克。

朱　砂

【别名】丹砂、辰砂。

【功能主治】安神，定惊，明目，解毒。治疗癫狂、惊悸、心烦、失眠、眩晕、目昏、肿毒、疮疡、疥癣。

【用量用法】内服：单味研末冲服，0.3～1克。外用：适量，合他药制成散、丹、膏剂用。

【注意事项】①内服不可过量或久服，以免汞蓄积中毒。②内服宜选用天然朱砂，并经水研磨制成粉末。人工朱砂乃硫黄与水银制成，不宜内服。③入药只宜生用。朱砂不可直接见火，以免分解出金属汞而致中毒。④肝肾功能不正常者慎服用。⑤有报道，"朱砂反铝"忌与铝制品接触，以防"汞铝齐中毒"。本品有毒。

延胡索

【别名】元胡、元胡索。

【功能主治】活血散淤，理气止痛。治疗心腹腰膝诸痛、月经不调、淤血结块、崩漏、产后血晕、恶露不尽、跌打损伤。

【用量用法】内服：煎汤，3～10克；研末，每次1～1.5克。

【注意事项】孕妇及血虚者禁服。

血　竭

【别名】血竭花、麒麟竭。

【功能主治】散淤定痛，止血生肌。治疗跌打损伤、内伤淤痛、外伤出血不止、瘰疬、臁疮溃久不合。

【用量用法】生用。内服：研末，每次1～1.5克；或入丸、散。外用：研末敷或熬膏涂敷。

【注意事项】孕妇及妇女月经期禁服。本品有毒。

血余炭

【功能主治】消淤，止血。治疗吐血、鼻衄、齿龈出血、血痢、血淋、崩漏。

【用量用法】内服：煎汤，6～10克；研末，每次1.5～3克，每日1～3次；或入

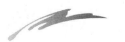

丸、散。外用：适量，研末撒敷或调敷。

【注意事项】本品气浊，多服令人恶心，胃弱者不宜服。

全 蝎

【别名】全虫、茯背虫、主薄虫。

【功能主治】祛风镇痉，通络解毒。治疗惊风抽搐、癫痫、中风、半身不遂、口眼歪邪、偏头痛、风湿痹痛、破伤风、淋巴结结核、风疹疮肿。

【用量用法】煎服生用；研末服，炙焙用。内服：煎汤，2~5条，或1.5~5克；研末服，0.5~3克。传统认为，全蝎尾药力最强，然其毒性亦大，用量约为全体的1/3。

【注意事项】①血虚生风者慎服，孕妇禁服；②全蝎用量不可过大，内服过量可致中毒。本品有毒。

合欢皮

【别名】马樱花、合欢木皮、绒花树。

【功能主治】和血安神，解郁消肿。治疗心神不安、忧郁失眠、肺痈、痈肿、瘰疬、筋骨损伤。

【用量用法】内服：煎汤，10~15克。外用：适量。

【注意事项】本品药性平和，气缓力微，必多服久服始可取效。

合欢花

【别名】夜合花、乌绒。

【功能主治】安神，解毒。治疗郁结胸闷、失眠、健忘、风火眼疾、视物不清、咽痛、痈肿、跌打损伤疼痛。

【用量用法】内服：煎汤，5~10克。

刘寄奴

【别名】六月雪、九里光、金寄奴、苦连婆、化食丹。

【功能主治】破血通经，敛疮消肿。治疗经闭、淤血结块、胸腹胀痛、产生血淤、跌打损伤、金疮出血、痈毒臃肿。

【用量用法】生用。内服：煎汤，3~10克；研末，2~5克。外用：适量，煎汤洗，或研末调敷，或鲜品捣敷。

【注意事项】脾虚泄泻者及孕妇禁服。

灯盏细辛

【别名】灯盏草、短茎飞蓬。

【功能主治】散寒解毒，活血舒筋，消积止痛。治疗感冒头痛鼻塞、风湿痹痛、急性胃炎、小儿疳积、跌打损伤。

【用量用法】内服：煎汤，9~15克。外用：适量。

决明子

【别名】草决明、猪骨明、狗屎豆。

【功能主治】清肝明目，利水通便。治疗风热赤眼、青盲、雀目、高血压、肝炎、习惯性便秘。

【用量用法】生用清肝、能便力胜，多用于肝火上犯、便秘等证；炒用明目力强，多用于肝肾不足、青盲内障、夜盲。内服：煎汤或开水泡服，10~15克；研末服，每次3~6克。外用：适量。

【注意事项】本品性寒降泄，脾虚便溏及低血压者禁服。

冰　片

【别名】片脑、梅片、龙脑香、梅冰、冰片脑。

【功能主治】辛散走泄，芳香走窜。治疗喉症、口疮、目疾、疮疡、疥癣、消肿止痛。

【用量用法】不入煎剂。内服：入丸、散，0.03~0.1克。外用：适量，调涂。

【注意事项】①本品辛散耗气，内服只可暂用。气血虚弱者及孕妇慎服。②本品忌见火高热。

安息香

【别名】白花柳、安悉香。

【功能主治】开窍避秽，行气血。治疗卒中暴厥、心腹疼痛、产后血晕、小儿惊痫、风痹腰痛。

【用量用法】多入丸、散用。内服：研末，0.3~1克，大剂量可用至3克。

【注意事项】凡气虚及阴虚火旺者慎服。

关木通

【别名】马木通、苦木通、万年藤。

【功能主治】泻热，降火。治疗口舌生疮、小便赤涩。

【用量用法】生川。内服：煎汤，3~6克；或入丸、散。

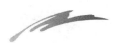

【注意事项】①木通用量不宜过大，曾有过量服用引起急性肾功能衰竭的报道；②孕妇及心肾功能不全者禁服。

羊 蹄

【别名】一点红、红背叶、羊蹄草。

【功能主治】清热，通便，利水，止血，杀虫。治疗大便燥结、淋浊、黄疸、吐血、肠风、功能性子宫出血、秃疮、疥癣、痈肿、跌打损伤。

【用量用法】内服：煎服，10~15克，鲜品加倍，或捣汁饮。外用：适量，捣敷或研末调敷。

【注意事项】脾胃虚寒、大便溏薄者慎服。

米皮糠

【别名】米糠、谷白皮。

【功能主治】消嗝、利温。治疗噎嗝、脚气。

【用量用法】内服：煎汤，5~15克。

防 己

【别名】汉防己、木防己、石解、青木香。

【功能主治】利水消肿，泻下焦湿热。治疗水肿鼓胀、湿热脚气、手足挛痛、癣疥疮肿。

【用量用法】生用。内服：煎汤，3~9克。外用：适量。

【注意事项】本品苦寒较甚，内服不宜过量恐伤胃气；味辛性善行，故阴虚者禁服。

防 风

【别名】青防风、妙防风、东防风。

【功能主治】发表，祛风，胜湿，止痛。治疗外感风寒、头痛、目眩、项强、风寒湿痹、骨节酸痛、四肢挛急、破伤风。

【用量用法】内服：煎汤，3~10克。

【注意事项】血虚发痉及阴虚火旺者禁服。

红 花

【别名】杜红花、草红花、红花草、红兰花。

【功能主治】活血通经，祛淤止痛。治疗经闭、难产、死胎、产后恶露不行、淤血作痛、痈肿、跌打损伤。

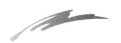

【用量用法】生用。煎汤，3~9克；或入丸、散。

【注意事项】有出血倾向者不宜多服，孕妇禁用。

红 粉

【功能主治】拔毒排脓，去腐生肌，燥湿杀虫。治疗痈疽、黄水疮、顽癣、湿疹。

【用量用法】本品现已不作内服。外用：微量。

【注意事项】①本品宜用陈久者，刺激性小。新炼者刺激性大，可引起疼痛，尤以红粉为甚。②体虚者及孕妇禁用。本品有大毒。本品为火硝、水银、明矾等混合升华而成。

红 藤

【别名】大血藤、大活血、血通、槟榔钻。

【功能主治】败毒消痈，活血通络，祛风杀虫。治疗急慢性阑尾炎、风湿痹痛、赤痢、血淋、月经不调、疳积、跌打损伤。

【用量用法】生用。内服：煎汤，15~30克，或浸酒饮。外用：适量，捣敷。

【注意事项】孕妇慎服。

红药子

【别名】金荞仁、白药子、红要子。

【功能主治】清热解毒，止血定痛。治疗肠炎、痢疾、腰腿痛、便血、崩漏、烧烫伤、疮疖、狂犬咬伤。

【用量用法】内服：煎汤，9~12克；研末，1~1.5克。外用：适量。

【注意事项】孕妇禁服。

朴 硝

【别名】朴硝石、消石朴、盐硝、皮硝、毛硝。

【功能主治】泻热，润燥，软坚。治疗腹胀便秘、停痰积聚、目赤肿痛、喉痹、痈肿。

【用量用法】内服：溶入药剂，4.5~9克；或入丸、散。外用：研末吹喉或水化罨敷、点眼。

老鹳草

【别名】老官草、天罡草、老鹳嘴、老鸦嘴、老牛筋、老鸹嘴。

【功能主治】祛风活血，清热解毒。治疗风湿疼痛、拘挛麻木、痈疽、跌打损

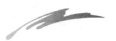

伤、肠炎、痢疾。

　　【用量用法】内服：煎汤，6~15克；浸酒或熬膏。

西瓜霜

　　【别名】西瓜硝。

　　【功能主治】养阴清热。治疗喉风、喉痹、口疮、牙疳、久嗽咽痛。

　　【用量用法】内服：冲入汤药。外用：研末吹喉。

百　合

　　【别名】白百合、野百合、药百合。

　　【功能主治】润肺止咳，清心安神。治疗肺痨久嗽、咳嗽痰血、热病后余热未清、虚烦惊悸、神志恍惚。

　　【用量用法】内服：煎汤，9~30克；蒸食或煮粥食。

百灵草

　　【别名】出浆藤、小白药、小掰角、长柄牛奶藤。

　　【功能主治】舒筋活络，补虚平喘，散淤止血。治疗跌打损伤、风湿痛、内出血、支气管炎、哮喘、骨折、外伤出血。

　　【用量用法】内服：煎汤，3~6克。外用：研末调敷。

过山龙

　　【别名】羊葡萄藤、草葡萄。

　　【功能主治】活血散淤，清热解毒，生肌长骨，除风祛湿。治疗跌打损伤、骨折、疮疖肿痛、风湿性关节炎。

　　【用量用法】内服：煎汤，9~15克；或研末。外用捣敷。

过江龙

　　【别名】蒲地虎、地蜈蚣、地刷子、伸筋草、舒筋草、过山龙。

　　【功能主治】疏风胜湿，舒筋活络，通淋散淤。治疗湿痹麻木、筋骨疼痛、淋病、跌打损伤。

　　【用量用法】内服：煎汤，4.5~9克；或浸酒。

地坛龙

　　【别名】铁线草、铁笊篱、鸡骨草、乌脚鸡。

　　【功能主治】祛风活络，止血生肌。治疗风湿痿痹、拘挛、半身不遂、劳伤吐

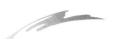

血、跌打损伤、臁疮。

【用量用法】内服：煎汤，15~30克；或捣汁。外用：捣敷、研末撒或调敷。

伏龙肝

【别名】灶中黄土、釜下土、灶心土。

【功能主治】温中燥湿，止呕止血。治疗呕吐反胃、腹痛泄泻、吐血、衄血、便血、尿血、妊娠恶阻、崩漏、带下、痈肿溃疡。

【用量用法】内服：煎汤（布包），30~60克；或入散剂，煎汤代水煎药。外用：研末调敷。

竹　黄

【别名】淡竹黄、竹三七、血三七、竹参。

【功能主治】祛风除湿，活血舒筋。治疗风湿痹痛、四肢麻木、白带过多、百日咳。

【用量用法】内服：煎汤，6~9克。

自然铜

【别名】石髓铅。

【功能主治】散淤止痛，接骨续筋。治疗跌打损伤、筋断骨折、血淤疼痛、瘿瘤、疮疡、烫伤。

【用量用法】内服：煎汤，3~9克；或入丸、散。外用：研末调敷。

血见愁

【别名】大叶灰菜、八角灰菜。

【功能主治】止血，散淤。治疗月经不调、崩漏、咯血、衄血、尿血、疮痈肿毒。

【用量用法】内服：煎汤，3~9克；或熬膏。

寻骨风

【别名】猫耳朵、兔子耳、猫耳朵草、白毛藤。

【功能主治】止痛，截疟，消肿。治疗风湿关节痛、腹痛、疟疾、痈肿。

【用量用法】内服：煎汤，9~15克；或浸酒。

阳起石

【别名】白石、羊起石、五精金。

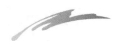

【功能主治】温补命门。治疗下焦虚寒、腰膝冷痹、阳痿、女子宫冷、崩漏。

【用量用法】内服：煎汤，6～12克；或入丸、散。

七 画

麦 芽

【别名】大麦芽、大麦毛。

【功能主治】消食和中，理气除胀。治疗食积不消、脘腹胀满、食欲不振、呕吐泄泻、乳胀不消。

【用量用法】内服：煎汤，10～15克，回乳用量宜大，可30～120克；或入丸、散。

【注意事项】①本品含淀粉酶等，不耐高温，故宜用生品，或微炒后研粉冲服。炒焦或煎煮后酶的活力降低，消化作用减弱。②妇女哺乳期慎服，以免乳汁减少。

麦门冬

【别名】天冬、明天冬。

【功能主治】养阴润肺，清热除烦，益胃生津。治疗肺燥干咳、吐血、咯血、肺痿、肺痈、虚劳烦热、消渴、热病津伤、咽干口燥、便秘。

【用量用法】内服：煎汤，6～15克，大剂量可用至30克。

【注意事项】脾胃虚寒、痰湿内阻者，以及暴感风寒之咳嗽者均慎服。

远 志

【别名】细叶远志、线茶、小鸡腿。

【功能主治】安神益智，祛痰解郁。治疗惊悸、健忘、梦遗、失眠、咳嗽多痰、痈疽疮肿。

【用量用法】内服：煎汤，3～10克；或浸酒服，或入丸、散。外用：适量，酒调敷或煎汁涂。

【注意事项】①本品温燥，实火或阴虚阳亢者慎服；②本品对胃黏膜刺激性较强，内服过量易引起呕吐。有胃溃疡病者可慎服。

杜 仲

【别名】绵杜仲、川杜仲。

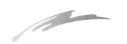

【功能主治】补肝肾，强筋骨，安胎，降压。治疗腰背疼痛、足膝痿弱、小便余沥、阴下湿痒、胎漏欲坠、高血压。

【用量用法】内服：煎汤，6~15克；或入丸、散。

【注意事项】本品治高血压病，单味有效率不高，不能作为降血压的特效药；对肝阳上亢的高血压病往往无效。

豆蔻壳

【功能主治】为白豆蔻的果壳，功能类似白豆蔻而较弱。治疗湿阻气滞、多脘痞闷、食少呕吐。

【用量用法】煎汤，3~5克。

芫 花

【别名】陈芫花、金腰带、南芫花。

【功能主治】逐水，涤痰。治疗喘咳、水肿、胁痛、心腹胀满。

【用量用法】内服：煎汤，1.5~3克；研末，0.5~1.0克。外用：适量，煎汤洗或研末调敷。

【注意事项】①凡孕妇，体质虚弱，或有严重的心脏病、溃疡病及消化道出血者均禁服；②内服不宜与甘草同用。本品有毒。

芜 荑

【别名】臭芜荑、白芜荑、黄榆、山榆。

【功能主治】杀虫，消积。治疗虫积胀痛、小儿疳泻、冷痢、疥癣、恶疮。

【用量用法】内服：煎汤，3~10克。外用：适量，研末调敷患处。

花 椒

【别名】川椒、蜀椒、香椒、大花椒。

【功能主治】温中散寒，除湿止痛，杀虫解毒。治疗积食停饮、心腹冷痛、呕吐噫呃、风寒湿痹、泄泻、疝痛、齿痛、蛔虫痛、蛲虫病、阴痒、疮疥、鱼腥毒。

【用量用法】炒用。内服：煎汤，2~5克；或入丸、散。外用：适量，煎水洗，或研末调敷。

【注意事项】本品性热，阴虚火旺或血热妄行者禁服。孕妇慎服。本品有小毒。

芥 子

【别名】芥菜子、青菜子、黄芥子、家芥子。

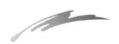

【功能主治】温中散寒，利气豁痰，通经络，消肿毒。治疗胃寒吐食、心腹疼痛、肺寒咳嗽、痛痹、喉痹、阴疽、流痰、跌打损伤。

【用量用法】入汤剂不宜久煎。内服：煎汤，3~9克；或入丸、散。外用：适量，研末，水或醋、姜汁调敷。

【注意事项】肺虚久咳、阴虚火旺者禁服。

苍 术

【别名】茅苍术、仙术、枪头菜。

【功能主治】燥湿健脾，解郁辟秽。治疗温盛困脾、倦怠嗜卧、脘痞腹胀、食欲不振、呕吐泄泻、疟疾、痰饮水肿、时气感冒、风寒湿痹、足痿、夜盲。

【用量用法】内服：煎汤，5~10克。外用：适量，研末调敷。

【注意事项】阴虚内热、津液亏虚、表虚多汗者禁服。

苍耳子

【别名】苍耳、老苍子、毛苍子、苍刺头。

【功能主治】止痛，祛湿，杀虫。治疗风寒头痛、鼻渊、齿痛、风寒湿痹、四肢挛痛、疥癞、瘙痒。

【用量用法】生用。内服：煎汤，3~10克。外用：适量，多用鲜品或干燥后生用，均应打碎。

【注意事项】①本品性偏燥，血虚患者禁服；②本品有毒，服用不可过量。流水浸泡或加热处理可降低毒性。

芡 实

【别名】鸡头实、芡实米、鸡头米。

【功能主治】固肾涩精，补脾止泻。治疗遗精、淋浊、带下、小便不禁、大便泄泻。

【用量用法】内服：煎汤，10~15克；或入丸、散。

【注意事项】小便不利者慎服。

苎麻根

【功能主治】凉血止血，安胎，解毒。治疗吐血、尿血、血淋、腹痛下血、疮疖、毒虫咬伤。

【用量用法】内服：煎汤，10~15克，鲜品可用至30克；或捣汁饮。外用：鲜品适量，捣敷。

【注意事项】脾胃虚寒及血分无热者慎服。

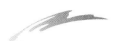

芦 茎

【别名】嫩芦梗、苇茎。

【功能主治】清热,解毒。治疗肺痈、烦热。

【用量用法】煎服,15~30克。

芦 荟

【别名】真芦荟。

【功能主治】清热,通便,杀虫。治疗热结便秘、小儿惊痫、疳热虫积、癣疮、萎缩性鼻炎、瘰疬。

【用量用法】本品不入煎剂。内服:研末,1~2克;或入丸、散。外用:适量,研末敷。

【注意事项】本品味极苦,易败胃,脾胃虚弱者慎服。孕妇禁服。

芦 根

【别名】鲜芦根、苇根、芦头。

【功能主治】清热生津,除烦止呕,解毒。治疗热病烦渴、胃热呕吐、噎嗝反胃、肺痿、肺痈。

【用量用法】生用。鲜品尤佳。内服:煎汤,15~30克,鲜品可用60~120克;或用鲜品捣汁服。

苏 木

【别名】苏方木、赤木、红柴。

【功能主治】行气止痛,破淤消肿。治疗妇人血气心腹痛、经闭、产后淤血胀痛、喘息痢疾、破伤风、痈肿、跌打淤痛。

【用量用法】内服:煎汤,3~10克;或研末、熬膏服。外用:适量,研末敷。

【注意事项】孕妇禁服。血虚无淤滞者慎服。

苏合香

【别名】苏合香油、流动苏合香。

【功能主治】豁痰通窍,辟秽开郁。治疗猝然昏倒、痰壅气厥、惊痫、湿疟、心腹猝痛、疥癣、冻疮。

【用量用法】不入煎剂。内服:研末0.3~1克;或入丸、散。

【注意事项】本品温散,故热闭、虚脱及阴虚多火者禁服。

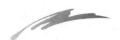

赤 芍

【别名】赤芍药、京赤芍、草芍药。

【功能主治】行淤，止痛，凉血，消肿。治疗淤滞经闭、淤血结块、腹痛、衄血、血痢、肠风下血、目赤、痈肿。

【用量用法】生用清热凉血作用较强，炒用则活血散淤之功为优。内服：煎汤，9~15克；或入丸、散。

【注意事项】反藜芦。

赤小豆

【别名】赤豆、朱赤豆、金红小豆、红小豆。

【功能主治】利水除湿，和血排脓，消肿解毒。治疗水肿、脚气、黄疸、泻痢、便血、痈肿。

【用量用法】生用。内服：煎汤，10~30克。外用：适量，研末敷或煎水洗。

【注意事项】赤小豆性偏渗利，过量服用易损伤津液。

赤石脂

【别名】红土、赤石土。

【功能主治】涩肠止血，固崩止遗，生肌敛疮。治疗久泻、久痢、便血、脱肛、遗精、崩漏、带下、溃疡小敛。

【用量用法】煅用。入汤剂宜布包煎。内服：煎汤，10~30克；或入丸、散。外用：适量，研细末敷患处或调敷。

【注意事项】①内有湿热积滞者禁服，孕妇慎服；②不宜与肉桂同用。

赤茯苓

【别名】赤茯、赤苓。

【功能主治】清利湿热。治疗小便不利、淋浊、泻痢。

【用量用法】煎汤，9~15克。

连 翘

【别名】连壳、青翘、落翘、旱莲子。

【功能主治】清热解毒，散结消肿。治疗湿热、丹毒、斑疹、痈疮、肿毒、瘰疬、小便淋闭。

【用量用法】生用。内服：煎汤，5~15克，重症要用至30克；连翘心5~8克。

【注意事项】本品苦寒，脾胃虚寒、疮疡阴证者禁服用。

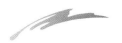

吴茱萸

【别名】吴萸、药茱萸。

【功能主治】温中止痛,理气燥湿。治疗呕逆吞酸、厥阴头痛、腹寒吐泻、脘腹胀痛、脚气、疝气、口腔溃疡、疮痛、湿疹、黄水疮。

【用量用法】内服:煎汤,1.5~6克;或入丸、散。外用:适量,研末调敷或煎水洗。

【注意事项】本品性偏燥烈,不可多用,多用喉部干燥难忍。阴虚有热、血热妄行者禁服。孕妇慎服。本品有小毒。

牡　蛎

【别名】左牡蛎、生牡蛎、煅牡蛎。

【功能主治】敛阴潜阳,止汗涩精,化痰软坚。治疗惊痫、眩晕、自汗、盗汗、遗精、淋浊、崩漏、带下、瘰疬、瘿瘤。

【用量用法】入汤剂需打碎先煎。内服:煎汤,15~30克;研末服,4~6克;或入丸、散。外用:适量,研末干撒,调敷或做扑粉。

牡丹皮

【别名】粉丹皮、丹皮、丹皮炭。

【功能主治】清热凉血,和血消淤。治疗惊痫、吐血、衄血、便血、骨蒸劳热、经闭、血积聚、痈疮、跌打损伤。

【用量用法】止血宜用丹皮炭,调经宜炒用,其他生用。内服:煎汤,5~10克;或入丸、散。

【注意事项】脾胃虚寒泄泻者禁服。

牡荆子

【别名】小荆实、荆条果。

【功能主治】祛风化痰,下气止痛。治疗咳嗽哮喘、中暑发痧、胃痛、疝气、妇女白带。

【用量用法】内服:煎汤,6~10克,宜久煎;研末,2~3克。

牡荆叶

【功能主治】祛风除湿,解毒。治疗伤风感冒、咳喘、脘腹疼痛、泄泻痢疾、风疹瘙痒、乳痈。

【用量用法】内服:煎汤,15~30克;或捣汁饮。外用:适量,煎水洗或捣烂

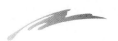

敷。

何首乌

【别名】赤首乌、铁秤砣、首乌。

【功能主治】补肝益肾，养血祛风。治疗肝肾阴亏、须发早白、血虚头晕、腰膝软弱、筋骨酸痛、遗精、崩漏、带下、疟疾、久痢、慢性肝炎、痈肿、瘰疬、肠风、痔疮。

【用量用法】内服：煎汤，生首乌10~15克，制首乌12~30克；熬膏，浸酒，或入丸、散。外用：煎汁涂。

【注意事项】大便溏泄及有痰湿者慎服。

伸筋草

【别名】狮子尾、金毛狮子草。

【功能主治】祛风散寒，除湿消肿，舒筋活血。治疗风寒湿痹、关节酸痛、皮肤麻木、四肢软弱、水肿、跌打损伤。

【用量用法】生用。内服：煎汤，9~15克，重症可用至30克。外用：适量，研末涂敷或煎水洗。

佛　手

【功能主治】理气，和胃，化痰。治疗胃脘疼痛、胁胀、呕吐、噎嗝、痰饮咳喘、醉酒。

【用量用法】生用。内服：煎服或泡水服，3~10克。

佛手花

【别名】佛柑花、佛手、佛手柑。

【功能主治】平肝和胃，理气止痛。治疗肝胃不和、脘腹胀痛。

【用量用法】内服：煎汤，3~6克。

皂　荚

【品名】皂角、大皂角、皂角荚。

【功能主治】祛风痰，除湿毒，杀虫。治疗中风口眼歪斜、头风头痛、咳嗽痰喘、肠风便血、下痢、噤口、痈肿疮毒、疮癣疥癞。

【用量用法】内服：酥炙或蜜炙，一般不入汤剂，多入丸、散；研末，1~1.5克。外用：适量，研末敷，或熬膏涂。

【注意事项】本品有小毒，孕妇禁服。

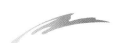

皂荚刺

【别名】皂丁、皂刺、天丁、皂荚刺。

【功能主治】搜风拔毒,消肿排脓。治疗痈肿、疮毒、疬风、癣疮、胎衣不下。

【用量用法】内服:煎汤,5~10克。

【注意事项】孕妇禁服。

谷 芽

【别名】稻芽。

【功能主治】健脾开胃,和中消食。治疗宿食不化、胀满、泄泻、不思饮食。

【用量用法】内服:煎汤,10~15克,大剂量可用至30克;研末,3~5克。

【注意事项】本品含淀粉酶,煎煮或炒焦后效力大大降低,故宜用生品或微炒研末冲服。

谷精草

【别名】谷精珠、耳朵刷子、流星草。

【功能主治】祛风散热,明目退翳。治疗头痛、齿痛、喉痹、鼻衄、目翳、雀盲。

【用量用法】内服:煎汤,5~10克;或入丸、散。外用:适量,烧灰存性研末,调敷或吹鼻用。

龟 甲

【别名】龟板、龟壳、乌龟壳。

【功能主治】滋阴潜阳,补肾健骨。治疗肾阴不足、阴虚风动、骨蒸劳热、吐血衄血、久咳、遗精、崩漏、带下、腹痛、骨痿、久痢、久疟、痔疮、小儿囟门不合。

【用量用法】内服:煎汤,10~30克,然后,熬成膏;或入丸、散。外用:烧存性,研末撒或调涂。

【注意事项】妊娠及胃有寒湿者慎服。

辛 夷

【别名】辛夷花、木笔花、望春花、春花。

【功能主治】祛风通窍。治疗头痛、鼻渊、鼻塞不通、齿痛。

【用量用法】生用。内服:煎汤,3~10克;或入丸、散。本品因有细毛,入汤

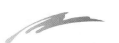

剂宜包煎。外用：适量，研末鼻吸，或水浸、蒸馏滴鼻。

【注意事项】本品辛温，易耗伤气阴，故鼻病见有气虚或阴虚火旺者慎服用。

没 药

【别名】末药、明没药。

【功能主治】散血祛淤，消肿定痛。治疗跌损金疮、心腹诸痛、血积聚经闭、痈疽肿痛、痔漏、目障。

【用量用法】炒用。内服：煎汤，3~9克；或入丸、散。外用：适量，研末调敷。

【注意事项】①孕妇及血虚无淤者禁服；②本品气浊味苦，易致呕吐，胃弱者不宜多服。

沉 香

【别名】沉水香、沉香梢、蜜香。

【功能主治】降气暖中，温肾散寒。治疗气逆喘息、呕吐呃逆、脘腹胀痛、腰膝虚冷、大便虚秘、小便气淋、男子精冷。

【用量用法】生用。内服：煎汤，3~5克，后下；研末，0.5~1.5克；或入丸、散。

【注意事项】阴虚火旺及气虚下陷者慎服。

羌 活

【别名】川羌活、西羌活、狗引子花、蚕羌。

【功能主治】散表寒，祛风湿，利关节。治疗感冒风寒、头痛无汗、风寒湿痹、项强筋紧、骨节疼痛、风水浮肿、痈疽疮毒。

【用量用法】生用。内服：煎汤，3~10克；或入丸、散。

【注意事项】本品温燥，故阴血虚之头痛、痹痛者慎服。

诃 子

【别名】诃黎。

【功能主治】敛肺止咳，下气降火，涩肠固精。治疗久咳失音、久泻久痢、脱肛便血、遗精尿频、崩漏、带下。

【用量用法】内服：煎汤，3~10克。

【注意事项】凡外有表邪、内有湿热积滞者不宜单服本品。

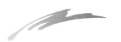

补骨脂

【别名】破故芷、破故纸、和兰苋、黑故子。

【功能主治】补肾助阳。治疗肾虚冷泻、遗尿、滑精、小便频数、阳痿、腰膝冷痛、虚寒喘嗽、白癜风。

【用量用法】入药炒用。内服：煎汤，6~15克；或入丸剂。外用：适量，浸酒搽。

【注意事项】阴虚火旺，大便燥结者慎服。

灵猫香

【别名】灵猫阴、心月狐。

【功能主治】辟秽，行气，止痛。治疗心腹痛、疝痛。

阿 胶

【别名】陈阿胶、驴皮胶、乌胶、覆盆胶。

【功能主治】滋阴，补血，安胎。治疗血虚、虚劳咳嗽、吐血、衄血、便血、月经不调、崩中、胎漏。

【用量用法】5~10克，烊化冲服。

【注意事项】脾胃虚弱、食欲不振、大便溏泄、苔黄厚腻者慎服。

陈 皮

【别名】橘皮、广陈皮、新会皮。

【功能主治】理气调中，燥湿化痰，解毒。治疗胸腹胀满、不思饮食、咳嗽痰多、鱼蟹毒。

【用量用法】内服：煎汤，3~10克；或入丸、散。

【注意事项】本品苦燥性温，内有实热或阴虚燥咳、吐血者慎服。

附 子

【别名】川附子。

【功能主治】回阳救逆，补火助阳，散寒除湿，通络止痛。治疗大吐大下、四肢厥冷、肾阳不足、阳痿、尿频、脘腹冷痛、冷积便秘、小便不利、阳虚自汗、心悸气短、寒湿痹痛、寒性痈疽。

【用量用法】生品内服易中毒，多作外用。入汤剂宜先煎30~60分钟，以降低毒性。内服：煎汤，3~9克，回阳救逆可用至15~30克；或入丸、散。外用：适量，研末敷。

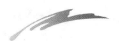

【注意事项】①附子辛热有毒，使用不当可引起中毒。其中毒与剂量过大、煎煮时间过短，机体对药物敏感等因素有关。②实热证、阴虚内热证者及孕妇禁服。

忍冬藤

【别名】耐冬、二花、忍冬、双毛。

【功能主治】清热解毒，通络止痛。治疗温病发热、热毒血痢、传染性肝炎、痈肿疮毒、筋骨疼痛。

【用量用法】生用。内服：煎汤，9~30克。

鸡内金

【别名】内金、鸡合子。

【功能主治】清积滞，健脾胃。治疗食积胀满、呕吐反胃、泻痢、疳积、遗溺、喉痹乳蛾、牙疳口疮。

【用量用法】内服：煎汤，3~10克，大剂量可用至20克；研末，每次1.5~3克；或入丸、散。

【注意事项】本品含胃激素，易受高热破坏，故一般以生用为宜。研末服，效果比煎剂好。

鸡血藤

【别名】血风藤、血风、血藤。

【功能主治】活血，舒筋。治疗腰膝疼痛、麻木瘫痪、月经不调。

【用量用法】生用。内服：煎汤，10~30克；或浸酒饮，或熬膏。

【注意事项】月经过多者慎服。

玛　瑙

【别名】码瑙、文石。

【功能主治】解毒，敛疮。治疗恶疮。

【用量用法】外用：捣敷患处。

杉　木

【别名】杉、杉树、正杉、刺杉。

【功能主治】辟秽，止痛，散湿毒，下逆气。治疗膝疮、风湿毒疮、脚气、心腹胀痛。

【用量用法】内服：煎汤，30~60克；或煅存性研末。外用：煎水熏洗或烧存

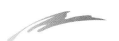

性研末调敷。

芦 笋

【别名】芦尖。

【功能主治】生津，利尿。治疗热病口渴、淋病、小便不利。

【用量用法】内服：煎汤，9～15克。

杏 仁

【别名】杏核仁、苦杏仁。

【功能主治】祛痰止咳，平喘润肠。治疗外感咳嗽、喘满、喉痹、肠燥便秘。

【用量用法】内服：煎汤，4.5～9克；或入丸、散。外用：捣敷。成人服40粒以上可中毒，小儿10粒以上可中毒致死。

两面针

【别名】入地金牛、两背针、双面刺、双面针、上山虎、下山虎。

【功能主治】祛风活血，解毒消肿。治疗风湿关节痛、跌打损伤、咽喉肿痛、毒蛇咬伤。

【用量用法】内服：煎汤，3～10克。外用：研末调敷。

还魂草

【别名】打不死。

【功能主治】消肿，止血，解毒。治疗创伤、无名肿毒、蛇咬虫蜇。

【用量用法】外用：捣敷或绞汁涂。

含羞草

【别名】知羞草、怕羞草、感应草、望江南。

【功能主治】清热，消积，解毒。治疗肠炎、胃炎、失眠、小儿疳积、目热肿痛、深部脓肿、带状疱疹。

【用量用法】内服：煎汤，15～30克；或炖肉。外用：捣敷。

苎 麻

【别名】线麻、白麻、白苎麻、红苎麻。

【功能主治】清热解毒，止血散淤，利尿安胎。治疗丹毒、痈肿、蛇虫咬伤、吐血、下血、跌打损伤、小便不通、习惯性流产。

【用量用法】口服：煎汤，4.5～15克；或捣汁。外用：捣敷或煎水洗。

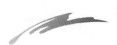

灵芝草

【别名】灵芝、菌灵芝、木灵芝。

【功能主治】止咳平喘，补虚健脾。治疗虚劳、咳嗽、气喘、失眠、纳呆食少、完谷不化。

【用量用法】内服：研末1.5～3克；或当酒服。

陆　英

【别名】走马箭、走马风、臭草。

【功能主治】散淤消肿，祛风活络，利水。治疗跌打损伤、骨折疼痛、风寒关节痛、腰膝疼痛、肾炎水肿。

【用量用法】内服：煎汤，30～60克。外用：捣敷。

阿　魏

【别名】五彩魏、臭阿魏、细叶阿魏。

【功能主治】消积，杀虫。治疗血积、虫积、肉积、心腹冷痛、疟疾、痢疾。

【用量用法】内服：入丸、散，0.9～1.5克。外用：熬制药膏或研末，入膏药内贴。

鸡　嗉

【别名】鸡喉咙。

【功能主治】理气，缩尿，解毒。治疗噎膈不通、小便不禁。

【用量用法】内服：煎汤，6～12克。外用：研末调敷。

鸡屎白

【别名】鸡矢、鸡粪。

【功能主治】利水泄热，祛风解毒。治疗膨胀积聚、黄疸、淋病、风痹、破伤中风、筋脉挛急。

【用量用法】口服：晒干，文火焙炒，炒时洒入白酒少许研末为丸、散，3～6克，或浸酒。

驳骨草

【别名】小功劳。

【功能主治】祛淤生新，消肿止痛。治疗跌打损伤、骨折、风湿骨痛。

【用量用法】内服：煎汤，9～15克。外用：研末包敷。

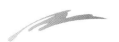

八　画

青　皮

【别名】青橘皮、青柑皮。

【功能主治】疏肝理气，散结消痰。治疗胸胁胃脘疼痛、疝气、食积、乳肿、乳核、久疟癖块。

【用量用法】内服：煎汤，3～10克；或入丸、散。

【注意事项】青皮性烈破气，气虚者慎服，或配党参、白术等同用。

青　蒿

【别名】香青蒿、蒿子、香蒿、臭蒿、苦蒿。

【功能主治】清热，解暑，除蒸。治疗湿病、暑热、骨蒸劳热、疟疾、痢疾、黄疸、疥疮、瘙痒。

【用量用法】内服：煎汤，5～15克，治疟疾用20～40克，鲜品加倍；或熬膏、捣汁；或入丸、散。外用：适量。

【注意事项】不宜久煎。

青　黛

【别名】蓝靛、靛花、青蛤粉。

【功能主治】清热，凉血，解毒。治疗温病热盛、斑疹、吐血、咯血、小儿惊痫、疮肿、丹毒、蛇虫咬伤。

【用量用法】多入丸、散，入汤剂应布包煎。内服：吞服，0.3～1克；煎汤，1.5～6克。外用：适量，干撒或调涂患处。

【注意事项】服用量较大时，可出现轻度恶心、呕吐、腹胀、腹痛、腹泻等消化道反应。中焦虚寒者禁用。

青木香

【别名】独行木香、土木香、独行根、马兜铃根。

【功能主治】行气，解毒，消肿。治疗胸腹胀痛、痧症、肠炎、高血压、疝气、蛇咬伤、痈肿、疔疮、皮肤瘙痒或湿烂。

【用量用法】内服：煎汤，5～10克；或制成浸膏片服。

青葙子

【别名】野鸡冠花子、牛毛花子、狗尾花、草决明。

【功能主治】清肝火，祛风热。治疗目赤肿痛、障翳、高血压、鼻衄、皮肤风热瘙痒、疥癞。

【用量用法】生用。内服：煎汤，10～15克。外用：适量。

【注意事项】本品有扩瞳作用，青光眼及瞳孔散大者慎服用。

柿 蒂

【别名】柿丁、柿蒂。

【功能主治】降逆，和胃。治疗逆气上冲、呃逆、呕哕。

【用量用法】内服：煎汤，3～12克；或入丸、散。外用：适量，浸油滴耳。

枇杷叶

【别名】卢橘、巴叶。

【功能主治】清热化痰，和胃降逆。治疗肺热痰嗽、咳血、衄血、胃热呕哕。

【用量用法】化痰止咳须蜜炙，降逆止呕宜姜汁炙。内服：煎汤，5～10克；或熬膏。外用：适量，水煎洗。

【注意事项】入药须去毛。风寒咳嗽或胃寒呕吐者慎服。

板蓝根

【别名】大蓝根、大青根、靛青根。

【功能主治】清热，解毒，凉血。治疗流感、流脑、乙脑、肝袋、肺炎、丹毒、热毒发斑、神昏吐衄、咽肿、痄腮、火眼、疱疹。

【用量用法】生用。内服：煎汤，9～15克，或入散剂。

刺五加

【别名】五加皮、南五加皮、五加、五加风。

【功能主治】益气健脾，补肾安神，祛风除湿。治疗食欲不振、失眠多梦、心悸健忘、阳痿、早泄、腰膝酸软、风湿痹痛、肢体麻木拘挛。

【用量用法】内服：煎汤，9～30克。

苦 参

【别名】山槐子、野槐、好汉枝、苦骨。

【功能主治】清热，燥湿，杀虫。治疗热毒血痢、肠风下血、黄疸、赤白带下、

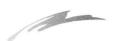

小儿肺炎、疳积、急性扁桃体炎、痔漏、皮肤瘙痒、疥癞恶疮、瘰疬、烫伤。

【用量用法】生用。内服：煎汤，3~10克，或入丸剂。外用：适量，煎汤洗。

【注意事项】本品苦寒，脾胃虚寒者禁服。不宜与藜芦同用。

苦杏仁

【功能主治】止咳平喘，润肠通便。治疗咳喘、胸闷、肠燥便秘、黄水疮、眼目赤肿。

【用量用法】内服：煎汤，6~10克；或入丸、散。外用：适量，研末敷或熬膏涂。

【注意事项】阴虚咳嗽及大便溏泄者慎服。本品有小毒，内服过量，易致中毒。

苦楝皮

【别名】苦楝、苦楝子、双白皮、楝根木皮。

【功能主治】清热，燥湿，杀虫。治疗蛔虫、蛲虫、风疹、疥癣。

【用量用法】内服：煎汤，6~15克，鲜品1.5~30克；或入丸、散；或制成片剂、糖浆服用。外用：适量，研末调涂，煎水洗。

【注意事项】①本品有效成分难溶于水，宜文火久煎；②苦楝皮含川楝素有一定毒性。若过量或持续服用，可致中毒，甚则死亡。因此，应严格控制剂量，亦不宜空腹服用。严格掌握适应证，凡体质虚弱、贫血、严重心脏病、消化性溃疡、肝肾功能损害、肺结核者及孕妇、幼儿等均应慎服用，或禁服用。鲜品疗效好，但毒性亦大，若服用鲜品应彻底剥去其表面褐红色外皮，以免中毒。

苦楝子

【别名】苦楝树、苦楝、花楝。功效同川楝子。

【功能主治】与川楝子同属苦楝，其果实做川楝子用，但苦楝子毒性较大。治疗疥癣、冻疮。

郁　金

【别名】玉金、白丝郁金。

【功能主治】行气解郁，凉血破瘀。治疗胸腹胁肋诸痛、失心癫狂、热病神昏、吐血、衄血、血淋、妇女倒经、黄疸。

【用量用法】生用。内服：煎汤，3~10克；研末，2~3克；或入丸、散。

【注意事项】孕妇慎服。畏丁香。

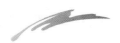

郁李仁

【别名】李仁、小李仁、李仁肉。

【功能主治】润燥滑肠,下气行水。治疗大肠气滞、燥涩不通、小便不利、大腹水肿、四肢浮肿、脚气。

【用量用法】入汤剂应打碎先煎。内服:煎汤,5~10克;或入丸、散。

【注意事项】①本品有利水伤阴之弊,故只宜暂用,不可久服。孕妇慎服。②内服过量可发生氢氰酸中毒。

虎 杖

【别名】虎杖根、阴阳莲、花斑竹、大虫杖。

【功能主治】祛风利湿,破淤通经。治疗风湿筋骨疼痛、湿热黄疸、淋浊带下、经闭、产后恶露不下、血积聚、痔漏下血、跌打损伤、烫伤、恶疮、癣疾。

【用量用法】生用。内服:煎汤,10~30克。外用:适量,捣敷或研末敷,或煎水浸洗。

【注意事项】孕妇慎服。

败酱草

【别名】败酱、黄花败酱、龙芽败酱。

【功能主治】清热解毒,排脓破淤。治疗肠痈、下利、赤白带下、产后淤滞、腹痛、目赤肿痛、痈肿疥癣。

【用量用法】生用。内服:煎汤,9~15克,重症可用至30克。外用:适量,捣敷。

【注意事项】虚寒腹痛者及孕妇禁服。

明 矾

【别名】枯矾。

【功能主治】解毒杀虫,燥湿止痒,止血止泻,清热消痰。治疗疥疮、湿疹瘙痒、咳嗽痰稠、喉痹肿痛、痈疽肿毒、眼生胬肉、鼻息肉、食管癌。

【用量用法】外用:适量,研末敷,或化水洗。内服:入丸、散,1~3克。

【注意事项】①阴虚、胃弱者慎服;②不宜久用、久服。

明党参

【别名】明沙参、粉沙参、土人参。

【功能主治】清肺化痰,平肝和胃,消肿解毒。治疗痰火咳嗽喘逆、头晕、呕

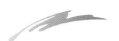

吐、目赤、白带、疗毒疮疡。

【用量用法】内服：煎汤，6~15克。

【注意事项】脾胃虚寒者不宜服。

昆　布

【别名】淡昆布、海带、海昆布。

【功能主治】软坚，行湿。治疗瘰疬瘿瘤、睾丸肿痛、噎膈、水肿、带下。

【用量用法】内服：煎汤，5~10克；或入丸、散。

【注意事项】脾虚便溏者及孕妇禁服。本品所含碘化物能使病态的组织崩溃，故对有活动性肺结核者一般不用。

罗汉果

【别名】假苦瓜、拉汉果。

【功能主治】清肺，润肠。治疗百日咳、痰炎咳嗽、血燥便秘。

【用量用法】内服：煎汤，9~15克；或泡服。

罗布麻叶

【功能主治】平肝安神，止咳平喘，利水消肿。治疗头痛、眩晕、失眠、心悸、高血压、感冒咳嗽、气喘、水肿、小便不利。

【用量用法】生用。内服：煎汤或开水泡服，3~15克。

【注意事项】脾胃虚寒者不宜长期服用。

罗布麻根

【功能主治】降血压，强心利尿。治疗慢性充血性心力衰竭、肾性水肿、肝硬化浮水、妊娠水肿、高脂血症。

【用量用法】内服：煎汤，10~15克。

知　母

【别名】羊胡子草、蒜辫子草、地参。

【功能主治】滋阴降水，润燥滑肠。治疗烦热消渴、骨蒸劳热、肺热咳嗽、大便燥结、小便不利。

【用量用法】内服：煎汤，6~12克。

【注意事项】本品性寒质润，能伤胃滑肠，故不宜多服、久服，脾虚便溏者忌服。

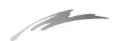

垂盆草

【别名】半支莲、养鸡草、狗牙半支。

【功能主治】清热解毒，利湿。治疗痈肿疔疮、毒蛇咬伤、水火烫伤、黄疸、小便不利、急慢性肝炎。

【用量用法】生用。内服：煎汤，15～30克，鲜品30～120克。外用：适量，捣烂敷，捣汁含漱。

使君子

【功能主治】杀虫，消积，健脾。治疗蛔虫腹痛、小儿疳积、乳食停滞、腹胀、泻痢。

【用量用法】生用驱虫力胜，炒用健脾疗疳力强。内服：煎汤，6～12克；或去壳炒香嚼食，小儿每天1～1.5粒，总量不超过20粒。

【注意事项】①不宜与热茶同服，否则易致腹泻等证；②本品内服可致胃肠道刺激及膈肌痉挛。内服过量能引起毒副反应。本品有小毒。

侧柏叶

【别名】柏树、柏叶、香柏、扁柏。

【功能主治】凉血止血，祛风除湿，散肿解毒。治疗吐血、衄血、尿血、血痢、肠风、崩漏、风湿痹痛、细菌性痢疾、高血压、咳嗽、丹毒、痄腮、烫伤。

【用量用法】内服：煎汤，6～15克；或入丸、散。外用：适量，煎水洗或捣敷。

【注意事项】本品多服有胃部不适及食欲减退等副作用，长期使用宜佐以健运脾胃药物。

佩　兰

【别名】泽兰、香草。

【功能主治】消暑，辟秽，化湿，调经。治疗头痛湿邪内蕴、脘痞不饥、月经不调。

【用量用法】内服：煎汤，5～10克，鲜品倍量。

【注意事项】阴虚血燥、气虚者慎服。

乳　香

【别名】熏陆香、滴乳香、明乳、浴香。

【功能主治】行气活血，解毒消肿。治疗气血凝滞、心腹疼痛、痛经、产后淤

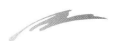

血刺痛、痛疮肿毒、跌打损伤。

【用量用法】内服：煎汤，生用2~5克，炒用4~10克；或入丸、散。外用：适量，研末调敷。

【注意事项】①孕妇及血虚无淤者禁服；②本品味苦气浊，易致呕吐，故胃弱者不宜多服久服。

金荞麦

【别名】苦荞麦、野荞麦、开金锁。

【功能主治】清热解毒，排脓，祛风除湿，健脾消食。治疗肺痈咯血、腥臭脓痰、咽喉肿痛、赤白痢疾、痈疽毒疮、毒蛇咬伤、风湿关节肿痛、腰痛、食积腹胀、少食消瘦。

【用量用法】生用。内服：煎汤，15~30克；或捣汁服；治肺痈可入黄酒同煎。外用：适量，捣烂敷，醋磨涂或研末水调敷。

金钱草

【别名】大金钱草、地路黄。

【功能主治】清热利湿，消肿解毒。治疗黄疸、水肿、膀胱结石、疟疾、肺痈、咳嗽、吐血、淋浊、带下、风湿痹痛、小儿疳积、痈肿、疮癣、湿疹。

【用量用法】生用。内服：煎汤，10~30克，鲜品倍用；或捣汁饮。外用：适量，捣烂敷，或煎水洗。

金银花

【别名】银花、双花、忍冬花、二花。

【功能主治】清热解毒。治疗湿病发热、热毒血痢、痈疡、肿毒、瘰疬、痔漏。

【用量用法】内服：煎汤，生用9~30克，炒用10~20克，炭药10~15克。外用：适量，捣敷。

【注意事项】本品性寒，脾胃虚寒及阴证疮疡者慎服用。

金樱子

【别名】刺头、黄刺界、倒挂金钩。

【功能主治】固精缩尿，涩肠止带。治疗滑精、遗尿、白浊、小便频数、脾虚泻痢、自汗盗汗、崩漏、带下。

【用量用法】生用。内服：煎汤，5~15克；或熬膏，或为丸服。

【注意事项】有实火邪热者禁服。

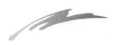

狗　脊

【别名】金毛狗脊、金毛狮子、黄狗头。

【功能主治】补肝肾,除风湿,健腰脚,利关节。治疗腰背酸疼、膝痛脚弱、寒湿痹痛、失溺、尿频、遗精、白带。

【用量用法】内服:煎汤,6~15克;或入丸剂。外用:绒毛适量,贴敷创面。

【注意事项】肾虚湿热,小便不利者禁服。

鱼　胆

【功能主治】清热解毒,明目退翳。治疗喉肿痛、疮疡肿毒、白秃疮、目赤肿痛、翳障、火烫伤、电光眼炎。

【用量用法】外用:适量,多取鲜品点眼,或干品研末调敷,或吹喉用。内服:干品切片,或入丸、散。每次1~1.5克。

【注意事项】本品有毒,内服极易中毒,甚至死亡。

鱼腥草

【别名】鱼鳞草、龙须菜。

【功能主治】清热解毒,利湿消肿。治疗肺炎、肺脓肿、热痢、疟痰、水肿、淋病、白带、痈疮、痔肿、脱肛、湿疹、秃疮、疥癣。

【用量用法】生用。本品含挥发油,入汤剂不宜久煎。内服:煎汤,10~15克,鲜品30~60克;或捣汁饮。外用:适量,捣敷,或研末调敷。

【注意事项】虚寒咳嗽,外科阴证者禁服用。

炉甘石

【别名】甘石、浮水甘石。

【功能主治】清热去翳,燥湿敛疮。治疗目赤翳障,烂弦风眼、滞疡不敛、皮肤湿疮。

【用量用法】本品一般不作内服。外用:煅过水飞,适量,研极细点眼;研末撒或调敷。

泽　兰

【别名】地笋、方便泽兰、甘露秧。

【功能主治】活血化淤,行水消肿。治疗经闭、产后淤滞、腹痛、跌打损伤、金疮、痈肿、身面浮肿。

【用量用法】生用。内服:煎汤,6~15克;外用:适量,捣敷或煎汤熏洗。

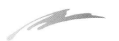

【注意事项】无淤血者慎服。

泽 泻

【别名】水泽、一枝花、如意花。

【功能主治】利水，渗湿，泄热。治疗小便不利、水肿胀满、呕吐、泻痢、痰饮、脚气、淋病、尿血。

【用量用法】内服：煎汤，5~10克。

泽 漆

【别名】猫眼草、烂肠草、五凤草。

【功能主治】行水，消痰，杀虫，解毒。治疗水气肿满、痰饮喘咳、疟疾、菌痢、瘰疬、癣疮、结核性瘘管、骨髓炎。

【用量用法】内服：煎汤，5~10克。外用：适量，熬膏外敷。

【注意事项】本品有毒。

卷 柏

【别名】一把抓、老虎抓、还魂草、长生不死草。

【功能主治】生用破血，炒用止血。生用治经闭、血积聚、跌打损伤、腹痛，炒用治吐血、便血、尿血、脱肛。

【用量用法】内服：煎汤，5~10克；或入丸、散。外用：适量，揭敷或研末敷。

【注意事项】孕妇禁服。

降 香

【别名】降真、紫藤香。

【功能主治】止血行淤，理气定痛。治疗吐血、咯血、金疮出血、跌打损伤、痈疽疮肿、风湿腰腿痛、心胃气痛。

【用量用法】内服：煎汤，3~6克；研末吞服，1~3克。外用：研末敷。

【注意事项】血热妄行及阴虚火盛者慎服。

细 辛

【别名】北细辛、少辛、独叶草、山人参。

【功能主治】祛风散寒，行水开窍。治疗风冷头痛、鼻渊、齿痛、痰饮咳逆、风湿痹痛。

【用量用法】治痰饮喘咳蜜炙用，余皆生用。内服：煎汤，生用1.5~3克；蜜

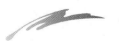

炙，2～6克；研末服，0.5～2克。外用：适量，研末吹鼻或外敷。

【注意事项】本品性味辛烈，辛散太甚，能耗散正气，因此用量宜少不宜多。凡气虚多汗，阴虚火旺，血虚头痛及阴虚咳逆等证，均禁服。反藜芦。本品有小毒。

青风藤

【别名】清风藤、青藤、寻风藤、大风藤。

【功能主治】祛风湿，利小便。治疗风湿痹痛、鹤膝风、水肿、脚气。

【用量用法】内服：煎汤，9～15克；浸酒或熬膏。外用：煎水洗。

松 节

【别名】油松节。

【功能主治】祛风燥湿，舒筋通络。治疗转筋挛急、脚气痿软、鹤膝风、跌损淤血。

【用量用法】内服：煎汤，9～15克；或浸酒。外用：浸酒涂擦。

松 香

【别名】松脂、松膏、松肪、松胶香、白松香、松脂香。

【功能主治】祛风燥湿，排脓拔毒，生肌止痛。治疗风湿痹痛、痈疽疔毒、痔瘘、恶疥癣、白秃、金疮、扭伤。

【用量用法】内服：入丸、散或浸酒。外用：研末撒或调敷。

刺猬皮

【别名】猬皮、刺鼠皮、刺球子皮、毛刺皮。

【功能主治】降气定痛，凉血止血。治疗反胃吐食、腹痛疝气、肠气痔漏、遗精。

【用量用法】内服：煎汤，6～9克；或入丸、散。外用：研末撒或调敷。

苦 瓜

【别名】癞瓜。

【功能主治】清暑，涤热，明目解毒。治疗热病烦渴引饮、中暑、痢疾、赤眼疼痛、痈肿丹毒、恶疮。

【用量用法】内服：煎汤，6～15克；或煅存性研末。外用：捣敷。

拦路虎

【别名】喉痛药。

【功能主治】解毒，清热，利尿。治疗脚气水肿、小便赤涩不利。

【用量用法】内服：煎汤，6~12克。

爬山虎

【别名】假葡萄藤、飞天蜈蚣、爬墙虎、地锦。

【功能主治】祛风通络，活血解毒。治疗风湿关节痛、痈肿疮毒、跌打损伤。

【用量用法】内服：煎汤，15~30克，或泡酒服。外用：捣敷。

金针菜

【别名】黄花菜。

【用量用法】内服：煎汤，15~30克。

金刚藤

【别名】菝葜。

【功能主治】祛风，活血，解毒。治疗风湿腰腿痛、跌打损伤、瘰疬。

【用量用法】内服：煎汤，3~9克。

狗　宝

【别名】狗结石。

【功能主治】降逆气，开郁结，解热毒。治疗噎嗝反胃、痈疽、疔疮。

【用量用法】内服：研末，0.9~1.5克；或入丸、散。

饴　糖

【别名】软糖。

【功能主治】缓中补虚，生津润燥。治疗劳倦伤脾、里急腹痛、肺燥咳嗽、吐血、口渴、咽痛、便秘。

【用量用法】内服：烊化冲入汤药中，30~60克；熬膏或入丸剂。

夜合花

【别名】夜香木兰。

【功能主治】舒肝解郁。治疗肝胃气痛。

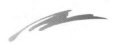

【用量用法】内服：煎汤，4.5~9克。

夜交藤

【别名】棋藤、首乌藤。

【功能主治】养血安神，通络祛风。治疗失眠、劳伤、多汗、血虚身痛、痈疽、瘰疬、风疮疥癣。

【用量用法】内服：煎汤，6~12克。外用：煎水洗或捣敷。

夜明砂

【别名】天鼠屎、黑砂星、蝙蝠屎。

【功能主治】清热明目，散血消积。治疗青盲雀目、内外障翳、瘰疬、疳积。

【用量用法】内服：入丸、散，13~9克。外用：研末撒或调敷。

变　蛋

【别名】皮蛋、松花蛋。

【功能主治】泻热醒酒，去火止痢。治疗肺热、醉酒、大肠火、泻痢。

【用量用法】内服：食用。

闹羊花

【别名】踯躅花、惊羊花、老虎花。

【功能主治】祛风除湿，散淤止痛。治疗风湿顽痹、皮肤顽癣、伤折疼痛。

【用量用法】内服：煎汤，3~6克；浸酒或入丸、散。外用：捣敷。

泡　桐

【别名】空桐木、桐木树、白桐。

【功能主治】祛风解毒，消肿止痛，调经止带，化痰止咳。治疗筋骨疼痛、疮疡肿毒、崩漏、白带、支气管炎。

【用量用法】内服：15~30克。

定经草

【别名】水辣椒、四角草。

【功能主治】清热消肿，利水通淋。治疗风热目痛、痈疽肿痛、白带、淋病、痢疾、小儿腹泻。

【用量用法】内服：煎汤，9~15克（鲜者30~60克）。外用：捣敷或捣汁涂。

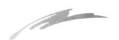

建神曲

【别名】泉川神曲、百草曲。

【功能主治】健脾消食，理气化湿。治疗伤食脘痞、腹痛吐泻、痢疾、小儿伤饥失饱。

【用量用法】内服：煎汤，6～9克；或研末入丸、散。

贯　众

【别名】伯萍、凤尾草、黑狗脊、管仲。

【功能主治】清热解毒，凉血止血，杀虫。治疗风热感冒、湿热斑疹、吐血衄血、血痢、血崩、带下、蛔虫病、绦虫病、蛲虫病。

【用量用法】内服：煎汤，4.5～9克；或入丸、散。外用：研末调敷。

九　画

珍　珠

【别名】蚌珠、走球、蚌胎。

【功能主治】镇心定神，养阴熄火，清热坠痰，去翳明目，解毒生肌。治疗惊悸、怔忡、癫痫、惊风搐搦、烦热消渴、喉痹口疳、目生翳障、疮疡久不收口、下死胎胞衣、涂面去翳膜、耳聋。

【用量用法】不入煎剂。内服：多用豆腐煮过或人乳浸后研极细末服，0.3～1.5克，或入丸、散。外用：适量，研末干撒、点眼、吹喉等。

【注意事项】疮疡内毒不尽者不宜用，无实火郁热者慎服。

珍珠母

【别名】真珠母、明珠母。

【功能主治】平肝，潜阳，定惊，止血。治疗头眩、耳鸣、心悸失眠、癫狂、惊痫、吐血、衄血、妇女血崩。

【用量用法】生用平肝潜阳，煅用制酸、收敛，入汤剂应打碎先煎。内服：煎汤，15～30克；研末服，2～14克。外用：适量，研末调敷。

【注意事项】胃寒者慎服。

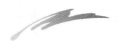

相思子

【别名】黑头小鸡、红漆豆、鸳鸯豆（半红半黑，其与赤小豆同有"红豆"之称，但相思子有毒）。

【功能主治】解热，化痰，杀虫。治疗心腹气热、热闷头痛、风痰、一切虫疾、疥疮、顽癣。

枳　壳

【别名】只壳。

【功能主治】破气，行痰，散积。治疗食积痰滞、胸腹胀痛、胸膈痰滞、胸痞、胁胀、噫气、呕逆、脱肛、子宫脱垂。

【用量用法】内服：煎汤，3～15克；或入丸、散。

枳　实

【别名】江枳实、洞庭。

【功能主治】破气，散痞，泻痰，消积。治疗胸腹胀满、胸痹、痞痛、痰癖、水肿、食积、便秘、胃下垂、子宫下垂、脱肛。

【用量用法】生用，破气化痰力强；炒用，散积消痞力专。内服：煎汤，3～10克；或入丸、散。

【注意事项】脾胃虚弱及孕妇慎服。

柏子仁

【别名】侧柏子、柏子、柏仁、柏子仁。

【功能主治】养心安神，润肠通便。治疗惊悸、失眠、遗精、盗汗、便秘。

【用量用法】内服：煎汤，6～15克；或入丸、散。

【注意事项】多痰者慎服。脾虚便溏者可制霜服用。

栀　子

【别名】黑山栀、红枝子、黄果树子、枝子、山栀子。

【功能主治】清热除烦，泻火凉血。治疗热病虚烦不眠、黄疸、淋病、消渴、目赤、咽痛、吐血、衄血、血痢、尿血、热毒疮疡等。

【用量用法】内服：煎汤，6～12克。外用：适量。

【注意事项】本品性寒滑肠，脾虚便溏、胃寒作痛者慎服。

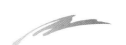

枸杞子

【别名】枸杞、甘枸杞、地骨皮。

【功能主治】滋补肝肾，润肺明目。治疗肝肾阴亏、腰膝酸软、头晕目眩、目昏多泪、虚老咳嗽、消渴、遗精。

【用量用法】生用。内服：煎汤，6～15克；熬膏，浸酒；或入丸、散。

胡　椒

【别名】黑胡椒、白胡椒。

【功能主治】温中下气，消痰解毒。治疗寒痰食积、脘腹冷痛、反胃、呕吐清水、泄泻、冷痢、食物中毒。

【用量用法】生用。内服：煎汤，2～5克；研末，1～1.5克。外用：适量，研末敷或煎水洗。

【注意事项】阴虚火旺、实热证者禁服。

胡黄连

【别名】假黄连。

【功能主治】清热，凉血，燥湿。治疗疳疾、惊痫、泻痢、骨蒸劳热、自汗、盗汗、吐血、衄血、失眠、痔漏、疮疡。

【用量用法】生用。内服：煎汤，7～9克；或入丸、散。外用：适量，煎水洗，研末调涂。

【注意事项】脾胃虚寒者慎服。

荆　芥

【别名】荆芥穗、荆芥炭。

【功能主治】发表，祛风，理血，炒炭止血。治疗感冒发热、头痛、咽喉肿痛、中风口噤、吐血、衄血、便血、崩漏、产后血晕、痈肿、疮疥、瘰疬。

【用量用法】内服：煎汤，5～10克。炒炭用，8～15克；治失血，血晕可用至30克。

【注意事项】凡表虚自汗、阴虚头痛者忌服。

南瓜子

【别名】窝瓜子、北瓜子、白瓜子。

【功能主治】杀虫消肿，止咳消痔。治疗绦虫、蛔虫、产后手足浮肿、百日咳、痔疮。

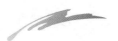

【用量用法】本品多研末冷开水调服。用量宜大，鲜者较佳。内服：煎汤，或研末冷开水调服，30～60克。

【注意事项】①少数患者初服时有头晕、恶习、呕吐、腹胀、食欲不振、腹泻等反应，继续服用常可消失；②肝功能不良及黄疸患者禁服。

南沙参

【别名】洋婆奶、沙参、知母。

【功能主治】养阴清肺，祛痰止咳。治疗肺热燥咳、虚痨久咳、阴伤咽干喉痛。

【用量用法】生用。内服：煎汤，9～15克；鲜品，15～30克。

【注意事项】①不宜与藜芦同用；②风寒咳嗽者慎服。

南烛子

【别名】乌饭果。

【功能主治】益肾固精，强筋明目。治疗久泄梦遗、久痢久泻、赤白带下、腰膝酸软、视物模糊。

【用量用法】内服：煎汤，10～15克；或入丸、散。

茜 草

【别名】活血草、小活血、拉拉草、红线草。

【功能主治】止血，行淤。治疗吐血、血崩、跌打损伤、腰痛、痈毒、疔肿。

【用量用法】内服：煎汤，5～10克；或入丸、散。

【注意事项】脾胃虚寒及无淤滞者慎服。

荜 茇

【别名】荜拨。

【功能主治】温中散寒，下气止痛。治疗心腹冷痛、呕吐吞酸、肠鸣腹泻、冷痢、阴疝、头痛、鼻渊、齿痛。

【用量用法】焙干用。内服：煎汤，3～6克；或入丸、散。外用：适量，研末鼻吸，或纳蛀齿孔中。

【注意事项】实热及阴虚火旺者禁服。

荜澄茄

【别名】荜茄、澄茄。

【功能主治】温脾益肾，消食和胃。治疗食积气胀、脘腹冷痛、反胃呕吐、肠

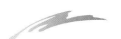

鸣泄泻、痢疾、痰癖。

【用量用法】内服：煎汤，2～5克；或入丸、散。外用：适量，研末吸鼻、捣敷。

【注意事项】阴虚有热、血热妄行者禁服。

草 乌

【别名】草乌子、黄山乌头。

【功能主治】搜风胜湿，散寒止痛，豁痰消肿。治疗风寒湿痹、中风瘫痪、破伤风、头风、脘腹冷痛、痰癖、气块、冷痢、喉痹、痈疽、疔疮、瘰疬。

【用量用法】生品有大毒，不宜内服。内服用制草乌，且宜久煎1～2小时。内服：煎汤，1.5～6克；或入丸、散。外用：适量，研末调敷。

【注意事项】①本品毒性大，尤以生品为甚，服用宜慎；②孕妇，体虚、证属实热、阴虚旺者为禁服；③反半夏、瓜蒌、天花粉、贝母、白蔹、白芨，畏犀角。

草 果

【别名】草果仁、草果子。

【功能主治】燥湿除寒，祛痰截疟，消食化积。治疗疟疾、痰饮痞满、脘腹冷痛、反胃呕吐、泻痢、食积。

【用量用法】内服：煎汤，3～6克。

【注意事项】温燥伤津、阴虚火旺者慎服。

草豆蔻

【别名】假麻树、偶子、豆蔻、大草蔻。

【功能主治】温中行气，祛寒燥湿。治疗心腹冷痛、痞满食滞、噎嗝反胃、寒湿吐泻、痰饮积聚。

【用量用法】生用。入汤剂应捣碎，不宜久煎。内服，煎汤，2～6克。

【注意事项】阴虚血少者禁服。

茵陈蒿

【别名】茵陈、绵茵陈。

【功能主治】清热利湿。治疗湿热黄疸、小便不利、风痒疮疥。

【用量用法】内服：煎汤，9～15克。外用：煎水洗。

【注意事项】虚黄、萎黄不宜使用。

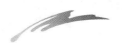

茯 苓

【别名】白茯苓、云苓、赤茯苓。

【功能主治】益脾助阳，淡渗利湿，定魂。治疗忧恚惊悸、心下结痛、寒热烦满、口焦舌干、咳逆呕哕、膈中痰水、水肿、淋漓、泄泻、遗精。

【用量用法】内服：煎汤，10~15克，治水肿大剂量可用至30克；或入丸、散。

【注意事项】阴虚而湿浊之象不显，或肾虚精滑者慎服。

茯 神

【别名】伏神。

【功能主治】宁心，定神，利水。治疗心虚惊悸、健忘失眠、惊痫、小便不利。

【用量用法】煎服，10~15克。

茺蔚子

【别名】益母草、益母蒿、茺蔚、红花艾。

【功能主治】活血调经，疏风清热。治疗妇女月经不调、崩漏、带下、产后淤血作痛、肝热头痛、目赤肿痛或生翳膜。

【用量用法】内服：煎汤，5~15克。

【注意事项】本品不宜多服，大量食用可致中毒。

荔枝核

【别名】大荔核、荔仁、枝核。

【功能主治】温中，理气，止痛。治疗胃脘痛、疝气痛、妇女血气刺痛。

【用量用法】生用。内服：煎汤，5~10克；研末服，1.5~3克；或入丸、散。

【注意事项】无寒湿气滞者慎服。

砒 石

【别名】人言、信石、白砒、信砒。

【功能主治】祛痰，截疟，杀虫，蚀恶肉。治疗寒痰哮喘、疟疾、休息痢、痔疮、瘰疬、走马疳、癣疮、溃疡腐肉不蚀。

【用量用法】内服只入丸、散，不入汤剂。外用：适量，研末撒；或油调敷；或入膏药中外贴。内服：入丸、散，每次0.002~0.004克。

【注意事项】①本品有大毒，无论内服还是外用，都只宜暂用，并应严格控

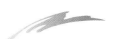

制剂量；②体虚患者，孕妇及肝肾功能损害者均禁服用；③外用腐蚀作用极强，常引起剧烈疼痛。

砂 仁

【别名】春砂仁、缩砂蜜、缩砂仁、香砂仁。

【功能主治】行气调中，和胃醒脾。治疗腹痛痞胀、胃呆食滞、噎嗝呕吐、寒泻冷痢、妊娠胎动。

【用量用法】内服：煎汤，2~6克；或入丸、散。

【注意事项】阴虚内热者禁服。

砂仁壳

【别名】砂壳。

【功能主治】与砂仁同，较为温和。

【用量用法】内服：煎汤，2~5克

牵牛子

【别名】黑丑、白丑、二丑、三白草、喇叭花子。

【功能主治】泻水下气，杀虫，消滞。治疗水肿、喘满、痰饮、脚气、虫积食滞、大便秘结。

【用量用法】内服：煎汤，3~10克；研末服，1.5~3克。

【注意事项】①孕妇及体虚者禁服；②不能与巴豆同用。本品有毒。

厚 朴

【别名】川厚朴、川朴、重皮、紫油厚朴。

【功能主治】温中下气，燥湿消痰，寒湿泻痢。治疗胸腹痞满胀痛、反胃呕吐、宿食不消、痰饮喘咳。

【用量用法】内服：煎汤，3~10克；或入丸、散。

【注意事项】厚朴苦温辛燥，每易耗气伤津，又能破气伤正，故气虚津枯者及孕妇均应慎服。

厚朴花

【别名】调羹花。

【功能主治】理气，化湿。治疗胸膈胀闷。

【用量用法】内服：煎汤，3~5克。

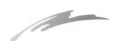

威灵仙

【别名】铁扫帚、铁脚威灵仙、风车。

【功能主治】祛风湿，通经络，消痰涎，散癖积。治疗痛风、顽痹、腰膝冷痛、脚气、疟疾、血积聚、破伤风、扁桃体炎。

【用量用法】内服：煎汤，5~10克，消骨鲠可用30克；或入丸、散，或浸酒饮。外用：煎水洗，鲜品捣烂敷。

【注意事项】体虚气弱者慎服，血虚所致筋骨拘挛疼痛者禁服，服药期间忌饮茶。

挂金灯

【别名】灯笼果、天灯笼、酸浆实。

【功能主治】清热，解毒，利尿。治疗骨蒸劳热、咳嗽、咽喉肿痛、黄疸、水肿、湿疮。

【用量用法】内服：煎汤，5~10克。外用：适量，研末吹喉或麻油调敷。

【注意事项】脾胃虚寒者慎服。本品有滑胎作用，故孕妇禁服。

轻 粉

【别名】汞粉、水银粉、银粉、水粉。

【功能主治】杀虫攻毒，利水通便。治疗疥癣、瘰疬、梅毒、下疳、皮肤溃疡、水肿、膨胀、大小便闭。

【用量用法】本品与水共煮则毒性增强，故内服不入煎剂。外用：适量，研末调涂或干撒。内服：入丸、散，0.1~0.2克。

【注意事项】①本品有大毒，以外用为主，且不可过量或久用；②体虚者、孕妇皆禁服用；③尽量不予内服，内服后要及时漱口，以免口腔糜烂及损伤牙齿。

鸦胆子

【别名】苦榛子、苦参子、老鸦胆、小苦楝。

【功能主治】清热解毒，燥湿杀虫。治疗痢疾、疟疾、久泻、痔疮、疔毒、赘疣、鸡眼。

【用量用法】生用。不入汤剂。内服：去壳取仁，用桂圆肉包裹或装胶囊吞服。治休息痢，每次10~15粒空腹吞服，隔2~3日1次，可连用2~3次，以愈为度；治疟疾，每次5~10粒，1日3次，连用3~5天。外用：适量。

【注意事项】本品对胃肠及肝肾有损害，过量能致呕吐、腹泻、便血、肝脏脂肪变性及充血等，并能抑制中枢神经，不宜多服久服。脾胃虚弱、虚寒痢、呕吐、严

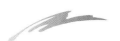

重宫颈炎者及孕妇、小儿均禁服用或慎服用。外用时不可接触正常皮肤，以免腐蚀刺激而发炎。本品有毒。

骨碎补

【别名】猴姜、毛姜、申姜、肉碎补、爬岩姜。

【功能主治】补肾，活血，止血，定痛。治疗肾虚久泻及腰痛、风湿痹痛、齿痛、耳鸣、跌打损伤、斑秃、鸡眼。

【用量用法】内服：煎汤，6~15克；鲜品，15~30克；或入丸、散。外用：适量。鲜品捣烂或干品研末调敷，或用烧酒、酒精浸泡搽。

【注意事项】阴虚火旺及血虚牙痛者慎服。

钟乳石

【别名】黄石砂、公乳、石乳、石钟乳。

【功能主治】温肺，壮阳，下乳。治疗虚劳喘咳、寒嗽、腰膝冷痹、阳痿、遗精、乳汁不通。

【用量用法】内服：煎汤，9~15克；研末，0.5~1.5克。

【注意事项】阴虚火旺、肺热咳喘者禁服。

钩藤

【别名】双钩藤、嫩钩藤、钩藤。

【功能主治】清热平肝，熄风定惊。治疗小儿惊痫、头晕、目眩、子痫。

【用量用法】生用。入汤剂应后下，久煎则降低疗效。内服：煎汤，10~15克，大剂量可用至30克。

香附

【别名】三棱草、雷公头、莎草根、香附子。

【功能主治】理气解郁，止痛调经。治疗肝胃失和、气郁不舒、胸腹胁肋胀痛、痰饮痞满、月经不调、崩漏、带下。

【用量用法】内服：煎汤，5~10克；或入丸、散。外用：适量，研末敷。

【注意事项】血虚气弱者不宜单用，阴虚血热者慎服。

香薷

【别名】香菜、香草、香茸、香茹、蜜蜂草。

【功能主治】发汗解暑，行水散湿，温胃调中。治疗夏日感寒饮冷、头痛、发痛、恶寒无汗、胸痞腹痛、呕吐腹泻、水肿、脚气。

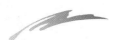

【用量用法】生用。内服:煎汤,3~9克。解表不宜久煎,用于水肿宜久煎浓缩服。

【注意事项】①本药宜凉饮,热饮则易致呕吐;②体弱易出虚汗者,以及烈日曝晒之中暑高热,有烦渴、大汗之阳暑证者禁服。

重 楼

【功能主治】清热解毒,熄风定惊。治疗痈疖疔疮、毒蛇咬伤、咽喉肿痛、抽搐惊痫、高热昏迷、小儿慢惊风、跌打损伤、肺癌、乙型脑炎、中暑。

【用量用法】生用。内服:煎汤,3~9克;研末,2~3克;或磨汁、捣汁服。外用:适量,捣敷、研末调敷或磨汁搽。

【注意事项】本品用量过大,可致恶心、呕吐、头痛,甚则痉挛等毒副反应。本品有小毒。

禹余粮

【别名】余粮石、禹粮石、石脑。

【功能主治】涩肠止血。治疗久泻久痢、崩漏、带下、痔漏。

【用量用法】煅用。入汤剂宜布包煎。内服:煎汤,10~30克;或入丸、散。

【注意事项】本品收涩,实证者禁服。能催生,孕妇慎服。

鬼箭羽

【别名】千层皮、四面戟、神箭、卫矛。

【功能主治】清热,凉血,解毒。治疗斑疹、伤寒、癫痫、皮肢风毒肿痛。

【用量用法】生用。内服:煎汤,5~10克;或入丸、散。外用:适量,煎水洗。

【注意事项】孕妇禁服。

独 活

【别名】独摇草、长生草、香独活、肉独活、川独活。

【功能主治】祛风胜湿,散寒止痛。治疗风寒湿痹、腰膝酸痛、手脚挛痛、头痛、齿痛。

【用量用法】内服:煎汤,3~9克;浸酒或入丸、散。外用:煎水洗。

胆 矾

【别名】蓝矾、石胆、毕石、茎石、丹矾。

【功能主治】催吐,祛腐,解毒。治疗风痰壅塞、喉痹、癫痒、牙疳、口疮、烂

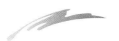

炫风眼、痔疮、肿毒。

【用量用法】内服：温开水化服，0.3～0.6克。外用：适量，研末撒，或调敷，或开水溶化外洗。

【注意事项】孕妇及体虚者禁服。

胖大海

【别名】大海、胡大海、通大海、大海子。

【功能主治】清热解毒，润肺利咽。治疗干咳无痰、咽疼音哑、骨蒸内热、吐衄下血、目赤、牙痛、痔疮瘘管。

【用量用法】内服：泡水，或煎汤，2～4枚。

急性子

【别名】金凤花子、凤仙子、透骨草、指甲花、凤仙花。

【功能主治】破血，消积，软坚。治疗经闭、积块、噎膈、外疡坚肿、骨鲠不下。

【用量用法】内服：煎汤，3～10克；研末服，1.5～3克。外用：适量，研末吹喉。本品有小毒。

前　胡

【别名】嫩前胡、粉前胡。

【功能主治】疏风散热，降气化痰。治疗咳嗽、咽痒口干、鼻塞流涕、痰壅气逆、胸闷气促、喉哮鸣、麻疹透发不畅、目赤肿痛、风疹瘙痒。

【用量用法】内服：煎汤，3～9克；或入丸、散。

【注意事项】阴虚气弱咳嗽者慎服。

首乌藤

【功能主治】安神。治疗失眠多梦、心神不安。

【用量用法】内服：煎汤，10～15克。外用：捣烂敷，或干粉调敷。

穿山甲

【别名】山甲片、山甲珠、炮山甲、穿山甲鳞片。

【功能主治】消肿溃痈，搜风活络，通经下乳。治疗痈疽疮肿、风寒湿痹、月经停闭、乳汁不通、外用止血。

【用量用法】内服：煎汤，3～10克；研末，1～2克。

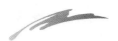

穿心莲

【别名】四方草。

【功能主治】清热解毒，凉血消肿。治疗急性菌痢、胃肠炎、感冒、流脑、气管炎、肺炎、百日咳、肺结核、肺脓疡、胆囊炎、高血压、鼻衄、咽肿痛、疮疖痈肿、水火烫伤、毒蛇咬伤。

【用量用法】生用。内服：煎汤，3~9克；研末吞，0.6~1.2克。外用：适量，捣敷，研末调敷。

【注意事项】本品极苦，内服剂量过大，可引起恶心、呕吐等不适，故不可多服、久服。脾胃虚寒者慎服。

姜 黄

【别名】片姜黄、黄姜、毛姜黄、黄丝郁金。

【功能主治】破血行气，通经止痛。治疗心腹痞满胀痛、臂痛、血积聚、血淤经闭、产后血淤腹痛、跌打损伤。

【用量用法】生用。内服：煎汤，3~10克；或入丸、散。外用：适量，研末调敷。

【注意事项】孕妇慎服。

神 曲

【别名】六神曲、神曲炭、麦曲。

【功能主治】健脾和胃，消食调中。治疗饮食停滞、胸痞腹胀、呕吐、泻痢、小儿腹部胀满。

【用量用法】内服：煎汤，6~15克；或入丸、散。

【注意事项】胃火炽旺，舌绛无滞，以及胃酸过多者不宜服。

扁豆衣

【别名】扁豆皮。

【功能主治】健脾，化湿。治疗痢疾、腹泻、脚气、浮肿。

【用量用法】内服：煎汤，5~10克。

扁豆花

【别名】南豆花。

【功能主治】清暑化湿。治暑湿发热、泄泻、纳减、白带绵绵。

【用量用法】多生用。内服：煎汤，5~10克。

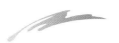

络石藤

【别名】感冒藤、石血、络石、白花藤。

【功能主治】祛风通络，止血消淤。治疗风湿痹痛、筋脉拘挛、痈肿、喉痹、吐血、跌打损伤、产后恶露不行。

【用量用法】生用。内服：煎汤，6～15克，重症可用至30克，鲜品加倍。外用：适量。

【注意事项】阳虚畏寒、便溏者慎服。

珍珠草

【别名】阴阳草、夜合草、鱼鳞草、日开夜闭。

【功能主治】泻肝清热，利水解毒。治疗肠炎、痢疾、传染性肝炎、肾炎水肿、尿路感染、小儿疳积、火眼目翳、口疮头疮、无名肿毒。

【用量用法】口服：煎汤，15～30克（鲜品30～60克）；或捣汁。外用：捣敷。

玳　瑁

【别名】文甲。

【功能主治】清热解毒，平肝镇惊。治疗热病惊狂、谵语、痉厥、小儿惊痫、痈肿疮毒。

【用量用法】内服：煎汤或磨汁3～6克；或入丸、散。

柚　皮

【别名】柚子皮、橙子皮。

【功能主治】温中消食，下气化痰。治疗气喘胸闷、脘腹冷痛、食滞、咳喘、疝气。

【用量用法】内服：煎汤，6～9克；或入散剂。

枳　子

【别名】拐枣、木珊瑚、鸡爪子、万寿果、龙爪、鸡脚爪。

【功能主治】清热利尿，止渴除烦，解酒毒。治疗烦热、口渴、呕吐、二便不利、醉酒。

【用量用法】内服：煎汤，9～15克；浸酒或入丸剂。

柳　枝

【别名】杨柳条、柳条。

【功能主治】祛风利湿，解毒消肿。治疗骨湿痹痛、淋病、白浊、小便不通、传染性肝炎、风肿、疔疮、丹毒、龋齿、龈肿。

【用量用法】内服：煎汤，30～60克。外用：煎水含漱或熏洗。

柿 蒂

【别名】柿萼、柿丁、柿子把。

【功能主治】降逆，和胃。治疗逆气上冲、呃逆、呕哕。

【用量用法】内服：煎汤，6～12克；或入散剂。

胡 荽

【别名】香菜、芫荽、莞荽、满天星。

【功能主治】发汗透疹，消食下气。治疗麻疹透发不快、食物积滞。

【用量用法】内服：煎汤，9～15克；或捣汁。外用：煎水熏洗或捣敷。

胡卢巴

【别名】卢巴、香草子。

【功能主治】补肾阳，祛寒湿。治疗寒疝、胸胁胀痛、寒湿脚气、腰膝酸软、阳痿。

【用量用法】内服：煎汤，3～9克；或入丸、散。

胡萝卜

【别名】黄萝卜、丁香萝卜。

【功能主治】健脾、化滞。治疗食积不化、久痢。

【用量用法】内服：煎汤，6～15克；生食或捣汁。外用：捣汁外涂。

草木灰

【别名】薪柴灰。

【功能主治】活血通络，祛腐生肌。治疗大骨节病、痈疽恶肉。

【用量用法】外用：煎水洗或调敷。

草木樨

【别名】铁扫把、野苜蓿。

【功能主治】芳香化浊，截疟止痢。治疗暑湿胸闷、口臭、头胀、头痛、疟疾、痢疾。

【用量用法】内服：煎汤，4.5～9克。

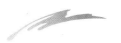

草乌头

【别名】乌头、草乌、断肠草。

【功能主治】搜风胜湿、散寒止痛，豁痰消肿。治疗风寒湿痹、中风瘫痪、破伤风、头风、脘腹冷痛、痰癖、气块、冷痢、喉痹、痈疽、疔疮、瘰疬。

【用量用法】内服：煎汤，1.5~6克；或入丸、散。外用：生用研末调敷，或醋、酒磨涂。

荠　菜

【别名】护生草、鸡心菜、鸡脚菜、菱角菜、粽子菜、三角草、荠荠菜。

【功能主治】和脾，利水，止血，明目。治疗痢疾、水肿淋病、乳糜尿、吐血、便血、月经过多、目赤疼痛。

【用量用法】内服：煎汤，9~15克；或入丸、散。外用：研末调敷捣汁。

荔　枝

【别名】荔支、大荔。

【功能主治】生津，益血，理气，止痛。治疗烦渴、呃逆、胃痛、瘰疬、疔肿、牙痛、外伤出血。

【用量用法】内服：煎汤，5~10枚；烧存性研末或浸酒。外用：捣敷或烧存性研末撒。

荔枝草

【别名】臌胀草、蛤蟆草、猪婆草。

【功能主治】凉血，利水，解毒，杀虫。治疗咳血、吐血、尿血、崩漏、腹水、白浊、咽喉肿痛。

【用量用法】内服：煎汤，9~30克；或入丸、散。外用：捣敷、捣汁含漱，滴耳或煎水洗。

鬼针草

【别名】鬼钗草、鬼黄花、婆婆针、鬼骨针、盲肠草、鬼蒺藜、一包针。

【功能主治】清热解毒，散瘀消肿。治疗疟疾、腹泻、肝炎、急性肾炎、胃痛、肠痛、咽喉肿痛、跌打损伤、蛇虫咬伤。

【用量用法】内服：煎汤，15~30克；或捣汁。外用：捣敷或煎汤熏洗。

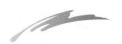

独角莲

【别名】野半夏、梨头尖、野慈姑。

【功能主治】解毒，散淤。治疗毒蛇咬伤、瘰疬、跌打损伤。

【用量用法】外用：捣敷。

肺形草

【别名】双蝴蝶、黄金线。

【功能主治】清热解毒，止咳止血。治疗支气管炎、肺结核咯血、肺炎、肺脓疡、肾炎、泌尿系感染、疔疮疖肿、乳腺炎、外伤出血。

【用量用法】内服：煎汤，9~30克。外用：鲜品捣敷。

洋金花

【别名】曼陀罗花、押不芦、胡笳花、醉仙桃、大麻子花、广东闹羊花。

【功能主治】麻醉镇痛，平喘止咳。治疗咳喘、惊痫、风湿痹痛、脚气、疮疡疼痛，并做手术麻醉剂。

【用量用法】内服：煎汤（或泡水），0.3~0.5克；浸酒或做卷烟吸。外用：煎汤洗或研末调敷。本品有毒。

穿山龙

【别名】串山龙、野山药、龙骨七。

【功能主治】活血舒筋，消食利水，祛痰截疟。治疗风寒湿痹、慢性气管炎、食积不化、水肿、劳损扭伤、疟疾、痈肿。

【用量用法】内服：煎汤，15~30克；或浸酒。外用：鲜品捣敷。

祖师麻

【别名】大救驾、金腰带、黄狗皮。

【功能主治】祛风通络，散淤止痛。治疗头痛、牙痛、胃痛、风湿关节痛、跌打损伤。

【用量用法】内服：煎汤，3~9克。

蚤 休

【别名】重楼、独脚莲、三层草、草河车、双层楼。

【功能主治】清热解毒，平喘止咳，熄火定惊。治疗痈肿、疔疮、瘰疬、喉痹、慢性气管炎、小儿惊风、蛇虫咬伤。

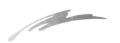

【用量用法】内服：煎汤，3～9克；捣汁或入散剂。外用：捣敷或研末调涂。

绞股蓝

【别名】七叶胆、小苦药、公罗锅底。

【功能主治】清热解毒，止咳祛痰。治疗慢性支气管炎、传染性肝炎、肾盂肾炎、胃肠炎。

【用量用法】内服：煎汤，0.75～1克。

除虫菊

【别名】白花除虫菊。

【功能主治】杀虫。治疗疥癣。

【用量用法】外用：适量捣敷。

十 画

秦 艽

【别名】西秦艽、左秦艽、秦胶。

【功能主治】祛风除湿，和血舒筋，清热利湿。治疗风湿痹痛、筋骨拘挛、黄疸、便血、骨蒸潮热、小儿疳积、小便不利。

【用量用法】内服：煎汤，6～10克。

【注意事项】外痛虚羸、小便频数、脾虚便溏者慎服。

秦 皮

【别名】北秦皮、腊树皮、秦白皮。

【功能主治】清热燥湿，平喘止咳，明目。治疗细菌性痢疾、肠炎、白带、慢性气管炎、目赤肿痛、迎风流泪、牛皮癣。

【用量用法】生用。内服：煎汤，10～15克。外用：适量，浸液滴眼；喷雾吸入用1：1的秦皮溶液，每次2毫升。

【注意事项】：本品苦寒，故脾胃虚寒者禁服。

蚕 沙

【别名】蚕矢。

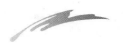

【功能主治】祛风除湿，和胃化湿。治疗关节肿痛、关节变形僵硬、半身不遂、腰脚疼痛、遗精白浊、风湿目疾。

【用量用法】生用。入汤剂宜布包煎。内服：煎汤，9～15克；或浸酒服。外用：适量。

桂 枝

【别名】柳桂。

【功能主治】发汗解肌，温经通脉。治疗风寒表证、肩背肢节酸疼、胸痹痰饮、经闭。

【用量用法】内服：煎汤，3～9克；治风湿痹痛可用较大剂量，15～20克。

【注意事项】本品辛温助热，易伤阴动血，有温热病、阴虚阳盛、血热妄行之证者禁服。孕妇慎服。

桔 梗

【别名】苦桔梗、白桔梗、包袱花。

【功能主治】开宣肺气，祛痰排脓。治疗外感咳嗽、咽喉肿痛、肺痈吐脓、胸满胁痛。

【用量用法】内服：煎汤，3～9克，治肺痈可用至15～30克；或入丸、散。

【注意事项】阴虚久嗽及咳血者禁服，胃溃疡者慎服。本品有小毒。

桃 仁

【别名】光桃仁、核桃仁。

【功能主治】破血行淤，润燥滑肠。治疗经闭、血积聚、热病蓄血、风痹、疟疾、跌打损伤、淤血肿痛、血燥便秘。

【用量用法】生用。入汤剂应打碎。内服：煎汤，5～10克；或入丸、散。

【注意事项】孕妇禁服。本品有小毒。

核桃仁

【功能主治】补肾固精，温肺定喘，润肾养血。治疗肾虚腰痛、肺肾两虚久咳、大便虚秘、尿路结石、水火烫伤。

【用量用法】内服：煎汤或炒研，10～30克。外用：适量，炒黑研末敷，或炒研取油，调搽。

【注意事项】阴虚火旺、痰热喘嗽及便溏者慎服。

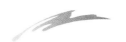

桃 叶

【功能主治】桃或山桃的叶,有小毒。解毒,杀虫。治疗痈疖、湿疹、癣疮、痔疮、荨麻疹、阴道滴虫病。

【用量用法】捣敷,或煎水洗浴。本品有小毒。

桉 叶

【功能主治】清热,解毒,利湿。治疗感冒、痢疾、肠炎、关节痛、膀胱炎、烫伤、疥癣、丹毒、神经性皮炎、湿疹、痈疮肿毒。

【别名】桉树叶、蓝桉叶。

【用量用法】生用。内服:煎汤,9~15克;或外用。

【注意事项】本品有刺激性,临产妇禁服。消化道有溃疡者慎服。

莱 菔

【别名】萝卜、萝白、芦菔、土酥。

【功能主治】消积滞,化痰热,下气宽中。治疗食积胀满、痰嗽失音、吐血、衄血、消渴、痢疾、偏正头痛。

【用量用法】内服:煎汤,50~150克;或捣汁饮,30~60毫升。外用:适量,捣敷或取汁搽。

【注意事项】生用偏凉,脾胃虚寒者慎服。

莱菔子

【别名】萝卜子、土酥子、芦菔子。

【功能主治】下气定喘,消食化痰。治疗咳嗽痰喘、食积气滞、胸闷腹胀、下痢后重。

【用量用法】入汤剂宜打碎炒过用。内服:煎汤,5~10克;或入丸、散。

【注意事项】①本品能耗气,气虚及无食积痰滞者慎服;②本品宜炒用。生用对心脏有轻微毒性,并可致恶心。

莱菔叶

【别名】萝卜秆、萝卜田、莱菔菜。

【功能主治】消食,理气。治疗胸膈痞作呃、食滞不消、泻痢、喉痛、妇女乳肿、乳汁不通。

【用量用法】内服:煎汤,10~15克;或鲜品捣汁服。

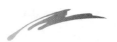

莲 子

【别名】藕实、莲蓬子、藕子、莲米、莲肉。

【功能主治】养心益肾，补脾涩肠。治疗夜寐多梦、遗精、淋浊、久痢、虚泻、崩漏、带下。

【用量甩法】入汤剂打碎生用。内服：煎汤，10～15克；或入丸、散。

莲 心

【别名】莲子心、苦薏、莲薏。

【功能主治】清热除烦，止血涩精。治疗心烦口渴、目赤肿痛、吐血、遗精。

【用量用法】生用。内服：煎汤，1.5～3克；或研末服。

莲 房

【别名】莲壳、莲蓬壳。

【功能主治】止血，消淤，祛湿。治疗血崩、月经过多、胎漏下衄、淤血腹痛、产后胎衣不下、血痢、血淋、痔疮脱肛、皮肤湿疮。

【用量用法】内服：煎汤，5～10克。外用。适量，研末敷。

莲 须

【别名】莲花须、莲花蕊。

【功能主治】清心，益肾，涩精，止血。治疗梦遗滑泄、吐血、衄血、崩漏、带下、泄泻。

【用量用法】内服：煎汤，1.5～5克。

莪 术

【别名】蓬莪术。

【功能主治】行气破血，消积止痛。治疗血淤经闭、腹包块疼痛、食积气滞、脘腹胀痛。

【用量用法】内服：煎汤，3～9克。

【注意事项】孕妇及气血亏虚无积滞者禁服。

荷 叶

【别名】藕荷。

【功能主治】消暑利湿，升发清阳，止血。治疗暑湿泄泻、眩晕、水气浮肿、雷头风、吐血、衄血、崩漏、便血、产后血晕。

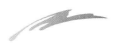

【用量用法】内服：煎汤，3～10克，鲜品10～30克；烧炭研末服，3～6克。外用：适量，煎水洗，或研末调涂。

荷 梗

【别名】藕秆。

【功能主治】清热解暑，理气行水。治疗暑湿胸闷、泄泻、痢疾、淋疾、带下。

【用量用法】内服：煎汤，10～15克。

荷叶蒂

【别名】荷鼻、莲蒂。

【功能主治】清暑祛湿，和血安胎。治疗中暑、血痢、泄泻、胎动不安。

【用量用法】内服：煎汤，5～10克。

夏枯草

【别名】夏枯头、铁色草、燕面。

【功能主治】清肝，散结。治疗瘰疬、瘿瘤、乳痈、乳癌、目珠疼痛、羞明流泪、头目眩晕、口眼歪斜、筋骨疼痛、肺结核、黄疸型肝炎、血崩、带下。

【用量用法】生用。内服：煎汤，10～15克；或熬膏服，单味剂量可加大。外用：适量。

【注意事项】本品久服易伤脾胃，脾胃虚弱者慎服，如欲长期用可酌加党参、白术。阳气虚弱者禁服。

柴 胡

【别名】柴草、茈胡、茹草、醋柴胡、细柴胡。

【功能主治】疏肝理气，和解表里，固脱升阳。治疗寒热往来、胸满胁痛、口苦耳聋、头痛目眩、疟疾、下痢脱肛、月经不调、子宫下垂。

【用量用法】内服：煎汤，3～10克；或入丸、散。退热宜生用。

【注意事项】真阴亏损、肝阳上亢及肝风内动证者慎服。

党 参

【别名】台党参、潞党参、上党人参。

【功能主治】补中，益气，生津。治疗脾胃虚弱、气血两亏、体倦无力、食少、口渴、久泻、脱肛。

【用量用法】内服：煎汤，10～15克，大剂量可用至30克。

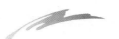

【注意事项】不宜与藜芦同用。气滞火盛无虚者慎服。

鸭跖草

【别名】竹节菜、鸭鹊草、鸡舌草。

【功能主治】行水清热,凉血解毒。治疗水肿、脚气、小便不利、感冒、丹毒、腮腺炎、黄疸型肝炎、热痢、疟疾、鼻衄、尿血、血崩、白带、咽喉肿痛、痈疽疔疮。

【用量用法】生用。内服:煎汤,10～15克;鲜品60～150克,捣汁饮。外用:适量,捣烂敷。

蚌 粉

【别名】蚌壳灰、蚌壳粉。

【功能主治】化痰消积,清热燥湿。治疗痰饮咳嗽、胃痛、呕逆、白带、痈肿、湿疮。

【用量用法】内服:多入丸、散;研末,3～6克。外用:适量,研粉扑或调敷。

透骨草

【别名】指甲花、凤仙花。

【功能主治】祛风除湿,活血通络。治疗风湿关节痛、水膨、跌打损伤、牙痛、湿疹。

【用量用法】生用。内服:煎汤,9～15克,大剂量可用至30克。外用:适量。

【注意事项】孕妇禁服。

射 干

【别名】蝴蝶花、扁竹、剪刀草、紫金牛。

【功能主治】降火,解毒,消痰。治疗喉痹咽痛、咳逆上气、痰涎壅盛、瘰疬结核、疟疾、闭经、痈肿疮毒。

【用量用法】生用或炒用。内服:煎汤,3～9克;或捣汁,为丸服。外用:适量,捣敷。

【注意事项】脾虚便溏者及孕妇禁服。

臭梧桐

【别名】山梧桐、海川常山、臭芙蓉。

【功能主治】祛风湿,降血压,解疮毒。治疗风湿痹痛、半身不遂、高血压、痈疽疮疥。

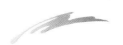

【用量用法】生用，内服：煎汤，9~15克；鲜品，30~60克；研末服，3~5克；或入丸剂。外用：适量，捣敷或水洗患处。

徐长卿

【别名】了刁竹、遥竹逍、一枝香、鬼督邮。

【功能主治】镇痛止咳，利水消肿，活血解毒。治疗胃痛、牙痛、风湿疼痛、经期腹痛、慢性气管炎、腹水、水肿、痢疾、肠炎、跌打损伤、湿疹、荨麻疹、毒蛇咬伤。

【用量用法】生用。内服：煎汤，3~10克；研末服，1.5~3克。外用：适量，捣敷或煎洗。

【注意事项】本品芳香，不宜久煎。

狼 毒

【别名】红狼毒、川狼毒、断肠草、续毒。

【功能主治】逐水祛痰，破积杀虫。治疗水肿腹胀，痰食虫积，心腹疼痛，慢性气管炎，咳嗽，气喘，淋巴结、皮肤、骨、附睾等结核，疥癣，痔瘘。

【用量用法】内服宜醋制。内服：煎汤，0.5~3克；或入丸、散。外用：适量，捣烂敷，或捣汁搽。

【注意事项】①体虚者及孕妇禁服；②本品与大戟为同属植物，故不宜与甘草同用。本品有大毒。

高良姜

【别名】良姜、风姜、小良姜、海良姜。

【功能主治】温胃散寒，行气止痛。治疗脾胃虚寒、脘腹冷痛、呕吐、泄泻、噎膈反胃、食滞、瘴疟、冷癖。

【用量用法】炒用。内服：煎汤，3~9克；或入丸、散。

【注意事项】本品性温，胃热呕吐、温热泻痢及阴虚火旺者禁服。

凌霄花

【别名】白狗杨、紫威、五爪龙、倒挂金钟。

【功能主治】凉血祛淤。治疗血滞经闭、血热风痒、酒糟鼻。

【用量用法】生用。内服：煎汤，3~10克；或入丸、散。外用：适量，研末调敷，或煎水洗。

【注意事项】孕妇及气虚血弱者禁服。

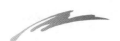

浙贝母

【别名】大贝、珠贝、浙贝、土贝母、贝母。

【功能主治】清热化痰，散结解毒。治疗风热咳嗽、肺痈喉痹、瘰疬、疮疡肿毒。

【用量用法】内服：煎服，5~10克，治瘰疬结核，12~30克；研末，1~1.5克。

【注意事项】①寒痰、湿痰者慎服；②不宜与乌头同用。

海　藻

【别名】海带花、海汤草、落首、淡海藻。

【功能主治】软坚消痰，利水泄热。治疗瘰疬、瘿瘤、积聚、水肿、脚气、睾丸肿痛。

【用量用法】内服：煎汤，9~15克；或入丸、散。

【注意事项】①脾胃虚寒及患有活动性肺结核者一般不宜用；②不宜与甘草同用。

海风藤

【别名】爬岩香、风藤、巴岩香。

【功能主治】祛风湿，通经络，止咳喘。治疗风寒湿痹、关节疼痛、筋脉拘挛、跌打损伤、哮喘、久咳。

【用量用法】内服：煎汤6~15克；或浸酒。

海金沙

【别名】左转藤灰。

【功能主治】清热解毒，利尿通淋。治疗尿路感染、结石、白带、白浊、肝炎、肾炎水肿。

【用量用法】入汤剂宜布包煎。内服：煎汤，6~15克。

海螵蛸

【别名】乌贼骨、墨鱼骨、墨鱼盖。

【功能主治】除湿制酸，止血敛疮，补虚散寒。治疗胃痛吞酸、吐血、衄血、呕血、便下、崩漏、带下、血枯经闭、腹痛、血结块、虎疟泻痢、阴浊烂疮。

【用量用法】内服：煎汤，5~10克；研末吞服，每次1.5~3克。外用：适量，研末撒或调敷。

【注意事项】本品性微温而涩，阴虚多热者慎服。久服易致便秘。

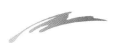

海金沙草

【别名】金沙藤、蛤蟆藤、迷离肉。

【功能主治】清热解毒，利尿通淋。治疗尿路感染、结石、白浊带下、小便不利、肾炎水肿、湿热黄疸、感冒发热、咳嗽、咽喉肿痛、肠炎、痢疾、烫伤、丹毒。

【用量用法】内服：煎汤，15～30克。外用：适量。

浮　萍

【别名】浮萍草、紫背浮萍。

【功能主治】发汗解毒，祛风行水，清热解毒。治疗时行发热病、斑疹不透、风热隐疹、皮肤瘙痒、水肿、癃闭、疮癣、丹毒、烫伤。

【用量用法】生用。内服：煎汤，3～10克；鲜品15～30克。外用：或研末掺，或捣烂，适量。

【注意事项】体虚自汗者禁服。

益母草

【别名】茺蔚草、三角胡麻、益母艾、坤草。

【功能主治】活血祛瘀，止血消肿。治疗月经不调、胎漏难产、胞衣不下、产后血晕、淤血腹痛、崩中漏下、尿血、泻血、痈肿疮疡。

【用量用法】生用。内服：煎汤，10～30克；或熬膏，或入丸、散。外用：适量，鲜品捣敷或煎水洗。

【注意事项】孕妇及瞳仁散大者禁服用。

拳　参

【别名】草河车、山虾、刀枪药。

【功能主治】清热镇惊，利湿消肿。治疗热病惊搐、破伤风、赤痢、痈肿、瘰疬病。

【用量用法】生用。内服：煎汤，3～9克。外用：适量，研末敷，或磨汁涂。本品有小毒。

娑罗子

【别名】莎婆子、苏罗子、武吉。

【功能主治】宽中，理气，杀虫。治疗胃寒作痛、脘腹胀满、疳积虫痛、疟疾、痢疾。

【用量用法】生用，捣碎。内服：煎汤，3～10克；或研末服。

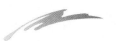

桑 叶

【别名】铁扇子、冬桑叶、霜桑叶。

【功能主治】凉血明目，祛风清热，消肿。治疗风温发热、头痛、目赤、口渴、肺热咳嗽、风痹、隐疹、下肢象皮肿。

【用量用法】内服：煎汤，5~10克。外用：适量，煎水淋洗。

【注意事项】风寒咳嗽者勿用。

桑 枝

【别名】桑条。

【功能主治】祛风湿，利关节，行水气。治疗风寒湿痹、四肢拘挛、脚气浮肿、肢体风痒。

【用量用法】风湿热痹、眩晕、风痒脚气多生用，风寒湿痹痛、跌打损伤多酒炒用。内服：煎汤，10~30克，大剂量可用至100克。外用：适量。

桑白皮

【别名】桑根白皮、桑根、白桑皮。

【功能主治】泻肺平喘，行水消肿。治疗肺热咳喘、吐血、水肿、脚气、小便不利。

【用量用法】内服：煎汤，6~15克；外用：适量，取汁涂或煎水洗。

【注意事项】肺虚无火喘嗽者慎服。

桑寄生

【别名】桑上寄生、寄屑、桑树上羊儿藤。

【功能主治】补肝肾，强筋骨，除湿温，通经络，益血，安胎。治疗腰膝酸痛、筋骨痿弱、偏枯、脚气、风寒湿痹、胎漏血崩、产后乳汁不下。

【用量用法】内服：煎汤，10~20克；或入丸、散。外用：适量。

桑螵蛸

【别名】螳螂巢、螳螂壳、螳螂子。

【功能主治】补肾固精。治疗遗精、白浊、小便频数、遗尿、赤白带下、阳痿、早泄。

【用量用法】炒用，麸炒或盐水炒。内服：煎汤，3~10克。

【注意事项】本品能助阳固涩，故阴虚火旺或内有湿热者慎服。

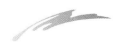

通 草

【别名】方通、白通草。

【功能主治】泻肺，利小便，下乳汁。治疗肺热咳喘、痰多、小便不利、乳汁缺少。

【用量用法】内服：煎汤，2~5克。

【注意事项】孕妇慎服。

蚕 茧

【别名】蚕衣、蚕茧壳。

【功能主治】清热，止血，解毒。治疗便血、尿血、血崩、消渴、反胃、疳疾痈肿。

【用量用法】内服：煎汤，3~9克；或入散剂。外用：研末撒或调敷。

蚕 蜕

【别名】蚕退、蚕退皮、蚕蜕皮、蚕衣。

【功能主治】止血清热，祛风利湿。治疗崩漏、带下、痢疾、吐血、衄血、便血、牙疳、口疮、喉风、目翳。

【用量用法】内服：煅存性，做散剂。外用：研末撒。

蚕 蛹

【别名】小蜂儿。

【功能主治】清热，止渴。治疗小儿疳热、消瘦、消渴。

【用量用法】内服：煎汤，3~9克；炒食或研末。外用：研末撒。

桐 油

【别名】桐子油。

【功能主治】探吐风痰，燥湿生肌。治疗风痰昏厥、疥癣、臁疮、烫火伤、冻疮、皲裂。

【用量用法】外用：涂擦、调敷或探吐。

栝 楼

【别名】栝蒌、全瓜蒌、瓜蒌。

【功能主治】润肺，化痰，散结，滑肠。治疗痰热咳嗽、胸痹、结胸、肺痿咳血、消渴、黄疸、便秘、痈肿初起。

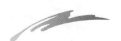

【用量用法】内服：煎汤，9~12克；捣汁或入丸、散。外用：捣敷。

栝楼子

【别名】瓜蒌仁、栝楼仁。

【功能主治】清热化痰，润肺滑肠，消肿通乳。治疗痰热咳嗽、燥结便秘、痈肿、乳少。

【用量用法】煎汤，9~12克；或入丸、散。外用：研末调敷。

荸 荠

【别名】红慈姑、通天草。

【功能主治】清热，化痰，消积。治疗温病、消渴、黄疸、热淋、痞块、目赤、咽喉肿痛、赘疣。

【用量用法】外用：煅存性研末撒、澄粉点目或生用涂擦。

柴 桂

【别名】三条筋、桂皮香。

【功能主治】散风寒，止呕吐，除湿痹，通经脉。治疗呕吐、噎嗝、胸闷腹痛、筋骨疼痛、腰膝冷痛、跌打损伤。

【用量用法】内服：煎汤，3~6克。

铁包金

【别名】乌龙根、小叶铁包金、鼠乳根、老鼠耳。

【功能主治】益肺化咳，止血散淤，祛风化湿，消肿解毒。治疗肺痨久咳、咯血、吐血、跌打损伤、风湿疼痛、痈肿、荨麻疹。

【用量用法】内服：煎汤，30~90克。外用：捣敷或煎水洗。

铅 丹

【别名】黄丹、铅华、丹粉、红丹、国丹、松丹、东丹、陶丹、赤丹、广丹、漳丹、彰丹。

【功能主治】解毒生肌，坠痰镇惊。治疗痈疽、溃疡、金疮出血、口疮、目翳、烫火灼伤、惊痫癫狂、疟疾、痢疾、吐逆反胃。

【用量用法】内服：研末调服。外用：油调涂。本品有毒。

铅 粉

【别名】水粉、定粉、铅自、官粉、粉锡。

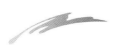

【功能主治】消积杀虫，解毒生肌。治疗下痢、虫积腹痛、疟疾、疥癣、痈疽、溃疡、口疮、丹毒、烫伤。

【用量用法】内服：研末，0.9~1.5克；或入丸、散。外用：研末干撒、调敷或熬膏贴。本品有毒。

臭牡丹

【别名】大红袍、臭芙蓉、矮脚桐。

【功能主治】活血散淤，消肿解毒。治疗痈疽、疔疮、乳腺炎、关节炎、湿疹、牙痛、痔疮、脱肛。

【用量用法】内服：煎汤，9~15克（鲜者30~60克）；捣汁或入丸、散。外用：捣熬，研末调敷或煎水熏洗。

脐 带

【别名】坎气。

【功能主治】益肾，纳气。治疗虚劳羸弱、气血不足、肾虚咳嗽。

【用量用法】内服：研末，0.6~1.8克；入丸剂或煎汤。

烟 油

【别名】烟膏、太极膏、气泥、五行丹。

【功能主治】杀虫，解毒。治疗蛇虫咬伤、恶疮顽癣。

【用量用法】外用：涂敷。

海 马

【别名】水马、对海马。

【功能主治】补肾壮阳，调气活血。治疗阳痿、遗尿、虚咳、难产、癥积、疔疮肿毒。

【用量用法】内服：煎汤，3~9克；或入散剂，0.9~3克。外用：研末撒。

海 龙

【别名】海蛇、钱串子。

【功能主治】补肾壮阳。治疗阳痿。

【用量用法】内服：煎汤，3~9克；或入散剂，1.5~2.4克。

海狗肾

【别名】骨讷、腽肭脐。

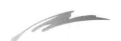

【功能主治】暖肾壮阳，益精补髓。治疗虚损劳伤、痿精衰、腰膝痿弱。

【用量用法】内服：煎汤，3~9克；或入丸、散。

海浮石

【别名】水花、海石、水泡石、浮石。

【功能主治】清肺化痰，软坚散结，通淋。治疗痰热喘痰、老痰积块、瘿瘤、瘰疬、淋病。

【用量用法】内服：煎汤，9~15克；或入丸、散。外用：研末撒或水飞点眼。

十一画

梗通草

【别名】白梗通、野通草。

【功能主治】清热利湿，通淋下乳。治疗水肿、热淋、热病烦渴、小便赤涩、乳汁不下等。

【用量用法】内服：煎汤，3~6克。

萆 薢

【别名】川萆薢、粉萆薢。

【功能主治】祛风利湿，清热解毒。治疗风湿顽痹、腰膝疼痛、小便不利、淋浊、湿热疮毒等。

【用量用法】生用。内服：煎汤，10~15克；或入丸、散。

【注意事项】肾阴亏虚者禁服。

菟丝子

【别名】无根草、无娘藤、吐丝子、黄藤子、黄丝子、豆寄生。

【功能主治】补肝肾，益精髓，明目。治疗腰膝疼痛、遗精、阳痿、消渴、尿有余沥、尿频、头晕目眩、视力减退、胎动不安等。

【用量用法】内服：煎汤，10~15克；或入丸、散。外用：适量，炒研调敷患处。

【注意事项】本品偏于补阳，故阴虚火旺、大便燥结、小便短赤者慎服。

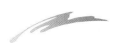

菊 花

【别名】黄菊花、白菊花、杭菊花、甘菊花。

【功能主治】疏风，清热，明目。治疗头痛、眩晕、目赤、心胸烦热、疔疮、肿毒等。

【用量用法】生用。内服：煎汤，6～10克。

【注意事项】本品寒凉，气虚胃寒、食减泄泻的患者慎服。

菊叶三七

【别名】紫背三七、破血丹、血三七。

【功能主治】破血消淤、止血消肿。治疗跌打损伤、创伤出血、吐血、产后血气痛等。

【用量用法】内服：煎汤，6～10克；研末，每次1.5～3克，每日1～3次。外用：适量，鲜品捣敷。

【注意事项】孕妇慎服。

黄 芩

【别名】子芩、条芩、山茶根、黄芩条。

【功能主治】泻实火，除湿热，止血，安胎。治疗壮热烦渴、肺热咳嗽、湿热泻痢、黄疸、热淋、吐衄、崩漏、目赤肿痛、胎动不安、痈肿疔疮等。

【用量用法】内服：煎汤，3～9克。外用：适量。清泻火热多生用，止血多炒炭用，上焦邪火可用酒炒，肝胆有火，多用猪胆汁炒。

【注意事项】本品味较苦，脾胃虚寒或无实火者禁服。

黄 芪

【别名】黄耆、绵芪、绵黄芪、二人抬。

【功能主治】生用：益卫固表，利水消肿，托毒生肌；灸用：补中益气。生用治疗自汗、盗汗、血痹、浮肿、痈疽不溃或溃久不敛；灸用治内伤劳倦、脾虚泄泻、脱肛、气虚血脱、崩漏、带下及一切气衰血虚之证。

【用量用法】内服：煎汤，10～15克，大剂量可用至60克；或入丸、散，或熬膏服。

【注意事项】表实邪盛、气滞湿阻、食积停滞、痈疽初起及溃后热毒尚盛等实证者，以及阴虚阳亢者，禁服。

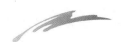

黄 连

【别名】川连、支连、王连、细川连、雅连。

【功能主治】泻火解毒，燥湿杀虫。治疗时行热毒、伤寒、热盛心烦、痞满呕逆、菌痢、热泻腹痛、吐衄下血、消渴、疳积、咽喉肿痛、火眼、口疮、痈疽疮毒、烧烫伤、湿疹、蛔虫病等。

【用量用法】内服：煎汤，2~10克；或入丸、散。外用：适量，煎水洗，研末敷，熬膏涂。

【注意事项】本品极苦大寒，易伤阳气，损伤脾胃，故不可过量或久服，中病即止。脾胃虚寒者禁服。

黄 柏

【别名】川柏、川黄柏、盐黄柏、元柏、檗木。

【功能主治】清热燥湿，泻火解毒。治疗热痢、泄泻、消渴、黄疸、淋浊、痔疮、便血、赤白带下、梦遗、骨蒸劳热、目赤肿痛、口舌生疮、疮疡肿毒等。

【用量用法】内服：煎汤，3~9克。外用：适量。

【注意事项】本品味较苦，脾肾虚寒者禁服。

黄 精

【别名】重楼、鹿竹、土灵芝、黄鸡菜。

【功能主治】补中气，润心肺，强筋骨。治疗虚损劳热、肺痨咳血、病后体虚食少、筋骨软弱、风湿疼痛等。

【用量用法】内服：煎汤，9~18克；熬膏或入丸服。外用：煎水洗，或以酒精制成糊状，或提取物局部涂布。

【注意事项】消化不良及有痰湿者禁服。

硇 砂

【别名】紫硇砂、神砂、赤砂、气砂。

【功能主治】消积软坚，破淤散坚。治疗噎嗝反胃、痰饮、喉痹、经闭、目翳、息肉、赘疣、疔疮、瘰疬、痈肿、恶疮。

【用量用法】入药须制过用。本品不入煎剂。内服：研末，或入丸、散，0.3~1克，每日不超过2克。外用：适量，点、掺、调敷，或入膏药中。

【注意事项】体虚者慎服。孕妇禁服。本品有毒。

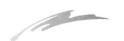

常　山

【别名】风骨木、黄常山、鸡骨常山、大金刀。

【功能主治】除痰，截疟。治疗疟疾、瘰疬等。

【用量用法】内服：煎汤，5～10克。治疟疾于疟发前2小时服。

【注意事项】本品作用强烈，能刺激胃肠黏膜，故用量不宜过大。体虚者及孕妇慎服。本品有毒。

蛇　莓

【别名】蛇盘草、红顶果、蚕莓、三点红。

【功能主治】清热解毒，凉血消肿。治疗热病、惊痫、咳嗽、吐血、咽喉肿痛、痢疾、痈肿、疔疮、蛇虫咬伤、烫火伤等。

【用量用法】生用。内服：煎汤，15～30克，鲜品30～60克；或为丸服，或绞汁服。外用：适量，捣敷或煎洗。

【注意事项】本品内服后偶有恶心、脘腹不适等反应。本品有小毒。

蛇　蜕

【别名】蛇蜕蛇、蛇腿、蛇皮、龙子衣。

【功能主治】祛风定惊，退翳消肿。治疗小儿惊痫、喉风口疮、木舌重舌、目翳内障、疔疮、痈肿、瘰疬、腮腺炎、痔漏、疥癣等。

【用量用法】炒用。内服：煎汤，1～3克；研末，0.3～0.6克。

【注意事项】孕妇慎服。

野　菊

【别名】野菊花、山九月菊、野山菊、黄菊子。

【功能主治】清热解毒。治疗痈肿、疔疮、目赤、瘰疬、天疱疮、湿疹、流脑、流感、痢疾、肝炎、高血压病等。

【用量用法】鲜品捣烂，酒煎服，或捣烂热酒冲服；干品煮服，研末酒调服。

野菊花

【功能主治】清热解毒，平肝泻火。治疗疮、痈疽、肿疡、淫疮、疥疮、脓窝疮、臁疮、咳嗽、头晕头痛、高血压、咽喉肿痛、目赤肿痛。

【用量用法】生用。内服：煎汤，9～15克，鲜品30～60克；或绞汁饮。外用：适量，捣烂敷，煎水洗。

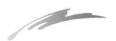

【注意事项】本品味苦，易伤胃气，脾胃虚寒者禁服。

银柴胡

【别名】银胡、白根子、土参、山菜根。

【功能主治】清热凉血，养阴消蠃。治疗虚劳骨蒸、阴虚久疟、小儿疳热羸瘦等。

【用量用法】内服：煎汤，3～10克；或入丸、散。

【注意事项】外感风寒、血虚无热者禁服或慎服。

猪 苓

【别名】野猪粪、野猪食、猪屎苓。

【功能主治】利尿渗湿。治疗小便不利、水肿胀满、脚气、泄泻、淋浊、带下等。

【用量用法】生用。内服：煎汤，10～15克；或入丸、散。

旋覆花

【别名】驴儿菜、夏菊、满天星、金沸草。

【功能主治】消痰散结，降和胃，理气行水。治疗胸中痰结、胁下胀满、咳喘、呃逆、唾如胶漆、心下痞硬、噫气不除、大腹水肿等。

【用量用法】入汤剂应布包煎，以免绒毛刺喉。内服：煎汤，5～10克；或入丸、散。

【注意事项】阴虚劳嗽、风热燥咳者禁服。

商 陆

【别名】狗头三七、花商陆、土冬瓜、金七娘、水萝卜。

【功能主治】通二便、泻水、散结。治疗水肿胀满、脚气、喉痹、痈肿、恶疮等。

【用量用法】内服：煎汤，5～10克。外用：适量，研末调敷。

【注意事项】脾虚水肿者及孕妇禁服。因对胃肠有刺激作用，宜饭后服。本品红色者较白色的毒性大一倍，故内服多用白色者。

鹿 角

【别名】镇山威、斑龙角。

【功能主治】温补肝肾，行血消肿。治疗虚劳内伤、腰脊疼痛、阳痿、遗精、崩漏、阴证疮疡、淤血作痛等。

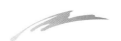

【用量用法】内服：煎汤，镑片，4.5~9克；锉为细末，1~2克，每日3~4次；或入丸、散。外用：磨汁涂，或研末调敷。

【注意事项】阴虚阳亢者禁服。

鹿　茸

【别名】斑龙珠、九女春、鹿虫、茄子茸。

【功能主治】壮元阳，补气血，益精髓，强筋骨。治疗虚劳羸瘦、精神倦乏、阳痿、早泄、遗精滑精、宫冷不孕、腰膝冷痛、崩漏、带下、筋骨无力、小儿发育不良、骨软行迟等。

【用量用法】酥炙用。内服：研末吞，1.5~3克；或浸酒饮，为丸服；另炖，0.9~1.5克，对入其他药同用。

【注意事项】外感发热，肺、胃热盛，素体壮实，阴虚阳亢者禁服。

鹿角胶

【别名】白胶、鹿胶。

【功能主治】补肾生精，养血止血。治疗肾气不足、虚劳羸瘦、腰痛、阳痿、滑精、阴疽、妇女宫冷、崩漏、带下等。

【用量用法】内服：3~9克，用黄酒或水炖热溶化，冲入其他药汁服；或入丸、散、膏剂。

【注意事项】阴虚阳亢者禁服。

鹿角霜

【别名】鹿角白霜。

【功能主治】补虚，助阳。治疗肾阳不足、腰脊酸痛、脾胃虚寒、呕吐、食少便溏、子宫虚冷、崩漏、带下等。

【用量用法】内服：煎汤，6~15克；或入丸、散。

麻　黄

【别名】龙沙、卑盐、赤根、中黄节土。

【功能主治】发汗，平喘，利水。治疗伤寒表实、发热恶寒、无汗、头痛鼻塞、骨节疼痛、咳嗽气喘、风水浮肿、小便不利、风邪顽痹、皮肤不仁、风疹瘙痒等。

【用量用法】内服：煎汤，1.5~9克。

【注意事项】凡表虚自汗、阴虚盗汗、高血压、心功能不全者均禁服。

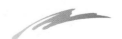

麻黄根

【别名】色道麻、结力根、苦椿菜。

【功能主治】敛汗。治疗体虚自汗、盗汗等。

【用量用法】煎服，3～10克。

【注意事项】本品有收敛止汗作用，故有表邪者忌用。

淫羊藿

【别名】三叉风、羊角风、仙灵脾、仙灵皮。

【功能主治】补肾壮阳，祛风胜湿。治疗阳痿不举、小便淋漓、筋骨挛急、半身不遂、腰膝无力、风湿痹痛、四肢不仁等。

【用量用法】治风寒湿痹，宜生用；治阳痿、不孕，宜炙用。内服：煎汤，6～15克；或入丸、散，或浸酒。

【注意事项】内蕴邪热者禁服。

淡竹叶

【别名】竹叶、淡竹米。

【功能主治】清热，除烦，利尿。治疗热病口渴、心烦、小便赤涩、淋浊、口糜舌疮、牙龈肿痛等。

【用量用法】内服：煎汤，6～15克。

淡豆豉

【别名】豆豉、香豉、淡豉、大豆豉。

【功能主治】解表，除烦，宣郁，解毒。治疗伤寒热病、寒热、头痛、烦躁、胸闷等。

【用量用法】生用。内服：煎汤，6～12克。

羚羊角

【别名】高鼻羚羊角、九尾羊角。

【功能主治】平肝息风，清热镇惊。治疗热病神昏痉厥、谵语发狂、头痛眩晕、惊痫抽搐、目赤翳膜等。

【用量用法】生用。入汤剂宜镑片另煎，再与其他药汁和服。内服：煎汤磨汁饮，1～3克；研末服，每次0.3～0.5克；或入丸、散。

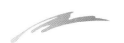

断血流

【别名】蜂窝草、节节草、绣球草、灯笼草。

【功能主治】凉血止血，清热解毒。治疗咯血、吐血、尿血、崩漏、外伤出血、肝炎、胆囊炎、蛇犬咬伤、疮疡等。

【用量用法】内服：煎汤，9~15克；亦可捣汁服。外用：适量，捣敷。

密蒙花

【别名】小锦花、蒙花、蒙花珠、黄花醉鱼草。

【功能主治】祛风，凉血，润肝，明目。治疗目赤肿痛、多泪羞明、青目翳障、风弦烂眼等。

【用量用法】生用。内服：煎汤，3~9克。

续 断

【别名】川断、龙豆、接骨、槐生、接骨草。

【功能主治】补肝肾，续筋骨，调血脉。治疗腰背酸痛、足膝无力、胎漏、崩漏、带下、跌打损伤、金疮、痔漏、痈疽、疮肿等。

【用量用法】内服：煎汤，9~15克；或入丸、散。

绿 豆

【别名】青小豆。

【功能主治】清热解毒，消暑利水。治疗暑热、烦渴、水肿、泻痢、丹毒、痈肿、热药（如附子、巴豆）毒。

【用量用法】生用。内服：煎汤，5~15克；消暑止渴，5~100克；解药毒，250~500克。外用：适量，研末调敷。

绿 矾

【别名】青矾、水绿矾、青明矾、皂角矾。

【功能主治】燥湿化痰，消积杀虫，止血补血，解毒敛疮。治疗黄肿胀满、疳积久痢、肠风便血、湿疮疥癣、喉痹口疮、烂弦风眼等。

【用量用法】内服：入丸、散，不入汤剂；研末服，0.3~0.6克。外用：适量，撒或调敷，或浸水洗搽。内服都煅用，火煅者变赤色，外用、生用或煅用均可。

【注意事项】①内服可引起恶心甚至呕吐，泄泻头晕、胃弱者慎服，消化性溃疡及活动性出血者禁服，孕妇慎服；②服药期间忌饮茶。

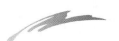

绿豆衣

【别名】绿豆皮、绿豆壳。

【功能主治】解热毒,退目翳,清风热,化斑疹,消肿胀。治疗热毒、目赤生翳、风热感冒、斑疹、红肿胀痛等。

【用量用法】内服:煎汤,5~12克。

绿梅花

【功能主治】疏肝解郁,理气和胃。治疗脘腹胀痛、嗳气食少、胸闷心烦、梅核气、暑热烦渴。

【用量用法】生用。内服:煎汤,2~6克;或入丸、散。

梧桐子

【别名】梧子、青梧子、苍桐子、国桐子。

【功能主治】顺气,和胃。治疗伤食、胃痛、疝气等。

【用量用法】内服:煎汤,3~9克;或研末冲服。外用:煅存性研末撒。

梓白皮

【别名】臭梧桐皮、黄金树皮、豇豆树皮。

【功能主治】清热解毒,燥湿杀虫。治疗时病发热、淤热发黄、皮肤瘙痒、疮疥、湿疹等。

【用量用法】内服:煎汤,4.5~9克。外用:研末调敷或煎水洗。

菝 葜

【别名】金刚藤、铁菱角、金刚刺、红灯果。

【功能主治】祛风湿,止泻痢,利小便,消肿毒。治疗风湿痹痛、肌肉麻木、泄泻、痢疾、水肿、淋病、疔疮、肿毒、瘰疬、痔疮。

【用量用法】内服:煎汤,9~15克,大剂量30~90克;浸酒或入丸、散。外用:煎水熏洗。

黄 藤

【别名】土黄连、藤黄连、黄连藤、伸筋藤、山大王、大黄藤。

【功能主治】清热解毒,利尿通便。治疗饮食中毒、热郁便秘、痢疾、传染性肝炎、疮痈、赤眼、咽喉肿痛等。

【用量用法】煎汤,6~12克。外用:磨汁或研末调敷。

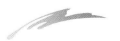

黄药子

【别名】黄药、黄狗头、木药子、大苦、香芋。

【功能主治】凉血，降火，消瘿，解毒。治疗吐血、衄血、喉痹、瘿气、疮痈、瘰疬等。

【用量用法】内服：煎汤，4.5～9克。外用：捣敷或研末调敷。

雪莲花

【别名】雪莲、雪荷花、大拇花、大木花。

【功能主治】壮阳散寒，调经止血。治疗阳痿、腰膝软弱、崩漏、带下、月经不调、风湿性关节炎、外伤出血等。

【用量用法】内服：煎汤，9～15克（大苞寻莲花0.6～1.5克）；或浸酒。外用：捣敷。

接骨木

【别名】接骨草、续骨木、透骨草、接骨风、大接骨丹。

【功能主治】祛风利湿，活血止痛。治疗风湿筋骨疼痛、腰痛、水肿、风痒、隐疹、跌打肿痛、痛风、骨折等。

【用量用法】内服：煎汤，9～15克；或入丸、散。外用：捣敷或煎水熏洗。

接筋草

【别名】白老鸦草、抽筋草、白筋骨草。

【功能主治】利湿消肿，活血止痛。治疗黄疸性肝炎、浮肿、白带、跌打损伤、风湿骨痛、骨折、疮疖等。

【用量用法】内服：煎汤，3～9克。外用：研末调敷。

蚱　蜢

【别名】蚂蚱、油蚂蚱、草蜢子。

【功能主治】熄风，止咳。治疗小儿急慢惊风、百日咳等。

【用量用法】内服：煎汤，5～10只；或煅存性研末。外用：研末撒或调敷。

蚯　蚓

【别名】曲蟮、土龙、地龙子、蛐蟮、曲虫、赤虫、坚蚕。

【功能主治】清热，平肝，止喘，通络。治疗高热狂躁、惊风抽搐、风热头痛、目赤、半身不遂、喘息、喉痹、关节疼痛、齿衄、小便不通、瘰疬、疟腮、疮疡等。

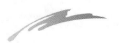

【用量用法】内服：煎汤，4.5~9克；或入丸、散。外用：捣烂，化水或研末调敷。

蛇床子

【别名】蛇米、蛇珠、蛇床仁、蛇床实、野胡萝卜子、赤木草。

【功能主治】温肾助阳，祛风散寒，燥湿杀虫。治疗阳痿、阴囊湿痒、带下、阴痒、宫冷不孕、风湿痹痛、疥癣湿疮等。

【用量用法】内服：煎汤，3~9克；或入丸剂。外用：煎水熏洗，做坐药（栓剂）或研末撒，调敷。

野百合

【别名】佛指甲、狸豆、蓝花野百合、野芝麻、细叶芝麻铃。

【功能主治】清热，利湿，解毒。治疗痢疾、疮疖、小儿疳积等。

【用量用法】内服：煎汤，15~30克。外用：捣敷。

野棉花

【别名】满天星、野牡丹、水棉花、铁蒿、打破碗花花、土白头翁。

【功能主治】祛风散淤，利湿驱虫。治疗跌打损伤、风湿骨痛、腹泻、蛔虫病、钩虫病、疟疾、鼻疳、目翳等。

【用量用法】内服：煎汤，3~6克。外用：捣敷。

铜　绿

【别名】铜青、绿青。

【功能主治】退翳，去腐，敛疮，杀虫，祛风痰。治疗目翳、疽痔恶疮、喉痹、牙疳、臁疮、顽癣、风痰卒中等。

【用量用法】内服：入丸、散，0.9~1.5克。外用：研末撒或调敷。

犁头尖

【别名】犁头草、土巴豆、野附子、小独角莲、大叶半夏。

【功能主治】散淤止血，消肿解毒。治疗跌打损伤、外伤出血、乳痈、疔疮、瘰疬、疥癣等。

【用量用法】外用：捣敷或磨涂。

犁头草

【别名】紫金锁、紫花地丁、箭头草、耳钩草、犁铧尖。

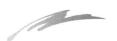

【功能主治】清热解毒,止血。治疗痈疽、疔疮、乳痈、外伤出血等。

【用量用法】内服:煎汤,9~15克(鲜者30~60克);捣汁或入丸剂。外用:捣敷或研末调敷。

猪　肾

【别名】猪腰子。

【功能主治】益肾,利水。治疗肾虚腰痛、身面水肿、遗精、盗汗、老人耳聋等。

【用量用法】内服:煮食或煎汤。

猪牙皂

【别名】皂荚、皂角、猪牙皂角、小皂荚、小牙皂。

【功能主治】通窍,涤痰,搜风,杀虫。治疗中风口噤、头风、风痫、喉痹、痰喘、痞满积滞、痈肿、疥癣、癣疾、头疮等。

【用量用法】内服:煎汤,1.5~3克;或入丸、散。外用:煎水洗,研末调敷、吹鼻、熬膏涂或烧烟熏。

猪毛菜

【别名】扎蓬棵、猪毛缨、扎蓬蒿、猪毛蒿。

【功能主治】降血压。治疗高血压病、头痛等。

【用量用法】内服:煎汤,15~30克。

猪　胆

【别名】猪苦胆。

【功能主治】清热解毒,润燥止咳。治疗黄疸、痢疾、伤寒、白喉、中耳炎、外科感染、百日咳、便秘、支气管哮喘。

【用量用法】口服:煎汤,取汁冲服3~6克;或入丸、散。外用:涂敷、点眼或者灌肠。

猫爪草

【别名】小毛茛。

【功能主治】清热散结。治疗肺结核、淋巴结核、淋巴结炎、咽喉炎等。

【用量用法】内服:煎汤,15~30克。

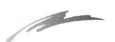

猫眼草

【别名】猫儿眼、猫眼棵、肿手棵。

【功能主治】止咳平喘，拔毒止痒，利水消肿。治疗慢性气管炎、淋巴结核、疮癣发痒、四肢浮肿、小便不利等。

【用量用法】内服：煎汤，3~9克。外用：熬膏敷或研粉香油调敷。

望江南

【别名】金花豹子、金豆子、羊角豆、假槐花。

【功能主治】肃肺，清肝，和胃，消肿解毒。治疗咳嗽、哮喘、脘腹痞痛、血淋、便秘、头痛、目赤、疗疮肿毒、虫蛇咬伤等。

【用量用法】内服：煎汤，6~9克；或捣汁。外用：捣敷。

密陀僧

【别名】金陀僧、陀僧、金炉底、锟炉底。

【功能主治】消肿，杀虫，敛疮，定惊。治疗痔疮、肿毒、溃疡、湿疹、狐臭、创伤、惊痫等。

【用量用法】内服：研末，0.3~0.9克；或入丸、散。外用：研末撒或调涂。

十二画

琥　珀

【别名】血琥珀、红琥珀、香珀。

【功能主治】镇惊安神，散淤止血，利水通淋。治疗惊风、癫痫、惊悸失眠、闭经、产后停淤腹痛、痈疽疮毒、跌打创伤、血淋血尿、小便不通等。

【用量用法】不入煎剂。内服：研末冲服，1~3克；或入丸、散。外用：适量，研末外掺，或入油蜡膏用。

【注意事项】阴虚内热及无淤滞者慎服，津液不足之尿少、小便不利者禁服。

斑　蝥

【别名】斑蚝、花斑毛、斑猫、放屁虫、小豆虫。

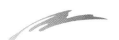

【功能主治】攻毒，逐淤。治疗恶疮、顽癣、口眼歪斜、喉蛾、瘰疬、狂犬咬伤等。

【用量用法】外用：适量，研末敷贴，浸酒、醋涂搽。内服：炒炙研，入丸、散，0.03～0.06克；或提取斑蝥素用。

【注意事项】①外涂剂量宜小，发疱后用消毒针挑破放出液体，消毒后覆盖消毒敷料。禁入目。亦不宜大面积涂敷。皮肤过敏者禁外用。②内服宜慎，成人致死量为1.5～3克，斑蝥素致死量为30毫克。体质虚弱者，孕妇及肾病患者禁服。本品有毒。

椒　目

【别名】川椒目。

【功能主治】利水消胀，祛痰化饮。治疗水肿胀满、痰饮喘逆等。

【用量用法】内服：煎汤，2～5克；研末服减半。

棕榈炭

【别名】棕榈。

【功能主治】收敛止血。治疗衄血、崩漏、肠风泻血、尿血。

【用量用法】内服：煎汤，3～10克；或入丸、散；研末服，每次1.5～3克。外用：适量，研末吹鼻，或敷创面。

款冬花

【别名】冬花、九九花、款花、艾冬花。

【功能主治】润肺下气，化痰止嗽。治疗咳逆喘息、喉痹等。

【用量用法】内服：煎汤，6～10克；或熬膏，或入丸、散。

葛　根

【别名】干葛、甘葛、粉葛、葛藤、葛子根。

【功能主治】升阳解肌，透疹止泻，清热上渴。治疗伤寒、温热头痛项强、烦热消渴、泄泻、痢疾、斑疹不透、高血压、心绞痛、耳聋等。

【用量用法】内服：煎汤，5～10克。一般生用，止泻煨用。

葎　草

【别名】拉狗蛋、拉拉秧、穿肠草、勒草。

【功能主治】清热解毒，利尿消淤。治疗淋病、小便不利、疟疾、腹泻、痢疾、肺脓疡、肺炎、癫疮、痔疮、痈毒、瘰疬等。

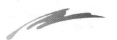

【用量用法】生用。内服：煎汤，15~30克，鲜品60~120克；或捣汁服。外用：适量，捣敷。

葱 白

【别名】葱茎白、大葱、葱白头。

【功能主治】发表，通阳，解毒。治疗伤寒头痛、阴寒腹痛、痢疾、痈肿等。

【用量用法】内服：煎汤，3~10克。外用：适量。

【注意事项】表虚多汗者禁服。

葱 汁

【别名】葱涕、葱涎、葱油、空亭液。

【功能主治】散淤，清热，驱虫。治疗痈肿、跌打损伤、头痛、衄血、尿血、虫积等。

葶苈子

【别名】苦葶苈、甜葶苈、丁历、大适。

【用量用法】内服：煎汤，5~10克；或入丸、散。外用：适量，煎水洗，或研末调敷。

【功能主治】下气行水，止咳定喘。治疗肺壅喘急、痰饮咳嗽、水肿胀满等。

【注意事项】不宜久服，肺虚喘咳、脾虚肿满者慎服。有报道，个别病人服之发生过敏性休克。

萹 蓄

【别名】萹畜草、大萹蓄、猪牙草、道生草。

【功能主治】利尿，清热，杀虫。治疗热淋癃闭、黄疸、阴浊、白带、蛔虫、痔肿、湿疮等。

【用量用法】生用。内服：煎汤，10~15克，单味可用至30克；或捣汁饮。外用：适量，煎水洗，或鲜品捣敷。

硫 黄

【别名】石硫黄、黄牙、灵黄、黄硇。

【功能主治】杀虫止痒，助阳益火。治疗顽癣瘙痒、疥疮、阴浊瘙痒、肾虚寒喘、尿频、腰膝冷痛、虚冷便秘等。

【用量用法】内服宜炮制后入丸、散，1.5~3克。

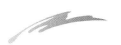

【注意事项】①阴虚火旺者及孕妇禁服；②畏朴硝；③内服不宜过量或久服，以免中毒。本品有毒。

雄 黄

【别名】明雄黄、黄金石、腰黄、雄精。

【功能主治】燥湿，祛风，杀虫，解毒。治疗疥癣、秃疮、痈疽、走马牙疳、缠腰蛇丹、破伤风、蛇虫蜇伤、腋臭、臁疮、哮喘、喉痹、惊痫、痔瘘等。

【用量用法】外用：适量，研末敷搽。内服：入丸、散，0.15~0.3克。

【注意事项】①血虚阴亏患者及孕妇禁服用。②雄黄为含砷的药物，内服易积蓄中毒，故不宜过量或久服；且能从皮肤黏膜吸收，故局部外用，亦不能大面积涂搽或长期持续使用。③本品遇热易于分解氧化为有毒的三氧化二砷（即砒霜），故忌火煅、煎炒等。本品有毒。

紫 草

【别名】紫草根、红石根、紫丹、鸦衔草。

【功能主治】清热凉血，散淤解毒。治疗湿热斑疹、湿热黄疸、吐衄、尿血、淋浊、血痢、热结便秘、烧伤、湿疹、丹毒、痈疡等。

【用量用法】生用。内服：煎汤，3~9克。外用：适量。

【注意事项】本品滑肠，故脾虚便溏者禁服。

紫 菀

【别名】驴耳朵菜、白菀、返魂草根。

【功能主治】温肺下气，消痰止嗽。治疗风寒咳嗽气喘、虚老咳吐脓血、喉痹、小便不利等。

【用量用法】内服：煎汤，6~12克；或入丸、散。

紫石英

【别名】萤石、氟石。

【功能主治】镇心，安神，降气，暖宫。治疗虚劳惊悸、咳逆上气、妇女血海虚寒不孕、癫痫等。

【用量用法】入汤剂宜打碎先煎。内服：煎汤，10~15克；或入丸、散。

【注意事项】阴虚火旺的遗精者，不孕及肺热喘咳者禁服。

紫苏子

【别名】红苏子、苏子、黑苏子、红紫苏子。

【功能主治】消痰润肺,下气宽肠。治疗咳逆、痰喘、便秘等。

【用量用法】内服:煎汤,5~10克;或捣汁饮,或入丸、散。

【注意事项】脾虚肠滑者禁服。

紫苏叶

【别名】红苏叶、苏叶、红紫苏叶。

【功能主治】发表散寒,理气安胎。治疗感冒风寒、恶寒发热、咳嗽、气喘、胸腹胀满、胎动不安等。

【用量用法】生用。内服:煎汤,6~9克;解鱼蟹毒,30~60克;或捣汁冲服。外用:煎洗,30克;捣敷,适量。

紫苏梗

【别名】紫苏茎、红苏梗、紫苏秆。

【功能主治】解郁止痛,理气安胎。治疗气郁、食滞、胸膈痞闷、脘腹疼痛、胎气不和等。

【用量用法】用量5~10克,水煎服。

紫花地丁

【别名】全花头草、地丁。

【功能主治】清热解毒,凉血消肿。治疗痈疖丹毒、乳腺炎、目赤肿痛、咽炎、黄疸型肝炎、肠炎、毒蛇咬伤等。

【用量用法】生用。内服:煎汤,10~30克,鲜品加倍;或捣汁服。外用:适量,捣敷。

【注意事项】外科阴证者禁用。

紫背天葵

【别名】紫背天葵草。

【功能主治】祛淤,活血,调经。治疗月经不调、白带过多、风湿、跌打内外伤等。

【用量用法】内服:煎汤,3~10克。

蛤 壳

【功能主治】清肺化痰,软坚散结,收敛止痛。治疗咳喘痰多、胸胁疼痛、痰中带血、瘿瘤、瘰疬结核、胃痛泛酸、白带、赤带、衄血、便血、皮肤湿疹、酒糟鼻。

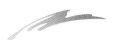

【用量用法】内服：煎汤，（蛤粉布包）9～15克；或入丸、散。外用：适量，研末油调敷。

【注意事项】气虚有寒、中阳不运者慎服。

景天三七

【别名】墙头三七、破血丹、土三七。

【功能主治】止血，化淤。治疗吐血、衄血、便血、尿血、崩漏、跌打损伤等。

【量用法】内服：煎汤，9～30克，鲜品60～90克；或绞汁服。外用：适量，捣敷。

鹅不食草

【别名】石胡荽、三牙戟、大救驾、鸡肠草。

【功能主治】祛风散寒，通窍去翳，除湿止痒。治疗感冒、寒喘、百日咳、鼻渊、过敏性鼻炎、鼻息肉、目翳涩痒、臁疮、疥癣等。

【用量用法】内服：煎汤，3～10克；或捣绞汁饮。外用：捣烂塞鼻，或研末吸鼻，捣敷或涂擦。

番泻叶

【别名】泻叶、泡竹叶。

【功能主治】泻积热，通大便。治疗热结便秘、积滞腹胀等。

【用量用法】生用。一般以沸水泡5分钟饮服，入汤剂应后下。内服：煎汤或开水泡，缓下1.5～3克，攻下5～10克。

【注意事项】本品可使盆腔器官充血，并刺激盆神经，故月经期、哺乳期妇女及孕妇禁服。

滑　石

【别名】液石、共石、番石、脱石、白滑。

【功能主治】清热，渗湿，利窍。治疗暑热烦渴、小便不利、水泻、热痢、淋病、黄疸、水肿、衄血、脚气、皮肤湿烂等。

【用量用法】生用。入汤剂用滑石块，或水飞布包入煎。内服：煎汤，10～15克。外用：适量，研末水飞撒敷患处。

【注意事项】脾虚气弱、精滑及热病津伤者禁服，孕妇慎服。

犀　角

【别名】犀牛角。

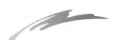

【功能主治】清热，凉血，定惊，解毒。治疗伤寒瘟疫热入血分、惊狂、烦躁、斑疹、发黄、吐血、衄血、下血、痈疽肿毒等。

【用量用法】内服：研末冲服，0.6～1.5克；或入丸、散。

【注意事项】孕妇慎服。畏川乌、草乌。

博落回

【别名】落回、号筒草、勃勒回、号筒梗、博落筒。

【功能主治】消肿，解毒，杀虫。治疗指疔、脓肿、急性扁桃体炎、中耳炎、滴虫性阴道炎、下肢溃疡、烫伤、顽癣等。

【用量用法】外用：捣敷，煎水熏洗或研末调敷。

棉花子

【别名】木棉子、棉花核。

【功能主治】温肾，补虚，止血。治疗阳痿、睾丸偏坠、遗尿、痔血、脱肛、崩漏、带下等。

【用量用法】内服：煎汤，6～12克；或入丸、散。外用：煎水熏洗。

棉花根

【别名】草棉根皮、蜜根、土黄芪。

【功能主治】补虚，平喘，调经。治疗体虚咳喘、疝气、崩漏、带下、子宫脱垂等。

【用量用法】内服：煎汤，根30～60克，根皮9～30克。

酢浆草

【别名】三叶酸草、醋母草、三叶酸、三角酸、雀儿酸、酸迷迷草、酸味草、酸酸草。

【功能主治】清热利湿，凉血散淤，消肿解毒。治疗泄泻、痢疾、黄疸、淋病、赤白带下、麻疹、吐血、衄血、咽喉肿痛、疔疮、痈肿、疥癣、痔疮、脱肛、跌打损伤、烫伤等。

【用量用法】内服：煎汤，6～12克（鲜者30～60克）；捣汁或研末。外用：煎水洗，捣敷，捣汁涂，调敷或煎水漱口。

葛 花

【别名】葛条花。

【功能主治】解酒醒脾，和胃止血。治疗发热烦渴、不思饮食、呕逆吐酸、吐

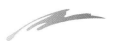

血、肠风下血等。

【用量用法】内服：煎汤，4.5~9克；或入丸、散。

紫金皮

【别名】红毛山藤、雷公藤。

【功能主治】祛风湿，散淤血，续筋骨。治疗风湿骨痛、跌打损伤、半身不遂、腰肌劳损、骨折等。

【用量用法】内服：煎汤，9~15克。外用：捣敷或煎水洗。

紫河车

【别名】胞衣、胎盘、衣胞。

【功能主治】补气，养血，益精。治疗虚损、赢瘦、劳热骨蒸、咳喘、咯血、盗汗、遗精、阳痿、妇人血气不足、不孕或乳少等。

【用量用法】内服：研末，2.4~2.5克；或入丸剂。

蛤　蚧

【别名】蛤蟹、仙蟾、大壁虎、蛤蚧干。

【功能主治】补肺益肾，定喘止嗽。治疗虚劳、肺痿、喘嗽、咯血、消渴、阳痿等。

【用量用法】内服：煎汤，3~6克；或入丸、散。

蛤蜊粉

【别名】蛤粉。

【功能主治】清热利湿，化痰软坚。治疗痰饮喘咳、水气浮肿、胃痛、呕逆、白浊、崩中、带下、瘿瘤、烫伤等。

【用量用法】内服：入丸、散，3~9克。外用：调敷。

蛴　螬

【别名】老母虫、核桃虫、粪虫。

【功能主治】破血行淤，散结通乳。治疗折损淤痛、痛风、破伤风、喉痹、目翳、丹毒、痈疽、痔瘘、乳汁不下等。

【用量用法】内服：入丸、散。外用：研末调敷或捣敷。

黑塔子根

【别名】油柿根。

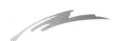

【功能主治】清热凉血，通经利水。治疗肺热咳嗽、吐血、肠风下血、闭经、膨胀等。

【用量用法】内服：煎汤，15～30克。

锁　阳

【别名】琐阳、不老药、地毛球、锈铁种、锁燕。

【功能主治】补肾，润肠。治疗阳痿、尿血、血枯便秘、腰膝痿弱等。

【用量用法】内服：煎汤，4.5～9克；入丸、散或熬膏。

舒筋草

【别名】千金藤、灯笼草、伸筋草、石子藤、无病草。

【功能主治】舒筋活络，清热除湿。治疗风湿关节痛、跌打损伤、筋骨疼痛、月经不调、脚转筋、夜盲症、骨湿腰痛、小儿外感发热等。

【用量用法】内服：煎汤，9～30克。

番　茄

【别名】西红柿。

【功能主治】生津止渴，健胃消食。治疗口渴、食欲不振等。

【用量用法】内服：煎汤，9～15克；或生食。

番木瓜

【别名】石瓜、万寿果、蓬生果、番瓜。

【功能主治】消食健胃，滋补催乳，舒筋活络。治疗脾胃虚弱、食欲不振、胃痛、痢疾、二便不畅、乳汁缺少、风湿骨痛、肢体麻木等。

【用量用法】内服：煎汤，鲜者30～60克；研末，1.5～2.4克；或绞汁饮。外用：煎水洗。

猴　枣

【别名】猴子枣、羊肠枣、猴丹、申枣。

【功能主治】消痰镇惊，清热解毒。治疗痰热喘嗽、小儿惊痫、瘰疬痰咳等。

【用量用法】内服：研末，0.6～1.5克。外用：醋调涂。

童　便

【别名】轮回酒、还元汤、还魂酒。

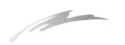

【功能主治】养阴清肺，凉血止血，下胎。治疗久嗽失声、吐血衄血、难产、胎衣不下等。

【用量用法】内服：饮食或对入煎剂。

十三画

椿　皮

【功能主治】除热，燥湿，涩肠，止血，杀虫。治疗久泻、久痢、肠风、便血、崩漏、带下、遗精、白浊、疳积、蛔虫、疮癣。

【用量用法】内服：煎汤，5~10克，鲜品15~30克；研末服，1.5~3克。外用：适量，煎水洗。

【注意事项】脾胃虚寒者慎服。

槐　花

【别名】槐米、金药树、豆槐、槐蕊。

【功能主治】清热，凉血，止血。治疗肠火便血、痔血、尿血、血淋、崩漏、衄血、赤白痢下、风热目赤、痈疽疮毒，并用于预防中风。

【用量用法】内服：煎汤，6~12克。

【注意事项】脾胃虚寒及阴虚发热无实火者慎服。

槐　角

【别名】槐莲豆、槐实、槐子、槐豆。

【功能主治】凉血，止血，柔肝熄风，燥湿止痒。治疗肠风泻血、痔血、崩漏、血淋、血痢、心胸烦热、风眩欲倒、阴疮湿痒。

【用量用法】内服：煎汤，6~15克；或入丸、散。存性外敷。

蓖麻子

【别名】天麻子果、蓖麻、蓖麻仁。

【功能主治】消肿拔毒，泻下通滞。治疗痈疽肿毒、瘰疬、喉痹、疥癞癣疮、水肿腹满、大便燥结。

【用量用法】本品多外用，内服则须炒熟后捣碎用。炒熟后能够破坏蓖麻毒蛋白，可降低毒性。内服：研末，1.5~5克；或入丸、散。外用：适量，捣敷或研末

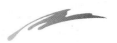

调敷。

【注意事项】孕妇及大便滑泄者禁服。本品有毒。

蒺 藜

【功能主治】平肝潜阳，行气活血，祛风清热明目。治疗头痛、眩晕、肝气郁结、乳房胀痛、胸痹疼痛、风热目赤、风疹瘙痒、白癜风、风湿热毒。

【用量用法】炒熟用。内服：煎汤，6~10克；研末服，每次3~6克。

【注意事项】孕妇慎服。

蒲 黄

【别名】香蒲、蒲草黄、水蜡烛、蒲草。

【功能主治】凉血止血，活血散淤。生用治经闭腹痛、产后淤阻作痛、跌打血闷、疮疖肿毒，炒黑止吐血、衄血、崩漏、泻血、尿血、血痢、带下，外治重舌、口疮、耳流脓、耳中出血。

【用量用法】入汤剂宜纱布包煎。内服：煎汤，3~10克；或入丸、散。外用：适量，调敷。

【注意事项】孕妇禁服。

蒲公英

【别名】公英、黄花地丁、蒲公丁、奶汁草。

【功能主治】清热解毒，利尿散结。治疗乳痈、瘰疬、疔毒疮肿、淋巴结炎、急性结膜炎、感冒发热、乳蛾、急性支气管炎、胃炎、肝炎、胆囊炎、尿路感染。

【用量用法】生用。内服：煎汤，10~30克，鲜品加倍；或捣汁服。外用：适量，捣敷。

【注意事项】外科阴证、无实火者禁服用。

硼 砂

【别名】大朋砂、月石、盆砂。

【功能主治】清热消痰，解毒防腐。治疗咳嗽痰稠、咽喉肿痛、口舌生疮、目赤翳障、骨硬、噎嗝。

【用量用法】内服：多入丸、散，1.5~3克。

【注意事项】体弱者内服宜慎。

雷 丸

【别名】竹苓、雷实、雷矢、竹苓芝。

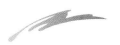

【功能主治】消积，杀虫，熄风。治疗虫积腹痛、疳疾、风痫。

【用量用法】生用。内服：研末，每日15～20克，大剂量30克，分2～3次饭前冷开水调服；或入丸、散。外用：适量，煎水洗浴。

【注意事项】①脾胃虚寒者慎服；②本品有效成分蛋白酶受热（60℃左右）和遇酸易于被破坏失效，而在碱性溶液中作用最强，故不宜入煎剂，不宜与酸性食物同服。本品有小毒。

雷公藤

【别名】黄藤、黄腊藤、黄药。

【功能主治】祛风利湿，清热解毒，杀虫止痒。治疗风湿痹痛、红斑狼疮、皮肌炎、肌炎、肾炎、肾病、痈肿疮毒、皮疹疥癣、皮肤瘙痒。

【用量用法】生用。内服：煎汤，6～9克，去皮久煎；或制成浸膏、片剂、酊剂。外用：适量，研末。

【注意事项】本品有大毒。心、肝、肾有器质性病变者，白细胞减少者，以及孕妇均禁服用。服药后一般可有恶心呕吐、腹痛等胃肠道反应，过量易致中毒。

蜈　蚣

【别名】天龙、百足虫、千足虫、金头蜈蚣、百脚。

【功能主治】祛风定惊，攻毒散结。治疗中风、惊痫、破伤风、百日咳、瘰疬、结核、疮疡肿毒、风癣、白秃、痔漏、烫伤。

【用量用法】煎服生用，研末服炙用。内服：煎汤，2～4克；研末，0.5～1克。外用：适量，研末或浸油涂敷患处。

【注意事项】①血虚生风者及孕妇禁服；②本品有毒，用量不可过大。

蜂　房

【功能主治】攻毒杀虫，祛风止痛。治疗痈疽疮毒、瘰疬、外阴疮糜溃、风湿痹痛、肾囊风、尿失禁、白癜风、风疹瘙痒、牙龈齿痛、多种癌肿。

【用量用法】内服：煎汤，3～9克；或入丸、散；研末，1～2克。外用：适量，研末敷，熬膏涂或煎水洗。

【注意事项】气血虚弱，肾功能不良者慎服。本品有小毒。

蜣　螂

【别名】推粪虫、推屎爬、牛屎虫、铁甲将军推车客。

【功能主治】定惊，破淤，通便，攻毒。治疗惊痫、癫狂、血积聚、噎嗝、反胃、腹胀便结、淋病、痔积、血痢、痔漏、疔肿、恶疮。

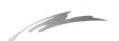

【用量用法】生用。内服：煎汤，1.5~3克；研末，0.5~1克。外用：适量，研末敷或捣敷。

【注意事项】孕妇禁服。本品有毒。

蜀 漆

【别名】端午花、麻秆花、斗蓬花、苟其花。

【功能主治】除痰，截疟，消化积。治疗咳嗽痰多、疟疾等。

【用量用法】内服：煎汤，3~6克。

鼠曲草

【别名】土茵陈、酒曲绒、鼠耳、无心草。

【功能主治】化痰止咳，祛风散寒。治疗咳嗽痰多、气喘、感冒风寒、蚕豆病。

【用量用法】内服：煎汤，9~15克，鲜品可用至30克；研末，3~6克。外用：适量，煎水洗，捣汁涂，或捣烂敷。

【注意事项】本品用量不宜过大。个别患者服药后会现胃部不适或疼痛、恶心、头昏、大便稀薄等反应。

零陵香

【别名】香草、熏香、陵草、石苴蓿、师香草、芫香。

【功能主治】祛风寒，辟秽浊。治疗伤寒、感冒头痛、胸腹胀满、下痢、遗精、鼻塞、牙痛。

【用量用法】内服：煎汤，4.5~9克；或入丸、散。外用：研末掺或煎水含嗽。

蜈蚣草

【别名】小贯仲、舒筋草、牛肋巴。

【功能主治】辟疫，消肿，退热。治疗腹痛、痢疾、蜈蚣咬伤、无名肿毒。

【用量用法】内服：煎汤，6~12克。外用：煎汤，煎水洗或捣敷。

蜈蚣藤

【别名】多叶花椒、马椒、小叶刺椒。

【功能主治】祛风止痛。治疗痹证，外治牙痛、癣。

【用量用法】内服：煎汤，9~15克。外用：研末撒或煎水洗。

蜗 牛

【别名】小牛螺、山蜗、天螺、天螺师、草螺子。

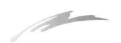

【功能主治】清热，消肿，解毒。治疗风热惊痫、消渴、喉痹、疰腮、瘰疬、痈肿、痔疮、脱肛、蜈蚣咬伤。

【用量用法】内服：煎汤，30~60克；焙干研末捣汁。外用：捣敷或焙干研末调敷。

蜂 蜜

【别名】石蜜、白蜜、白沙蜜、蜜糖、沙蜜、蜂糖、百花蕊、百花精。

【功能主治】补中，润燥，止痛，解毒。治疗肺燥咳嗽、肠燥便秘、胃脘痛、鼻渊、口疮、烧烫伤、马头中毒。

【用量用法】内服：冲调，9~30克；或入丸剂、膏剂。外用：涂局部。

路边草

【别名】星星蒿、鸡儿肠。

【功能主治】消食健胃，祛淤解毒。治疗小儿疳积、腹泻、痢疾、蛇咬伤、外伤出血。

【用量用法】内服：煎汤，6~9克。外用：捣敷。

路路通

【别名】枫实、枫果、枫球子、狼眼、枫树球。

【功能主治】祛风通络，利水除湿。治疗肢体痹痛、手足拘挛、胃痛、水肿、胀满、经闭、乳少、痈疽、痔漏、疥癣、湿疹。

【用量用法】内服：煎汤，3~6克；或烧煅存性研末。外用：烧煅存性研末调敷或烧烟闻嗅。

蜀 葵

【别名】水芙蓉、麻秆花、斗蓬花、棋盘花。

【功能主治】根：清热解毒，排脓，利尿；子：利尿通淋；花：通利二便，解毒散结。其根治疗泄泻、痢疾、淋证、子宫颈炎、白带等症，其子治疗石淋、小便不利、水肿等，花治疗二便不利、梅核气，花叶外治痈疮肿疡、烧烫伤。

【用量用法】内服：煎汤，根9~18克，其余3~6克。外用：捣敷或研末调敷。

鼠

【别名】首鼠、老鼠、家鼠。

【功能主治】健脾益肾，活血消肿。治疗虚劳羸瘦、膨胀、小儿疳积、烫伤、

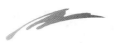

折伤、冻疮、疮肿。

【用量用法】内服：煮食，烧灰或焙干研末。外用：煎膏、浸油、烧灰或捣研涂敷。

十四画

碧桃干

【别名】桃干、瘪桃干、桃奴。

【功能主治】益肾固涩，截疟理气，安胎。治疗盗汗、遗精、吐血、疟疾、心腹痛、妊娠下血。

【用量用法】内服：煎汤，10~15克；或入丸、散。外用：适量研末调敷。

榧　子

【别名】香榧、榧实、野杉、榧树。

【功能主治】杀虫，消积，润燥。治疗虫积腹痛、小儿疳积、燥咳、便秘、痔疮。

【用量用法】入煎剂宜生用；入丸、散，或单味嚼服宜炒熟用。内服：煎汤，15~30克；或炒熟嚼服，每次30~40克；或入丸、散。

【注意事项】多食易滑肠，脾虚便溏者慎服。

槟　榔

【别名】国马、槟楠、鸡心槟榔、大腹子。

【功能主治】杀虫，破积，下气，行水。治疗虫积、食滞、脘腹胀痛、泻痢后重、疟疾、水肿、脚气、痰癖。

【用量用法】生用杀虫、行水消肿力胜，炒用下气散满力强。内服：煎汤，6~15克，驱绦虫、姜片虫，单用60~120克，或入丸、散。外用：适量，煎水洗或研末敷。

【注意事项】①脾虚便溏者慎服，气虚下陷者禁服；②槟榔含槟榔碱有毒。过量槟榔碱能引起流涎、呕吐、利尿、昏睡及惊厥等证。

酸枣仁

【别名】山酸枣、枣仁、酸枣核。

【功能主治】养肝，宁心，安神，敛汗。治疗虚烦不眠、惊悸怔忡、虚汗。

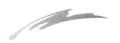

【用量用法】内服：煎汤，6～15克；研末冲服或睡前吞服，1.5～3克；或入膏、丸。

【注意事项】肠滑泄泻、心脾实热、感冒风寒者不宜服用。

蔓荆子

【别名】白背木耳、白背杨、白布荆。

【功能主治】疏风清热，清利头目。治疗风热感冒、正偏头痛、齿痛、赤眼、目睛内痛、昏暗多泪。

【用量用法】生药用于发散风热，入煎时需打碎；炒药聪明耳目力强。内服：煎汤，4.5～9克。

【注意事项】瞳仁散大者禁服用。

磁　石

【别名】吸针石、吸铁石、灵磁石、活磁石、玄石、处石。

【功能主治】潜阳纳气，镇惊安神。治疗头目眩晕、耳鸣耳聋、虚喘、惊痫、怔忡。

【用量用法】入汤剂需打碎先煎。内服：煎汤，10～30克；研末服，1～3克；或入丸、散。外用：适量。

【注意事项】①吞服后不易消化，如入丸、散不可多服；②最好配神曲、鸡内金以助消化。脾胃虚弱者慎服；③内服过量或长期服用易发生铁剂中毒。

豨莶草

【别名】豨莶、肥猪菜、黄花子、粘苍子、虎莶、母猪油。

【功能主治】祛风湿，利筋骨，降血压，消肿止血。治疗四肢麻痹、筋骨疼痛、腰膝无力、高血压、疔疮肿毒、外伤出血。

【用量用法】内服：煎服，6～12克；或入丸、散。外用：捣敷，研末撒，或煎水洗，适量。

【注意事项】阴血不足者慎服。

蝉　蜕

【别名】虫蜕、蝉皮、蝉壳。

【功能主治】散风热，宣肺，定痉。治疗外感风热、咳嗽音哑、麻疹透发不畅、风疹瘙痒、小儿惊痫、目赤、翳障、疔疮、肿毒、破伤风。

【用量用法】生用。内服：煎汤，3～10克；治破伤风用量宜大，15～30克。

【注意事项】虚劳失音，本品不宜。孕妇慎服。

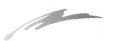

鲜地黄

【别名】生地黄、鲜生地。

【功能主治】清热，凉血、生津。治疗温病伤阴、大热烦渴、舌绛、神昏、斑疹、吐血、衄血、虚劳骨蒸、咳血、消渴、便秘、血崩。

【用量用法】用量20~60克，煎服，或捣汁饮。

漏　芦

【别名】狼头花、野兰、北漏。

【功能主治】清热解毒，消肿排脓，下乳，通筋脉。治疗痈疽发背、瘰疬恶疮、热毒血痢、痔疮出血、乳房肿痛、乳汁不通、湿痹筋脉拘挛、骨节疼痛。

【用量用法】生用。内服：煎汤，5~10克，鲜品30~60克；研末服，3~5克。外用：适量，煎水洗或研末调敷。

【注意事项】阴证疮疡者及孕妇慎服用。

熊　胆

【别名】狗熊胆、黑瞎子胆。

【功能主治】清热解暑，解痉，明目，杀虫。治疗热黄、暑泻、小儿惊痫、疳疾、蛔虫病、目翳、喉痹、鼻蚀、疔痔恶疮。

【用量用法】内服：做散剂或入丸剂，不入汤剂；研末服，0.3~2克。外用：研末水化调涂患处。

【注意事项】非实热者不可用。

蜻　蜓

【别名】蜻虰、青娘子。

【功能主治】益肾强阴。治疗肾虚遗精、阳痿。

【用量用法】内服：煎汤，2~4只；或研末。

蜥　蜴

【别名】马蛇子、麻蛇子、马舌子、丽纹麻蜥。

【功能主治】消瘿散瘰。治疗瘰疬。

【用量用法】内服：研末，1只。外用：研末调敷。

蜘　蛛

【别名】网工、网虫、圆蛛、蛛蛛、到麻。

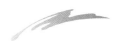

【功能主治】祛风, 水肿, 解毒。治疗狐疝偏坠、中风口歪、小儿慢惊、口噤、痔积、疔肿、瘰疬、疮疡、蜈蚣蜂蝎螫伤。

【用量用法】内服: 入丸、散。外用: 焙干研末撒、捣汁涂或调敷。

蜘蛛网

【别名】蜘蛛膜、蜘蛛丝。

【功能主治】止血, 消肿, 解毒。治疗金创出血、吐血、毒疮。

【用量用法】内服: 炒黄研末。外用: 敷贴。

蜘蛛香

【别名】马啼香、连香草、土细辛、老虎七、香草。

【功能主治】行气散寒, 活血调经。治疗发痧、脘腹胀痛、呕吐泄泻、肺气水肿、风寒感冒、月经不调。

【用量用法】内服: 煎汤, 3~4.5克; 或浸酒。外用: 磨汁涂。

蜘蛛蜕壳

【别名】蜘蛛壳。

【功能主治】杀虫, 清胃。治疗虫牙、牙疳。

【用量用法】外用: 研末敷。

罂粟壳

【别名】鸦片烟果果、罂蓿壳、罂子粟壳、米囊子壳。

【功能主治】敛肺止咳, 涩肠固精, 定痛。治疗久咳、久泻、久痢、脱肛、便血、滑精、多尿、白带、心腹筋骨诸痛。

【用量用法】内服: 煎汤2.4~6克; 或入丸、散。

十五画

樟　脑

【别名】潮脑、脑子、油脑、树脑。

【功能主治】通窍, 止痛, 辟秽杀虫。治疗心腹胀痛、牙痛、跌打损伤、脚气、疮疡疥癣。

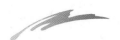

【用量用法】不入煎剂。外用：研末撒，或调敷。内服：入丸、散，0.1~0.2克；或用酒溶化服。

【注意事项】①本品辛热温燥芳香，有耗气伤阴之弊，故气虚阴亏及有热者禁服；孕妇禁服；②内服本品宜慎，1~2克即可引起中毒，致死量为7~15克或肌肉注射4克。本品有毒。

赭　石

【别名】代赭石、钉头赭石、血师。

【功能主治】平肝镇逆，凉血止血。治疗噫气呃逆、噎膈反胃、哮喘惊痫、吐血、鼻衄、肠风、痔漏、崩漏、带下。

【用量用法】入汤剂应打碎先煎。内服：煎汤，10~30克；或研末服，每次3克；或入丸、散。

【注意事项】孕妇慎服。

蕤　仁

【别名】马茹子、美仁子、蕤仁。

【功能主治】祛风散热，养肝明目。治疗目赤肿痛、昏暗羞明、眦烂多泪、鼻衄。

【用量用法】生用。内服：煎汤，4.5~9克，打碎用。外用：适量。

蕲　蛇

【别名】大白花蛇、五步蛇、百步蛇、棋盘蛇。

【功能主治】祛风除湿，舒筋活络，止痉，攻毒。治疗痹证、半身不遂、筋脉拘挛、口眼歪斜、四肢麻木、疥疮皮癣。

【用量用法】制用。内服：煎汤，3~9克；研末服，1~1.5克；或入丸、酒、膏剂。

【注意事项】阴血不足、内热生风者慎服。

墨旱莲

【别名】莲子草、旱莲草、猪牙草、墨记菜。

【功能主治】凉血止血、补肾利湿。治疗吐血、咳血、衄血、尿血、便血、血痢、刀伤出血、须发早白、白喉、淋浊、带下、阴部湿痒。

【用量用法】生用。内服：煎汤，10~15克，鲜品15~30克；或鲜品捣汁服。外用：适量，鲜品捣敷。

【注意事项】胃酸、便溏、肾阳衰微者慎服。

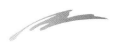

僵　蚕

【别名】天虫、姜虫、白僵蚕。

【功能主治】祛风解痉，化痰散结。治疗中风失音、惊痫、头风、喉风、喉痹、瘰疬结核、风疮隐疹、丹毒、乳腺炎。

【用量用法】内服：煎汤，3～10克；研末吞服，每次1～3克。

【注意事项】血虚无风者慎服。

熟地黄

【别名】熟地、大熟地。

【功能主治】滋阴，益肾，补血。治疗阴虚血少、劳嗽骨蒸、遗精、崩漏、月经不调、消渴、耳聋、目昏。

【用量用法】内服：煎汤，10～20克，大剂量可用至30克。

【注意事项】本品性质滋腻，碍胃助湿，常配砂仁、陈皮等健胃同用，气滞痰多、苔腻湿盛、脾胃虚弱、食少便溏者禁服。

鹤　虱

【别名】南鹤虱、北鹤虱、鹄虱、鬼虱。

【功能主治】杀虫。治疗虫积腹痛。

【用量用法】内服：煎汤，5～10克；或入丸、散。

【注意事项】本品有小毒。服用本品数小时或第二天可有轻微恶心、呕吐、食欲不振、腹痛、头晕、头痛、耳鸣等反应，一般可自行消失。

鹤草芽

【功能主治】杀虫。治疗绦虫病、阴道滴虫。

【用量用法】内服：研粉，每次30～50克，大剂量可用至100克，温开水送服。小儿按每千克体重0.7～0.8克计算。一般在早晨空腹1次顿服，服后一个半小时用硫酸镁导泻。

【注意事项】①本品遇热失效，不可煎服；②内服偶有恶心、呕吐、头晕等反应。

醉鱼草

【别名】醉鱼儿草、闹鱼花、药杆子、毒鱼藤、铁线尾。

【功能主治】祛风，杀虫，活血。治疗感冒、咳嗽、喘息、痹症、蛔虫病、钩虫病、跌打、外伤出血、疟腮、瘰疬。

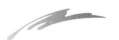

【用量用法】内服：煎汤，9~15克（鲜者15~30克）；或捣汁。外用：捣汁或研末。

震天雷

【别名】九牛七、翻天印。

【功能主治】泻下逐水，散淤止血。治疗大小便不通、肝硬化腹水、跌打损伤、外伤出血。

【用量用法】内服：煎汤，1.5~6克。外用：煎水洗或研末撒。

蝼　蛄

【别名】拉拉古、拉拉狗、拉蛄、拉拉蛄、土狗。

【功能主治】利水通便，解毒消肿。治疗水肿、石淋、小便不利、瘰疬、痈肿、恶疮。

【用量用法】内服：煎汤，3~4.5克；或入散剂。外用：研末撒。

蝙　蝠

【别名】天鼠、夜燕、飞鼠。

【功能主治】止咳，截疟，清肝，明目，散结，解毒。治疗久咳、疟疾、淋病、惊风、目翳、瘰疬、金疮。

【用量用法】内服：入丸、散。外用：研末掺或调敷。

十六画

橘　叶

【别名】橘子叶。

【功能主治】疏肝，行气，化痰，消肿毒。治疗胁痛、乳痈、肺痈、咳嗽、胸膈痞满、疝气。

【用量用法】内服：煎汤，3~9克。

橘　白

【功能主治】系橘类果皮的白色内层，补益脾胃，和胃化浊。

【用量用法】内服：煎汤，2~5克。

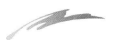

橘　络

【别名】橘丝、橘筋。

【功能主治】理气，止痛。治疗疝气、睾丸肿痛、乳痈、腰痛、膀胱气痛。

【用量用法】内服：煎汤，2～5克。

橘　核

【别名】橘子仁。

【功能主治】行气、散结、止痛。治疗疝气、癫疝睾丸肿硬、乳痈肿痛初起。

【用量用法】内服：煎汤，5～10克；研末，2～5克。

薤　白

【别名】野薤、野白头、野蒜、小独蒜、小蒜、薤白头。

【功能主治】宽胸理气，通阳散结。治疗胸痹心痛彻背、脘痞不舒、干呕、泻痢后重。

【用量用法】内服：煎汤，5～10克；或入丸、散。外用：适量，捣敷。

【注意事项】气虚者慎服，胃弱纳呆或不耐蒜味者不宜服用。久用对黏膜有刺激性，易发嗳气。

薏苡仁

【别名】苡仁、米仁、薏仁米、起实、薏仁、草珠子。

【功能主治】健脾补肺，清热利湿。治疗泄泻、湿痹、筋脉拘挛、屈伸不利、水肿、脚气、肺痿、肺痈、肠痈、淋浊、白带。

【用量用法】内服：煎汤，10～30克；或入丸、散。亦可做羹、煮粥。

薄　荷

【别名】苏薄荷、夜息花。

【功能主治】疏风散热，辟秽解毒。治疗外感风热、头痛目赤、咽喉肿痛、食滞气胀、口疮、牙痛、疮疥、隐疹。

【用量用法】生用。内服：煎汤，3～6克。其气芳香，不可久煎，宜后下。

【注意事项】阴虚血燥、肝阳上亢、表虚汗多不止者禁服。

薜　荔

【别名】石壁莲、爬墙虎、风不动、石龙藤、墙脚柱、红墙套、薜荔络石藤、爬墙藤、爬壁草。

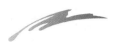

【功能主治】祛风利湿，活血解毒。治疗风湿痹痛、泻痢、淋病、跌打损伤、痈肿疮疖。

【用量用法】内服：煎汤，9~15克（鲜品60~90克）；捣汁、浸酒或研末。外用：捣汁涂或煎水熏洗。

燕 窝

【别名】燕窝菜、燕蔬菜、燕菜、燕根。

【功能主治】养阴润燥，益气补中。治疗虚损、痨瘵、咳嗽痰喘、咯血、吐血、久痢、久疟、噎嗝反胃。

【用量用法】内服：绢包煎汤，4.5~9克；或入膏剂。

壁 虎

【别名】守宫、壁宫、爬壁虎、天龙。

【功能主治】祛风，定惊，散结，解毒。治疗中风瘫痪、历节风痛、风痰惊痫、瘰疬、恶疮。

【用量用法】内服：焙研入丸、散。外用：研调敷。

壁 钱

【别名】壁虫、壁蟢。

【功能主治】通窍开痹，清热止血。治疗喉痹、牙疳、鼻衄、痔疮下血、金疮出血。

【用量用法】外用：捣汁涂，研末敷或吹喉。

十七画

檀 香

【别名】白檀木、真檀、六驳。

【功能主治】理气，和胃。治疗心腹疼痛、噎嗝呕吐、胸膈不舒。

【用量用法】内服：煎汤，2~5克；研末，1.5~3克；或磨汁冲服，亦入丸、散。

【注意事项】阴虚火旺、气热吐衄者慎服。

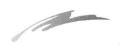

藏红花

【别名】西红花、番红花。

【功能主治】散郁开结，活血化淤。治疗忧思郁结、胸膈痞闷、伤寒发狂、惊怖恍惚、经闭、产后淤血腹痛、跌打肿痛。

【用量用法】生用。内服：煎汤，1~3克。孕妇禁服。

藏青果

【别名】西藏青果。

【功能主治】养阴润肺，清热解毒。治疗虚证白喉、喉痹、咽喉肿痛、乳蛾、菌痢。

【用量用法】内服：煎汤，2~5克，肠炎、菌痢可用至5~20克；或含咽。

藁　本

【别名】川藁本。

【功能主治】散风寒湿邪。治疗风寒头痛、巅顶痛、寒湿腹痛、泄泻、疝瘕、羊癣。

【用量用法】生用。内服：煎汤，3~10克。外用：适量，煎水洗，或研末涂敷。

【注意事项】本品辛温性燥，阴虚、血虚、温病头痛者禁服。

蟋　蟀

【别名】将军虫、秋虫、夜鸣虫、蛐蛐、斗鸡、唧唧。

【功能主治】利尿。治疗尿闭、水肿、膨胀。

【用量用法】内服：煎汤，4~6只；研末，1~3只。

【注意事项】孕妇禁服。

螳　螂

【别名】刀螂、蟷螂、刀娘、天蝼。

【功能主治】清热镇惊。治疗惊痫、咽喉肿痛、痔疮。

【用量用法】内服：入丸、散。外用：研末鼻吸、吹喉或调敷。

蟑　螂

【品名】茶婆虫、香娘子、偷油婆、酱虫、黄贼。

【功能主治】破淤化积，消肿解毒。治疗小儿疳积、疔疮、喉蛾、痈肿、蛇虫

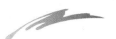

咬伤。

【用量用法】内服：煎汤，1~3只；或焙干研末。外用：捣敷。

䗪 虫

【品名】土鳖，地鳖虫、簸箕虫、臭虫母、盖子虫、土元、土虫、节节虫、蚂蚁虎。

【功能主治】逐淤，破积，通络，理伤。治疗血滞经闭、产后淤血腹痛、跌打损伤、木舌、重舌。

【用量用法】内服：煎汤，3~6克；或入丸、散。外用：煎水含嗽捣敷。

【注意事项】孕妇禁服。本品有小毒。

十八画

藕 节

【品名】藕节疤、光藕节。

【功能主治】止血，散淤。治疗咳血、吐血、衄血、便血、血痢、血崩。

【用量用法】内服：煎汤，10~30克；捣汁饮，鲜品30~60克。外用：捣汁滴鼻或研末吹鼻。

藜 芦

【品名】黑藜芦、大叶藜芦、棕包头。

【功能主治】吐风痰，杀虫毒。治疗中风痰痈、风痫癫疾、久疟、头痛、喉痹、疥癣、恶疮。

【用量用法】内服：研末，0.3~0.6克；或入丸、散。外用：适量，研末调涂或扑粉。

【注意事项】①本品毒性强烈，内服宜慎。体虚者及孕妇禁服。②不宜与细辛、芍药及人参、丹参、玄参、沙参、苦参同用。本品有毒。

藤 黄

【别名】海藤。

【功能主治】消肿，化毒，止血，杀虫。治疗痈疽肿毒、顽癣恶疮、损伤出血、牙疳蛋齿、烧烫伤。

【用量用法】外用：适量，酒磨涂，研末调敷或熬膏涂。

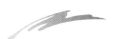

【注意事项】本品有大毒，不可内服。

覆盆子

【别名】小托盘、覆盆。

【功能主治】补肝肾，缩小便，壮阳固精，明目。治疗阳痿、遗精、溲数、遗溺、虚老、目暗。

【用量用法】生用。内服：煎汤，3～10克；或入丸、散及浸酒、熬膏服。

【注意事项】肾虚有火、小便短涩者慎服。

礞　石

【别名】烂石、青礞石。

【功能主治】坠痰，消食，下气，平肝。治疗顽痰癖积、宿食结块、癫狂惊痫、咳嗽喘急、痰涎上壅。

【用量用法】入汤剂宜布包煎。内服：煎汤，9～15克；或入丸、散。

【注意事项】脾胃虚弱者及孕妇禁服。

瞿　麦

【别名】巨麦、瞿麦穗。

【功能主治】清热利水，破血通经。治疗小便不通、淋病、水肿、经闭、痈肿、目赤障翳、浸淫疮毒。

【用量用法】生用。内服：煎汤，10～15克；或入丸、散。外用：适量，研末撒，或调涂，或煎水洗。

【注意事项】本品能破血，堕胎，且性寒下泄，故孕妇及老年体虚者禁服。

十九画

藿　香

【别名】广藿香、合香。

【功能主治】解暑化湿，理气和中。治疗感冒暑湿、头痛、湿阻中焦、胸脘痞闷、食欲不振、呕吐、恶心、泄泻。

【用量用法】内服：煎汤或泡茶，10～15克，鲜品倍量；或入丸、散。

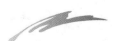

【注意事项】①阴虚火旺、舌红无苔者慎服；②本品含挥发油，入汤剂不宜久煎。

蟾 皮

【别名】癞蟆皮。

【功能主治】清热解毒，利水消肿。治疗痈疽、肿毒、瘰疬、肿瘤、疳积、腹胀、咳嗽、痰喘。

【用量用法】内服：煎汤，3～5克；或入丸、散，每次0.3～1克。外用：鲜品适量，贴患处。

蟾 酥

【别名】癞蛤蟆酥、蛤蟆浆。

【功能主治】解毒，消肿，止痛。治疗疔疮、痈疽、发痛、瘰疬、慢性骨髓炎、咽喉肿痛、小儿疳积、风虫牙痛。

【用量用法】内服：入丸、散，0.015～0.03克。外用：适量，研末调敷，或入膏药内贴敷。

【注意事项】①内服不可过量和久服。有严重胃溃疡、胃炎、心血管疾患者及孕妇禁服。②外用不可入目，误入目时急用紫草汁滴洗。本品有毒。

蟾 蜍

【别名】癞蛤蟆、蟾、蚧巴子、癞巴子。

【功能主治】破结块，行水湿，化毒，杀虫，定痛。治疗疔疮、发背、阴疽、瘰疬、恶疮、结块、癖积、膨胀、水肿、小儿疳积、咳嗽、痰喘。

【用量用法】内服：煎汤，1只；研末，1～3克。

鳖 甲

【别名】甲鱼、团鱼盖、脚鱼甲、鳖壳、团鱼。

【功能主治】养阴清热，平肝息风，软坚散结。治疗劳热骨蒸、阴虚风动、劳疟疟毒、结块、经闭、经漏、小儿惊痫。

【用量用法】入汤剂应先煎。内服：煎汤，生药15～30克，炙药10～20克；熬膏或入丸、散。外用：适量，煎水洗；研末掺调敷。

【注意事项】腹泻便溏、胃纳欠佳、男子阳痿、女子妊娠者均慎服。

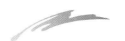

二十画

獾　油

【别名】獾子油。

【功能主治】益气升提，收敛止血，杀虫疗疮。治疗中气不足、子宫脱垂、咳血、痔疮、痔疮、疥癣、白秃、烫伤、冻疮。

【用量用法】外用：涂擦。

鳝　鱼

【别名】海蛇、黄鳝。

【功能主治】补虚损，除风湿，强筋骨。治疗痨伤、风寒湿痹、产后淋漓、下痢脓血、痔瘘、臁疮。

【用量用法】外用：剖片敷贴。

糯　米

【别名】稻米、江米、元米。

【功能主治】补中益气。治疗消渴溲多、自汗、便泄。

【用量用法】内服：煎汤，30~60克；或入丸、散。外用：研末调敷。

二十一画

露蜂房

【别名】紫金沙、马蜂包、马蜂窝、野蜂房、纸蜂房、草蜂子窝蜂家、蜜房、一寸楼台、蜂房、蜂巢。

【功能主治】祛风，攻毒，杀虫。治疗惊痫、风痹、隐疹瘙痒、乳痈、疔毒、瘰疬、头癣、蜂螫肿疼。

【用量用法】内服：煎汤，2.4~4.5克。外用：研末调敷或煎水熏洗。

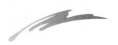

麝 香

【别名】当门子、寸元香、脐香、香脐子、寸香。

【功能主治】开窍，辟秽，通络，散淤。治疗中风、痰厥、惊痫、中恶烦闷、心腹暴痛、结块、跌打损伤、痈疽肿毒。

【用量用法】本品不入煎剂。内服：入丸、散，0.03～0.1克；或制片含在舌下。外用：适量。

【注意事项】①虚证、肝功能严重损害的病人慎服。脱证者，孕妇禁服用。②内服过量，对消化道黏膜有刺激性，并可使呼吸中枢麻痹，心力衰竭，内脏广泛出血而死亡。

附录七

人体常用穴位主治病症及穴位查找法

（一）头面部穴位

百　会　位置：耳尖直上，头顶正中

　　　　主治：中风、眩晕、头痛、健忘、脱肛、癫狂

上　星　位置：头部前发际正中，直上1寸

　　　　主治：鼻炎、鼻塞、鼻出血、头痛、眼病、癫狂

头　维　位置：前额两发角，入发际5分

　　　　主治：头昏、偏正头痛、目痛

印　堂　位置：两眉内侧端连线的中点

　　　　主治：头痛、目疾、鼻病、感冒、失眠、高血压、小儿惊厥

太　阳　位置：眉梢与目外眦之间，向后约1寸凹陷处

　　　　主治：头痛、面瘫、感冒、三叉神经痛、眼病

阳　白　位置：眼向前平视，瞳孔直上，眉上1寸处

　　　　主治：眼睑下垂、眼睑跳动、面瘫、头额痛、目赤肿痛等

鱼　腰　位置：目平视，瞳孔直上，眉毛正中

　　　　主治：近视、眼睑跳动、眼睑下垂、面瘫、目赤肿痛、头额痛

攒　竹　位置：眉毛之内侧端

　　　　主治：头痛、眼睑跳动、迎风流泪、目赤肿痛、近视、面瘫、失眠

丝竹空　位置：眉梢外侧凹陷处

　　　　主治：头痛、目疾、面瘫

瞳子髎　位置：目外眦角外侧凹陷处

　　　　主治：头痛、目病

四　白　位置：目平视，瞳孔直下1寸，当眶下孔中

　　　　主治：面瘫、面肌痉挛、三叉神经痛、近视、鼻炎

素　髎　位置：鼻尖端中央

　　　　主治：休克、酒糟鼻、鼻炎

迎　香　位置：鼻翼旁0.5寸，鼻唇沟中

　　　　主治：鼻炎、鼻窦炎、感冒鼻塞、面瘫

下　关　位置：颧弓与下颌切迹所形成的凹陷中闭口取之

　　　　主治：牙痛、耳鸣耳聋、面瘫、下颌关节紊乱

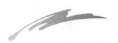

牵　正　位置：耳垂前0.5~1寸
　　　　主治：面瘫、腮腺炎、牙痛、中风

颊　车　位置：下颌角前一横指，用力咬牙时，咬肌隆起处
　　　　主治：牙痛、面瘫、腮腺炎、牙关紧闭

地　仓　位置：目平视，瞳孔直下，平口角
　　　　主治：面瘫、口角流涎、中风

人　中　位置：人中沟上1／3与下2／3交界处
　　　　主治：休克、中暑、癫狂痫、急性腰扭伤

耳　门　位置：耳屏上切迹，张口呈凹陷处
　　　　主治：耳鸣、耳聋、中耳炎、下颌关节炎

听　宫　位置：耳屏前，张口呈凹陷处
　　　　主治：耳鸣、耳聋、中耳炎

听　会　位置：耳屏间切迹前，张口呈凹陷处
　　　　主治：耳鸣、耳聋、牙痛、面瘫

翳　风　位置：乳突前下方，平耳垂下缘凹陷中
　　　　主治：耳病、面瘫、感冒、腮腺炎

哑　门　位置：后发际上0.5寸，当第1，2颈椎棘突间
　　　　主治：聋哑、脑性瘫痪、癫痫、痴呆

天　柱　位置：哑门穴旁1.3寸
　　　　主治：头项强痛、落枕、腰痛、颈椎病

风　府　位置：后发际上1寸，枕外隆突下陷中
　　　　主治：感冒、咳嗽、头痛项强、颈椎病、偏瘫

风　池　位置：平风府穴，胸锁乳突肌与斜方肌上端之间的凹陷处
　　　　主治：同风府穴

角　孙　位置：折耳，耳尖上方入发际处
　　　　主治：腮腺炎、咽喉肿痛、目赤肿痛

定　喘　位置：大椎穴旁开0.5寸
　　　　主治：咳嗽、哮喘

（二）胸腹部穴位

天　突　位置：在胸骨上窝正中处
　　　　主治：咳嗽、气喘、胸痛、咽喉肿痛、呃逆

璇　玑　位置：前正中线上，平第1肋上缘
　　　　主治：咳嗽、气喘、胸痛

中　府　位置：胸前壁外上方，前正中线旁开6寸，平第1肋间隙

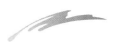

主治：胸闷胸痛、咳嗽、气喘

膻　中　位置：两乳头之间正中。女子可在第5胸肋关节之间，胸部正中线上取穴
　　　　主治：咳嗽、哮喘、胸痛、乳腺炎、产后乳少

中　脘　位置：脐上4寸，前正中线上
　　　　主治：腹痛泄泻、便秘、胃痛、呕吐、小儿营养不良

梁　门　位置：脐上4寸，中脘穴旁2寸
　　　　主治：胃痛、腹胀、呕吐、消化不良、噎嗝、反胃

乳　根　位置：乳头直下，平第5肋间隙
　　　　主治：乳腺炎、产后乳少、咳嗽、气喘

下　脘　位置：脐上2寸，前正中线上
　　　　主治：腹痛、腹胀、泄泻、消化不良

神　阙　位置：脐窝中
　　　　主治：腹痛、泄泻、昏厥、脱肛、虚脱、胃痛、妇科病

天　枢　位置：脐旁开2寸
　　　　主治：腹痛、泄泻、水肿、便秘

大　横　位置：脐旁开4寸
　　　　主治：同天枢穴

气　海　位置：脐下1.5寸，前正中线上
　　　　主治：腹痛、腹泻、便秘、遗精、遗尿、月经不调、带下病、闭经、产
　　　　　　　后宫缩痛、产后小便 不利、虚脱

关　元　位置：脐下3寸，前正中线上
　　　　主治：遗尿、阳痿、小便不利、腹泻、遗精、疝气、月经不调、崩漏、
　　　　　　　不孕症、带下病

中　极　位置：脐下4寸，前正中线上
　　　　主治：遗尿、遗精、阳痿、痛经、月经不调、崩漏、带下、小便不利、产后
　　　　　　　恶露不下、胎衣不下

曲　骨　位置：耻骨联合上缘中点处
　　　　主治：小便不利、遗尿、遗精、阳痿、白带、不孕症、阴痒

水　道　位置：关元穴旁开2寸处
　　　　主治：水肿、小便不利

归　来　位置：中极穴旁开2寸处
　　　　主治：腹痛、疝气、闭经、月经不调、带下

带　脉　位置：第11肋端直下平脐孔
　　　　主治：月经不调、带下、水肿

子　宫　位置：脐下4寸，中极穴旁开3寸

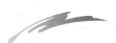

主治：子宫脱垂、痛经、闭经、月经不调、不孕症、带下病

三角灸 位置：以患者口角之间的长度为一边，做等边三角形，将顶角置于患者脐心，底边呈水平线，两底角处是穴

主治：疝气、腹痛、痛经、不孕症

（三）背腰部穴位

大　椎 位置：第7颈椎与第1胸椎棘突间

主治：热病、感冒、咳嗽、气喘、头痛、项强、小儿惊风、癫痫

定　喘 位置：大椎穴旁开0.5寸

主治：哮喘、头项强痛、落枕

肩　井 位置：大椎与肩峰连线之中点

主治：中风偏瘫、肩周炎、乳腺炎、功能性子宫出血

大　枢 位置：第1胸椎棘突下旁开1.5寸

主治：感冒、咳嗽、气喘、项背痛

风　门 位置：第2胸椎棘突下旁开1.5寸

主治：感冒、咳嗽、气喘、发热头痛、头项背痛

身　柱 位置：第3，4胸椎棘突之间

主治：咳嗽、气喘、脊背强痛、癫痫、小儿发育不良

肺　俞 位置：第3胸椎棘突下旁开1.5寸

主治：咳嗽、哮喘、胸痛、盗汗、自汗

曲　垣 位置：肩胛冈上窝之内侧端凹陷处

主治：肩周炎、落枕

天　宗 位置：肩胛冈下窝的中央

主治：肩胛痛、乳腺炎、产后乳少

膏肓俞 位置：第4胸椎棘突下旁开3寸

主治：咳嗽、气喘、肺结核、久病体虚

心　俞 位置：第5胸椎棘突下旁开1.5寸

主治：心悸、胸痛、心胸烦乱、健忘、梦遗、失眠、癫狂痫

督　俞 位置：第6胸椎棘突下旁开1.5寸

主治：心痛、胸闷、气喘、脱发、皮肤瘙痒

至　阳 位置：第7，8胸椎棘突间

主治：脊强背痛、黄疸、咳喘

膈　俞 位置：第7胸椎棘突下旁开1.5寸

主治：呕吐、呃逆、咳喘、吐血、盗汗

肝　俞 位置：第9胸椎棘突下旁开1.5寸

主治：胁痛、黄疸、目疾、癫狂痫、脊背痛

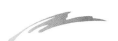

胆　俞　　位置：第10胸椎棘突下旁开1.5寸

　　　　　　主治：黄疸、口苦、胁痛

脾　俞　　位置：第11胸椎棘突下旁开1.5寸

　　　　　　主治：腹胀、便溏、呕吐、泄泻、痢疾、便血、水肿

胃　俞　　位置：第12胸椎棘突下旁开1.5寸

　　　　　　主治：胃痛、呕吐、呃逆、失眠

三焦俞　　位置：第1腰椎棘突下旁开1.5寸

　　　　　　主治：腹胀、肠鸣、呕吐、泄泻、水肿、腰脊强痛

命　门　　位置：第2，3腰椎棘突间

　　　　　　主治：遗精、阳痿、带下、月经不调、泄泻、腰脊强痛

肾　俞　　位置：第2腰椎棘突下旁开1.5寸

　　　　　　主治：遗精、阳痿、遗尿、月经不调、白带、水肿、耳鸣、耳聋、腰痛

腰阳关　　位置：第4，5腰椎棘突间

　　　　　　主治：月经不调、遗精、阳痿、腰骶痛、下肢痿痹

大肠俞　　位置：第4腰椎棘突下旁开1.5寸

　　　　　　主治：腹胀、泄泻、便秘、腰痛

十七椎下　位置：第5腰椎棘突下陷中

　　　　　　主治：腰骶痛、功能性子宫出血、痛经、下肢痿痹

关元俞　　位置：第5腰椎棘突下旁开1.5寸

　　　　　　主治：腹胀、泄泻、小便不利或频数、遗尿、腰痛

小肠俞　　位置：第1骶椎棘突下旁开1.5寸

　　　　　　主治：腹痛、泄泻、痢疾、遗尿、尿血、痔疮、遗精、白带、腰痛

膀胱俞　　位置：第2骶椎棘突下旁开1.5寸

　　　　　　主治：小便不利、遗尿、泄泻、便秘、腰脊强痛

长　强　　位置：尾骨尖与肛门之中点

　　　　　　主治：便血、泄泻、便秘、痔疮、脱肛

八　髎　　位置：八髎穴由上、次、中、下髎左右各2穴，共8穴组成，其中上、次、中、下髎分别位于第1，2，3，4骶后孔中

　　　　　　主治：月经不调、痛经、带下、小便不利、遗精、阳痿、腰骶痛、下肢痿痹

夹　脊　　位置：第1颈椎至第5腰椎棘突旁开0.5寸，左右共48穴

　　　　　　主治：颈椎部夹脊穴治颈椎病及上肢疾患，胸1~8椎部夹脊穴治上肢及胸肺疾患，胸6至腰5椎部夹脊穴治胃肠疾患及前阴、妇科病，腰1~5椎部夹脊穴治下肢疾患

（四）上肢部穴位

肩　髃　　位置：肩端，举臂前凹陷中

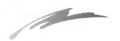

主治：肩周炎、偏瘫

肩　髃　位置：肩端，举臂后凹陷中

主治：肩周炎、中风偏瘫

肩　贞　位置：垂臂合腋，腋后皱襞上1寸

主治：肩臂疼痛、肩周炎、上肢麻木

肘　髎　位置：屈肘，曲池穴外上方1寸，肱骨边缘

主治：肘臂痛、肱骨外上髁炎

曲　池　位置：屈肘，肘横纹外端凹陷中

主治：中风偏瘫、上肢痿痹、高血压、高热、风疹、皮肤病

手三里　位置：曲池穴下2寸

主治：上肢痿痹、瘫痪、腹痛、腹泻

阳　溪　位置：腕背横纹桡侧端，拇指上翘时呈现凹陷中

主治：头痛、目赤肿痛、咽喉肿痛、牙痛

合　谷　位置：第1，2掌骨间，近第2掌骨桡侧中点

主治：头痛、目赤肿痛、鼻炎、牙痛、牙关紧闭、面瘫、腮腺炎、咽喉
　　　　肿痛、感冒咳嗽、高热、经闭、滞产、便秘、皮肤病

天　井　位置：屈肘，肘尖上1寸处

主治：瘰疬、风疹、肘关节疾患

商　阳　位置：食指桡侧指甲角旁约0.1寸

主治：牙痛、咽喉肿痛、手指麻木、高热昏迷

三　间　位置：握拳，第2掌指关节桡侧后缘凹陷中

主治：同合谷穴

阳　池　位置：腕背横纹上，指总伸肌腱尺侧缘凹陷中

主治：耳聋、目赤肿痛、腕痛

外　关　位置：阳池穴上2寸，尺、桡骨之间

主治：感冒、发热、头痛、耳鸣、耳聋、上肢麻痹、中风偏瘫、胁肋疼痛

支　沟　位置：阳池穴上3寸，尺、桡骨之间

主治：胁肋痛、耳鸣、耳聋、便秘

养　老　位置：屈肘，掌心对胸，尺骨小头桡侧缘上方凹陷中

主治：肘臂酸痛、目视不清、远视

后　溪　位置：握拳，第5掌指关节后缘凹陷中

主治：咽喉肿痛、头项强痛、目赤肿痛、手指挛痛、腰痛

少　泽　位置：小指尺侧，指甲角旁0.1寸

主治：乳腺炎、产后乳少、头痛咽肿

尺　泽　位置：肘横纹上，肱二头肌腱外侧缘处

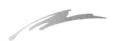

主治：胸痛、咳嗽、哮喘、肘臂挛痛、发热、呕吐泄泻

孔　最　位置：腕横纹上7寸，太渊与尺泽连线上

　　　　主治：咳嗽、气喘、咳血、肘臂挛痛

列　缺　位置：桡骨茎突上方，腕横纹上1.5寸

　　　　主治：咳嗽、头痛项强、腕臂疼痛

鱼　际　位置：第1掌骨中点，赤白肉际处

　　　　主治：咳嗽、咳血、咽痛失音、发热

少　商　位置：拇指桡侧指甲角旁0.1寸

　　　　主治：咽喉肿痛、腮腺炎、小儿抽风

通　里　位置：腕横纹上1寸，尺侧腕屈肌腱桡侧

　　　　主治：心悸、心痛、暴喑、舌强不语

阴　郄　位置：腕横纹上0.5寸，尺侧腕屈肌腱桡侧

　　　　主治：心痛、心悸、盗汗

神　门　位置：腕横纹上，尺侧腕屈肌腱桡侧

　　　　主治：心烦、失眠、健忘、惊悸、癫痫

少　冲　位置：小指桡侧，指甲角旁0.1寸

　　　　主治：热病昏迷、心痛心悸、癫痫

曲　泽　位置：肘横纹上，肱二头肌腱尺侧缘

　　　　主治：心痛、心悸、胃痛、呕吐、泄泻、肘臂痛

间　使　位置：腕横纹上3寸，掌长肌腱与桡侧腕屈肌腱之间

　　　　主治：心痛、心悸、烦躁、癫狂痫

内　关　位置：腕横纹上2寸，掌长肌腱与桡侧腕屈肌腱之间

　　　　主治：心痛、心悸、胃痛、呕吐、晕车

大　陵　位置：腕横纹上，掌长肌腱与桡侧腕屈肌腱之间

　　　　主治：心胸疼痛、呕吐、胃痛、癫痫

劳　宫　位置：手掌心横纹中，第2，3掌骨间

　　　　主治：心痛、呕吐、口臭、口疮、心烦

中　冲　位置：中指尖正中

　　　　主治：心痛、昏厥、中风、舌强肿痛

落枕穴　位置：手背，第2，3掌骨间，指掌关节后约0.5寸（见图1）

　　　　主治：落枕

腰痛穴　位置：手背，指总伸肌腱两侧，腕横纹下1寸处，一手两穴（见图1）

主治：急性腰扭伤

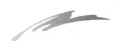

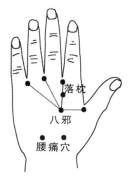

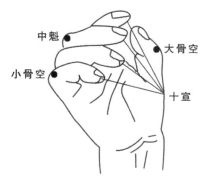

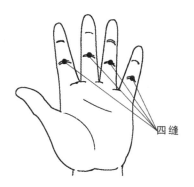

图1　人体穴位查找法　　　　图2　人体穴位查找法　　　　图3　人体穴位查找法

十　宣　位置：手十指尖端（见图2）

　　　　　主治：昏迷、高热、癫痫

四　缝　位置：第2，3，4，5指掌面，近端指关节横纹中点（见图3）

　　　　　主治：小儿营养不良、百日咳、泄泻

中　魁　位置：手背，中指近端指关节中点（见图2）

　　　　　主治：呕吐、食欲不振、呃逆

大骨空　位置：手背，拇指近端指关节中点（见图2）

　　　　　主治：一切目疾、呕吐、泄泻

小骨空　位置：手背，小指近端指关节中点（见图2）

　　　　　主治：同大骨空

二　白　位置：腕横纹上4寸，桡侧腕屈肌腱两侧，一手两穴

　　　　　主治：痔疮、脱肛

肘　尖　位置：屈肘，尺骨鹰嘴的尖端

　　　　　主治：瘰疬

八　邪　位置：手背各指缝中的赤白肉际，左右各4穴，两侧共8穴（见图1）

　　　　　主治：目痛、发热、毒蛇咬伤、手背肿痛

（五）下肢部穴位

环　跳　位置：股骨大转子与骶管裂孔连线的外1／3和内2／3交界处

　　　　　主治：腰痛、坐骨神经痛、下肢痿痹、中风偏瘫

承　扶　位置：大腿后侧正中臀横纹上

　　　　　主治：腰骶臀部疼痛、痔疮、坐骨神经痛

殷　门　位置：承扶穴下6寸，大腿后侧中央处

　　　　　主治：腰痛、下肢痿痹

风　市　位置：大腿外侧中线，髌骨上缘上7寸，或直立垂手，中指尖所点处

　　　　　主治：下肢痿痹、中风偏瘫、股外侧麻木、脚气、皮肤瘙痒

膝阳关　位置：股骨外侧髁上方凹陷中

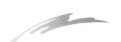

主治：膝关节肿痛挛急、小腿麻木

髀　关　位置：屈股，髂前上棘直下，平臀沟处

　　　　主治：下肢麻痹、瘫痪、腰痛膝冷

伏　兔　位置：髌骨外上缘直上6寸

　　　　主治：下肢瘫痪、麻痹、膝关节炎、风疹

梁　丘　位置：髌骨外上缘上2寸

　　　　主治：膝肿痛、下肢瘫痪、胃痛、乳腺炎

犊　鼻　位置：髌骨下缘，髌韧带外侧凹陷中

　　　　主治：膝关节炎、下肢痿痹、膝屈伸不利

膝　眼　位置：髌骨下缘，髌韧带内外侧陷中，一腿两穴

　　　　主治：同犊鼻

足三里　位置：犊鼻穴下3寸，胫骨前嵴外一横指处

　　　　主治：胃痛、呕吐、呃逆、腹胀泄泻、痢疾、便秘、乳痈、肠痈、下肢痹痛、
　　　　　　　水肿、癫狂、脚气、小儿营养不良、产后虚弱，强健机体

阑尾穴　位置：足三里穴下约2寸处

　　　　主治：急、慢性阑尾炎，下肢瘫痪

上巨虚　位置：足三里穴下3寸

　　　　主治：腹痛、肠鸣、泄泻、便秘、阑尾炎、下肢痿痹、中风偏瘫

丰　隆　位置：外踝高点上8寸，条口穴外1寸

　　　　主治：头痛眩晕、痰多咳嗽、呕吐、便秘、水肿、癫狂痫、下肢痿痹

条　口　位置：上巨虚穴下2寸

　　　　主治：脘腹疼痛、下肢痿痹、抽筋、肩周炎

解　溪　位置：踝关节前横纹中点，两筋之间

　　　　主治：头痛、眩晕、癫狂、腹胀、便秘、下肢痿痹、中风偏瘫

内　庭　位置：第2，3趾缝间

　　　　主治：齿痛咽肿、面瘫、鼻出血、胃痛吐酸、痢疾、泄泻、便秘、热病、足背痛

厉　兑　位置：第2趾外侧趾甲角旁0.1寸

　　　　主治：鼻塞流涕、牙痛、咽喉肿痛、腹胀、癫狂、失眠、多梦

阳陵泉　位置：腓骨小头前下方凹陷中

　　　　主治：胁痛、口苦、呕吐酸水、中风偏瘫、下肢痿痹、脚气

胆囊穴　位置：阳陵泉穴下1~2寸

　　　　主治：胆囊炎、胆结石、下肢痿痹

光　明　位置：外踝尖上5寸，腓骨前缘

　　　　主治：目痛、夜盲、乳房胀痛、下肢痿痹

悬钟(绝骨)　位置：外踝高点上3寸，腓骨后缘

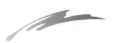

主治：落枕、胸胁胀痛、下肢痿痹、小儿发育不良、咽喉肿痛、脚气、痔疮

丘　墟　位置：外踝前下方凹陷中

主治：胸胁胀痛、下肢痿痹、中风偏瘫、腰腿痛

足临泣　位置：第4，5跖骨结合部前方、小趾伸肌腱外侧凹陷中

主治：目赤肿痛、胁肋疼痛、月经不调、遗尿、乳腺炎、足跗疼痛

委　中　位置：腘窝横纹之中点

主治：腰痛、下肢痿痹、腹痛、吐泻、小便不利、遗尿

承　山　位置：腓肠肌两肌腹之间凹陷的顶端

主治：痔疮、便秘、脚气、腰腿拘急疼痛

昆　仑　位置：外踝尖与跟腱中点凹陷处

主治：头痛项强、目眩、癫痫、难产、腰骶疼痛、脚跟肿痛

申　脉　位置：外踝下缘凹陷中

主治：头痛、眩晕、癫狂痫、腰腿疼痛、目赤肿痛、失眠

至　阴　位置：足小趾外侧趾甲角旁0.1寸

主治：头痛、目痛、鼻塞、胎位不正、难产

血　海　位置：髌骨内上缘上2寸

主治：月经不调、子宫功能性出血、闭经、风疹、湿疹、痛经

阴陵泉　位置：胫骨内侧髁下缘凹陷中

主治：腹胀、泄泻、水肿、黄疸、小便不利、湿疹、带下、膝痛

地　机　位置：阴陵泉穴下3寸

主治：腹痛、泄泻、小便不利、水肿、月经不调、痛经、遗精

三阴交　位置：内踝高点上3寸，胫骨内侧面后缘

主治：腹胀肠鸣、泄泻、月经不调、带下、阳痿、遗精、遗尿、不孕、失眠、
下肢痿痹、脚气

商　丘　位置：内踝前下方凹陷中

主治：腹胀、泄泻、便秘、黄疸、足踝肿痛

公　孙　位置：第一跖骨基底部的前下缘、赤白肉际

主治：胃痛、吐泻、痢疾

隐　白　位置：拇趾内侧趾甲角旁0.1寸

主治：腹胀、便血、尿血、功能性子宫出血、癫狂、多梦、惊风

大　敦　位置：拇趾外侧趾甲角旁0.1寸

主治：疝气、遗精、功能性子宫出血、癫痫

行　间　位置：足背，第1，2趾间缝纹端

主治：头痛目赤、面瘫、胁痛、癫痫、月经不调、痛经

太　冲　位置：足背，第1，2跖骨结合部之间凹陷中

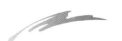

主治：头痛眩晕、目赤面瘫、胁痛、遗精、疝气、月经不调、癫痫、呕逆、小儿惊风

蠡　沟　位置：内踝高点上5寸，胫骨内侧面中央

主治：小便不利、遗尿、月经不调、带下、下肢痿痹

曲　泉　位置：屈膝，膝内侧横纹头上方凹陷中

主治：子宫脱垂、阴痒、前列腺炎、遗精、阳痿、月经不调、痛经、带下

涌　泉　位置：足底（去趾）前1/3，足趾跖屈时呈凹陷

主治：休克、中暑、中风、失眠、眩晕、高血压、咽喉肿痛、失音、便秘、小便不利、癫狂痫

然　谷　位置：足舟骨粗隆下方凹陷中

主治：月经不调、带下、遗精、糖尿病、泄泻、咳血、咽喉肿痛、小便不利、牙关紧闭

照　海　位置：足内踝下缘凹陷中

主治：月经不调、带下、子宫脱垂、小便频数、前列腺炎、便秘、咽喉干痛、癫痫

太　溪　位置：内踝高点与跟腱之间凹陷中

主治：月经不调、遗精、阳痿、小便频数、便秘、糖尿病、咳喘、咽喉干痛、牙痛、腰痛、耳聋、耳鸣

复　溜　位置：太溪穴直上2寸

主治：腹胀、水肿、泄泻、盗汗、功能性子宫出血、白带过多

八　凤　位置：足背各趾缝端凹陷中，左右共8穴

主治：脚气、月经不调、头痛、牙痛、胃痛

独　阴　位置：足底，第2趾远端趾间关节横纹的中点

主治：疝气、月经不调

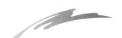

附录八

人体穴位按摩手法知识

（一）取穴法说明

经穴按摩时，寻找穴位位置的方法称"取穴法"。取穴正确与否直接影响治疗效果。因此家庭和自我经穴按摩者，应熟知穴位的位置和取穴方法。常用取穴法有三种：

1. 同身寸取穴法

由于人手指的长度和宽度与其他部位有着一定的比例，因此可用病人的手指来测定穴位。（见图1-1、1-2、1-3、1-4）

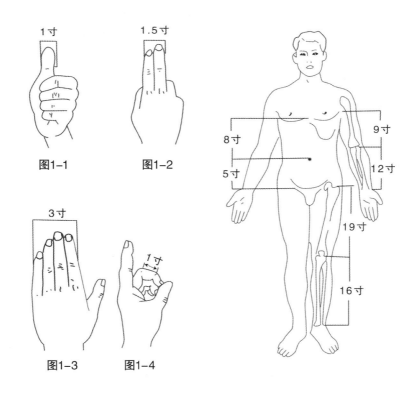

人体穴位按摩知识图1   人体穴位按摩知识图2

病人拇指间关节横纹的宽度为1寸。

食指、中指相关后中节的宽度为1.5寸。

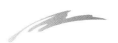

食指、中指、无名指、小指相并后中节的宽度为3寸。

以患者的中指节屈曲时,内侧两端纹头之间的距离为1寸。

2. 骨度取穴法

根据人体各部的长短,定出一定的分寸,作为取穴的标准,不论男女、老少、高矮、胖瘦匀按此规定折量。(见图2)

胸骨体下缘至肚脐正中为8寸。

肚脐正中至耻骨联合上缘为5寸。

腋前纹头至肘横纹为9寸。

肘横纹至腕横纹为12寸。

股骨大转子至髌骨下缘为19寸。

髌骨下至外踝尖为16寸。

3. 体表标志取穴法

以人体体表的自然标志来取穴,如两乳之间取膻中穴;两眉之间取印堂穴;眉头内侧凹陷处取攒竹穴;两耳尖连线之交点取百会穴;屈肘横纹头取曲池穴;垂手中指尽端取风市穴;两手虎口自然平直交叉,在食指端到达处取列缺穴。

(二)家庭经穴按摩手法

医者用手的不同部位,用各种特定的技巧动作,在人体一定的经络、穴位上进行各种不同操作的方法,称为经穴按摩手法。

手法是经穴按摩治病、防病的手段,手法是否熟练,用得是否得当,对临床治疗效果有直接的影响。因此,手法作为经穴按摩之首务,关系到疗效的成败,医者必须重视手法的使用,刻苦锻炼,熟练掌握各种手法,才能做到"手随心转,法从手出"。

手法要求持久有力、均匀、柔和,从而达到"深透"的作用,这是经穴按摩前辈经过长期临床实践概括出来的。"持久"是指手法能持续运用一定的时间;"有力"是指手法必须具有一定的力量,力量的大小应根据病人体质、病症虚实、施治部位和手法性质等不同情况而定;"均匀"是指手法要有节奏性,快慢适当,轻重得宜;"柔和"是指手法动作要稳柔缓和,轻而不浮,重而不滞,用力不可生硬粗暴或用蛮力,变换动作要自然。

以上这四个方面是密切相关、相辅相成的,只有这样才能刚中有柔,柔中有刚,刚柔相济,稳准熟练,根据不同的对象补虚泻实,辨证施治,从而达到防治疾病的目的。

1. 按 法

操作方法:按法是指用手掌、手指或肘部,紧贴体表,按在应取的经络、穴位或部位上,逐渐加力,按而留之,称为按法。

掌按法:用全掌或掌根着力向下按压,可单手或两手重叠按压。按腰、背部

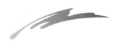

时由上而下或由下而上的逐渐移动,反复施之。按腹部时,用力宜稳妥、勿猛、轻柔缓和,并须随病人呼吸起伏,呼气时按压,吸气时放松。(见图3)

指按法:用拇指或食指、中指螺纹面着力按压。按压穴位时,用力多以病人略感到酸胀、沉麻为适度。(见图4)

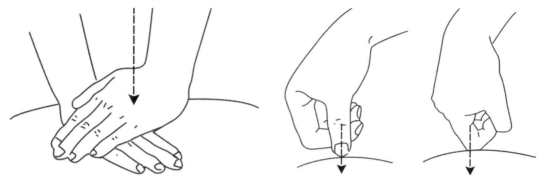

人体穴位按摩知识图3　　　　　　　人体穴位按摩知识图4

肘按法:肘关节屈曲,用屈肘鹰嘴着力按压。(见图5)

适应部位:掌按法适用于全身各部,指按法多用于经穴和阿是穴,肘按法多用于成人腰背部、臀部或环跳穴法。

作用:活血止痛,开通闭塞。

2. 摩 法

操作方法:用手掌或手指轻放于病人体表应取部位上,肘部微屈,腕部放松,指掌自然伸直,来回按直线或顺、逆时针方向,轻缓柔和、均匀十分协调地抚摩,称为摩法。此法作用力温和而浅,仅达到皮肤及皮下,常在经穴按摩疗法开始、结束及变换手法时应用。(见图6)

适应部位:全身各部。

作用:疏风散寒,理气和中,镇静安神,活血止痛。

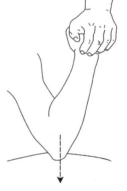

人体穴位按摩知识图5

3. 揉 法

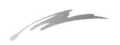

人体穴位按摩知识图6

操作方法:用手掌、手指或前臂着力置于经络、穴位或病变部位上,前后、左右,由浅到深,轻柔缓和地回旋揉动,称为揉法。

掌揉法:手掌或掌根着力,贴附于病人体表部位上,以腕关节带动前臂做小幅度回旋揉动。(见图7)

指揉法:用拇指或其余四指面着力,紧贴于病人应取部位上,做不间断反复回旋揉动。(见图8)

前臂揉法:肘关节微屈,前臂紧贴于应取部位,以肘关节的屈伸带动前臂做轻柔回旋连贯揉动,用力要轻而不

浮, 重而不滞。(见图9)

适应部位: 掌揉法、指揉法适用于全身各部, 前臂揉法适用于成人背、腰、臂部。

作用: 通络散结, 活血化淤, 消炎止痛。

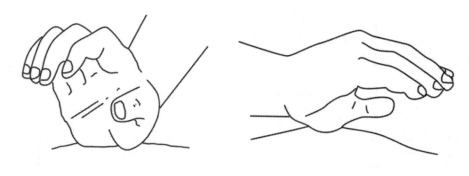

人体穴位按摩知识图7

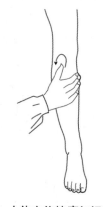
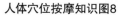

人体穴位按摩知识图8

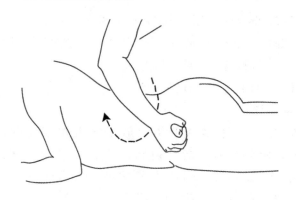

人体穴位按摩知识图9

4. 推 法

操作方法: 推法是用手指或手掌着力于一定的部位、经络上, 手贴皮肤, 稍加压力, 用力要稳, 速度缓慢而均匀, 来回不断地做有节奏的直线推动, 称为推法。

掌推法: 用单手、两手掌或掌根面着力向前直推。(见图10)

拇指推法: 单手或两手拇指螺纹面, 在一定的部位、穴位上, 做旋转推动或往一定方向直线推动, 用力较轻, 速度较快。(见图11)

适应部位: 掌推法适用于四肢、背腰及腹部, 指推法适用于小儿上肢及背腰部。

作用: 疏通经络, 行气活血, 解痉止痛。

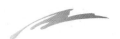

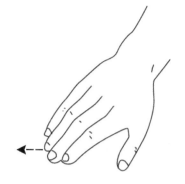
人体穴位按摩知识图10

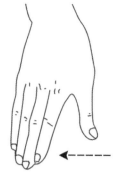
人体穴位按摩知识图11

5. 拿 法

操作方法：用拇指和食指、中指或其余四指置于治疗部位或经穴上，对应钳形用力，捏而提起，称为拿法。操作时，一拿一放要连贯柔和，劲力适度，一般以拿提时感觉酸胀、微痛，放松后感觉舒适的强度为适宜。（见图12）

适应部位：多用于颈、肩、腹、背、腰及四肢。

作用：疏通经络，祛风散寒，活血止痛。

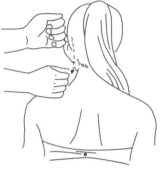
人体穴位按摩知识图12

6. 捏 法

操作方法：用拇指与食指或拇指与食指、中指置于一定的部位或经穴上，捏住肌肤后，提起并捻动连续向前推进，称为捏法。操作与拿法相似，只是捏住肌肤，用力较轻。（见图13）

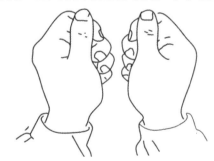
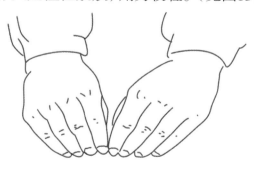
人体穴位按摩知识图13

捏脊法：病人俯卧位，裸露背脊，全身肌肉放松。医者两手自然握成半拳状，拇指伸直，食指和中指横抵在尾骶部的长强穴上，两拇指与食指合作，将皮肤轻轻捏起，两手交替沿督脉循行线向前推进，随捏随推，向上抵至大椎穴，如此反复三遍。在推、捏、捻、放的过程中，每推捏三下，就需向后上方用力提一下，以加强对脏腑俞穴的刺激，调节脏腑功能。提的力量要因人而异，年龄大的，体质强的，可重一点；年龄小的，体质弱的，要轻一点。在上提时，可能会听到清脆的"得拉"作响声，这是提的得法的良好现象。背脊皮肤出现微红，偶有灼热感也

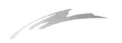

是正常反应。

适应部位：背腰部，浅表的肌肤组织。

作用：疏通经络，健脾和胃，行气和血，解痉止痛。

7. 擦　法

操作方法：擦法是用手掌或手指紧贴皮肤，稍用力下压，并做上下或左右方向的连续直线往返，轻快速擦之，称为擦法。

操作时，压力要均匀适当，不要过重，以深达皮肤及皮下使之产生温热感为宜。根据施术的不同部位，有掌擦法（见图14）和指擦法（见图15）。

适应部位：适用于腰、背、腹及四肢。

作用：祛风散寒，温通经络，消肿止痛。

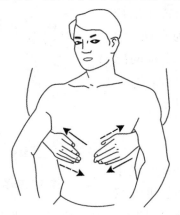 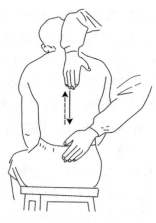

人体穴位按摩知识图14

8. 揉捏法

操作方法：揉捏法是用单手或两手掌、指贴附于应取部位，以腕关节的自然旋转带动掌、指回旋揉捏，称为揉捏法。操作时，掌心贴着皮肤，指腹着力，两手交替，互相配合，边揉边捏，速度适宜。（见图16）

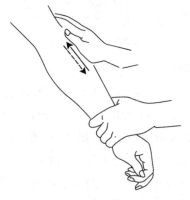 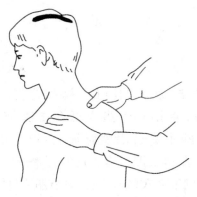

人体穴位按摩知识图15　　　　　　人体穴位按摩知识图16

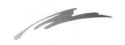

适应部位：颈、肩、背、腰、腹及四肢。

作用：祛风散寒，活血通络止痛。

9. 点按法

操作方法：掌指关节微屈，食指、无名指置于中指背侧，拇指腹抵在中指末节腹侧，三指如钳形相对挟住中指节，以扶持中指挺力。中指端着力于应取穴位上，向一定方向做短时间反复点按，边点边按，称为点按法。

操作时，前臂上抬，肘部微屈，手指端与穴位保持垂直，力通过上臂、前臂到达指端，有节律地一点一松，一松一按。点法比按法面积小，刺激量较强，应根据病人年龄大小，体质强弱，谨慎适当地施行轻、中、重点按，以病人感到酸、麻、胀、沉痛感，并多有向患部周围或上下肢放散为佳。（见图17）

适应部位：适用于全身的经穴和阿是穴。

作用：通经活络，调节脏腑功能，镇静止痛。

10. 叩　法

操作方法：五指半屈，彼此略分开，拇指抵住食指，手腕部放松，用小指侧和掌之尺侧叩击应防部位，称为叩法。

操作时，腕部发力，指端用力，动作要平稳、灵活、轻快而有弹性，两手交替上下叩之，如同击鼓状，多在每次治疗将结束时施用。（见图18）

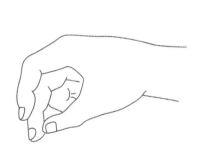

人体穴位按摩知识图17　　　　　人体穴位按摩知识图18

适应部位：肩背及四肢部位。

作用：促进局部血液循环，消除疲劳，调和气血。

针灸歌诀	推拿按摩歌诀
肚腹三里留	肩井穴是大关经
腰背委中求	推之通开气血行
头项寻列缺	各处推完将此捏
面口合谷收	不愁气血不通行

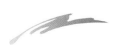

附录九

戒烟当为万事之急

（一）香烟乃初级毒品

过去，人们一直认为吸烟成瘾是尼古丁的作用，因为尼古丁能使大脑内多巴胺神经传递介质增加，多巴胺控制人的食欲、性欲，也会使人产生想吸烟的欲望，即烟瘾。多巴胺还影响人的情绪。

最近，美国纽约阿普顿布鲁克黑文国立实验室有机化学家安娜·福勒和她的同事们，从一些志愿者接受正电子发射区射线检查中发现，吸烟者大脑中单胺氧化酶B含量下降40％。单胺氧化酶B能抑制大脑多巴胺的分泌，吸烟者脑内单胺氧化酶比不吸烟者低，所以吸烟者大脑内的多巴胺显著高于普通人。另外，香烟中可能还含有一种能使多巴胺保持在较高水平不易被分解的某种物质。

现在知道所有毒品都能使大脑释放多巴胺，所以吸烟类似吸毒品可卡因、海洛因的作用。也就是说，香烟是一种"初级"的毒品，应该尽早戒掉。（傅季梁）

引自：《金陵晚报》

（二）香烟的成分

一根香烟，包括以下可怕成分：

丙酮：一种脱漆剂。

氨：地板清洁剂中的主要成分。

砒霜：杀白蚁的毒素。

一氧化碳：汽车排出来的危险气体。

DDT：用来杀蚊子和蚂蚁的毒素。

氰化氢：煤气中所含的毒素。

萘：樟脑丸中所含的致命成分。

焦油：用来铺马路的物质。

尼古丁：杀虫剂。

这些香烟中的物质，除了有毒以外，还会在身体的不同部位促进癌细胞的滋长。还有，那些还不到20岁就开始吸烟的年轻烟客，死于癌症或心脏病的机会，比不吸烟者都来得早。

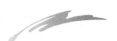

（三）吸烟害处大　猴子可作证

美国有一家医院养活了30只猴子，每天逼它吸入香烟，作出准确纪录。最后证实不抽香烟的猴子长寿一倍，反之，吸烟越多的猴子，病痛越多，全部短寿而亡。

引自：《三湘都市报》

（四）忌烟戒酒有奇说

吸烟与过量饮酒有害于人的身体，这方面的宣传教育有不少。然而，这烟与酒的组字本身含此意，吸后甚感蹊跷。以下是一位年逾古稀的老者讲述的。他说："那烟（煙）字，由火、西、土三字组成，即点着了火，灵魂就要去阿弥陀佛所说的西方极乐世界（西天），躯体便要葬入土里。而那酒字，是由氵（三滴水）与酉字组成，意思是酒不可多喝，最多不能过三杯（每杯21克，三杯为63克左右），并且要在十二时辰之一的酉时（17时至19时）饮用。"老者讲得很有根有蔓，有情有趣，对嗜烟酒者不失为金玉良言。（张志良）

引自：1997年11月10日《生活与健康》

（五）唠唠叨叨话烟害

烟害有如慢性自杀，它不像地震、火山、洪水等突发性灾害为人们所恐惧，而烟害对人体的危害是渐进的、隐蔽的，不易察觉的。

现代科学证明，烟叶烟雾中含有4000多种化合物，其中至少有43种不同的致癌物，与烟叶有关的癌症、心脑血管疾病和呼吸系统疾病已居我国死亡原因的前三位。在英国被烟叶直接或间接毒死的，平均每天250人，相当于每天有一次空难，一架大型客机乘客全部丧命；在美国，每5名死亡者中便有一名死于吸烟，每年因吸烟引起疾病死亡的人数，比在二战和越南战争中死亡的总人数还要多；在法国每年因吸烟而夺走生命的达6万人，要比由交通事故造成的死亡数高出7.5倍。

吸烟可诱发多种疾病，还危及他人的健康并祸及后代。吸烟与癌症和心血管疾病的关系特别密切，据统计，肺癌患者的90%病因是吸烟，吸烟还会导致喉癌、舌癌等。吸烟是诱发中风的重要危险因素，吸烟者发生中风的危险是不吸烟者的2～3.5倍，如果吸烟和高血压并存，那么中风的危险性就会升高近20倍，年轻吸烟者中风的危险性更高，发病年龄也明显提前。英国科学家最近发现吸烟者的子女易得癌，发现吸烟者的孩子长大后得癌症的可能性远远高于不吸烟者的后代。研究结果表明，男子吸烟会对其精子中的基因产生破坏作用，使得孩子将来患癌症的可能性增加，并发现与吸烟的数量有关，每天吸烟10支以下的男子其子女患癌的可能性比不吸烟者的后代高出3%，每天吸烟10～20支者高出31%，每天吸烟20支以上者可高出42%。

吸烟有这么多、这么大的危害，请吸烟朋友赶紧戒掉吧！（应福兴）

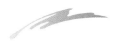

引自：1997年10月7日《生活与健康》

（六）终身吸烟者　减寿十八年

一项研究报告说，吸烟使一般男性吸烟者的寿命减少将近18年，这项研究从1972年至1974年调查了住在宾夕法尼亚州伊利县的1807名男子的吸烟习惯和死亡年龄，发现30岁不吸烟的男子的寿命能比终生吸烟的男子长17.9年。研究人员在这项研究的报告中说，寿命随着年龄而有所差异，一般50岁的非吸烟者比吸烟者多活13.5年，75岁的非吸烟者比吸烟者多享受约5年生命。

引自：《参考消息》

（七）戒烟忠告

在我国，民间中流传着一些怒斥烟害的顺口溜，现整理编撰如下，愿它能给吸烟的朋友一个启示。

饭后一支烟，害处大无边。

醒后一支烟，毒满骨髓间。

饭前一支烟，胃溃疡痛翻天。

香烟不离口，肺癌跟着走。

新婚夫妇会吸烟，生个畸儿气管炎。

香烟本是骷髅鬼，胜过夺命五更色。

嘴里天天把烟冒，阎王殿前早报到。

瘦人吸烟多伤阴，助火损神又耗精。

阳刚美在一支烟，寿命缩短十八年。

谋财害命谁是主？香烟就是娄阿鼠！

（八）当日戒烟，健康状况立即好转

决心戒烟的烟民，在吸掉最后一支香烟20分钟后，他的身体便开始出现一系列有益身心健康的变化。

戒烟20分钟之后：血压降到正常水平，脉搏变为正常次数，手脚的体温升到正常标准。

戒烟8小时之后：血液中的一氧化碳水平降到正常水平，血液中氧的含量上升到正常水平。

戒烟24小时之后：心脏病发作的危险大为减少。

戒烟48小时之后：神经末梢开始再生，嗅觉和味觉的能力增强，走起路来感觉轻快。

戒烟2周到3个月之后：循环系统的功能得到改善，肺的功能增强。

戒烟1～9个月之后：咳嗽、鼻窦充血、疲劳、呼吸短促等症状减弱，肺部的纤毛再生，促进了黏液的分泌，增强了清洁肺部的能力。

戒烟1年之后：患冠心病的危险只有吸烟者的一半。（杨楷译）

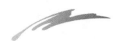

（九）名人戒烟

乾隆皇帝戒烟：乾隆皇帝很喜欢吸烟，几乎一有空就吸，后来经常咳嗽，请太医治疗。太医说，皇上的咳嗽，是吸烟伤肺，若要治咳，必须先戒烟。乾隆很听太医的话，戒了烟，咳嗽也治愈了。

马克思戒烟：马克思一度烟瘾很大，常常一边工作一边吸烟。他曾说过，《资本论》的稿费还不够偿付我写作时所需要的雪茄烟钱。后来他得了气管炎，医生禁止他吸烟，他就下决心把烟戒了。

列宁戒烟：列宁17岁时就开始吸烟了，他的母亲是医生，当然懂得吸烟极有害。他曾多次劝儿子戒烟，有一次母亲对儿子说："你父亲去世后，全家就靠养老金生活，你若不抽烟的话，家庭经济多多少少要好些。"听了母亲的话，列宁说："请原谅，妈妈，这个我从没有想过，好吧，从今天起我就戒。"

里根戒烟：过去里根抽烟斗，自1985年起里根认为吸烟对身体危害甚大，决定戒了烟。他还曾签署一项法案，规定香烟盒广告须附载更多有关吸烟危险的警告。

陈毅戒烟：陈毅同志一度吸烟很厉害。一次司机常志刚同志笑着问道："陈老总，你的烟瘾怎么这样大，你说吸烟究竟有啥好处？"陈毅同志摇摇头叹道："吸烟对人体一点好处也没有。有时我见着烟在燃烧，感到自己也随着毁灭哩！""那你为啥要吸这么多的烟呢？"陈毅同志坦率地连声说："惰性！惰性！我戒过几次也没戒掉。"

1954年，陈毅同志患了支气管炎，医生郑重地提出要他不再吸烟，他就坚决戒了烟。

（十）戒烟的强力武器是生吃葵花子

你想戒烟，最好在口袋里放上一大袋葵花子，一想抽烟就掏一把吃。由于香烟能促进肾上腺类固醇分泌，以降低吸烟者的过敏反应。香烟还能使肝脏释出糖原以兴奋大脑。葵花子具有香烟的作用而无香烟的害处，还能安定神经，因其中所含的油类有镇静作用，加上B族维他命还具有健全神经的功能。所以戒烟者烟瘾发作时，吃一把葵花子，既可以过瘾又有提神作用，使得戒烟者不会过分难受。

但有一点要一再强调，葵花子必须生吃才有效，因为一经加热，97%的水溶性维他命（B，C），40%的脂溶性维他命（A，D，E，K）都破坏了，所以生吃葵花子才能起到防治高血压与戒烟的作用。

引自：《老同志之友》

（十一）捏耳戒烟法

《耳穴医学信息报》曾报道，浙江萧山一位吸烟者捏耳屏软骨边缘处痛点，经过一个星期，吸烟感觉无味而头昏，从此戒烟。我将此法介绍给十多位烟民尝

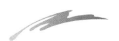

试，结果除一人外，均说吸烟口发苦或味变淡，告别了香烟。

献方人：江苏射阳县老干部局　戴印

（十二）耳穴贴敷戒烟法

吸烟严重地危害人类健康。临床采用耳穴贴敷法对吸烟者进行戒烟治疗取得良好效果，现介绍如下：

治疗方法：取口、肺、内分泌、神门等耳穴。取草决明子1粒置于0.3厘米×1.3厘米大小的胶布正中。耳穴常规消毒后，将胶布贴在耳穴上。每天由患者自行用手指按压穴位3～4次，每次每穴按压1～2分钟，以稍感疼痛为度，切忌揉搓，以防损伤皮肤。每次只贴一侧耳穴，隔天轮换1次，左右耳交替。临床观察，采用耳贴敷法戒烟无流涎、胸闷、呕吐或不良反应。但不要忽视吸烟者的戒烟决心，医患配合是戒烟成功的保证。（林中）

（十三）指掐"甜味穴"戒烟效果好

新疆石河子中心门诊部钟志国医师有25年的吸烟史，烟瘾很大，虽然先后用"戒烟糖"、"戒烟茶"等来戒烟，但均失败。后来，他在一本杂志上看到美国针灸医师欧尔姆用针刺"甜味穴"方法戒烟，就以身做试验，取"甜味穴"（列缺穴、阳溪穴中间有明显压痛凹陷点），用拇指来掐，每日掐1次，每次10分钟，做完1个疗程（4天）后，烟瘾大减。又经1个疗程，他不仅烟瘾消失，而且一闻烟味就感到恶心。

钟志国医师戒烟成功后，他边治疗边宣传，先后有20人接受了他的掐"甜味穴"戒烟治疗，有8例完全不吸烟了，7例吸烟也明显减少。

（十四）针灸戒烟很灵

从临床经验中体会到，尤以采用耳针戒烟疗效最为显著，疗程短，甚至只灸1～3次便可戒除烟瘾，且多数没有不舒服的感觉。

取耳穴：神门、肺、心脏点、渴点加电刺激，每秒30～50周波，逐渐加强刺激强度，但以不产生疼痛为度，即可见速效。

分析：神门——有调节大脑皮质的兴奋与抑制作用，能镇静、安神，是戒烟的主穴。

心脏点——有宁心安神、镇定除烦的作用。

肺——肺通于鼻，主气、司呼吸，与咽喉相关，故既能戒烟，又能使吸烟者产生对烟的厌恶感。

渴点——有解渴的作用，能消除吸烟者的烦渴。

例一：有一妇女，50岁，加拿大籍。吸烟35年，每日抽烟30支左右，取上述各穴位双耳扎针加电刺激30分钟。隔日就诊时她讲述，今早起身到客厅稍坐一会儿，突然想起为何没抽根烟啊！原来针灸戒烟效果真的这么好，只针灸1次就可以不抽烟？为了一试，拿根香烟点了抽两口，但觉味道又苦又涩，完全没有香味，结

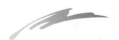

果即去漱口刷牙,竖起大拇指说:"针灸真了不起。"

例二:韩君,男,53岁,商人,新加坡籍。每日抽烟20多支,曾多次采用各种方法戒烟,始终未能成功。经针刺上述耳穴2次即不想抽烟,韩君故意一试,但觉味道苦涩不香,从此就不再抽烟了。

例三:廖君,男,40岁,经理,新加坡人。抽烟17年,每日吸烟20~30支,应酬多则抽烟多。自云:"尤其在饭后抽烟,特别过瘾。"有一天早上,当廖君从房间出来要到餐厅吃早餐上班时,见到房门上贴了张条子,写着:爸爸,为了您及家人的健康,请不要抽烟了。廖君非常感动,由友人介绍马上前来针灸戒烟,取耳穴如上述,第一天烟瘾大减,第二天后抽两支,扎第三次针后完全戒除,从此应酬不再抽烟了。(谢木昌)

(十五)小功法戒烟也灵

戒烟者单人时烟瘾发作,可选择适当姿势(以自己感觉舒适为度),坐、立、卧皆可,诚心默念"烟有毒"三字。同时意想剧毒品标签上的骷髅标志,缓慢连念十遍,然后形体放松,调整呼吸,排除杂念,用鼻轻缓吸气。吸气时同时舌尖轻顶上腭,默念"戒烟"两字,意念字与气同时吸入下丹田,小腹同时鼓起;呼气时气向上从胃中返回,由口吐出。

如戒烟者正在工作或社交活动时烟瘾发作,此时戒烟者周围若有人抽烟,更有诱惑性。戒烟者不论是坐是立,皆应将形体放松,长吸一口气送入下丹田中,然后意守丹田,反复默念"戒烟"二字。

以上两法,若戒烟者在瘾发时诚心练习,会立刻产生厌烟感。

(十六)介绍三种中药戒烟法

(1)半边莲、半枝莲、地龙、地榆各20克,将其碾成细末,早、晚各服4克,坚持服用10天,就不想抽烟了。

(2)鱼腥草30克,地龙、甘草、远志、藿香、薄荷各10克,每剂用50度白酒1000毫升浸泡,每次服20毫升,每日6次。服用1周以后,烟瘾即消。

(3)取槟榔(中药房有)2个,各钻一个眼,塞入烟油(从烟袋中取),放入水中浸泡1小时后取出。想吸烟时闻一闻,三五天后就不想吸烟了。

也可用槟榔一片,用粗针钻孔数个。想吸烟时,将槟榔放入口中含二三分钟,便会产生一种厌烟感。1周后,不但自己不想吸烟,连旁人吸烟也会产生厌恶感。

取槟榔1个,钻一个洞,把烟油滴入洞内,放在淘米水中浸泡4天,然后用清水洗净。想抽烟时,把烟放在槟榔上吸,4天后觉得香烟无味,烟瘾即可慢慢去除。

引自:《晚晴报》(1997年7月2日)、《益寿文摘》

(十七)酒是肝脏最大的敌人

酒是肝脏最大的敌人。少量饮酒,酒中的有毒物质可由肝脏解毒,对人体损

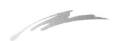

害不大。但频繁、大量的饮酒，就会加重肝脏的工作负担，引起疾病。

喝下的酒精吸收后进入血液，第一站就到达肝脏。酒中有许多对人体十分有害的物质需要肝脏来解毒。肝脏就像一个污水处理系统，放入有害的物质，排出的是无毒无害的物质。肝脏是由大量肝细胞组成的，解毒的过程就是在肝细胞内进行的，肝细胞用它们自己身体内一种叫做酶的东西来分解酒中的有害物质。频繁、大量饮酒使肝细胞经常处于工作状态，得不到休息，而且分解后的大量无用的物质堆积在细胞内，肝细胞就会"生病"，我们把这一阶段叫做脂肪肝的形成。

如果此时您戒酒，肝细胞就会慢慢恢复；如果继续大量饮酒，肝细胞就会带"病"工作，有的甚至死亡，这在医学上称之为酒精性肝硬化。此时病人表现出乏力、食欲不佳、厌油、腹胀、中上腹隐痛等。再加上有的人饮酒后不吃饭，肝细胞得不到营养，抵抗力就会大大下降，病菌也会乘机侵入，肝细胞中一些个别分子发生恶变，就会导致我们大家都知道的肝癌，此时肝脏的损伤是不可逆转的了。

为了预防肝癌的发生，我们告诫大家：请爱护您的肝脏，不要过量饮酒。
（李世霞）

引自：1997年4月21日《老年报》

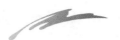

附录十

维生素和矿物质的最佳食物来源表

营养成分		最佳食物
维 生 素 类	维生素A	鱼肝油 肝 奶油 蛋黄 胡萝卜 花椰菜 甘薯 南瓜 深绿色蔬菜 杏
	维生素B₁（硫胺素）	米糠 麦麸 瘦猪肉 花生 大豆 啤酒酵母 内脏 荚豆 葵花子 干果 麦角深绿色蔬菜
	维生素B₂（核黄素）	小米 大豆 啤酒酵母 肉 肝 蛋 乳 内脏 杏仁 芦笋 深绿色蔬菜
	维生素B₃（菸酸）	肝 肾 啤酒酵母 米糠 家禽 海产 牛肉干果荚豆
	维生素B₆（吡哆醇）	香蕉 稻米（棕色）啤酒酵母 鲑鱼 荞麦 葵瓜子 榛子 西红柿 内脏 全谷类制品 花生 家禽
	维生素B₁₂（钴胺素）	肝脏等内脏 蛋 肉 海产 牛奶
	生物素	肝 肾 啤酒酵母 米糠 奶蛋 干果 荚豆 花椰菜
	叶酸	深绿色蔬菜 肝 肾 啤酒 酵母 芦笋 干果 荚豆 全谷类制品
	泛酸	肝 肾 啤酒 酵母 麦胚 薯类 花生 腰果 核桃 菜花 榛子 家禽 鳟鱼 梨
	维生素C（抗坏血酸）	苋菜 石榴 甘蓝 甜瓜 木瓜 菜花 西红柿 山楂 柑橘 甘椒 草莓 深绿色蔬菜
	维生素D（抗佝偻病维生素）	鱼肝油 卵黄 青鱼 鲑鱼 沙丁鱼 鲭鱼
	维生素E（生育酚）	杏仁 香油 玉米油 黄豆油 榛子 葵花子油 橄榄油 花生油 花生 葵花子
	维生素K（凝血维生素）	柴花 苜蓿 绿豆 芦笋 牛肝 豌豆 黄豆 甘蓝 菜花 深绿色蔬菜
	胆碱	羊肉 黄豆 燕麦 牛肉 内脏
	环己六醇	大麦 橙 牛肉 内脏 香瓜 花生 柚 豌豆 蜂蜜（深色）
矿 物 质 类	钙	啤酒 酵母 鲑鱼 沙丁鱼 青鱼 黄豆 鲭鱼 豆腐乳制品 深绿色蔬菜
	磷	杏仁奶 核桃 花生 啤酒 酵母 豌豆 谷类 家禽 乳酪 鱼类 蛋 葵花子 胰肝 全麦制品 肉类
	铁	啤酒 酵母 内脏 水果干 马铃薯 鱼 深绿色蔬菜 荚豆 肉类 全谷类制品 蜂蜜
	镁	蜂蜜 黄豆 干果 深绿色蔬菜 豌豆 全谷类制品 稻米
	锰	香蕉 豌豆 甜菜干梅 豆类 稻米（棕色） 玉米 裸麦 甘蓝 莴苣 菠菜肝 甘薯 干果 全麦制品
	铬	牛奶 玉米 啤酒 酵母 肝 鸡 全麦制品 新鲜红辣椒
	钾	苹果 橙 杏 花生 奶油 梨 马铃薯 香蕉 葡萄干 牛肉 鲑鱼 啤酒酵母 芝麻 胡萝卜 西红柿
	锌	乳酪 南瓜子 蛋 绿豆 葵瓜子 肉类 干果 全麦制品

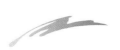

附录十一

相关量的折算标准

家庭用盛器的约量

家庭用盛器量	折合量
1茶匙	4毫升
1汤匙	12毫升
1茶杯	120毫升
1饭碗	240毫升

小儿用药剂量的计算方法

按成人剂量的比例计算		按体重（千克）计算
年龄	用量	
初生至1个月	1/24成人剂量	小儿用药剂量=成人剂量/50×小儿体重
6个月	1/18成人剂量	
1岁	1/12成人剂量	
1~2岁	1/8成人剂量	注：成人的体重，通常以50千克计算，故将成人的剂量除以50，即得每千克体重的用药量
2~4岁	1/6成人剂量	
4~6岁	1/4成人剂量	
6~8岁	1/3成人剂量	
8~12岁	1/2成人剂量	
12~14岁	2/3成人剂量	

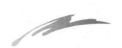

附录十二

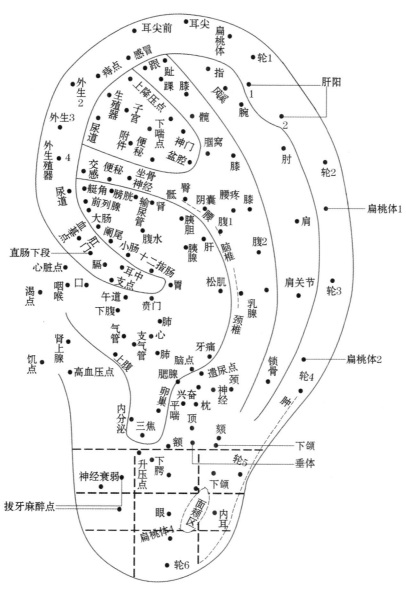

耳郭前面穴位图

附录十三

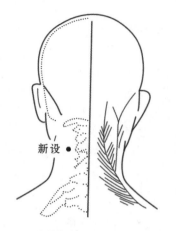

人体头部新设穴位图

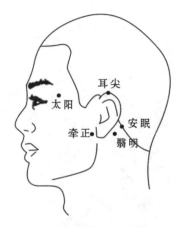

人体头部牵正等穴位图

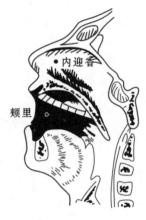

人体头部内迎香等穴位图

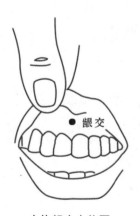

人体龈交穴位图

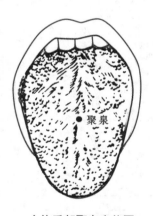

人体舌部聚泉穴位图

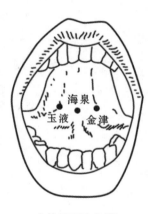

人体舌下穴位图

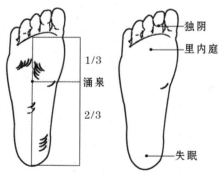

脚部穴位图

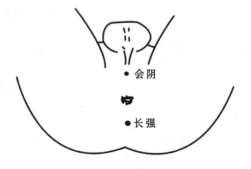

会阴、长强穴位图

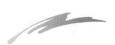